Thieme

Kursbuch Reisemedizin

Beratung, Prophylaxe, Reisen mit Erkrankungen

Herausgegeben von
Tomas Jelinek

Mit Beiträgen von

H.-W. Baenkler
S. Eßer
K. M. Fajen
R. Fischer
B. Flörchinger
R. Gerzer
M. Grauer
M. Haditsch
F. Holst
H.-U. Holtherm
I. Janicke
T. Jelinek
U. Kahmann
C.-M. Kitz
U. Klinsing
M. Knappik
P. Krawczack
R. Landgraf
A. H. Leischker
J. May
D. Mebs
H. Müller-Ortstein
L. Prüfer-Krämer
U. Ricken
M. K. Riedel
J. Ringwald
M. Rösener
K.-P. Schmitz
R.-M. Schulte
J. Schulte-Hillen
J. Siedenburg
A. Stich
U. van Laak
S. W. Wassilew

113 Abbildungen
106 Tabellen

Georg Thieme Verlag
Stuttgart · New York

Bibliografische Information
der Deutschen Nationalbibliothek

Die Deutsche Nationalbibliothek verzeichnet diese Publikation in der Deutschen Nationalbibliografie; detaillierte bibliografische Daten sind im Internet über http://dnb.d-nb.de abrufbar.

Wichtiger Hinweis: Wie jede Wissenschaft ist die Medizin ständigen Entwicklungen unterworfen. Forschung und klinische Erfahrung erweitern unsere Erkenntnisse, insbesondere was Behandlung und medikamentöse Therapie anbelangt. Soweit in diesem Werk eine Dosierung oder eine Applikation erwähnt wird, darf der Leser zwar darauf vertrauen, dass Autoren, Herausgeber und Verlag große Sorgfalt darauf verwandt haben, dass diese Angabe dem **Wissensstand bei Fertigstellung des Werkes** entspricht.

Für Angaben über Dosierungsanweisungen und Applikationsformen kann vom Verlag jedoch keine Gewähr übernommen werden. **Jeder Benutzer ist angehalten,** durch sorgfältige Prüfung der Beipackzettel der verwendeten Präparate und gegebenenfalls nach Konsultation eines Spezialisten festzustellen, ob die dort gegebene Empfehlung für Dosierungen oder die Beachtung von Kontraindikationen gegenüber der Angabe in diesem Buch abweicht. Eine solche Prüfung ist besonders wichtig bei selten verwendeten Präparaten oder solchen, die neu auf den Markt gebracht worden sind. **Jede Dosierung oder Applikation erfolgt auf eigene Gefahr des Benutzers.** Autoren und Verlag appellieren an jeden Benutzer, ihm etwa auffallende Ungenauigkeiten dem Verlag mitzuteilen.

Rüdigerstraße 14
70469 Stuttgart
Deutschland
Telefon: + 49/(0)711/8931-0
Unsere Homepage: www.thieme.de

Zeichnungen: BITmap, Mannheim
Umschlaggestaltung: Thieme Verlagsgruppe
Umschlagfotos: Fotolia.com, PhotoDisc, Dynamic Graphics
Redaktion: Anne-Kathrin Janetzky, Dresden
Satz: Ziegler und Müller, Kirchentellinsfurt
gesetzt aus: APP/3B2, Version 9 Unicode
Druck: L.E.G.O. s. p. A., in Lavis (TN)

ISBN 978-3-13-150851-5 1 2 3 4 5 6
Auch erhältlich als E-Book:
eISBN (PDF) 978-3-13-167171-4

Geleitwort

Die enorme Entwicklung des internationalen Tourismus und die Globalisierung der Märkte hat auch die Medizin vor neue Herausforderungen gestellt. Immer mehr Menschen reisen heute in ferne Länder und entlegene Gebiete, in denen Infektionskrankheiten nach wie vor weit verbreitet sind. Andererseits nimmt auch die Zahl der älteren Reisenden mit chronischen Erkrankungen, die einer besonderen medizinischen Beratung und Betreuung für die Reisen bedürfen, ständig zu. So ist es nicht verwunderlich, dass sich in der Medizin als Antwort auf diese Herausforderungen über die letzten 20 Jahre ein neues Spezialgebiet Reisemedizin entwickelt hat.

Vorreiter in der Entstehung und Entwicklung der Reisemedizin war zunächst der Öffentliche Gesundheitsdienst und die Tropenmedizin, d.h. die medizinischen Fachgebiete, die sich schon immer mit der Verhütung der Einschleppung von übertragbaren Krankheiten und mit der Gesundheitsvorsorge bei Tropenreisen beschäftigten. In den Anfängen der Reisemedizin beherrschten von daher die Infektions- und Tropenkrankheiten sowie Themen wie Impfschutz, Malariaprophylaxe und persönliche Hygiene die Lehrinhalte. Aufgrund der bestehenden Aus- und Fortbildungsdefizite in diesen Fachgebieten fand die Fortbildung in Reisemedizin dann sehr schnell großen Anklang bei den Ärzten.

Sehr bald wurde jedoch auch deutlich, dass neben den Infektions- und Tropenkrankheiten und entsprechenden Prophylaxemaßnahmen weitere gesundheitliche Risiken bei Reisen zu beachten waren, vor allem Gesundheitsrisiken durch besondere Umweltverhältnisse, z.B. beim Höhentrekking und Extrem-Bergsteigen oder beim Tauchsport im Urlaub. Auch längere Flugreisen waren mit besonderen Reisebedingungen und zum Teil erheblichen Zeitverschiebungen verbunden, die ebenfalls Gesundheitsstörungen hervorrufen können.

Daher haben dann neben der Tropenmedizin und dem öffentlichen Gesundheitswesen sehr schnell weitere medizinische Fachgebiete wie die Flugmedizin, die Höhenmedizin und die Tauchmedizin das inhaltliche Spektrum der Reisemedizin erheblich verbreitert.

Die jüngste Entwicklung in der Reisemedizin, die auch noch nicht abgeschlossen ist, ergab sich aus der Tatsache, dass aufgrund ständig verbesserter Serviceleistungen bei Reisen heute immer mehr ältere Menschen mit chronischen Krankheiten reisen. Gerade diese Menschen bedürfen einer besonderen ärztlichen Beratung vor der Reise sowie zur Sicherheit Zugang zu medizinischer Versorgung während der Reise. Gerade in diesem Bereich besteht noch erheblicher Informationsbedarf im Hinblick auf eine optimale reisemedizinische Beratung.

Generell lässt sich sagen, dass die Reisemedizin sich über die Jahre immer mehr zu einer eigenständigen, fachübergreifenden medizinischen Spezialdisziplin entwickelt hat.

Der Reisemediziner moderner Prägung muss neben guten allgemeinmedizinischen Fachkenntnissen nicht nur besondere Kenntnisse über das spezielle Krankheitsvorkommen und Möglichkeiten der medizinischen Versorgung in einzelnen Ländern haben, sondern darüber hinaus auch die Auswirkungen besonderer Umweltverhältnisse auf die Gesundheit des Menschen (Höhenaufenthalte, Tauchsport) kennen. Schließlich muss er auch die kulturellen Gegebenheiten und die sich daraus ergebenden Lebens- und Reisebedingungen in fremden Ländern beurteilen können, um kompetent für eine geplante Reise zu beraten.

Diese zusätzlichen Spezialkenntnisse kann und muss der Arzt sich überwiegend im Rahmen der Fortbildung aneignen. Hier gibt es ein umfassendes bundesweites Fortbildungsangebot des Centrums für Reisemedizin in Düsseldorf, aber auch Angebote der Ärztekammern und anderer freier Träger. Bei Absolvierung entsprechender Kurse kann der Arzt bei der Ärztekammer das Zertifikat „Reisemedizinische Beratung" erwerben, oder aber auch beim Deutschen Fachverband Reisemedizin e.V. das Fachzertifikat „Reisemedizin (DFR)" anstreben und damit seinen Patienten gegenüber seine besonderen Fachkenntnisse dokumentieren.

Das vorliegende Kurs- und Lehrbuch, das auf Beiträgen der langjährigen erfahrenen Referenten der reisemedizinischen Kurse des Centrums für Reisemedizin basiert, stellt das umfangreiche Fachwissen, über das der reisemedizinisch beratende Arzt inzwischen verfügen sollte, übersichtlich zusammen. Damit erleichtert das Buch dem Arzt sowohl den Einstieg in die Reisemedizin und eröffnet gleichzeitig die Möglichkeit bei der reisemedizinischen Beratung im Praxisalltag spezielle Fragestellungen nochmals schnell und gezielt nachschlagen zu können.

Es bleibt zu wünschen, dass das Buch einen breiten Abnehmerkreis findet und in Ergänzung zu dem vom Centrum für Reisemedizin herausgegebenen Handbuch zur reisemedizinischen Beratung ebenfalls zu einem Standardwerk der Reisemedizin wird.

Prof. Dr. med. Erich Kröger
Ehem. Direktor des Centrums für Reisemedizin
in Düsseldorf

Vorwort

Seit über 20 Jahren bieten die Seminare des CRM – Centrum für Reisemedizin in Düsseldorf eine umfassende Fortbildung in allen reisemedizinischen Belangen für Ärzte, Apotheker und Assistenzpersonal. Im Laufe der Zeit ist ein Geflecht aufeinander aufbauender Module entstanden. Das Basisseminar wird ergänzt durch Refresher, zahlreiche Inhalte können in Aufbauseminaren vertieft werden.

Die Referenten der Seminare haben sich in der CRM Akademie für Reisemedizin zusammengeschlossen, um stets eine aktuelle Vermittlung der Seminarinhalte zu gewährleisten. Aus dem Erfahrungsaustausch in der Akademie wurde die Idee für dieses Buch geboren: eine kondensierte Darstellung aller Inhalte der reisemedizinischen Basis- und Aufbauseminare, präsentiert von den Referenten, die diese auch in den Kursen vermitteln. Hierbei haben wir sehr viel Wert auf den praktischen Bezug der Kapitel gelegt. Alle Autoren sind selbst in der Praxis aktiv und wissen aus ihrem täglichen Erleben genau so wie aus den Diskussionen in den Seminaren des CRM um die tatsächlichen Bedürfnisse der Kursteilnehmer.

Das Kursbuch bietet jedem an der Reisemedizin Interessierten eine fundierte Darstellung des gesamten Faches und soll als Grundlagen- und Nachschlagewerk dienen. Für die praktische Tätigkeit wird es ergänzt durch das ständig aktualisierte CRM Handbuch für Reisemedizin.

Dieses Buch war uns, den Autoren, ein Anliegen und die Arbeit an den einzelnen Kapiteln war von großem Engagement geprägt. Wir hoffen, dass sich unsere Begeisterung für die Reisemedizin auf den Leser überträgt und ihm eine Fülle an Hilfestellungen bietet. Aus diesem Grund wurde dem Buch zusätzlich zu den Texten eine CD mit umfangreichen Informationsmaterialien beigefügt, die tagesaktuell über die Webseite des CRM ergänzt werden können (www.crm.de).

Als Herausgeber bin ich allen Autoren für ihr Engagement zu Dank verpflichtet. Die Zusammenarbeit war bei diesem Projekt sehr stimulierend und hat auch viel Freude gemacht. Den Mitarbeitern des Thieme Verlages gebührt Dank für ihre kompetente und geduldige Begleitung, hier sind vor allem Frau Tegude und Frau Holzer zu nennen. Mein ganz besonderer Dank gilt meiner Frau Claudia, der ich das Buch widme. Wie bei den meisten Unternehmungen in meinem Leben wäre auch dieses Buch ohne ihre Unterstützung und Beratung nicht möglich gewesen.

Tomas Jelinek
Düsseldorf, Februar 2012

Anschriften

Prof. Dr. med. Hanns-Wolf Baenkler
Medizinische Universitätsklinik 3
Immunologie und Rheumatologie
Ulmenweg 18
91054 Erlangen

Dr. med. Stefan Eßer
Medical Services
International SOS Emergency Services (Deutschland) GmbH
Hugenottenallee 167
63263 Neu-Isenburg

Dr. Katharina Maria Fajen
AGA International S.A.
Abteilung Recht
Ludmillastr. 26
81543 München

Priv.-Doz. Dr. med. Rainald Fischer
Fachbereich Pneumologie
Medizinische Klinik V
Klinikum der LMU München
Ziemssenstr. 1
80336 München

Bettina Flörchinger
Naegelestr. 14
40225 Düsseldorf

Prof. Dr. med. Rupert Gerzer
Deutsches Zentrum für Luft- und Raumfahrt (DLR)
Institut für Luft- und Raumfahrtmedizin
Institutsleitung
Linder Höhe
51147 Köln

Dr. Martin Grauer
Universität Erlangen
Medizinische Klinik 1
Ulmenweg 18
91054 Erlangen

Dr. med. univ. Dr. phil. Martin Haditsch
Travel Med Center
Hochstr. 6 a
4060 Leonding
Österreich
und

Labor Hannover MVZ GmbH
Nikolaistr. 14–16
30159 Hannover

Dr. med. Fritz Holst
Tropen- und Reisemedizinisches Zentrum Marburg
Liebigstr. 21
35037 Marburg

Dr. med. Hans-Ulrich Holtherm, M. Sc.
Sanitätsamt der Bundeswehr
Abteilung V
Dachauer Str. 128
80637 München

Dr. med. Ilse Janicke
Herzzentrum Duisburg
Klinik für Kardiologie und Angiologie
Gerrickstr. 21
47137 Duisburg

Priv.-Doz. Dr. med. Tomas Jelinek
CRM Centrum für Reisemedizin GmbH
Hansaallee 299
40549 Düsseldorf
und
Berliner Centrum für Reise- und Tropenmedizin
Jägerstr. 67 – 69
10117 Berlin

Dr. med. Ulf Kahmann
Facharzt für Allgemeinmedizin
Freischützstr. 75
81927 München

Dr. med. Christa-Maria Kitz
Missionsärztliches Institut
Katholische Fachstelle für Internationale Gesundheit
Hermann-Schell-Str. 7
97074 Würzburg

Dr. med. Ulrich Klinsing
Hans-Thoma-Str. 9
60596 Frankfurt

Michael Knappik
Berliner Centrum für Reise- und Tropenmedizin
Jägerstr. 67–69
10117 Berlin

Peter Krawczack
Magdalenenstr. 8
16552 Schildow

Prof. Dr. med. Rüdiger Landgraf
Deutsche Diabetes-Stiftung
Staffelseestr. 6
81477 München

Dr. Andreas H. Leischker, M. A.
Klinik für Allgemeine Innere Medizin,
Onkologie und Altersmedizin
Gelbfieberimpfstation
Krankenhaus Maria-Hilf GmbH
Dießemer Bruch 81
47805 Krefeld

Prof. Dr. med. Jürgen May
Bernhard-Nocht-Institut
Infektionsepidemiologie
Bernhard-Nocht-Str. 74
20359 Hamburg

Prof. Dr. Dietrich Mebs
Nordring 99
60388 Frankfurt

Dr. med. Helmut Müller-Ortstein
Barbarossastr. 63
10781 Berlin

Dr. med. Luise Prüfer-Krämer
Tropenmedizin Bielefeld
Furtwänglerstr. 9
33604 Bielefeld

Dr. med. Uwe Ricken
IABGM – Institut für Arbeitsmedizin und
Betriebliches Gesundheitsmanagement GmbH
Gartenstr. 29
49152 Bad Essen

Dr. med. Martin K. Riedel
Mercedes-Benz Werk Sindelfingen
Daimler AG
Reisemedizin, Pandemieplanung,
Medizinisches Krisenmanagement
Werksärztlicher Dienst – Health & Safety
050-B800-PER/HSI
71059 Sindelfingen

Prof. Dr. med. Jürgen Ringwald
Transfusionsmedizinische und
Hämostaseologische Abteilung
Universitätsklinikum Erlangen
Krankenhausstr. 12
91054 Erlangen

Dr. med. Martin Rösener
Neurologische Praxis
Stuttgarter Str. 33–35
70469 Stuttgart

Dr. med. Dipl. Ing. Klaus-Peter Schmitz
Deutsche Gesellschaft für
Internationale Zusammenarbeit GmbH – GIZ
Friedrich-Ebert-Allee 40
53113 Bonn

Dr. med. Ralph-Michael Schulte
Sachverständigenpraxis für forensisch-psychatrische,
sozialversicherungs- und verkehrsmedizinische
Begutachtung
Bussardweg 8
74376 Gemmrigheim

Dr. med. Jan Schulte-Hillen
Palsweiser Str. 3
82140 Olching

Dr. med. Jörg Siedenburg
Akademie für Flug- und Reisemedizin
Lufthansabasis FRA/PM
Airportring Tor 21
60549 Frankfurt

Prof. Dr. med. August Stich
Missionsärztliche Klinik gGmbH
Abteilung Tropenmedizin
Salvatorstr. 7
97074 Würzburg

Flottenarzt Dr. med. Ulrich van Laak
Schifffahrtmedizinisches
Institut der Marine
Kopperpahler Allee 120
24119 Kronshagen

Prof. Dr. med. habil. Sawko W. Wassilew
Hautarzt, Allergologe
Hohenzollernstr. 28
47799 Krefeld

Inhaltsverzeichnis

I Einführung

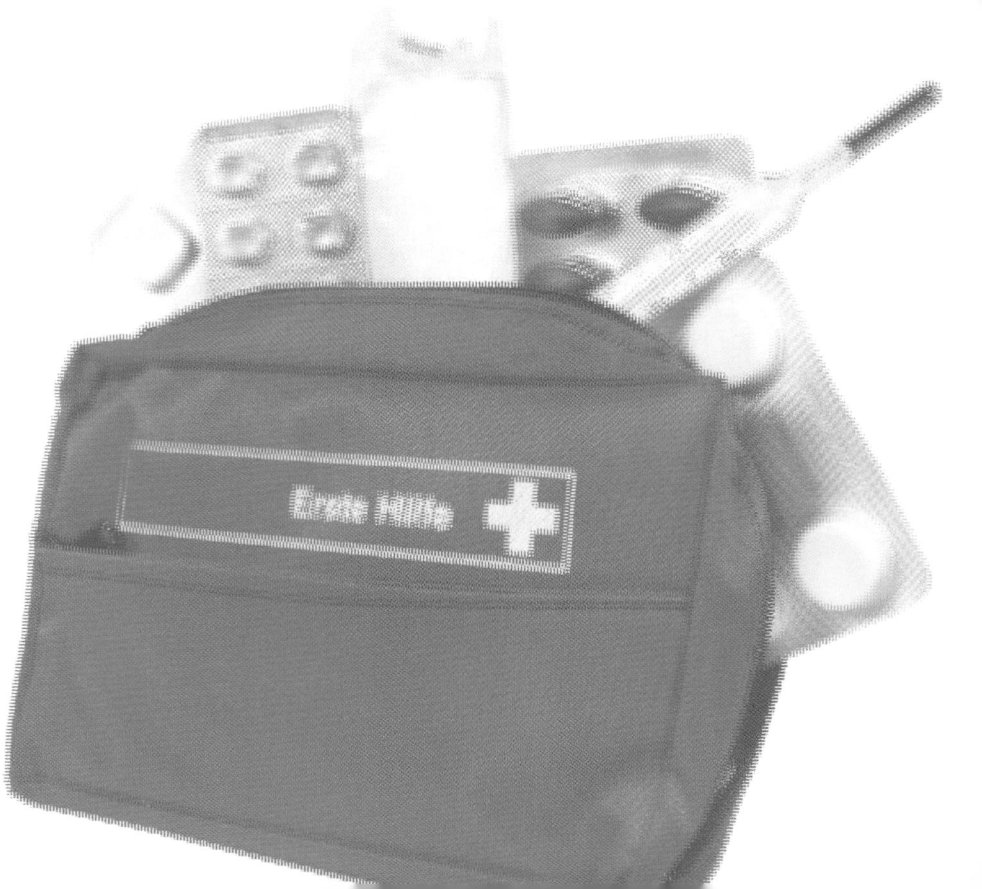

1 Entwicklung der Reisemedizin und Weiterbildungsinhalte

T. Jelinek

Editorial

Trotz der globalen Bedrohung von neuen und neu auftretenden Infektionskrankheiten und der Sorge um den internationalen Terrorismus bleibt die Reiseindustrie eine der bedeutendsten Industrien der Welt. Während des letzten Jahrzehnts hat sich die Zahl der internationalen Reisenden von 457 Mio. im Jahr 1990 auf 763 Mio. im Jahr 2004 gesteigert [1]. Bei der derzeitigen Wachstumsrate kann man davon ausgehen, dass die Zahl der Touristen bis zum Jahr 2020 auf 1,6 Mrd. steigen wird.

Mehr Menschen als je zuvor reisen zu exotischen und fernen Destinationen. Der Aufwand einer Interkontinentalreise hat sich drastisch reduziert: Lag der Zeitbedarf einer Erdumrundung vor 200 Jahren noch bei einem Jahr, werden nun nur noch 36 Stunden benötigt. Im Laufe der Jahrhunderte wurden Krankheiten wie Pest, Gelbfieber, Pocken, Malaria, Cholera und Influenza durch Reisende über die Welt verbreitet. Obwohl heutige Touristen durch bessere Hygiene, Impfungen und prophylaktische Medikation weit effektiver vor „alten" Krankheiten geschützt sind, stehen sie vor der Bedrohung durch neue oder sich weiter entwickelnde Infektionen wie medikamentenresistente Tuberkulose und Malaria, Leptospirose, Frühsommer-Meningoenzephalitis (FSME) und obere Atemwegserkrankungen wie Severe acute respiratory Syndrome (SARS) oder auch Vogelgrippe (H5N1). Darüber hinaus können zahlreiche andere Gesundheitsrisiken während der Reise auftreten, wie Verletzungen oder die Exazerbation einer vorbestehenden Grunderkrankung.

Das Wichtigste in Kürze

Trotz Schwankungen der wirtschaftlichen Situation, Risiken durch Infektionskrankheiten und die Bedrohung durch Terrorismus bleiben internationale Touristenankünfte hoch, ebenso wie Reisen aus Industrieländern in Entwicklungsländer. Das stark präventiv ausgerichtete Fach Reisemedizin beschäftigt sich mit der Erhaltung der Gesundheit von internationalen Reisenden. Die globale Ausrichtung der Reisemedizin und die Notwendigkeit zur ständigen Aktualisierung der Empfehlungen unterscheidet diese einzigartige Spezialität von anderen Bereichen der Medizin.

1.1 Einführung

Die Etablierung spezieller medizinische Vorsorgemaßnahmen für reisende Europäer begann während der Kolonialzeit. Die hohen Ausfälle unter den Kolonialbeamten führten im Deutschen Reich sehr schnell zur Einführung einer „Tropentauglichkeitsuntersuchung". In Ermangelung besseren Wissens um die pathophysiologischen Vorgänge zahlreicher Infektionskrankheiten wurden Kandidaten u.a. nach „ausgeglichenem Gemüt" und „Abwesenheit von Nervosität und Jähzorn" ausgesucht. Auch wenn dies an der Erkrankungs- und Sterberate der in den Kolonien eingesetzten Deutschen zunächst nichts änderte, ist diese Untersuchung, als sog. „G 35", als Pflichtleistung des Arbeitgebers für jeden im Ausland eingesetzten Arbeitnehmer, erhalten geblieben und wurde zuletzt 2008 in einer erneuten Verordnung bestätigt. Angesichts der offensichtlich drastisch zunehmenden Reisetätigkeit und der hieraus erwachsenden Herausforderungen begann sich während der 1970er- und 1980er-Jahre das neue Fach der **Reisemedizin** zu entwickeln, das von Anfang an einen wesentlichen Schwerpunkt in der Prävention reiseassoziierter Erkrankungen hatte.

Dieses noch junge interdisziplinäre Fach umfasst Aspekte aus einer Vielzahl von Gebieten, einschließlich Infektions- und Tropenmedizin, Epidemiologie, öffentliches Gesundheitswesen, Arbeits-, Migrations-, Höhen-, und Tauchmedizin u.a. Mittlerweile sind international und auch in Deutschland Ausbildungscurricula definiert und umgesetzt worden [2,3]. Im Gegensatz zu vielen anderen medizinischen Spezialitäten wird Reisemedizin in vielen Ländern multidisziplinär umgesetzt und unter Beteiligung von Krankenschwestern, Apothekern und Ärzten praktiziert.

Die weltweite Ausrichtung und Wissensbasis der Reisemedizin unterscheidet sie von anderen Bereichen der Medizin und Pflege. Reisemedizinisch Tätige müssen sich der aktuellen epidemiologischen Trends von Infektionskrankheiten bewusst sein und diese in den geografischen Kontext, touristische Aktivitäten, aber auch lokale zivile und militärische Konflikte einordnen können. Darüber hinaus müssen sie Zugang zu aktuellen Informationen über reisemedizinisch relevante Impfstoffe und Medikamente haben. Im Gegensatz zum angelsächsischen Raum kommt in Deutschland hinzu, dass die differenzialdiagnostische

Einordnung erkrankter Reiserückkehrer zu den Aufgaben des Reisemediziners gehört. Hierfür sind aktuelle Informationen essenziell wie in kaum einem anderen medizinischen Fachgebiet.

In den letzten Jahren sind nationale **Gesellschaften für Reisemedizin** in verschiedenen Ländern entstanden. In Deutschland wurde der Deutsche Fachverband für Reisemedizin (DFR) 1997 gegründet (und 2011 in Deutsche Fachgesellschaft für Reisemedizin umbenannt). Auf internationaler Ebene wurde bereits 1991 die International Society of Travel Medicine gegründet. Nationale und internationale Konferenzen, Zeitschriften und Informationssysteme bieten heute die Möglichkeit, umfangreiche und aktuelle Informationen zu erhalten. So gibt das Centrum für Reisemedizin (CRM) bereits seit 1989 ein regelmäßig aktualisiertes Handbuch heraus, aus dem sich ein umfassendes Informationsangebot für alle aktiv in der Reisemedizin Tätigen entwickelt hat.

Studien der letzten 20 Jahre haben zahlreiche neue Erkenntnisse für das Fach gebracht. **Netzwerke** zur Surveillance importierter Infektionen wie das deutsche SIMPID, das europäische TropNetEurop und das internationale Geosentinel haben zahlreiche Fakten zu den Gesundheitsproblemen von Reisenden geliefert. Insbesondere hat sich eine klare Trennung der Gesundheitsrisiken von westlichen Reisenden und der der lokalen Bevölkerung bestätigt. Aufgrund der völlig anderen Art des Aufenthaltes vor Ort macht eine simple Übertragung lokaler Krankheitsdaten auf Reisende keinen Sinn. Weiterhin hat sich gezeigt, dass Reisende keine homogene Gruppe darstellen. Verhalten und damit auch Gesundheitsrisiken von Touristen, beruflich Reisenden und Migranten unterscheiden sich erheblich. Für Letztere wurde der Begriff „VFR – Visiting Friends and Relatives" geprägt. Oft viele Jahre nach der Emigration in westliche Länder kommt es bei Besuchen in der Heimat häufig zu erheblichen Erkrankungsrisiken, die sich in allen Untersuchungen deutlich gegenüber denen von Touristen abheben.

Heute liegen die Schwerpunkte der Reisemedizin auf Freizeittouristen, Geschäftsleuten, Freiwilligen in humanitären Einsätzen, Missionaren, militärischen Einsätzen und in der Betreuung von Migranten. Darüber hinaus hat der Trend hin zu Ökotourismus und Abenteuerreisen eine neue Dimension auf dem Gebiet der Aktivitäten der Reisenden eröffnet. Insbesondere höhenmedizinische Beratungsaspekte, aber auch umfangreiche Informationen zur Reiseapotheke sind wichtiger geworden. Auf der anderen Seite reisen immer mehr ältere Menschen und Abwehrgeschwächte, z. B. mit HIV, Tumorerkrankungen, Autoimmunerkrankungen oder nach Organtransplantationen.

Die Komplexität und Vielfalt der Reiserouten in Kombination mit den zahleichen Gesundheitsaspekten von Reisenden aller Altersgruppen und Reisearten macht den Erwerb von reisemedizinischer Kompetenz für denjenigen, der in der Beratung aktiv werden will, durchaus aufwendig. Heute ist jedoch definitiv nicht mehr der informelle Rat von Freunden oder Familienmitgliedern geeignet, um die gesundheitlichen Aspekte einer Reise sicher abschätzen zu können. Ebenso gilt dies für eine Beratung durch reisemedizinisch nicht ausgebildete und v. a. nicht aktuell informierte Ärzte oder Apotheker, da hier fast zwangsläufig wesentliche Inhalte fehlen werden.

Alleine schon die **reisemedizinische Beratung** hat einen hohen, messbaren Benefit für die Gesundheit des Reisenden und damit für das Gelingen der Reise. Von einfachen Hinweisen zum Mückenschutz und zur Vorbeugung des Reisedurchfalls profitiert nahezu jeder. Umso mehr ist zu bedauern, dass nur etwa 50% der Reisenden in Entwicklungsländer und nur ca. 20% derjenigen, die reisemedizinisch relevante Destinationen aufsuchen (u. a. auch Länder im südlichen und östlichen Mittelmeer) tatsächlich eine Beratung in Anspruch nehmen. Hier sind zukünftig weitere Informationsangebote (z. B. im Internet), die Zusammenarbeit mit Reiseveranstaltern und niedrigschwellige Angebote durch leicht erreichbare Beratungsstellen entscheidend für die erfolgreiche Vermittlung der Präventionsangebote der Reisemedizin.

1.2 Morbidität und Mortalität von Reisenden

Gesundheitsrisiken, nicht nur Infektionen, lassen sich mit den klassischen epidemiologischen Grundbegriffen beschreiben. So beschreibt die **Prävalenz** den Anteil einer Gruppe, bei dem eine Erkrankung vorhanden ist. Sie wird z. B. in Prozent oder in Zahlen pro 100 000 der Bevölkerung angegeben. Die **Inzidenz** dagegen beschreibt die Neuzugänge an Erkrankten, z. B. in Zahlen pro 100 000 der Bevölkerung, bezogen zumeist auf ein Jahr. Die **Letalität** bezieht sich auf die Wahrscheinlichkeit des tödlichen Krankheitsausganges unter Erkrankten und wird meist in Prozent angegeben. Will man das Risiko der Gesamtbevölkerung (gesund und krank) beschreiben, an einer bestimmten Krankheit zu sterben, so bezeichnet man diesen Begriff als (krankheitsbezogene) **Mortalität**. Sie ist dann ein Beitrag zur Gesamtmortalität der Bevölkerung, die je nach Aussage auf Altersgruppen oder auch Zeiträume eingeschränkt werden kann und muss.

Alle Untersuchungen zeigen, dass Morbidität und Mortalität während und nach einer Reise erhöht sind. Die Gesundheitsrisiken schwanken jedoch erheblich und sind abhängig von

- Reiseziel
  - Industrienation vs. Entwicklungsland
  - Großstadt bzw. Touristenressort vs. abgelegene Gebiete
- Reisezeit
  - z. B. Regenzeit vs. Trockenzeit
- Reisedauer
- Reisezweck
  - z. B. Tourismus vs. Geschäftsreise oder Verwandtschaftsbesuche

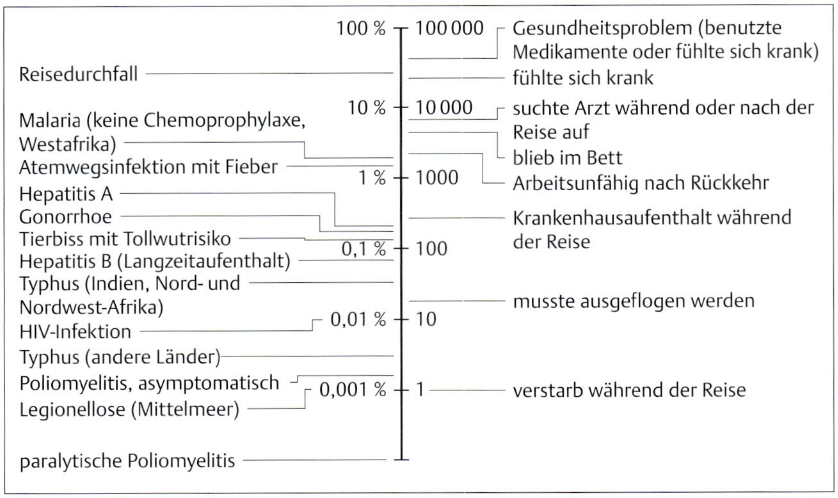

Abb. 1.1 Geschätzte monatliche Inzidenz von Gesundheitsproblemen pro 100 000 Reisenden in Entwicklungsländer (Quelle: [4]).

- Reiseart
  - Pauschalreise vs. Abenteuerreise
  - spezielle Aktivitäten, z. B. Tauchen oder Höhentrekking
- Art des Reisenden
  - z. B. Kinder, Ältere, Schwangere, chronisch Kranke

Hinsichtlich der Erkrankungshäufigkeit und -schwere liegen recht exakte Schätzungen vor (Abb. 1.**1**).

Es fällt auf, dass der Auslandsaufenthalt nicht als besonders gesunder Zeitabschnitt dasteht. Immerhin 50% der befragten Gruppe erkranken, 8% gehen zum Arzt, 0,3% sind nach Rückkehr arbeitsunfähig, 0,6% kommen mit dem Ambulanzflugzeug heim und einer von 100 000 Reisenden kommt nicht mehr lebend zurück – bei Höhentrekking allerdings 11-mal so viele. Bei den Infektionen steht die Reisediarrhoe mit – je nach Zielregion – 30–80% Inzidenz im Vordergrund. Mindestens ¼ der Fälle, häufig jedoch mehr, gehen auf das Konto von enterotoxinbildenden Escherichia coli (ETEC). Dann folgt bereits die Malaria, also eine eventuell tödlich verlaufende Infektion: 2,4% aller Reisenden nach Westafrika bekommen pro Monat eine Malaria, wenn sie keine medikamentöse Prophylaxe einnehmen. Es folgt eine Reihe durch Tröpfchen, fäkal-oral, sexuell oder vektoriell übertragbarer Erkrankungen, die z. T. auch durch Impfung zu verhindern sind.

Insgesamt lässt sich sagen, dass nur maximal 5% der Todesfälle infektionsbedingt sind, während je nach Altersstruktur kardiovaskuläre Ursachen oder Unfälle deutlich im Vordergrund stehen. Das Unfallrisiko ist in Ländern erhöht, in denen die Vorschriften für Feuerlöscher und Bremsen, für Elektroinstallationen und Sturzhelme, für Treppengeländer und Busfahrer, für Luftraumüberwachung und Verkehrsampeln nicht existieren oder in der Realität nicht umgesetzt werden. Kommt es dann zu Verletzungen oder zu Verschlechterungen vorbestehender Erkrankungen, so wird der Verlauf von der lokalen medizinischen Infrastruktur entscheidend mitbestimmt. Das Sicherheitsgefühl, mit dem wir uns in Westeuropa und Nordamerika bewegen, basiert auf dem Vertrauen, dass bei einem schweren gesundheitlichen Schlag adäquate Therapie bereitsteht. Diese Errungenschaft der Medizin und der Gesellschaft wird vielfach als selbstverständlich empfunden und nicht mehr besonders wahrgenommen. In vielen Entwicklungsländern ist schnelle medizinische Hilfe jedoch alles andere als eine Selbstverständlichkeit. Netzwerke zwischen im Land lebenden Expatriates, Blutspendelisten, Adressensammlungen bei den Botschaften oder Qualitätsbeurteilungen für Behandlungseinheiten können eine Antwort auf diese Situation sein.

Weblinks

www.crm.de CRM – Centrum für Reisemedizin Düsseldorf

www.fachverband-reisemedizin.de Webseite der Deutschen Fachgesellschaft für Reisemedizin (DFR): Curriculum, Mitgliederinformationen

www.dtg.org Webseite der Deutschen Gesellschaft für Tropenmedizin und Internationale Gesundheit

www.istm.org Webseite der International Society of Travel Medicine

1.3 Weiterbildung in der Reisemedizin

Bei der „Reisemedizinischen Gesundheitsberatung" (Tab. 1.**1**) handelt es sich um eine Bezeichnung, die der strukturierten curriculären Fortbildung entstammt, also nicht über die Kammern, sondern über den Deutschen Senat für Ärztliche Fortbildung normiert wird. Sie wird durch die Kammern anerkannt, wenn sie diese Normierung übernommen haben, und ist insofern wegen der Zuerkennung durch eine Institution des Öffentlichen Rechtes führungsfähig. Anträge sind daher an die zuständige Landesärztekammer zu richten. Im Curriculum des Deutschen Senates für Ärztliche Fortbildung findet sich das 32 h-Basiskurskonzept wieder, das von verschiedenen Fachgesell-

Tab. 1.1 Strukturierte curriculare Fortbildung „Reisemedizinische Gesundheitsberatung" (32 h).

Teil	Inhalt	Dauer (h)
Teil 1	**Grundlagen**	**4**
1.1	Epidemiologie und Statistik	
1.2	geomedizinische Grundlagen	
1.3	Grundlagen der Impfungen und Prophylaxen	
1.4	rechtliche Grundlagen	
Teil 2	**Erkrankungen mit reisemedizinischer Bedeutung und deren Prävention**	**8**
2.1	durch Nahrungsmittel übertragene Infektionskrankheiten	
2.2	durch Vektoren übertragene Infektionskrankheiten	
2.2.1	Malaria	
2.2.2	weitere durch Vektoren übertragene Infektionskrankheiten	
2.3	sexuell übertragene Erkrankungen	
2.4	durch Hautkontakt übertragene Erkrankungen	
2.5	Atemwegsinfektionen auf Reisen	
2.6	Ektoparasiten	
2.7	Umweltrisiken	
2.8	Geomedizin	
Teil 3	**Impfungen und Prophylaxen**	**8**
3.1	impfpräventable Infektionskrankheiten und Impfungen	
3.2	Malariaprophylaxe	
3.3	Hygiene und sonstige Prophylaxen	
3.4	Geomedizin	
Teil 4	**Transportmittel/spezielle Reiseaktivitäten und mögliche Risiken**	**4**
4.1	Flugmedizin	
4.2	Schifffahrt	
4.3	Straßenverkehr und sonstige Verkehrsmittel	
4.4	Tauchen	
4.5	Bergsteigen und Höhenaufenthalt	
4.6	Langzeitaufenthalt und sonstige Reiseaktivitäten	
Teil 5	**Reisen bei speziellen Risiken bzw. Vorerkrankungen**	**4**
5.1	Kinder, schwangere Frauen, Senioren, Behinderte	
5.2	chronische Erkrankungen	
5.3	Immunschwäche	
Teil 6	**medizinische Beratung**	**4**
6.1	medizinische Beratung vor der Reise	
6.2	medizinische Beratung bei Gesundheitsproblemen während und nach der Reise	

schaften in mehr oder weniger intensiver Zusammenarbeit entwickelt wurde und seit nunmehr mehr als 20 Jahren vom CRM als Kursus über 2 Wochenenden (32 h) durchgeführt wird. Daneben gibt es weitere Veranstalter, die aber meist regional tätig sind und oft universitären Institutionen angehören. Die inhaltliche Zusammenstellung und Schwerpunktsetzung wird inzwischen von der Deutschen Fachgesellschaft für Reisemedizin (DFR) und der Deutschen Gesellschaft für Tropenmedizin und Internationale Gesundheit (DTG) gemeinsam vertreten.

Tab. 1.2 Fachzertifikat „Reisemedizin (DFR)“ [3].

Grundlage und Voraussetzung		Unterrichtsstunden
Basiszertifikat „Reisemedizinische Gesundheitsberatung“ oder vergleichbare Qualifikation/Fortbildung		32
zusätzlich folgende Aufbaumodule		
Aufbaumodul 1	a. Geomedizinische Länderkunde	6
	b. Schlangen u. Gifttiere	
Aufbaumodul 2	a. Internationaler Tourismus und Reiserecht	8
	b. Kreuzfahrt/Schifffahrtsmedizin	
	c. Praxis der reisemedizinischen Beratung	
Aufbaumodul 3	Flugreisemedizin	8[1]
	Klima und Klimabelastungen	
Aufbaumodul 4	Trekking u. Höhenmedizin	8[2]
	Haut-/Sonnenschutz	
Aufbaumodul 5	Tauchsportmedizin	6[3]
Aufbaumodul 6	internationale Arbeitseinsätze u. Langzeitaufenthalte	8[4]
Aufbaumodul 7	Risikogruppen und Reisen	8
Aufbaumodul 8	Reisen mit chronischer Krankheit, Teil A	8
Aufbaumodul 9	Reisen mit chronischer Krankheit, Teil B	8
Aufbaumodul 10	Reisen mit chronischer Krankheit, Teil C	6
Aufbaumodul 11	Unfälle und reisemedizinische Assistance	8
Aufbaumodul 12	Gesundheitsstörungen bei Reiserückkehrern	6[5]
	Gesamtstundenzahl	120

[1] Anerkennung Kurs Flugmedizin; [2] Anerkennung Kurs Höhenmedizin; [3] Anerkennung Kurs Tauchmedizin; [4] Anerkennung G 35; [5] Anerkennung Kurs Tropenmedizin

Tipp für die Praxis

Qualifizierte reisemedizinische Beratung bedarf einer anspruchsvollen Ausbildung und ständiger Aktualisierung. Als Einstieg wird ein Kurs über 32 h angeboten, der ein Basiswissen vermittelt. Das Fachzertifikat „Reisemedizin“ über insgesamt 120 h stellt den Versuch dar, das Fach in seiner Breite abzubilden.

Seitens des CRM und der DFR wurde darüber hinaus ein Curriculum entworfen, das eine komplette Darstellung der Reisemedizin verfolgt. Dabei handelt es sich um ein 120-stündiges Kurskonzept, das unter Einbezug des Basiskurses diesen um 12 Aufbaumodule ergänzt. Jedes dieser Module schließt mit einer Erfolgskontrolle ab. Der erfolgreiche Abschluss der Aufbaumodule nach vorangegangenem Grundkurs führt zur Zuerkennung des **Fachzertifikates „Reisemedizin“** (Tab. 1.2). Dieses kann nur über das CRM erlangt werden und wird nur von der Deutschen Fachgesellschaft für Reisemedizin zertifiziert. Die hier erworbene Bezeichnung ist für den Arzt führungsfähig in der Form „Reisemedizin (CRM)“ oder „Reisemedizin (CRM)“ (Details: www.crm.de oder www.fachverbandreisemedizin.de).

Bei Vorlage des DFR-Basiszertifikates „Reise-Gesundheitsberatung“ – bzw. eines LÄK-Zertifikates „Reisemedizinische Gesundheitsberatung“ oder eines vergleichbaren Zertifikates einer medizinischen Fachgesellschaft – sowie der Bescheinigungen über die erfolgreiche Teilnahme an Kursen der 12 Aufbaumodule erhält der Teilnehmer auf Antrag vom Deutschen Fachverband Reisemedizin e.V. das Fachzertifikat „Reisemedizin (DFR)“.

Literatur

[1] World Tourism Organization (WTO). Facts and figures. Madrid. www.world-tourism.org/facts/menu.html

[2] Hill DR, Ericsson CD, Pearson RD et al: Infectious Diseases Society of America. The practice of travel medicine: guidelines by the Infectious Diseases Society of America. Clin Infect Dis 2006; 43: 1499 – 1539

[3] Deutsche Fachgesellschaft für Reisemedizin (DFR). www.fachverband-reisemedizin.de

[4] Steffen R, deBernardis C, Banos A: Travel epidemiology – a global perspective. Int J Antimicrob Agents 2003; 21: 89 – 95

2 Reisemedizin aus Sicht der Tourismusindustrie

P. Krawczack

Editorial

Der Tourismus ist mit seinen vielfältigen weltumspannenden Dienstleistungsangeboten eine der wichtigsten wirtschaftlichen Wachstumsbranchen der Zukunft, mit jährlichen Steigerungen von 3–5% bei Teilnehmern und Umsätzen. Während in Europa allein über 490 Mio. Reisen pro Jahr durchgeführt werden, sind Regionen wie Asien (insbesondere Indien und China), Süd- und Mittelamerika sowie die neuen unabhängigen Staaten Osteuropas und der GUS erst am Beginn eines touristischen Wachstums.

Trotz Finanz-, Wirtschafts- und Ölkrisen, kriegerischen Auseinandersetzungen in vielen Teilen der Welt, klimatischen Veränderungen und Terrorbedrohungen bleibt die Urlaubsreise in ihrer vielfältigen Form ein Grundbedürfnis der Menschen, ist doch die Ferienzeit die schönste Zeit des Jahres, auf die man zuletzt verzichtet.

Das Wichtigste in Kürze

- Die Tourismusbranche gehört heute zu den wichtigsten Wirtschaftszweigen der Welt; mehr als 900 Mio. Reisen werden jährlich weltweit unternommen.
- Die demografische Entwicklung hat in den letzten Jahren zu einem Wandel der touristischen Strukturen des Tourismus geführt.
- Der Klimawandel führt vermehrt zu großen Naturkatastrophen und verschärft in vielen touristischen Zielgebieten das Reiserisiko.
- Religiös, politisch oder ethnisch motivierte Terroranschläge gefährden weltweit den Tourismus.
- Die Reiseindustrie hat erkannt, dass eine umfassende Reisemedizin heute ein wichtiger und notwendiger Bestandteil der Tourismusbranche ist.

2.1 Entwicklung der Tourismusindustrie

Die technischen und technologischen Entwicklungen der letzten Jahrzehnte – insbesondere im Verkehrswesen – haben dazu geführt, dass es kaum eine Region der Welt gibt, die durch den Tourismus noch nicht erschlossen wurde.

Mit der neuesten Entwicklung im Luftverkehr, dem Flugzeugtyp Airbus A-380, lässt sich heute jede Urlaubsdestination im Non-Stopp-Flug erreichen. Bis zu 14 h Flug ohne Zwischenlandung bedeutet für viele Touristen im Fernreisebereich allerdings schon vor Urlaubsantritt eine erhebliche körperliche Anstrengung, auch ohne Berücksichtigung des mit Langstreckenflügen verbundenen sog. Jetlags.

Allein in Deutschland werden jährlich über 75 Mio. Reisen organisiert, 75% der Bevölkerung nehmen daran teil und verursachen Reiseausgaben in einem Wertumfang über 60 Mrd. Euro.

Probleme wie Altersversorgung, Gesundheitskosten und Kosten der Lebenshaltung rücken zwar in den Vordergrund, trotzdem nimmt der Urlaub gerade auch in wirtschaftlich schwierigen Zeiten einen hohen Stellenwert ein.

Das Kennenlernen neuer Länder, fremder Kulturen, Lebensgewohnheiten und Ernährungsformen, das damit verbundene Eintauchen in ungewohnte Klimazonen und Landschaften bringen nicht nur Urlaubsfreude und Entspannung mit sich, sondern oftmals auch ungewohnte körperliche Anstrengungen, an die der Reisende in seinem normalen täglichen Leben nicht gewöhnt ist. Da der moderne Tourist es nicht mehr nur auf Sonne, Strand und Wasser zum Faulenzen und Entspannen abgesehen hat, reagiert die Reiseindustrie neben dieser typischen Urlaubsart mit vielen neuen Angeboten, die sich den Themen Abenteuer, Wandern, Bergsteigen, Wassersport u.a. widmen. Diese haben sich inzwischen teilweise zu Extremsportarten entwickelt, die natürlich auch mit bestimmten körperlichen Gefahren verbunden sind.

2.2 Einfluss der demografischen Entwicklung

In den letzten Jahren hat die demografische Entwicklung der Bevölkerung im Tourismus dazu geführt, dass neben den bisherigen tourismustypischen Bevölkerungsgruppen wie Kinder, Jugendliche, Familien mit Kindern und junge Singles heute jeder 3. Tourist älter als 60 Jahre ist.

Diese Bevölkerungsgruppe – von den Touristikern auch als „Best Ager" bezeichnet – bestimmt heute mit ihren Lebensstilen und Lebensgewohnheiten die Tourismusbranche. Es sind aktive Ruheständler mit ausreichend hohen Renten, Pensionen und Zusatzeinkommen. Sie haben viel Zeit und bestimmen heute maßgeblich die breite Angebotspalette der Reiseveranstalter.

Gerade diese Altersgruppe ist gewillt im Urlaub das nachzuholen, was man im täglichen Leben mit familiären Verpflichtungen, beruflichem Stress und aus Zeitgründen nicht erleben kann. Die Sehnsucht nach Fitness, Gesundheit, Sport, Abenteuer und kulturellen Erlebnissen führt in vielen Fällen auch zur Überschätzung der eigenen Leistungsfähigkeit, da oftmals in wenigen Tagen Urlaub dem Körper das zugemutet wird, was man über Jahre zu Hause versäumt hat.

Aus der demografischen Entwicklung ergeben sich für die Tourismusbranche sowohl schrumpfende Segmente (Kinder, Jugendliche, Familien mit Kindern, 20- bis 50-Jährige) als auch Wachstumssegmente (50- bis 65-Jährige, die sog. „Golden Ager" – 65- bis 75-Jährige–, über 75-Jährige, flexible Lebensgemeinschaften, Singles und Alleinerziehende). Die Zielgruppe der kaufkräftigen „Best Ager" und aktiven Senioren wird den Reisemarkt der nächsten 30 Jahre prägen. Busunternehmen stellen sich heute schon auf Passagiere über 90 Jahre ein.

2.3 Auswirkungen des Klimawandels auf den Tourismus

Der offensichtlich bereits weltweit eingetretene Klimawandel hat in den letzten Jahren dazu geführt, dass viele Urlaubsregionen vermehrt von Stürmen, Sturmfluten, Überschwemmungen, Tsunamis, Dürren und Hitzewellen und anderen Naturereignissen heimgesucht und viele Touristen in gefährliche Situationen gebracht wurden. Da sich der Tourismus ja meist „outdoor" abspielt und sich in Küsten- und Bergregionen sowie in Städten konzentriert, können Auswirkungen des Klimawandels in diesen Gebieten besonders prägnant sein.

Diese Naturereignisse erfordern in den betroffenen Urlaubsregionen dann umfangreiche Vorsorge-, Schutz- und Rettungsmaßnahmen, einschließlich medizinischer Hilfe vor Ort.

Da die die wissenschaftlichen Erkenntnisse heute offensichtlich noch nicht ausreichen, um derartige Naturkatastrophen entsprechend langfristig vorauszusagen, müssen die gefährdeten touristischen Zielgebiete organisatorische und medizinische Voraussetzungen schaffen, um jederzeit entsprechend schnell auf solche Ereignisse reagieren zu können.

Die Zunahme der Treibhausgase, das Ansteigen von Luft- und Meerestemperaturen, höhere Luftfeuchtigkeit und der Anstieg der Meeresspiegelhöhe verschärfen das Reiserisiko. Die Folgen davon sind in vielen Gebieten Wassermangel, erhöhte Hitzebelastungen insbesondere in vielen touristischen Städten, erhöhte Infektions- und Krankheitsrisiken.

Laut einer Studie der Münchener Rückversicherungsgesellschaft haben große Naturkatastrophen in den Jahren 1950–2008 weltweit 2 Mio. Todesopfer gefordert, darunter viele Touristen. Die Studie geht davon aus, dass Naturkatastrophen weiter dramatisch an Zahl und Ausmaß zunehmen werden und dass Veränderungen von Klima und Umwelt das Katastrophenrisiko gerade auch in Touristenzentren zusätzlich erhöhen werden.

2.4 Tourimusbranche als Ziel des Terrorismus

Spätestens seit dem 11.09.2001 mit den Ereignissen in New York muss die Tourismusbranche mit dem inzwischen weltweit operierenden Terrorismus und seinen unterschiedlichsten Formen „leben". Der Slogan „Nur Fliegen ist schöner" ist inzwischen durch das Schlagwort „Die Angst fliegt mit" abgelöst worden.

Die politischen, ethnischen und religiösen Ziele der Terrorismusorganisationen und die damit verbundenen Anschläge werden immer häufiger auf touristische Einrichtungen gerichtet, um dort sowohl die Touristen und Geschäftsleute der westlichen Länder zu treffen als auch die Wirtschaft des Gastgeberlandes zu schädigen. Gerade in den Ländern, in denen die touristischen Dienstleistungen wesentlich zum Bruttosozialprodukt der Wirtschaft beitragen, können diese Anschläge verheerende Folgen haben.

Natürlich spielt dann in diesem politischen Umfeld die medizinische Betreuung der Touristen vor Ort eine außergewöhnliche Rolle. Erstaunlich ist allerdings, dass sich der Tourist inzwischen an diese gefährliche Situation gewöhnt hat. Er hat erkannt: Eine 100-prozentige Sicherheit ist heute an keinem Ort der Welt mehr zu gewährleisten. Hinzu kommt, dass der Tourist offensichtlich ein Kurzzeitgedächtnis hat und er in seiner Vorfreude auf den Urlaub derartige Probleme verdrängt.

Sowohl die touristischen Zielgebiete als auch die Reiseveranstalter haben sich inzwischen mittels konkreter Krisenpläne auf die Gefahren des Terrorismus eingestellt. Ebenso wichtig ist aber auch die Sensibilisierung der Touristen. Sie müssen wissen, mit welchem Feind sie es zu tun haben und dass nicht die Zugehörigkeit zu einer ethnischen oder religiösen Gruppierung das entscheidende Merkmal ist.

2.5 Neue Gefahren für touristische Zielgebiete

Darüber hinaus wurde der Tourismus in den letzten Jahren durch besondere Ereignisse wie SARS, Vogelgrippe oder Schweinegrippe negativ beeinflusst, sodass wichtige touristische Zielgebiete u. a. in Südostasien zeitweise gemieden werden mussten.

Auch die weitere Verbreitung von Seuchen wie AIDS, insbesondere in vielen Ländern Asiens und Afrikas, begünstigt durch entsprechende „Reiseangebote" zwielichtiger Reiseunternehmer, gefährden viele Touristen, die dann großen gesundheitlichen Problemen ausgesetzt sind.

Unabhängig vom Terrorismus nehmen in vielen touristischen Zielgebieten (z. B. Kenia und Thailand) auch innenpolitische Auseinandersetzungen und Spannungen zu, die verstärkt dazu führen, dass diese Länder von Touristen gemieden werden.

Diese Beispiele zeigen, dass die Tourismusbranche heute vielfältigen Belastungen und Einschränkungen unterworfen ist, die insbesondere auch die Gesundheit der Touristen gefährden können.

Die deutschen Reiseveranstalter haben auf diese Entwicklung reagiert und unterhalten inzwischen eigene Krisenmanagements, um sich in Abstimmung mit dem Auswärtigen Amt, dem Deutschen ReiseVerband e.V. und anderen, insbesondere medizinischen Organisationen auf alle Eventualitäten in den touristischen Zielgebieten einzustellen. Sie haben auch erkannt, dass es dort verstärkt darauf ankommt, eine optimale medizinische Betreuung zu bieten.

Der größte europäische Reisekonzern, die TUI, hat 2010 erstmals begonnen, touristische Reisen mit ärztlicher Begleitung anzubieten, um insbesondere älteren und anfälligen Kunden eine entspannte und bequeme Urlaubsreise zu gewährleisten.

Ein hochwertiger, anspruchsvoller Tourismus ist heute ohne eine auf Urlaubsreisen spezialisierte Reisemedizin nicht mehr denkbar, denn „nirgends strapaziert sich der Mensch mehr als bei der Jagd nach Erholung" (Laurence Sterne).

Er ist gut beraten, sich bereits vor Beginn einer Urlaubsreise über mögliche gesundheitliche Gefahren einer Reise oder eines touristischen Zielgebietes zu informieren und die Auswahl einer Urlaubsreise u.a. auch von seinem eigenen Gesundheitszustand abhängig zu machen.

Weblinks

www.drv.de Deutscher ReiseVerband e.V.
www.fvw.de Touristic and Business Travel
www.munichre.de Münchener Rückversicherungsgesellschaft
www.auswaertiges.amt.de Auswärtiges Amt

3 Geomedizinische Grundlagen: Zielgebiete und Charakteristika

T. Jelinek

Editorial
Gute geografische Kenntnisse sind für die Beratung von Reisenden mindestens ebenso wichtig wie die medizinischen Grundlagen. Mit reisemedizinisch relevanten Destinationen sollte seitens des Beratenden eine intensivere Auseinandersetzung erfolgen. Im folgenden Kapitel sind Destinationen der Welt kurz mit ihren Merkmalen zusammengefasst.

3.1 Europa

Nordeuropa

Länder

Dänemark, Finnland, Schweden, Norwegen, Island (Abb. 3.**1**)

Klima und Vegetation

- kühl-gemäßigtes bis subboreales, im äußersten Norden arktisches Klima
- arktische Tundra, boreale Nadelwälder, ausgedehnte Moore, im Süden Mischwald

Soziokulturelles Umfeld

- Sprachen: germanisch oder finnougrische Sprachen; in Lappland samisch
- Religion: christlich (meist protestantisch)
- Alphabetisierungsrate: 99 %
- Wirtschaft: ca. 75 % der Bevölkerung im Dienstleistungssektor
- städtische Bevölkerung: > 80 %
- Bevölkerungswachstum: < 0,5 %
- Human-Development-Index: Rang 1 (Norwegen)

Leistungsdaten des Gesundheitswesens am Beispiel Schwedens

- Lebenserwartung: 80 Jahre
- Kindersterblichkeit/1000 Geburten: 4
- Ärzte/1000 Einwohner: 3,28

Typische Gesundheitsrisiken

- vereinzelt FSME
- Lyme-Borreliose

Westeuropa

Länder

Frankreich, Großbritannien, Irland, Belgien, Niederlande (Abb. 3.**1**)

Klima und Vegetation

- gemäßigtes, warmes, maritimes Klima
- sommergrüne Laub- und Mischwälder

Soziokulturelles Umfeld

- Sprachen: germanisch, romanisch, keltisch
- Religion: christlich
- Alphabetisierungsrate: 99 %
- Wirtschaft: ca. 75 % der Bevölkerung im Dienstleistungssektor
- städtische Bevölkerung: ca. 75 %
- Bevölkerungswachstum: < 0,5 %
- Human-Development-Index: Rang 15 (Großbritannien)

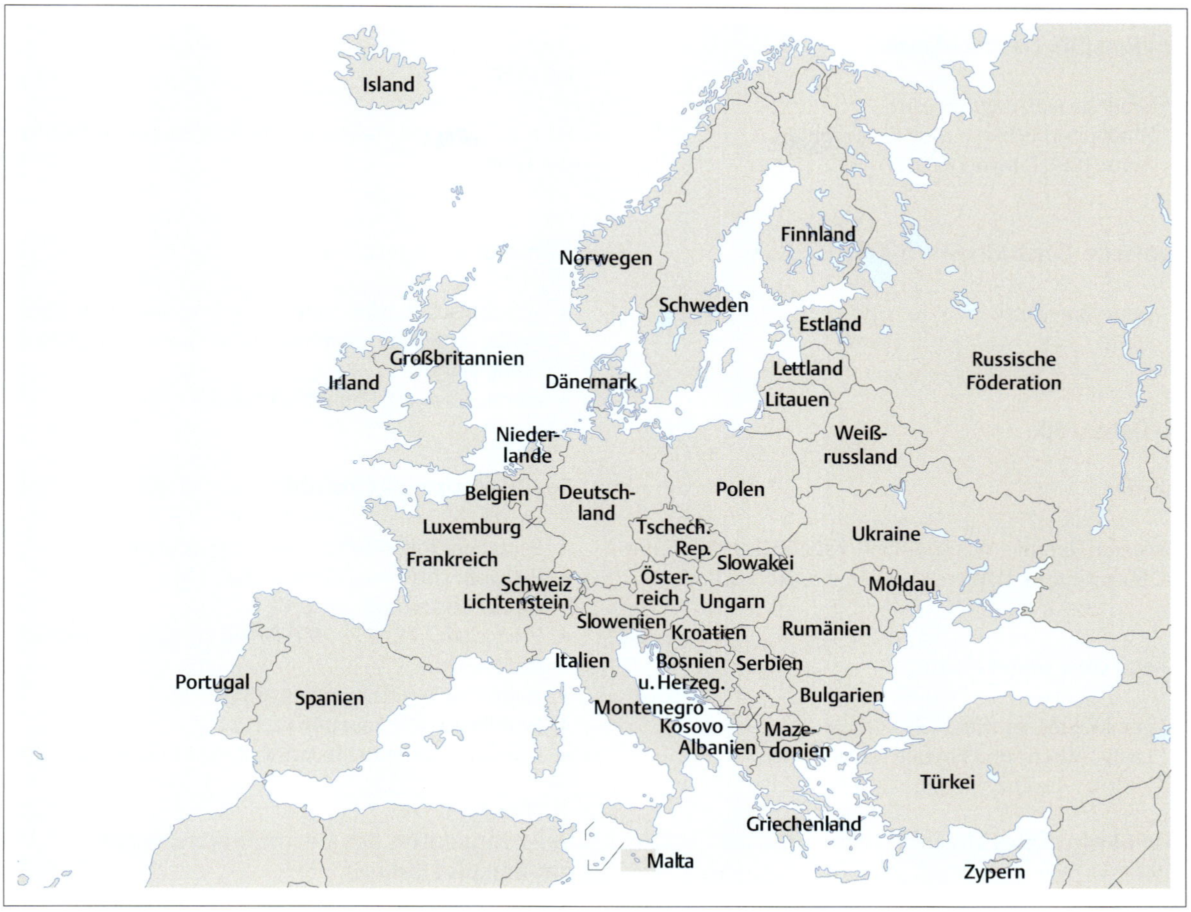

Abb. 3.1 Europa.

Leistungsdaten des Gesundheitswesens am Beispiel Frankreichs

- Lebenserwartung: 80 Jahre
- Kindersterblichkeit/1000 Geburten: 5
- Ärzte/1000 Einwohner: 3,37

Typische Gesundheitsrisiken

- Lyme-Borreliose

Mitteleuropa

Länder

Deutschland, Österreich, Schweiz, Polen, Tschechien, Slowakei, Slowenien u.a. (Abb. 3.**1**)

Klima und Vegetation

- sommergrüne Laub- und Mischwälder
- gemäßigtes, meist kontinentales Klima, in den Alpen Hochgebirgsklima

Soziokulturelles Umfeld

- Sprachen: germanisch, slawisch
- Religion: christlich
- Alphabetisierungsrate: 99%
- Wirtschaft: ca. 70% der Bevölkerung im Dienstleistungssektor
- städtische Bevölkerung: ca. 75%
- Bevölkerungswachstum: ca. 0,3%
- Human-Development-Index: Rang 20 (Deutschland)

Leistungsdaten des Gesundheitswesens am Beispiel Deutschlands

- Lebenserwartung: 78 Jahre
- Kindersterblichkeit/1000 Geburten: 5
- Ärzte/1000 Einwohner: 3,37

Typische Gesundheitsrisiken

- Lyme-Borreliose
- FSME

Osteuropa

Länder

Russland, Ukraine, Weißrussland, Estland, Lettland, Litauen, Bulgarien, Rumänien, Kroatien u. a. (Abb. 3.**1**)

Klima und Vegetation

- gemäßigtes, kontinentales Klima
- Laub-, Misch- und boreale Nadelwälder

Soziokulturelles Umfeld

- Sprachen: slawisch
- Religion: christlich (meist russisch-orthodox)
- Alphabetisierungsrate: 99%
- Wirtschaft: ca. 60% der Bevölkerung im Dienstleistungssektor
- städtische Bevölkerung: ca. 75%
- Bevölkerungswachstum: ca. −0,5%
- Human-Development-Index: Rang 62 (Russland)

Leistungsdaten des Gesundheitswesens am Beispiel Russlands

- Lebenserwartung: 65 Jahre
- Kindersterblichkeit/1000 Geburten: 21
- Ärzte/1000 Einwohner: 4,25

Typische Gesundheitsrisiken

- Lyme-Borreliose
- FSME
- Tollwut
- Tuberkulose

Südeuropa

Länder

Portugal, Spanien, Italien, Kroatien, Serbien, Griechenland u. a. (Abb. 3.**1**)

Klima und Vegetation

- subtropisch: warm- gemäßigtes, mediterranes Klima; heiße, trockene Sommer und niederschlagsreiche, milde Winter
- mediterrane Hartlaubgewächse

Soziokulturelles Umfeld

- Sprachen: romanisch, slawisch, griechisch
- Religion: christlich (meist katholisch)
- Alphabetisierungsrate: 99%
- Wirtschaft: ca. 65% der Bevölkerung im Dienstleistungssektor
- städtische Bevölkerung: ca. 65%
- Bevölkerungswachstum: ca. 0,5%
- Human-Development-Index: Rang 21 (Spanien)

Leistungsdaten des Gesundheitswesens am Beispiel Italiens

- Lebenserwartung: 80 Jahre
- Kindersterblichkeit/1000 Geburten: 5
- Ärzte/1000 Einwohner: 4,2

Typische Gesundheitsrisiken

- FSME
- Lyme-Borreliose
- Pappataci-Fieber
- Leishmaniasis

3.2 Afrika

Nordafrika

Länder

Ägypten, Algerien, Libyen, Marokko, Sudan, Tunesien, Westsahara (Abb. 3.**2**)

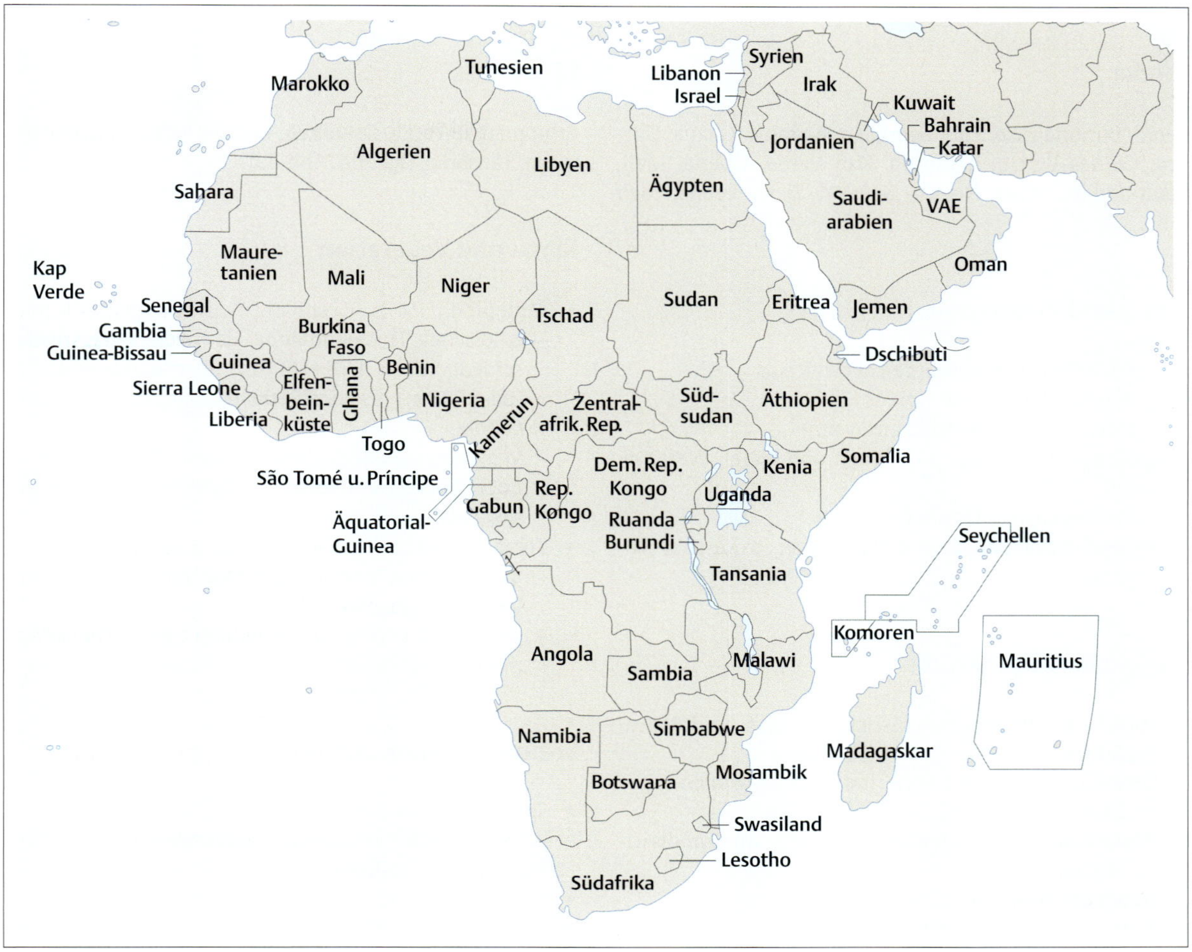

Abb. 3.2 Afrikanischer Kontinent und Ostafrikanische Inselwelt.

Klima und Vegetation

- Küstengebiete des Mittelmeers
  - mediterranes Klima mit heißen, trockenen Sommern und milden, feuchten Wintern
  - mediterrane Hartlaubgewächse
- im Binnenland
  - z.T. extremes, trocken-heißes Wüstenklima mit extremen, täglichen Tag-Nacht-Temperaturschwankungen
  - spärliche Wüstenvegetation

Soziokulturelles Umfeld

- Sprachen: Arabisch
- Religion: Muslime
- Alphabetisierungsrate: ca. 65%
- Wirtschaft:
  - ca. 40% der Bevölkerung in der Landwirtschaft
  - ca. 20% der Bevölkerung in der Industrie
  - ca. 40% der Bevölkerung im Dienstleistungssektor
- städtische Bevölkerung: ca. 50%
- Bevölkerungswachstum: > 1,5%
- Human-Development-Index: Rang 119 (Ägypten)

Leistungsdaten des Gesundheitswesens am Beispiel Ägyptens

- Lebenserwartung: 70 Jahre
- Kindersterblichkeit/1000 Geburten: 36
- Ärzte/1000 Einwohner: 0,54

Typische Gesundheitsrisiken

- Typhus
- Tollwut
- Bilharziose
- Hepatitis C
- Meningokokken-Meningitis
- kutane Leishmaniasis

I

Westafrika

Länder

Benin, Burkina Faso, Elfenbeinküste, Gambia, Ghana, Guinea, Guinea-Bissau, Kamerun, Kap Verde, Liberia, Mali, Mauretanien, Niger, Nigeria, Senegal, Sierra Leone, Togo (Abb. 3.**2**)

Klima und Vegetation

- in der Sahelzone, im Norden Westafrikas
  - trocken-heißes, semiarides Klima
  - Dorn-, Gras-, und Trockensavanne
- an der Atlantikküste, im Westen und Süden Westafrikas
  - feuchtwarmes, tropisches Klima
  - Feuchtsavannen und immergrüner tropischer Regenwald

Soziokulturelles Umfeld

- Sprachen: Englisch, Französisch, u.a. Kwa- und Bantu-Sprachen
- Religion: Christen, Muslime, indigene Religionen
- Alphabetisierungsrate: ca. 60%
- Wirtschaft: >50% der Bevölkerung im Landwirtschaftssektor
- städtische Bevölkerung: ca. 50%
- Bevölkerungswachstum: ca. 2,5%
- Human-Development-Index: Rang 148 (Kamerun)

Leistungsdaten des Gesundheitswesens am Beispiel Nigerias

- Lebenserwartung: 44 Jahre
- Kindersterblichkeit/1000 Geburten: 197
- Ärzte/1000 Einwohner: 0,28

Typische Gesundheitsrisiken

- Malaria
- Gelbfieber
- Meningokokken-Meningitis
- Typhus
- Polio
- Cholera
- Tollwut
- Bilharziose
- Schlafkrankheit

Ostafrika

Länder

Äthiopien, Burundi, Dschibuti, Eritrea, Kenia, Ruanda, Somalia, Tansania, Uganda (Abb. 3.**2**)

Klima und Vegetation

- Äthiopien
  - tropisches Hochlandklima, je nach Höhe unterschiedlich von heiß (1600 m) über warm-gemäßigt (bis 2500 m) bis kalt (3500 m), Regenzeit von Juni–Oktober
  - Vegetation je nach Höhenlage und Klima von Wüste über Trockensavanne bis zu üppiger tropischer Vegetation
- Kenia/Tansania
  - überwiegend tropisch-feuchtes Hochlandklima mit 2 Regenzeiten (März–Mai und Oktober/November)
  - je nach klimatischer Begebenheit: Bergwälder, tropischer Regenwald, Feucht- und Trockensavannen

Soziokulturelles Umfeld

- Sprachen: Swahili, Amharisch, Englisch
- Religion: Muslime, Christen (Katholiken, Protestanten, Äthiopisch-Orthodoxe), indigene Religionen
- Alphabetisierungsrate: ca. 70%
- Wirtschaft: ca. 80% der Bevölkerung im Landwirtschaftssektor
- städtische Bevölkerung: ca. 30%
- Bevölkerungswachstum: ca. 2,5%
- Human-Development-Index: Rang 164 (Tansania)

Leistungsdaten des Gesundheitswesens am Beispiel Kenias

- Lebenserwartung: 40 Jahre
- Kindersterblichkeit/1000 Geburten: 120
- Ärzte/1000 Einwohner: 0,14

Typische Gesundheitsrisiken

- Malaria
- Gelbfieber
- Meningokokken-Meningitis
- Typhus
- Cholera
- Tollwut
- Bilharziose

Zentralafrika

Länder

Äquatorialguinea, Gabun, Demokratische Republik Kongo, Republik Kongo, Sao Tome und Principe, Tschad, Zentralafrikanische Republik (Abb. 3.**2**)

Klima und Vegetation

- Tschad
  - im Norden Wüstenklima, nach Süden nehmen die Niederschläge zu
  - im Norden Wüste, im Zentrum Dorn- und Trockensavanne, im Süden Trockenwälder
- Kongo
  - immerfeuchte Tropen mit ganzjährig hohen Niederschlägen
  - tropischer Regenwald, landeinwärts Feuchtsavannen

Soziokulturelles Umfeld

- Sprachen: Französisch, indigene Sprachen (u. a. Swahili, Lingala), Arabisch
- Religion: Christen (v. a. Katholiken), Muslime, indigene Religionen
- Alphabetisierungsrate: ca. 65 %
- Wirtschaft: ca. 70 % der Bevölkerung im Landwirtschaftssektor
- städtische Bevölkerung: ca. 30 %
- Bevölkerungswachstum: ca. 2,5 %
- Human-Development-Index: Rang 167 (Demokratische Republik Kongo)

Leistungsdaten des Gesundheitswesens am Beispiel der Demokratischen Republik Kongo

- Lebenserwartung: 44 Jahre
- Kindersterblichkeit/1000 Geburten: 205
- Ärzte/1000 Einwohner: 0,11

Typische Gesundheitsrisiken

- Malaria
- Gelbfieber
- Meningokokken-Meningitis
- Typhus
- Polio
- Cholera
- Tollwut
- Bilharziose
- Schlafkrankheit

Südliches Afrika

Länder

Angola, Botswana, Lesotho, Malawi, Mosambik, Namibia, Sambia, Simbabwe, Südafrika, Swasiland (Abb. 3.**2**)

Klima und Vegetation

- Südafrika
  - warm-gemäßigtes, subtropisches Klima; an der Südspitze Winterregen, in den übrigen Landesteilen primär Sommerniederschläge (November–Mai), von Westen nach Osten stark zunehmend
  - je nach Niederschlagsmenge regional unterschiedlich; im Osten Regenwälder und Feuchtsavannen, zentral Grasland, im Westen Dornsavanne, im Süden mediterrane Hartlaubgewächse
- übriges südliches Afrika
  - im Westen heißes und trockenes Wüstenklima, im Osten tropisch-wechselfeuchtes Klima mit Niederschlägen in den Sommermonaten (November–April)
  - größtenteils Trockensavannen; regionale Besonderheiten: Halbwüsten- und Wüstenvegetation (Namib und Kalahari), ausgedehnte Sumpflandschaft (Okawango-Delta), an der Ostküste Mangrovenwälder

Soziokulturelles Umfeld

- Sprachen: u. a. Englisch, Xhosa, Zulu, Afrikaans, Bantu, Portugiesisch
- Religion: v. a. Christen, indigene Religionen, Muslime
- Alphabetisierungsrate: 90 %
- Wirtschaft
  - Südafrika: 65 % der Beschäftigten im Dienstleistungssektor
  - Mosambik: 80 % der Beschäftigten im Landwirtschaftssektor
- städtische Bevölkerung
  - Südafrika: 57 %
  - Namibia: 33 %
- Bevölkerungswachstum: ca. 1,5 %
- Human-Development-Index: Rang 120 (Südafrika)

Leistungsdaten des Gesundheitswesens am Beispiel Südafrikas

- Lebenserwartung: 45 Jahre
- Kindersterblichkeit/1000 Geburten: 67
- Ärzte/1000 Einwohner: 0,77

I

Typische Gesundheitsrisiken

- Malaria (in einigen Landesteilen)
- Gelbfieber (nur in Angola)
- Typhus
- Cholera
- Tollwut
- Bilharziose
- Afrikanisches Zeckenbissfieber
- HIV/AIDS
- TBC

Ostafrikanische Inselwelt

Länder

Komoren, Madagaskar, Mauritius, Seychellen, Réunion (zu Frankreich gehörend) (Abb. 3.**2**)

Klima und Vegetation

- tropisch-feuchtes, maritimes Klima mit Hauptniederschlägen von November–April
- auf Madagaskar ursprünglich tropischer Regenwald (weitgehend durch Brandrodung zerstört), jetzt Feucht- und Dornsavannen

Soziokulturelles Umfeld

- Sprachen: Französisch, Englisch, Madagassisch, Kreolisch
- Religion: Christen, Muslime, Hindus, indigene Religionen
- Alphabetisierungsrate
  - Madagaskar: 70%
  - Mauritius/Seychellen: 90%
- Wirtschaft
  - Madagaskar: ca. 80% der Bevölkerung im Landwirtschaftssektor
  - Mauritius/Seychellen: >60% im Dienstleistungssektor
- städtische Bevölkerung
  - Madagaskar: 30%
  - Mauritius/Seychellen: 50%
- Bevölkerungswachstum
  - Madagaskar: 3%
  - Mauritius/Seychellen: 1%
- Human-Development-Index:
  - Madagaskar: Rang 146
  - Seychellen: Rang 51

Leistungsdaten des Gesundheitswesens

- Madagaskar
  - Lebenserwartung: 56 Jahre
  - Kindersterblichkeit/1000 Geburten: 123
  - Ärzte/1000 Einwohner: 0,29
- Seychellen
  - Lebenserwartung: 73 Jahre
  - Kindersterblichkeit/1000 Geburten: 14
  - Ärzte/1000 Einwohner: 1,51

Typische Gesundheitsrisiken

- Malaria (Madagaskar, Komoren)
- Typhus
- Cholera
- Tollwut
- Bilharziose
- Chikungunya

3.3 Amerika

Nordamerika

Länder

Kanada, USA, Mexiko (Abb. 3.**3**)

Klima und Vegetation

- Im Norden subpolar, im Süden subtropisch bis tropisch; sonst überwiegend gemäßigtes kontinentales Klima mit großen jahreszeitlichen Schwankungen
- nördlich des Polarkreises Tundra, nach Süden folgen boreale Nadelwälder, Misch- und Laubwälder; im Landesinneren Grassteppe (Prärie), an der Westküste Hartlaubgewächse; in Mexiko im Norden Halbwüste und Steppe, im Süden auf der Halbinsel Yucatan tropische Vegetation

Soziokulturelles Umfeld

- Sprachen: Englisch, Spanisch, Französisch
- Religion: Christen
- Alphabetisierungsrate: >95%
- Wirtschaft: ca. 70% der Bevölkerung im Dienstleistungssektor
- städtische Bevölkerung: >75%
- Bevölkerungswachstum: ca. 1,0%
- Human-Development-Index
  - Kanada: Rang 5
  - USA: Rang 10
  - Mexiko: Rang 53

Leistungsdaten des Gesundheitswesens am Beispiel der USA

- Lebenserwartung: 77 Jahre
- Kindersterblichkeit/1000 Geburten: 8
- Ärzte/1000 Einwohner: 2,56

Typische Gesundheitsrisiken

- Lyme-Borreliose
- West-Nile-Fieber
- Hepatitis B (nördliches Kanada)
- Tollwut
- Dengue (Mexiko)
- Malaria (vereinzelt in Mexiko, fast ausschließlich P. vivax)

Mittelamerika

Länder

Belize, Costa Rica, El Salvador, Guatemala, Honduras, Nicaragua, Panama (Abb. 3.**3**)

Klima und Vegetation

- tropisch, an der Karibikküste ganzjährig feucht, an der Pazifikküste Sommerregen
- Karibikküste: immergrüner tropischer Regenwald; Pazifikküste: Trocken- und Feuchtwald, Feuchtsavannen

Soziokulturelles Umfeld

- Sprachen: Spanisch, Englisch, indigene Sprachen
- Religion: Christen (v.a. Katholiken)
- Alphabetisierungsrate
  - Costa Rica: ca. 75%
  - Panama: > 90%
- Wirtschaft
  - ca. 40% der Bevölkerung im Landwirtschaftssektor
  - ca. 20% der Bevölkerung im Industriesektor
  - ca. 40% der Bevölkerung im Dienstleistungssektor
- städtische Bevölkerung: ca. 50%
- Bevölkerungswachstum: > 2%
- Human-Development-Index
  - Costa Rica: Rang 47
  - Guatemala: Rang 117

Leistungsdaten des Gesundheitswesens am Beispiel Costa Ricas

- Lebenserwartung: 79 Jahre
- Kindersterblichkeit/1000 Geburten: 13
- Ärzte/1000 Einwohner: 1,32

Typische Gesundheitsrisiken

- Malaria (> 95% P. vivax)
- Dengue
- Tollwut
- Typhus
- Chagas

Südamerika

Länder

Argentinien, Bolivien, Brasilien, Chile, Ecuador, Französisch Guayana, Guyana, Kolumbien, Paraguay, Peru, Surinam, Uruguay, Venezuela (Abb. 3.**3**)

Klima und Vegetation

- im Amazonasbecken und im Nordosten Südamerikas immerfeuchtes, heißes Tropenklima; auf der Westseite der Zentralanden extrem trocken (kalter Humboldtstrom); im Süden des Kontinents subtropisches, gemäßigtes Klima; im äußersten Süden subpolar. Meist Sommerregen
- im Amazonasbecken tropischer Regenwald, an der Pazifikküste z.T. Wüstenvegetation; nach Süden mediterrane Hartlaubgewächse, Laub- und Nadelwälder; in Argentinien ausgedehntes Grasland und Steppe (Pampa)

Soziokulturelles Umfeld

- Sprachen: Spanisch, Portugiesisch, indigene Sprachen
- Religion: Christen (meist Katholiken)
- Alphabetisierungsrate: ca. 90%
- Wirtschaft: ca. 65% der Bevölkerung im Dienstleistungssektor
- städtische Bevölkerung: ca. 80%
- Bevölkerungswachstum: ca. 1,5%
- Human-Development-Index: Rang 63 (Brasilien)

Leistungsdaten des Gesundheitswesens am Beispiel Brasiliens

- Lebenserwartung: 71 Jahre
- Kindersterblichkeit/1000 Geburten: 34
- Ärzte/1000 Einwohner: 1,15

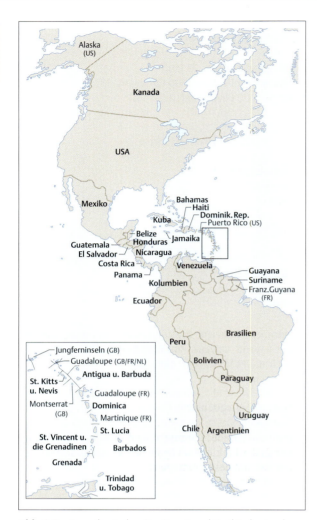

Abb. 3.3 Amerikanischer Kontinent und Karibische Inselstaaten.

Typische Gesundheitsrisiken

- Malaria
- Gelbfieber
- Typhus
- Tollwut
- Bilharziose
- Chagas
- Leishmaniasis

Karibische Inselstaaten

Inselstaaten

Antigua, Aruba, Bahamas, Barbados, Dominikanische Republik, Grenada, Guadeloupe, Haiti, Jamaika, Kuba, Martinique, Puerto Rico, Saint Kitts und Nevis, Saint Lucia, Trinidad und Tobago, Virgin Islands (Abb. 3.**3**)

Klima und Vegetation

- auf den Karibikinseln tropisches Klima, die meisten Regenfälle von Mai–Oktober; häufig tropische Wirbelstürme
- tropischer Regenwald, Mangroven- und Sumpfwälder, Kokospalmen

Soziokulturelles Umfeld

- Sprachen: Englisch, Spanisch, Französisch, Niederländisch, Kreolisch
- Religion: Christen, indigene Religionen
- Alphabetisierungsrate: ca. 90%
- Wirtschaft: ca. 60% der Bevölkerung im Dienstleistungssektor
  - Haiti: > 60% im Landwirtschaftssektor
- städtische Bevölkerung: ca. 60%
- Bevölkerungswachstum: ca. 1,0%
- Human-Development-Index:
  - Barbados: Rang 30
  - Haiti: Rang 153

Leistungsdaten des Gesundheitswesens am Beispiel der Dominikanischen Republik

- Lebenserwartung: 68 Jahre
- Kindersterblichkeit/1000 Geburten: 32
- Ärzte/1000 Einwohner: 1,88

Typische Gesundheitsrisiken

- Malaria (Haiti und Dominikanische Republik: P. falciparum)
- Dengue
- Typhus
- Tollwut
- Bilharziose

3.4 Asien

Ostasien

Länder

China, Japan, Mongolei, Nordkorea, Südkorea, Taiwan (Abb. 3.**4**)

Klima und Vegetation

- im Norden kalte Winter, im Landesinneren Steppen- und Wüstenklima, im Osten warm-gemäßigt, im Süden subtropisches bis tropisches Monsunklima
- im Süden Chinas tropische Vegetation, im Osten Chinas, in Korea und Japan hauptsächlich Laubwälder, in Zentralchina und der Mongolei Steppen- und Wüstenvegetation

Soziokulturelles Umfeld

- Sprachen: Chinesisch, Japanisch, Koreanisch
- Religion: Buddhisten, Daoisten, Konfuzianismus
- Alphabetisierungsrate: > 95 %
- Wirtschaft
  - China: ca. 45 % der Bevölkerung in der Landwirtschaft
  - Japan: ca. 65 % der Bevölkerung im Dienstleistungssektor
- städtische Bevölkerung
  - China: 40 %
  - Japan: 66 %
- Bevölkerungswachstum
  - China: 0,8 %
  - Japan: 0,2 %
- Human-Development-Index
  - China: Rang 85
  - Japan: Rang 11

Leistungsdaten des Gesundheitswesens

- China
  - Lebenserwartung: 71 Jahre
  - Kindersterblichkeit/1000 Geburten: 31
  - Ärzte/1000 Einwohner: 1,06
- Japan
  - Lebenserwartung: 82 Jahre
  - Kindersterblichkeit/1000 Geburten: 4
  - Ärzte/1000 Einwohner: 1,98

Typische Gesundheitsrisiken

- Malaria (in China vorwiegend P. vivax; P. falciparum nur im Süden)
- Typhus
- Tollwut
- Japanische Enzephalitis (in einigen ländlichen Gebieten)

Südasien

Länder

Bangladesh, Bhutan, Indien, Malediven, Nepal, Pakistan, Sri Lanka (Abb. 3.**4**)

Klima und Vegetation

- Nordwesten Indiens und Teile Pakistan heiß und trocken, im Osten und Südosten subtropisches bis tropisches Monsunklima; im Winter trockener Nordost-Monsun, im Sommer niederschlagsreicher Südwest-Monsun
- in Pakistan und Nordwestindien spärliche Dorn- und Steppenvegetation; im Himalaya Hochgebirgsflora; im Osten und Süden tropische und subtropische Vegetation; ausgedehnte Sumpfgebiete und Mangrovenwälder an der Ostküste sowie im Schwemmlandgebiet des Ganges und des Brahmaputra

Soziokulturelles Umfeld

- Sprachen: Hindi, Bengali, Pandschabi, Englisch
- Religion: Hindus, Muslime
- Alphabetisierungsrate: ca. 60 %
- Wirtschaft: ca. 60 % der Bevölkerung im Landwirtschaftssektor
- städtische Bevölkerung: ca. 29 %
- Bevölkerungswachstum: ca. 2 %
- Human-Development-Index: Rang 127 (Indien)

Leistungsdaten des Gesundheitswesens am Beispiel Indiens

- Lebenserwartung: 63 Jahre
- Kindersterblichkeit/1000 Geburten: 85
- Ärzte/1000 Einwohner: 0,6

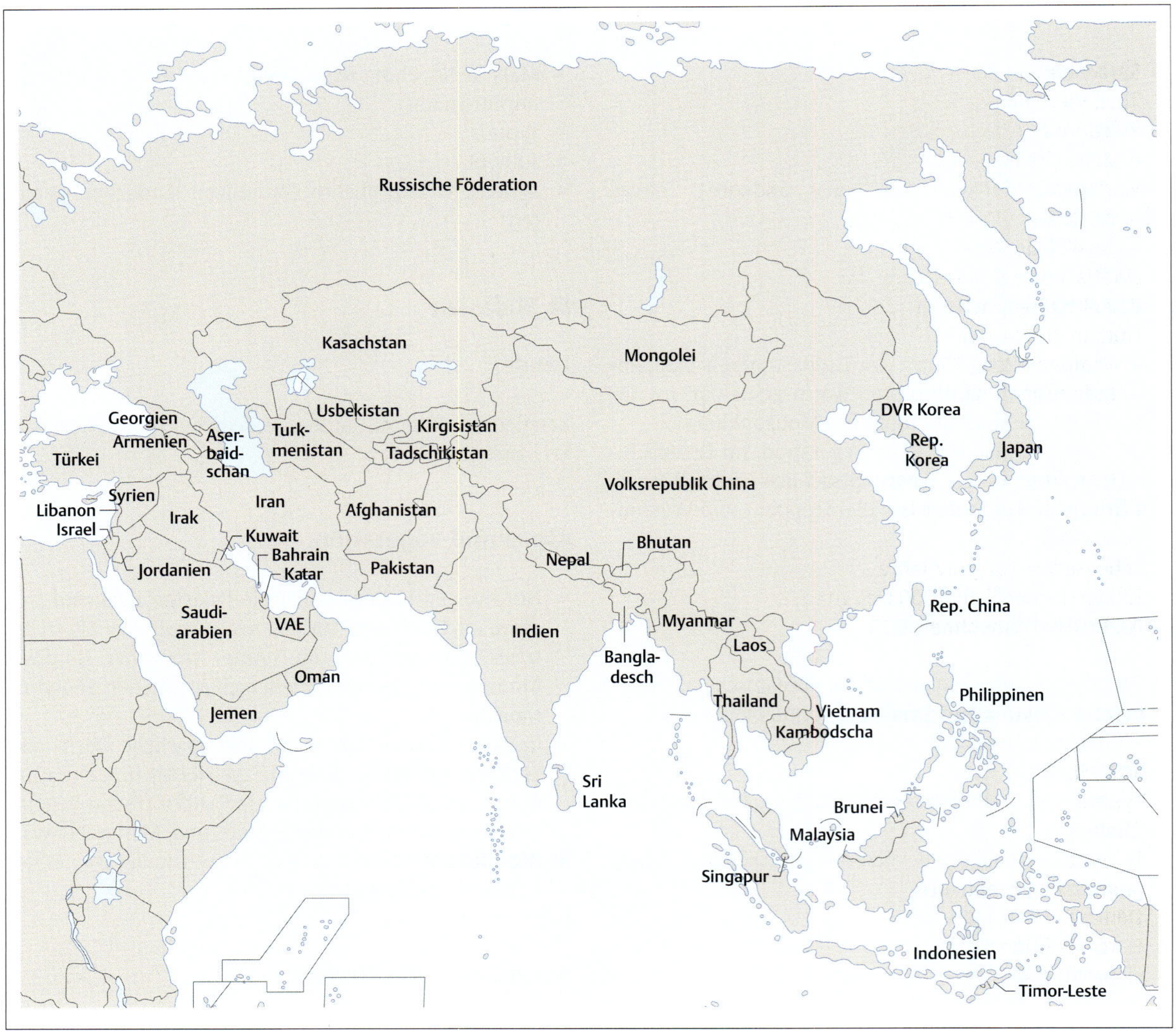

Abb. 3.4 Asien und Arabische Halbinsel.

Typische Gesundheitsrisiken

- Malaria
- Typhus
- Polio
- Cholera
- Tollwut
- Japanische Enzephalitis
- Dengue
- Darminfektionen
- Chikungunya
- Leishmaniasis

Südostasien

Länder

Brunei, Indonesien, Kambodscha, Laos, Malaysia, Myanmar, Philippinen, Singapur, Thailand, Osttimor, Vietnam (Abb. 3.**4**)

Klima und Vegetation

- tropisches Monsunklima mit Regenzeit von Mai–Oktober und winterliche Trockenzeit; in Malaysia und Indonesien tropisches, immerfeuchtes Klima mit Hauptniederschlägen von Oktober–Januar
- ursprünglich immergrüner, tropischer Regenwald, jedoch durch Brandrodung und Raubbau regional bereits stark dezimiert

Soziokulturelles Umfeld

- Sprachen: malayo-polynesische Sprachen, Filipino, Thai, Vietnamesisch
- Religion: Muslime, Buddhisten, Christen
- Alphabetisierungsrate: 90%
- Wirtschaft
  - ca. 40% der Bevölkerung im Dienstleistungssektor
  - ca. 40% der Bevölkerung im Landwirtschaftsektor
- städtische Bevölkerung: ca. 40%
- Bevölkerungswachstum: ca. 1,5%
- Human-Development-Index
  - Thailand: Rang 73
  - Indonesien: Rang 110

Leistungsdaten des Gesundheitswesens am Beispiel Indonesiens

- Lebenserwartung: 67 Jahre
- Kindersterblichkeit/1000 Geburten: 38
- Ärzte/1000 Einwohner: 0,13

Typische Gesundheitsrisiken

- Malaria
- Typhus
- Cholera
- Tollwut
- Japanische Enzephalitis
- Dengue
- Darminfektionen
- Hepatitis B/C

Zentralasien

Länder

Afghanistan, Kasachstan, Kirgisistan, Tadschikistan, Turkmenistan, Usbekistan (Abb. 3.**4**)

Klima und Vegetation

- kontinentales Klima mit starken jahreszeitlichen Schwankungen und geringen Niederschlägen
- Wüsten-, Halbwüsten- und Steppenvegetation

Soziokulturelles Umfeld

- Sprachen: Dari, Paschtu, Kasachisch, Usbekisch, Russisch
- Religion: Muslime (v.a. Sunniten), Christen (russisch-orthodox)
- Alphabetisierungsrate
  - Afghanistan: Männer: 43%, Frauen: 13%
  - Kasachstan: Männer: 100%, Frauen: 99%
- Wirtschaft: ca. 50% der Bevölkerung im Landwirtschaftssektor
- städtische Bevölkerung: ca. 35%
- Bevölkerungswachstum: ca. 2,5%
- Human-Development-Index: Rang 111 (Usbekistan)

Leistungsdaten des Gesundheitswesens am Beispiel Usbekistans

- Lebenserwartung: 67 Jahre
- Kindersterblichkeit/1000 Geburten: 69
- Ärzte/1000 Einwohner: 2,74

Typische Gesundheitsrisiken

- Malaria (P. falciparum im Süden Afghanistans, sonst fast ausschließlich P. vivax)
- Typhus
- Polio
- Cholera
- Tollwut
- Leishmaniasis

Vorderasien

Länder

Armenien, Aserbaidschan, Georgien, Iran, Türkei (Abb. 3.**4**)

Klima und Vegetation

- im Landesinneren Wüsten und Steppenklima, an der Schwarzmeerküste subtropisch und an der Mittelmeerküste mediterran
- im Landesinneren karge Steppen- und Wüstevegetation, an den Küsten z.T. mediterrane Hartlaubgewächse

Soziokulturelles Umfeld

- Sprachen: u.a. Persisch, Türkisch, Kurdisch, Armenisch,
- Religion: Muslime, christlich (orthodox, apostolisch)
- Alphabetisierungsrate: 90%
- Wirtschaft
  - ca. 30% der Bevölkerung im Landwirtschaftssektor
  - ca. 30% der Bevölkerung im Industriesektor
  - ca. 40% der Bevölkerung im Dienstleistungssektor
- städtische Bevölkerung: ca. 65%
- Bevölkerungswachstum: ca. 1,3%
- Human-Development-Index: Rang 99 (Iran)

Leistungsdaten des Gesundheitswesens am Beispiel der Türkei

- Lebenserwartung: 70 Jahre
- Kindersterblichkeit/1000 Geburten: 32
- Ärzte/1000 Einwohner: 1,35

Typische Gesundheitsrisiken

- Malaria (vereinzelt, fast ausschließlich P. vivax)
- Hepatitis A
- Darminfektionen
- Typhus
- Tollwut
- Leishmaniasis

Arabische Halbinsel

Länder

Bahrain, Irak, Israel, Jemen, Jordanien, Katar, Kuwait, Oman, Palästina, Saudi-Arabien, Vereinigte Arabische Emirate (Abb. 3.**4**)

Klima und Vegetation

- trocken-heißes Wüstenklima mit extrem trockenem Landesinneren und subtropisch mediterranen Küsten
- Wüsten- und Steppenvegetation, an der Mittelmeerküste mediterrane Hartlaubgewächse

Soziokulturelles Umfeld

- Sprachen: Arabisch
- Religion: Muslime
- Alphabetisierungsrate: 80%
- Wirtschaft: ca. 50% der Bevölkerung im Dienstleistungssektor
- städtische Bevölkerung: ca. 65%
- Bevölkerungswachstum: ca. 3%
- Human-Development-Index: Rang 77 (Saudi Arabien)

Leistungsdaten des Gesundheitswesens am Beispiel Jordaniens

- Lebenserwartung: 72 Jahre
- Kindersterblichkeit/1000 Geburten: 27
- Ärzte/1000 Einwohner: 2,03

Typische Gesundheitsrisiken

- Malaria (im Jemen > 85% P. falciparum)
- Typhus
- Polio
- Tollwut
- Bilharziose
- Leishmaniasis

3.5 Australien und Ozeanien

Australien (Abb. 3.**5**)

Klima und Vegetation

- im Landesinneren Wüsten- und Steppenklima, im Norden feucht-heißes Tropenklima, im Südosten feucht-gemäßigtes Klima
- im Norden und Nordosten tropische Vegetation mit Regen- und Mangrovenwäldern; im Landesinneren Strauchsavanne, Buschsteppen, Hartlaubgewächse und Wüstenvegetation; im gemäßigten Südosten Mischwälder, Gras- und Buschsavannen

Soziokulturelles Umfeld

- Sprachen: Englisch
- Religion: Christen
- Alphabetisierungsrate: 99%
- Wirtschaft: ca. 75% der Bevölkerung im Dienstleistungssektor
- städtische Bevölkerung: 92%
- Bevölkerungswachstum: 1,2%
- Human-Development-Index: Rang 3

Leistungsdaten des Gesundheitswesens

- Lebenserwartung: 80 Jahre
- Kindersterblichkeit/1000 Geburten: 6
- Ärzte/1000 Einwohner: 2,47

Typische Gesundheitsrisiken

- Flugreise (Langstrecke)
- UV-Strahlung
- Dengue (nur im Norden Queenslands)

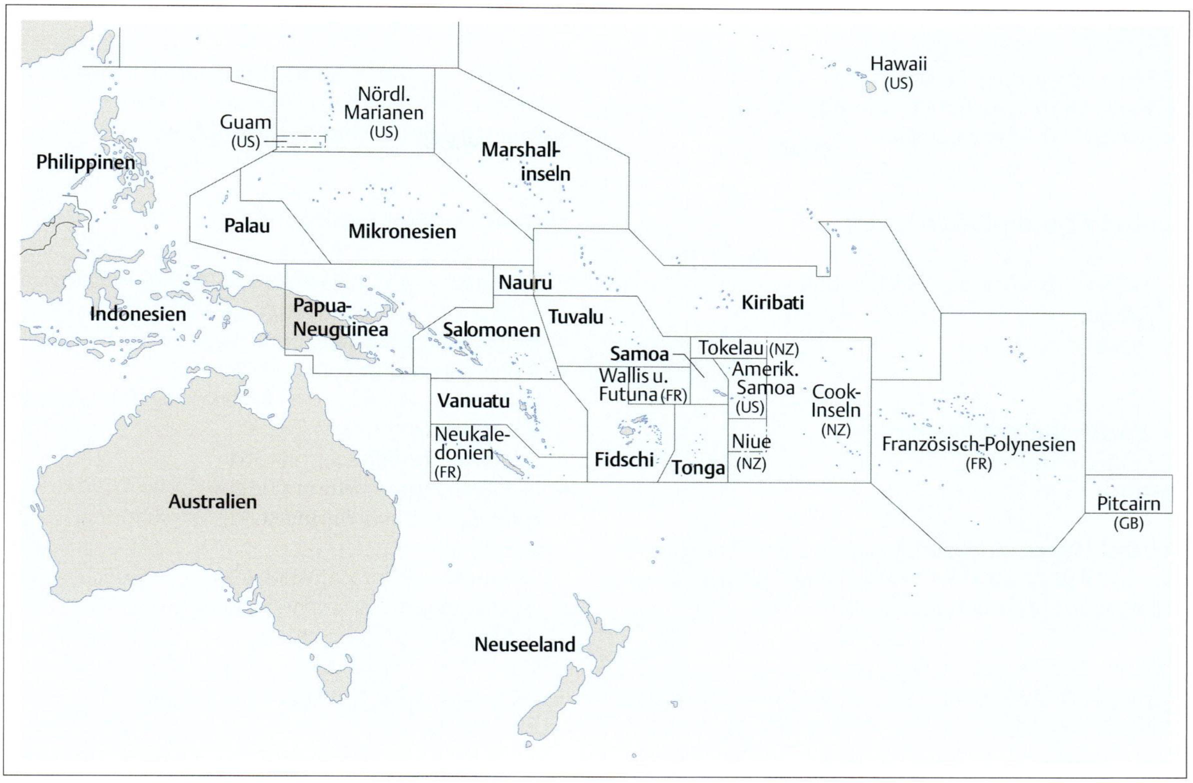

Abb. 3.5 Australien und Ozeanien.

Neuseeland (Abb. 3.5)

Klima und Vegetation

- gemäßigtes, maritimes Klima mit ganzjährig reichlich Niederschlägen auf der Südinsel und sommerlicher Trockenheit im Norden
- immergrüner Mischwald und Grasland

Soziokulturelles Umfeld

- Sprachen: Englisch, Maori
- Religion: Christen
- Alphabetisierungsrate: ca. 99%
- Wirtschaft: 69% der Bevölkerung im Dienstleistungssektor
- städtische Bevölkerung: 86%
- Bevölkerungswachstum: 1,0%
- Human-Development-Index: Rang 19

Leistungsdaten des Gesundheitswesens

- Lebenserwartung: 79 Jahre
- Kindersterblichkeit/1000 Geburten: 7
- Ärzte/1000 Einwohner: 2,37

Typische Gesundheitsrisiken

- Flugreise (Langstrecke)
- UV-Strahlung

Papua Neuguinea (Abb. 3.5)

Klima und Vegetation

- feucht-heißes, tropisches Klima mit ganzjährigen Niederschlägen
- immergrüner tropischer Regenwald, an den Küsten Mangrovensümpfe

Soziokulturelles Umfeld

- Sprachen: Englisch, indigene Sprachen
- Religion: Christen, indigene Religionen
- Alphabetisierungsrate: ca. 60%
- Wirtschaft: 72% der Bevölkerung im Landwirtschaftssektor
- städtische Bevölkerung: 13%
- Bevölkerungswachstum: 2,4%
- Human-Development-Index: Rang 137

Leistungsdaten des Gesundheitswesens

- Lebenserwartung: 56 Jahre
- Kindersterblichkeit/1000 Geburten: 93
- Ärzte/1000 Einwohner: 0,05

Typische Gesundheitsrisiken

- Malaria (vorwiegend P. falciparum)
- Dengue
- Typhus

Pazifische Inseln (Abb. 3.5)

Inseln

Fidschi, Hawaii, Kiribati, Marshallinseln, Mikronesien, Nauru, Palau, Salomonen, Samoa, Tonga, Tuvalu, Vanuatu, Französisch Polynesien, Neukaledonien u.a.

Klima und Vegetation

- tropisch-maritimes Klima, z.T. unter dem Einfluss der Passatwinde (Regenzeit November–April)
- tropischer Regenwald und Kokospalmen

Soziokulturelles Umfeld

- Sprachen: Englisch, Französisch, Polynesisch, Melanesisch
- Religion: Christen, indigene Religionen
- Alphabetisierungsrate: ca. 90%
- Wirtschaft: ca. 40% der Bevölkerung im Landwirtschaftssektor
- städtische Bevölkerung: ca. 30%
- Bevölkerungswachstum: ca. 1,5%
- Human-Development-Index
  - Fidschi: Rang 64
  - Salomonen: Rang 128

4 Psychosoziale Aspekte des Reisens

H. Müller-Ortstein

Editorial

Die unterschiedlichsten seelischen bzw. psychischen Störungen können anlässlich einer Reise, im Urlaub oder während beruflicher Auslandsaufenthalte bei besonderer Verletzlichkeit, „Vulnerabilität", in Verbindung mit bestimmten Belastungen auftreten und in vielen Fällen unter günstigen Umständen auch wieder relativ schnell vergehen. Oft dauern solche Störungen/Erkrankungen aber länger. Die Ursachen dafür sind genauso vielfältig wie die Auslöser. Auf verschiedene Art kann sich die Wahrnehmung der Umgebung und der eigenen Person beim Reisen verändern. Angst und Panik können das Reisen oder den Aufenthalt im Ausland u. U. ganz verhindern oder zum Abbruch zwingen. Eine Depression kann einen Menschen auch in der Fremde in seinem Selbstbild und in seiner Weltsicht massiv erschüttern und niederdrücken, so dass er sich möglicherweise völlig aufgibt, keinen Lebenswillen mehr zu haben scheint, weil jegliche Zukunftsperspektive scheinbar fehlt. Insbesondere Jugendliche oder junge Erwachsene können auf Reisen – wie jeder andere auch – bei dem Versuch der Selbstfindung in Situationen der völligen Bindungslosigkeit und Selbstauflösung geraten, um sich mitunter nur noch auf einem schmalen Pfad in Richtung Suizid zu bewegen.

Beim Reisen können auch wahnhafte Phänomene auftreten und u. U. einen Kontrollverlust und damit die Gefährdung der seelischen und körperlichen Integrität zur Folge haben. Psychotische Krisen auf Reisen können die persönliche Lebenssituation eines Betroffenen massiv verändern und sogar zu einer Einweisung in eine Klinik irgendwo in der Welt führen, die nicht immer ausreichend darauf eingerichtet ist, auf die Besonderheiten seelischer Entgleisung angemessen zu reagieren. Die Gefährdung oder gar der Verlust des eigenen Ichs auf Reisen oder im Ausland bei bestimmten inneren und äußeren Gegebenheiten kann bedeuten, dass Menschen unterwegs die Fähigkeit verlieren, sich als Person, als lebendiges, integriertes, kohärentes Wesen wahrzunehmen und damit die Kontrolle über das eigene Erleben, Fühlen, Denken und Handeln – zumindest zeitweise – zu verlieren.

Das Wichtigste in Kürze

Man kann die wichtigsten Störungen zusammenfassen, die beim Reisen, im Urlaub bzw. einem Auslandsaufenthalt genauso wie im Alltag zu Hause bei bestimmten Voraussetzungen, als Erstmanifestation einer psychischen Erkrankung, als Nebenwirkungen oder Interaktion von Medikamenten bzw. als Exazerbation einer schon bekannten psychischen Störung oder als Belastungsstörung in irgendeiner Form auftreten:

- Angststörungen (Panikstörungen, die generalisierte Angststörung und Phobien)
- somatoforme Störungen
- depressive Störungen
- Suizidalität
- Dysthymie
- bipolare Störungen
- Essstörungen
- Zwangsstörungen
- psychotische Störungen
- besonders akzentuierte Persönlichkeitsstörungen
- abnorme Gewohnheiten
- Störungen der Impulskontrolle
- Alkohol-/Drogenabhängigkeit
- sexuelle Störungen
- Schlafstörungen
- Anpassungsstörungen, Belastungsstörungen und PTBS (posttraumatische Belastungsstörung)

4.1 Ursachen und Auslöser seelischer bzw. psychischer Störungen/Erkrankungen

Wenn es während einer Reise oder bei einem Auslandsaufenthalt (beruflich oder im Urlaub) zu psychischen Auffälligkeiten bzw. Störungen, letztendlich zu einer psychischen Erkrankung kommt, spielen sehr oft **Überforderung** und **psychosozialer Stress** (Lebensbedingungen im Ausland, Schwierigkeiten mit der Landessprache, Kontakte mit Geschäftspartnern oder Angehörigen des Gastlandes, rechtlicher Status etc.) eine krankheitsverursachende Rolle. In aller Regel lässt sich bei betroffenen Menschen eine besondere Empfindlichkeit feststellen, die man auch als **„Vulnerabilität"** bezeichnet. Es handelt sich um eine Verletzlichkeit oder Verwundbarkeit. Diese Verletzlichkeit beruht einerseits auf einer gewissen Veranlagung und andererseits auf einer im Laufe des Lebens erlernten Art der Weltsicht. Eine solche Weltsicht kann sich dann auch beim Reisen und im Ausland im Umgang mit anderen Menschen niederschlagen und unter bestimmten Umständen auch zur Belastung werden. Wenn es auch an interkultureller Kompetenz fehlt, können mögliche Probleme noch größer werden.

Gerade der Anpassungserfolg ist beim Reisen, vor allem bei einem beruflichen Auslandseinsatz neben anderen Faktoren (fachliche Qualifikation, Sprachkenntnisse, Status etc.) stark abhängig von der **interkulturellen Kompetenz**. Sie hat eine personenbezogene, eine soziale sowie eine Wahrnehmungsdimension. Wichtig sind für interkulturelle Effektivität u.a. Faktoren wie Sensibilität und Einfühlungsvermögen, Wertschätzung anderer Menschen, Offenheit, Selbstbeherrschung, Teamfähigkeit, Gewandtheit im Umgang mit anderen Menschen, situationsadäquates Verhalten, Selbstvertrauen, Flexibilität, Non-Ethnozentrismus und Toleranz, Ambiguitätstoleranz und Eigeninitiative [1].

4.2 Coping-Konzept

Viele psychische Belastungen können sich bei Auslandsaufenthalten durch die ungewohnte Arbeit, das ungewohnte Alltagsleben sowie Kulturunterschiede oder Krisensituationen entwickeln. Auf die Frage, warum manche Menschen bei Belastungen eine größere Anfälligkeit zeigen als andere, kann das Coping-Konzept (Stress-, Krisen- und „Life-Event"-Forschung) auch beim Reisen, im Urlaub oder bei beruflichen Auslandsaufenthalten eine mögliche Antwort geben. Das Coping-Konzept besagt, dass das Bewältigungsverhalten des Einzelnen eine zentrale Rolle für die Vermeidung oder Bewältigung auch von Krankheit einnimmt, und das Menschen sich darin unterscheiden, wie sie generell mit bestimmten, auch belastenden Situationen und Ereignissen umgehen [2].

4.3 Faktoren, die seelische bzw. psychische Störungen/ Erkrankungen begünstigen

Ob letztendlich jemand auf Reisen, im Urlaub oder bei beruflichen Auslandsaufenthalten psychisch auffällig oder krank wird, hängt – wie auch im Alltag – von verschiedenen und durchaus komplexen Faktoren ab, etwa von

- vorgegebenen Umweltbedingungen,
- der konstitutionellen Disposition,
- der biologischen Verfassung,
- der psychischen Befindlichkeit, gekoppelt an die körperliche und mentale Stärke oder Empfindlichkeit
- wie auch von Zufälligkeiten.

Tatsache ist, dass keineswegs nur vorbelastete Menschen in der Fremde in psychische Krisen geraten, sondern durchaus auch solche, die vor der Reise bzw. dem Auslandsaufenthalt als ausgeglichen, erfolgreich und leistungsstark galten. Auch kann bei Reisenden oder sich im Ausland befindlichen Menschen einfach der Reisestress (Zeitzonensprünge, Klimawechsel etc.) als auslösender Faktor für eine Erstmanifestation oder Verschlimmerung einer bereits bestehenden psychischen Störung/Erkrankung in Betracht kommen, da Stresstoleranz und -bewältigung individuell sehr unterschiedlich sind.

Medikamente. Vielleicht werden Medikamente falsch eingenommen, Kontraindikationen oder Warnhinweise zu Nebenwirkungen nicht genügend beachtet oder bei schon bestehender Krankheit notwendige Medikamente einfach weggelassen oder eigenmächtig ganz abgesetzt. Reisende wissen häufig nichts von der Gefahr von Arzneimittelfälschungen (sog. Fakes) im Ausland. Wer auf diesem Gebiet eine gewisse Vorsicht zeigt, kann sich besser vor gesundheitlichen Schäden schützen. Bei einer medizinisch vorgegebenen Einnahmepflicht von Medikamenten ist oft das persönliche Mitführen der Medikamente notwendig – auch und gerade im Handgepäck an Bord von Flugzeugen. Nützlich ist es auch, grundsätzlich bei besonderen Medikamenten im Ausland ein ärztliches Attest (Attest möglichst in der Landessprache, zumindest in englischer Sprache) vorweisen zu können, das auf die Notwendigkeit der Einnahme eines bestimmten Medikamentes hinweist. Damit lassen sich Missverständnisse vermeiden. Man sollte dazu außerdem die Einfuhrbestimmungen eines Reiselandes kennen. Darüber hinaus sollten bei schon bekannten seelischen bzw. psychischen Störungen/ Erkrankungen oder neurologischen Krankheitsbildern von vornherein bestimmte Medikamente gemieden werden. Bei allen psychiatrischen oder neurologischen Erkrankungen, aktuell oder in der Vorgeschichte, ist z.B. Mefloquin (Lariam) als Antimalariamittel kontraindiziert.

! **Fallbeispiel.** Eine 28-jährige Frau unternimmt eine längere Reise nach Indien. Sie versucht dort mit der einheimischen Bevölkerung in Kontakt zu kommen. Zunächst hat die Reise für die junge Frau, die schon immer etwas verhaltensauffällig war, starken Selbsterfahrungscharakter. Es wird vor der Reise in ein bestimmtes Gebiet innerhalb Indiens eine Malariaprophylaxe mit Mefloquin durchgeführt. Dabei fällt die junge Frau schon nach relativ kurzer Zeit in ihrer Umgebung durch ein für sie sonst ungewöhnliches aggressives Verhalten auf. Im weiteren Verlauf entwickelt die Reisende zunehmend psychotische Symptome. In der wahnhaften Episode führt sie eine selbst induzierte massive Gewichtsabnahme herbei. Vor ihrer Rückkehr nach Deutschland wird sie aufgrund der vitalen Gefährdung vor Ort zunächst stationär behandelt. Damit kann bei ihr auch für den geplanten Rückflug eine gewisse Stabilisierung erreicht werden.

4.4 Verschiedene Zielgruppen

Inzwischen gibt es zu den psychosozialen Aspekten und v.a. auch zu psychischen Störungen bzw. Erkrankungen anlässlich von Reisen, Urlaub, beruflichen Auslandaufenthalten eine beachtliche Zahl von Einzelberichten, auch populärwissenschaftlicher Art [3], Buchveröffentlichungen [4] und Standardlehrbücher [5].

Dabei werden auch Aussagen zu den verschiedensten Zielgruppen gemacht.

Viele Rucksackreisende plagen sich mit seelischen Krisen herum. Auch Studenten im Ausland berichten davon, wie sie aus dem Tritt gekommen sind oder ihr seelisches Gleichgewicht verloren hatten. Auch trifft man immer wieder auf Menschen, die während oder nach kürzeren und längeren Geschäftsreisen, längeren beruflichen Auslandsaufenthalten, Trekking-, Schiffs- oder Flugreisen zumindest seelische Krisen durchleben, aber auch psychisch krank werden. Seelische Krisen lassen sich auch bei Rentnern beobachten, die sich beispielsweise zum Lebensabend u.a. auf Mallorca, Ibiza oder in Florida häuslich eingerichtet haben und teilweise depressiv und/oder suchtkrank werden.

4.5 Konkrete seelische bzw. psychische Störungen/ Erkrankungen

Angststörungen/Angsterkrankungen

Eine gewisse Angst ist normal. Sie dient der Antizipation von Gefahren und kennzeichnet das Empfinden bei realen oder eingebildeten Zuständen existenzieller Bedrohung. Angst ist nicht nur ein psychopathologisches Phänomen, sondern eine elementare Befindlichkeit, die jeder Mensch mehr oder weniger kennt. Angst gehört zu jeder Lebensgeschichte, und ihre Bewältigung ist eine Aufgabe, die sich im Leben immer wieder neu und unterschiedlich stellt.

Oft steht das Gefühl der Angst aber so stark im Vordergrund, dass jemand seinen Alltag immer mehr einschränkt. Wenn Dauer und Häufigkeit der Angstzustände mit der Zeit zunehmen und die Fähigkeit abhanden gekommen ist, die Angst aus eigener Kraft zu überwinden, sollte nach Lösungen gesucht werden. Angst tritt als gerichtete Emotion oder als diffuser Affekt auf und teilt sich sehr oft zuerst körperlich mit. Angstvolle Reaktionen reichen von leichten Gefühlen des Unbehagens bis zum totalen Unwohlsein und zu Panikstörungen. Sie beziehen sich auf Vorgänge in der Umwelt, auf psychische Vorstellungen und Fantasien oder auf Wahrnehmungen von Prozessen im Körper. Oft können Betroffene keine konkreten Auslöser erkennen. Angstattacken scheinen aus heiterem Himmel zu kommen. Es wird eine Bedrohung sowohl der psychischen als auch der physischen Integrität erlebt. Der Druck auf der Brust wird schnell zur „Angst vor dem Sterben“ oder zur Angst „verrückt“ zu werden. Traumatische Erfahrungen, Trennungsängste oder ungelöste Konflikte können z.B. die Hintergründe von Angst bilden. Das hat auch für den besonderen Fall der Flugangst seine Gültigkeit.

Flugangst (Aviophobie)

Die Flugangst kann so stark werden, dass ein Betroffener letztendlich vor lauter Angst nicht mehr fliegt. Durch ein solches Verhalten kann bei Urlaubern der Familienfriede beträchtlich gestört werden oder bei Geschäftsreisenden ein „Karriereknick“ entstehen oder das berufliche Fortkommen ganz scheitern.

! **Fallbeispiel.** Ein 45-jähriger, viel fliegender Geschäftsmann erlebte auf einer seiner Flugreisen einen dramatischen Zwischenfall in der Luft. In der Folgezeit entwickelte er massive Ängste und Panikanfälle, die sich in erster Linie in körperlichen Reaktionen wie Herzrasen, Zittern und Erstickungsgefühlen ausdrückten. Er erlebte allmählich seine Ängste bzw. Panikattacken so bedrohlich, dass er das Fliegen nur noch voller Angst ertrug und schließlich – wohl wissend, dass er seine berufliche Karriere gefährdete – ganz vermied. Er begann mit einer psychotherapeutischen Behandlung.

Tipp für die Praxis

Flugangstbewältigung. Hilfreich sind Flugangstseminare, die theoretische Informationen (Technik, Körper, Physiologie), aktive Angstbewältigung (PME, Atmung, kognitive Verfahren, u.a. Gedankenumstrukturierung), Konfrontation mit dem Angstobjekt bzw. mit der Situation als Gruppen- bzw. Individualseminare zusammen mit einem begleitenden Flug anbieten.

Weblinks

Selbsthilfe bei Flugangst
www.flugangst.de
www.flugingenieur.de
www.sommerbergverlag.de

Weitere Phobien und Angststörungen

Viele Menschen erleben auch beim Reisen, im Urlaub oder bei beruflichen Auslandsaufenthalten noch andere Ängste. Vorschub dafür leisten viele phobische Situationen wie der Aufenthalt in geschlossenen Räumen (**Klaustrophobie**), in einer Bergbahn/im Sessellift, oder in der Höhe (**Akrophobie**) sowie die Furcht vor Tieren (**Zoophobie**) etc.

Angststörungen, die einen Menschen übermäßig beeinträchtigen, sollten behandelt werden. Das gilt auch für die

Panikstörung mit und ohne Agoraphobie und die generalisierte Angst. Zumindest sollte vor einer Reise oder einem Auslandsaufenthalt eine Klärung im Hinblick auf Diagnose und Therapie durchgeführt worden sein. Viele verzichten aber ganz bewusst darauf, weil sie sich allein schon durch das Reisen eine therapeutische Wirkung versprechen. Statt einer Verbesserung der seelischen Gesamtsituation tritt aber oft genau das Gegenteil ein – Ängste verstärken sich unterwegs noch mehr. Das gilt auch für andere psychische Probleme. Reisen, das in der expliziten oder „geheimen" Erwartung vorgenommen wird, mit (mehr oder weniger) bewussten psychischen Problemen/Störungen fertig zu werden, kann v. a. dann, wenn sich an den therapeutischen Wert unrealistische Erwartungen und Hoffnungen knüpfen, gegenteilige Effekte auslösen. Bereits1979 wurde bei psychiatrischen Notfällen in einer Klinik in Oahu (Hawaii) herausgefunden, dass Touristen Opfer einer Selbsttäuschung waren. Sie waren alle der Überzeugung, ihre schon vorher (latent oder manifest) vorhandenen psychischen Probleme könnten durch den Aufenthalt auf einer exotischen Insel schnell behoben werden [6].

„Angstlöser". Für die (Flug-)Reise selbst oder einen beruflichen Auslandsaufenthalt können bei vorhandenen Ängsten Beruhigungsmittel bzw. sog. „Angstlöser" (Anxiolytika) mitgeführt werden. Bei Benzodiazepinen ist Vorsicht geboten. Sie wirken angstlösend, beruhigend und entspannend bis hin zur Müdigkeit. Bei längerer Einnahme entstehen sehr schnell psychische und physische Abhängigkeit. Werden solche Tranquilizer anlässlich einer Reise oder eines Auslandsaufenthaltes tatsächlich benutzt, sollte das Medikament schon einmal vorher ausprobiert werden, um nicht plötzlich eine sog. paradoxe Reaktion zu erleben. Ältere Menschen müssen besonders vorsichtig damit umgehen. Bei längeren Reisen im Ausland beruflich oder privat (Urlaub) muss auch vor einem abrupten Absetzen gewarnt werden, wenn jemand ein solches Mittel schon länger eingenommen hat. Oft fühlen sich Menschen anlässlich einer Reise wohl und unbeschwerter und glauben, sie könnten ohne Bedenken eines oder mehrere Medikamente selbst ohne Rücksprache mit dem behandelnden Arzt absetzen. Darin liegt der Trugschluss.

Affektive Erkrankungen: depressive Erkrankungen, Manien, bipolare Störungen, Dysthymie

Bei Reisen oder beruflichen Auslandsaufenthalten, aber auch nach der Rückkehr kommen häufiger affektive Erkrankungen vor.

Depressionen spielen dabei eine besondere Rolle. Sie können sich zeigen durch

- eine gedrückte bis völlig leere Stimmung,
- reduzierten, gelegentlich aber auch gesteigerten Antrieb (agitierte Depression),
- gestörte(s) Wahrnehmung und Denken, wie Minderwertigkeits- bzw. Insuffizienzgefühle,
- in schwereren Fällen Kleinheits-, Schuld-, Verarmungswahn,
- eventuell auch akustische Halluzinationen (Stimmen, die den Suizid befehlen),
- Grübeln bzw. „Kreisdenken",
- Ein- und Durchschlafstörungen,
- u. U. Schmerzen (Kopf- und Halsschmerzen),
- Verstopfung und Appetitlosigkeit.

Auf Suizidalität (Selbsttötungsabsichten) ist dabei immer zu achten.

Auch sollte bedacht werden, dass Depressionen in dem einen oder anderen Fall organisch bedingt sein können (nach Schädel-Hirn-Trauma, z. B. nach Unfall, in der Menopause oder bei Demenz). Sie können als monopolar oder bipolar zusammen mit manischen Phasen verlaufen. **Manien** werden insgesamt seltener in der rein monopolaren Form gesehen. Menschen mit einer saisonal abhängigen Depression (SAD) kann man während den dunkleren Jahreszeiten aus therapeutischen Gründen Reisen in Länder mit mehr natürlichem Sonnenlicht durchaus empfehlen. Wer nicht verreisen möchte, kann es einmal mit speziellen Lichtlampen (mindestens 10 000 Lux) versuchen. Es sollte bei Reisen und Auslandsaufenthalten auch darauf hingewiesen werden, dass es durchaus möglich ist, dass mitten im hellsten Sonnenlicht in Kombination mit Hitze und Trockenheit die schwersten depressiven Störungen vorkommen können. Es wird auch vom Vorkommen von Depressionen bei Urlaubern auf tropischen Inseln berichtet (sog. „Kokosnuss-Syndrom").

Depressionen können auch stark neurotisch chronifiziert ablaufen oder auf schwere Verlusterlebnisse folgen. Vielen Entwicklungshelfern sind leichte bis mäßige depressive Verstimmungen nach der Ankunft im Gastland bekannt. Oft entspricht die Realität in Übersee in keinster Weise den Erwartungen. Auch ändern sich bisher gepflegte Beziehungen oft auf dramatische Art und Weise. In der Literatur lassen sich Belege finden, die reaktive Depressionen auch infolge von Veränderung des Milieus und Heimweh beschreiben. Lange Zeit wurde bis ins 19. Jahrhundert hinein beim Auftreten von Heimweh der Begriff „Schweizer Krankheit" verwendet. Schweizer Söldner in Frankreich und den Niederlanden galten als sehr naturverbundene Menschen und deshalb auch als besonders heimwehgefährdet. Offenbar sind sie damals massenhaft daran erkrankt und desertierten deshalb in großer Zahl [7].

Anfällig für Depressionen sind Menschen dann, wenn die Mechanismen, die sie in Form von ererbten Genen und erlerntem Problemlösungsverhalten in sich tragen, bei größeren Herausforderungen nicht mehr funktionieren. Allgemein befürchten immer noch viele im Ausland wie im Inland beim Bekanntwerden der Erkrankung eine Stigmatisierung und damit verbunden berufliche und gesellschaftliche Nachteile. Auslandsaufenthalte gelten in vielen Fällen immer noch für die eigene berufliche Karriere als förderlich und deshalb wird die Offenlegung einer solchen Erkrankung allzu oft vermieden. Aus Angst vor einer Behandlung im Krankenhaus berichten viele z. B. bei ärztlichen Untersuchungen (vor, während und nach einem Auslandsaufenthalt) oft nur von Schlafstörungen, Kopfschmerzen und Übelkeit, aber nicht von Versagensängsten, Panikattacken und Suizidgedanken. Um abzulenken, werden auch allzu oft somatoforme Beschwerden in den Vordergrund geschoben. Sowohl Betroffene wie Therapeuten bedienen sich gern des Begriffs **„Burn-out"**. Es wird deshalb auch im Zusammenhang mit einer Reise, Urlaub oder einem beruflichem Auslandsaufenthalt oft vom „Burn-out"-Syndrom gesprochen. Das klingt für alle akzeptabler, gilt doch der moderne Begriff als eine Art Umschreibung für eine Krankheit der Leistungsstarken und Engagierten – auch für die, die inzwischen in alle Ecken der Welt verreisen oder irgendwo in einem anderen Land auf der Erde beruflich tätig sind.

„Kulturschock" und „umgekehrter Kulturschock"

Sehr oft wird auch versucht mit den Begriffen wie „Kulturschock" und „umgekehrter Kulturschock" („Re-Entry") einen Zusammenhang mit depressiven Erkrankungsformen herzustellen. Oft werden nach Reisen oder nach Beginn des Urlaubs bzw. eines beruflichen Auslandsaufenthaltes, aber auch nach deren Beendigung Schlafstörungen Appetitverlust Verdauungsprobleme oder Bluthochdruck auf der körperlichen Ebene angegeben. Im Erlebensbereich zeigt sich häufig eine gewisse Hilf- und Antriebslosigkeit sowie Niedergeschlagenheit im Hinblick auf die Alltagsbewältigung, die nicht mehr machbar erscheint, genauso wie das Gefühl der Isolation im Ausland, Erfahrungen der Entwurzelung, Verantwortlichmachen der fremdkulturellen Umwelt für das eigene Schicksal etc.. Im Verhalten zeigen sich dann u. U. Leistungsdefizite, Kreativitätsabfall oder -verlust, Abkapselung gegenüber Einheimischen oder erhöhter Alkoholkonsum. Diese Kulturschock-Symptome können dabei beträchtlich in ihrer Anzahl, Dauer und Intensität zwischen betroffenen Menschen variieren und dann schon einmal eine Depression vortäuschen. Diese Form der Störung tritt zwar häufig, aber nicht regelmäßig bei jedem Menschen und bei jeder Reise bzw. jedem Auslandsaufenthalt auf.

Nach dem Kulturschock-Modell von Oberg werden verschiedene Phasen unterschieden:

- **„Honeymoon":** Begeisterung und Faszination dominieren am Anfang für die fremde Kultur
- **„Crisis":** Unterschiede der Sprache, Konzepte, Werte und Symbole zwischen der Heimat und Gastkultur bewirken u. a. Gefühle der Unzulänglichkeit, Angst und Verärgerung
- **„Recovery"**: Die Kenntnisse der Landessprache verbessern sich. Man findet sich in der neuen Umgebung allmählich besser zurecht. Die Einstellung zur Gastkultur verbessert sich wieder.
- **„Adjustment"**: Die Eingliederung ist abgeschlossen. Man akzeptiert die Gepflogenheiten der anderen Kultur. Ängste treten kaum mehr auf.

Die Kulturschock-Symptome manifestieren sich in der „Crisis". Der sog. Kulturschock ist keine Krankheit, sondern in erster Linie ein Zeichen für mangelnde Anpassungsfähigkeit und wird beim Auftreten bei der Rückkehr ins Heimatland genauso erlebt und als sog. „Re-Entry" bezeichnet. Bei vielen ist die Heimkehr sogar der „größere" Kulturschock [8].

Tipp für die Praxis

Die „soziale Integration" sollte mit einer Lernphase bereits vor der Ausreise beginnen, indem sich der Reisende mit Gesellschaft, Kultur, Religion und Sprache des Gastlandes vertraut macht. Das erleichtert ihm vor Ort eine echte Partnerschaft zu Land und Leuten.

Bei der Rückkehr werden ähnliche Anpassungsprozesse wie bei der Abreise durchlaufen:

- anfängliche Euphorie – alles ist wieder vertraut
- Reizbarkeit und Entfremdung – die Erkenntnis, dass sich die Dinge verändert haben und man sich nicht auf dem aktuellen Stand befindet
- allmähliche Eingewöhnung – Veränderung des früheren Lebensstils etc.
- Gefühl der Zufriedenheit stellt sich wieder ein – damit ist die neuerliche Angleichung geschafft

Man muss auch mit dem „umgekehrten Kulturschock" rechnen:

- Entfremdungsgefühl
- gesundheitliche Anfälligkeit („Kränkeln")
- depressive Zustandsbilder

Nehmen Sie sich Zeit für die Veränderungen, die eine Rückkehr mit sich bringen kann:

- Bewältigung des damit unmittelbar verbundenen Stress'
- Ausnutzung des sozialen Netzes: mit anderen Auslandserfahrenen sprechen
- Akzeptanz der gewandelten Interessen und Erwartungen: Lebensstil/Aktivitätsvielfalt ausweiten
- Erweiterung des sozialen Netzes zu Hause: Kontakte knüpfen zu Menschen aus anderen Kulturkreisen

Jetlag

Machen sich unmittelbar nach einer langen Reise mit dem Flugzeug Schwächegefühl, Energielosigkeit, Nervosität, innere Unruhe, Störung des Zeitgefühls, Lustlosigkeit, Konzentrationsmangel, Auffassungsschwierigkeiten, Aufmerksamkeitsstörungen, verlangsamtes Denken, Schlafstörungen (sowohl Ein- als auch Durchschlafstörungen), Leere im Kopf oder Fremdheitsgefühle (Derealisation und/oder Depersonalisation) bemerkbar, deutet vieles auf Jetlag und auf keine weitergehende Störung oder gar Krankheit hin.

Auch Symptome eines gestörten Nachtschlafes, Tagesmüdigkeit, Konzentrationsstörungen, Veränderungen des psychischen Befindens mit verstärkter Gereiztheit, Störungen der Verdauungsfunktionen etc. deuten mehr auf Jetlag hin und können damit durchaus eine seelische bzw. psychische Störung vortäuschen [9].

Tipp für die Praxis

Jetlag-Prophylaxe. Hilfreich kann z. B. eine gewisse Voranpassung zu Hause durch Verschiebung der Tagesaktivität entsprechend der Ankunftszeit sein. Bei Westflug „Nickerchen" halten, bei Ostflug (meist Nachtflüge) im Flieger schlafen. Am Ankunftsort sich strikt an die dortige Tageszeit halten. Verstärkt am sozialen Leben teilnehmen. Körperliche Aktivität und Aufenthalt im Freien (Licht). Bei Kurzzeitaufenthalten den Versuch machen in der Heimatzeit zu bleiben.

Alkohol- und Drogenabhängigkeit, Medikamentensucht

Viele Menschen haben aus den unterschiedlichsten Gründen mit dem Konsum von Alkohol und anderen Drogen oder Medikamenten (Opiate, Cannabinoide, Halluzinogene, Kokain, Benzodiazepine etc.) sowohl im Alltag, als auch auf Kurz- oder Langzeitreisen, im Urlaub und beruflichen Auslandsaufenthalten Probleme. Oft nimmt der Missbrauch zu und die Kontrolle kann dem Einzelnen u. U. entgleiten. **Alkoholmissbrauch** und **Sucht** sind bei beruflichen Auslandsaufenthalten, oft auch bei begleitenden Ehe- oder Lebenspartnern, das größere Problem (z. B. gesellschaftliche Isolation, Unterforderung, Monotonie des Daseins, wenig Teilhabe am öffentlichen Leben) und weit verbreitet, obwohl die Gefahren und Folgeschäden bekannt sind. Neben der akuten und chronischen Intoxikation kommt es oft genug zu Entzugserscheinungen mit entsprechenden Komplikationen, wie z. B. einem Delir. Gerade das Reisen, berufliche Auslandsaufenthalte oder der Urlaub bieten viele gute Gelegenheiten, dem unbeherrschbaren Verlangen nachzugeben, eine bestimmte Substanz oder ein entsprechendes Mittel (Medikamente etc.) immer wieder zu sich zu nehmen oder bestimmte Tätigkeiten bzw. Handlungen immer wieder zu begehen, obwohl man weiß, dass man sich selbst oder anderen dadurch oft auch Schaden zufügt.

Auch Reisen, Urlaub und Auslandsaufenthalte können für manche Menschen unbefriedigende Lebensumstände mit sich bringen und stehen oft für Verdrängung, Ablehnung und Flucht. Durch die Sucht bewältigen Abhängige das Gefühl der Hilflosigkeit. Süchte können aber nicht nur psychisch krank machen, sondern haben oft auch physische Konsequenzen, gerade nach einem Langzeit-Auslandsaufenthalt. Es sind nicht nur Infektionen durch intravenösen Drogenkonsum und Gefahren wie Hepatitis A, AIDS oder lokale Abszesse, sondern eben auch Entzugskrämpfe, Delir oder Leberschäden bei chronisch kranken Alkoholikern und v. a. im Ausland auch immer wieder rauschbedingte Unfälle (Verkehrs-, Berufsunfälle, Unfälle im Freizeitbereich wie etwa beim Tauchsport).

„Drogeninduzierte Psychosen"

Es besteht mit dem Gebrauch von bestimmten Drogen oder Rauschmitteln sowohl im In- wie auch im Ausland oft die Gefahr, dass eine „drogeninduzierte Psychose" ausgelöst wird. Reisende und Berufstätige im Ausland sollten auch ausdrücklich darauf aufmerksam gemacht werden, dass in manchen Ländern allein schon das Mitführen von Drogen strafbar ist und dafür auch Haftstrafen verhängt werden. Davor schützt auch keine vermeintliche Unwissenheit. Es wird ärztlicherseits immer wieder die Erfahrung gemacht, dass z. B. **Cannabis** deshalb bei den Menschen so beliebt ist, weil der Stoff bei vielen anfänglich euphorisierend wirkt und zu einer unbegründbaren Heiterkeit führt. Weniger angenehm sind mögliche räumliche und zeitliche Desorientierung sowie eine Verstärkung optischer, akustischer und taktiler Sinneseindrücke. Auf manche Menschen wirkt diese Substanz tatsächlich entspannend, bei anderen führt sie zu Angst und Panikattacken. Wahnvorstellungen sind selten, aber es kommt immer wieder vor, dass bei einer entsprechenden Veranlagung Cannabis eben eine Psychose mit schizophreniformen Symptomen auslöst. Der Dauergebrauch führt oft genug zu psychischer Abhängigkeit und einschneidenden Persönlichkeitsveränderungen. Dagegen ist **Kokain** mehr die Droge viel reisender Manager, aber auch der Mitglieder sog. „besseren" Kreise, da es relativ teuer ist. Einen solchen Stoff können sich durchschnittliche Rucksackreisende meistens nicht leisten. Von Wahnideen und paranoid-psychotischen Erlebnissen abgesehen sind Herz-Kreislauf-Zwischenfälle und eine „Koksnase" (zerstörte Nasenscheidewand bei längerem Sniffen) typisch.

! **Fallbeispiel.** Ein 20-Jähriger kaufte sich nach bestandenem Abitur ein Flugticket, das ihn innerhalb von einem Jahr einmal um die Welt bringen sollte. Zunächst bereiste er Indien, Thailand, Malaysia, kam nach Singapur und flog von dort auf die indonesische Insel Bali. Dort kam er am Kuta-Beach mit Haschisch und Marihuana in Berührung. Diese beiden Substanzen hatten für ihn die Funktion einer Einstiegsdroge (Cannabis-/Marihuana-Typ). Der Cannabis-Konsum führte zu Euphorie, Sorglosigkeit, aber auch Gedächtnisstörungen, v. a. Merkfähigkeitsstörungen, akustischen und optischen Pseudohalluzinationen und Zeitgitterstörungen. Dann pausierte er eine Zeitlang. Anschließend kam es zu einem Verlauf, der relativ häufig ist. Er entwickelte einen sog. Horrortrip (Bad Trip, akute Angstreaktion mit paranoider Ausgestaltung und dem Gefühl der Bedrohung) und Flashbacks (Nachrausch, Echopsychose, d. h. psychotische Episoden von kurzer Dauer ohne Einnahme der Droge). Die Latenzzeit ist unterschiedlich und dauerte bei ihm Monate. Er brach die Reise ab. Er wurde zunächst in Bali und dann in Deutschland behandelt.

Anpassungsstörungen, Belastungsreaktionen, PTBS

Heute muss man auch mehr nach Reisen, Urlaubsaufenthalten und beruflichem Auslandsaufenthalt v.a. bei bestimmten Berufsgruppen (Soldaten, Journalisten, Entwicklungshelfer etc.) mit traumatisierten Menschen rechnen. Haben Menschen ein traumatisches Ereignis erlebt, kann die Seele erkranken. Die dabei erlebten Geräusche, Bilder und Gerüche können jahrelang so gegenwärtig sein, dass das schreckliche Geschehen in einzelnen Erinnerungen immer wieder neu erlebt wird. Albträume bzw. auch Tagträume in Form von einschießenden Gedanken als Flashbacks (Intrusionen) sind die Symptome bei einer PTBS genauso wie Schlafstörungen, Herzrasen, Schwitzen und Atemnot (Hyperarousal/Erregung) oder Ängste, sich mit dem Erlebten zu beschäftigen (Vermeidung/Avoidence). Die Symptome können direkt nach dem erlittenen Trauma oder erst nach Monaten auftreten. Die Auswirkungen der Berührung mit Krisengebieten oder Kriegserlebnisse und damit automatisch in vielen Fällen auch Kontakt mit Gewalt, Kriminalität, Katastrophen, Zerstörung, Armut, Hunger, Elend, Leid und Sterben dürfen im Hinblick auf ihre Wirkung und eine mögliche Traumatisierung auf keinen Fall unterschätzt werden. Auch schon die Zeugenschaft kann krank machen. Dabei sind Betroffene zum Reden über ein traumatisierendes Ereignis und die dazu gehörenden Folgen oft erst bereit, wenn ein ausreichendes Vertrauensverhältnis zu einem anderen Menschen aufgebaut werden konnte [10].

Weblinks

Informationen zum Thema Trauma, Traumatherapie

www.ueberleben.org Behandlungszentrum für Folteropfer e.V. im Zentrum ÜBERLEBEN GSZ Moabit, Haus K, Turmstr. 21, 10559 Berlin (E-Mail: info@ueberleben.org)

www.Stiftung-Mayday.de Stiftung Mayday, Frankfurterstr. 124, 63263 Neu Isenburg (E-Mail: info@Stiftung-Mayday.de)

Psychosen

Auch das Auftreten schizophrener Psychosen oder sonstiger wahnhafter/psychotischer Störungen nicht organischer Genese mit Störungen des Erlebens und Fühlens, des Denkens, der Wahrnehmung, wahnhaften Stimmungen, akustischen oder optischen Halluzinationen etc. ist beim Reisen oder einem Auslandsaufenthalt gar nicht so selten. Oft sind die Betroffenen vorbelastet. Manchmal geht es Erkrankten bereits auch so gut, dass sie sich in falscher Sicherheit wiegen und ihre Medikamente unterwegs absetzen. Dann besteht die Gefahr, dass die Psychose plötzlich ausbricht und wieder floride wird. Eine Psychose ist gekennzeichnet durch eine schwere Störung der Gesamtpersönlichkeit mit dem Verlust der Einheit und Ordnung der Wahrnehmung, des Denkens, der Affekte und der Identität.

4.6 Psychiatrische Notfälle

Jederzeit muss man auf Reisen oder im Ausland – wie im Inland auch – mit psychiatrischen Notfällen rechnen. Dabei handelt es sich z.B. um delirante Syndrome, Erregungszustände oder akute Suizidalität.

Delir. Bei einem Delir lassen sich körperliche Symptome wie mäßiges Fieber, Schweißausbrüche, Durchfall und Erbrechen, starke Kurzatmigkeit sowie Tachykardie und Bluthochdruck beobachten. Der Gleichgewichtssinn kann massiv gestört sein. Psychisch sind Betroffene örtlich und zeitlich hochgradig desorientiert und leiden u.U. unter szenenhaften Trugwahrnehmungen. Es kommt oft zu einer völligen Personen- und Situationsverkennung. Auch sind hochgradige Unruhe, grobschlägiger Tremor, Schlaflosigkeit und Phasen extremer Angst oder Euphorie typisch.

Erregungszustände. Sie sind gekennzeichnet durch eine oft ziellose Steigerung von Antrieb und Psychomotorik, affektiver Enthemmung und Kontrollverlust. Ausgeprägte Gereiztheit und aggressive Äußerungen bis hin zu unvermittelten Gewalttätigkeiten sind möglich. Erregungszustände können bei den meisten psychischen Störungen vorkommen, aber auch bei einer Vielzahl von organischen Grunderkrankungen. So gibt es psychotische Erregungszustände bei Schizophrenien und Manien, Demenzen, akuten organischen Psychosyndromen wie z.B. bei Epilepsie, Impulskontrollstörungen, Intoxikationen, Entzugssyndromen bei Alkohol oder Drogen, akuten Belastungsreaktionen und z.B. explosiblen oder histrionischen Persönlichkeitsstörungen.

Akute Suizidalität. Sie zählt zu den häufigsten psychiatrischen Notfällen. Dabei kann der Bogen von schwerer Suizidalität im Zusammenhang mit Psychosen bis zu krisenhaften Zuspitzungen in bestimmten Lebenssituationen ohne eigentliche psychische Erkrankung gespannt werden. Um Suizidgefahr abzuwenden, sollte man versuchen die Gründe für eine solche existenzielle Krise schnell zu erkennen und bei entsprechender Analyse auch das Ausmaß der Krise richtig einschätzen. Davon hängen alle weiteren Maßnahmen der Kriseninterventíon ab.

Suizidversuche bzw. Suizide treten manchmal plötzlich (raptusartig) auf. In der Regel findet sich aber eine suizidale Entwicklung. Dabei sind nach Ringel folgende Phasen zu unterscheiden:

- suizidale Ideation
- Erwägung des eigenen Suizids
- Ambivalenz
- Planung
- Entschluss

Viele Menschen, die einen Suizidversuch unternehmen, kündigen ihn vorher irgendwie an [11]. Auf Reisen steigt bei depressiven Menschen oft die Suizidgefahr. Ein „Tapetenwechsel" hilft oft nicht bei einer Depression aus dem

Stimmungstief zu kommen. Die fremde Umgebung macht häufig noch mehr Angst. Der Kontrast zwischen einer schönen Landschaft und dem eigenen grauen Alltag verstärkt oftmals noch den Todeswunsch. Es darf auch vermutet werden, dass es sich bei manchen Bergunfällen um bewusst herbeigeführte Suizidversuche bzw. Suizide handelt. Man sollte auch viel mehr beim Reisen von jungen Menschen die Zerrissenheit zwischen Bindungswünschen und Autonomiebestrebungen sehen, die durchaus im Versuch einer Selbsttötung enden kann [12].

4.7 Mystische Orte und Plätze

Es gibt seit uralten Zeiten Orte, die manche Menschen beruhigen oder für Therapien besonders gut geeignet sind. Andere Plätze hingegen können Menschen emotional und gedanklich aufwühlen, sie aufbrechen und oft auf eine sehr eigenartige Weise berühren. Nicht nur mystische Plätze, wie die Osterinsel mit ihren ca. 600 Steinfiguren (Moais), Stonehenge in England oder die Insel Shikoku in Japan mit ihren 88 Wallfahrtstempeln (und den dazugehörigen Straßenverbindungen), können Menschen genauso verändern wie der Jakobsweg. Auch ganze Stadtlandschaften – ebenso wie monotone Hotelzimmer – können Menschen beeinflussen, z. B. Derealisationsphänomene (Fremdheitsgefühle) auslösen und sie in ihrem Verhalten bis an den Rand des Suizids bringen [13].

Venedig-Syndrom

Die Lagunenstadt Venedig zieht – wie die italienische Psychiaterin Graziella Magherini in einer ihrer vielen Studien herausgefunden hat – v. a. auch Suizidale als ihr letztes Ziel an. Wegen der dort in einem bestimmten Zeitraum gehäuft auftretenden Suizidfälle bekam das beobachtete Phänomen den Namen „Venedig-Syndrom".

Stendhal-Syndrom

Ein weiterer Begriff, nämlich das „Stendhal-Syndrom" – benannt nach dem französischen Leutnant Henry Beyle, der später unter dem Namen Stendhal als Schriftsteller berühmt wurde –, umschreibt eine ganz andere Gefahr für Touristen.

Durch eine übermäßige Kunstbetrachtung bzw. den Anblick bestimmter Kunstobjekte droht anfälligen reisenden Kunstliebhabern psychisches „Ungemach", wie dem genannten französischen Schriftsteller, der 1817 nach dem Betrachten der Fresken in der florentinischen Kirche Santa Croce von ganz besonderen Schwindelgefühlen überwältigt wurde. Die Kunstbetrachtung wirkt auf manche Kunstliebhaber wie eine Reizüberflutung und hat dann nicht nur eine entspannende Wirkung, sondern auch eine sehr aufwühlende Seite. Wer den Kunstgenuss übertreibt und durch ein sehr bewusstes Erleben nicht in der Lage ist, für Entspannung zu sorgen, kann nach der Erregung nicht mehr abschalten. Dann kommt es automatisch zu überschießenden Reaktionen, wie zu erhöhtem Blutdruck und anderen körperlichen Reaktionen, aber auch psychischen Auswirkungen. Verwirrtheitszustände sind nicht selten [14].

Jerusalem-Syndrom

Der Begriff „Jerusalem-Syndrom" umschreibt die Tatsache, dass Touristen plötzlich einen Größenwahn oder andere Größenideen entwickeln und auch das Gefühl, dass ihnen göttliche Kräfte zuwachsen. Sie halluzinieren nicht nur akustisch, sondern auch optisch. Sie berichten von Erscheinungen frommer Menschen. Jahr für Jahr erkranken um die Karfreitagsprozession herum ca. 200 Touristen, die offensichtlich von der besonderen Atmosphäre des Heiligen Landes überwältigt werden. Hier machen Menschen Grenzerfahrungen und erholen sich von ihrer relativ kurzen psychotischen Episode innerhalb weniger Wochen relativ schnell und sind dann wieder gesund. Weil es manchmal nicht nur bei zwanghaften Reinigungsritualen oder magischen Zeremonien bleibt, sondern zu solchen psychotischen Zuständen vorübergehender Art mit ernsthafter Selbst- und/oder Fremdgefährdung kommt, werden zumindest vorübergehend Betroffene u. a. in der Klinik Kfar Shaul in Jerusalem stationär behandelt [15].

4.8 Weitere mögliche Störungen auf Reisen

Im Zusammenhang mit Reisen werden auch noch andere Begriffe genannt und damit bestimmte Probleme umschrieben. Es sind Begriffe wie „Airport Wandering", „Unruly Passenger", „Sensation Seeking", „Delirium mallorquinum" oder „Holiday Blues".

Holiday Blues. In den USA gehört der „Holiday Blues" schon zu den psychiatrischen Fachbegriffen. Man spricht hiervon, wenn durch ein ungewohntes Auf-sich-Geworfensein eine Urlaubsdepression ausgelöst wird.

Delirium mallorquinum. Wenn Inselresidenten z. B. auf Mallorca im Rentneralter aufgrund von Langeweile depressiv werden und allmählich auch der Trunksucht verfallen, wird dieses Phänomen mit „Delirium mallorquinum" umschrieben.

Sensation Seeking. Dieses Phänomen lässt sich bei vielen Urlaubern beobachten, wenngleich man „Sensation Seeking" heute schon fast als ein generelles und universales Persönlichkeitsmerkmal ansehen kann. Es lässt sich definieren als Aufsuchen von sich immer wieder verändernden, neuartigen und intensiven Empfindungen, wie sie bei der Ausübung z. B. ganz bestimmter Freizeitsportarten auch im Urlaub gegeben sind. Gleichzeitig ist dabei die Bereitschaft zu beobachten, psychische, soziale, rechtliche und auch finanzielle Risiken um solcher Erfahrungen willen auf sich zu nehmen.

Airport Wandering. Mit diesem Begriff kommen psychisch auffällige Menschen in den Fokus der Aufmerksamkeit, die unruhig und verwirrt in den Flughafenhallen der Welt herumirren und somit u. U. auch potenziell zu einem Problem der allgemeinen Flugsicherheit werden könnten [16].

Solche nicht mehr orientierten und verwirrten, oftmals psychotisch erkrankten Menschen kann man nicht nur an großen internationalen Flughäfen vereinzelt beobachten, sondern generell als in irgendeiner Form auffällige Menschen, z. B. auch an Bahnhöfen oder anderen Verkehrsknotenpunkten in allen großen Metropolen der Welt (u. a. Bahnhof Zoo in Berlin oder Central Station in New York). Welche Menschentypen (nicht nur Reisende) sich dahinter tatsächlich verbergen, bleibt bisweilen unklar.

Unruly Passengers. Menschen, die aus irgendeinem Grund (Ätiologie oft unklar) in der Luft während eines Fluges dekompensieren, können im Flugzeug zu einer wirklichen Gefahr werden. Zwischenfälle mit solchen sog. „Unruly Passengers" sollten in der Luft erst gar nicht vorkommen; deshalb sollte eine entsprechende Selektion der Passagiere am Boden vorgenommen werden, bevor ein Flugzeug überhaupt betreten werden darf. Oft ist z. B. übermäßiger Alkoholkonsum ein Grund für das „Rabaukentum" an Bord, aber am wenigsten Ausdruck für Flugangst – wie immer gern behauptet wird. Angeblich kam es in den letzten Jahren bei zunehmendem Flugverkehr gehäuft zu solchen Zwischenfällen.

4.9 Fazit

Alle aufgeführten Störungen bzw. möglichen Erkrankungen auf Reisen oder bei Auslandsaufenthalten sind nicht unbedingt etwas Alltägliches, aber wiederum nichts Ungewöhnliches – und auch nicht so selten. Deshalb ist durchaus die Forderung berechtigt, Reisende (sowohl privat als auch beruflich) besser auf solche Zustände vorzubereiten. Zu einer guten reisemedizinischen Beratung/Untersuchung gehört deshalb schon vor einer Reise oder einem Auslandsaufenthalt die Verpflichtung darüber zu sprechen, wie man sich bei einer plötzlich auftretenden schwerwiegenden psychischen Störung bzw. Erkrankung – speziell in Gebieten mit einer schlechten Infrastruktur – verhält und wer die Entscheidungsträger sind, die darüber befinden, ob vor Ort oder in der Nähe des Aufenthaltsortes bzw. der beruflichen Tätigkeit – z. B. der nächst größeren Provinzstadt, Hauptstadt oder im Nachbarland – eine medizinische, psychiatrische/psychologische Versorgung erfolgen soll oder eventuell sogar eine Repatriierung bei ausreichender Stabilisierung sinnvoll ist. Ein Betroffener kann in einer solchen Situation meistens selbst gar keine eigene Entscheidung mehr treffen, weil vielleicht krankheitsbedingt seine Urteilsfähigkeit eingeschränkt ist oder ganz fehlt. Oft können das auch nicht die Angehörigen oder Mitarbeiter vor Ort, weil sie damit überfordert sind. Es sollte grundsätzlich geklärt werden, ob es im Notfall oder im notwendig werdenden Behandlungsfall vor Ort auch leistungsfähige psychiatrische Einrichtungen gibt. Im Krankheitsfall, auch im psychiatrischen, sollte heute garantiert werden können, dass Betroffene einer schnellen fachspezifischen medizinischen Hilfe möglichst schon im Ausland, spätestens aber im Heimatland zugeführt werden.

Literatur

[1] Kealey DJ, Ruben BD. Cross-cultural personnel selection: Criteria, issues and methods. In: Landis D, Brislin RW, eds. Handbook of intercultural training. New York: Pergamon Press; 1983: Vol. 1: 155 – 175

[2] Lazarus RS, Folkman S. Stress, Apraisal and Coping. New York: Springer; 1984

[3] „Reisende auf der Couch" (Frankfurter Allgemeine Zeitung 2000). „Schnitt durch die Kehle" (Der Spiegel 2002). „Überwältigt durch Kunst" (Der Spiegel 2005).

[4] Clausen J. Das Selbst und die Fremde. Über psychische Grenzerfahrungen auf Reisen. Bonn: Psychiatrie Verlag; 2007

[5] Keystone JS, Kozarsky PE, Freedman DO, Nothdurft HD, Connor BA, eds. Travel Medicine. 2nd ed. Philadelphia: Elsevier; 2008

[6] Streltzer J. Psychiatric emergencies in travelers to Hawaii. Comprehensive Psychiatry 1979; 20: 463 – 468

[7] Fisher S. Heimweh. Das Syndrom und seine Bewältigung. Bern/Göttingen/Toronto: Hans Huber; 1990

[8] Storti C. The art of coming home. London: Nicholas Brealey; 2001

[9] Waterhouse J. et al. Jet-Lag: Trends und Bewältigungsstrategien Lancet 2007; 369: 1117 – 1129

[10] Butollo W, Krüsmann M, Hagl M. Leben nach dem Trauma. München: Pfeiffer; 1998

[11] Ringel E. Das Leben wegwerfen? Freiburg: Herder; 1978

[12] Kadels B, Kinn M, Pajonk F – G. Akute psychiatrische Notfälle. Stuttgart: Thieme Verlag; 2008

[13] Mitscherlich A. Die Unwirtlichkeit unserer Städte. Anstiftung zum Unfrieden. Frankfurt/Main: edition suhrkamp; 1965

[14] Magherini G. Syndrome di Stendhal. Mailand: Fettrinelli; 1992

[15] Bar-el I, Witztum E, Kalian M et al. Psychiatric hospitalizations of tourists in Jerusalem. Compr Psychiatrie 1991; 32: 238 – 244

[16] Shapiro S. A study of psychiatric syndromes manifested at an international airport. Compr Psychiatry 1976; 17: 453 – 456

Weiterführende Literatur zur Flugangst für Laien

Bonner K. Nie mehr Flugangst. Düsseldorf: Patmos Verlag; 2005

Heermann J. Warum sie oben bleiben. Frankfurt/Main: Insel Verlag; 2001

Krefting R, Bayaz A. Angstfrei fliegen. Das erprobte Step-bei-Step-Programm. Stuttgart: Trias Verlag; 1986

Müller-Ortstein H, Mettelsiefen-Demet D. Keine Angst vor der Flugangst. Sommerberg Verlag: Berlin; 2009

II Präventivthemen in der Reisemedizin

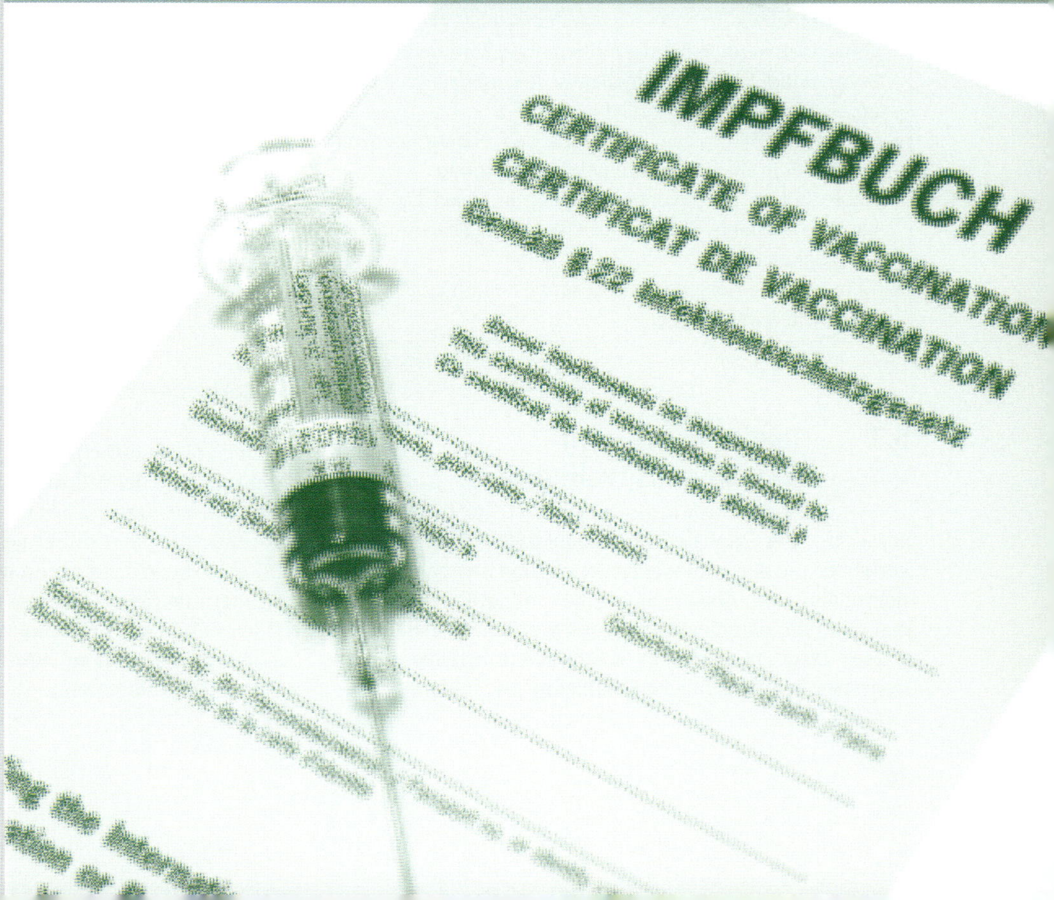

5 Hygienemaßnahmen

II

B. Flörchinger

Editorial

Das Wort Hygiene leitet sich her von der griechischen Göttin der Gesundheit „Hygieia“. Diese war Tochter von Asklepios, dem Gott der Heilkunde, und eine Enkelin von Apollon, dem ersten göttlichen Arzt. Nach einer Definition der Deutschen Gesellschaft für Hygiene und Mikrobiologie versteht man unter Hygiene die „Lehre von der Verhütung der Krankheiten und der Erhaltung und Festigung der Gesundheit“ [1].

In der Reisemedizin dient die Beratung des Reisenden über Hygienemaßnahmen in erster Linie der Prävention von Infektionskrankheiten, die auf unterschiedlichen Wegen übertragen werden können. Viele oral übertragbare Krankheiten, aber auch Hauterkrankungen und sexuell übertragene Krankheiten können durch geeignete Maßnahmen vermieden werden. Auf durch Arthropoden übertragene Krankheiten und ihre Prophylaxe wird in gesonderten Kapiteln dieses Buches eingegangen.

Das Wichtigste in Kürze

- Durch konsequente Beachtung und Praktizierung von Hygieneregeln lässt sich das Risiko für viele Krankheiten vermindern. In der Realität scheitert dies jedoch häufig an mangelnder Durchführbarkeit und/oder Compliance.
- Oberflächenwasser sollte nie unbehandelt als Trinkwasser verwendet werden. Für die Aufbereitung kommen Hitzebehandlung, Filterung und chemische Desinfektion infrage.
- Nahrungsmittelhygiene beginnt mit dem Händewaschen und endet in einer adäquaten Abfallentsorgung.
- Ungeschützte Sexualkontakte stellen in vielen Ländern der Erde ein hohes Risiko für diverse sexuell übertragbare Krankheiten dar.
- Tiere und ihre Ausscheidungen können eine Vielzahl von Krankheiten übertragen.

5.1 Trinkwasser- und Nahrungsmittelhygiene

Etwa 1/10 der globalen Krankheitslast könnte durch Verbesserung der Trinkwasserversorgung, der Sanitäreinrichtungen und Abwassersysteme und durch Hygienemaßnahmen allgemein vermieden werden. Oberflächenwasser birgt generell ein Kontaminationsrisiko durch tierische oder menschliche Fäkalkeime und andere schädliche Substanzen wie Pestizide. Aber auch Leitungswasser ist in vielen Ländern keineswegs unbedenklich.

Auch durch Nahrungsmittel ist v.a. in tropischen Ländern ein relevantes Infektionsrisiko gegeben. So beträgt die Häufigkeit eines Reisedurchfalls bezogen auf eine Aufenthaltdauer von einem Monat abhängig vom Reiseziel 30–80% [2,4].

Im Rahmen der reisemedizinischen Beratung sollten Reisende in tropische Länder über geeignete Strategien zum Umgang mit Trinkwasser und Nahrungsmitteln informiert werden.

Allgemeine Regeln für sichere Getränke

- Heißgetränke wie Tee oder Kaffee sind i.d.R. problemlos, da das Wasser für ihre Zubereitung ausreichend erhitzt wurde.
- Alkoholische Getränke (ohne Eiswürfel) sind relativ sicher.
- Kaltgetränke sollten nur aus original verschlossenen Behältern mit unbeschädigtem Verschluss konsumiert werden.
- Kohlensäurehaltige Getränke bieten Keimen ungünstige Wachstumsbedingungen.
- Vorsicht ist geboten bei Zusatz von Eiswürfeln, da diese häufig aus nicht entkeimtem Wasser hergestellt werden und dann zu einer Kontamination des Getränkes führen können.
- Offene Fruchtsäfte sollten gemieden werden!
- Leitungswasser in tropischen Ländern sollte ohne weitere Aufbereitung weder zum Trinken noch zum Zähneputzen benutzt werden.

Methoden der Wasseraufbereitung

Ziel der Wasseraufbereitung zu Trinkwasser ist die Elimination pathogener Mikroorganismen, chemischer Schadstoffe und die Klärung des Wassers von Trübstoffen. Diese sind zwar oft nicht direkt gesundheitsschädigend, hemmen aber die Wirksamkeit chemischer Desinfektionsmittel, indem sie diese adsorbieren. Wünschenswert ist weiterhin ein neutraler Geschmack und Geruch des Wassers. Schließlich sollte das aufbereitete Trinkwasser für eine gewisse Zeit lagerfähig sein.

Unabhängig von der Aufbereitungsmethode empfiehlt sich die Minimierung des Bedarfs an Trinkwasser, um so Zeit und Energie einzusparen. Sämtliche Utensilien, die für die Wasseraufbereitung benutzt werden, müssen vorher penibel gereinigt werden.

Je nach benötigter Trinkwassermenge und Art der vermuteten oder tatsächlichen Wasserverunreinigungen kommen physikalische und chemische Methoden der Aufbereitung oder eine Kombination derselben zum Einsatz.

Die Entscheidung für ein bestimmtes Verfahren zur Wasseraufbereitung ist abhängig von der benötigten Trinkwassermenge, der Qualität des zu behandelnden Wassers, Verfügbarkeit von Brennstoffen, Notwendigkeit der Lagerung sowie Erwägungen bzgl. des Gepäckgewichtes und -volumens.

Leider gelingt es häufig nicht, mit einer einzigen Aufbereitungsmethode sämtliche denkbaren Trinkwasserverunreinigungen zu eliminieren. Da auf Reisen i. d. R. schwer festzustellen sein dürfte, welche Mikroorganismen oder sonstigen Verunreinigungen im Wasser enthalten sind, ist die sicherste Lösung, verschiedene Methoden zu kombinieren. So können beispielsweise mit einem feinporigen Keramikfilter und anschließendem Abkochen Protozoen, Bakterien, Viren und Trübstoffe wirksam beseitigt werden.

Abkochen

Das Abkochen stellt die sicherste Methode zur Abtötung pathogener Keime im Wasser dar. In Höhenlagen unter 2000 m reicht sprudelndes Kochen über die Zeitdauer von 1 min aus, um die meisten Krankheitserreger zu eliminieren, über 2000 m sollte die Kochzeit auf 3 min verlängert bzw. eine chemische Desinfektion angeschlossen werden [5]. Die überwiegende Mehrzahl pathogener Organismen im Wasser wird bereits bei Temperaturen von 60 – 70 °C über 10 min abgetötet (Tab. 5.**1**). Allerdings ist ohne Verwendung eines Thermometers das sprudelnde Kochen der einzige, leicht erkennbare Anhaltspunkt, dass eine ausreichend hohe Temperatur erreicht ist. Eine Ausnahme stellt das Hepatitis-A-Virus dar, welches erst bei Temperaturen nahe von 100 °C abgetötet wird. Gegen Hepatitis-A-Viren steht jedoch eine sichere Impfung zur Verfügung, die Reisenden in Risikogebiete dringend zu empfehlen ist.

Nachteile des Abkochens sind der hohe Energie- und Zeitaufwand und ein fader Geschmack des Wassers, der durch Zusatz einer Prise Salz gemildert werden kann. Chemische Verunreinigungen und Trübungen des Wassers werden durch das Abkochen nicht beseitigt.

Filtration

Bakterien, Protozoen, Helminthen und Trübungen durch anorganische Partikel können effektiv durch Mikrofilter mit einer Porengröße von 0,1 – 0,3 µm entfernt werden.

Tab. 5.**1** Inaktivierung von Mikroorganismen: erforderliche Temperaturen und Zeitdauer (Quelle: [3]).

Erreger	**Inaktivierungstemperatur,** Zeitdauer
E. coli, Salmonellen, Shigellen, Campylobacter spp.	65 °C für 3 min
Vibrio cholerae	60 °C für 10 min
Giardia spp.	70 °C für 10 min
Cryptosporidium	64 °C für 2 min
Enteroviren	70 °C für 1 min
Hepatitis A-Virus	98 °C für 1 min

Viren werden wegen ihres geringen Durchmessers durch handelsübliche Filter jedoch nicht zurückgehalten. Zur Elimination von Viren ist zusätzliches Abkochen oder eine chemische Desinfektion erforderlich.

Als Filtermedien werden **Keramik**, **Glasfaser** oder **Aktivkohle**, teilweise auch in Kombination, eingesetzt. Filtersysteme, die auf dem Prinzip der Umkehrosmose basieren, sind in der Lage, auch Viren und gelöste Salze aus dem Wasser zu eliminieren. Da bei dieser Methode das Wasser unter hohem Druck durch eine semipermeable Membran gepresst werden muss, wird hierzu eine Stromversorgung benötigt. Umkehrosmose-Geräte sind voluminöser und schwerer als mechanische Filter, sodass sie sich eher zur Festinstallation, beispielsweise in Schiffen oder Wohnmobilen eignen.

Keramikfilter haben den Vorteil, dass sie gereinigt und wieder verwendet werden können. Wird Aktivkohle oder Glasfaser als Filtermedium benutzt, ist ein Austausch nach einer bestimmten Gebrauchszeit erforderlich. Da passende Filtermedien meist nicht weltweit erhältlich sind, müssen diese Materialien auf der Reise mitgeführt werden.

Aktivkohlefilter können auch chemische Verunreinigungen aus dem Trinkwasser entfernen und damit zu einer Verbesserung des Geschmacks und Geruchs beitragen.

In handelsüblichen Filtern wird häufig eine Kombination von Keramik- oder Glasfasermedium mit Aktivkohle verwendet.

Die hierzulande benutzten Filter zur Verbesserung der Trinkwasserqualität sind übrigens für eine hygienische Trinkwasseraufbereitung nicht geeignet, da sie zwar Kalk und Chlor herausfiltern, nicht jedoch pathogene Erreger [6].

UV-Bestrahlung

Auch UV-Bestrahlung kann zur Wasserdesinfektion eingesetzt werden. Voraussetzung hierfür ist die vorherige Entfernung von Wassertrübungen, damit für die Abtötung von Keimen ausreichende Strahlendosen im Wasser erreicht werden können. Für den Einsatz in Schiffen und

Wohnmobilen werden mobile UV-Entkeimungsanlagen im Handel angeboten.

Eine einfaches Verfahren zur UV-Wasserdesinfektion ist das sog. **„SODIS"-Verfahren** (SO: solar, DIS: disinfection) [7,8]. Dabei wird optisch klares Wasser in durchsichtigen PET-Flaschen für mindestens 6 h der Sonnenbestrahlung ausgesetzt und hierdurch desinfiziert.

Nachteile dieses Verfahrens sind die Abhängigkeit von Wetterverhältnissen und der hohe Zeitaufwand. Eine Konservierung des Trinkwassers wird durch diese Methode nicht gewährleistet. Auch chemische Verunreinigungen werden durch die UV-Bestrahlung nicht eliminiert. Deshalb ist diese Methode für die Mehrzahl der Reisenden nicht geeignet.

Koagulation-Flokkulation

Mit diesem Verfahren ist es möglich, kolloidale Partikel und Schwebstoffe, die wegen ihrer geringen Größe nicht spontan sedimentieren, auszufällen. Die Koagulation kann z. B. mit **Alaun**, **Aluminium- und Eisensalzen**, ja sogar mit **Backpulver** oder **Holzkohle-Asche** vorgenommen werden. Diese Substanzen verändern das elektrostatische Verhalten sehr kleiner Partikel und führen dadurch zu einer Agglomeration. Es bilden sich größere Komplexe, die durch anschließende Sedimentation und Filterung entfernt werden können [10].

Durch die Koagulation-Flokkulation wird eine weitgehende Reduktion pathogener Mikroorganismen, Schwermetalle, aber auch einiger Chemikalien erreicht, die jedoch oft nicht vollständig ist, sodass ein weiteres Verfahren, wie z. B. die chemische Desinfektion, angeschlossen werden sollte.

Chemische Desinfektion

Die weltweit am häufigsten angewandten Chemikalien zur Wasserdesinfektion sind die Halogene **Chlor** und **Jod**. Der keimabtötende Wirkungsmechanismus der Halogene besteht in der Blockade wichtiger Zellstrukturen und Enzyme von Krankheitserregern. Bei der Reaktion mit Wasserverunreinigungen werden die Halogene aufgebraucht. Diesen Vorgang bezeichnet man als „Chlor-Zehrung" oder „Halogen-Zehrung".

Die keimabtötende Wirkung ist in erster Linie abhängig von der Halogen-Konzentration (in mg/l oder ppm = parts per million) und der Einwirkdauer. Diese verhalten sich umgekehrt proportional zueinander. Weitere Einflussfaktoren sind die Wassertemperatur, der pH-Wert und eventuell vorhandene Trübstoffe. Optisch getrübtes Wasser sollte vor dem Zusatz von desinfizierenden Chemikalien zunächst filtriert werden.

Ein Nachteil der Wasserdesinfektion mit Halogenen ist die eingeschränkte Wirksamkeit gegen Protozoen-Zysten. Die Zysten von einzelligen Organismen, v. a. Cryptosporidien, sind sehr widerstandfähig und werden durch eine chemische Desinfektion des Wassers nicht ausreichend inaktiviert, sodass im Falle einer möglichen Verunreinigung mit diesen Erregern zusätzlich eine Filterung oder Abkochen notwendig ist.

Die Geschmacksbeeinträchtigung des Wassers durch die Halogene kann mit einer Messerspitze Ascorbinsäure auf 250 ml Wasser oder durch Aktivkohle-Filterung behoben werden. Eine Konservierung des Trinkwassers wird durch die Halogen-Desinfektion nicht gewährleistet.

Chlor. Für den Einsatz auf Reisen ist Chlor zur Trinkwasseraufbereitung in Tabletten-, Pulver- und flüssiger Form erhältlich (z. B. Micropur forte, Certisil combina, beide in Kombination mit Silberionen).

Bei der Dosierung sollte genau auf die Angaben des Herstellers geachtet werden. In aller Regel reicht bei einer Temperatur von 25 °C zur Elimination pathogener Bakterien und Viren eine Einwirkzeit von 30 min aus. Je 10 °C niedrigerer Wassertemperatur sollte die Einwirkzeit oder alternativ die Chlorkonzentration verdoppelt werden. Das Wirkungsoptimum von chlorhaltigen Wasserdesinfizienzien liegt bei einem pH-Wert von 7. Bei einem pH-Wert über 8 sollte deshalb die Chlorkonzentration auf die doppelte Menge erhöht werden.

Sind Fertigprodukte auf Chlorbasis zur Wasserdesinfektion nicht verfügbar, können alternativ auch chlorhaltige Haushaltsbleichmittel verwendet werden (Tab. 5.**2**).

Der unangenehme Chlorgeschmack kann nach der Wasseraufbereitung durch Zusatz von Natrium-Thiosulfat (z. B. Micropur Antichlor) neutralisiert werden.

Jod. Das Halogen Jod ist in Europa nicht als Fertigprodukt zur Wasserdesinfektion zugelassen. Im amerikanischen Raum und vielen anderen Ländern ist es jedoch durchaus gebräuchlich (z. B. Potable Aqua Water Purification Tablets). Alternativ kann eine Wasserentkeimung mit einer 2 %igen Jodtinktur durchgeführt werden. Hierbei setzt man pro Liter Wasser 5 Tropfen der Tinktur bei klarem, 10 Tropfen bei trübem oder kaltem Wasser (< 25 °C) zu. Die Einwirkzeit sollte 45 min betragen und bei Temperaturen unter 25 °C oder trübem Wasser möglichst auf 3 h verlängert werden (5). Wegen der möglichen Auswirkungen auf die Schilddrüsenfunktion wird von einer längerfristigen Anwendung von Jod abgeraten. Schwangere, Jod-Allergiker und Reisende mit vorbestehenden Schilddrüsenerkrankungen sollten Jod zur Trinkwasserdesinfektion nicht anwenden.

Tab. 5.**2** Wasserdesinfektion mit Haushaltsbleichmitteln: Dosierung (Quelle: [9]).

Chlorkonzentration	Tropfen/l
1 % oder unbekannte Konzentration	10
4 – 6 %	2
7 – 10 %	1

Silberionen. Silberionen wirken nur sehr langsam abtötend auf pathogene Mikroorganismen und sind deshalb als Einzelsubstanz für die Wasserdesinfektion nicht geeignet. Sie führen aber zu einer Haltbarkeitsverlängerung von entkeimtem Wasser bis zu 6 Monaten. Deshalb eignet sich Silber gut für die Trinkwasserkonservierung in Tanks. Eine Kombination von Silberionen und Chlor ist in verschiedenen Fertigprodukten enthalten.

Nahrungsmittelhygiene

„Boil it, cook it, peel it, or forget it!“

Diese alte Kolonialregel findet auch in der heutigen reisemedizinischen Beratung noch Anwendung. Allerdings haben Studien inzwischen gezeigt, dass ein sicherer Schutz vor gastrointestinalen Infektionen mit allgemein gehaltenen Empfehlungen zur Nahrungsmittelhygiene nicht gewährleistet ist. Häufig mangelt es an Verständnis oder Compliance der Reisenden, oft auch an praktischen Möglichkeiten, diese Empfehlungen konsequent umzusetzen [12–14,16].

Nichtsdestotrotz sollten natürlich einige Regeln zum Umgang mit Lebensmitteln und Trinkwasser eingehalten werden, da ja durchaus Hygienemängel am Reiseziel eine Ursache einer Reisediarrhoe und anderer Gesundheitsprobleme darstellen. Es lohnt sich, bei der Beratung dem Reisenden konkrete und am besten schriftlich fixierte Verhaltens- und Lebensmitteltipps mitzugeben.

Nahrungsmittelhygiene fängt bei der Handhygiene an (s. u.).

Auch bei der Nahrungszubereitung muss auf peinliche Sauberkeit geachtet werden. Kochutensilien wie Messer, Schneidebretter und benutzte Küchenflächen sollten während und nach dem Gebrauch gereinigt werden, insbesondere dann, wenn sie für die Zubereitung roher Lebensmittel benutzt wurden. Rohe und gekochte Nahrungsmittel werden am sichersten getrennt aufbewahrt und verarbeitet, v. a. wenn es sich um Fleisch, Geflügel oder Meeresfrüchte handelt. Die optimale Aufbewahrungstemperatur liegt bei unter 5 °C. Werden Speisen über längere Zeit warm gehalten, sollte die Temperatur über 65 °C betragen. Tiefgefrorene Lebensmittel werden am sichersten langsam im Kühlschrank aufgetaut. Wichtig ist auch, Küche und Nahrungsmittel vor Insekten, die Keime übertragen können, zu schützen. Die WHO und das Bundesamt für Risikobewertung haben Merkblätter zum Umgang mit Lebensmitteln veröffentlicht, welche sich auch zur Weitergabe an Reisende eignen [15,16].

Weitere Maßnahmen der Nahrungsmittelhygiene

Nicht nur für Selbstversorger, sondern auch für Reisende in Hotelunterkünften gibt es einige Grundregeln zur Vermeidung oral übertragener Krankheiten, denn selbst der Aufenthalt in Luxushotels schützt nicht vor Reisedurchfall und anderen nahrungsmittelassoziierten Erkrankungen [17].

Folgende Lebensmittel sollten in Ländern mit wärmerem Klima und/oder unsicherem Hygienestandard vermieden werden [4,11]:

- Speisen, die über längere Zeit bei Umgebungstemperatur aufbewahrt wurden (z. B. offene Buffets, Speisen aus Straßen- oder Strandverkauf)
- rohe oder nicht durchgegarte Speisen mit Ausnahme von Früchten, die geschält werden können
- Gerichte, die rohe oder nicht durchgekochte Eier enthalten
- offene Eiscreme und Eiscreme unbekannter Herkunft
- rohe, nicht pasteurisierte Milch und Produkte, die daraus hergestellt werden

Für Säuglinge besteht der beste Schutz vor gastrointestinalen Infektionen durch volles Stillen. Bei abgestillten Kindern sollte für die Zubereitung der Flaschennahrung abgekochtes Wasser verwendet werden.

Trotz aller Vorsichtsmaßnahmen gibt es keinen absolut sicheren Schutz vor Durchfallerkrankungen und anderen, durch kontaminierte Nahrungsmittel verursachten Gesundheitsstörungen.

Tipp für die Praxis

- Getränke aus original verschlossenen Behältern sowie Heißgetränke sind meist relativ sicher.
- Vor dem Essen und nach der Toilettenbenutzung sollten die Hände gründlich mit Wasser und Seife gewaschen werden.
- Speisen, v. a. Fleisch, Fisch, Meerestiere, Eier und Milchprodukte sollten durchgegart und frisch zubereitet gegessen werden.
- Bei Sexualkontakten mit Urlaubsbekanntschaften sollte immer ein Kondom benutzt werden.
- Vorsicht bei Kontakt mit unbekannten Tieren! Vor allem Kinder sind durch Tierbisse gefährdet.

5.2 Hand- und Körperhygiene

Eine Selbstverständlichkeit sollte das Händewaschen mit Seife nach jeder Toilettenbenutzung, nach dem Windelwechseln bei Kleinkindern, nach Tierkontakten und vor dem Essen sein. Das gilt auch für andere Gelegenheiten, bei denen die Hände mit der Mundregion in Berührung kommen können, wie z. B. Rauchen oder Zähneputzen. Stehen Wasser und Seife nicht zur Verfügung, kann ein alkoholhaltiges Handdesinfektionsmittel benutzt werden. Zum Trocknen der Hände eignen sich am besten Einmalhandtücher oder Papiertaschentücher. Diese können auch zu Hilfe genommen werden, um die Rekontamination der Hände durch Anfassen von Türklinken oder Wasserhähnen zu vermeiden.

In tropischen Klimaregionen ist die Haut erhöhten Belastungen ausgesetzt. Durch Schweißabsonderung und die dadurch bedingte, verstärkte Hautfeuchtigkeit kann nicht nur das subjektive Wohlbefinden beeinträchtigt werden, sondern es besteht auch ein erhöhtes Infektionsrisiko der Haut. Dies trifft besonders auf Reisende mit prädisponierenden Erkrankungen wie Diabetes mellitus oder Immunabwehrschwäche zu. Deshalb ist ein- bis zweimal tägliches Duschen mit Seife und (lau-)warmem Wasser zu empfehlen. Anschließend sollte die Haut v. a. in den Bereichen von Körperfalten sorgfältig abgetrocknet werden, um der Entwicklung von Pilzinfektionen oder intertriginösen Ekzemen vorzubeugen. Bei häufigem Duschen ist die Benutzung einer leicht rückfettenden Körperlotion anzuraten. Stark fettende Salben allerdings können die Schweißabsonderung behindern.

Offene Wunden, auch Bagatellverletzungen wie aufgekratzte Mückenstiche, bedürfen in tropischen Klimata umgehender Desinfektion und Abdeckung, damit es nicht zu einer Superinfektion kommt.

Zu vermeiden ist das Schlafen auf dem Boden und das Barfußlaufen, da hierdurch Kontakt zu diversen Krankheitserregern oder Parasiten zustande kommen kann.

Als Beispiele seien hier der Hautmaulwurf (Larva migrans cutanea, creeping eruption) der Sandfloh (Tunga penetrans), Hakenwürmer (Ancylostoma duodenale, Necator americanus) und der Zwergfadenwurm (Strongyloides strecoralis) genannt. Durch das Baden in tropischen Binnengewässern kann es zur Übertragung einer Schistosomiasis kommen. Deshalb sollte in Infektionsgebieten der Hautkontakt mit Süßwasser vermieden werden.

5.3 Frauenhygiene

Im Tropenklima besteht bei Frauen oft eine erhöhte Anfälligkeit für Vulvovaginalmykosen, die durch eine bestehende Schwangerschaft, die Einnahme hormonaler Kontrazeptiva oder von Doxycyclin zur Malaria-Prophylaxe noch weiter gefördert wird. Deshalb ist die Mitnahme eines antimykotischen Kombinationspräparates (Vaginaltabletten und Creme) zu empfehlen.

Aufgrund kultureller und hygienischer Standards kann sich die Monatshygiene problematisch gestalten. So ist in vielen Weltregionen die Benutzung von Tampons bei der Menstruation nicht selbstverständlich. Es sollte deshalb bei Bedarf ein ausreichender Vorrat daran mitgeführt werden.

Tampons sollten möglichst alle 3 – 4 h gewechselt werden. Vor dem Tamponwechsel ist eine gründliche Handreinigung erforderlich, damit es nicht zu einer Keimeinschleppung in den Vaginalbereich kommt. In vielen Fällen kann die Verwendung von Binden auf Reisen einfacher sein. Binden und Slipeinlagen sollten luftdurchlässig sein und keine Plastikfolie enthalten, die die Schweißverdunstung behindert und damit zu einem erhöhten Risiko für Vulvovaginal-Infektionen beiträgt.

5.4 Kleidung

Als Kleidungsmaterialen eignen sich in warmen Regionen besonders Baumwolle, Leinen und atmungsaktive Mikrofaser. Lockerer, luftiger Sitz der Kleidung ermöglicht eine gute Schweißverdunstung und trägt zum Wohlbefinden bei.

Die Kleider, v. a. die Unterwäsche, sollten regelmäßig gewechselt und gewaschen werden. In Regionen des tropischen Afrikas, in denen die Tumbufliege (Cordylobia anthropophaga) vorkommt, sollte Kleidung nicht im Außenbereich getrocknet werden, da die Fliege darauf ihre Eier ablegt, die sich daraus entwickelnden Maden beim Tragen der Kleidung in die Haut einbohren und eine Myiasis verursachen können. Vorbeugend wirksam ist heißes Bügeln der Kleidung (auch der Unterwäsche!) vor dem Tragen.

5.5 Sexualhygiene

Sexuell übertragene Krankheiten (STDs) werden nicht selten auf Reisen erworben. 5 – 50 % der Kurzzeit-Reisenden haben während ihres Urlaubs flüchtige Sexualkontakte, bei Langzeitaufenthalten liegt diese Rate sogar noch höher [18]. Die WHO schätzt die Neuerkrankungen an heilbaren, sexuell übertragenen Krankheiten bei Erwachsenen von 15 – 49 Jahren auf weltweit ca. 340 Mio. pro Jahr [19]. Die HIV-Prävalenz beträgt in einigen afrikanischen Staaten etwa 15 – 20 % der Erwachsenen, und auch in manchen Ländern Südostasiens liegen die Infektionsraten an HIV wesentlich höher als in Mitteleuropa [20].

Die Gefährdung durch sexuell übertragene Krankheiten ist abhängig vom Risikoverhalten des Reisenden und der Prävalenz dieser Krankheiten bei der einheimischen Bevölkerung. Stärker gefährdet sind u. a. junge Erwachsene, die ohne einen festen Partner reisen, Seefahrer, Geschäftsreisende, Männer, die Sex mit Männern haben (MSM) und Expatriates. Risikoerhöhend kann sich zudem der Konsum von Alkohol oder Drogen auswirken [21]. Das höchste Risiko tragen Reisende, die ungeschützten Sex mit einheimischen Partnern in Entwicklungsländern haben.

Sexuell übertragbare Infektionen können durch Viren, Bakterien, Protozoen und andere Parasiten verursacht werden (siehe Kap. 18: „Perkutan und sexuell übertragene Krankheiten“).

Das effektivste Mittel zum Schutz vor STDs ist der Verzicht auf oralen, vaginalen oder analen Sexualverkehr bzw. der ausschließliche Verkehr mit einem langjährigen, nicht infizierten Partner. Einen relativen Schutz vor der Ansteckung mit sexuell übertragenen Krankheiten bietet die **konsequente Benutzung von Kondomen bei jedem Sexualkontakt**. Die einzige mit hoher Sicherheit impfpräventable, sexuell übertragene Krankheit ist die Hepatitis B. Die Hepatitis-B-Impfung sollte deshalb potenziellen Risikoreisenden großzügig empfohlen werden. Eine Impfung gegen humane Papillomaviren (HPV) schützt vor bestimmten Virustypen. Dieser Schutz ist jedoch unvollständig, da sie nicht alle krebsauslösenden HPV-Typen erfasst.

Im Rahmen der reisemedizinischen Beratung sollten Präventionsmaßnahmen gegen STDs im Interesse der potenziell gefährdeten Reisenden selbst, aber auch der Menschen im Gastland aktiv durch den Berater angesprochen werden.

5.6 Müll- und Fäkalienentsorgung

Zur Prävention vieler Infektionskrankheiten ist eine adäquate Müll-, Abwasser- und Fäkalienentsorgung essenziell. So sollten zur Fernhaltung krankheitsübertragender Schädlinge wie z.B. Ratten und Kakerlaken, Müll und (auch kleine) Lebensmittelreste in verschließbaren Behältern gesammelt und entsorgt werden. Von der offenen Müllverbrennung ist abzuraten, da der Müll meist nicht rückstandslos verbrennt und zudem das Risiko besteht, die Umgebung in Brand zu setzen.

Stehen auf Abenteuerreisen Toiletten nicht zur Verfügung, sollten Fäkalien ca. 30 cm tief eingegraben werden. Dabei ist darauf zu achten, dass ein Abstand von mindestens 30 – 50 m zu möglichen Trinkwasserquellen eingehalten wird, um einer Kontamination des Wassers mit pathogenen Keimen vorzubeugen. Bei Gruppen von drei oder mehr Personen kann sich je nach Aufenthaltsdauer der Bau einer einfachen Latrine oder einer gemeinschaftlichen Fäkalgrube lohnen [22].

5.7 Umgang mit Tieren

Der Kontakt mit Tieren und ihren Ausscheidungen kann schon hierzulande, vielmehr aber noch in tropischen Regionen eine Reihe von Gesundheitsstörungen verursachen. Insgesamt sind über 200 Zoonosen beschrieben, die durch Viren, Bakterien, Pilze, Protozoen, Helminthen oder Prionen zu Erkrankungen beim Menschen führen können [23]. An erster Stelle ist hier die **Tollwut** zu nennen, die meist durch Tier-, v.a. Hundebisse übertragen wird. Weitere Beispiele sind die **Toxoplasmose** (Infektion mit Toxoplasma gondii durch Katzenkot), diverse **Wurmerkrankungen** und **Milzbrand** (Anthrax). Hinzu kommen noch Gesundheitsprobleme, die durch Bisse oder Stiche von giftigen Tieren verursacht werden.

Reisende sollten auf Berührungen und Füttern von streunenden Tieren und Wildtieren verzichten, um Biss- und Kratzverletzungen und den Kontakt mit Krankheitserregern, die sich im Fell der Tiere befinden, zu vermeiden. Besonders Kinder sind durch Tierbisse gefährdet, da sie oft unvoreingenommener als Erwachsene auf diese zugehen und sie anfassen möchten. Eltern sollten je nach Alter der Kinder über dieses Risiko aufgeklärt werden, um geeignete Gegenmaßnahmen ergreifen zu können.

Auf Reisen mitgeführte Haustiere sollten gegen Tollwut geimpft sein und in Risikogebieten sicherheitshalber nicht frei laufen gelassen werden.

Tritt in der Schwangerschaft eine erstmalige Infektion der Mutter mit Toxoplasmose auf, kann es hierdurch zu einer schweren Erkrankung des Ungeborenen mit Folgeschäden wie Hydrozephalus und mentalen Entwicklungsstörungen kommen. Aus diesem Grunde sollten v.a. Schwangere den Kontakt mit frei laufenden Katzen und Katzenkot, durch die es zu einer Übertragung von Toxoplasmen kommen kann, vermeiden.

Nach Handkontakten mit Tieren sollten die Hände immer gründlich mit Wasser und Seife gereinigt werden.

Literatur

[1] Öffentlicher Gesundheitsdienst Baden-Württemberg. www.landesgesundheitsamt.de/servlet/PB/menu/1141268/index.html (Zugriff 14.12.2009)

[2] Steffen R, Dupont HL, Wilder-Smith A. Manual of Travel Medicine and Health. 3rd ed. Hamilton: BC Decker Inc.; 2007

[3] Backer H. Water disinfection for international and wilderness travelers. Clin Infect Dis 2002; 34 (3): 355 – 364

[4] WHO. International Travel and Health 2009. Chapter 3, Environmental Health Risks

[5] CDC Travelers' Health. 2010 Yellow Book. Chapter 2, Water Disinfection for Travelers

[6] Katadyn. www.katadyn.com/dede/katadyn-produkte (Zugriff 13.4.2010)

[7] SODIS: Sauberes Trinkwasser für alle. www.sodis.ch/methode/anwendung/index (Zugriff 15.12.2009)

[8] Boyle M, Sichel C, Fernandez-Ibanez P et al. Bactericidal effect of solar water disinfection under real sunlight conditions. Appl Environ Microbiol 2008; 74: 2997 – 3001

[9] Katadyn-Wasserfibel. www.katadyn.com/chde/wissen/katadyn-wasserfibel (Zugriff 18.12.2009)

[10] Russell DL. Practical Wastewater Treatment. 1st ed. 2006, John Wiley&Sons

[11] Kretschmer H, Kusch G, Scherbaum H. Reisemedizin: Beratung in der ärztlichen Praxis. 1. Aufl. München, Stuttgart, Jena, Lübeck, Ulm: Urban; 1999

[12] Kollaritsch H. Reisediarrhoe. Internist 1999; 40: 1132 – 1136

[13] Kozicki M, Steffen R, Schar M. "Boil it, cook it, peel it or forget it": Does this rule prevent travellers' Diarrhoea? Int J Epidemiol 1985; 14: 169 – 172

[14] Hillel O, Potasman I. Correlation between adherence to precautions issued by the WHO and diarrhoea among long-term travelers to India. www.medscape.com. Posted: 11/29/2005

[15] Bundesinstitut für Risikobewertung. Verbrauchertipps zum Schutz vor Lebensmittelinfektionen im Privathaushalt. www.bfr.bund.de/cm/238/verbrauchertipps_schutz_vor_lebensmittelinfektionen_im_privathaushalt.pdf (Zugriff 13.4.2010)

[16] WHO. Fünf Schlüssel zu sicheren Lebensmitteln. www.who.int/foodsafety/publications/consumer/5keys_german.pdf (Zugriff 15.1.2010

[17] Kollaritsch H. Montezumas Rache. Österreichische Apotheker-Zeitung Aktuell 2004; 11

[18] Matteelli A, Carosi G. Sexually transmitted diseases in travelers. Clin Infect Dis 2001; 32 (7): 1063 – 1067

[19] WHO. Sexually transmitted infections. Fact sheet No. 110. www.who.int/mediacentre/factsheets/fs110/en/index.html (Zugriff 18.01.2010)

[20] UNAIDS: Countries. www.unaids.org/en/Country Responses/Countries/default.asp (Zugriff 18.01.2010)

[21] Richens J. Travel Med Infect Dis 2006; May–Jul; 4 (3 – 4): 184 – 195. Epub 2005 Sep 30

[22] Keystone J, Kozarsky P, Freedman D, Nothdurft H, Connor B. Travel Medicine. 2nd ed. Mosby Elsevier; 2008

[23] Feldmeier H. Infektion mit zoonotischen Erregern durch Haustiere. FTR 2009; 16 (1): 20 – 22

6 Sonnenschutz

S. W. Wassilew

Editorial

Sonnenlicht ist lebensnotwendig. Licht steigert das Wohlbefinden, wirkt antidepressiv und ermöglicht Stoffwechselprozesse wie die Vitamin-D-Synthese. Für die Haut ist es oft eine Strapaze, insbesondere wenn die „gesunde" Hautbräune nach Sonnenbränden entsteht.

Das Wichtigste in Kürze

- Das ABC des Sonnenschutzes: **A**usweichen (Merksatz: „Between eleven and three under a tree"), **B**ekleiden, **C**remen. Jeder Erwachsene vermag seine Sonnenempfindlichkeit selbst einzuschätzen (Tab. 6.**1**) und sollte sich entsprechend verhalten.
- Kindliche Haut ist wesentlich empfindlicher. Daher gilt: Eltern, schützt eure Kinder! Kein Spielen und Baden in der Sonne während der mittäglichen maximalen Sonnenzeit.
- Schutzcremes können Sonnenbrand, Hautalterung und Hautkrebs nicht 100%ig verhindern. Die Bezeichnung „Sun block" auf den Verpackungen ist irreführend. Richtige Kleidung schützt besser als Cremes.

6.1 Sonnenwirkung

Für Hautschäden ist am meisten – aber nicht nur – die UV-Strahlung im Sonnenlicht verantwortlich, die weniger als 5% der Sonnenstrahlung ausmacht. Infrarotstrahlung kann durch Hitze und konsekutives Schwitzen zusätzlich zu einer starken Austrocknung der Haut führen. UVB-Strahlung (Wellenlänge 290–320 nm) führt zu akuten Schäden, z.B. Sonnenbrand. UVA-Strahlung (Wellenlänge 320–400 nm) ist verantwortlich für die Hautalterung und verschiedene Lichtdermatosen. Beide können Hautkrebs, insbesondere epitheliale Formen induzieren [1]. Es gibt aktuelle Hinweise, dass auch „nicht wärmende" Infrarotstrahlung (IRA, 760–1400 nm) chronische Hautschäden (mit)verursacht [5,8]. Neben der Strahlung spielt die individuelle Empfindlichkeit der Haut, der Hauttyp, eine wesentliche Rolle bei der Entstehung von Hautschäden durch Sonnenstrahlung (Tab. 6.**1**). Auch jemand, der angibt nur gelegentlich oder nie einen Sonnenbrand zu bekommen, kann durch Licht induzierte Erkrankungen erleiden (Tab. 6.**2**).

Tab. 6.**1** Klassifikation[1] der Hauttypen nach Patientenangabe. Hautreaktionen auf die erste 30-minütige Sonnenexposition im Sommer.

Hauttyp	Sonnenbrand	Bräunung
I	immer	nie
II	immer	gelegentlich
III	gelegentlich	immer
IV	nie	immer
V	Mittelmeerbewohner, Mexikaner u. a.[2]	
VI	Schwarzafrikaner[2]	

1 Diese Klassifizierung gilt nur für Erwachsene.
2 Nach extremer UV-Exposition sind auch bei diesen Hauttypen Sonnenbrände möglich [2].

Tab. 6.**2** Durch UV-Strahlung verursachte Hautkrankheiten [2].

Hautkrankheiten durch akute UV-Schädigung	Hautkrankheiten durch chronische UV-Schädigung
Dermatitis solaris	aktinische Keratosen
polymorphe Lichtdermatosen	Tumore • Spinaliom • Basaliom • Melanom
Herpes-simplex-Rezidive	Autoimmunerkrankungen • Erythematodes, alle Formen
Rosazea-Exazerbation	Stoffwechselerkrankungen • Porphyrie
andere durch UV-Strahlung provozierbare Erkrankungen	Genodermatosen • Xeroderma pigmentosum

Einige durch übermäßige Sonnenstrahlung hervorgerufene Hautkrankheiten sind in Tab. 6.**2** dargestellt. Sonnenschutzmaßnahmen sollen das Auftreten dieser Hautkrankheiten verhindern oder verzögern [1].

6.2 Sonnenschutz

Verhalten

Ein richtiger Umgang mit der Sonne ist der wichtigste Sonnenschutz. Besonders in der Zeit des Sonnenhöchststandes, der Sonnenzeit, sollte Sonneneinstrahlung minimiert bzw. am besten gemieden werden, z. B. durch Aufenthalt in geschlossenen Räumen oder solchen, die durch spezielles Glas geschützt sind [12]. Falls dies am Reiseziel nicht möglich ist, muss bei Vorliegen einiger Erkrankungen (Erythematodes, Xeroderma pigmentosum) auf die Reise verzichtet werden.

Die Sonnenzeit ist abhängig von der geografischen Lage [10]. Der Merksatz: „Between eleven and three under a tree" ist daher nicht überall in der Welt zutreffend. Auch im Schatten können durch Streustrahlung erhebliche UV-Dosen auftreten. Bewölkung schützt ebenfalls nicht ausreichend, da bis zu 90% der UV-Strahlung die Wolken passieren können.

Kleidung

Geeignete Kleidung – dazu gehört immer eine Kopfbedeckung mit breiter Krempe – ist bei Aufenthalt im Freien in den Subtropen und Tropen ein sehr effizienter Schutz. Aber nicht jedes Kleidungsstück ist geeignet. Typische helle Sommerkleidung, locker gewebt, entspricht nicht den Anforderungen. Durch ein helles Hemd aus Baumwolle gelangen bis zu 20% der UV-Strahlung auf die Haut, in feuchtem Zustand sogar über 50%.Mehrmaliges Waschen verringert die Durchlässigkeit [6]. Der UV-Schutz von Textilien (Ultraviolet Protection Factor, UPF) wird nach verschiedenen Standards gemessen, z. B. UV-Standard 801. Von den meisten Textil-Herstellern in Europa wird der UPF leider nicht angegeben. Einen groben Hinweis bietet das Halten des Kleidungsstücks gegen die Sonne. Je geringer die Durchlässigkeit für sichtbare Strahlen, desto höher ist auch der zu erwartende UPF. Generell kann gesagt werden: Je dichter ein Stoff gewebt und je dunkler er gefärbt ist, desto besser ist sein UV-Schutz. Leider wird die Schutzwirkung gegen UV-Strahlung durch Kleidung noch zu wenig genutzt [3]. Dies gilt besonders für Kinder, deren empfindliche Haut grundsätzlich durch Kleidung geschützt werden sollte (Abb. 6.**1**).

Hautschutzmittel

Optimaler Sonnenschutz durch Hautmitteln beruht auf einem Schutz gegen UV- und Infrarot-Strahlen, einer schonenden Hautreinigung und einer regenerativen Pflege.

Lichtschutzmittel sind kosmetische Mittel, die UV-Filter enthalten und als Sonnenschutz- oder UV-Schutzmittel bezeichnet werden. Zwei Gruppen von UV-Filtern sind grundsätzlich zu unterscheiden: chemische (organische) und physikalische (mineralische) Filter.

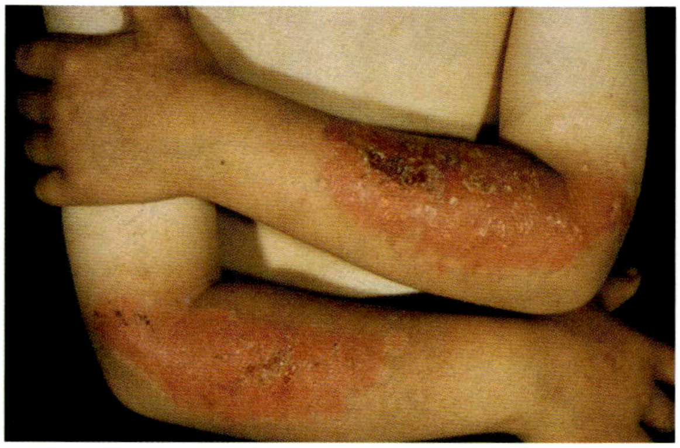

Abb. 6.1 Verbrennung, Grad 2b, trotz Anwendung eines potenten Sonnenschutzmittels. Die bekleidete Haut ist unverletzt.

- Chemische UV-Filter wirken über eine Absorption von UV-Strahlen. Die aufgenommene Energie wird in Form von Wärme wieder freigesetzt.
- Physikalische Filter reflektieren, streuen und absorbieren UV-Strahlung [1]. Diese mineralischen UV-Filter sind Mikropigmente mit Teilchengrößen im Nanometerbereich. Insbesondere werden mikrofeines Titandioxid und Zinkoxid verwendet. Sie lassen sich ideal mit chemischen Filtern kombinieren.

Lichtschutzfaktor

Die Schutzwirkung eines Lichtschutzmittels wird als **Lichtschutzfaktor** (**LSF** oder **SPF**) angegeben. Er wird bestimmt durch den Quotienten aus minimaler Erythemdosis (MED) mit Lichtschutzmittel und MED ohne Lichtschutzmittel. Die minimale Erythemdosis ist die UVB-Dosis, die ein gerade erkennbares Erythem hervorruft. Es handelt sich somit nur um die Angabe zum Schutz gegen UVB-Strahlen. Die klinische Bezugsgröße ist der Sonnenbrand. Die LSF-Bestimmung erfolgt international einheitlich nach dem Prüfprotokoll (Internationale Methode zur Bestimmung des Lichtschutzfaktors) des Dachverbandes der europäischen Kosmetikindustrie (COLIPA). Der LSF gibt an, um wie viele Minuten länger als ohne Lichtschutzmittel sich eine Person in der Sonne aufhalten kann, ohne einen Sonnenbrand zu erleiden, wenn sie das entsprechende Präparat anwendet. Er ist ein Mittelwert. Es muss davon ausgegangen werden, dass Personen mit empfindlicher Haut weniger geschützt sind. Auch die durch das Prüfprotokoll definierte Applikationsmenge von 2 mg/cm² Schutzmittel wird in der praktischen Anwendung nicht erreicht, was die Schutzwirkung weiter reduziert. Im täglichen Gebrauch beträgt der Sonnenschutz daher nur 50 – 60% des ausgewiesenen LSF.

Die Entwicklung neuer Lichtschutzmittel mit z. T. verwirrenden Angaben zum LSF hat dazu geführt, dass im Jahre 2006 die Deklaration der Lichtschutzfaktoren vereinfacht wurde. Sie soll sich auf die Zahlen 6, 10, 15, 20, 25, 30, 50 und 50+ beschränken und durch Produktkategorien ergänzt werden [9]:

- sehr hoher Schutz: LSF 50+, mindestens jedoch 60
- hoher Schutz: LSF 30 – 50
- mittlerer Schutz: LSF 15 – 25
- Basisschutz: LSF 6 – 10

Die LSF geben keinen Hinweis auf die Schutzwirkung gegen UVA-Strahlung. Die Testung eines UVA-LSF mit der Methode der UVB-LSF-Bestimmung ist nicht möglich. Die heute verfügbaren und empfohlenen Testmethoden [4] sind nicht immer vergleichbar. Empfohlen wird heute eine neue In-vitro-Methode, die mit früheren In-vivo-Testmethoden gut korreliert [7, 13]. Ein Logo mit den Buchstaben „UVA" in einem Kreis auf Sonnenschutzprodukten soll signalisieren, dass das Sonnenschutzmittel einen UVA-Schutz aufweist, der mindestens ⅓ des ausgewiesenen UVB-Lichtschutzfaktors beträgt [9].

Etwa 75% der UVA-Strahlen und 50% der UVB-Strahlen sind in einer Wassertiefe von 1 m noch messbar. Damit das Kriterium „wasserfest" oder „extra wasserfest" erfüllt ist, muss der LSF-Wert nach 2 Wasserbehandlungen im Whirlpool für 20 min noch mindestens 50% des ursprünglichen LSF-Wertes betragen. Um den ursprünglichen Wert zu erhalten, muss das Sonnenschutzmittel, z. B. nach dem Schwimmen, erneut aufgetragen werden.

Die heute möglichen Schutzwirkungen ergeben sich aus der Kombination verschiedener UV-Filter, die liposomal verkapselt sein können, und ergänzender Wirkstoffe, wie Antioxidanzien, DNA-Reparaturenzyme u. a. Die bisher verfügbaren Schutzmittel schützen nicht vor IRA-Strahlung. Die Bezeichnung Licht- oder Sonnenschutzmittel ist damit letztlich irreführend, da die Hautmittel nur vor einem Teil des Sonnenlichtes schützen.

Unerwünschte Wirkungen

Wie andere Kosmetika können Lichtschutzpräparate irritative fototoxische und fotoallergische Reaktionen auslösen. Die betroffenen Patienten müssen aber nicht auf Sonnenschutzmittel verzichten. Ein Wechsel des Präparates ist i. d. R. möglich.

Der Stellenwert systemisch wirksamer Lichtschutzmittel bleibt abzuwarten. Protektive Effekte können durch die Einnahme von z. B. Antimalariamitteln oder Nikotinsäureamid gemessen werden, sind aber sehr gering. Dies gilt auch für ein Handelspräparat, welches Polypodium-Leucotomos-Extrakt aus der gleichnamigen Pflanze enthält und als „oraler" Hautschutz ausgelobt wird.

Häufige Hautreinigungen, z. B. durch Duschen, können eine starke Hautaustrocknung mit Juckreiz bewirken (Abb. 6.**2**). Dies wird verstärkt durch zu großzügige Anwendung flüssiger oder fester Seifen. Falls Reinigungspräparate benutzt werden müssen, sind Duschcremes, die zusätzlich Lipidkomponenten enthalten, besser geeignet [11].

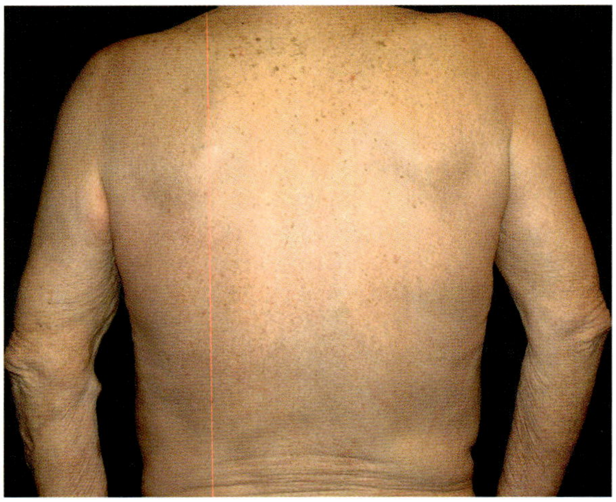

Abb. 6.2 Dermatitis durch Austrocknung.

Nach Sonneneinwirkung und zusätzlicher Hautreinigung kann die Regeneration, z. B. der Hautlipide, mit Hautpflegemitteln erfolgen. Sie sollten möglichst keine oder nur wenige hydrophile Emulgatoren enthalten. Nützlich sind zusätzliche Wirkstoffe wie etwa Harnstoff, Glyzerin oder Panthenol.

Tipp für die Praxis

- Der richtige Umgang mit der Sonne ist der wichtigste Hautschutz. Bei bestimmten Erkrankungen muss Sonnenstrahlung minimiert werden, bis hin zu einem Reiseverbot.
- Richtige Kleidung schützt besser als Lichtschutzmittel.
- Lichtschutzfaktoren (LSF) sind standardisierte Mittelwerte. Die individuelle Schutzwirkung beträgt nur 50 – 60% der angegebenen LSF.
- Schutzwirkung von Lichtschutzmitteln gegen UVB-Strahlung mit einer Reduktion von Sonnenbränden und epithelialen Krebsvorstufen ist gut belegt.
- Eine Schutzwirkung gegen UVA-Strahlung ist i. d. R. geringer. Positive Effekte auf die durch sie hervorgerufenen Erkrankungen sind schwer nachweisbar, aber wahrscheinlich.
- Schutzcremes gegen IRA sind momentan nicht verfügbar.
- Lichtschutzmittel müssen täglich mehrmals aufgetragen werden.
- Oraler Lichtschutz ist nicht ausreichend.
- Schonende Reinigung und Pflege der Haut unterstützen die Schutzmaßnahmen.

6

Literatur

[1] Elsner P, Hölzle E, Diepgen T et al. Leitlinien-Empfehlung: Täglicher Lichtschutz in der Prävention chronischer UV-Schäden der Haut. JDDG 2007; 5: 166 – 174

[2] Fitzpatrick TB: The validity and practicality of sun-reactive skin types I through VI. Arch Dermatol 1988; 124: 869 – 871

[3] Gambichler T, Dissel M, Altmeyer P et al. Evaluation of sun awareness with an emphasis on ultraviolet protection by clothing: A survey of adults in Western Germany. JEADV 2010; 24: 155 – 162

[4] Gholam P, Enk A. UVA-Lichtschutzfaktor bestimmen mit der COLIPA-Methode. Deutscher Dermatologe 2009; 4: 282 – 230

[5] Jantschitsch C, Majewski S, Maeda A et al. Infrared radiation confers resistance to UV-induced apoptosis via reduction of DNA damage and upregulation of antiapoptotic proteins. J Invest Dermatol 2009; 129: 1271 – 1279

[6] Kaskel P, Rohwer U, Osterwalder R et al. Verbesserung des textilen Sonnenschutzes durch regelmäßiges Waschen der Kleidung. Fortschr Med 2001; 119: 91 – 94

[7] Kresken J. Wirksamkeit und Kennzeichnung von Sonnenschutzmitteln. EU-Kommission will beim Sonnenschutz mehr Sicherheit und Transparenz schaffen. DermoTopics 2007; 1: 28 – 30

[8] Schroeder P, Pohl C, Calles C et al. Cellular response to infrared radiation involves retrograde mitochondrial signalling. Free Radical Biol Med 2007; 43: 128 – 135

[9] Stege H, Mang R. Hautschäden wirksam vorbeugen. UV-Schutz im dermatologischen Alltag. Deutscher Dermatologe 2010; 4: 243 – 251

[10] Stick C. Sonnenzeit – die Bedeutung der gesetzlichen Zeitzonen für die UV-Exposition der Haut. JDDG 2007; 5: 788 – 792

[11] Trueb R. Shampoos: Inhaltsstoffe, Wirkungen und Nebenwirkungen. JDDG 2007; 5: 356 – 366

[12] Tuchinda C, Srivannaboon S, Lim HW. Photoprotection by window glass, automobile glass and sunglasses. JAAD 2006; 54: 845 – 854

[13] Wolf P. UV Filters. State of the art. Hautarzt 2009; 60: 285 – 293

7 Klimaaspekte

F. Holst

II

Editorial

„Wenn das 100theilige Thermometer um 10 Uhr vormittags im Schatten 25 zeigt, darf der Schulunterricht in keinem Falle über 4 aufeinander folgende Stunden ausgedehnt werden."
Preußischer Ministerialerlass, 1892
„Gibt es hitzefrei, ist der Sommerurlaub nicht mehr fern."
Dr. Georg Michel, Schulrat, 1965

Das Wichtigste in Kürze

- Zunahme von hitzebedingten Erkrankungen infolge Klimaerwärmung und steigender Zahl von älteren und chronisch kranken Reisenden
- Abgabe von Wärmeenergie bei erhöhter Hitzebelastung am effektivsten durch Evaporation. Dieses ist bei zunehmender Luftfeuchtigkeit erschwert.
- Wichtige Prädispositionen für Hitzeschäden: fehlende Akklimatisation, Dehydrierung, schlechte körperliche Fitness, Adipositas, hohes Alter und Herz-Kreislauf-Erkrankungen
- Hitze-Akklimatisation (Dauer 5 – 10 Tage) ermöglicht eine effektivere Wärmeabgabe an die Umgebung.
- Hitzschlag ist die wichtigste hitzebedingte Erkrankung, charakterisiert durch Kerntemperatur > 40,5 °C, zerebrale Symptomatik und hohe Mortalität.

7.1 Aspekte des warmen Klimas

Schon Destinationen in Südeuropa können bei gesunden Reisenden klimatisch bedingte Probleme bereiten. Aus diesem Grunde stellt die Erläuterung von Aspekten des Wärmehaushaltes in der reisemedizinischen Beratung insbesondere bei älteren oder chronisch kranken Reisenden einen wichtigen Gesichtspunkt dar.

Besonders in den ersten Tagen der Reise kann es in heißen Gegenden bei fehlender Akklimatisation zu Hitzeerkrankungen kommen. Hinzu kommen eine Reihe von prädisponierenden Faktoren, die mit einer erhöhten Hitzeempfindlichkeit einhergehen (Tab. 7.**1**) [1].

Zwei extreme Klimata werden bzgl. der Hitzebelastung unterschieden:

- Das trocken-heiße Wüstenklima ist durch trockene Hitze, starke Sonneneinstrahlung und deutlich niedrige Nachttemperaturen im Vergleich zur Tagestemperatur gekennzeichnet.
- Das feucht-warme Klima herrscht in den tropischen Regenwäldern vor. Charakteristisch hierfür ist die hohe Luftfeuchtigkeit (> 70 %) und eine niedrige Tag-Nacht-Amplitude der Lufttemperatur.

Hitzeempfindliche Personen kommen mit dem feucht-warmen Tropenklima deutlich schlechter zurecht als mit dem trocken-heißen Wüstenklima, da bei hoher Luftfeuchtigkeit die Evaporation, d. h. Wärmeverlust durch Verdunstung von Schweiß an der Hautoberfläche als Wärmeregulation, ineffektiv wird [2].

Aufgrund des steigenden Tourismus auch von älteren und chronisch kranken Patienten muss angesichts der globalen Erwärmung in Zukunft mit einer Zunahme von hitzebedingten Erkrankungen gerechnet werden [3]. Die letzte große Hitzewelle in Europa im Jahr 2003 hat zu mindestens 35 000 Toten geführt, wobei diese Zahl eher das untere Ende der Schätzung darstellt, da eine hohe Dunkelziffer vermutet wird [4 – 6].

Tab. 7.**1** Faktoren, die mit einer erhöhten Hitzeempfindlichkeit einhergehen.

Risikofaktoren für einen Hitzschlag
Dehydration
schlechte körperliche Fitness
keine Akklimatisation
Adipositas
hohes Alter
Diabetes mellitus
Hyperthyreose
Schwangerschaft
Störung der Schweißsekretion (z. B. Ichthyosis)
Dauermedikation (Psychopharmaka, Antihistaminika, Anticholinergika, Diuretika)
Alkohol
Drogenabusus
Herz-Kreislauf-Erkrankungen
Übermotivation
fieberhafte Erkrankungen

7.2 Aspekte des kalten Klimas

Wichtige Faktoren des Kältestresses sind Windgeschwindigkeit, Umgebungstemperatur und Luftfeuchtigkeit bzw. Niederschlag. Längerer Aufenthalt in kalter Umgebung führt zu einer teilweisen Adaptation. Es wird in diesem Falle ein späteres Einsetzen des Kältezitterns in Relation zur fallenden Kerntemperatur beobachtet.

Maßgeblich zur Vermeidung von kältebedingten Erkrankungen sind folgende Verhaltensmaßregeln:

- wärmende, atmungsaktive, nässeabweisende und winddichte Bekleidung nach dem „Zwiebelschalenprinzip"
- ausreichende Flüssigkeits- und Kalorienaufnahme
- Vermeiden von Alkohol
- rechtzeitiges Aufsuchen von Schutzräumen bei extremen Witterungsbedingungen

7.3 Thermoregulation

Für den Wärmeaustausch des menschlichen Körpers mit der Umgebung sind 4 physikalische Prinzipien von Bedeutung: Konduktion, Konvektion, Strahlung und Evaporation [2].

- **Konduktion** ist der Wärmeaustausch von 2 Oberflächen, die miteinander im direkten Kontakt stehen. Bei Personen, die längere Zeit unter dem Einfluss von vasodilatierenden Medikamenten oder Alkohol ungeschützt auf kalten Oberflächen liegen, kann die Konduktion zu signifikantem Wärmeverlust führen.
- **Konvektion** ist der Wärmeaustausch mit der umgebenden Luft oder Wasser. Bei Wärmeverlust an die Luft ist die Windgeschwindigkeit die entscheidende Determinante. Bei unzureichender, winddurchlässiger Kleidung kann dies schnell zur Auskühlung führen, obwohl die Lufttemperatur noch nicht in extreme Bereiche abgefallen ist.
- **Wärmestrahlung** wird im Freien alleine durch die Sonne verursacht und kann bei wenig bekleideten Personen in heißen Klimazonen zu einer Wärmeenergiebelastung des Körpers von bis zu 250 kcal/h führen.
- **Evaporation** – d. h. Wärmeverlust durch Verdunstung von Schweiß an der Hautoberfläche – ist der effektivste Mechanismus, um Wärmeenergie loszuwerden. Durch Verdunstung von 1 l Schweiß wird eine Wärmeenergie von ca. 580 kcal abgeführt. Voraussetzung für ein effektives Schwitzen ist ein ausreichender Hydrationszustand und eine verminderte Bekleidung an den Körperteilen mit erhöhtem Besatz von Schweißdrüsen (Kopf, Rücken, Brust, Achselhöhlen). Schweiß, der nicht verdunstet, sondern nur vom Körper rinnt oder die Kleidung durchnässt, ist im Sinne einer Produktion von Verdunstungskälte nicht effektiv. Zusätzlich sind eine hohe Windgeschwindigkeit und niedrige Luftfeuchtigkeit die maßgeblichen förderlichen Determinanten des evaporativen Wärmeaustausches.

Schweißmengen von mehr als 1,5 l/h sind unproduktiv, da diese Flüssigkeitsmenge in diesem Zeitraum durch orale Aufnahme nicht mehr ausreichend ersetzt werden kann [7]. Der resultierende Flüssigkeitsmangel führt letztendlich zu einer reduzierten Hautdurchblutung, einer damit verbundenen verminderten Wärmeabgabe und bei weiter bestehender thermischer Belastung zu Hitzeerkrankungen.

7.4 Akklimatisation

Ein Aufenthalt in der Hitze führt innerhalb von 5 – 10 Tagen zu physiologischen Veränderungen, die eine effektivere Abgabe von Wärmebelastung an die Umwelt ermöglicht. Diese als **Akklimatisation** bezeichnete Anpassung wird hervorgerufen durch ein expandiertes Plasmavolumen, welches den maximal möglichen kutanen Blutfluss und konsekutiv die maximale Schweißrate erhöht. Zusätzlich wird der zentrale Regelkreis so verstellt, dass das Schwitzen bereits bei niedrigeren Körperkerntemperaturen beginnt. Außerdem ist der NaCl-Gehalt des Schweißes vermindert, was aus physikalischen Gründen eine höhere evaporative Wärmeabgabe an die Umgebung ermöglicht [8].

7.5 Hitzschlag

Von allen hitzebedingten Erkrankungen hat der Hitzschlag mit Abstand die größte Bedeutung. Unbehandelt besteht eine sehr hohe Mortalität [9]. Auch trotz intensivmedizinischer Therapie nach westeuropäischem Standard ist mit letalen Verläufen zu rechnen [10].

Pathogenese

Der **klassische Hitzschlag** wird vom **Anstrengungshitzschlag** unterschieden. Die maßgebliche Determinante beim klassischen Hitzschlag ist die hohe Wärmebelastung, vorwiegend resultierend aus hoher Umgebungstemperatur zusammen mit der hohen Luftfeuchtigkeit. Diese Wärme kann bei hitzeanfälligen Personen (Tab. 7.**1**) nicht mehr ausreichend abgegeben werden. Im Gegensatz zum Anstrengungshitzschlag spielt eine gesteigerte körperliche Aktivität nur eine untergeordnete Rolle. Die Entwicklung des klassischen Hitzschlages vollzieht sich – im Gegensatz zum Anstrengungshitzschlag – über einige Tage. Der Anstrengungshitzschlag kann sich dagegen innerhalb von Minuten bis wenigen Stunden nach Beginn der sportlichen Aktivität manifestieren.

Er betrifft überwiegend junge, gesunde und übermotivierte Erwachsene. Die gesteigerte körperlicher Aktivität führt zu einer hohen endogenen Wärmeenergie, die angesichts der hohen Wärmebelastung der Umgebung nicht mehr ausreichend vom Körper abgeführt werden kann. Es resultiert ein Anstieg der Körperkerntemperatur auf

Werte > 40,5 °C. Dies kann zu einer progredienten Enzephalopathie, Kreislaufschock und letztendlich zum Tode führen.

Diagnostik

Der klinische Verlauf kann in 3 Phasen eingeteilt werden (Tab. 7.2) [11].

Zwei Kardinalsymptome – Hyperthermie (i. d. R. Kerntemperatur > 40,5 °C) und Symptome gestörter ZNS-Funktion – müssen zur Diagnose eines Hitzschlages vorhanden sein.

Tab. 7.**2** Klinische Zeichen des Hitzschlages – 3 Stadien.

Stadien des Hitzschlages
akutes Stadium
Kerntemperatur > 40,5 °C
Persönlichkeitsstörung
Benommenheit
Koma
Halbseitenlähmung
Ataxie
generalisierte Krampfanfälle
Hyperventilation
Übelkeit
Durchfall
hämatologisch-enzymatisches Stadium (nach ca. 24 – 48 h)
Leukozytose
plasmatische Gerinnungstörungen
Thrombozytopenie
Hyperproteinämie
erhöhte Hämatokritwerte
Rhabdomyolyse
Spätphase (nach 3 – 5Tagen)
25 % akutes Nierenversagen
Leberfunktionsstörungen
meist vollständige Erholung der ZNS-Funktion
selten zerebrale residuelle Schädigungen

Probleme in der rechtzeitigen Erkennung des Hitzschlages können sein:

- keine Möglichkeit zur Messung der Kerntemperatur
- bereits wieder gefallene Kerntemperatur bei Temperaturmessung erst später im Verlauf der Kühlung
- Verwechslung mit ähnlichen verlaufenden akuten Tropenerkrankungen (zerebrale Malaria, virale Enzephalitis etc.)

Als Grundregel gilt, bei jedem vorher gesunden Patienten, der in der Hitze nach Anstrengung kollabiert, zunächst einen Hitzschlag anzunehmen und dementsprechend sofort mit der Kühlung zu beginnen, bis eventuell im Verlauf eine alternative Diagnose sicher gestellt werden kann [12].

Essenziell zur Diagnostik des Hitschlages ist die möglichst exakte Erfassung der Körperkerntemperatur, da ein Hitzschlag bis auf Ausnahmen i. d. R. erst bei einer Temperatur > 40 – 40,5 °C auftritt. Kleine elektronische Messgeräte sind für Reisen aufgrund ihrer Kompaktheit und der relativ schnellen Reaktionszeit (< 1 min) ideal.

Therapie

Die Therapie besteht aus sofortiger Kühlung und supportiven Maßnahmen der gestörten Organfunktionen. Eine sofortige externe Kühlung muss noch vor Ort durch Entfernen der Kleidung am Oberkörper, Besprühen der oberen Körperregion und des Gesichtes mit kaltem Wasser durchgeführt werden [13]. Zusätzlich kann innerhalb der ersten Stunde 1 l physiologische NaCl-Lösung infundiert werden, da in aller Regel eine Dehydration vorliegt. Der Patient muss notfallmäßig in das nächste Krankenhaus transportiert werden, um durch intensivmedizinische Maßnahmen die Körperkerntemperatur weiter zu senken und supportive Maßnahmen einleiten zu können [14]. Die Kühlung sollte nur bis zu einer Senkung der Körperkerntemperatur auf 38,5 °C durchgeführt werden [15].

7.6 Weitere hitzebedingte Erkrankungen

Hitzeerschöpfung

Eine Hitzeerschöpfung wird verursacht durch körperliche Belastung in hoher Umgebungstemperatur oder unter ungenügender Flüssigkeitszufuhr und entwickelt sich meist über einen Zeitraum von 3 – 5 Tagen. Die resultierende Dehydrierung führt zu klinischen Zeichen wie Schwindel, Kopfschmerzen, Übelkeit, körperliche Schwäche. Klinisch wird eine Tachykardie, Hypotension, Hyperventilation, übermäßiges Schwitzen und eventuell Synkope beobachtet. Signifikante zusätzliche ZNS-Symptome sind nicht auffällig [16].

Die Körperkerntemperatur ist nur mäßig erhöht (selten > 39 °C). Fließende Übergänge zum Hitzschlag sind jedoch möglich. Bei zusätzlichem Salzmangel können Muskelkrämpfe, Übelkeit und Erbrechen auftreten.

Therapie. Ausruhen in schattiger und kühler Umgebung sowie Flüssigkeitszufuhr und Verabreichung leicht gesalzener Getränke bei Verdacht auf zusätzlichen NaCl-Mangel.

Hitzekollaps

Diese auch als **Hitzesynkope** bezeichnete Störung entsteht durch kurzfristige Verminderung des effektiven Schlagvolumens infolge venösem Pooling durch Orthostase und verstärkter kutaner Durchblutung bei fehlender Hitze-Akklimatisation [17]. Definitionsgemäß liegt bei der Hitzesynkope nur eine sehr kurz dauernde Bewusstlosigkeit vor. Die Körperkerntemperatur ist normal.

Therapie. Beinhochlagerung in kühler, schattiger Umgebung und orale Zufuhr NaCl-haltiger Flüssigkeiten im Verlauf.

Miliaria

Bei schnell einsetzender Schweißtätigkeit nach Ankunft im Reiseland wird gelegentlich eine Verlegung der Schweißdrüsenausgänge durch Kreatinpfropfen meist in der Axilla beobachtet. Es kommt zu stark juckenden roten Papeln, die sich sekundär bakteriell infizieren können [18].

Therapie. Auftragen von Zinkschüttelmixtur und eventuell zusätzlich lokale antiseptische Behandlung. Bei Abszessbildung kann eine chirurgische Versorgung notwendig werden.

Hitzekrämpfe

Bei sportlicher Betätigung in der Hitze kann es in der Skelettmuskulatur zu Muskelfibrillationen bis hin zu Muskelkrämpfen kommen, ausgelöst durch NaCl-Verlust infolge vermehrter Schweißsekretion.

Prophylaxe und Therapie. Orale Zufuhr NaCl-haltiger Flüssigkeiten [19].

Sonnenstich

Dies kann durch intensive Sonneneinstrahlung des unbedeckten Kopfes entstehen. Langwellige Wärmestrahlung kann zu einem Hirnödem führen mit dem Extremfall einer Pachymeningitis haemorrhagica. Die klinische Symptomatik besteht aus Kopfschmerzen, Übelkeit, Schwindel und Meningismus.

Therapie. Kühlung des Kopfes durch kalte Kompressen. In ausgeprägten Fällen ähnelt das Krankheitsbild einer Meningitis und sollte stationär behandelt werden.

7.7 Prophylaxe von Hitzeschäden

Die reisemedizinische Beratung muss bei Personen mit Risikofaktoren (Tab. 7.**1**), die in warme Länder reisen, auch die Prophylaxe von Hitzeschäden (Tab. 7.**3**) beinhalten. In der ersten Woche nach Ankunft sollten körperliche Anstrengungen möglichst vermieden werden, bis durch die Akklimatisation innerhalb von 5–10 Tagen eine bessere Hitzebelastbarkeit erreicht wird. Aufenthalt in klimatisierten Räumen verzögert deutlich die Hitzeakklimatisation. Auf eine ausreichende Flüssigkeitszufuhr (helle Urinfarbe) und geeignete Kleidung (Kopfbedeckung, Baumwolle) ist zu achten. Eventuell kann bei chronisch kranken Patienten die Dosis einer diuretischen Dauertherapie reduziert werden. Eine partielle Hitzeakklimatisation kann bereits vor der Urlaubsreise durch aerobe Fitnessübungen unter Hitzebelastung erreicht werden.

Tab. 7.**3** Maßnahmen zur Vermeidung von Hitzeschäden.

Prophylaxe von Hitzeschäden
aerobes Fitnessprogramm vor dem Urlaub
reduzierte körperliche Belastung in der Akklimatisationsphase
ausreichendes Trinken
genügende NaCl-Zufuhr durch die Nahrung
zweckmäßige Kleidung
Kopfbedeckung
Überprüfung der Dauermedikation
Gewichtsreduktion
Vermeidung von Alkohol oder Drogen

Tipp für die Praxis

- Reisen in warme Klimazonen (insbesondere feucht-warme Tropen) sind bei hitzeempfindlichen Personen nicht unbedenklich und bedürfen einer entsprechenden Beratung zur Vermeidung von hitzebedingten Erkrankungen.
- Insbesondere in den ersten 5 – 10 Tagen nach Ankunft in der warmen Zone (Akklimatisationsphase) sollte bei Risikofaktoren (Tab. 7.**1**) auf eine verminderte körperliche Belastung, geeignete Kleidung und eine ausreichende Zufuhr von Flüssigkeit und NaCl geachtet werden.
- Bei jedem Patienten, der in warmer Umgebung eine erhöhte Kerntemperatur > 40 – 40,5 °C gleichzeitig mit zerebralen Symptomen aufweist, muss zunächst ein Hitzschlag als Ursache angenommen werden. Als Erstmaßnahmen sind sofortige Kühlung, intravenöse Flüssigkeitszufuhr und notfallmäßiger Transport in die nächstmögliche stationäre Versorgungseinheit notwendig, um den nicht selten letalen Verlauf aufzuhalten.
- Weitere häufige und bei rechtzeitiger Therapie prognostisch günstige hitzebedingte Erkrankungen sind Hitzeerschöpfung, Hitzekollaps, Hitzekrämpfe, Sonnenstich und Miliaria.

Literatur

[1] Olson KR et al. Experimental and drug-induced hyperthermia. Emerg Med Clin N Am 1984; 2: 459 – 474
[2] Gaffin SL et al. Pathophysiology of heat-related Illnesses. In: Auerbach PS, ed. Wilderness Medicine. Elsevier 2007; 228 – 268
[3] Easterling DR et al. Climate extremes: observations, modeling, and impacts. Science 2000; 298: 2068 – 2074
[4] Belmin J. The consequences of the heat wave in August 2003 on the mortality of the elderly: The first overview. Presse Med 2003; 32: 1591 – 1594
[5] Dorozynski A. Chirac announces investigation into heat wave's death toll. BMJ 2003; 327: 465
[6] Dhainaut JF et al. Unprecedented heat-related deaths during the 2003 heat wave in Paris: Consequences on emergency departments. CritCare 2004; 8: 1 – 2
[7] Knochel JP. Environmental heat illness: An eclectic review. Arch Intern Med 1974; 133: 841 – 864
[8] Hori S. Adaptation to heat. Jap J Physiol 1995; 45: 921 – 946
[9] Ellis FP. Mortality from heat illness and heat-aggravated illness in the United States. Environ Res 1972; 5: 1 – 58
[10] Heled Yet al. The "golden hour" for heatstroke treatment. Mil Med 2004; 169: 184 – 186
[11] Moran DS et al. Clinical Management of heat-related Illnesses. In: Auerbach PS, ed. Wilderness Medicine. Elsevier 2007; 268 – 283
[12] Epstein Y et al. Extremes of temperature and hydration. In: Keystone JS et al., eds. Travel Medicine. Elsevier 2008; 413 – 422
[13] Gaffin SL et al. Current cooling method for exertional heatstroke. Ann Intern Med 2000; 132: 678 – 679
[14] Bouchama A et al. Heat stroke. N Engl J Med 2002; 346: 1978 – 1988
[15] Proulx CI et al. Effect of water temperature on cooling efficiency during hyperthermia in humans. J Appl Phys 2003; 94: 1317 – 1323
[16] Lukins JL et al. A paramedic-staffed medical rehydration unit at a mass gathering. Prehosp Emerg Care 2004; 8: 411 – 416
[17] Lugo-Amador NM et al. Heat related illness. Emerg Med Clin North Am 2004; 22: 315 – 319
[18] Bobak DA et al. Travel-related Health Concerns associated with Extremes of Environment. In: Guerrant RL et al., eds. Tropical Infectious Diseases. Elsevier 2006; 1685 – 1699
[19] deFranco MJ et al. Environmental issues for team physicians. Am J Sports Med 2008; 36: 2226 – 2237

8 Zeitverschiebung und Jetlag

T. Jelinek

8

Editorial

*Als „Jetlag" bezeichnet man eine Vielzahl von Beschwerden, die durch schnellen Ortswechsel in eine andere Zeitzone (Abb. 8.**1**) hervorgerufen werden. Es kommt zu einer Phasenverschiebung im menschlichen Tagesrhythmus, die sich auf viele Körperfunktionen auswirken kann. Historisch gesehen geht die weltweite Verbreitung des Begriffes „Jetlag" auf die Arbeit des amerikanischen Biologen Charles Ehret (1923 – 2007) zurück. Durch sein 1983 zusammen mit Lynne Waller veröffentlichtes Buch „Overcoming Jet Lag" gelangte der Begriff erstmals an die breite Öffentlichkeit.*

Das Wichtigste in Kürze

- Zeitverschiebung über 5 h führt zu nachhaltiger Irritation der inneren Uhr, der Körper kann sich dem schnellen Wechsel nicht anpassen. Kurzfristig sind erhebliche Leistungseinbrüche, physische und psychische Störungen die Folge.
- Flüge nach Osten belasten stärker als Flüge nach Westen.
- Konservative Maßnahmen mit möglichst schneller Anpassung an die lokale Ortszeit (OZ) sind am geeignetsten, um die Zeitdauer der Symptome des Jetlags zu minimieren.
- Medikamentöse Unterstützung ist möglich, jedoch z. T. erheblich umstritten.

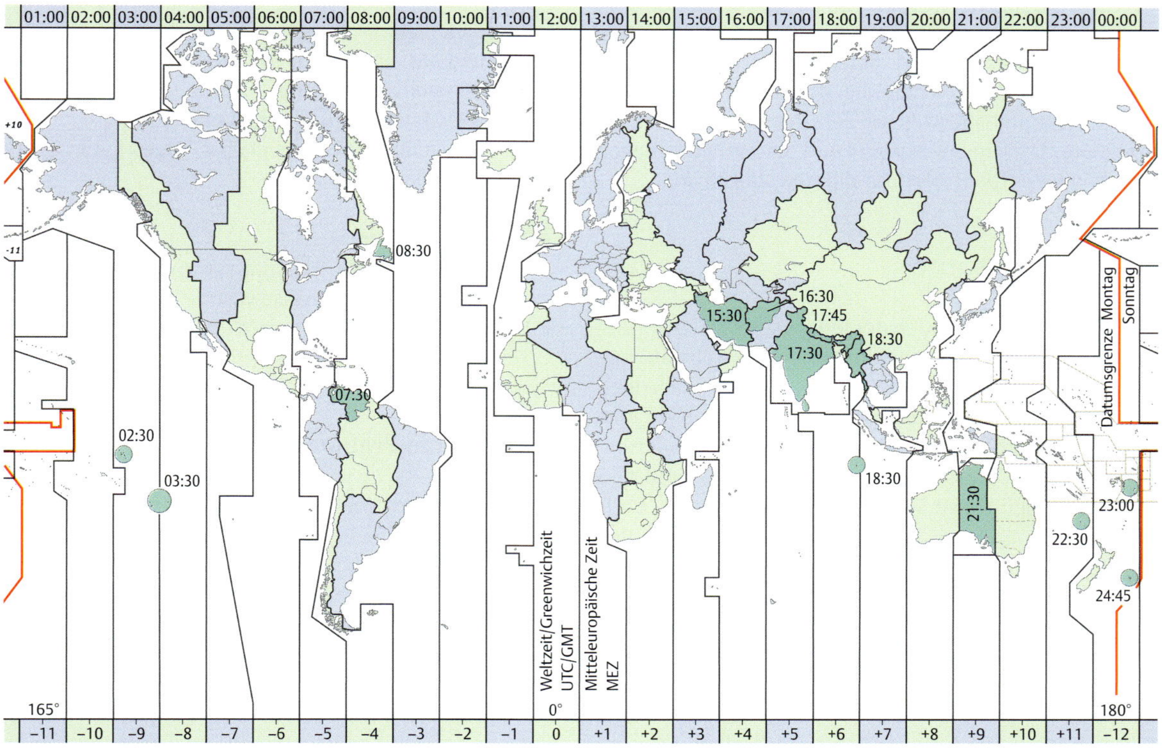

17:00 18:00 Zeitzonen mit normaler Stundendifferenz (ohne Berücksichtigung einer Sommerzeit*)

18:00 Staaten/Inselgruppen mit vom Weltsystem abweichender individueller Landeszeit

+5 +6 Zeitunterschied gegenüber UTC/GMT

*) In einer Reihe von Staaten auf der Nord- wie auf der Südhalbkugel werden die Uhren zu Beginn der Sommermonate um eine Stunde vor und am Anfang der dunklen Jahreszeit wieder zurückgestellt (Sommerzeit).

Zeitunterschiede gegenüber der MEZ

Los Angeles	−9	Rio de Janeiro	−4	New Delhi	+4,5
Denver	−8	London	−1	Bangkok	+6
Mexiko City	−7	Kairo	+1	Peking	+7
Miami	−6	Pretoria	+1	Singapur	+7
New York	−6	Nairobi	+2	Tokio	+8
Toronto	−6	Moskau	+2	Sydney	+9

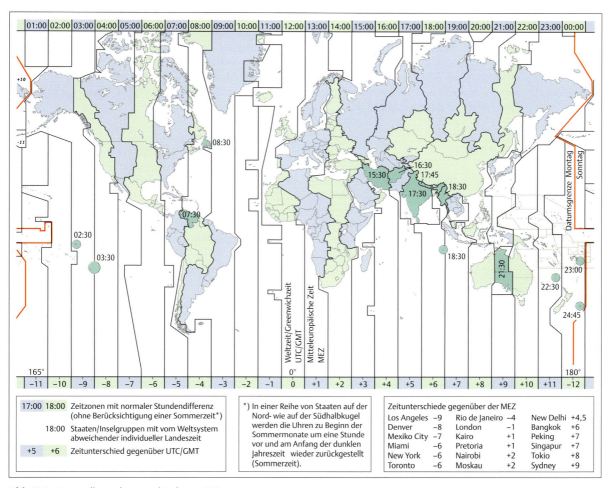

Abb. 8.1 Darstellung der verschiedenen Zeitzonen.

8.1 Effekte der Zeitverschiebung auf die „innere Uhr"

Bei Säugetieren wird der zirkadiane Rhythmus von einer „inneren Uhr" bestimmt, die in einem Teil des Hypothalamus, dem Nucleus suprachiasmaticus, lokalisiert ist. Der zirkadiane Rhythmus beeinflusst zahlreiche Körperfunktionen, wie Körpertemperatur, Blutdruck, Urinproduktion und Hormonausschüttung, und konnte auch in einzelnen Zellen nachgewiesen werden. Die „innere Uhr" läuft gewöhnlich nicht exakt im 24 h-Takt, sondern ist auf einen etwas längeren Tag eingerichtet. Sie wird unter normalen, gleich bleibenden Bedingungen täglich durch exogene Zeitgeber (z. B. Lebensumstände, Zeitpunkt der Mahlzeiten und helles Licht) beeinflusst und bleibt unter normalen Umständen synchron. Der wichtigste Zeitgeber beim Menschen ist der Hell-Dunkel-Rhythmus der Tageszeiten. Zeitgeber sind bedeutsam bei der Wiederanpassung im Falle eines Jetlags, an der auch Melatonin beteiligt ist. Dieses wird bei Dunkelheit vermehrt und bei hellem Licht – z. B. Tageslicht – vermindert ausgeschüttet. Der zirkadiane Rhythmus verändert sich nur träge, sodass er trotz einer einmaligen Störung der Nachtruhe nicht abrupt verändert wird.

Wenn ein Säugetier hellem Licht ausgesetzt ist und diese Information an den Nucleus suprachiasmaticus weitergeleitet wird, werden dort Botenstoffe (u. a. Glutamat) freigesetzt. Diese erreichen die dortigen Nervenzellen und führen zu einer Verstellung der „inneren Uhr". Der intrazelluläre Kalziumionenspiegel und die Aktivität einiger Enzyme wie Phosphatasen und Kinasen steigen an.

8.2 Symptome

Die häufigsten Beschwerden des Jetlags sind Schlafstörungen, Müdigkeit, Schwindelgefühl, Stimmungsschwankungen, Appetitlosigkeit, Verdauungsbeschwerden, verminderte Leistungsfähigkeit bei körperlichen, manuellen und kognitiven Anforderungen sowie psychische Veränderungen bis hin zu Depressionen. Studien an Sportlern in den USA haben einen bis zu 50 %igen Leistungseinbruch nach Transkontinentalflügen gezeigt. Die subjektiven Beschwerden verschwinden meist nach wenigen Tagen, während objektiv im Schlaflabor messbare Parameter, Körpertemperatur und Hormonstatus sich erst nach längerer Zeit (bis zu 2 Wochen) anpassen.

Obwohl fast alle Reisenden bei einer Zeitverschiebung von mehr als 5 h Beschwerden wahrnehmen, ist deren Schweregrad und die Erholung davon individuell sehr unterschiedlich. Auch wenn der Einfluss vieler Faktoren nicht systematisch untersucht worden ist, scheinen die Beschwerden bei jüngerem Alter ausgeprägter zu sein. Die Flugrichtung hat erfahrungsgemäß einen Einfluss auf die Ausprägung des Jetlags. Flüge in Richtung Westen werden meist leichter toleriert als in Richtung Osten. Die „innere Uhr" läuft gewöhnlich nicht exakt im 24 h-Takt, sondern mit etwas längeren Taktphasen, weshalb es für viele Personen einfacher ist, länger aufzubleiben als früher aufzustehen. Flüge nach Osten fordern beschleunigte, also verkürzte Taktphasen (entspricht vorzeitigem Sonnenauf- bzw. -untergang und damit früherem Aufstehen), Flüge nach Westen dagegen verlängerte Taktphasen (entspricht verzögertem Sonnenauf- bzw. -untergang und damit längerem Aufbleiben). Die Anpassung an die Zeitverschiebung erfolgt individuell unterschiedlich.

Tipp für die Praxis

Faustregel: ein Tag Anpassungszeit pro 2 Zeitzonen in Richtung Ost, in Richtung West bis zu 50 % weniger.

8.3 Therapie und Prävention

Allgemeine Verhaltensempfehlungen

- bereits im Flugzeug die Uhr auf die Uhrzeit des Ziellandes umstellen, um sich mental an den neuen Zeitrhythmus zu gewöhnen
- Teilnahme am Tagesrhythmus des Zielortes
- Aufenthalt bei Tageslicht im Freien am Zielort
- ausreichend Schlaf in der ersten Nacht nach der Ankunft am Zielort
- Vermeidung anstrengender Aktivitäten an den ersten 2 Tagen nach der Landung
- Vermeidung von Schlafmitteln und Alkohol
- bei Kurzaufenthalten möglichst Tagesrhythmus des Heimatlandes beibehalten

Tipp für die Praxis

- Eine Beratung zu den Folgen der Zeitverschiebung ist bei allen Langstreckenflügen sinnvoll.
- Einfache Maßnahmen können dem Reisenden helfen, den Zeitraum der Anpassung zu optimieren.

Melatonin-Präparate

Die Verwendung von Melatonin-Präparaten zur Linderung des Jetlags bleibt umstritten. In einigen Studien erwies sich Melatonin als unwirksam, in anderen wiederum sprach etwa jeder Zweite darauf an. Unklar sind auch die Dosierungsempfehlungen. Sie reichen von 0,5 – 5 mg über 4 Tage nach Ankunft am Reiseziel, Einnahme 1–½ h vor dem Schlafengehen. In Deutschland ist Melatonin nur in retardierter Form zugelassen, sodass es bereits mehrere Tage vor der Reise eingenommen werden müsste. Zu bedenken sind auch potenzielle Wechselwirkungen mit Antithrombosemitteln und Antiepileptika.

Andere Medikamente

Bei Schlafstörungen können pflanzliche Präparate wie Baldrian, Hopfen, Melisse oder Passionsblumenkraut hilfreich sein.

Schlafmittel sollten, wenn überhaupt, nur nach vorheriger Rücksprache mit dem Arzt und für sehr kurze Zeit eingenommen werden, da die Gefahr einer Abhängigkeitsentwicklung besteht. In Kombination mit Alkohol kann es zu einer unkontrollierten Wirkungsverstärkung von Schlafmitteln kommen!

Sildenafil hat in kleineren Studien einen positiven Effekt bei der Anpassung der inneren Uhr gezeigt. Die Datenlage ist jedoch bei Weitem noch nicht eindeutig genug, um eine Empfehlung der Substanz zu rechtfertigen. Andere Medikamente mit einem eindeutig belegten Effekt in den Wach-Schlaf-Rhythmus sind Modafinil, Methylphenidat und Zolpidem. Hier besteht jedoch in jedem Fall ein erhebliches Suchtpotenzial.

Dauermedikation und Zeitverschiebung

Bei Zeitverschiebungen, die über mehr als 2 h hinausgehen, muss die Einnahme von Medikamenten der Tagesverkürzung in Richtung Osten bzw. der Tagesverlängerung in Richtung Westen angepasst werden.

Eine wichtige Rolle bei der Umstellung der Einnahmezeiten spielt dabei der Einnahme-Rhythmus des jeweiligen Medikamentes (z. B. Einnahme alle 8–12–24 h), die Beachtung des zirkadianen Rhythmus (z. B. bei Glukokortikoiden oder Schlafmitteln) sowie die Mahlzeiten (Diabetes-Medikamente).

Für die Medikamenteneinnahme bei Zeitverschiebung sollte dem Patienten ein genauer Einnahmeplan für Hin- und Rückreise mitgegeben werden. Hierbei müssen die individuellen Einnahmezeiten des Medikamentes und die jeweiligen Flugzeiten berücksichtigt werden.

Für die Zeitdauer des Fluges bis zur ersten Medikamenteneinnahme nach Ankunft am Zielort bzw. bis kurz vor der Landung empfiehlt es sich, die Uhreinstellung auf der Zeit des Abflugortes zu belassen, damit die Medikamenteneinnahme bis dahin nach den gewohnten Zeiten fortgesetzt werden kann. Nach der einmaligen Einnahme mit erhöhter bzw. erniedrigter Dosierung am Zielort oder kurz vor der Landung wird dann die Uhr auf die neue OZ umgestellt und von da an in normaler Dosierung zu den gewohnten Zeiten jetzt mit neuer OZ fortgefahren.

Reisen in Richtung Westen: Tagesverlängerung um x/24 Stunden

Da der Tag sich beim Flug nach Westen um x Stunden verlängert, muss die Medikamentendosis um x/24 erhöht werden. Am Zielort oder noch während des Fluges dann einmalig erhöhte Dosis einnehmen, Uhr umstellen und nach neuer OZ im gewohnten Rhythmus fortfahren.

> **!** Einnahme 1 × tgl./alle 24 h – Berechnung der zusätzlich zur Gesamt-Tagesdosis benötigten Medikamentendosis: (Zeitverschiebung in Stunden/24) × normale Tagesdosis = zusätzlich zur normalen Tagesdosis einzunehmende Menge

Beispiel:
Zeitverschiebung 6 h, Einnahme 1 × tgl. (alle 24 h) 100 mg:
6/24 = ¼ ≈ 25 mg zusätzlich zu 100 mg, also 125 mg

Es empfiehlt sich, am Abflugtag die gewohnte Dosis zum normalen Einnahmezeitpunkt zu nehmen, bei der Ankunft am Zielort oder noch während des Fluges einmalig eine um ¼ höhere Dosis einzunehmen, dann die Uhr umzustellen und zur neuen OZ im gewohnten Rhythmus mit normaler Dosierung fortfahren.

> **!** Einnahme 2 × tgl./alle 12 h:
> (Zeitverschiebung in Stunden/12) × normale Einzeldosis (= ½ Tagesdosis) = zusätzlich zur normalen Einzeldosis einzunehmende Menge
> Dies gilt für die Aufteilung in gleiche Einzeldosen!

Beispiel:
Zeitverschiebung 8 h, Einnahme 2 × tgl. (alle 12 h) 100 mg Einzeldosis/Tagesdosis 200 mg:
8/12 = ⅔ ≈ 66,6 mg zusätzlich zu 100 mg Einzeldosis, also 166,6 mg

Das entspricht ⅓ der Tagesdosis von 200 mg, da sich der Tag um ⅓ verlängert.

Letzte Einnahme in normaler Dosis am Abflugtag noch zu gewohnter Zeit. Nächste Dosis entweder noch während des Fluges nach 12 h oder nach Ankunft am Ziel dann einmalig die um ⅔ erhöhte Menge der Einzeldosis. Danach Umstellung der Uhr auf neue OZ und weiter im normalen Rhythmus nach OZ am Zielort.

> **!** Einnahme 3 × tgl./alle 8 h:
> (Zeitverschiebung in Stunden/8) × normale Einzeldosis (= ⅓ Tagesdosis) = zusätzlich zur normalen Einzeldosis einzunehmende Menge
> Dies gilt für die Aufteilung in gleiche Einzeldosen!

Beispiel:
Zeitverschiebung 10 h, Einnahme 3 × tgl. (alle 8 h) 100 mg Einzeldosis/Tagesdosis 300 mg:
10/8 = 5/4 ≈ 125 mg zusätzlich zu der normalen Tagesdosis von 3 × 100 mg

Da die Zeitverschiebung hier größer als das normale Einnahmeintervall von 8 h ist, muss eine zusätzliche Dosis von 100 mg während des Fluges eingeschoben werden, außerdem muss bei der ersten Einnahme nach Ankunft die Dosis von 100 mg auf 125 mg erhöht werden. Danach

Umstellung der Uhr und weiter im gewohnten Rhythmus nach neuer OZ.

Ein vereinfachtes Schema der Medikamenteneinnahme bei Zeitverschiebung in Richtung Westen zeigt Tab. 8.1. Eine Zeitverschiebung von bis zu 2 h wird nicht gesondert berücksichtigt, da bei nur geringer Zeitverschiebung der bisherige Einnahmerhythmus mit geringer Versetzung beibehalten werden kann.

Reisen in Richtung Osten: Tagesverkürzung um x/24 Stunden

Da der Tag sich beim Flug nach Osten um x Stunden verkürzt, muss die Medikamentendosis um x/24 verringert werden.

Auch beim Flug nach Osten empfiehlt es sich, die Uhr bis zur Ankunft am Zielort auf der gewohnten Uhrzeit zu belassen und die Medikamenteneinnahme bis zur Ankunft im üblichen Rhythmus fortzusetzen. Bei der ersten Einnahme nach der Ankunft wird die Medikamentendosis entsprechend der Zeitverschiebung reduziert und die Uhr umgestellt. Danach erfolgt die weitere Einnahme zu den gewohnten Zeiten, dann aber nach neuer OZ.

! Reduzierung der Tagesdosis bzw. der Dosis bei Einnahme 1 × tgl./alle 24 h:
(24/24 minus Zeitverschiebung in Stunden/24) × übliche Tagesdosis = verringerte Tagesdosis

Beispiel:
Zeitverschiebung von 6 h bei Einnahme von 1 × tgl. 100 mg:
24/24 minus 6/24 = 18/24 = ¾ der Dosis von 100 mg

¾ der Dosis von 100 mg = 75 mg, einmalig reduzierte Einnahme bei Ankunft, danach weiter im gewohnten Rhythmus nach OZ mit normaler Dosierung von 100 mg

! Reduzierung der Einzeldosis nach Ankunft bei Einnahme 2 × tgl./alle 12 h:
(12/12 minus Zeitverschiebung in Stunden/12) × übliche Einzeldosis = einmalig verringerte Dosis
Dies gilt für die Aufteilung in gleiche Einzeldosen!

Beispiel:
Zeitverschiebung von 8 h bei Einnahme von 2 × tgl. 100 mg (Tagesdosis 200 mg):
12/12 minus 8/12 = 4/12 = ⅓ der Einmaldosis von 100 mg

⅓ der Dosis von 100 mg = 33,3 mg statt 100 mg einmalig bei Ankunft, danach weiter im gewohnten Rhythmus nach OZ mit normaler Dosierung. Die Tagesgesamtdosis ist um 66,6 mg (=⅓ von 200 mg) reduziert, was der Tagesverkürzung um ⅓ entspricht.

! Reduzierung der Einzeldosis bei Einnahme 3 × tgl./alle 8 h:
(8/8 minus Zeitverschiebung in Stunden/8) × übliche Einzeldosis = verringerte Dosis
Dies gilt für die Aufteilung in gleiche Einzeldosen!

Beispiel:
Zeitverschiebung 10 h bei Einnahme von 3 × tgl. 100 mg (Tagesdosis 300 mg):
8/8 minus 10/8=minus (!) 2/8 = minus (!) ¼ der Dosierung von 100 mg

Tab. 8.1 Medikamenteneinnahme bei Zeitverschiebung in Richtung Westen (vereinfachtes Schema).

Richtung Westen, Zeitverschiebung	Einnahme 1 × tgl.	Einnahme 2 × tgl.	Einnahme 3 × tgl.
3 – 6 h zusätzlich benötigt: ¼ der Tagesdosis	um ¼ erhöhte Tagesdosis bei Ankunft, dann weiter wie gewohnt nach OZ	gewohnte Einnahmezeiten auf Flug beibehalten, bei Ankunft einmalig um ½ erhöhte Einzeldosis, dann weiter wie gewohnt nach OZ	gewohnte Einnahmezeiten auf Flug beibehalten, bei Ankunft einmalig um ¼ erhöhte Tagesdosis, dann weiter wie gewohnt nach OZ
7 – 9 h zusätzlich benötigt: ⅓ der Tagesdosis	um ⅓ erhöhte Dosis bei Ankunft, dann weiter wie gewohnt nach OZ	gewohnte Einnahmezeiten auf Flug beibehalten, bei Ankunft einmalig um ⅔ erhöhte Einzeldosis, dann weiter wie gewohnt nach OZ	Einnahmezeiten alle 8 h auf Flug beibehalten, ⅓ zusätzliche Tagesdosis = eine zusätzliche Einzeldosis einschieben, nach Ankunft weiter wie gewohnt nach OZ
10 – 12 h zusätzlich benötigt: ½ der Tagesdosis	½ der normalen Dosis zusätzlich nach 17 – 18 h, dann weiter wie gewohnt nach OZ	Einnahmezeiten alle 12 h auf Flug beibehalten, eine ganze zusätzliche Einzeldosis (= ½ zusätzliche Tagesdosis) einschieben, nach Ankunft weiter wie gewohnt nach OZ	Einnahmezeiten alle 8 h auf Flug beibehalten, eine zusätzliche Einnahme von ½ Tagesdosis bei Ankunft einschieben, danach weiter wie gewohnt nach OZ

OZ: Ortszeit

Tab. 8.2 Medikamenteneinnahme bei Zeitverschiebung in Richtung Osten (vereinfachtes Schema).

Richtung Osten, Zeitverschiebung	Einnahme 1 × tgl.	Einnahme 2 × tgl.	Einnahme 3 × tgl.
3–6 h weniger benötigt: ¼ der Tagesdosis	¼ geringere Dosis einmalig bei Ankunft, dann weiter wie gewohnt nach OZ	½ geringere Einzeldosis (= ¼ geringere Tagesdosis) einmalig bei Ankunft, dann weiter wie gewohnt nach OZ	¾ geringere Einzeldosis (= ¼ geringere Tagesdosis) einmalig bei Ankunft, dann weiter wie gewohnt nach OZ
7–9 h weniger benötigt: ⅓ der Tagesdosis	⅓ geringere Tagesdosis bei Ankunft, dann weiter wie gewohnt nach OZ	⅔ geringere Einzeldosis (= ⅓ geringere Tagesdosis) bei Ankunft, dann weiter wie gewohnt nach OZ	eine Einzeldosis (= ⅓ der Tagesdosis) auslassen bei Ankunft, dann weiter wie gewohnt nach OZ
10–12 h weniger benötigt: ½ der Tagesdosis	½ Tagesdosis bei Ankunft, dann weiter wie gewohnt nach OZ	eine ganze Dosis (= ½ der Tagesdosis) auslassen, dann weiter wie gewohnt nach OZ	eine Dosis auslassen und ½ Einzeldosis bei Ankunft, dann weiter wie gewohnt nach OZ

OZ: Ortszeit

Hier muss eine Dosis komplett ausgelassen werden und zusätzlich die Einzeldosis bei der Ankunft um ¼ reduziert werden. Aus Praktikabilitätsgründen könnte man auch einfach nur eine Dosis auslassen und dann mit normaler Einzeldosis bei der Ankunft nach neuer OZ mit der gewohnten Einnahme fortfahren.

Tab. 8.2 zeigt ein vereinfachtes Schema für die Medikamenteneinnahme bei Zeitverschiebung in Richtung Osten. Eine Zeitverschiebung bis zu 2 h wurde nicht berücksichtigt, da bei nur geringer Zeitverschiebung i. d. R. die Einnahme problemlos auf die neue Uhrzeit verlegt werden kann.

Besonderheiten

Insulintherapie bei Diabetes mellitus

Auch hier muss die Insulindosis der Tagesverlängerung bei Flug nach Westen bzw. der Tagesverkürzung bei Flug nach Osten angepasst werden. Für die Erhöhung bzw. die Erniedrigung der Dosis werden je nach Stundenzahl der Zeitverschiebung o. g. Formeln benutzt.

Flug nach Westen, Tagesverlängerung. Bei der konventionellen Insulintherapie mit fester Mischung von schnell wirksamem Normalinsulin und Verzögerungsinsulin kann am Morgen des Abflugtages die normale Menge des Mischinsulins gespritzt werden und die durch die Tagesverlängerung entstehende Insulinlücke mit Normalinsulin zwischendurch ausgeglichen werden, Faustregel: 4% der Insulintagesdosis mehr pro Stunde Zeitverschiebung. Am Zielort dann Fortsetzung der gewohnten Therapie mit Mischinsulin zur neuen OZ.

Während des Fluges und den ersten Tagen nach Ankunft sollten die BZ-Werte engmaschig – mindestens alle 4 h – kontrolliert werden, um BZ-Schwankungen durch Zeitverschiebung, Reisestress und Ernährungsumstellung frühzeitig zu erkennen und entsprechend gegenzusteuern. Auf der Reise selbst sollten unbedingt Traubenzucker und kohlenhydrathaltige Snacks im Handgepäck mitgeführt werden, um einer Hypoglykämie vorzubeugen.

Flug nach Osten, Tagesverkürzung. Auch hier wird am Morgen des Abflugtages die normale Insulinmenge gespritzt. Die aufgrund der Tagesverkürzung einmalig weniger benötigte Menge bei der Ankunft errechnet sich nach o. g. Formel.

Beispiel: 8 h Zeitverschiebung Richtung Osten:
12/12 minus 8/12 = 4/12 = ⅓, d. h. dass bei der Ankunft einmalig ⅓ der gewohnten Dosis gespritzt wird. Danach wird die Uhr umgestellt und wie gewohnt mit neuer OZ die normale Therapie fortgesetzt. In den ersten Tagen sollte auch hier der BZ engmaschig kontrolliert werden.

Glukokortikoide

Kortisonpräparate sollten entsprechend dem zirkadianen Rhythmus der körpereigenen Kortisonausschüttung am besten morgens vor 8 Uhr eingenommen werden. In manchen Fällen ist nachmittags eine zweite (kleinere) Dosis erforderlich. Da der Organismus sich durchschnittlich pro Tag um maximal 2 h einer Zeitverschiebung anpasst, sollte die Einnahme von Kortikoiden schrittweise an die neue OZ angepasst werden. Das bedeutet, dass bei Westreisen mit Tagesverlängerung die Einnahme täglich um 2 h nach hinten geschoben wird, bis die übliche Einnahme-Uhrzeit nach OZ am Urlaubsort erreicht ist. Bei Ostreisen mit Tagesverkürzung muss die Einnahme dementsprechend jeden Tag um 2 h vorverlegt werden.

Das gelingt am einfachsten, wenn eine „Medikamenten-Uhr“ mitgenommen wird, die täglich bei der morgendlichen Einnahme um 2 h vor (bei Reisen nach Osten) oder zurück (bei Reisen nach Westen) gestellt wird, bis die Zeit auf der Medikamenten-Uhr mit der OZ übereinstimmt.

Antibaby-Pille

Bei der Einnahme von Kombinationspräparaten mit Östrogen- und Gestagenanteil und desogestrelhaltigen Minipillen bleibt der Empfängnisschutz erhalten, wenn das Einnahme-Intervall auf nicht mehr als (einmalig) 36 h verlängert wird. Bei Verkürzung des Einnahme-Intervalls sind andererseits keine wesentlichen Nebenwirkungen zu befürchten.

Westreisen. Beträgt also die Zeitverschiebung weniger als 12 h, kann die Einnahme zu den gewohnten Zeiten fortgesetzt werden, ohne dass der Empfängnisschutz beeinträchtigt wird. Bei größeren Zeitverschiebungen, die an die 12 h-Grenze herankommen, kann aber auch einmalig ein verkürztes Einnahme-Intervall eingeschoben werden und danach die Einnahme zu der neuen OZ wie gewohnt fortgesetzt werden.

Ostreisen. Die Pilleneinnahme kann zur gewohnten Tageszeit fortgesetzt werden. Die einmalige Verkürzung des Einnahme-Intervalls am Reisetag macht i. d. R. keine Probleme.

Bei Einnahme einer Mini-Pille (nur Gestagen, außer Desogestrel-Pillen) ist der Schutz nach Überschreiten eines Einnahme-Intervalls von maximal 27 h nicht mehr sicher. Hier sollte auf Westreisen mit Tagesverlängerung um mehr als 3 h eine Pille eingeschoben und damit das Einnahme-Intervall verkürzt werden. Auf Ostreisen kann die Einnahme zur gewohnten Tageszeit fortgesetzt werden. Dieses Vorgehen führt normalerweise nicht zu verstärkten Nebenwirkungen.

Weblinks

www.weltzeit.fernweh.com Anzeige der Zeitzonen und der Zeitverschiebung

www.zeitzonen.de Zeitzonenanzeige

Weiterführende Literatur

Sack RL. Clinical practice. Jet lag. N Engl J Med 2010; 362: 440 – 447

Sack RL. The pathophysiology of jet lag. Travel Med Infect Dis 2009; 7: 102 – 110

Sánchez-Barceló EJ, Mediavilla MD, Tan DX et al. Clinical uses of melatonin: evaluation of human trials. Curr Med Chem 2010; 17: 2070 – 2095

9 Reisethromboembolie

J. Ringwald

Editorial

„Blood clot kills woman after flight", titelte der „Guardian" im Oktober 2000 [1]. Nach Rückkehr aus Australien war eine 28-jährige Britin im Flughafen London an einer Lungenembolie verstorben. Mit dem Tod der jungen Frau begann die Wiederentdeckung eines Phänomens, dem bislang eher weniger Aufmerksamkeit beigemessen wurde – dem Zusammenhang zwischen venöser Thromboembolie (VTE) und Langstreckenreisen.

Das Wichtigste in Kürze

- Während des langen Sitzens auf Reisen, insbesondere Flugreisen, ist das **relative Risiko** für eine VTE ca. 2- bis 4-fach erhöht. Das **absolute Risiko** ist mit ca. 1 Ereignis auf 4600 Flügen gering, steigt aber mit der Flugdauer an.
- Da für Reisende mit vorbekannten Thromboserisiken das Risiko zusätzlich erhöht ist, sollten für diese neben adäquater Flüssigkeitszufuhr und regelmäßiger Bewegung (Aktivierung der Muskelpumpe) ggf. spezifische Prophylaxemaßnahmen in Betracht gezogen werden.
- Entsprechend dem Vorliegen individueller thrombophiler Risikofaktoren können die Reisenden nach niedrigem, mittlerem oder hohem Reisethromboembolie-Risiko (RTE-Risiko) unterschieden werden. Für Reisende mit mittlerem Risiko ist das Tragen knielanger Kompressionsstrümpfe, für Reisende mit hohem Risiko die zusätzliche Gabe eines Antikoagulans, z. B. niedermolekulare Heparine (NMH) oder Fondaparinux, in prophylaktischer Dosierung sinnvoll. Azetylsalizylsäure (ASS) sollte nicht eingesetzt werden.
- Für den Praxisalltag ist es sinnvoll, sich an **einer** von möglichst vielen Experten getragenen Konsensusempfehlung zu orientieren. Evidenzbasierte Leitlinien zur Prophylaxe der RTE existieren derzeit noch nicht.
- Welche Rolle die neuen oralen Antikoagulanzien in der Prophylaxe der RTE spielen werden, kann derzeit noch nicht beurteilt werden.

9.1 Historie und Definition der RTE

Bereits in den 1950er-Jahren wurde erstmals über VTE nach längeren Reisen, insbesondere Flügen, berichtet [2,3]. Weitere Fälle wurden in den nachfolgenden Jahrzehnten publiziert. Auch der ehemalige US-Präsident Richard Nixon erlitt nach einer Flugreise eine Lungenembolie, die dessen Aussage im Watergate-Skandal verhindert haben soll [4]. Ein weiterer prominenter Politiker, der spätere US-Vizepräsident Dan Quayle, erlitt 1994 eine tiefe Beinvenenthrombose nach mehreren aufeinander folgenden Flügen [5]. Diese Fälle zeigen, dass der 1977 geprägte Terminus **„Economy Class Syndrome"** nicht wirklich zutreffend ist, da diese beiden Politiker eher nicht in der Touristenklasse gereist sein dürften [6]. Nach einer 1986 veröffentlichten Studie waren 18 % aller Todesfälle am Flughafen London Heathrow auf eine Lungenembolie zurückzuführen, wobei 72 % der Betroffenen keine medizinische Vorgeschichte hatten [7]. Da fundierte wissenschaftliche Daten zur Epidemiologie, Pathogenese oder Prophylaxe der RTE nicht vorlagen, wurden nach dem Tod der jungen Britin mehrere Expertentreffen abgehalten, deren Empfehlungen Ärzten und Reisenden Orientierung geben und der aufkeimenden Hysterie Einhalt gebieten sollten.

! Nach dem Konsensus des Wiener Expertentreffens von 2001 ist unter einer RTE eine **Thrombose des tiefen Venensystems der unteren Extremitäten** (mit oder ohne pulmonal-embolische Komplikationen) zu verstehen, die in **zeitlichem Zusammenhang** mit einer **vielstündigen Reise in sitzender Position** bei Personen aufgetreten ist, die **bei Reiseantritt keinen Hinweis auf eine akute VTE** aufwiesen [8]. Nach einer Definition aus 2008 ist eine RTE eine VTE, die sich **innerhalb von 4 Wochen nach einer Langstreckenreise** manifestiert [9]. Ebenso wurde in der jüngeren Definition die Untergruppe der **Flug**reisethrombose gesondert hervorgehoben. Eine Sonderform der RTE ist der Reiseschlaganfall („Economy Class **Stroke** Syndrome") im Sinne einer paradoxen Embolie durch ein funktionell offenes Foramen ovale [10].

Angesichts von weltweit ca. 2 Mrd. Flugreisenden wurde in der RTE trotz eines wohl niedrigen Einzelrisikos aufgrund des hohen Kumulativrisikos ein bedeutendes Problem für das Gesundheitswesen gesehen. Darum wurde das WRIGHT-Programm (**W**HO **R**esearch **i**nto **g**lobal **H**azards of **T**ravel) zur Erforschung der Epidemiologie und Pathophysiologie (Phase 1) sowie der Prävention (Phase 2) der RTE mit dem Endziel evidenzbasierter Prophylaxeempfehlungen initiiert.

9.2 Pathogenese und Epidemiologie der RTE

Langes Sitzen als primärer pathogenetischer Faktor

Durch die **mangelnde Muskelpumpfunktion** ist der venöse Rückfluss herabgesetzt. Ebenso ist das Entstehen von Endothelläsionen durch das **Abknicken der Blutgefäße** begünstigt. Bereits 1940 beschrieb Simpson eine erhöhte Rate fataler pulmonaler Embolien nach langem Sitzen in Londoner Bunkern [11]. Umstritten ist aber, ob die Gerinnung durch das Sitzen allein aktiviert wird [12–16]. Beobachtungen zur Flugreisethrombose unterstreichen die pathogenetische Bedeutung des Sitzens. So haben 42 von 45 Reisenden mit schwerer pulmonaler Embolie ihren Sitz während einer Flugreise nicht verlassen [17]. Ebenso erleiden Flugreisende auf Fensterplätzen ca. doppelt so häufig eine RTE wie Flugreisende auf Gangsitzen [18]. Für adipöse Reisende steigt dieses Risiko gar auf das 6-Fache an!

Flugreiseassoziierte Risikofaktoren

Der erniedrigte Luftdruck in den Kabinen moderner Passagierflugzeuge führt zu einer leichten **hypobaren Hypoxie**. Einige Autoren fanden Hinweise auf eine Gerinnungsaktivierung bei Personen, die sich mehrere Stunden im Flugzeug oder unter vergleichbaren Gegebenheiten in einer Druckkammer aufhielten; andere konnten dies nicht bestätigen [12, 14, 19–31]. Nach dem finalen Report der Phase 1 des WRIGHT-Projekts besteht prinzipiell zwar keine eindeutige Assoziation zwischen hypobarer Hypoxie und prothrombotischen Veränderungen, jedoch können flugspezifische Faktoren möglicherweise mit vorbekannten Thromboserisiken Reisender interagieren und dann zur Gerinnungsaktivierung führen [32].

Der durch niedrige Luftfeuchtigkeit, ungenügende Flüssigkeitsaufnahme und diuretische Wirkung alkoholischer oder koffeinhaltiger Getränke bedingten **Dehydration** scheint dagegen keine wirkliche pathophysiologische Bedeutung zuzukommen [33]. Ein geringer Alkoholgenuss während eines Langstreckenfluges scheint gar protektiv zu sein [18].

Absolutes und relatives Risiko der RTE – Einfluss patientenbezogener Risikofaktoren

Nach der derzeitigen Datenlage besteht eine schwache Assoziation zwischen (Flug-)Reisen über 6–8 h und VTE mit einem ca. **2- bis 4-fach erhöhtem relativem Risiko**. Zumeist finden sich **asymptomatische** Unterschenkelvenenthrombosen. Nur ca. jede 10. Thrombose wird klinisch symptomatisch. Das Risiko bei Flugreisen scheint gegenüber anderen Reisearten geringgradig erhöht zu sein.

Das **absolute Risiko für eine symptomatische RTE** ist gering und wird derzeit mit 1 Ereignis auf 4656 Flügen bzw. 215 VTE auf 1 Mio. Reisende angegeben [34]. Für Flugreisen über 16 h Dauer steigt das Risiko auf 1 Ereignis auf 1264 Flüge oder 798 VTE auf 1 Mio. Reisende an. Nach einer aktuellen Metaanalyse erhöht sich das RTE-Risiko um 18% pro 2 h Reisedauer, bei Flugreisen um 26% [35]. Ein ähnlicher Dosiswirkungseffekt wurde für mehrere Reisen in kurzen Abständen gefunden [34]. Ältere retrospektive Untersuchungen berichten über 0,39–2,57 pulmonale Embolien pro 1 Mio. Flugreisende mit einem deutlichen Risikoanstieg für Flugreisen über 5000 km oder von mehr als 8 h Dauer [17, 36, 37].

Das RTE-Risiko ist für Reisende mit vorbekannten Thromboserisiken erhöht. Liegt die Häufigkeit asymptomatischer tiefer Beinvenenthrombosen für Reisende mit niedrigem bis mittlerem thrombophilem Risiko bei ca. 1%, steigt diese Rate bei hohem thrombophilem Risiko auf ca. 5% [38–40]. In einer deutschen Studie wurde bei allen Patienten mit RTE **mindestens 1 Thromboserisikofaktor** gefunden [41]. Nach Ergebnissen jüngerer Untersuchungen sind übergewichtige bzw. adipöse (BMI > 25–30 kg/m^2) sowie große (> 185–190 cm) und, zumindest für Flugreisen, kleine (< 160–165 cm) Reisende stärker gefährdet [34, 42, 43]. Zudem gilt dies für Frauen unter oralen Kontrazeptiva und Träger der Faktor-V-Leiden-Mutation [42]. Zudem können Aktivitätserhöhungen verschiedener Gerinnungsfaktoren das Risiko für eine RTE erhöhen [43]. Die Kombination hoher F.-VIII-Aktivität und der Einnahme oraler Kontrazeptiva ergab mit einer Odd's Ratio von 51,7 das höchste kombinierte Risiko. Überraschenderweise war in einer Studie das Risiko für Reisende unter 30 Jahre erhöht, was mit der Unerfahrenheit dieser Reisenden erklärt wurde [34].

Sollten alle Reisenden vor einer langen (Flug-)Reise auf Thromboserisikofaktoren untersucht werden? Basierend auf dem Vergleich der Inzidenz einer RTE (0,02%) und einer Blutung unter der prophylaktischen Applikation eines NMH (0,03% pro Tag) zeigte sich, dass zur Verhinderung eines thrombotischen Ereignisses 7826 Reisende untersucht werden müssten bzw. die Verhinderung **eines** thrombotischen Ereignisses **mehr als eine** schwere Blutungskomplikation nach sich ziehen würde [43]. Bezogen auf Reisende unter oraler Kontrazeption sähe dies etwas günstiger aus. Weitere Studien sind notwendig, um hierfür Empfehlungen mit hoher Evidenz geben zu können.

9.3 Prophylaxe der RTE

Die wesentlichen Ziele der RTE-Prophylaxe sind die Erhöhung des venösen Rückflusses durch aktive Bewegung bzw. das Tragen von Kompressionsstrümpfen sowie die Verhinderung der Gerinnungsaktivierung durch die Gabe von Antikoagulanzien. Angesichts mangelnder Daten ist es schwierig, eindeutige und fundierte Empfehlungen zum individuellen Einsatz zu geben. Diese basieren überwiegend auf Beobachtungen aus epidemiologischen Studien oder auf Rückschlüssen aus Daten, die aus Interventionsstudien in anderen Zusammenhängen gezogen wurden [9]. Die Unterschiede diverser publizierter Empfehlungen haben teilweise zur Verunsicherung von Reisenden und Ärzten beigetragen. Selbst Experten diskutieren kontrovers, ob eine spezifische RTE-Prophylaxe überhaupt notwendig ist [44, 45]. Die Unsicherheit belegen Ergebnisse einer Studie, die 2005 mit 2089 Teilnehmern internationaler wissenschaftlicher Kongresse in Australien, darunter auch der Kongress der „International Society on Thrombosis and Haemostasis", durchgeführt wurde [46]. Neben Alter und thrombophilen Risikofaktoren waren **Nationalität** und **Beruf** unabhängige Determinanten für den Einsatz spezifischer Prophylaxemaßnahmen.

Die völlig „falsche" oder „richtige" Prophylaxestrategie gibt es derzeit somit nicht. Für die tägliche Praxis ist es sinnvoll, sich an **einer** Empfehlung zu orientieren, die von einer möglichst großen Anzahl von Experten getragen wird.

Ein differenziertes und praktikables Vorgehen beschreiben 2008 veröffentlichte Konsensusempfehlungen [9]. Drei wichtige Leitsätze können aus dem Konsensuspapier abgeleitet werden:

! Leitsätze

- Für Reisende mit erhöhtem Risiko werden graduierte Kompressionsstrümpfe empfohlen, wenn keine Kontraindikationen hierfür bestehen.
- Angesichts der bekannten potenziellen Nebenwirkungen sollte nicht zum unkritischen Einsatz pharmakologischer Substanzen ermutigt werden.
- Für Reisende mit hohem Risiko sind NMH oder Fondaparinux die bevorzugten pharmakologischen Substanzen.

Nach einer Metaanalyse der Cochrane Gruppe reduziert das Tragen von Kompressionsstrümpfen die Inzidenz symptomloser tiefer Venenthrombosen und von Beinödemen nach Reisen [47]. Knielange Kompressionsstrümpfe sind hierbei mindestens so wirksam wie oberschenkellange [48]. Zudem haben knielange Kompressionsstrümpfe hinsichtlich Compliance und Kosten klare Vorteile.

Die Erweiterung des Bewegungsspielraums der Reisenden oder die Entwicklung besserer Sitze [49] zu Erhöhung des venösen Rückflusses können weder vom Reisenden noch vom beratenden Arzt beeinflusst werden. Der Einsatz der intermittierenden pneumatischen Kompression spielt nur unter besonderen Umständen für Höchstrisikopatienten eine Rolle [50].

Da die Anwendung von Antikoagulanzien auch bei kurzer Anwendungsdauer mit erhöhtem Blutungsrisiko assoziiert ist, kann dieses bei zu häufigem und unkritischem Einsatz den potenziellen Nutzen – die Thromboseprävention – übertreffen [43]. Vor dem Einsatz pharmakologischer Substanzen sollten die Möglichkeiten zur Verbesserung des venösen Rückflusses stets ausgeschöpft werden. Da es keine Zulassung der o.g. Medikamente zur RTE-Prophylaxe gibt, handelt es sich ggf. um einen „Off Label Use", der begründet und dem Reisenden mitgeteilt werden muss. Dagegen ist eine heparininduzierte Thrombozytopenie Typ II bei der kurzzeitigen Anwendung nahezu auszuschließen.

Nach überwiegendem Konsens ist ASS zur RTE-Prophylaxe nicht indiziert [51 – 53]. In der einfachen Verfügbarkeit und Applikation dürften die Gründe liegen, warum andere Autoren den Einsatz von ASS zur RTE-Prophylaxe propagieren (Aerospace Medical Association, Scottish Intercollegiate Guidelines Network). Im venösen System ist der antikoagulatorische Effekt durch die ASS-induzierte Thrombozytenfunktionshemmung aber der Hemmung der plasmatischen Gerinnung durch NMH oder Fondaparinux unterlegen. Nur in einer kleinen, 2002 publizierten Studie wurde der Einsatz pharmakologischer Substanzen zur RTE-Prophylaxe bislang untersucht [39]. Hier wurde Hochrisikoreisenden vor einem mindestens 12-stündigen Flug Placebo (n = 82), 400 mg ASS/d über 3 Tage (n = 83) oder 100 IE/kg KG Enoxaparin 2 – 4 h vor Beginn der Flugreise (n = 82) verabreicht. Eine gegenüber der Placebogruppe (4,8%) signifikant geringere Inzidenz tiefer oder oberflächlicher Beinvenenthrombosen konnte nur unter Enoxaparin (0,6%) beobachtet werden, während diese unter ASS (3,8%) nur geringfügig niedriger war. Dagegen hatten 13% der Reisenden unter ASS milde gastrointestinale Nebenwirkungen. Reisende neigen dazu, das leicht verfügbare ASS zur RTE-Prophylaxe auch über den Rat des Arztes hinausgehend einzunehmen. So nahmen 19,1% der Reisenden ASS ein, obwohl dies nur 6,4% vorab empfohlen wurde [54].

Nach den Konsensusempfehlungen werden die Reisenden in **3 Gruppen mit niedrigem, mittlerem oder hohem RTE-Risiko** eingeteilt [9]. In die Gruppe mit niedrigem Risiko gehören Reisenden ohne bzw. mit einem nicht schwerwiegenden thrombophilen Risikofaktor. Reisende mit mindestens 2 milden oder einem schwerwiegenden thrombophilen Risikofaktor werden der Gruppe mit mittlerem bzw. hohem Risiko zugeordnet.

Tipp für die Praxis

Einteilung nach mittlerem und hohem Thromboserisiko
(nach Konsensusempfehlung 2008)

mittleres Risiko: mindestens 2 der folgenden Faktoren:

- Schwangerschaft oder postpartale Phase
- Alter über 60 Jahre
- dokumentierte Thrombophilie
- positive Familienanamnese für venöse Thromboembolie
- ausgeprägte Varizen und/oder chronisch venöse Insuffizienz (CVI)
- Ovulationshemmer oder Hormonersatztherapie
- Adipositas (BMI>30 kg/m^2)
- Körpergröße > 190 cm oder < 160 cm (erweitert nach Schobersberger 2009 [56])

hohes Risiko:

- anamnestisch bekannte venöse Thromboembolie
- manifeste maligne oder sonstige schwere Erkrankungen
- Immobilisation (z. B. Extremität in Gipsverband)
- kürzlich zurückliegende große Operation

Während für Reisende mit niedrigem Risiko nur Allgemeinmaßnahmen empfohlen werden, sollten Reisenden mit mittlerem oder hohem Risiko zusätzliche spezifische Prophylaxemaßnahmen angeraten werden. Generell sollte aber auch die Dauer der Reise bei der individuellen Empfehlung berücksichtigt werden, da das Risiko bei Reisen über 12 h weiter ansteigt. Die zusätzliche Gabe von NMH oder Fondaparinux kann auch für Patienten mit mittlerem Risiko infrage kommen, etwa bei sehr langer Reisedauer oder besonderer Schwere der Thrombophilie (z. B. homozygote Faktor-V-Leiden- oder Prothrombin-G20 210A-Mutation). Sollte das Tragen von Kompressionsstrümpfen für Reisende mit mittlerem Risiko nicht möglich sein (z. B. Kontraindikation bei höhergradiger peripherer arterieller Verschlusskrankheit oder Unverträglichkeiten gegen das Strumpfmaterial), so kann alternativ eine medikamentöse Prophylaxe erwogen werden.

Tipp für die Praxis

Empfohlene Prophylaxemaßnahmen (nach Konsensusempfehlung 2008)

niedriges Risiko: nur Allgemeinmaßnahmen wie

- Beine regelmäßig bewegen – am besten regelmäßig gymnastische Übungen (Fußwippen),
- Beine nicht übereinander schlagen,
- bequeme, nicht einengende Kleidung tragen,
- Toilettengang zur Bewegung nutzen,
- Vorsicht im Umgang mit Beruhigungs- und Schlafmitteln! Möglichst meiden!
- auf ausreichende Flüssigkeitszufuhr achten („mindestens 250 ml alle 2 h"),
- Getränke mit diuretischer Wirkung (Alkohol, Kaffee) möglichst meiden bzw. mäßig genießen,
- entspannt und angstfrei auf die Reise gehen,
- regelmäßige Pausen während Autofahrten einlegen,
- möglichst Gangsitz reservieren.

mittleres Risiko:

- zusätzlich knielange Kompressionsstrümpfe mit 10 – 20 mmHg Knöchelanpressdruck (KAP) – bei CVI 20 – 40 mmHg KAP
- Im Einzelfall kann ggf. zusätzlich NMH oder Fondaparinux gegeben werden.

hohes Risiko:

- zusätzlich NMH in hoher prophylaktischer Dosierung oder Fondaparinux (kurz vor Reiseantritt oder ggf. 1 × tgl. bei Rundreisen)

Nach den 2008 publizierten **Deutschen S3-Leitlinien zur Thromboseprophylaxe** erfordert die vorübergehende Immobilisierung **nicht** erkrankter Personen, wie z. B. auf lang dauernden Flug- oder Busreisen, keine speziellen Prophylaxemaßnahmen, da das VTE-Risiko hierbei kaum messbar ist [55]. Allgemeine Basismaßnahmen werden aber allen Reisenden angeraten. Bei zusätzlichen Risikofaktoren, wie z. B. bei hohem Lebensalter, früherer VTE, aktiver Krebserkrankung, chronisch venöser Erkrankung oder starkem Übergewicht, kann der Rat zu speziellen Prophylaxemaßnahmen gegeben werden. In den meisten Fällen handelt es sich hierbei um das Anlegen knielanger Kompressionsstrümpfe. Es wird explizit hervorgehoben, dass die Reise per se keine Indikation zu einer speziellen physikalischen oder gar medikamentösen Prophylaxe darstellt. Konkretere Vorgaben bzgl. des Vorgehens bei Kombination verschiedener Risiken oder dem Einsatz von Antikoagulanzien fehlen jedoch.

In aktuellen US-amerikanischen Leitlinien zur Thromboseprophylaxe werden für Reisende mit Flugzeiten über 8 h sowie alle Langstreckenreisenden mit zusätzlichen, nicht näher definierten Risikofaktoren Allgemeinmaßnahmen empfohlen (Vermeidung einengender Kleidung an den unteren Extremitäten oder der Taille, adäquate Wasserzufuhr und häufige Kontraktionen der Wadenmuskulatur) [51]. Bei hohem VTE-Risiko wird das Tragen knielanger Kompressionsstrümpfe mit einem Knöchelanpressdruck von 15 – 30 mmHg **oder** eine einmalige prophylaktische Dosis eines NMH vor Abreise angeraten.

9.4 Neue Möglichkeiten zur medikamentösen Prophylaxe

NMH oder Fondaparinux müssen **parenteral** gegeben werden. Die bis 2008 einzig verfügbaren oralen Antikoagulantien (Kumarinderivate) sind insbesondere aufgrund ihres verzögerten Wirkungseintritts nicht zur RTE-Prophylaxe geeignet. Jetzt sind drei neue orale Antikoagulantien (Pradaxa, Xarelto und Eliquis) verfügbar, die den NMH hinsichtlich Nutzen-Risiko-Effizienz zumindest ebenbürtig zu sein scheinen. Alle drei Präparate sind bislang für die postoperative Thromboseprophylaxe in der elektiven Knie- und Hüftgelenkendoprothetik zugelassen. Die Zulassung dieser direkten und sofort wirksamen Thrombin- (Pradaxa) bzw. Faktor-Xa-Inhibitoren (Xarelto, Eliquis) für weitere Indikationen, wie z. B. Prävention von Schlaganfall uns systemischer Embolie bei chronischem Vorhofflimmern, VTE-Therapie, akutes Koronarsyndrom, Thromboseprophylaxe bei internistischen Patienten, wird angestrebt bzw. ist für Pradaxa und Xarelto bzgl. der erstgenannten Indikation im August 2011 bzw. Dezember 2011 bereits erfolgt. Xarelto hat parallel hierzu zudem auch die Zulassung für die Therapie der tiefen Venenthrombose und die Prophylaxe von rezidivierenden tiefen VTE nach akuten tiefen Venenthrombosen erhalten. Eine spezifische Zulassung zur RTE-Prophylaxe wird es dagegen wohl nicht geben. Insbesondere aufgrund des „off-label-use" erscheint es empfehlenswert, mit dem Einsatz dieser neuen Medikamente in der RTE-Prävention zumindest so lange zu warten, bis mehr Erfahrung mit diesen neuen Substanzen vorliegen bzw. die Zulassung zur Thromboseprophylaxe bei internistischen Patienten erteilt wurde. Damit wäre dann der Stand erreicht, wie er derzeit hinsichtlich des „off-label"-Einsatzes der NMH oder von Fondaparinux im Rahmen der RTE-Prophylaxe bereits besteht.

Literatur

[1] Perry K. Blood clot kills woman after flight. The Guardian Oct 2000

[2] Louvel J. Four cases of phlebitis due to air travel. Arch Mal Coueur Vaiss 1951; 44: 748 – 749

[3] Homans J. Thrombosis of the leg veins due to prolonged sitting. N Engl J Med 1954; 250: 148 – 49

[4] Eklof B, Arfivdsson B. Air travel-related venous thromboembolism. Hawaii views. Cardiovasc Surg 2001; 9: 145

[5] Murphy JF. The folded deckchair position: the problem of lang-haul flights. Ir Med J 2001; 94: 260

[6] Symington I, Stack B. Pulmonary thromboembolism after travel. Br J Dis Chest 1977; 71: 138 – 140

[7] Sarvesvaran R. Sudden natural deaths associated with commercial air travel. Med Sci Law 1986; 26: 35 – 38

[8] Partsch H, Niessner H, Bergau L et al. Traveller's thrombosis 2001. VASA 2002; 31: 66 – 67

[9] Schobersberger W, Toff WD, Eklöf B et al. Traveller's thrombosis: International consensus statement. VASA 2008; 37: 311 – 317

[10] Kakkos SK, Geroulakos G. Economy class stroke syndrome: case report and review of the literature. Eur J Vasc Endovasc Surg 2004; 27: 239 – 243

[11] Simpson K. Shelter deaths from pulmonary embolism. Lancet 1940; 2: 744

[12] Stricker H, Colucci G, Godiao M et al. The influence of a prolonged sitting position on the biochemical markers of coagulation activation in healthy subjects: evidence of reduced thrombin generation. J Thromb Haemost 2003; 1: 380 – 381

[13] Stricker H, Colucci G, Alberio L et al. Variation in coagulation inhibitors during prolonged sitting: possible pathogenetic mechanisms for travel-associated thrombosis. J Thromb Haemost 2006; 4: 900 – 902

[14] Toff WD, Jones CI, Ford I et al. Effect of hypobaric hypoxia, simulating conditions during long-haul air travel, on coagulation, fibrinolysis, platelet function, and endothelial activation. JAMA 2006; 295: 2251 – 2261

[15] Schobersberger W, Mittermayr M, Innerhofer P et al. Coagulation changes and edema formation during long-distance bus travel. Blood Coagul Fibrinolysis 2004; 15: 419 – 425

[16] Tardy B, Tardy-Poncet B, Bara L et al. Effects of long travels in sitting position in elderly volunteers on biological markers of coagulation activation and fibrinolysis. Thromb Res 1996; 83: 153 – 160

[17] Lapostolle F, Surget V, Borron S et al. Severe pulmonary embolism associated with air travel. N Engl J Med 2001; 345: 779 – 783

[18] Schreijer AJM, Cannegieter SC, Doggen CJM et al. The effect of flight-related behaviour on the risk of venous air travel. Br J Haematol 2009; 144: 425 – 429

[19] Schobersberger W, Fries D, Mittermayr M et al. Changes of biochemical markers and functional tests for clot formation during long-haul flights. Thromb Res 2003; 108: 19 – 24

[20] Schobersberger W, Mittermayr M, Fries D et al. Changes in blood coagulation of arm and leg veins during a simulated long-haul flight. Thromb Res 2007; 119: 293 – 300

[21] Schobersberger W, Hauer B, Sumann G et al. Die Reisethrombose: Häufigkeit, Ursachen, Prävention. Wien Klein Wochenschr 2002; 114: 14 – 20

[22] Schobersberger W, Schobersberger B, Mittermayr M et al. Air travel, hypobaric hypoxia, and prothrombotic changes. JAMA 2006; 296: 2313 – 2314

[23] Bendz B, Sevre K, Andersen TO et al. Low molecular weight heparin prevents activation of coagulation in a hypobaric environment. Blood Coagul Fibrinolysis 2001; 12: 371 – 374

[24] Bendz B, Rostrup M, Sevre K et al. Association between acute hypobaric hypoxia and activation of coagulation in human beings. Lancet 2000; 356: 1657 – 1658

[25] Jones CI, Ford I, Pearse RJ et al. Effects of hypobaric hypoxia on platelet activation and reactivity. Br J Haematol 2004; 125 (Suppl. 1): 44

[26] Crosby A, Talbot NP, Harrison P et al. Relation between acute hypoxia and activation of coagulation in human beings. Lancet 2003; 361: 2207 – 2208

[27] Gertler JP, Perry L, L'Italien G et al. Ambient oxygen tension modulates endothelial fibrinolysis. J Vasc Surg 1993; 18: 939 – 945

[28] Hodkinson PD, Hunt BJ, Parmar K et al. Is mild normobaric hypoxia a risk factor for venous thromboembolism? J Thromb Haemost 2003; 1: 2131 – 2133

[29] Boccalon H, Boneu B, Emmerich J et al. Long-haul flights do not activate hemostasis in young healthy men. J Thromb Haemost 2005; 3: 1539 – 1541

[30] Schiffer T, Strüder HK, Predel HG et al. Effects of mild leg exercise in a seated position on haemostatic parameters under normobaric hypoxic conditions. Can J Appl Physiol 2005; 30: 708 – 722

[31] Schreijer AJ, Cannegieter SC, Meijers JC et al. Activation of coagulation system during air travel: a crossover study. Lancet 2006; 367: 832 – 838

[32] WHO. WHO Research into global Hazards of Travel (WRIGHT) Project. Final report of phase I. www.who.int/cardiovascular_diseases/wright_project

[33] Schreijer AJM, Cannegieter SC, Caramella M et al. Fluid loss does not explain coagulation activation during travel. Thromb Haemost 2008; 99: 1053 – 1059

[34] Kuipers S, Cannegieter SC, Middeldorp S et al. The absolute risk of venous thrombosis after air travel: a cohort study of 8, 755 employees of international organisations. PLoS Med 2007; 4: e290

[35] Chandra D, Parisini E, Mozaffarian D. Meta-analysis: travel and risk for venous thromboembolism. Ann Intern Med 2009; 151: 180 – 190

[36] Perez-Rodriguez E, Jimenez D, Diaz G et al. Incidence of air travel-related pulmonary embolism at the Madrid-Barajas airport. Arch Intern Med 2003; 163: 2766 – 2770

[37] Hertzberg SR, Roy S, Hollis G et al. Acute symptomatic pulmonary embolism associated with long haul air travel to Sydney. Vasc Med 2003; 8: 21 – 23

[38] Belcaro G, Geroulakos G, Nicolaides A et al. Venous thromboembolism from air travel. The LONFLIT study. Angiology 2001; 52: 369 – 374

[39] Cesarone M, Nicolaides A, de Sanctis M et al. Venous thrombosis from air travel. The LONFLIT3 study. Prevention with Aspirin vs. Low-Molecular-Weight Heparin (LMWH) in high-risk-subjects: A randomized trial. Angiology 2002; 53: 1 – 6

[40] Hughes RJ, Hopkins RJ, Hill S et al. Frequency of venous thromboembolism in low to moderate risk long distance air travellers: the New Zealand Air Traveller's Thrombosis (NZATT) study. Lancet 2003; 362: 2039 – 2044

[41] Schwarz T, Siegert G, Oettler W et al. Venous thrombosis after long-haul flights. Arch Intern Med 2003; 163: 2759 – 2764

[42] Cannegieter SC, Doggen CJ, van Houwelingen HC et al. Travel-related venous thrombosis: results from a large population-based case control study (MEGA study). PLoS Med 2006; 3: 1258 – 1265

[43] Kuipers S, Cannegieter SC, Doggen CJM et al. Effect of elevated levels of coagulation factors on the risk of venous thrombosis in long-distance travelers. Blood 2009; 113: 2064 – 2069

[44] Rosendaal FR. Interventions to prevent venous thrombosis after air travel: are they necessary? No. J Thromb Haemost 2006; 4: 2306 – 2307

[45] Brenner B. Interventions to prevent venous thrombosis after air travel: are they necessary? Yes. J Thromb Haemost 2006; 4: 2302 – 2305

[46] Kuipers S, Cannegieter SC, Middeldorp S et al. Use of preventive measures for air travel-related venous thrombosis in professionals who attend medical conferences. J Thromb Haemost 2006; 4: 2373–2376
[47] Clarke M, Hopewell S, Juszczak E et al. Compression stockings for preventing deep vein thrombosis in airline passengers. Cochrane Database Syst Rev. 2006; 2: CD004002
[48] Sajid MS, Tai NR, Goli G et al. Knee versus thigh length graduated compression stockings for prevention of deep venous thrombosis: a systematic review. Eur J Vasc Endovasc Surg 2006; 32: 730–736
[49] Abramowitz HB, Gertz SD. Venous stasis, deep venous thrombosis and airline flight: can the seat be fixed? Ann Vasc Surg 2007; 21: 267–271
[50] Coppens M, Schreijer AJM, Berger FH et al. Mechanical prophylaxis for travellers' thrombosis: a comparison of three interventions that promote venous outflow. J Thromb Haemost 2007; 5: 1556–1557
[51] Geerts WH, Bergqvist D, Pineo GF et al., American College of Chest Physicians. Prevention of venous thromboembolism: American College of Chest Physicians Evidence-Based Clinical Practice Guidelines, 8th ed. Chest 2008; 133 (6 Suppl): 381S–453S
[52] Watson HG, Chee YL. Aspirin and other antiplatelet drugs in the prevention of venous thromboembolism. Blood Rev 2008; 22: 107–116
[53] Hovens MM, Snoep JD, Tamsma JT et al. Aspirin in the prevention and treatment of venous thromboembolism. J Thromb Haemost 2006; 4: 1470–1475
[54] Ringwald J, Schifferdecker C, Strobel J et al. Prophylaxis of traveller's thrombosis – state of practise in Germany. J Travel Med 2011; 18: 44–52
[55] AWMF-Leitlinie (S3). Prophylaxe der venösen Thromboembolie (VTE). Stand März 2009. AWMF-Register-Nr. 003/001. www.uni-duesseldorf.de/AWMF/ll/003-001.htm
[56] Schobersberger W, Schobersberger B, Partsch H. Travel-related thromboembolism: mechanisms and avoidance. Expert Rev Cardiovasc Ther 2009; 7: 1559–1567

10 Reiseapotheke

B. Flörchinger

Editorial

Immerhin 75% der Reisenden in Tropen und Subtropen berichten über Gesundheitsprobleme im weitesten Sinne oder die Notwendigkeit einer Medikamenteneinnahme auf der Reise [1]. Doch nicht nur in warmen Ländern, auch in näher gelegenen Regionen ist eine wohlüberlegt ausgestattete Reiseapotheke hilfreich und kann in manchen Fällen einen Urlaub retten.
Sinn und Zweck einer Reiseapotheke ist

- *reisebedingten Krankheiten und Gesundheitsstörungen vorzubeugen,*
- *kleinere Gesundheitsprobleme auf Reisen selbst zu behandeln,*
- *die Medikation bei vorbestehenden Krankheiten fortzusetzen und akute Exazerbationen zu behandeln.*

Das Wichtigste in Kürze

- Die Zusammenstellung der Reiseapotheke sollte sich einerseits nach Ziel und Art der Reise, andererseits auch nach individuellen Gegebenheiten des Reisenden richten.
- Notwendige Dauermedikamente sollten auf Fernreisen möglichst von zu Hause mitgebracht werden, um das Risiko minderwertiger oder gefälschter Arzneimittel zu vermeiden.
- Bei bestimmten Personen- und Risikogruppen (z. B. Kleinkinder, Schwangere, Personen mit vorbestehenden Erkrankungen) ist die Beratung durch einen Arzt bzgl. der Auswahl der auf Reisen mitgeführten Medikamente dringend anzuraten.
- In der Reiseapotheke sollten mindestens ein Schmerzmedikament, Mittel gegen verschiedene Magen-Darm-Beschwerden sowie Materialien zur Behandlung kleinerer Wunden und Hautprobleme enthalten sein.

10.1 Allgemeines

Die Zusammenstellung der Reiseapotheke richtet sich nach der Wahrscheinlichkeit bestimmter Gesundheitsprobleme auf einer Reise. Hierbei sind Art und Dauer der Reise, spezielle Gesundheitsrisiken am Reiseziel und individuelle Besonderheiten des Reisenden zu berücksichtigen. Weiterhin spielen auch die Verfügbarkeit sicherer Medikamente, die medizinische Infrastruktur vor Ort, geplante Aktivitäten und andere Faktoren, wie z. B. Gewicht, Volumen und Transportmöglichkeiten von Medikamenten und anderen medizinischen Materialien eine Rolle.

Benötigte Medikamente sollten v. a. auf Fernreisen möglichst vom Reisenden mitgeführt werden. In weiten Teilen der Welt, insbesondere in afrikanischen und asiatischen Ländern, ist der Anteil gefälschter Arzneien mit eingeschränkter bis nicht vorhandener Wirksamkeit oder dem Risiko schwerer Nebenwirkungen um ein vielfaches höher als in Mitteleuropa und kann regional bei über 50% aller verkauften Medikamente liegen [2, 3].

Auch der Beipackzettel sollte sich bei allen mitgeführten Arzneimitteln im Gepäck befinden.

10.2 Dauermedikamente

Um auch bei ungeplanten Reiseverzögerungen eine Dauermedikation fortsetzen zu können, sollten regelmäßig eingenommene Medikamente in mindestens anderthalbfacher benötigter Menge für die Reisedauer mitgenommen werden und je zur Hälfte auf Handgepäck und andere Gepäckstücke verteilt werden. Auch Mittel zur Notfallbehandlung akuter Exazerbationen chronischer Erkrankungen (z. B. Asthmaanfall) und ärztliche Bescheinigungen über die medizinische Notwendigkeit verschreibungspflichtiger Medikamente gehören ins Handgepäck.

10.3 Basisausstattung der Reiseapotheke

Die Grundausstattung der Reiseapotheke umfasst Mittel gegen häufig auftretende, leichtere Gesundheitsprobleme auf Reisen (Tab. 10.**1**). Sie sollte individuell auf den jeweiligen Reisenden zugeschnitten sein. So nützt es wenig, wenn beispielsweise ein Schmerzmittel mitgeführt wird, dessen Anwendung sich nicht mit einem regelmäßig eingenommenen Dauermedikament verträgt.

Generell sollten in jeder Reiseapotheke Mittel gegen verschiedenartige **gastrointestinale Probleme** (z. B. Reisediarrhoe, Obstipation, Sodbrennen), **Fieber, Schmerzen, Erkältungskrankheiten, Hautprobleme** (Sonnenbrand, Insektenstiche, Infektionen) und für die **Wundversorgung** enthalten sein. Die Mitnahme von Spritzen, Kanülen, Notfall-Dentalset oder Antibiotika ist je nach Reiseziel und Reisestil empfehlenswert, in medizinisch gut versorgten touristischen Gebieten aber nicht unbedingt erforderlich.

II

Tab. 10.**1** Grundausstattung einer Reiseapotheke.

	Wirkstoffe (Beispiele), Bemerkungen
Magen-Darm-Beschwerden	
Elektrolytpräparate	verschiedene
Durchfallmittel	Tanninalbuminat-Ethacridinlactat, Probiotika, Loperamid, Rifaximin
Antazidum	Magaldrat
Antiemetikum	Dimenhydrinat (auch wirksam bei Reisekrankheit und Schwangerschaftserbrechen), Metoclopramid
Spasmolytikum	Butylscopolamin
Laxans	Bisacodyl, Natriumpicosulfat, Lactulose, Quellstoffe; Suppositorien in warmen Klimaregionen problematisch
Mittel gegen Meteorismus	Simeticon, Dimeticon
Erkältungskrankheiten/Fieber/Schmerzen	
abschwellende Nasentropfen	Xylometazolin, Oxymetazolin
Augentropfen	Tetryzolin gegen Rötungen, Hypromellose gegen trockene Augen (z. B. auf Langstreckenflügen)
Halstabletten	
Hustenmittel	ACC, pflanzliche Mittel, ggf. kodeinhaltige Mittel
Schmerz-, Fiebermittel	Paracetamol: auch für Kinder und Schwangere geeignet
	Azetylsalizylsäure; Cave: Reye-Syndrom bei Kindern; nicht einsetzen bei V. a. Dengue-Fieber (Blutungsgefahr!)
	Ibuprofen: u. a. wirksam bei Höhenkopfschmerz
Sonnenbrand/Insektenstiche/Allergien/Hautprobleme	
Antihistamin-Gel, -Salbe	
Kortikoid-Creme	Hydrokortison 1 %-Creme
Antiallergikum (intern)	Cetirizin, Loratadin
Insekten-Repellentien	DEET, Icaridin
Sonnenschutzcreme , Lippenschutz	gegen UVA- und UVB-Strahlen; LSF an Hauttyp angepasst
Antimykotikum	Salbe, für Frauen ggf. Vaginaltabletten
antiseptische bzw. antibiotische Salbe	Povidon-Jod
Wundsalbe	Panthenol, Hamamelis
Infektionen	
Antibiotikum	Ciprofloxacin, Azithromycin u. a.
	Nur nach Rücksprache mit dem Hausarzt! Auswahl abhängig von Indikation, Reiseziel, Reisedauer, Vorerkrankungen, Allergien etc.
Ohrentropfen (Otitis externa)	antibiotikahaltig oder Kombinationen; werden häufig von Tauchern in tropischen Gewässern benötigt!
Augentropfen, -salbe (Konjunktivitis)	antibiotikahaltig
weitere Medikamente	
Malaria-Mittel	Chemoprophylaxe, Stand-by-Therapie
Beruhigungsmittel	pflanzliche Wirkstoffe, Lorazepam
Verhütungsmittel	Ovulationshemmer, Kondome
Sportsalbe	
Verbandsmaterial, Sonstiges	

Fortsetzung nächste Seite

Tab. 10.1 Grundausstattung einer Reiseapotheke *(Fortsetzung).*

	Wirkstoffe (Beispiele), Bemerkungen
Pflastersortiment	
Heftpflaster	
sterile Kompressen	10 × 10 cm
elastische Binde	
Mullbinden	
Einmal-Spritzen, -kanülen	
Einmal-Handschuhe	
Mittel zur Trinkwasserdesinfektion	
Splitter-Pinzette	auch zur Zeckenentfernung
Fieberthermometer	
Handdesinfektionsmittel	
Sonnenbrille	
Ersatzbrille, -kontaktlinsen, Pflegemittel	
Dental-Notfallset	Zahnzement aus modifiziertem Zinkoxid und Eugenol

10.4 Reiseapotheke für besondere Personengruppen

Bei bestimmten Personengruppen (Kinder, Schwangere), vorbestehenden Erkrankungen oder Einnahme von Dauermedikamenten ist die Beratung durch Arzt oder Apotheker bei Zusammenstellung der Reiseapotheke dringend zu empfehlen.

Kinder

Für Kinder, besonders Kleinkinder, besteht in Bezug auf viele reisebedingte Gesundheitsprobleme ein größeres Risiko als für Erwachsene. So ist die Anfälligkeit für diverse Infektionen erhöht, der Verlauf vieler Krankheiten oft schwerer.

Auf der anderen Seite ist die Möglichkeit prophylaktischer oder therapeutischer Maßnahmen eingeschränkt. Für viele Impfungen und Medikamente gelten bei Kindern Kontraindikationen bzw. Anwendungsbeschränkungen.

Häufig treten bei Kindern auf Reisen Fieber, Durchfall und Erkältungskrankheiten auf.

Als **Schmerz- und Fiebermittel** ist **Paracetamol** auch für Kleinstkinder (in gewichtsabhängiger Dosierung) geeignet. Acetylsalicylsäure kann bei Kindern in Zusammenhang mit fieberhaften Erkrankungen zu einem lebensbedrohlichen Reye-Syndrom (Enzephalopathie und fettige Leberdegeneration) führen und sollte deshalb nicht angewendet werden.

Ein **Durchfall** führt insbesondere bei Kleinstkindern oft zu rascher Dehydrierung. Aus diesem Grunde ist der schnelle Ersatz von Flüssigkeit und Salzen von zentraler Bedeutung. Ein **Elektrolytpräparat zur oralen Rehydrierung** sollte darum auf Reisen mit Kindern immer mitgeführt werden. Der Einsatz von Loperamid ist bei Kindern unter 12 Jahren kritisch zu bewerten und sollte nur unter ärztlicher Aufsicht erfolgen. Für Kinder unter 2 Jahren ist Loperamid kontraindiziert.

Tanninalbuminat-Ethacridinlactat (Tannacomp) kann bei Kindern sowohl zur Prophylaxe als auch zur Therapie eingesetzt werden. Bei Kindern unter 5 Jahren sollte eine Rücksprache mit dem Arzt erfolgen.

Probiotika mit Hefe (Saccharomyces boulardii oder cerevisiae) oder Laktobazillen können auch im Kleinkindesalter verwendet werden.

Da **Blähungen** und **Reiseübelkeit** bei Kindern oft zu Beschwerden führen, sollte die Reiseapotheke auch hierfür gerüstet sein. Hier eignen sich **Simeticon** oder **Dimeticon** bei Meteorismus, Präparate mit **Dimenhydrinat** gegen Kinetosen (siehe Kap. 11).

Obere Atemwegsinfektionen und **Ohrenschmerzen** treten bei Kindern nicht nur auf Reisen häufig auf. Hier helfen meist die von zu Hause gewohnten Mittel. Ein **Hustensaft** sowie **schmerzstillende Ohrentropfen** (z. B. Otalgan) sollten mitgeführt werden.

Besonders wichtig zum Schutz vor Malaria und anderen insektenübertragenen Krankheiten ist für Kleinkinder in tropischen Gebieten eine sorgfältige Expositionsprophylaxe gegen Mückenstiche. Als **Repellens** eignet sich ab einem Alter von 2 Jahren **Icaridin.** Pflanzliche Repellentien und DEET-haltige Produkte in niedriger Konzentration (< 30 %) haben leider nur eine kurze Wirksamkeit. DEET in höherer Konzentration (50 %) wird von deutschen Herstellern erst ab einem Alter von 9 Jahren empfohlen.

II

Zum **Schutz vor sonnenbedingten Hautschäden**, durch die Kinder ganz besonders gefährdet sind, sollte eine Creme mit hohem UVA- und UVB-Lichtschutzfaktor (LSF 20 oder höher) verwendet werden.

Zur **Wunddesinfektion** eignen sich für Kinder am besten nicht brennende Desinfektionslösungen (z. B. Octenisept).

Schwangere

Viele Medikamente sind in Schwangerschaft und Stillzeit wegen unerwünschter Wirkungen auf Mutter und/oder Kind kontraindiziert. Weiterhin liegen bei einer großen Zahl von Substanzen keine ausreichenden Erfahrungen über ihre Auswirkung bei Einnahme in der Gravidität vor, da prospektive Studien an Schwangeren aus ethischen Gründen nicht durchgeführt werden können. Deshalb ist Zurückhaltung v. a. bei der Selbstmedikation anzuraten. Die Zusammenstellung der Reiseapotheke sollte in Absprache mit dem Arzt erfolgen.

Zur Auswahl geeigneter Mittel gegen typische Gesundheitsprobleme auf Reisen siehe Kap. 31: „Reisen in der Schwangerschaft“.

10.5 Reiseapotheke bei besonderen Aktivitäten

Abgelegene Regionen

Bei Reisen in abgelegene Regionen mit schwieriger Erreichbarkeit medizinischer Versorgung kann eine deutlich umfangreichere Ausstattung der Reiseapotheke notwendig werden. Abhängig vom Reiseziel, geplanten Aktivitäten und Risikokonstellation ist die Mitnahme folgender Medikamente bzw. Ausrüstungsgegenstände sinnvoll:

- Antibiotika (z. B. Ciprofloxacin, Azithromycin, Cephalosporin)
- Epinephrin
- β-Mimetikum
- Kortikoid zur parenteralen Anwendung
- stark wirksames Analgetikum (z. B. Tramadol, Tilidin)
- Sedativum (z. B. Diazepam)
- Herz-Kreislauf-Medikamente (z. B. Nitroglyzerin, β-Blocker, Etilefrin)
- Infusionslösungen, -besteck
- ggf. Medikamente zur HIV-Postexpositionsprophylaxe (s. u.)
- steriles Nahtbesteck, Skalpelle
- Klammerpflaster
- Schienen zur Ruhigstellung von Arm/Bein
- sterile Handschuhe

Höhenaufenthalte,Höhentrekking

Zusätzlich zu den o. g. Medikamenten und Ausrüstungsgegenständen sollten Mittel zur Behandlung höhenbedingter Erkrankungen mitgeführt werden (siehe Kap. 29: „Höhenmedizin“).

Im Vordergrund stehen hier Sauerstoff, Acetazolamid zur Prophylaxe und Therapie der akuten Bergkrankheit, Dexamethason zur Behandlung des Höhenhirnödems und Nifedipin retard beim Höhenlungenödem. Weitere Mittel, die zum Einsatz kommen, sind Sildenafil, Tadalafil und Salmeterol.

Tauchen

Ein häufiges Problem von Tauchurlaubern ist Seekrankheit bei Tauchausfahrten mit dem Schiff. Die oft bei Kinetosen eingesetzten Mittel Dimenhydrinat und Scopolamin können durch ihre sedierenden Nebenwirkungen die Tauchfähigkeit negativ beeinflussen. Seltener tritt dies erfahrungsgemäß unter Cinnarizin auf. Dieses Mittel ist in Deutschland nicht mehr verfügbar, kann aber über internationale Apotheken bezogen werden.

Beim Tauchen in tropischen Gewässern kommt es häufig zu Gehörgangsentzündungen. Prophylaktisch werden von vielen Tauchern die sog. **„Ehm’schen Tropfen“** angewendet:

Acid Acet glac. mind. 99 % 0,5; Aqua purif 2,5;
Alcohol Isopropylicus ad 50

Allerdings fehlt bislang der wissenschaftliche Nachweis einer sicheren Wirksamkeit. Nach der Anwendung dieser Ohrentropfen sollte eine Rückfettung der Gehörgangshaut mit medizinischem Olivenöl oder Panthenol vorgenommen werden.

Zur Therapie einer Otitis externa ist die Mitnahme antibiotischer Ohrentropfen (Panotile Cipro, Dexa-Polyspectran) sinnvoll. Nach der Anwendung von Ohrentropfen mit schmerzstillenden Zusätzen (z. B. Otalgan) darf nicht getaucht werden, da hierdurch der Schmerz als Signal für einen notwendigen Druckausgleich und ein drohendes Barotrauma des Mittelohrs ausgeschaltet wird. Auch bei der Benutzung abschwellender Nasentropfen vor einem Tauchgang ist Vorsicht geboten. Durch ihre Verwendung kann es zu einer sog. „reversen Blockade“ kommen, bei der der Druckausgleich beim Abtauchen aufgrund der schleimhautabschwellenden Wirkung noch durchgeführt werden kann. Lässt der Effekt der Nasentropfen während des Tauchgangs nach, schwellen die Schleimhäute wieder an, die Luft kann beim Auftauchen nicht mehr durch die Tuba Eustachii aus dem Mittelohr entweichen, was zu einem schweren Mittelohr-Barotrauma führen kann.

Für Taucherinnen im gebärfähigen Alter, die keine sichere Verhütungsmethode benutzen, kann die Mitnahme eines Schwangerschaftstests sinnvoll sein. So kann im

Zweifelsfall bei Ausbleiben der Regelblutung eine Gravidität entweder ausgeschlossen werden oder, bei positivem Ausfall, das Tauchen eingestellt werden. (Die Ausübung des Tauchsports ist während der Schwangerschaft kontraindiziert.)

HIV-Postexpositionsprophylaxe bei beruflichen Einsätzen

In Ländern mit hoher HIV-Prävalenz kann, besonders für beruflich dorthin Reisende, die Mitnahme von Medikamenten zur HIV-Posteexpositionsprophylaxe (HIV-PEP) sinnvoll sein. Gefährdet sind insbesondere Personen, die im Rahmen einer medizinischen Tätigkeit dem Risiko von Stich- oder Schnittverletzungen durch kontaminierte Instrumente bzw. Schleimhautkontakt mit infektiösen Körperflüssigkeiten ausgesetzt sind.

Die Entscheidung über eine HIV-PEP sollte im Einzelfall unter Berücksichtigung des zu erwartenden Risikos und nach sorgfältiger Aufklärung und Einverständniserklärung des Reisenden erfolgen.

Die Auswahl der Medikamente für die PEP ist abhängig von den örtlichen Gegebenheiten, Verfügbarkeit von Medikamenten, möglichen Nebenwirkungen und ärztlicher Versorgung am Einsatzort.

Unter komplizierten Bedingungen wie Medikamenteneinnahme ohne ärztliche Betreuung in abgelegenen Regionen wird folgende Standardmedikation empfohlen [4]:

- Zidovudin 300 mg/Lamivudin 150 mg (Combivir) 2 × tgl. über 4 Wochen

oder

- Tenofovir 136 mg/Emtricitabin 200 mg (Truvada) 1 × tgl. über 4 Wochen

plus eine Einmaldosis Nevirapin 200 g (Viramune) zu Beginn der HIV-PEP bei beiden o. g. Kombinationen

Diese PEP ist verhältnismäßig einfach durchführbar und nebenwirkungsarm. Sie sollte möglichst innerhalb von 24 h, optimalerweise innerhalb von 2 h nach suspekter Exposition begonnen werden. Sind mehr als 72 Stunden seit der Exposition vergangen, wird der Beginn einer PEP i. d. R. nicht mehr empfohlen (Ausnahme: Übertragung von Blut oder Blutprodukten mit nachträglichem Verdacht auf HIV-Kontamination bis zum Ausschluss des Verdachtes). Auch durch eine vorschriftsmäßig durchgeführte HIV-PEP lässt sich eine HIV-Infektion nicht in allen Fällen vermeiden. Deshalb sollte unmittelbar nach Exposition, nach 6 Wochen, 3 und 6 Monaten eine HIV-Antikörpertestung durchgeführt werden.

Das Robert Koch-Institut bietet für den Fall, dass vor Ort keine qualifizierte Beratung eingeholt werden kann, eine telefonische Beratung zur HIV-PEP an: Tel. 030/18 754-3467 oder -3420 (Mo.–Fr., 9.00-17.00). Weiterhin steht unter nachfolgender Internet-Adresse eine Liste von Kliniken in Deutschland mit 24 h-Telefonbereitschaft zur HIV-PEP zur Verfügung: www.hivreport.de/media/de/PEP-Klinik-Liste.pdf.

Tipp für die Praxis

- Wichtige Medikamente (z. B. Antiallergika bei Allergikern, Dauermedikamente bei chronischen Erkrankungen) sollten vom Reisenden möglichst im Handgepäck mitgeführt werden.
- Da die Reisediarrhoe das häufigste Gesundheitsproblem auf Auslandsreisen ist, gehört zumindest ein Elektrolytpräparat zur Ausstattung der Reiseapotheke.
- Als Schmerz- und Fiebermittel bietet sich in vielen Fällen Paracetamol an, weil es für Kinder und Schwangere geeignet ist und auch in Dengue-Risikogebieten benutzt werden kann, da es die Thrombozytenfunktion nicht beeinträchtigt.
- Sinnvoll ist eine Reiseapotheken-Checkliste, die auf den individuellen Reisenden zugeschnitten ist und bei späteren Reisen wieder verwendet werden kann.

Literatur

[1] Steffen R, Dupont HL, Wilder-Smith A. Manual of Travel Medicine and Health. 3rd ed. Hamilton: BC Decker Inc.; 2007

[2] Cockburn R, Newton PN, Agyarko EK, Akunyili D, White NJ (2005) The global threat of counterfeit drugs: why industry and governments must communicate the dangers. PLoS Med 2(4): e100. doi:10.1371/journal.pmed.0020100

[3] IMPACT (International Medical Products Anti-Counterfeiting Taskforce)/WHO. Counterfeit Medicines: an update on estimates 15. November 2006. www.who.int/medicines/services/counterfeit/impact/TheNewEstimatesCounterfeit.pdf (Zugriff 18. 3. 2010)

[4] Gemeinsame Erklärung der Deutschen AIDS-Gesellschaft (DAIG) und der Österreichischen AIDS-Gesellschaft (ÖAG): Postexpositionelle Prophylaxe der HIV-Infektion. Deutsch-Österreichische Empfehlungen, Aktualisierung September 2007. Dtsch med Wochenschr 2009; 134: S16-S33. www.uni-duesseldorf.de/AWMF/ll/055-004d.htm#kap3 (Zugriff 9. 4. 2010)

11 Kinetosen

B. Flörchinger

Editorial

Wie viele andere Menschen auf See war auch Charles Darwin das Opfer einer Kinetose: knapp 5 Jahre lang und einmal um den Erdball herum litt er auf der Reise mit der „HMS Beagle" fast unentwegt unter der Seekrankheit. Das hinderte ihn jedoch nicht daran, in dieser Zeit mehr als 3900 Tier- und Pflanzenteile zu sammeln, über 1500 Arten in Spiritus zu konservieren und seine Beobachtungen auf über 1700 Notizenseiten zu dokumentieren.

Das Wichtigste in Kürze

- Reisekrankheit kann abhängig von der Stärke des Bewegungsreizes prinzipiell bei jedem Menschen auftreten.
- Am häufigsten sind Kinder von 2 – 12 Jahren betroffen.
- Bei Menschen über 50 Jahren tritt Reisekrankheit nur noch selten auf.
- Bei Seekrankheit tritt in den meisten Fällen nach 3 – 4 Tagen eine Gewöhnung an die ungewohnten Schiffsbewegungen ein.
- Für die Prophylaxe und Linderung der Reisekrankheit stehen diverse medikamentöse und nicht medikamentöse Maßnahmen zur Verfügung.

11.1 Definition

Der Ausdruck „Kinetose" wird abgeleitet vom griechischen Wort für „bewegen". Er bezeichnet einen vegetativen Symptomenkomplex, der seine Ursache in der Reaktion des Organismus auf Bewegungen und Beschleunigungen hat. Man unterscheidet je nach auslösender Bewegungsart

- die Seekrankheit durch Wellenbewegungen auf dem Wasser,
- die Reisekrankheit bei Fortbewegungsarten an Land (Auto, Bus, Bahn),
- die Flugkrankheit im Flugzeug,
- die Raumkrankheit bei Astronauten in der Schwerelosigkeit.

Zusätzlich zu den durch echte Bewegungen ausgelösten Kinetosen existieren auch Pseudokinetosen, welche ähnliche Symptome aufweisen, allerdings ausschließlich durch visuelle Reize ausgelöst werden, wie z. B. in 3D-Kinos, bei Computerspielen oder in Flug- oder Fahrzeugsimulatoren.

11.2 Ätiologie

Unserem Organismus stehen verschiedene Sinnesorgane zur Lagebestimmung des Körpers im Raum und zur Wahrnehmung von Lageveränderungen und Beschleunigungen zur Verfügung. So registrieren die in den 3 Raumebenen angeordneten Bogengänge des Innenohrs Drehbeschleunigungen des Kopfes. Das ebenfalls im Innenohr befindliche Maculaorgan mit Sacculus, Utriculus und den Otolithen ist für die Beschleunigungswahrnehmung in horizontaler und vertikaler Richtung zuständig. Weitere Informationen über Lage und Bewegung des Körpers im Raum liefern die Augen und die Propriozeptoren in Muskeln, Sehnen und Gelenken.

Ursächlich für die Entstehung einer Kinetose sind die Diskrepanz unterschiedlicher Sinneswahrnehmungen und der daraus entstehende „Sinneskonflikt". Werden widersprüchliche Wahrnehmungen der verschiedenen Sinnesorgane an das Gehirn weitergeleitet, reagiert dieses mit Übelkeit und weiteren vegetativen Symptomen.

So kann es zu einem Datenkonflikt kommen, wenn ein Beifahrer während einer Autofahrt eine Straßenkarte liest. In diesem Fall wird durch die Augen Bewegungslosigkeit an das Gehirn gemeldet, während Propriozeptoren und Gleichgewichtsorgan Unebenheiten, Richtungsänderungen und Beschleunigungen wahrnehmen und an das Gleichgewichtszentrum weiterleiten. In dieser Situation kommt es nicht selten zur Auslösung einer Reisekrankheit, während der auf die Straße blickende Fahrer des Wagens nur in den seltensten Fällen davon betroffen ist [1].

11.3 Häufigkeit

Prinzipiell kann eine Kinetose bei jedem Menschen auftreten, wenn der auslösende Stimulus nur ausreichend stark ist. Allerdings variiert die Schwellen-Reizstärke bei verschiedenen Individuen ganz erheblich.

Bei Säuglingen und sehr kleinen Kindern ist das Gleichgewichtsorgan noch nicht vollständig entwickelt, sodass bei ihnen i. d. R. keine Kinetose auftritt. Am häufigsten sind Kinder von 2 – 12 Jahren von der Reisekrankheit betroffen. Mit zunehmendem Alter wird diese dann seltener.

Frauen leiden häufiger unter Kinetosen als Männer, wobei Hinweise auf hormonelle Einflüsse existieren, da die Symptome besonders während Menstruation und Gravidität auftreten [2 – 4].

Migränepatienten sind anfälliger für Bewegungsreize, während Individuen mit Ausfall des Vestibularsystems immun dagegen sind.

Auch psychische Faktoren, v.a. Angst – häufig vor der Reisekrankheit selbst –, können das Auftreten von Symptomen fördern.

Bei Seereisen tritt in den meisten Fällen nach 3–4 Tagen ein Gewöhnungseffekt ein, sodass die unangenehmen Erscheinungen dann für den Rest der Reise verschwinden [5].

Übrigens: Selbst Fische können bei genügend starken Schaukelbewegungen, wie sie z.B. beim Transport oder bei starkem Wellengang vorkommen, seekrank werden.

11.4 Symptome

Als Vorstufe bzw. milde Form der Reisekrankheit treten oft Müdigkeit, häufiges Gähnen, vermehrter Speichelfluss, Schweißausbruch und Kopfschmerzen auf. Die typischen Symptome einer mittelschweren Kinetose umfassen Übelkeit, Erbrechen, Schwindelgefühl, Blässe, Blutdruckabfall, Tachykardie und Hyperventilation. Bei der stark ausgeprägten Form finden sich Erbrechen von Magensaft und Galle, subjektiv schweres Krankheitsgefühl und Apathie. Hält dieser Zustand über mehrere Tage an, kann sich durch Flüssigkeits- und Elektrolytverluste aus einer an sich harmlosen Kinetose ein schweres Krankheitsbild bis hin zum Kollaps entwickeln. Gefährdet sind besonders Menschen mit Vorerkrankungen des Herz-Kreislauf-Systems.

11.5 Prophylaxe und Therapie der Kinetosen

Nicht medikamentöse Maßnahmen

Vorbeugend und therapeutisch bei ersten Anzeichen einer Kinetose können verschiedene Maßnahmen wirksam sein. Oft hilft schon eine wohl überlegte Sitzplatzauswahl, die Symptome der Reisekrankheit zu vermeiden bzw. zu lindern.

! Tipps zur Platzwahl in verschiedenen Verkehrsmitteln

Auto. Nach Möglichkeit selbst fahren, da hierbei normalerweise der Blick auf die Straße gerichtet ist, sodass es nur selten zur Entwicklung einer Reisekrankheit kommt. Ist das nicht möglich, am besten den Beifahrersitz einnehmen und den Blick in die Ferne richten. Häufige Pausen mit Bewegung und Frischluftzufuhr einlegen. Lesen während der Fahrt trägt zur Entstehung und Verschlimmerung von Reiseübelkeit bei.

Bus. Platz im vorderen Bereich wählen und den Blick nach draußen richten.

Zug. Platz in Fahrtrichtung wählen und nach draußen schauen. Häufiger hin- und herlaufen.

Schiff. Kabine bzw. Platz in der Schiffsmitte wählen, entweder möglichst weit unten im Schiffsrumpf, da dort die Wellenbewegungen weniger ausgeprägt sind, oder auf Deck mit Blick auf den Horizont.

Flugzeug. Gangplatz in Höhe der Tragflächen wählen, häufiger auf- und ablaufen.

Wenn möglich, kann die Reisezeit in die Nacht verlegt und während der Reise geschlafen werden. Im Schlaf ist das Gleichgewichtssystem inaktiviert, sodass eine Kinetose nicht auftritt.

Da Reiseübelkeit verstärkt bei leerem und ganz vollem Magen auftritt, sind eine leichte, fettarme, kohlenhydratreiche Mahlzeit vor Reiseantritt und kleine Snacks zwischendurch anzuraten.

Auf Alkoholgenuss, Kaffee und Nikotin sollte bei empfindlichen Personen vor und während der Reise verzichtet werden. Auch starke Geruchsreize wirken sich begünstigend auf die Entwicklung einer Reisekrankheit aus.

Bei schon bestehender Reisekrankheit hilft es, sich flach auf den Rücken zu legen und die Augen zu schließen. Hierdurch wird der visuelle Input minimiert und der daraus entstehende „Sinneskonflikt" entschärft.

Weitere sinnvolle Maßnahmen sind Ablenkungsmanöver (z.B. Musik hören; nicht lesen!), Entspannungs- und Atemübungen.

Akupressur des Punktes Perikard 6 (Nei Guan), der an der Handgelenkinnenseite 3 Querfinger oberhalb der Handgelenksfalten zwischen den Beugesehnen liegt, wird häufig zur Vorbeugung und Behandlung von Reiseübelkeit empfohlen. Die Methode ist frei von Nebenwirkungen. Allerdings hat sich in Studien bisher kein Vorteil gegenüber Placebo erwiesen [6,7]. Akupressur-Armbänder zur Stimulation des Nei-Guan-Punktes sind in Apotheken erhältlich.

Medikamentöse Vorbeugung und Behandlung von Kinetosen

Zur Vorbeugung und Behandlung der Reisekrankheit stehen unterschiedliche Substanzen zur Verfügung (Tab. 11.**1**). Generell ist die medikamentöse Prävention effektiver als die Behandlung der schon bestehenden Reisekrankheit. Zur Vorbeugung sollten Medikamente gegen Reisekrankheit schon mindestens 30–60 min vor Reiseantritt eingenommen werden.

Antihistaminika

Am häufigsten kommt in Deutschland **Dimenhydrinat** als Wirkstoff gegen die Reisekrankheit zum Einsatz. Dimenhydrinat ist ein H1-Antihistaminikum und verdrängt Histamin kompetitiv von den H1-Rezeptoren. Es hat eine antiemetische, sedierende und anticholinerge Wirkung.

Tab. 11.1 Medikamente gegen Reisekrankheit, Dosierungen.

Wirkstoff	Dosierung	
	Erwachsene	**Kinder**
Dimenhydrinat (z. B. Reisetabletten verschiedener Firmen, Superpep, Vomex A)	oral: 50 – 100 mg, 1 – 4 × tgl. rektal: 150 mg, 1 – 2 × tgl.	oral: ab 6 kgKG: 1,25 mg/kg KG, 3 – 4 × tgl. 6 – 14 J.: 25 – 50 mg, 3 – 4 × tgl. rektal: 8 – 15 kgKG: Supp. à 40 mg 1× tgl. 15 – 25 kgKG: Supp. à 40 mg 2 × tgl. oder Supp. à 70 mg 1 × tgl. 25 kgKG: Supp. à 40 mg 2 – 3 × tgl. oder Supp. à 70 mg 2 × tgl.
Meclozin (Bonamine, nicht in Deutschland erhältlich)	25 – 50 mg, 1 × tgl. (zur Prophylaxe: 25 mg am Abend vor Reiseantritt)	6 – 12 J.: 12,5 – 25 mg, 1 × tgl. > 12 J.: Erwachsenendosierung
Scopolamin (Scopoderm TTS)	1 Pflaster retroaurikulär alle 72 h	nicht geeignet für Kinder < 10 J., strenge Indikationsstellung bei Kindern von 10 – 16 J. (NW: Halluzinationen!)
Cinnarizin (z. B. Cinnageron, Stugeron, in Deutschland nicht als Monopräparat erhältlich)	25 – 50 mg 1 – 2 × tgl. (gegen Reise- und Seekrankheit werden unterschiedliche Dosierungen angegeben)	4 – 12 J.: halbe Erwachsenendosis, für die Anwendung bei Kindern < 4 J. liegen keine ausreichenden Erfahrungen vor
Ingwerwurzel (Zintona)	500 mg alle 4 h	500 mg alle 4 h, geeignet für Kinder ab 6 J.

Die Darreichungsformen reichen von Suppositorien über Tabletten, Retard-Kapseln, Sirup und Kaugummi bis hin zur Injektionslösung. Dimenhydrinat kann bei Kindern ab einem Körpergewicht von 6 kg angewendet werden.

Hauptnachteil der Antihistaminika ist ihre ausgeprägt sedierende Wirkung. Aus diesem Grunde sind sie für Autofahrer, Segler, Taucher und andere Personengruppen, deren Aufmerksamkeit nicht beeinträchtigt sein sollte, nur eingeschränkt einsatzfähig.

Weitere unerwünschte Effekte werden durch die anticholinergen Wirkungen des Dimenhydrinats bedingt und äußern sich beispielsweise in Mundtrockenheit, Miktions- oder Sehstörungen.

In der Schwangerschaft sollte Dimenhydrinat nur bei Versagen nicht medikamentöser Maßnahmen und nicht im 3. Schwangerschaftsdrittel eingesetzt werden, da es Uteruskontraktionen auslösen kann.

Ein weiteres Antihistaminikum, welches gegen Kinetosen eingesetzt wird, ist das **Meclozin**. Wirkungsmechanismus, Nebenwirkungen und Kontraindikationen sind vergleichbar denen des Dimenhydrinats. Die Wirkung von Meclozin hält länger an, sodass es nur einmal täglich eingenommen werden muss. Zurzeit ist es in Deutschland nicht mehr erhältlich, kann aber über das Internet rezeptfrei aus dem Ausland bezogen werden.

Cinnarizin hat eine Histamin- und Kalzium-antagonistische Wirkung und wird zur Behandlung von Schwindel, Durchblutungsstörungen des Innenohrs und gegen Reisekrankheit eingesetzt. Da es seltener müde macht als o. g. Antihistaminika und Scopolamin, wird es gerne von Seglern und Tauchern benutzt. In Deutschland ist es als Monopräparat nicht mehr erhältlich, kann aber aus anderen europäischen Ländern (z. B. der Schweiz) bezogen werden [8].

Parasympatholytika

Eines der am besten wirksamen Mittel gegen die Reisekrankheit ist das **Scopolamin**, welches in Deutschland als transdermales Pflaster erhältlich ist. Dieses wird 4 – 8 h vor Reiseantritt üblicherweise hinter ein Ohr geklebt. Die Wirkung hält bis zu 72 h an.

Auch Scopolamin kann die Aufmerksamkeit und das Reaktionsvermögen beeinträchtigen. Als weitere Nebenwirkungen treten Mundtrockenheit, Sehstörungen, Miktionsstörungen und andere anticholinerge Effekte auf.

Ingwerwurzel

Ingwerwurzel (Zingiberis rhizoma) wird gegen Übelkeit, Erbrechen und Schwindel verschiedener Genese in frischer und getrockneter Form oder als Fertigpräparat eingesetzt. Eine signifikante Wirkung gegen Kinetosen konnte in verschiedenen Studien nicht eindeutig belegt werden. Eine beobachtete Symptombesserung bei manchen Anwendern lässt sich möglicherweise durch einen direkten Effekt auf das Magen-Darm-System erklären [9, 10].

Im Gegensatz zu den weiter oben erwähnten Medikamenten macht Ingwer nicht müde. Das in Deutschland erhältliche Fertigpräparat (Zintona) ist für die Anwendung bei Kindern ab 6 Jahren zugelassen. In der Schwangerschaft sollte es nur mit strenger Indikationsstellung angewendet werden, da ausreichende Erfahrungen nicht vorliegen.

Andere Medikamente

Mittel, die in anderen Ländern, z. T. auch für militärische Zwecke, gegen Kinetosen eingesetzt werden, sind Promethazin, Amphetamine, (Pseudo-)Ephedrin, Benzodiazepine und weitere mehr.

An nebenwirkungsarmen Möglichkeiten stehen verschiedene homöopathische Mittel und Fertigpräparate zur Verfügung, deren Wirksamkeit jedoch nicht wissenschaftlich belegt wurde. Vor allem bei Kindern oder in der Schwangerschaft kann sich aber ein Versuch hiermit lohnen.

Dopamin- und Serotoninantagonisten wie Domperidon und Metoclopramid zeigen bei Kinetosen keine ausreichende Wirksamkeit.

Tipp für die Praxis

- Vorbeugende Maßnahmen gegen die Reisekrankheit beginnen schon bei der Reiseplanung durch die Wahl des Verkehrsmittels und die Sitzplatzauswahl.
- Medikamente gegen Reisekrankheit sind am besten wirksam, wenn sie schon mindestens 30 – 60 min vor Reiseantritt eingenommen werden.
- Viele Medikamente gegen Reisekrankheit können zu Müdigkeit und verlangsamten Reaktionen führen!
- Häufig hilft es, den Blick aus dem Fahrzeug heraus nach draußen auf den Horizont zu richten, um widersprüchliche Signale der Augen und des Gleichgewichtorgans wieder in Einklang zu bringen.
- Bei schon bestehender Reise- oder Seekrankheit sollte man sich auf den Rücken legen und die Augen schließen.

Literatur

[1] Stoll W. Klinik der menschlichen Sinne. Wien: Springer-Verlag; 2008
[2] Walter P. Häufigkeit und Verteilung der Seekrankheit. Europäisches Segel-Informationssystem. www.esys.org/seekrank/Verteilung_der_Seekrankheit.html (Zugriff 22.01.2010)
[3] Park AH, Hu S. Gender differences in motion sickness history and susceptibility to optokinetic rotation-induced motion sickness. Aviat Space Environ Med 1999; 70 (11): 1077 – 1080
[4] Benson AJ. Medical Aspects of harsh Environments. Vol 2, Chapter 35. Department of the Army, Office of The Surgeon General, Borden Institute; 2002
[5] Wood CD, Stewart JJ, Wood MJ et al. Habituation and motion sickness. J Clin Pharmacol 1994; 34: 628 – 634
[6] Warwick-Evans LA, Masters IJ, Redstone SB. A double-blind placebo controlled evaluation of acupressure in the treatment of motion sickness. Aviat Space Environ Med 1991; 62 (8): 776 – 778
[7] Bruce DG, Golding JF, Hockenhull N et al. Acupressure and motion sickness. Aviat Space Environ Med 1990; 61 (4): 361 – 365
[8] Doweck I, Gordon CR, Spitzer O et al. Effect of cinnarizine in the prevention of seasickness. Aviat Space Environ Med 1994; 65 (7): 606 – 609
[9] Stewart JJ, Wood MJ, Wood CD et al. Effects of ginger on motion sickness susceptibility and gastric function. Pharmacology 1991; 42 (2): 111 – 120
[10] Holtmann S, Clarke AH, Scherer H et al. The anti-motion sickness mechanism of ginger. A comparative study with placebo and dimenhydrinate. Acta Otolaryngol 1989; 108 (3 – 4): 168 – 174

12 Mücken- und Zeckenschutz

II

T. Jelinek

Editorial

Ein großer Teil an Stechmücken (v. a. Aedes) brütet im Bereich menschlicher Siedlungen in Regentonnen, Regenrinnen, im Freien liegenden Autoreifen und in nahezu jeder erdenklichen Vertiefung, in der sich Wasser ansammeln kann. Durch konsequente Beseitigung aller frei zugänglichen Wasseransammlungen kann somit die Mückenbelastung erheblich gesenkt werden. In den Tropen ist dies eine der wesentlichen Maßnahmen, um die Übertragung von Krankheiten wie Malaria oder Dengue-Fieber einzudämmen.

Zecken kommen ebenfalls als Krankheitsüberträger infrage. Sie sind i. d. R. von März bis Oktober aktiv und brauchen hohe Luftfeuchtigkeit und Wärme. Daher bevorzugen sie warme Körperstellen mit dünner Haut, um zuzustechen. Geeignete Lebensbedingungen finden sie in vielen Gärten und an Waldrändern mit höherem Grasbestand.

Das Wichtigste in Kürze

- Stechinsekten und Zecken sind weltweit verbreitet. In zahlreichen Gebieten der Tropen und Subtropen spielen sie eine wesentliche Rolle als Krankheitsüberträger.
- Kenntnis des Stech- und Brutverhaltens hilft Kontakte zu minimieren.
- Effektive Schutzmaßnahmen beinhalten den Einsatz von Moskitonetzen, das Imprägnieren der Kleidung und die Verwendung von Repellentien.
- Goldstandard bei den Repellentien ist die Substanz DEET.
- Beim Zeckenschutz müssen die Besonderheiten im Verhalten der Zecke beachtet werden.

12.1 Einführung

Stechinsekten sind weltweit verbreitet. Während sie in kühleren Klimaten v.a. als Lästlinge auffallen, dienen sie in den Tropen und Subtropen zahlreichen Erregern als Haupt- oder Nebenwirt. In der Medizin werden krankheitsübertragende Insekten und Spinnentiere i.d.R. als **Vektoren** bezeichnet. Tatsächlich ist es jedoch häufig so, dass der wesentliche Teil des Lebenszyklus eher im Insekt stattfindet. So liegt z.B. die für Malaria verursachende Plasmodien entscheidende sexuelle Vermehrung in der Mücke, nicht im Menschen. Von Phlebotomen abgesehen, sind die meisten Mücken der o.g. Arten zur Fortpflanzung auf stehendes bzw. nur langsam fließendes Wasser angewiesen. Ausschließlich die Weibchen der Stechmücken sind Blutsauger, während sich die Männchen von Pflanzensäften ernähren. Das Weibchen benötigt mindestens eine Blutmahlzeit zur Produktion der Eier, welche nach Befruchtung direkt auf die Wasseroberfläche gelegt werden. Hieraus schlüpfen bewegliche, im Wasser frei schwimmende Larven. Die Larven verpuppen sich (ähnlich den Schmetterlingen) und anschließend schlüpft der ausgewachsene Moskito aus der Puppe. Der Aufenthalt an Seen oder Flussauen geht daher meist mit einer hohen Dichte an Stechmücken einher.

Nachtaktive Stechmückenarten wie Culex oder Anopheles sind nur während der Dämmerung und der Nacht aktiv. Die Aktivität ist am höchsten zwischen Sonnenuntergang und Mitternacht und geht dann langsam über den weiteren Verlauf der Nacht bis zum Morgen zurück. Durch geeignete Planung des Tagesablaufs können bereits von vornherein die Exposition gegenüber Stechmücken verringert bzw. die weiteren Schutzmaßnahmen zielgerichtet eingesetzt werden.

Außerhalb tropischer Gebiete stehen die Belästigung durch Stiche und gelegentlich auftretende allergische Reaktionen im Vordergrund, zur Übertragung von Krankheiten kommt es nur sporadisch bzw. unter besonderen Bedingungen (wie z.B. gelegentliche Malaria-Epidemien in den Sumpfgebieten rund um Moskau oder die Übertragung der Leishmaniasis in Südspanien durch Sandfliegen). Dass Krankheiten außerhalb der Tropen durch Stechmücken nicht übertragen werden können, liegt im Wesentlichen an der für die Entwicklung der Erreger in der Mücke zu niedrigen Umgebungstemperatur.

Beim Aufenthalt in Malariagebieten ist es in zunehmendem Maße wichtig, sich vor dem Stich der Anopheles-Mücke zu schützen. Die Mücke sticht weit überwiegend nach Anbruch der Dämmerung bis zum Morgengrauen bzw. in dunklen Räumen. Häufig wird das Risiko einer Malaria am Vorkommen von Moskitos abgeschätzt. Dieses wiederum beurteilen viele Reisende nach dem hörbaren Summen von Mücken und der Menge an spürbaren Stichen. Im Gegensatz zu vielen einheimischen Mücken fliegen Vektoren der Malaria (Anopheles-Moskitos) kaum hörbar. Darüber hinaus ruft ihr Stich keine oder nur eine minimale Reaktion hervor. Somit wird die Gefahr der Übertragung häufig unterschätzt. Weiterhin haben Studien aus Westafrika gezeigt, dass die Intensität der Malaria-Übertragung nicht notwendigerweise an die Menge der vorhandenen Anopheliden gekoppelt ist. Dort lag z.T. sogar ein umgekehrt proportionales Verhältnis vor.

Weblinks

www.crm.de umfangreiche Informationen zum Mückenschutz und mückenübertragenen Krankheiten (Centrum für Reisemedizin, Düsseldorf)

www.tzoller.de/insektenschutz private Webseite mit guten Informationen zum Mückenschutz

www.zeckenschutz.info Webseite der Firma Baxter mit umfangreichen Hinweisen zu Zecken und zeckenübertragenen Krankheiten

12.2 Stechmückenarten und von ihnen übertragene Erkrankungen

Anopheles

Auswahl übertragener Erkrankungen:
- Malaria
- Lymphatische Filariose
- O'nyong-nyong-Fieber

Anopheles-Stechmücken (Abb. 12.**1**) sind an ihrer gestreckten Körperform und an ihrer charakteristischen Körperhaltung während der Blutmahlzeit (Kopf tief) gut zu erkennen. Anopheles gambiae ist der wichtigste Überträger der Malaria in Afrika. Anopheles-Mücken stechen während der Nachtzeit oder in dunklen Räumen. Der Stich ist nicht schmerzhaft und hinterlässt keinen oder nur geringen Juckreiz.

Aedes

Auswahl übertragener Erkrankungen:
- Dengue-Fieber
- Gelbfieber
- Chikungunya
- Lymphatische Filariose
- West-Nil-Fieber
- Rift-Valley-Fieber
- Ross-River-Fieber
- Western-Equine-Enzephalitis

Aedes-Stechmücken sind an ihrer schwarzen Farbe und den auffälligen weißen Sprenkeln an den Beinen gut zu erkennen. Aedes gewinnen aktuell stark an Bedeutung, da sie neben dem Gelbfieber das sich zurzeit rasch ausbreitende Dengue-Fieber (z. B. in Südamerika, Südostasien) übertragen können. Aedes-Moskitos haben im Tagesverlauf 2 Spitzenzeiten hauptsächlicher Aktivität: früh morgens nach der Morgendämmerung und spät nachmittags vor Sonnenuntergang. Außerhalb dieser Zeiten können die Moskitos aber jederzeit aktiv werden, wenn sich Gelegenheit ergibt – insbesondere im Schatten oder an wolkigen Tagen. Während der Stich wie bei Anopheliden schmerzlos ist, stellt sich meistens im Anschluss eine juckende Hautreaktion ein.

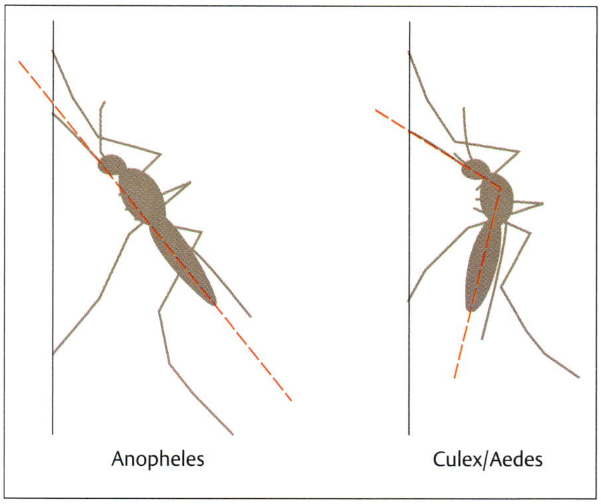

Abb. 12.1 Stechmücken der Gattungen Anopheles bzw. Culex oder Aedes unterscheiden sich in Körperform und ihrer Haltung während der Blutmahlzeit.

Culex

Auswahl übertragener Erkrankungen:
- Japanische Enzephalitis
- West-Nil-Fieber
- Lymphatische Filariose
- Rift-Valley-Fieber
- Ross-River-Fieber
- St. Louis-Enzephalitis
- Western-Equine-Enzephalitis

Culex-Stechmücken haben eine gebeugte Körperform und halten das Abdomen (Bauch) während der Blutmahlzeit parallel zur Hautoberfläche (Abb. 12.**1**). Sie stechen bevorzugt während der Nacht, sind aber auch tagsüber aktiv. Für die Blutaufnahme werden Vögel bevorzugt, aber auch Säugetiere und Menschen werden gestochen.

Schmetterlingsmücken (Phlebotomus, Lutzomya; engl. Sand Fly)

Auswahl übertragener Erkrankungen:
- Leishmaniasis
- Bartonellosis
- Pappataci-Fieber

Schmetterlingsmücken sind sehr klein, oft mit dem bloßen Auge kaum sichtbar. Sie fliegen meist in Schwärmen auf und gewinnen nur selten eine Flughöhe über 1 m. Primär sind diese Insekten nachtaktiv, mit der höchsten Stichrate während Abend- und Morgendämmerung. Falls aufgeschreckt, werden Schmetterlingsmücken auch tagsüber aktiv. Aufgrund der geringen Flughöhe kann ein Schlafplatz im 1. Stock oder höher angebracht sein. Der Stich ist schmerzlos, jedoch setzt im Anschluss häufig eine ausgesprochen starke, juckende Lokalreaktion ein, die für Wochen anhalten kann.

Tsetsefliege (Glossine)

Übertragene Erkrankung:
- Schlafkrankheit

Charakteristisch ist die Haltung der Flügel: Diese werden beim Sitzen in Ruhestellung der Länge nach auf dem Hinterleib genau übereinander gelegt. Durch diese Flügelhaltung kann die Tsetsefliege gut von anderen Stechfliegen unterschieden werden. Tsetsefliegen stechen fast ausschließlich im Freien und nur bei Tag; der Stich ist sehr schmerzhaft und kann daher nicht unbemerkt bleiben. Sie werden von Bewegungen, dunklen Farben und dunklen Räumen angezogen (Fahrzeuge!). Tsetsefliegen sind durch Repellentien nicht wirksam abzuhalten. Hier nützen nur Moskitonetz und eine Imprägnierung der Kleidung mit Permethrin.

Raubwanze (Triatome, engl. kissing bug)

Übertragene Erkrankung:
- Chagas

Die Raubwanzen Südamerikas (Triatomen) leben im Dachstuhl bzw. in den Wänden einfacher Hütten aus Weidengeflecht, Lehm und Astwerk. Bei Nacht werden sie von dem Kohlendioxid in der Ausatemluft von Schläfern angezogen. Aus diesem Grund haben sie eine gewisse Vorliebe für Stiche in der Nähe des Mundes.

Kriebelmücke (Simulie)

Übertragene Erkrankung:
- Flussblindheit (Onchozerkose)

Der Ausdruck „Flussblindheit" lässt sich vom Vorkommen der Krankheit – nämlich meist in der Nähe von Fließgewässern (v.a. in West- und Zentralafrika) – ableiten. Grund hierfür ist die Tatsache, dass die Larven der Kriebelmücke in solchen Gewässern aufwachsen und sich dann im adulten Stadium von Menschen in der näheren Umgebung ernähren.

12.3 Maßnahmen zur Mückenabwehr

Imprägniertes Moskitonetz

Ist keine Air Condition vorhanden, sollte ein Netz (Mückengaze) offene Fenster und Türen abschirmen. Zusätzlich sollte unter einem mit Permethrin imprägnierten Moskitonetz geschlafen werden. Mückennetze oder -gitter werden heutzutage entweder aus Baumwolle, häufiger aber noch aus synthetischen Materialien wie Nylon, Polyester oder Polyethylen hergestellt. Der Vorteil synthetischer Fasern ist die längere Haltbarkeit und das geringere Gewicht. Die Maschen des Netzes müssen klein genug sein, um die Anopheles-Mücke am Eindringen zu hindern, jedoch groß genug, um die Luftzirkulation nicht so erheblich herabzusetzen, dass es als unangenehm empfunden wird. Die Lochgröße sollte 1,2 – 1,5 mm betragen. Dies reicht aus, um Stechmücken (nicht jedoch Sandfliegen) abzuhalten und gleichzeitig noch eine ausreichende Ventilation zu gewährleisten.

Zahlreiche wissenschaftliche Untersuchungen haben die besondere Bedeutung des Imprägnierens von Bettnetzen sowohl für die individuelle Person als auch als wirksame Maßnahme zur Malariabekämpfung bewiesen. Bei einem industriell vorimprägnierten Netz ist von einer Wirkung der Imprägnierung über ca. 5 Jahre auszugehen. Falls ein fabrikimprägniertes Netz nicht zur Verfügung steht, kann das Netz mit normalem Insektenspray imprägniert werden. Die Wirkung ist allerdings von kürzerer Dauer. Diese Imprägnierung hält 6 – 12 Monate und kann auch bei Kleidung angewendet werden, da Permethrin an Stofffasern bindet. Eine Wirkung besteht auch noch nach mehrmaligem Waschen.

Durch das Imprägnieren wird erreicht, dass
- das Netz auch noch effektiv ist, wenn kleine Löcher aufgetreten sind,
- der Schutz erhalten bleibt, wenn der Körper am Netz anliegen sollte oder das Netz nicht komplett abschließt,
- eine hohe Zahl an Mücken nach Kontakt mit dem Bettnetz getötet werden, da das Netz mit einer schlafenden Person darunter wie eine „Falle mit Köder" wirkt. Dies führt auch dazu, dass Mücken nach einem versuchten Stich nicht im Haus bleiben und sich in Nischen verstecken.

Die Möglichkeiten das Bettnetz aufzuhängen sind zumeist von der Art der Reise abhängig (Hotel, Trekking, Camping u. a.). Dementsprechend gibt es verschiedene Grundtypen von Bettnetzen:
- **rechteckig:** Vorteil: Auch mehrere Personen können darunter schlafen. Nachteil: Aufhängung meist nur an vorhandener Vorrichtung am Bett oder im Freien mittels aufwendigerer Konstruktion (z. B. 2 gekreuzte Balken jeweils am Kopf- und Fußende des Bettes)
- **Einpunktaufhängung:** Vorteil: Es wird nur ein Punkt benötigt, um das Netz aufzuhängen.
- **Einpunkt mit runder Aufhängung:** In diesem Fall wird das an einem Punkt aufgehängte Netz durch eine Art Lampenschirm auseinander gehalten. Nachteil: Die Aufhängevorrichtung lässt sich nicht klein verpacken und mitnehmen.
- **zeltförmig:** Häufig mit über Kreuz verlaufenden Stangen, welche das Netz wie ein Igluzelt aufspannen. Vorteil: Benötigt keine separate Aufhängung.
- **Hängematratzen-**(„Hammock"-)**Netz:** Vorteil: Kann an denselben Befestigungspunkten wie die Hängematratze aufgehängt werden.

Insect Coils

Sog. „Insect Coils“ oder elektrische Apparaturen zum Verdampfen von Moskitos können nützlich sein, ersetzen jedoch das Moskitonetz nicht. Werden Räume mit Air Condition geschlossen gehalten, reduziert sich die Aktivität von Moskitos aufgrund der niedrigen Raumtemperatur sehr stark.

Kleidung

Schützende Kleidung ist eine essenzielle Präventivmaßnahme gegen Insektenstiche. Hierzu gehören neben den Stichen durch Anopheles-Mücken auch solche durch Tsetsefliegen und Flöhe, die sich allesamt nur gering durch Repellentien abwehren lassen. Feste Schuhe, Strümpfe und lange Hosen sollten als Schutzmaßnahme in Gebieten mit hohem Vorkommen von Zecken und Flöhen getragen werden. In Landstrichen mit Vorkommen von Tsetsefliegen sollte helle Kleidung getragen werden, da diese von dunklen Flächen angelockt werden. Die Webdichte der Kleidung ist entscheidend, um Insektenstiche abzuwehren. Mücken können durch dünne Kleidung leicht hindurch stechen (z. B. Hemd, T-Shirt, Socken). Auch dünnere Jeansstoffe bieten keinen vollständigen Schutz. Da dichte Kleidung in tropischen Temperaturen leicht unangenehm werden kann, kann die Imprägnierung dünner Gewebe mit Pyrethroiden (Permethrin) eine Alternative bieten. Weiterhin gibt es speziell hergestellte Kleidung, deren Gewebe aus bereits mit Permethrin inprägniertem Garn hergestellt ist.

Pyrethroide, korrekt eingesetzt, haben folgende Vorteile:

- hohe Haltbarkeit über Wochen
- kein Abrieb, bleiben nach dem Waschen mit kaltem Wasser erhalten
- keine Unverträglichkeit beim Menschen, sicher in der Anwendung
- schnelles Abtöten von Insekten
- kostengünstiger als Repellentien

Repellentien

Gegen Gelbfieber und Dengue-Fieber bietet ein Moskitonetz in der Nacht keinen ausreichenden Schutz. Der Vektor, Aedes aegypti, sticht zwar bevorzugt in den frühen Morgenstunden und am Ende des Tages, aber auch während der restlichen Tages- und Nachtzeit. Hier ist das Mückenmittel besonders wichtig. In gewissem Grad gilt dies auch für die Japanische Enzephalitis, welche durch die Mückenart Culex übertragen wird, die im Freien von der Dämmerung bis zum Sonnenaufgang sticht.

Repellentien sind Substanzen, welche Stechmücken und andere Insekten am Landen auf der Haut hindern oder zum sofortigen Weiterfliegen zwingen. Im Gegensatz zu Insektiziden werden Insekten hierdurch nicht dauerhaft geschädigt oder getötet. Der genaue Bestandteil oder der Mechanismus, welcher diesen Effekt bewirkt, ist nur bei wenigen Substanzen bekannt. So wurde für Diethylmethylbenzamid (-toluamid) (DEET), das als Goldstandard für effektive Repellentien gilt, nachgewiesen, dass die Insekten nach dessen Einsatz Substanzen des menschlichen Schweißes wie 1-Octen-3-ol nicht mehr riechen können, da der Korezeptor Or83b – ein wichtiger Bestandteil eines spezifischen Geruchsrezeptors – blockiert wird. Diese Rezeptoren sind essenziell für den Geruchssinn der Insekten, mit deren Hilfe sie Säugetiere bereits aus ca. 30 m Entfernung wahrnehmen können. Der Einsatz von DEET macht Mücken daher vorübergehend „chemisch blind“.

Pflanzliche Substanzen

Seit der Antike sind zahlreiche pflanzliche Substanzen bekannt, welche als Repellentien verwendet wurden. Hierzu zählen v. a. Bergamotteöl, Citrodiol, Kokosnussöl, Extrakte von Lavendel, Kampfer und Eukalyptus.

Synthetische Substanzen

Seit den 40er-Jahren des vorigen Jahrhunderts wurden jedoch gezielte Versuche zur Entwicklung von synthetischen Insektenschutzmitteln unternommen. Diese Substanzen sind auch den heute verkauften pflanzlichen Präparaten weit überlegen. Die Wirkdauer ist hohen Schwankungen unterworfen, u. a. von Umweltfaktoren und der Art des Auftragens abhängig und kann von wenigen Minuten bis zu 10 h reichen. Die meisten Repellentien müssen je nach Umständen (Schwitzen, Außentemperatur, Präparat) alle 4 – 8 h neu aufgetragen werden. Die Wirkdauer ist nach Auftragen auf der Kleidung i. d. R. länger als nach Auftragen auf die Haut.

DEET. 1954 wurde dieses Repellens entwickelt und es ist die am meisten verwendete und bis heute hinsichtlich der Wirkung beste Substanz. Es wird in Konzentrationen von 5 – 90 % eingesetzt. Alle neu entwickelten Substanzen werden bis heute gegen DEET als Standard getestet. In der langen Anwendungszeit von DEET und in zahlreichen toxikologischen Untersuchungen sind bisher beim Menschen keine wesentlichen und dauerhaften negativen gesundheitlichen Auswirkungen beobachtet worden. Wegen gelegentlich beobachteter Hautreizungen wurden von einigen Staaten jedoch Höchstgrenzen in der Konzentration von DEET festgelegt oder die Verwendung sogar ganz verboten. DEET hat jedoch darüber hinaus den Nachteil, dass es Plastik angreift und schädigt (z. B. Kunstfasertextilien oder Armbänder von Uhren). DEET wird daher in der hohen 50 %igen Konzentration nur noch für Reisen in tropische Gebiete empfohlen, bei denen das Infektionsrisiko durch Malaria den Einsatz dieses hochwirksamen Mittels auch weiterhin eindeutig rechtfertigt.

DEET sollte nicht auf empfindliche oder geschädigte Hautstellen oder in der Nähe von Augen oder Schleimhäuten aufgetragen werden. Die Anwendung bei Kindern gilt grundsätzlich als sicher, jedoch sollte DEET vorsichtshalber nur kleinflächig angewendet werden. Alternativ kommt bei Kindern das Auftragen auf die Kleidung in Betracht. Nicht bedeckte Körperteile sollten mit Repellentien eingerieben werden. Repellentien, die DEET enthalten, bieten nach Auftragen auf exponierten Hautstellen 3–4 h lang Schutz gegen die meisten stechenden Insekten. Je höher die Konzentration von DEET, desto länger hält der Schutz an.

Icaridin. Das von der Fa. Bayer erst entwickelte Piperidinderivat Icaridin (Bayrepel) hat DEET 1998 im bekannten Präparat Autan ersetzt. In Vergleichsstudien zeigte sich bei 20%iger Konzentration von sowohl Icaridin als auch DEET eine in etwa vergleichbare Effektivität. Zu höheren Konzentrationen liegen keine Studien vor. Aufgrund der klinischen Erfahrung ist festzustellen, dass DEET in Konzentrationen von 30–50% deutlich überlegen ist.

12.4 Zecken

Entwicklung und Biologie

Zecken zählen zur Ordnung der Milben in der Klasse der Spinnentiere. Weltweit gibt es ungefähr 800 verschiedene Zeckenarten. Nach dem Schlüpfen durchlaufen Zecken 3 Entwicklungsstadien von der Larve über die Nymphe zur adulten Zecke. Erwachsene Zecken haben 8, die Larven aber nur 6 Beine. Die Larven sind sehr klein, nur ungefähr ½mm groß. Für ihre erste Blutmahlzeit befallen sie v.a. kleine Säugetiere, z.B. Igel oder Mäuse. Zecken können bis zu 1 Jahr hungern, und bereits aus einer Entfernung von 5–10 m nehmen sie Buttersäure im Schweiß ihres Wirtes wahr. Haben sie sich vollgesogen, verlassen sie das Wirtstier und häuten sich. Manche Zecken sind einwirtig, während andere, wie Ixodes ricinus (Holzbock), für jedes Entwicklungsstadium auf einen anderen Wirt wechseln. Wirte sind in erster Linie Nage-, Wild- und Haustiere, daneben auch der Mensch.

In milden Wintern läuft der Metamorphosezyklus deutlich verkürzt ab; dies hat ein höheres Expositionsrisiko zur Folge. In dieser Reifungsphase, die mehrere Wochen dauert, entwickelt sich aus der Larve die Nymphe. Die Nymphe ist geschlechtslos. Ehe sie sich einen Wirt für ihre Blutmahlzeit sucht, verbringt die Nymphe einige Zeit frei lebend am Boden, im Unterholz, an Sträuchern oder Gräsern. Hier verbringt sie die meiste Zeit ihres Lebens. Hat die Nymphe ihre Blutmahlzeit eingenommen, entwickelt sie sich zur erwachsenen geschlechtsreifen Zecke. Auch die erwachsenen Zecken brauchen erneut eine Blutmahlzeit. Die weiblichen Zecken saugen erheblich mehr Blut als die Männchen. Sie brauchen das Blut zur Bildung von bis zu 3000 Eiern. Eine vollgesogene weibliche Zecke wiegt ungefähr 200-mal so viel wie vor der Blutmahlzeit. Um so viel Blut aufzunehmen, braucht die weibliche Zecke bis zu 10 Tage. Erst dann verlässt sie ihren Wirt. Bei den erwachsenen Männchen ist die Blutmahlzeit je nach Zeckenart unterschiedlich. Manche Arten saugen mehrere Tage bis hin zu Monaten; andere saugen gar nicht, sondern besuchen einen Wirt „nur", um dort nach einem Weibchen Ausschau zu halten. Das wird auch bei der Schildzecke angenommen. Bei dieser Art sterben die Männchen nach der Begattung, die Weibchen nach der Ablage der Eier.

Der volle Entwicklungszyklus der Zecke dauert meistens 2–3 Jahre. In jedem Entwicklungsstadium braucht die Zecke eine Blutmahlzeit. Bei ungünstigen Verhältnissen, wenn sich kein Wirt finden lässt, können bis zu 5 Jahre vergehen. Wenn es sein muss, verzichten Zecken 2 Jahre lang auf Nahrung. 99% ihres Lebens verbringen die Zecken frei lebend auf der Suche nach einem Wirt.

Zecken brauchen ein Klima, das hohe Luftfeuchtigkeit und relative Wärme verspricht. Deshalb sind sie im Winter nicht aktiv. Die Zeckensaison geht normalerweise von März bis Oktober. Abweichungen können sich aus der aktuellen Wetterlage ergeben. Außerdem suchen Zecken sich Orte, wo ihre natürlichen Wirte – v.a. Mäuse, Igel, Vögel, Rotwild und Rehe – besonders häufig vorkommen. Ideale Bedingungen bieten Waldränder und Waldlichtungen mit hochgewachsenen Gräsern. Auch an Bachrändern mit entsprechendem Bewuchs sind sie zu finden. In Laub- oder Mischwald ohne grasigen oder krautigen Unterwuchs fühlen sich Zecken ebenfalls wohl. Viele Gärten bieten ihnen ideale Lebensbedingungen.

Oft wird angenommen, Zecken ließen sich von Bäumen fallen. Dies ist jedoch falsch. Um auf einen Wirt zu gelangen, braucht die Zecken „Körperkontakt", wenn auch nur für Bruchteile von Sekunden. In dieser kurzen Zeit gelangt die Zecke von der Vegetation auf den Wirt. Sie wird sozusagen abgestreift. Zecken erklettern die Vegetation, wobei Larven bis zu 25 cm, Nymphen bis zu 50 cm und erwachsene Zecken bis zu 1,5 m Höhe erreichen können. Dort klammern sie sich mit ihren hinteren Beinpaaren fest und warten auf einen vorbeikommenden Wirt. Wird die Zecke abgestreift, sucht sie sich auf dem Wirt eine geeignete Stelle, um zuzustechen. Sie bevorzugt Körperstellen mit dünner Haut, die besonders warm sind. Beim Menschen sind das speziell die Körperbereiche zwischen den Beinen, in den Kniekehlen, unter den Armen, im Nacken und am Haaransatz. Eine Zecke bevorzugt auch solche Stellen auf ihrem Wirt, an dem sie geschlechtsspezifische Duftstoffe, sog. Pheromone, wahrnehmen kann. Bei den Schildzecken werden solche Pheromone zusätzlich von gerade saugenden Weibchen abgegeben und sie wirken auch nur auf saugende oder gerade gesättigte Männchen. Dieser Effekt funktioniert aber nur in einem kleinen Umkreis von wenigen Zentimetern. Daher bevorzugen abgestreifte Männchen, die einen Platz zum Zustechen suchen, solche nach Pheromonen duftenden Stellen auf ihrem Wirt.

Zeckenlähmung

Mehr als 60 Zeckenarten in Australien, USA und Europa können in ihren Speicheldrüsen ab 2 Tagen nach Beginn der Blutmahlzeit ein Neurotoxin bilden. Dieses führt 5 Tage nach Beginn der Blutmahlzeit zunächst zu einer lokalen, ggf. auch aufsteigenden Muskelschwäche bzw. -lähmung. Vor allem aus Australien sind auch Parästhesien und Bulbärparalyse mit Dysphagie, Zungen-, Gesichts- und Augenmuskellähmung und in weiterer Folge Atemlähmung und Tod beschrieben. Bereits wenige Stunden nach der Entfernung der Zecke bessert sich die neurologische Symptomatik erheblich.

Entfernen von Zecken

Zahlreiche von Zecken übertragene Viren befinden sich in den Speicheldrüsen und werden sofort zu Beginn des Saugaktes in den Wirt injiziert. Hingegen finden sich Bakterien wie Borrelien und Parasiten wie Babesien im Mitteldarm der Zecken. Aus diesem Grund werden FSME-Viren direkt mit dem Stechakt auf den Wirt übertragen. Borrelien dagegen gelangen erst nach frühestens 10 h in den Wirt. Die schnelle Entfernung einer in der Haut steckenden Zecke reduziert daher das Risiko der Übertragung einiger Krankheitserreger. Untersuchungen an Mäusen und Hamstern haben ergeben, dass die Gefahr einer Borreliose um ein Vielfaches mit der Dauer des Saugaktes ansteigt. So war nur eines von 14 Tieren infiziert, wenn die Zecke innerhalb von 24 h entfernt wurde; dagegen waren 13 von 14 Tieren erkrankt, wenn die Zecke 72 h lang saugen konnte.

Methoden zur Zeckenentfernung reichen vom Abbrennen der Zecke bis zum Beträufeln mit Öl oder lösungsmittelhaltigen Klebemitteln. Solche Verfahren schaden im Regelfall mehr als sie nützen, da sie zum zusätzlichen Eintritt von Erregern in den Wirt führen können. Ebenso sollten nicht die Finger zum Entfernen der Zecken benutzt werden. Dabei wird die Zecke potenziell zu sehr gequetscht und die erregerhaltige Flüssigkeit wird aus dem Zeckenleib direkt in die Stichstelle gedrückt. Die häufig empfohlene Entfernungstechnik des „Herausdrehens" bietet keinen wesentlichen Vorteil gegenüber dem „Herausziehen". Tendenziell kommt es hier eher zum Abtrennen des Hypostoms, sodass eher das Herausziehen empfohlen wird.

Richtig entfernt wird die Zecke mithilfe einer Pinzette oder eines Skalpells. Das Skalpell sollte aber nur dann benutzt werden, wenn das Greifen mit einer Pinzette nicht möglich ist. Die Zecke wird so nah wie möglich an der Haut gegriffen und dann langsam von der Einstichstelle weggezogen. Der Zug sollte mindestens 1 min anhaltend sein. Im günstigsten Fall löst sich die Zecke unter Zug von allein aus der Haut. Es ist jedoch weitgehend unproblematisch, wenn der Stechapparat in der Wunde verbleibt. Dieser wird später vom Körper abgestoßen. Speziell für diesen Zweck entworfene Pinzetten sind unter der Bezeichnung **„Zeckenzange"** erhältlich. Bei **„Zeckenkarten"** werden die Seiten einer geschlitzten Karte unter die Zecke geschoben. Die eingeklemmte Zecke kann dann mit der Karte als Hebel abgezogen werden. Ein **„Zeckenhaken"** ist ein geschlitzter, gebogener Stab, mit dem die Zecke ebenfalls ausgehebelt werden kann. „Zeckenschlingen" ö.Ä. sind nicht zu empfehlen, da sie regelmäßig zum Abtrennen des Hypostoms führen.

Nach Entfernung der Zecke sollte die Stichstelle desinfiziert werden.

Die entfernte Zecke kann, besonders bei Verdacht auf eine Infektion, untersucht werden. Sie kann auch nach der Entfernung Aufschluss über Krankheitserreger geben. Der Direktnachweis von Borrelien- oder FSME-DNA aus Zecken mittels PCR wird von verschiedenen Labors angeboten. Fällt der Test negativ aus, ist die Wahrscheinlichkeit einer Infektion sehr gering. Ein positiver Nachweis ist nur ein Hinweis auf eine Infektion der Zecke und lässt nur bedingt auf eine Infektion des Menschen schließen.

Prophylaxe

Zecken stechen besonders gerne unter den Achseln, in der Leiste, Kniekehle, am Haaransatz, im Schambereich oder am Bauchnabel. Sie suchen bevorzugt warme, gut durchblutete Körperstellen auf, Hautfalten und Haare bieten ihnen dabei Stütze und Schutz. Zudem spielen Gerüche eine große Rolle, da Zecken sich stark an Hautstellen orientieren, an denen Schweiß und Pheromone ausgeschieden werden. Häufig sind Zecken mehrere Stunden auf ihrem Wirt unterwegs, bevor sie eine geeignete Stelle identifizieren. Daher kann man sie durch rechtzeitiges Absuchen des Körpers (v.a. der Beine) vor dem Saugakt entdecken haben. Auch sollte man sich nie direkt ins Gras setzen. Im kurz gemähten Gras werden die Zecken sehr schnell von Vögeln entdeckt und vertilgt. Nach jedem Aufenthalt im Grünen sollte man deshalb die Kleidung und Unterwäsche gut ausschütteln und nach Zecken durchsuchen, anschließend duschen und den Körper gründlich nach Zecken absuchen.

Das Auftragen von Repellentien ist auch bei Zecken effektiv. Wichtig ist das Auftragen der Repellentien auf die bevorzugten Stichstellen, also nicht auf exponierte Hautstellen wie Hände oder freie Beine. Das Abstreifen wird durch Repellentien nicht verhindert, sehr wohl jedoch das Zustechen. Studien haben gezeigt, dass die Mittel maximal 2–3 h wirksam sind. Zu bevorzugen sind hier eher Duftstoffe wie Kokosnussöl, Citrodiol u.a., die eine längere Wirkung zeigen als z.B. DEET.

Tipp für die Praxis

- Information zum Mücken- und ggf. auch Zeckenschutz sind essenzieller Bestandteil jeder reisemedizinischen Beratung.
- Kenntnis der einzelnen Schutzmaßnahmen, insbesondere der Repellentien und ihrer Effektivität, ist entscheidend.

Weiterführende Literatur

Anderson JF, Magnarelli LA. Biology of ticks. Infect Dis Clin North Am 2008; 22: 195–215

Elston DM. Tick bites and skin rashes. Curr Opin Infect Dis 2010; 23: 132–138

Goodyer LI, Croft AM, Frances SP et al. Expert review of the evidence base for arthropod bite avoidance. J Travel Med 2010; 17: 182–192

Mirzaian E, Durham MJ, Hess K et al. Mosquito-borne illnesses in travelers: a review of risk and prevention. Pharmacother 2010; 30: 1031–1043

13 Versicherungsschutz auf Reisen

K. M. Fajen

Editorial

In Zeiten des weltweiten Tourismus nehmen nicht nur Reisedauer und -kosten zu, auch Gefahren durch Unfälle oder Erkrankungen im Ausland sollten bedacht werden. Es lohnt sich die verschiedenen Möglichkeiten der Versicherung vor Antritt einer Reise zu prüfen.

Das Wichtigste in Kürze

- Die gesetzliche Krankenversicherung bietet nur eingeschränkten Versicherungsschutz. Der Abschluss einer Auslandsreisekrankenversicherung ist gesetzlich Versicherten und beihilfeberechtigten Beamten, die ins Ausland reisen, generell zu empfehlen.
- Auch privat Versicherte sollten überprüfen, inwiefern sie Versicherungsschutz auf Reisen im außereuropäischen Ausland genießen und ob Versicherungsschutz für den medizinisch sinnvollen und vertretbaren Krankenrücktransport in das dem Wohnort des Versicherten nächstgelegene geeignete Krankenhaus besteht.
- Die Auslandsreisekrankenversicherung sollte Beistandsleistungen (sog. Assistance-Versicherung oder Notruf-Versicherung mit 24 h-Service) und den medizinisch sinnvollen und vertretbaren Krankenrücktransport in das dem Wohnort des Versicherten nächstgelegene geeignete Krankenhaus bieten.
- Der Abschluss einer Reiserücktritt-Versicherung und Reiseabbruch-Versicherung ist v. a. bei teureren Reisen zu empfehlen.

13.1 Versicherungsschutz der gesetzlichen Krankenversicherung

Die gesetzliche Krankenversicherung bietet nur eingeschränkt Versicherungsschutz in EU-Ländern, in Ländern des Europäischen Wirtschaftsraumes sowie in Ländern, die ein Sozialversicherungsabkommen mit der Bundesrepublik Deutschland abgeschlossen haben.

In EU-Ländern muss die sog. „Europäische Versicherungskarte" oder eine sog. provisorische Ersatzbescheinigung vorgelegt werden. Dann besteht bei staatlichen Vertragsärzten und Krankenhäusern Versicherungsschutz nach den dort gültigen Bestimmungen. Dies bedeutet, dass in Einzelfällen auch Zuzahlungen möglich sind. Wird der Kranke privatärztlich behandelt oder in ein privates Krankenhaus eingeliefert, sind die dort anfallenden Kosten von dem Kranken selbst zu tragen.

Ähnlich ist die Lage in den Ländern des Europäischen Wirtschaftsraumes. In den Ländern mit Sozialversicherungsabkommen sind die gesetzlichen Krankenkassen in Deutschland verpflichtet, die Krankheitskosten gegen Vorlage entsprechender Rechnungen in der Höhe zu erstatten, die die vergleichbare Leistung in Deutschland gekostet hätte. Ist die Rechnung höher, fällt der höhere Betrag grundsätzlich dem gesetzlich Versicherten zur Last. Der Kranke trägt im Übrigen die anfallenden Kosten bei privatärztlicher ambulanter Behandlung oder Behandlung im privaten Krankenhaus.

In Ländern, die weder der EU noch dem Europäischen Wirtschaftsraum angehören und mit denen auch kein Sozialversicherungsabkommen abgeschlossen wurde, besteht kein Leistungsanspruch gesetzlich Versicherter gegenüber ihrer Krankenkasse.

Dialyse-Patienten sollten im Vorfeld klären, in welcher Einrichtung am oder in der Nähe des Urlaubsortes sie die Dialyse vornehmen können. Sie sollten auch klären, ob die Leistungen dort von der gesetzlichen Krankenversicherung in Deutschland übernommen werden und ob sie die Dialyse zu den geplanten Terminen während des Urlaubs durchführen können. Informationen allgemeiner Art bietet die Deutsche Verbindungsstelle Krankenversicherung Ausland (DVKA) unter www.dvka.de/oeffentlicheSeiten/Dialyse.html.

Die DVKA stellt auf ihrer Internetseite unter www.dvka.de/oeffentlicheSeiten/dvka_home.html. die Leistungen der gesetzlichen Krankenversicherung in den einzelnen Ländern dar.

Achtung: Es besteht im Rahmen der gesetzlichen Krankenversicherung generell **kein** Versicherungsschutz für den **Krankenrücktransport**, also für den Krankentransport aus dem Ausland nach Deutschland, in das dem Wohnort nächstgelegene geeignete Krankenhaus.

Schon aus diesem Grund empfiehlt sich für gesetzlich Versicherte der zusätzliche Abschluss einer sog. Auslandsreisekrankenversicherung, die für eventuell notwendige Zuzahlungen sowie für den medizinisch notwendigen (besser: medizinisch sinnvollen) Krankenrücktransport aufkommt. Vorzugsweise sollten auch Beistandsleistungen vom Versicherungsschutz der Auslandsreisekrankenversicherung umfasst sein.

13.2 Versicherungsschutz der privaten Krankenversicherung

Aus der privaten Krankenversicherung besteht zunächst Versicherungsschutz für die notwendige Heilbehandlung in Europa. Durch Vereinbarung kann der Versicherungsschutz auch auf außereuropäische Länder ausgedehnt werden. Während des ersten Monats eines vorübergehenden Auslandsaufenthaltes – also auch auf einer Reise – besteht Versicherungsschutz auch ohne Vereinbarung (§ 1 Musterbedingungen 2009 des Verbandes der privaten Krankenversicherung). Diese Klausel haben viele private Krankenversicherer erweitert, sodass grundsätzlich (über den ersten Monat hinaus) Versicherungsschutz besteht, solange sich der Erstwohnsitz oder der gewöhnliche Aufenthaltsort der versicherten Person in Deutschland befindet.

In diesem Fall genießen privat Versicherte auch im Ausland Versicherungsschutz in gewohntem Umfang. Das bedeutet, dass für Schwangere oder chronisch Kranke der gleiche Versicherungsschutz besteht wie zu Hause.

Die Musterbedingungen sind unter www.pkv.de/recht/musterbedingungen abgedruckt.

Ob der **Krankenrücktransport**, aus dem Ausland in der privaten Krankenversicherung vertraglich gedeckt ist, ist im Einzelfall zu prüfen. Nicht immer ist der Krankenrücktransport aus dem Ausland Bestandteil des Versicherungsschutzes aus der privaten Krankenversicherung. Ist auch der Krankenrücktransport versichert, besteht oft lediglich Versicherungsschutz für den medizinisch notwendigen Krankenrücktransport – d.h. der Krankenrücktransport ist nur dann versichert, wenn vor Ort keine ausreichende medizinische Versorgung gegeben ist. Günstiger für den Versicherten ist die Versicherung des medizinisch sinnvollen und vertretbaren Krankenrücktransportes; dann werden die Kosten bereits übernommen, wenn der Rücktransport der Genesung des Patienten in sozialer Hinsicht (Betreuung durch Verwandte und Freunde, im Heimatland) dienlich und er wirtschaftlich vertretbar ist.

Die Krankenversicherung für das Ausland sollte auch Beistandsleistungen (sog. Assistance- oder Notruf-Versicherung) enthalten. Dies ist oftmals nicht der Fall.

Privat Krankenversicherte sollten darauf achten, dass sie tatsächlich weltweiten Versicherungsschutz genießen und wenn möglich auch der medizinisch sinnvolle Krankenrücktransport versichert ist. Vorzugsweise sollten auch Beistandsleistungen vom Versicherungsschutz umfasst sein.

13.3 Versicherungsschutz für beihilfeberechtigte Beamte

Die Beihilfevorschriften sind für die Beamten des Bundes wie der Länder unterschiedlich. Generell sind Aufwendungen für Krankenbehandlungen im Ausland jedoch nur bis zur Höhe der Aufwendungen beihilfefähig, die bei einer Behandlung am inländischen Wohnort des Beihilfeberechtigten oder in dem am nächstgelegenen geeigneten inländischen Behandlungsort beihilfefähig wären, vgl. z.B. § 10 Abs. 1 BVO.

Innerhalb der EU sowie dem Europäischen Wirtschaftsraum reicht im Allgemeinen eine Bescheinigung der ausländischen Krankenanstalt oder des ausländischen Arztes, nach der die berechneten Gebührensätze denen für Inländer entsprechen – es sei denn, dass gebietsfremden Personen regelmäßig höhere Gebühren als ansässigen Personen berechnet werden, sowie bei stationärer Behandlung.

Krankenbehandlungen sind nach § 10 Abs. 3 BVO auch ohne diese Einschränkungen beihilfefähig, soweit diese 1000 Euro je Krankheitsfall nicht übersteigen.

In jedem Fall ist aber der Rücktransport aus dem Ausland wegen Erkrankung während privater Auslandsaufenthalte nicht beihilfefähig.

Für beihilfeberechtigte Beamte empfiehlt sich aus diesen Gründen der zusätzliche Abschluss einer sog. Auslandsreisekrankenversicherung, die für eventuell notwendige Zuzahlungen sowie für den medizinisch notwendigen (besser: medizinisch sinnvollen) Krankenrücktransport aufkommt. Vorzugsweise sollten auch Beistandsleistungen versichert sein (sog. Assistance-Versicherung, siehe S. 81).

13.4 Versicherungsschutz der Auslandsreisekrankenversicherung

Die Auslandsreisekrankenversicherung wird von einer Vielzahl privater Krankenversicherungen sowie Reiseversicherern angeboten. Sie bietet Versicherungsschutz für die Behandlungskosten von auf der Reise im Ausland akut eintretenden Krankheiten und Unfällen sowie für die Kosten der Überführung bei Tod.

Ausland ist dabei meist nicht Deutschland und nicht die Länder, in denen die versicherte Person einen ständigen Wohnsitz hat.

Nicht versichert sind i.d.R. Heilbehandlungen und andere ärztlich angeordnete Maßnahmen, die ein Anlass für die Reise sind bzw. deren Notwendigkeit der versicherten Person vor Reiseantritt bekannt war oder mit denen sie nach den ihr bekannten Umständen rechnen musste. Damit ist der Versicherungsschutz für chronisch Kranke eingeschränkt.

Hintergrund ist der Notfallcharakter der Versicherung – sie soll der versicherten Person in Notfällen zur Seite stehen.

Ist bereits vor Reiseantritt davon auszugehen, dass während der Reise eine Behandlungsbedürftigkeit der Vorerkrankung zu erwarten ist, besteht kein Anspruch auf Erstattung der Kosten. Die Behandlung einer im Zusammenhang mit der Vorerkrankung auftretenden unerwarteten akuten Notfallsituation ist jedoch versichert.

Der chronisch Kranke sollte im Hinblick auf seine Erkrankung geeignete Reiseziele und -formen auswählen.

Vor der Reisebuchung sollte überprüft werden, ob die Impfbestimmungen des Reiselandes eingehalten werden können. Am Reiseziel sollte es auch die Möglichkeit einer angemessenen medizinischen Versorgung geben. Informationen dazu bieten u. a. das Auswärtige Amt im Rahmen der Informationen über das Land – Medizinische Hinweise – (www.auswaertiges-amt.de) wie auch das Centrum für Reisemedizin (www.crm.de). Dialyse-Patienten sollten im Vorfeld klären, wo und wann sie die Dialyse während des Urlaubs durchführen können und wer die Kosten dafür übernimmt.

Weitere Ausschlüsse sind in der Reisekrankenversicherung normalerweise vereinbart für Zahnbehandlungen, die über schmerzstillende Behandlungen, Reparaturen von Zahnprothesen und Provisorien hinausgehen, sowie für Behandlungen von geistigen und seelischen Störungen (bei einigen Reiseversicherern versichert), von Hypnose und Psychotherapie, von Alkohol-, Drogen- und anderen Suchtkrankheiten bzw. für versuchten oder vollendeten Suizid und deren Folgen (einschließlich Krankenrücktransport).

Auch kein Versicherungsschutz besteht gewöhnlich für Entbindungen nach der 36. Schwangerschaftswoche sowie Schwangerschaftsunterbrechungen und deren Folgen (einschließlich Krankenrücktransport).

Schwangere sind daher grundsätzlich versichert, wenn eine Behandlung im Notfall erforderlich ist. Ab der 35. Schwangerschaftswoche nehmen Fluggesellschaften Schwangere meist nicht mehr mit. Auch vorher sind eventuell Bescheinigungen erforderlich, damit Schwangere mitfliegen können.

Eine genaue Auflistung sämtlicher Ausschlüsse lässt sich den Versicherungsbedingungen des jeweiligen Versicherers entnehmen.

Die Versicherungen müssen nicht leisten, wenn der Arzt vor Ort nicht (nach den entsprechenden Gesetzen des Urlaubslandes) zugelassen ist.

Einige Versicherer bieten auch im Rahmen der Reisekrankenversicherung mit Beistandsleistungen die Erstattung für **Such-, Rettungs- und Bergungskosten** an; muss die versicherte Person nach einem Unfall gerettet oder geborgen werden oder wird die versicherte Person vermisst und ist zu befürchten, dass ihr etwas zugestoßen ist, so werden die Kosten (meist begrenzt auf eine bestimmte Höhe) übernommen.

Gerade im Rahmen von Bergtouren kann dieser Versicherungsschutz wichtig sein, auch im unmittelbar benachbarten Ausland. Die Kosten für die zuweilen erforderliche Bergung eines Wanderers per Helikopter werden von der gesetzlichen und privaten Krankenversicherung nicht übernommen.

Bei der Wahl der Auslandsreisekrankenversicherung sollte darauf geachtet werden, dass auch **Beistandsleistungen** versichert sind (meist als **Notruf- oder Assistance-Versicherung** bezeichnet). Die Assistance der Versicherung bietet einen 24 h-Service, der Versicherte kann sich „rund um die Uhr" mit der Assistance in Verbindung setzen. Der Versicherte kann eine Beratung durch den Medizinischen Dienst erhalten, ggf. stellt der Vertragsarzt der Assistance einen Kontakt zwischen dem behandelnden Arzt und dem Hausarzt her. Die Assistance-Ärzte kennen die medizinische Situation im Urlaubsland. In Absprache mit dem Betroffenen wird über die weitere Behandlung und ggf. über die Organisation eines Rücktransportes entschieden. Bei stationären Aufenthalten werden Kostenübernahmeerklärungen im Namen der Versicherung gegenüber dem Krankenhaus abgegeben. Dies entlastet den Versicherten auch in finanzieller Hinsicht, da die Kosten der Behandlung im Krankenhaus direkt durch die Versicherung reguliert werden.

Darüber hinaus sollte die Auslandsreisekrankenversicherung möglichst den **medizinisch sinnvollen und vertretbaren Krankenrücktransport** versichern. Je nach Zustand des Versicherten und Weg wird dieser mit einem medizinisch adäquaten und wirtschaftlich vertretbaren Transportmittel (sei es Krankenwagen, mit Stretcher, in Begleitung eines Sanitäters oder eines Arztes oder mit Ambulanzflugzeug) in das dem Wohnort des Versicherten nächstgelegene geeignete Krankenhaus gebracht.

Einige Reisekrankenversicherungen versichern auch den (medizinisch sinnvollen und vertretbaren) Krankenrücktransport wegen auf der Reise akut eintretenden Krankheiten und Unfällen innerhalb Deutschlands. Für diesen besteht aus der gesetzlichen Krankenversicherung kein Versicherungsschutz und er ist auch nicht beihilfefähig. Der in Bayern Urlaub machende Hamburger hat, wird er nach einem Unfall in eine Klinik in Bayern gebracht, im Rahmen dieser Versicherung grundsätzlich einen Anspruch, in das Krankenhaus seiner Wahl nach Hamburg gebracht zu werden.

13.5 Versicherungsschutz aus der Reiserücktritt- und Reiseabbruch-Versicherung

Die Reiserücktritt- und Reiseabbruchversicherung [1] decken v. a. das Risiko des Verlustes des Reisepreises ab.

Dabei versichert die Reiserücktritt-Versicherung die bei Nichtantritt der Reise aus dem versicherten Reisearrangement (z. B. Pauschalreise, Ferienwohnung, Flug) vertraglich geschuldeten Stornokosten aus versichertem Grund.

Die Reiseabbruch-Versicherung deckt u. a. die bei nicht planmäßiger Beendigung der Reise (aus versichertem Grund) eventuell entstehenden zusätzlichen Rückreisekosten sowie den anteiligen Reisepreis der gebuchten und nicht genutzten versicherten Reiseleistung vor Ort.

Hinter der Reisekrankenversicherung treten sie in ihrer Bedeutung zurück. Das Schadenrisiko ist für den Reisenden verhältnismäßig überschaubar, während aus einer notwendigen Krankenbehandlung dem Patienten ein großer finanzieller Schaden entstehen kann.

II

Versicherte Gründe

Versicherungsschutz aus der Reiserücktritt- bzw. Reiseabbruchversicherung besteht, wenn die planmäßige Durchführung oder Beendigung der Reise nicht zumutbar ist, weil die versicherte Person oder eine Risikoperson von einem versicherten Ereignis betroffen wird.

Versicherte Ereignisse sind im Regelfall Tod, schwere Unfallverletzung, unerwartete schwere Erkrankung, Impfunverträglichkeit, Schwangerschaft, sofern der Reiseantritt infolgedessen nicht möglich oder nicht zumutbar ist, etc. Eine genaue Aufzählung der versicherten Ereignisse ist den Versicherungsbedingungen der Anbieter zu entnehmen.

Risikopersonen sind v.a. die Angehörigen des Versicherten (Lebenspartner, Kinder, Eltern, Geschwister, Großeltern etc.).

Die meisten Versicherungsfälle aus der Reiserücktritt- und Reiseabbruchversicherung sind Stornierungen aufgrund einer Erkrankung vor Reisebeginn.

Eine unerwartete schwere Erkrankung tritt ein, wenn bei der versicherten Person aus dem Zustand des Wohlbefindens und der Arbeits- und Reisefähigkeit heraus Krankheitssymptome auftreten, die der Nutzung der gebuchten Hauptreiseleistung in diesem Zustand entgegenstehen [2]. Maßgebend sind objektive Kriterien.

Kein Versicherungsschutz besteht für Ereignisse, mit denen zur Zeit der Buchung zu rechnen war.

Darüber hinaus ist meist der Schub einer chronischen psychischen Erkrankung vom Versicherungsschutz ausgeschlossen.

Für chronische Erkrankungen besteht grundsätzlich Versicherungsschutz, wenn seit Längerem ein stabiler Gesundheitszustand vorliegt, der Reisen erlaubt, und dann – unerwartet – ein gesundheitlicher Einbruch/Schub auftritt.

Unverzügliche Stornierung

Die versicherte Person ist nach den Versicherungsbedingungen verpflichtet, die Reise unverzüglich nach Eintritt des versicherten Rücktrittsgrundes zu stornieren, um die Rücktrittskosten möglichst gering zu halten.

Die Stornokosten werden nach dem Reisevertrag im Regelfall umso höher, je später storniert wird. Wartet der Versicherte mit der Stornierung, weil er auf Heilung oder Besserung hofft, und tritt diese nicht ein, kann der Versicherer die Ersatzleistung kürzen.

Einige Versicherer haben, um den Versicherten bei der Frage der rechtzeitigen Stornierung zu entlasten, eine sog. Stornoberatung eingeführt. Der Versicherte kann sich bei Auftreten der unerwarteten schweren Erkrankung an den Medizinischen Dienst der Assistance wenden. Der Medizinische Dienst unterstützt die versicherte Person bei der Entscheidung, ob und ggf. wann die Reise storniert werden soll. Eine Kürzung der Versicherungsleistung kommt dann wegen verspäteter Stornierung nicht mehr in Betracht, wenn der Versicherte sich unverzüglich nach Eintritt des versicherten Ereignisses an die Assistance wendet, deren Empfehlung, an der Reise festzuhalten, Folge leistet und später die Reise doch stornieren muss.

Tipp für die Praxis

Weisen Sie Ihren Patienten auf die Notwendigkeit hin, seinen Krankenversicherungsschutz (einschließlich Krankenrücktransport) auf Reisen zu überprüfen und ggf. eine Auslandsreisekrankenversicherung abzuschließen. Der Abschluss einer Reiserücktritt- und Reiseabbruch-Versicherung ist empfehlenswert.

Literatur

[1] Fajen K. Kap. 18. In: Halm, Engelbrecht, Krahe, Hrsg. Handbuch Fachanwalt Versicherungsrecht. 4. Aufl. Köln: Luchterhand Verlag; 2011

[2] Fajen K. In: Halm, Engelbrecht, Krahe, Hrsg. Handbuch Fachanwalt Versicherungsrecht. 4. Aufl. (s.o.). Kapitel 18 Rn. 67 mit Hinweis auf Van Bühren, Nies. 3. Aufl. München: Beck Verlag; 2010. § 2 VB – Rücktritt Rn 127

III

Reisemedizinisch relevante Infektionskrankheiten

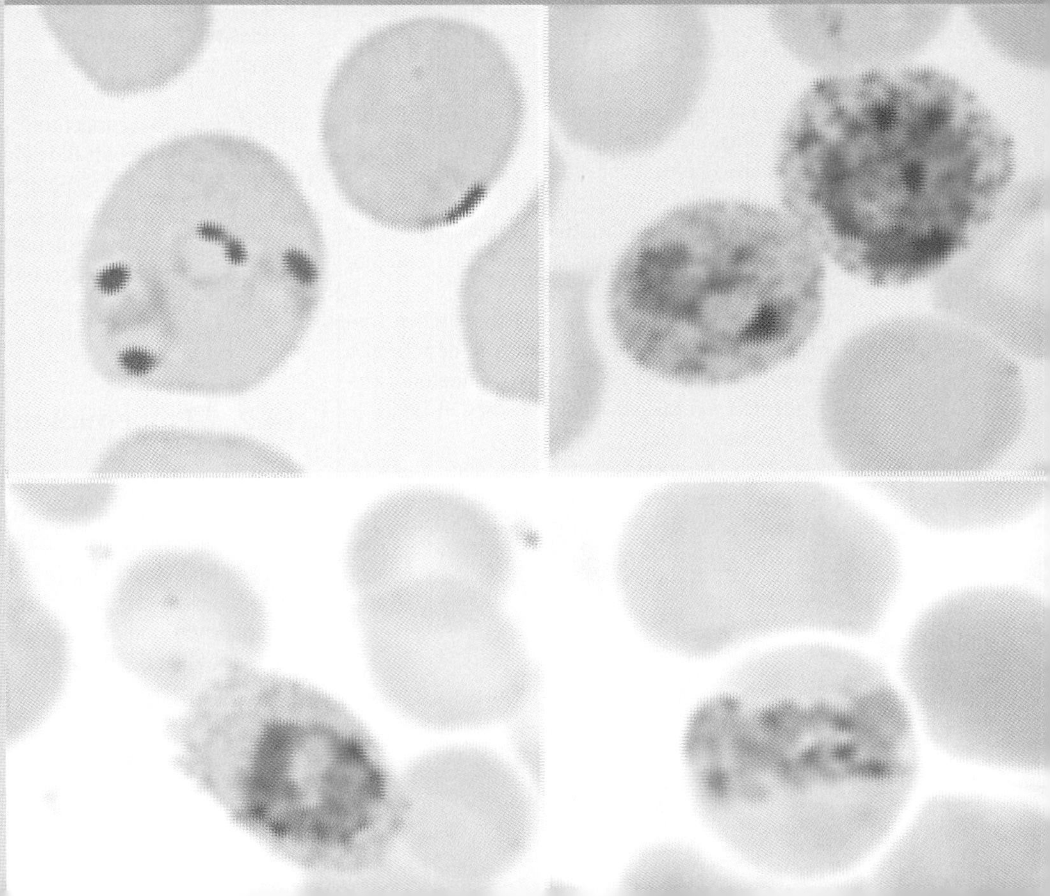

14 Malaria

J. May

III

Editorial

Seit der Entdeckung der Malaria im Jahr 1880 wird vergeblich versucht diese Parasiteninfektion auszurotten. Trotz erheblichen Aufwandes ist es bis heute nicht gelungen, eine Impfung gegen diese Geißel der Menschheit herzustellen. Reisende in Länder, in denen Malaria vorkommt, müssen sich insbesondere gegen die Überträgermücken schützen und eine Chemoprophylaxe einnehmen. Kommt es nach der Reise zu Fieber, ist es v. a. wichtig, an die Möglichkeit einer Malaria zu denken und eine Reiseanamnese zu erheben. Zwar gibt es immer wieder einzelne Berichte von in Deutschland übertragener Malaria, die Gefahr einer Rückkehr der Seuche aufgrund der Klimaveränderungen ist aber gering.

Das Wichtigste in Kürze

- Malaria ist eine durch Stechmücken übertragene Infektion mit Parasiten der Gattung Plasmodium und stellt aufgrund ihrer hohen Morbidität und Mortalität eine besondere Gefahr für Reisende dar.
- Diagnostik und Kontrolle von Malaria und Plasmodieninfektionen sind unterschiedlich für die Bevölkerung in endemischen Regionen und Reisende aus malariafreien Gebieten.
- Für Reisende sind die wichtigsten Maßnahmen zur Vorbeugung von Malaria
  - eine kompetente Reiseberatung,
  - eine sorgfältige Expositionsprophylaxe,
  - eine adäquate Chemoprophylaxe,
  - eventuell die Vorbereitung auf eine notfallmäßige Selbstbehandlung – eine Impfung gegen Malaria wird für Reisende in den nächsten Jahren nicht verfügbar sein.
- Bei Reisenden mit Fieber aus malariaendemischen Ländern muss eine kompetente Diagnostik mit dem Dicken Tropfen unabhängig vom Fieberverlauf durchgeführt werden – Patienten mit Malaria tropica werden in Deutschland stationär behandelt.
- Die wichtigsten Therapeutika sind neben dem alten Chinin und dem heute wenig wirksamen Chloroquin die neueren Medikamente Mefloquin, Atovaquon/Proguanil und Artemether-Lumefantrin.

14.1 Einführung

Malaria ist eine akute, durch Protozoen der Gattung Plasmodium hervorgerufene Infektionskrankheit. Bezogen auf Mortalität und Morbidität gehört sie zu den wichtigsten übertragbaren Erkrankungen weltweit und verursacht enorme medizinische, soziale und wirtschaftliche Probleme. Während die Malaria bis in das 19. Jahrhundert auch in Nordeuropa vorkam, ist sie heute fast ausschließlich in tropischen und subtropischen Regionen verbreitet.

Die Bezeichnung Malaria stammt aus dem Italienischen und reflektiert die ursprünglich miasmatische Interpretation der Malariaepidemiologie: mala aria = schlechte Luft. Früher gerbräuchliche Synonyme sind „Wechselfieber" und „Sumpffieber" – Begriffe, die durch klinische und epidemiologische Beobachtungen entstanden sind.

Von den fast 120 bekannten Plasmodienarten sind nur 5 humanpathogen:

- Plasmodium falciparum, Erreger der Malaria tropica
- Plasmodium vivax und P. ovale, Erreger der Malaria tertiana
- Plasmodium malariae, Erreger der Malaria quartana
- Plasmodium knowlesi, Erreger der Malaria bei Makaken, der auch Menschen befallen kann

Im Jahre 1880 beobachtete der französische Militärarzt Laveran Parasiten im Blut eines fiebernden Patienten [1] (Abb. 14.**1**); 17 Jahre später klärte der junge Tropenarzt Ronald Ross die Übertragung der Parasiten durch Mücken auf [2]. Beide Ärzte schufen mit ihrer Arbeit die Grundlage für die vollständige Beschreibung des parasitären Entwicklungszyklus in Mensch und Mücke und erhielten dafür den Medizinnobelpreis.

14.2 Epidemiologie

Über 2 Mrd. Menschen aus 100 Ländern leben in Regionen, in denen Malaria endemisch oder epidemisch vorkommt [3](Abb. 14.**2**). Die Anzahl der Infektionen pro Jahr wird auf 243 Mio. geschätzt [4]. In einigen hochendemischen Gegenden hat die Malariainzidenz durch Bekämpfungsmaßnahmen und Behandlung mit Kombinationspräparaten deutlich abgenommen [5]. Der Welt-Malariareport 2009 berichtet von einer Verbesserung der Situation im Jahr 2008 im Vergleich zu 2000: Die Neuerkrankungen

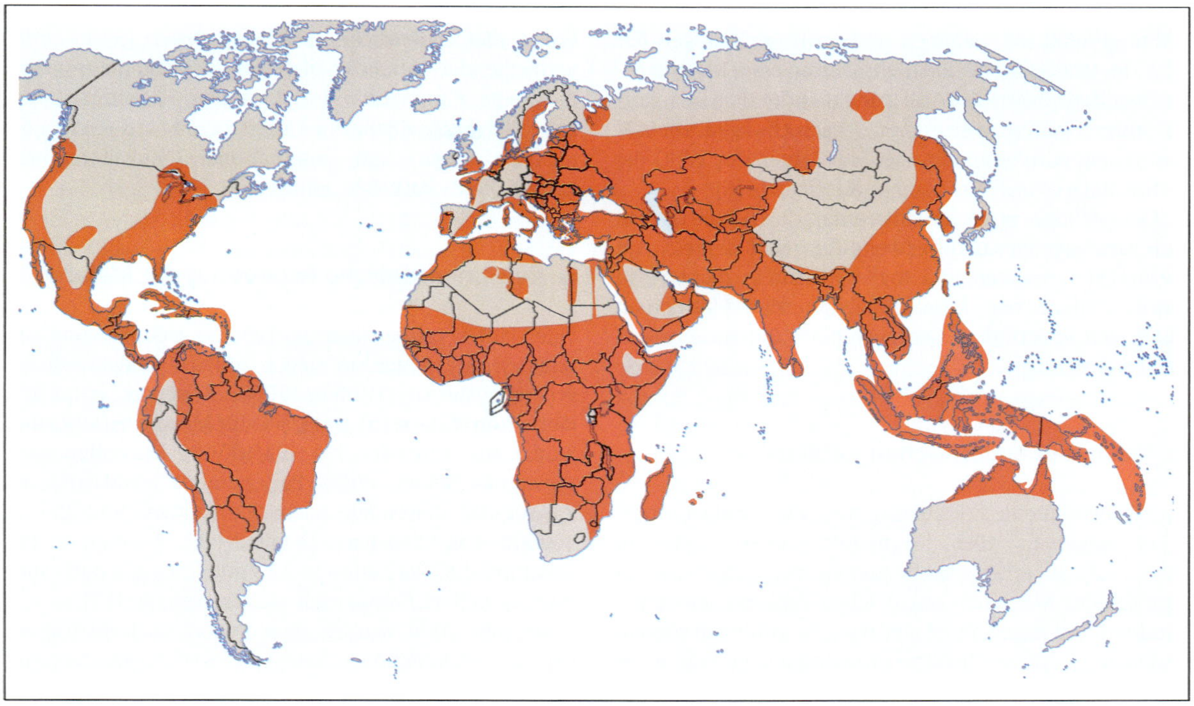

Abb. 14.1 Verbreitung der Malaria um 1850.

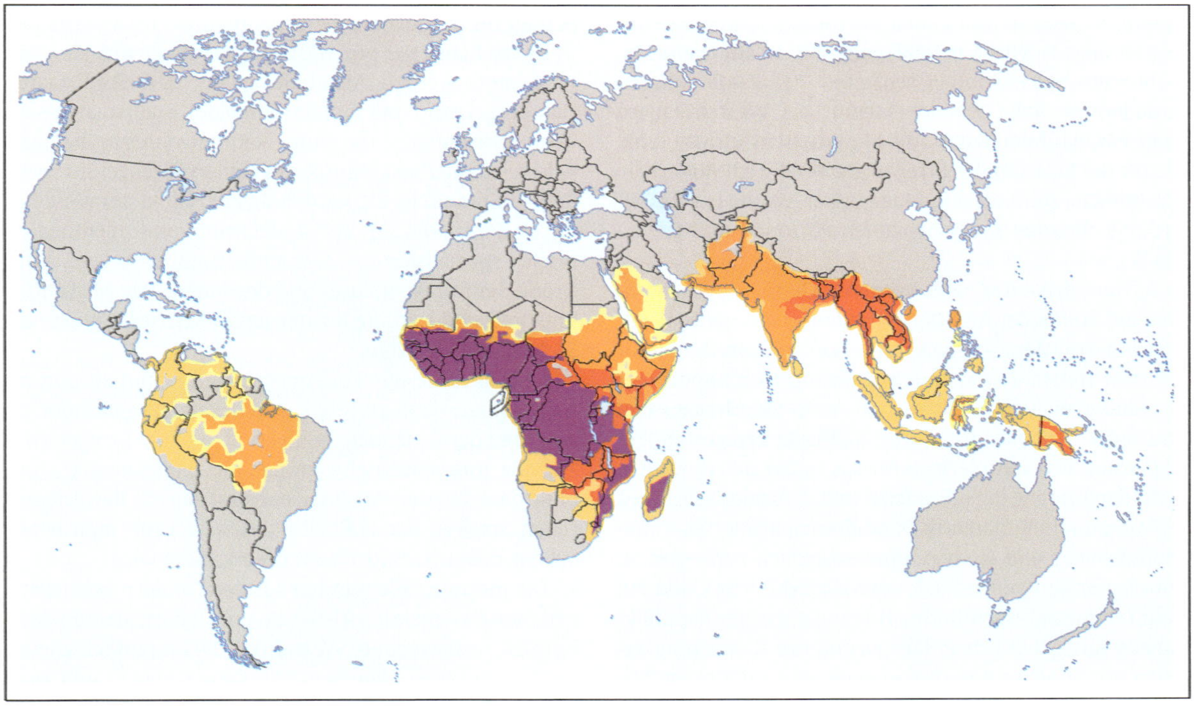

Abb. 14.2 Verbreitung der Malaria heute.

durch Malaria wurde bei ⅓ der Länder um mehr als die Hälfte gesenkt [4]. Dennoch sind nach Schätzungen der WHO im Jahr 2008 863 000 Menschen an einer Malaria gestorben, dabvon 89% aus Afrika und mehrheitlich Kleinkinder unter 5 Jahren. In einzelnen Untersuchungen, wie z. B. aus Indien, wird vermutet, dass die Zahlen der WHO die wahre Malaria-Inzidenz sogar unterschätzen [6].

Die Infektion ist auch diaplazentar, durch Bluttransfusion oder gemeinsame Verwendung nicht ausreichend sterilisierter Spritzen und Injektionsnadeln möglich. In einem italienischen Krankenhaus wurden Plasmodien durch den fehlerhaften Gebrauch eines Blutzuckermessgerätes übertragen.

Malaria in endemischen Gebieten

Die Malaria ist eine Erkrankung tropischer und subtropischer Regionen aller Kontinente außer Australien (Abb. 14.**2**). In einem hochendemischen Gebiet ist ein Großteil der Menschen mit P. falciparum infiziert, ohne Symptome zu zeigen. Diese niedrigen Parasitämien können dennoch zu Gesundheitsbeeinträchtigungen wie einer Anämie führen. Nur ein kleiner Teil der Infizierten entwickelt eine milde Symptomatik und selten entstehen schwere Komplikationen, die dann aber häufig zum Tod führen.

Infektionen durch andere Plasmodienspezies als P. falciparum sind im äquatorialen Afrika seltener und verursachen eine mildere Klinik. Malaria tertiana durch eine Infektion mit P. vivax ist die geografisch am weitesten verbreitete Malaria mit geschätzten 70–80 Mio. akuten Episoden pro Jahr. P. vivax kommt bei Westafrikanern nicht vor, da ihnen das Duffy-Blutgruppen-Antigen fehlt, das für die Invasion der Erreger notwendig ist. Außerhalb Westafrikas, zumindest in Madagaskar, wurde P. vivax allerdings auch bei Duffy-negativen Personen nachgewiesen [7].

In Nordafrika und dem Vorderen Orient – ausgenommen der Süden der Arabischen Halbinsel mit hoher P.-falciparum-Prävalenz – herrscht P. vivax vor. Dasselbe gilt für Pakistan, Indien, Nepal und Sri Lanka, jedoch nimmt hier die Häufigkeit von P. falciparum zu. In Südostasien und im Pazifik ist P. falciparum der häufigste Erregertyp, gefolgt von P. vivax. Außerhalb Afrikas findet sich P. ovale in geringem Umfang in Südostasien und in Papua-Neuguinea bis Vanuatu. In Südamerika sind P. falciparum (v. a. Amazonasgebiete) und P. vivax unterschiedlich verbreitet, in Mittelamerika kommen z. B. vorwiegend P. vivax und auf Haiti (vereinzelt auch in der Dominikanischen Republik) nahezu ausschließlich P. falciparum vor. P. malariae erreicht nur in Afrika Anteile von mehr als 5% der menschlichen Plasmodieninfektionen. In hochendemischen Gebieten sind große Teile der Bevölkerung mit mehreren der humanpathogenen Plasmodienspezies infiziert. Im südlichen Myanmar wurden bei 20% der Malariafälle P. knowlesi gefunden, häufig als Koinfektion [8]. P. knowlesi ist auch auf Borneo und der Malaischen Halbinsel, Thailand und den Philippinen verbreitet.

In den letzten 150 Jahren wurde die Malaria in der Hälfte aller endemischen Länder eradiziert [3]. In ⅓ der verbleibenden Länder ist die Endemizität so niedrig, dass dort eine Elimination der Krankheit angestrebt wird. Durch adäquate finanzielle Unterstützung aus reichen Industrienationen und internationale Kollaborationen könnte dieses Vorhaben gelingen.

Reisemedizinische Bedeutung der Malaria

Jedes Jahr bereisen mehr als 125 Mio. Urlauber und Geschäftsleute Länder, in denen Malaria endemisch ist. Schätzungsweise 10 000–30 000 Reisende erkranken jährlich an Malaria [9]. Das Risiko für Malaria lag laut einer Studie aus Schweden bei 302/100 000 Reisenden nach Westafrika, bei 46/100 000 Reisenden nach Südafrika, bei 7,2/100 000 Reisenden nach Südamerika, und bei 2/100 000 Reisenden nach Thailand [10]. Reisende in das äquatoriale Afrika hatten in 22% und Reisende nach Südostasien in 3,4% Kontakt mit Malariaerregern [11].

Im Jahr 2009 wurden dem Robert Koch-Institut im Rahmen des Infektionsschutzgesetzes (IfSG) 526-Malariafälle einschließlich 3 Sterbefälle (0,6%) gemeldet [12], im Jahr 2010 waren es 617 gemeldete Krankheitsfälle. Damit lag die Zahl der Fälle in Bereich der 3 Vorjahre, nachdem sich diese Zahl seit der Einführung des IfSG im Jahr 2001 von etwa 1000 jährlich verringert hatte (Abb. 14.**3**). Damit beträgt die kumulative Inzidenz importierter Malariafälle in Deutschland 0,6 pro 100 000 Einwohner pro Jahr. Am häufigsten werden Malariafälle aus den Stadtstaaten Hamburg, Berlin und Bremen gemeldet. Stadtstaaten sind überrepräsentiert, da von Stadtbewohnern häufiger Reisen in malariaendemische Regionen durchgeführt werden. Außerdem ist die Verteilung ein Abbild der Meldetätigkeit der Labors, des Vorhandenseins von tropenmedizinisch spezialisierten Gesundheitseinrichtungen, der Größe der Krankenhäuser und des Anteils von Migranten. Entsprechend sind die Inzidenzen in Sachsen-Anhalt und Sachsen am kleinsten.

Reisende, die aus Endemiegebieten stammen und einen Heimaturlaub antreten, sind besonders gefährdet, da aufgrund der fehlenden Reinfektion mit dem Erreger hierzulande ihre spezifische Immunität verschwindet – oft, ohne dass dies den Personen bewusst ist [13]. Bei afrikanischen Spielern der Fußball-Bundesliga kann man beobachten, dass dieses Risiko oft unterschätzt wird.

Die meisten Fälle wurden aus den Ländern importiert, in denen das Infektionsrisiko am größten ist, also aus Afrika (92%), insbesondere Westafrika. Die Erkrankten kamen aus Ghana (21%), Nigeria (17%), Kamerun (8%) und Togo (8%). Dies sind keine klassischen Reiseländer und es handelte sich bei den Erkrankten meist um unzureichend geschützte afrikastämmige Migranten, die von einer Reise in ihr Heimatland zurückkehren (63%). Dies spiegelt sich auch darin wider, dass meist Männer zwischen 25 und 39 Jahren betroffen waren. Insgesamt haben Männer nach Reisen doppelt so häufig Malaria wie Frauen [14]. Außer-

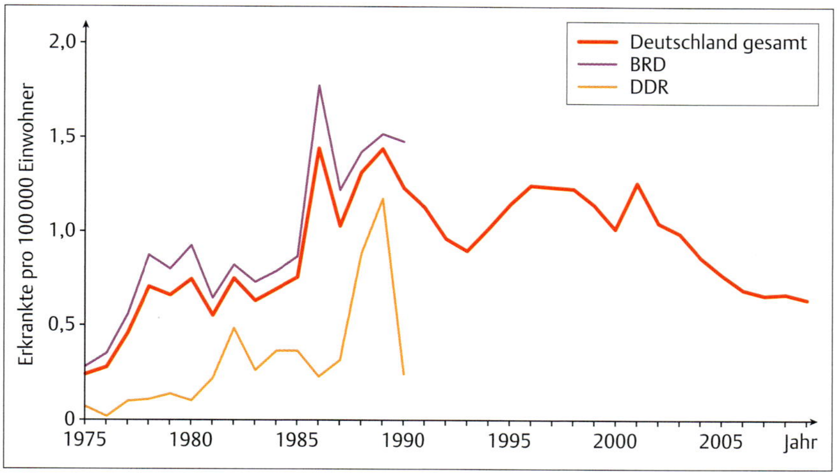

Abb. 14.3 Dem Robert Koch-Institut jährlich gemeldete Malariafälle von 1975–2009.

halb Afrikas kam es nur selten zur Malaria bei Reisenden aus Deutschland, v.a. in Indien (1,8%) und andere Länder Asiens (insgesamt 5,9%).

Die Erkrankungen waren deutlich seltener nach Geschäftsreisen oder im Rahmen einer Ausbildung, bei Forschungsaufenthalten oder humanitären Missionen (34%) als bei privaten Reisen. In den meisten Fällen handelte es sich um eine Infektion mit P. falciparum (80%) und P. vivax (8%), seltener mit P. ovale und P. malariae (je 3%) oder Mischinfektionen. Beachtenswert ist dabei die Tatsache, dass 78% der Erkrankten keinerlei Chemoprophylaxe genommen hatte und bei den übrigen 32% der größte Teil sich nicht an die Empfehlungen gehalten hat, also entweder ein falsches Präparat, eine zu geringe Dosis oder das Medikament über eine zu kurze Dauer oder unregelmäßig genommen hat. Alle 3 der in 2009 an Malaria Verstorbenen waren mit P. falciparum infiziert und keiner hatte gesichert eine Chemoprophylaxe eingenommen. Während P. ovale und P. malariae ebenfalls v.a. aus dem subsaharischen Afrika eingeschleppt werden, wird P. vivax auch häufig aus Ozeanien importiert. Von Infektionen mit P. knowlesi bei Reisenden wurde bisher selten berichtet.

Malaria in Deutschland

Bis in das 19. Jahrhundert war die Malaria bis hoch in den Norden und weit über Europa, Nordamerika und Russland verbreitet. Durch intensive Bekämpfungsmaßnahmen wurde die Erkrankung aus unseren Breiten verdrängt. Heute kann eine Infektion in Deutschland durch im Flugzeug oder Fluggepäck eingeschleppte Mücken (sog. Airport- oder Baggage-Malaria), durch Spritzentausch oder nosokomial durch verunreinigte medizinische Geräte oder Blutkonserven vorkommen. In den letzten 60 Jahren wurde nur sporadisch von möglichen **autochthonen Fällen** berichtet – also Übertragungen, bei denen Mücken die Erreger von einem Infizierten hier aufgenommen und später auf einen anderen Menschen übertragen haben könnten. Meist bleiben diese Fälle unvollständig geklärt und in keinem Fall konnte ein vollständiger Entwicklungszyklus zweifelsfrei nachgewiesen werden.

Bei dem jüngsten publizierten Fall handelt es sich um eine Gynäkologin einer Klinik, die mit einer schwangeren Malariapatientin Kontakt hatte und 16 Tage später mit dem gleichen Parasitenstamm infiziert war [15]. Die Ärztin hatte keine medizinischen Untersuchungen durchgeführt und konnte sich nicht an einen körperlichen Kontakt erinnern, hatte aber Blutproben transportiert. Letztendlich wurde der Übertragungsweg nicht eindeutig identifiziert, da der Abstand des Erkrankungsbeginns bei dem Index- und dem Sekundärfall weder eine direkte Übertragung noch eine moskitoabhängige Transmission oder eine Baggage-Malaria unterstützten. Zwei weitere Fälle kamen in Duisburg bei vermuteter autochthoner Übertragung durch Anopheles plumbeus und in einem Wasserwerk in der Umgebung von Berlin vor.

Es wird immer wieder diskutiert, ob durch die zu erwartende **Erderwärmung** in den nächsten Jahrzehnten ein Wiederauftreten der Malaria in unseren Regionen befürchtet werden muss. Dabei ist zu bedenken, dass die Malaria noch im 20. Jahrhundert weit in Nordeuropa verbreitet war. Allerdings handelte es sich nicht um die besonders gefährliche Malaria tropica. Das Sumpffieber kam besonders in den Marschen vor, aus denen es v.a. durch Trockenlegungen verdrängt werden konnte. Unabhängig vom Klima gab es einen Anstieg der autochthonen Fälle am Ende der Weltkriege und noch 1946 wurden über 600 Malariafälle in Berlin berichtet.

Dass Malaria sich bei günstigen klimatischen Bedingungen und beim Vorhandensein eines geeigneten Vektors in malariafreien Gebiete etablieren kann, haben autochthone Fälle in Trinidad, dem Südwesten der USA und Singapur gezeigt. Unter den gegenwärtigen Umständen ist die Gefahr einer Verbreitung der Malaria in Deutschland gering, obwohl 6 Anophelesarten in Deutschland heimisch sind, davon mindestens eine, die einen Zyklus von humanpathogenen Plasmodien zulässt. Neben der Vernichtung natürlicher Brutplätze wird die Wiedereinschleppung der Malaria v.a. durch eine umfassende Surveillance, schnelle Kontrollmaßnahmen bei einem Verdacht auf autochthone Fälle und rasche adäquate Behandlung verhindert.

Malaria in Europa

Innerhalb der Europäischen Gemeinschaft wurden in den letzten 10 Jahren nur 6 Fälle – in Griechenland, Frankreich und Italien – gemeldet (**C**entralized **I**nformation **S**ystem for **i**nfectious **D**iseases, CISID, http://data.euro.who.int/cisid, Zugriff 20.11.2010).

Informationen über importierte Malariafälle in Europa werden über TropNetEurop (www.tropnet.net) gesammelt. Im Jahr 2009 wurden insgesamt 560 Fälle aus 59 Sentinel-Institutionen berichtet. In den Jahren 1999 und 2009 wurden in der Europäischen Gemeinschaft zwischen 2600 und 14000 importierte Malariafälle mit 11–78 Todesfällen gemeldet (CISID). Ähnlich wie bei den gesetzlichen Meldedaten in Deutschland ist auch hier in den letzten Jahren eine sinkende Tendenz zu verzeichnen. Die meisten Infektionen wurden durch P. falciparum verursacht (84%) und v.a. durch ausländische Bürger aus Endemiegebieten eingeschleppt (62%). Die Einschleppung von P. knowlesi durch Reisende nach Europa wurde bisher aus Finnland, Schweden und Spanien berichtet.

14.3 Erreger, Vektor, Wirt

Die komplexe Entwicklung der Malariaparasiten durchläuft unterschiedliche Stadien in 3 verschiedenen Organismen (Abb. 14.**4**).

Parasiten – die Erreger

Plasmodien sind intraerythrozytäre Protozoen, die durch den Stich der weiblichen Anophelesmücke übertragen werden. Von den fast 120 bekannten Plasmodienarten sind 5 humanpathogen: P. falciparum, P. vivax, P. ovale, P. malariae, P. knowlesi. Während bei P. malariae zusätzlich zum Menschen wahrscheinlich bestimmte Affenarten Reservoir des Erregers und bei P. knowlesi Makaken Hauptwirt sind, ist bei den anderen 3 humanpathogenen Plasmodienarten der Mensch einziger Wirt.

Die Entwicklung der Plasmodien und ihrer verschiedenen Stadien (Abb. 14.4) dauert unterschiedlich lang (Tab. 14.**1**). Die Dauer der Sporogonie im Vektor ist einerseits abhängig von der Plasmodienart und andererseits von der Umgebungstemperatur. Die Entwicklung von P. vivax sistiert unter 15 °C und die der anderen menschenpathogenen Plasmodien unter 16 °C.

Ebenso ist die Dauer der Parasitenpräsenz während einer unbehandelten Infektion unterschiedlich für die Plasmodienspezies (Tab. 14.**2**). P. vivax und P. ovale können für Monate in Leberzellen als Hypnozoiten überleben, ohne Symptome zu verursachen. P. malariae kann auf anderem Wege ebenfalls über Monate im Körper verbleiben.

Das Auftreten von Gametozyten beginnt entweder früh mit dem Auftreten der asexuellen Parasitämie (P. vivax) oder – wie bei P. falciparum – 10–14 Tage nach dem ersten Auftreten asexueller Plasmodien im peripheren Blut. Gametozyten können noch persistieren, wenn die Tropho-

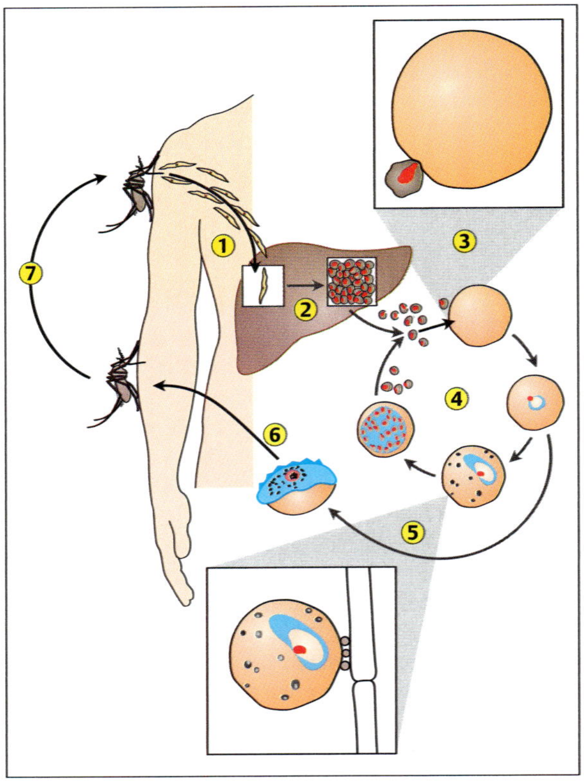

Abb. 14.4 Entwicklungszyklus von Plasmodien.
1. Durch den Stich der Anophelesmücke gelangen wenige Dutzend infektiöser Parasitenstadien (Sporozoiten) in die Blutbahn, von wo aus sie innerhalb der ersten 15–45 min in Leberzellen eindringen und durch mehrere Hepatozyten wandern, bevor sie endgültig in einer Zelle bleiben.
2. Innerhalb von 5–15 Tagen entwickeln sich in dem infizierten Hepatozyten bis zu 30000 Merozoiten, die durch Bildung eines Merosoms durch den Dissé'schen Raum freigesetzt werden [64].
3. Die Merozoiten gelangen in die Blutbahn und befallen dann rasch Erythrozyten.
4. Über Vermehrungsstadien (Trophozoiten und Schizonten) werden erythrozytäre Merozoiten gebildet, die nach Zerstörung der Zelle erneut Erythrozyten infizieren.
5. Schizonten binden an Endothelien kapillarnaher Gefäße (Sequestration).
6. Aus einer Subpopulation der Parasiten entstehen nach mehreren Vermehrungszyklen sexuelle Stadien – Mikrogametozyten (männlich) und Makrogametozyten (weiblich) –, die dann von den Überträgermücken aufgenommen werden können.
7. Nach ihrer Aufnahme durch die Überträgermücke und der Fertilisation beginnt die Sporogonie.

Tab. 14.1 Entwicklungsdauer der Plasmodienstadien.

Art	Sporogonie (Minimum)	hepatische Schizogonie	Beginn der erythrozytären Schizogonie	Auftreten von Gametozyten
	Tage	Tage	Tage nach Infektion	Tage nach Beginn der erythrozytären Schizogonie
P. falciparum	9	5	8	22
P. vivax	8	8	13	11
P. ovale	12	8	13	20
P. malariae	16	15	28	24

Tab. 14.2 Persistenz von Plasmodien im Menschen.

Art	durchschnittliche Dauer (Jahre)	maximale Dauer (Jahre)
P. falciparum	1	4
P. vivax	3	8
P. ovale	1	5
P. malariae	4	> 50

zoitenzahl unter die Nachweisgrenze abgefallen ist. Die Infektiosität für Moskitos hängt ab von

- Plasmodienstamm,
- Gametozytendichte,
- dem inversen Verhältnis von asexueller Parasitämie und Gametozytenzahl,
- Wirtsfaktoren.

Vektoren – die Überträger

Die etwa 7 mm langen, weiblichen Moskitos (Anophelesarten) benötigen eine Blutmahlzeit zur Eireifung. Sie leben mehrere Wochen und legen nach der 3–4 Tage dauernden Eireifung 200–300 Eier meist auf der Oberfläche ruhiger Seen, Tümpel oder Pfützen ab. Nach der Eiablage wird erneut Blut gesaugt. Die Entwicklung vom Ei zur Larve dauert wenige Tage, die der 4 Larvenstadien und des Puppenstadiums insgesamt bis zu 3 Wochen. Die Dauer ist von der Umgebungstemperatur, der Fotoperiode, dem Nahrungsmittelangebot und der Populationsdichte abhängig und kann bei günstigen Bedingungen auf 1 Woche reduziert sein.

Moskitos sind gute Flieger und können viele Kilometer überbrücken. Das Stech- und Ruheverhalten der einzelnen Arten ist unterschiedlich. Sie können innerhalb (endophil) oder außerhalb (exophil) von Behausungen stechen. Bis auf wenige Ausnahmen sind die anthropophilen Malariaüberträger nur nachts zu bestimmten Zeiten aktiv. Mithilfe von Geruchssinnesorganen an Antennen und Fühlern finden die Mücken den Wirt und durchbohren mit ihrem röhrenförmigen, stilettartigen Stechapparat die Haut und die Gefäßwand. Sie injizieren ein Antikoagulans und saugen etwa 1–3 µl Blut. Stiche durch die Kleidung hindurch sind möglich.

Wirt – der Erkrankte

Die Schwere der Erkrankung nach einer Infektion mit Plasmodien hängt v.a. vom Grad der **Immunität** des Infizierten gegen die ungeschlechtlichen Blutstadien ab [16]. Es gibt eine spezies-, stadien- und stammspezifische Immunität. Die Entwicklung der Immunität wird erschwert durch eine hohe Mutationsrate während der ungeschlechtlichen Vermehrung der Plasmodien, woraus ein erheblicher Antigenpolymorphismus resultiert. Dass es eine genetische Disposition für Malaria gibt, zeigen die Beispiele der Sichelzellanlage HbAS, die vor schwerer Malaria schützt, und von HbAC, das vor bestimmten Verlaufsformen der schweren Malaria schützt [17].

In Regionen mit hoher Endemizität sind Erwachsene durch erworbene Teilimmunität und Kleinkinder bis zum Alter von 6–12 Monaten durch mütterliche Antikörper und vermehrtes HbF gut vor einer schweren Malaria geschützt. Nach dem Verlust der übertragenen maternalen Antikörper erwerben Kinder eine Immunität durch wiederholte Plasmodieninfektionen [18]. Dennoch wird eine vollständige sterile Immunität nicht erreicht und geht durch einen mehrjährigen Aufenthalt in einem nicht endemischen Gebiet wieder verloren. Teilimmune können zwar immer wieder von Plasmodien infiziert werden, vermögen aber die Parasitenvermehrung einzudämmen und erkranken nicht schwer an Malaria.

Eine Lücke in dieser Teilimmunität haben Frauen während ihrer ersten Schwangerschaften. Mit der Entwicklung der Plazenta entwickelt sich ein immunnaives Organ, in dem sich die Plasmodien nahezu ungehindert vermehren können. Weitere Pathogenitätsfaktoren erhöhen das Risiko für Schwangere für komplizierte Verlaufsformen. Zusätzlich führen Infektionen mit P. falciparum in der Schwangerschaft zu niedrigem Geburtsgewicht und damit zu höherer Neugeborenensterblichkeit.

P. falciparum ist die einzige Plasmodienspezies, die beim Menschen häufig zu schwerer, potenziell tödlicher Malaria führt. Spezifisch für P. falciparum sind die **Sequestration** (periphere Adhäsion) und die Entwicklung sehr hoher Parasitämien. Die über verschiedene Rezeptoren am Endothel haftenden parasitierten Erythrozyten führen durch die Reifung der Parasiten und die damit verbundene Sekretion von Malariatoxinen, Laktatazidose und Hypoxie/Anämie zu immunpathogenetischen Vorgängen in vielen Organen.

Nichtimmune erkranken ohne rechtzeitige antiparasitäre Therapie schwer an einer Malaria tropica. Hier ist es lediglich die unspezifische Abwehr, die der Parasitenentwicklung und deren Folgen entgegengesetzt wird. Die unspezifische Immunabwehr kann allerdings bei überschießender Aktivierung in vulnerablen Organen wie Gehirn und Niere zu **Organkomplikationen** führen. Die häufigsten Manifestationen der komplizierten Malaria tropica sind schwere Anämie, zerebrale Malaria, Hypoglykämie, Hyperparasitämie, renale Malaria und terminal ein Multiorganversagen.

Die Hauptursache der **schweren Anämie** ist die Hämolyse durch rupturierende infizierte und eine Autoimmunhämolyse von nicht infizierten Erythrozyten. Bei der Entwicklung einer Anämie bei ständiger oder häufiger Infektion von Teilimmunen ist eine gleichzeitige verringerte Erythropoese, Erythrozytenphagozytose und Dyserythropoese bedeutsam.

Bei der **zerebralen Malaria** kommt es zu Mikrohämorrhagien und die Sequestrierung parasitierter Erythrozyten (und in geringerem Ausmaß Leukozyten) an postkapillären Venolen im Gehirn (Abb. 14.4). Die infizierten Erythrozyten heften sich mittels rezeptorentragender Protrusionen der Membran, den sog. Knobs, an die Endothelzellen.

14.4 Individueller Schutz vor Malaria für Reisende

Eine individuelle Beratung von Reisewilligen sollte rechtzeitig durch einen in Reise- und Tropenmedizin geschulten Arzt eingeholt werden und sich an allgemeinen Empfehlungen der Fachgesellschaften orientieren (Deutsche Gesellschaft für Tropenmedizin und Internationale Gesundheit, DTG; Centrum für Reise- und Tropenmedizin, CRM). Für Reisende ist es besonders wichtig, dass sie während der Reise prophylaktische Maßnahmen gegen Malaria adäquat durchführen, über die Symptome einer Malaria informiert sind und im Falle solcher Symptome schnell eine Behandlung durchführen bzw. medizinische Hilfe suchen.

Bei der Malaria müssen die Vorbeugung der Infektion und die Verhinderung der Erregervermehrung im Körper im Vordergrund stehen. Um das Erkrankungsrisiko ausreichend zu vermindern, ist eine Kombination aus Expositions- und Chemoprophylaxe notwendig. Grunderkrankungen und Medikamentenunverträglichkeiten müssen in die Beratung einbezogen werden. Auch die korrekte Durchführung der Prophylaxe bietet keinen 100%igen Schutz vor einer Malaria.

Weblinks

Wichtige Informationsquellen zu reisemedizinischen Informationen

Deutschland
www.dtg.org/malaria.html
www.crm.de/
www.gesundes-reisen.de

WHO
http://whqlibdoc.who.int/publications/2005/9241580364_chap7.pdf
http://whqlibdoc.who.int/publications/2005/9241580364_country_list.pdf
http://apps.who.int/globalatlas/DataQuery/default.asp

CDC
wwwnc.cdc.gov/travel

Ausbruchsinformationen
www.promedmail.org
http://healthmap.org

andere
www.iamat.org/index.cfm
www.hpa.org.uk/infections/topics_az/malaria/ACMP.htm
http://data.euro.who.int/cisid
www.tropnet.net

Expositionsprophylaxe

Ohne Mückenstich kann es nicht zu einer Malaria kommen. Dennoch wird die Wichtigkeit der Expositionsprophylaxe von vielen Reisenden, aber auch von Medizinern, unterbewertet. Reisende sind sich häufig nicht über die möglichen schwerwiegenden Folgen einer Infektion im Klaren und nicht bereit, sich ausreichend diszipliniert zu verhalten. Es ist daher eine vordringliche Aufgabe der Reiseberatung, den Wert der Expositionsprophylaxe zu betonen und die Gefahr der Malaria zu erklären. Eine konsequente Expositionsprophylaxe ist die einfachste, wirkungsvollste, nebenwirkungsärmste und kostengünstigste Maßnahme zur Vermeidung der Malaria.

Maßnahmen zur Verhinderung von Moskitostichen sind hauptsächlich in den Abendstunden wichtig, da Anophelesmücken dämmerungs- und v. a. nachtaktiv sind. Oft wird empfohlen, den Aufenthalt im Freien zu vermeiden, was kaum möglich ist, da die Dämmerung in tropischen Regionen früh eintritt. Das Tragen von heller, hautbedeckender Kleidung, insbesondere nach Imprägnierung mit permethrinhaltigen Produkten (Ansprühen mit 4%iger Permethrin-Lösung) vermindert das Stichrisiko erheblich. Unbedeckte Körperstellen sollten mit moskitoabweisenden Mitteln (Repellentien mit 30–50% DEET [1. Wahl] oder 10–20% Bayrepel) eingerieben werden. Diese Substanzen sind einige Stunden wirksam [19]. Repellentien werden von Kindern i. d. R. gut vertragen, wenn sie korrekt angewendet werden [20], Schwangere und Stillende sollten sie nicht verwenden.

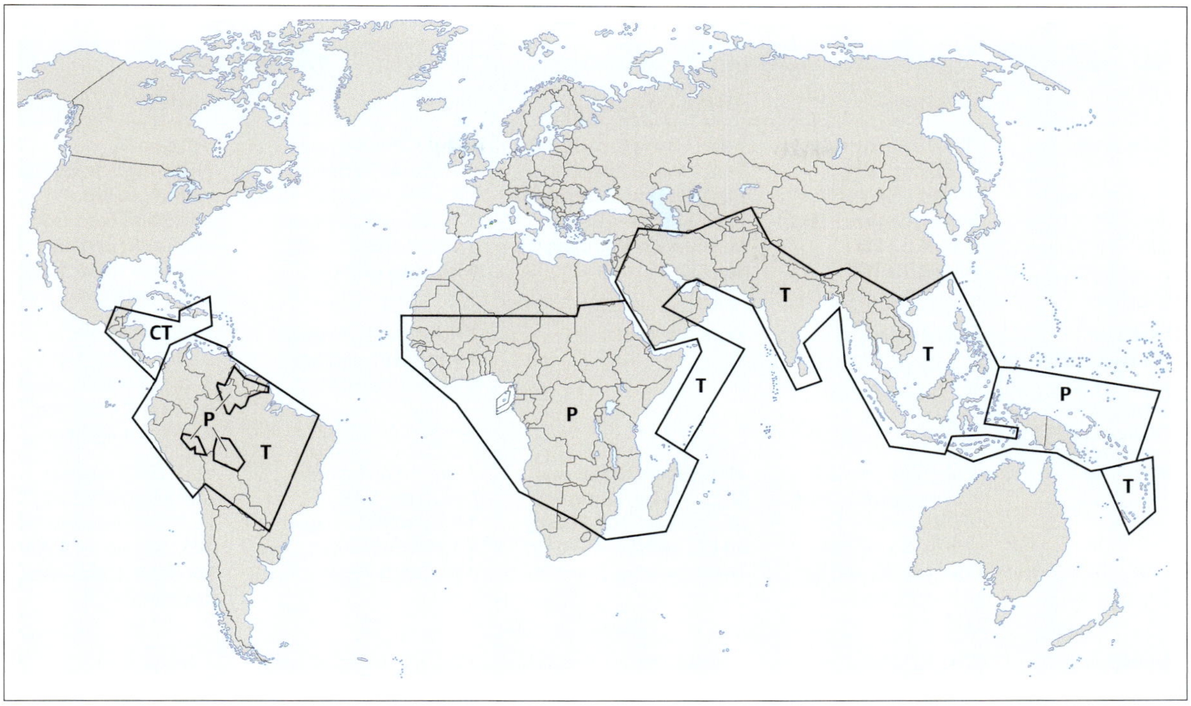

Abb. 14.5 Einteilung in Zonen mit unterschiedlicher Chemoprophylaxe gemäß Empfehlungen der Deutschen Gesellschaft für Tropenmedizin und Internationale Gesundheit (DTG), Stand April 2011. **CT** Notfalltherapie mit Chloroquin. **T** Notfalltherapie mit Dihydrartemisinin/Piperaquin, Artemether/Lumefantrin oder Atovaquon/Proguanil. **P** Chemoprophylaxe mit Mefloquin oder Atovaquon/Proguanil.

Wenn ein Reisender den Komfort von intakten Fliegengittern und Klimaanlagen nicht erwartet, sollte ein imprägniertes Moskitonetz (optimal: kommerziell vorimprägniert, alterativ: Netz vollständig in 200 – 500 mg/m² Permethrin eintauchen und trocknen lassen) mitgenommen werden. Eine Imprägnierung behält ihre Wirksamkeit etwa 6 – 12 Monate lang, kommerziell vorimprägnierte Netze sind bis 5 Jahre effektiv. Weitere Methoden zur Beseitigung von Insekten werden kommerziell angeboten: In Aerosolen, Verdampfern, Räucherspiralen und anderen Mitteln ist meist Permethrin enthalten. Elektrische Ultraschallsender sind nicht gegen Mücken wirksam.

Chemoprophylaxe

Je nach Reiseziel sollte neben der Expositionsprophylaxe eine Chemoprophylaxe eingenommen werden (Tab. 14.**3**) (Abb. 14.**5**) [21]. Die offiziellen Empfehlungen sind in einzelnen Ländern sehr unterschiedlich, was zeigt, dass eine evidenzbasierte Empfehlung schwierig ist [22].

Bei der Beratung muss v.a. Ort und Dauer des Aufenthaltes, Zeitpunkt, Art der Reise sowie Alter, Gesundheitsstatus und vermutete Compliance des Reisenden beachtet werden. Die Herausforderung in der Beratung ist es, die Bereitschaft zu erhöhen eine Chemoprophylaxe tatsächlich wie empfohlen einzunehmen [22]. Sie wird mit lang wirksamen Medikamenten durchgeführt und soll die Expansion der asexuellen Parasitenstadien verhindern. Grundsätzlich geeignete Medikamente sind Mefloquin, Atovaquon-Proguanil, Chloroquin und Doxycyclin, letzteres ist aber für diese Indikation in Deutschland nicht zugelassen (Tab. 14.**4**).

Das Risiko potenzieller Nebenwirkungen einer Chemoprophylaxe muss gegen den Nutzen abwägt werden, auch weil die Compliance des Reisenden, der vor der Reise gesund ist, von unangenehmen Wirkungen beeinträchtigt wird. Eine Medikamenteneinnahme sollte i.d.R. einige Zeit vor Reisebeginn angefangen und bis 4 Wochen nach der Rückkehr weitergeführt werden; eventuelle Unverträglichkeiten können so noch vor dem Reisebeginn erkannt werden.

Bei Reisen in Malaria-Endemiegebiete kann auf eine Chemoprophylaxe verzichtet werden, wenn

- der Aufenthalt sehr kurz ist (Besatzungsmitglieder von Flugzeugen),
- das Übertragungsrisiko gering ist (Südamerika, Südostasien),
- ein Aufenthalt außerhalb der Übertragungszeit geplant ist.

Bei einer jährlichen Inzidenz von unter 10 Fällen pro 10 000 Einwohner einer endemischen Region wird von manchen eine Chemoprophylaxe nicht als sinnvoll erach-

III

Tab. 4 Standarddosierungen von Medikamenten zur notfallmäßigen Selbsttherapie und Malariaprophylaxe.

Substanz	Therapie/notfallmäßige Selbstbehandlung		Prophylaxe	
	Erwachsene	Kinder	Erwachsene	Kinder
Chloroquin	1 Tbl. = 155 mg Base (~ 250 mg Salz); 1 × 4 Tbl.; 6 h nach Therapiebeginn 2 Tbl.; nach 24 h 2 Tbl.; nach 48 h 2 Tbl.	initial 10 mg Base/kg KG (~ 8,1 mg Salz/kg KG); nach 6 h 5 mg Base/kg KG; nach 24 h 5 mg Base/kg KG; nach 48 h 5 mg Base/kg KG	1 Tbl. = 155 mg Base (~ 250 mg Salz); 1 × 2 Tbl./Wo., KG > 75 kg: 1 × 3 Tbl./Wo.; Beginn 1 Wo. vor Reise, Ende 4 Wo. nach Reise	5 mg/kg KG (~ 8,1 mg Salz/kg KG) einmal pro Wo.; höchstens Erwachsenen-Dosis; Beginn 1 Wo. vor Reise, Ende 4 Wo. nach Reise
Proguanil (Ausweichpräparat in Kombination mit Chloroquin)	nicht geeignet	nicht geeignet	1 × 200 mg/d; Beginn 1 Wo. vor Reise, Ende 4 Wo. nach Reise	< 1 J.: 1 × 25 mg, 1 – 4 J.: 1 × 50 mg; 5 – 8 J.: 1 × 100 mg; 9 – 14 J.: 1 × 150 mg; > 14 J.: 1 × 200 mg
Mefloquin	1 Tbl. = 250 mg Base (~ 274 mg Salz); bei KG > 45 kg: initial 3 Tbl., nach 6 – 8 h weitere 2 Tbl.; bei KG > 60 kg nach weiteren 6 – 8 1 Tbl.	ab 3. Lebensmonat und KG 5 – 45 kg: 15 mg/kg KG, nach 6 – 24 h 10 mg/kg KG; bei KG > 45 kg Dosierung wie bei Erwachsenen	1 Tbl. = 250 mg Base (~ 274 mg Salz); 1 × 1 Tbl./Wo.; Beginn 1 – 3 Wo. vor Reise, Ende 4 Wo. nach Reise	ab 3. Lebensmonat und > 5 kg KG: 5 mg/kg KG; einmal pro Wo.; Beginn 1 – 3 Wo. vor Reise, Ende 4 Wo. nach Reise
Atovaquon/Proguanil	1 Tbl. = 250 mg/100 mg; bei KG > 40 kg: 1 × 4 Tbl./d an 3 aufeinander folgenden Tagen	250 mg/100 mg (= 1 Tbl.); 11 – 20 kg KG: 1 Tbl.; 21 – 30 kg KG: 2 Tbl.; 31 – 40 kg KG: 3 Tbl.; > 40 kg KG: 4 Tbl., jeweils an 3 aufeinander folgenden Tagen	1 Tbl. = 250 mg/100 mg; bei KG > 40 kg: 1 × 1 Tbl./d; Beginn 1 – 2 d vor Reise, Ende 1 Wo. nach Reise; max. Dauer des Aufenthaltes 28 d	1 Tbl. Junior = 62,5 mg/25 mg; 11 – 20 kg KG: 1 Tbl.; 21 – 30 kg KG: 2 Tbl.; 31 – 40 kg KG: 3 Tbl.; > 40 kg KG: 1 Tbl. in Erw.-Dosierung; jeweils einmal pro Wo., Beginn 1 – 2 d vor Reise, Ende 1 Wo. nach Reise; max. Dauer des Aufenthaltes 28 d
Arthemeter/Lumefantrin	1 Tbl. = 20 mg/120 mg; bei KG > 35 kg und > 12 J.: 4 Tbl. initial, nach 8 h weitere 4 Tbl., dann 1 × 4 Tbl./d an den Tagen 2, 3, 4 und 5 (Gesamtdosis 24 Tbl.)	1 Tbl. = 20 mg/120 mg; KG 5 – 15 kg: 1 Tbl.; 15 – 25 kg KG: 2 Tbl.; 25 – 35 kg KG: 3 Tbl.; Wiederholung nach 8 h und an den Tagen 2, 3, 4 und 5; ab 12 Jahren und 35 kg KG Dosierung wie bei Erwachsenen	nicht geeignet	nicht geeignet
Dihydroartemisinin/Piperaquin	1 Tbl. = 40 mg/320 mg Je 3 Tabletten als Einzeldosis an 3 aufeinander folgenden Tagen 36 bis 75 kg KG 3 Tbl. 75 bis 100 kg KG 4 Tbl.	7 bis < 13 kg KG ½ Tbl. 13 bis < 24 kg KG 1 Tbl. 24 bis < 36 kg KG 2 Tbl. Ab 36 kg wie bei Erw.	nicht geeignet	nicht geeignet
Doxycyclin (Monohydrat-Präparat)	Zur Vermeidung von Rekrudeszenzen zusätzlich zu Chinin: 1 × 3 mg/kg KG für 7 Tage p. o. (evtl. initial i. v.); nicht zur notfallmäßigen Selbstbehandlung	nicht geeignet	1 × 100 mg/d; Beginn 1 – 2 Tage vor Reise, Ende 4 Wo. nach Reise	ab 8 J.: 1,5 mg Salz/kg KG/d; Beginn 1 – 2 Tage vor Reise, Ende 4 Wo. nach Reise

tet [21]. So empfielt die DTG 2011 in Tansania in Gebieten zwischen 1800 und 2500 m Höhe, bei Aufenthalten auf der Insel Sansibar und in der Hauptstadt Dar es Salaam keine Chemoprophylaxe mehr, sondern eine Stand-by-Therapie. Für die Reiseberatung müsssen aber unbedingt aktuelle Informationen verfügbar sein, da sich diese Situation jederzeit ändern kann.

Chloroquin-Proguanil. Diese Kombination ist zwar wirksam in Gebieten mit partieller Chloroquinresistenz, die Effizienz aber aufgrund der durch die schlechte Verträglichkeit verminderten Compliance herabgesetzt. Die Kombination kann als Ausweichpräparat bei Schwangeren und Kindern unter 11 kg KG erwogen werden.

Mefloquin. Dieses Medikament wird seit den späten 1980er-Jahren verwendet. Es wird einmal pro Woche eingenommen und kann in dem 2. und 3. Trimenon der Schwangerschaft verwendet werden, wobei es in einigen Ländern auch im 1. Trimenon als unbedenklich angesehen wird. Vor allem neuropsychiatrische Nebenwirkungen wurden vielfach beschrieben – besonders bei Frauen. Dennoch ist die Inzidenz schwerer Nebenwirkungen gering [23–25]. Für die oftmals befürchtete Gefahr durch Mefloquin für Fahrer, Piloten, Taucher, Bergsteiger etc. gibt es keine Belege [26,27]. Da es nur gegen die Blutstadien wirksam ist, soll es bis 1 Monat nach Rückkehr aus einem Endemieland eingenommen werden. Um die individuelle Verträglichkeit zu prüfen, sollte eine Chemoprophylaxe mit Mefloquin 2–3 Wochen vor der Abreise begonnen werden.

Atovaquon/Proguanil. Hier handelt es sich um eine relativ neue Kombination, die einmal täglich eingenommen wird. Aufgrund fehlender Untersuchungen wird sie nicht in der Schwangerschaft empfohlen; sie kann bei Kindern mit mehr als 11 kg KG eingenommen werden. Es besteht auch Wirksamkeit gegen Leberstadien; die Einnahme ist daher nur noch 1 Woche nach Rückkehr notwendig. Die europäische Zulassung ist auf einen Aufenthalt von 28 Tagen beschränkt. In anderen Ländern (z. B. USA, Australien, Kanada) gibt es eine solche Einschränkung nicht.

Doxycyclin. Dieses Präparat ist in Deutschland – im Gegensatz zu anderen Ländern wie USA, Großbritannien, Frankreich, Australien und Kanada – für eine Malariaprophylaxe nicht zugelassen und bedarf einer erweiterten Aufklärung. Doxycyclin gibt es galenisch als Hydrat und Monohydrat, das bei gleicher Wirksamkeit weniger unerwünschte Wirkungen aufweist. Das Medikament wird einmal pro Tag und noch über 1 Monat nach Verlassen des Reiselandes eingenommen, da es nur gegen erythrozytäre Stadien wirkt. In der frühen Schwangerschaft scheint es unbedenklich zu sein, wird aber im 1. Trimenon nicht empfohlen. Doxycyclin wird mit Verfärbungen der Zähne bei Kindern unter 8 Jahren in Verbindung gebracht; dieser Zusammenhang ist aber nicht unbestritten [28]. Weitere Nebenwirkungen sind fototoxische Reaktionen von belichteten Hautarealen, Verdauungsstörungen und bei Frauen Vaginalmykosen.

Primaquin. Es wird in Deutschland als ungeeignet zur Chemoprophylaxe angesehen. Klinische Studien in Indonesien, Kenia und Kolumbien haben allerdings gezeigt, dass Primaquin-Base (30 mg/d) eine protektive Effizienz von 85–93% gegen P. falciparum and P. vivax aufweist [29].

Bei den meisten zur Prophylaxe geeigneten Medikamenten sind **Erregerresistenzen** bekannt. Inzwischen gibt es nur noch 23-Malaria-Endemieregionen, in denen keine Chloroquinresistenzen von P. falciparum beobachtet werden [9]. Gegen Mefloquin und Atovaquon sind Resistenzen noch selten, insbesondere in Afrika. Aktuelle Empfehlungen zur Chemoprophylaxe werden von den Fachgesellschaften veröffentlicht. Das Malariarisiko kann aber in eng umgrenzten Gebieten von den angegebenen Zonen abweichen, abhängig von geografischer Höhe, Jahreszeit, Epidemien, lokalen Malariakontrollprogrammen und anderen Faktoren.

Eine neue Cochrane-Analyse von 8 klinischen Studien mit 4240 Teilnehmern zeigt, dass Atovaquon/Proguanil und Doxycyclin am besten toleriert werden und Mefloquin mit neuropsychiatrischen Nebenwirkungen assoziiert ist [30]. Im Vergleich zu Mefloquin gab es bei Atovaquon/Proguanil 28% seltener Berichte über Nebenwirkungen, insbesondere gastrointestinale (46% weniger) und neuropsychiatrische (14% weniger). Über neuropsychiatrische Veränderungen wie vorübergehende Stimmungsschwankungen wurde nach Einnahme von Atovaquon/Proguanil halb so häufig geklagt; ähnlich waren nach Prophylaxe mit Doxycyclin neuropsychiatrische Ereignisse seltener. Fallberichte von Todesfällen mit möglicher oder wahrscheinlicher Kausalität mit einer Malariaprophylaxe gibt es nur im Zusammenhang mit Mefloquin. Insgesamt gibt es 11 Publikationen mit 22 Fällen, davon 5 Suizide [30]. Chloroquin-Proguanil hatte insgesamt mehr, v. a. gastrointestinale, Nebenwirkungen.

Notfallmäßige Selbstbehandlung

Für Reiseziele mit geringem Malariarisiko ist die Mitnahme einer notfallmäßigen Selbstbehandlung („Stand-by") eine sinnvolle Alternative zur Chemoprophylaxe (Abb. 14.**5**, Tab. 14.**3**). Eine Stand-by-Therapie sollte nur durchgeführt werden, wenn ärztliche Hilfe nicht sofort verfügbar ist. In jedem Fall sollte ein Arzt innerhalb von 24 h aufgesucht werden. In Gebieten mit verbreiteter Resistenz kann eine Stand-by-Behandlung bei einer trotz Chemoprophylaxe beginnenden Malaria notwendig werden und muss dann auf die Chemoprophylaxe abgestimmt werden. Die empfohlenen Medikamente zur notfallmäßigen Selbstbehandlung richten sich nach dem Reiseziel und der eventuell begleitend eingenommenen Prophylaxe (Tab. 14.**4**). In Ausnahmefällen kann Chinin, eventuell mit Doxycyclin oder Clindamycin, als Notfallmedikation eingesetzt werden.

Zur Stand-by-Therapie in einer bestimmten Malariaregion werden die Medikamente empfohlen, die in dem entsprechenden Gebiet auch zur Therapie der milden Malaria eingesetzt werden sollten.

Mefloquin. Für dieses Medikament wird eine Vielzahl von unerwünschten Wirkungen aufgeführt, die in kontrollierten Untersuchungen aber relativ selten gesehen werden (zentralnervöse Nebenwirkungen, Koordinations-, Gleichgewichtsstörungen, Verwirrtheit, Tremor, Psychosen, Krämpfe). Häufiger (v.a. bei Kindern) ist Erbrechen mit der Gefahr einer Unterdosierung des Medikaments. Mefloquinresistenzen wurden aus Grenzgebieten zwischen Thailand und Myanmar bzw. Kambodscha und sehr selten aus Afrika berichtet. Seit 2011 wird Mefloquin von der DTG nur noch zur Notfall-Selbstbehandlung in der Schwangerschhaft empfohlen.

Atovaquon/Proguanil. Bekannte Nebenwirkungen betreffen v.a. den Gastrointestinaltrakt (Bauchschmerzen, Durchfall, Übelkeit, Erbrechen, reversibler Transaminasenanstieg). Verschiedene Medikamenten-Interaktionen sind bekannt (Rifampicin, Doxycyclin, Metoclopramid). In Westafrika wurden vereinzelt Resistenzen gegen Atovaquon/Proguanil berichtet.

Artemether/Lumefantrin. Diese Kombination sollte mit der Nahrung aufgenommen werden, da dies die Resorption erhöht. Bisherige Studien zeigen ein gutes Wirkprofil gegen Schizonten und Gametozyten von Erregern aus Gebieten mit Multiresistenzen. Allerdings scheint die Wirksamkeit von Artemether/Lumefantrin zur Behandlung der unkomplizierten Malaria etwas schlechter als die der meisten anderen Malariamedikamente zu sein [31]. Die Behandlung mit 6 Tabletten wurde noch nicht ausreichend getestet. Die bekannten Nebenwirkungen sind unspezifisch (Schwindel, Kopfschmerzen, Schlafstörungen, abdominale Schmerzen, Palpitationen). Vorsicht ist geboten bei der gleichzeitigen Einnahme von Medikamenten, die das QTc-Intervall verlängern oder die durch das Cytochrom CYP3A4 metabolisiert werden. Entsprechend ist Artemether/Lumefantrin bei Herzkrankheiten und vorhandener QTc-Verlängerung im EKG kontraindiziert.

Dihydroartemisinin/Piperaquin. Hier handelt es sich um eine Kombination aus dem aktiven Metaboliten aller Artemisinin-Derivate und Piperaquin, einem dem Choroquin ähnlichen Bisquinolin, das bis 1980 in China, Laos, Kambodscha und Vietnam eingesetzt und dann wegen zunehmender Resistenzen unwirksam wurde. Piperaquin blockiert offensichtlich den Abbau von Hämoglobin in den Erythrozyten. Aufgrund seiner langen Halbwertszeit (14–23 Tage) und langsamen Absorption ist es ein idealer Partner des kurz wirksamen Artemisinins (2 h). Die Wirksamkeit ist etwa so gut wie die der Kombination Atovaquon/Proguanil [32]. Anfang September 2011 wurde die Kombination (Eurartesim) von der European Medicines Agency (EMA) zugelassen, die Markteinführung in Deutschland wird für Anfang 2012 erwartet. Als seltene Nebenwirkungen wurden bisher nur Magen-Darm-Beschwerden, Kopfschmerzen und Schwindel beschrieben.

Die Erkrankten können die Entscheidung, ob und wann eine notfallmäßige Selbstbehandlung durchgeführt werden soll, selbst oftmals schwer treffen. Eine Malaria kann in den ersten Tagen nach der Einreise aus nicht endemischen Gebieten ausgeschlossen werden, da die Inkubationszeit mindestens 5 Tage beträgt. Fieber ist ein richtungsweisendes – wenn auch nicht zwingendes – Krankheitszeichen, das aber v.a. bei der Malaria tropica nicht unbedingt typisch verläuft. Schweres Krankheitsgefühl mit Kopf- und Gliederschmerzen ist häufig, aber unspezifisch, und ein leichterer Verlauf ebenfalls möglich. Besonders bei Kindern kann Durchfall oftmals einziges Symptom sein, was auf eine falsche Fährte führen kann. Der Zeitpunkt der Intervention beeinflusst entscheidend die Prognose. Daher darf bei einem Malariaverdacht mit der Behandlung nicht lange gezögert werden.

Diagnose-Schnelltests können bei der Entscheidung, ob eine Infektion mit P. falciparum vorliegt, hilfreich sein, aber zur Selbstdiagnose einer Malaria nicht grundsätzlich empfohlen werden. Eine Malaria kann mit dem Schnelltest auch von Laien schnell und relativ zuverlässig nachgewiesen werden. Untersuchungen bei Reisenden in Kenia haben allerdings gezeigt, dass viele Reisende die Tests nicht korrekt anwenden [33].

Besondere Situationen

Schwangere. Für sie bedeutet eine Malaria ein erhöhtes Risiko für schwere Komplikationen, eine Gefahr für den Embryo und eingeschränkte Therapieoptionen. Bei Ausbruch einer Malaria muss eventuell eine Therapie mit fruchtschädigenden Medikamenten durchgeführt werden. Grundsätzlich sollte Schwangeren daher von einem touristischen Aufenthalt in Malariagebieten abgeraten werden. Sollte die Reise nicht zu verhindern oder zu verschieben sein, ist eine Chemoprophylaxe anzuraten. Die Einnahme von Chloroquin-Proguanil ist in der Schwangerschaft unproblematisch, aber wegen der verbreiteten Resistenzen oft nicht ausreichend effektiv. Mefloquin und Atovaquon/Proguanil sollten nur nach strenger Indikationsstellung appliziert werden, da ihre Sicherheit in der Schwangerschaft ungenügend untersucht ist. Eine Einnahme ab dem 2. Trimenon scheint aber unbedenklich zu sein.

Kinder. Grundsätzlich ist Kindern unter 5 Jahren von einer touristischen Reise in Regionen mit Malariarisiko abzuraten. Die Komplikationsrate der Malaria ist erhöht und die Therapie einer Infektion erschwert. Lässt sich ein Aufenthalt nicht vermeiden, sollten die Kinder mindestens 6 Monate, besser 1 Jahr alt sein, damit eine geeignete Chemoprophylaxe gegeben werden kann. Mefloquin kann nach neuen CDC-Richtlinien Kindern mit > 5 kg KG gegeben werden [34], in Deutschland liegt die Grenze bei 11 kg KG.

Langzeitaufenthalt. Etwa 16% der Patienten mit Malaria haben sich länger als 6 Monate in Malariagegenden aufgehalten [35]. In den meisten Ländern, wie auch in Deutschland, gibt es keine offiziellen Empfehlungen für die Chemoprophylaxe bei langen oder häufigen Aufenthalten [22]. Mit Ausnahme von Chloroquin gibt es für die meisten Medikamente keine zuverlässigen Daten über die lange Einnahme. Mefloquin scheint aber auch bei Langzeiteinnahme unproblematisch zu sein, da die unerwünschten Wirkungen zu Beginn auftreten. Späte Nebenwirkungen nach längerer Einnahme sind unwahrscheinlich [36]. Gut vertragen wurde Mefloquin bei 3-monatigem Gebrauch von italienischen Soldaten in Somalia und Mosambik, Freiwilligen der Friedenstruppen nach Einnahme über 2,5 Jahre und holländischen Soldaten nach Einnahme über 6 Monate [37].

Ehemals semi-immune Erwachsene aus Malaria-Endemiegebieten. Sie müssen bei Reisen in Risikogebiete eine Malariaprophylaxe durchführen. Bei einer dauerhaften Rückkehr in das Heimatland kann eine Chemoprophylaxe für einige Monate angezeigt sein. Nach Absetzen der Medikamente sollte ein Notfallmedikament oder ärztliche Versorgung verfügbar sein.

14.5 Maßnahmen zur Malariakontrolle in endemischen Regionen

Nachdem das Vorhaben die Malaria zu eradizieren gescheitert ist, soll nun die Malaria-Inzidenz deutlich reduziert werden. Die im Welt-Malariareport 2009 berichteten Erfolge sind einfachen Maßnahmen zu verdanken:

- rasche und zuverlässige Diagnose
- Behandlung von Erkrankungsepisoden mit Artemisinin-Kombinationen
- Verwendung von insektizidbehandelten Bettnetzen
- Besprühen von Innenwänden in Wohnhäusern mit Pyrethroiden oder DDT zur Bekämpfung der Überträgermücken

Die gegenwärtigen Malariakontrollstrategien basieren auf den Empfehlungen des Global Malaria Eradication Program der 1960er-Jahre und bedürfen dringend einer Überarbeitung [38]. Seit einigen Jahren wird eine Vielzahl neuer Kontrollmaßnahmen entwickelt und getestet.

Für die Mehrzahl der armen Länder sind die meisten Maßnahmen allerdings nicht realisierbar [39]. Dort, wo mehrere Ansätze möglich sind und wo bei niedrigen Übertragungsraten eine umfassende Surveillance und Brutplatzkontrolle durchgeführt wird, scheint eine Eradikation der Malaria möglich zu sein. Gemäß neueren Modellierungen beträgt die Wahrscheinlichkeit, dass die Investitionen in Maßnahmen zur Malaria-Elimination für ein Land innerhalb von 50 Jahren kostenneutral sein werden, 0–42% [40]. Diese Berechnungen zeigen, dass Malariakontrolle nicht allein ökonomisch motiviert sein sollte, dass solche Maßnahmen sich aber auch finanziell lohnen können.

In der Malariabekämpfung können Maßnahmen unterschieden werden, die

- sich gegen den Vektor richten,
- den Kontakt zwischen Vektor und Mensch reduzieren,
- sich gegen den Parasiten richten.

Maßnahmen zur Vektorbekämpfung

Die Vektorbekämpfung umfasst

- die Zerstörung der Brutplätze,
- die (ökologisch bedenkliche) Anwendung von chemischen Larviziden,
- biologische Kontrollmethoden, wie z. B. der Einsatz larvenfressender Fische und larvenabtötender Bakterien oder Parasiten.

Toxine von Bacillus thuringiensis und B. sphaericus zur Behandlung von Wasseroberflächen werden industriell hergestellt und erfolgreich eingesetzt. Frische Wasseransammlungen mit günstigen Brutbedingungen sollen dabei bevorzugt saniert werden. Gegen die adulten Anophelen sind Bekämpfungsmaßnahmen mit Insektiziden gerichtet. Nebenwirkungen und Resistenzentwicklungen schränken ihre Anwendung ein und die Ausweitung dieser Programme sind durch hohe Unterhaltskosten limitiert.

Durch das Besprühen von Hausinnenwänden mit Insektiziden wie DDT (**I**ndoor **R**esidual **S**praying, IRS) wurden ab den 1940er-Jahren spektakuläre Erfolge in der Bekämpfung der Überträgermücken erzielt. Ein Zusammenhang mit der seit den 1970er-Jahren abnehmenden Anwendung von DDT ist augenfällig. In der Stockholmer Konvention wurden die Herstellung und der Einsatz von Pestiziden in der Landwirtschaft, aber nicht zur Vektorkontrolle verboten. Dennoch wird die Anwendung von IRS erst seit Kurzem wieder offiziell von der WHO empfohlenen [41].

In den letzten Jahren wurden einige **weitere Ansätze** zur Vektorkontrolle entwickelt. Die **Entschlüsselung des Anophelesgenoms** ermöglicht die gezielte Manipulation von Genen, die Verhalten und Wahrnehmung betreffen [42,43]. So wurden z. B. die olfaktorischen Mechanismen bei der Erkennung des Wirtes entschlüsselt. Mit dieser Kenntnis könnten Mücken gentechnisch hergestellt werden, die den Menschen nicht mehr wahrnehmen und anfliegen können. Allerdings bleibt unklar, wie solche Mücken einen Selektionsvorteil gegenüber der Wildpopulation haben können und wie man ausreichend große Populationen herstellen und aussetzen kann. Andere Versuche zielen darauf, die Entwicklung der infektiösen Parasitenstadien in der Mücke zu blockieren.

III

Reduktion des Kontakts zwischen Parasiten und Wirt

Der Kontakt zwischen Vektor und Mensch kann durch
- Auswahl geeigneter Plätze für den Hausbau,
- Einsatz von Mückendraht in Fenstern und Türen,
- Benutzung von insektizidimprägnierten Moskitonetzen,
- Tragen geeigneter Kleidung,
- Einreiben der Haut mit insektenabweisenden Substanzen (Repellents)

vermindert werden [44].

Gegenwärtig ist die Massenanwendung von **Bettnetzen** (**I**nsecticide-**t**reated **B**ednets, ITN), die mit den Pyrethroiden Deltamethrin oder Permethrin imprägniert werden, eine der wesentlichen Methoden in der Malariabekämpfung, die sich zumindest regional als effektiv gezeigt haben [45]. ITN können die Überlebensrate von Kindern in Afrika um etwa 20%, in einigen Gegenden bis zu 50% erhöhen [46]. Seit Kurzem stehen ITN mit langer Imprägnierungsdauer (**L**ong-**l**asting **i**nsecticidal **N**ets, LLIN) zur Verfügung. Da auch Frauen während der Schwangerschaft deutlich von diesem Barriereschutz profitieren, wurde mit großen logistischen und finanziellen Bemühungen die Bevölkerung aufgeklärt und subventionierte Bettnetze verteilt. Allerdings ist das Ziel der WHO aus dem Jahre 2000, nach dem 60% aller Kleinkinder und Schwangeren bis zum Jahr 2005 unter ITN schlafen sollten, längst nicht erreicht. Probleme sind die Lebensdauer der Imprägnierungen und die Kreuzresistenz zwischen DDT und den in ITN eingesetzten Insektiziden. Dies erfordert Vorsicht bei dem gemeinsamen Einsatz beider Kontrollmaßnahmen. Ein Vorteil bei der Benutzung von Bettnetzen ist, dass sie auch gegen andere mückenübertragene Erkrankungen schützen.

Maßnahmen gegen Parasiten

Zur Reduktion des Parasitenreservoirs im Menschen kann eine
- Chemoprophylaxe unter Einschluss von Schwangeren,
- medikamentöse Therapie der Erkrankten,
- gametozide Behandlung

durchgeführt werden [44]. Die WHO propagiert in Gegenden mit schlechter Infrastruktur und Gesundheitsversorgung pragmatische Ansätze wie Training von Eltern und Medikamentenverkäufern zur korrekten Behandlung von Kindern. In endemischen Gebieten ist die dauerhafte Chemoprophylaxe nicht praktikabel. Neben den hohen Kosten verhindert eine kontinuierliche medikamentöse Prophylaxe die Entwicklung der spezifischen Immunität, was zu vermehrter schwerer Malaria nach Absetzen der Medikamente führt (sog. **Rebound**-Effekt) [47].

In Tansania wurde gezeigt, dass intermittierende Behandlungen von Kleinkindern (**I**ntermittent **p**reventive **T**reatment in **I**nfants, IPTi) mit dem preiswerten und lang wirksamen Folsäureantagonisten Sulfadoxin plus Pyrimethamin (das in Deutschland nicht zugelassene Fansidar) signifikant vor Malaria und Anämie schützen, ohne dabei die Immunitätsentwicklung zu behindern. In einer Metaanalyse mit 6 klinischen Studien wurde eine Effizienz von 30,3% nachgewiesen [48].

Eine ähnliche Strategie wird erfolgreich in der Prävention der Schwangerschaftsmalaria eingesetzt (**I**ntermittent **p**reventive **T**reatment in **P**regnancy, IPTp). Hierbei wird jeder Schwangeren dreimalig eine volle Behandlungsdosis Sulfadoxin-Pyrimethamin im 2. und 3. Trimenon der Schwangerschaft unabhängig von einem Parasitennachweis verabreicht. Malaria-Inzidenz und Schwangerschaftsanämie werden durch diese Intervention vermindert, das Geburtsgewicht des Neugeborenen erhöht und damit seine Überlebenswahrscheinlichkeit verbessert.

14.6 Impfstoffentwicklung

Die ultimative Maßnahme zur Eradikation von Malariaparasiten wäre eine lang wirksame Impfung und eine ausreichend breite Abdeckung. Dabei sollte die Vakzine möglichst preisgünstig und gut verträglich und eine Kühlkette nicht notwendig sein. Trotz intensiver Bemühungen gibt es bis heute keinen Malaria-Impfstoff, da der Parasit im Laufe der Evolution trickreiche Verfahren entwickelt hat, dem humanen Immunsystem zu entkommen. Daher entwickelt sich natürlicherweise nur eine Teilimmunität und so wird sich vermutlich eine komplette Immunität auch artifiziell schwer provozieren lassen. Ein prinzipielles Problem bei der Testung von Vakzineformulierungen ist, dass bisher kein messbarer Indikator für einen Immunschutz gegenüber Plasmodien existiert. Daher lässt sich die Wirksamkeit eines Impfstoffes nur durch aufwändige klinische Studien testen.

Bei der Entwicklung einer Malariavakzine (Abb. 14.**6**) kommen Strategien infrage, die
- die Vermehrung der Erreger während des erythrozytären Stadiums erfolgreich behindern, auch wenn die Infektion nicht vollständig beseitigt wird. Eine solche Impfung wäre nicht geeignet zur sicheren Vorbeugung gegen Malaria bei Reisenden ohne Immunität, könnte aber Erkrankung und Todesfälle bei Einheimischen aus hochendemischen Gegenden senken.
- sich gegen präerythrozytäre Formen oder die Invasion von Sporozoiten in Leberzellen richten. Eine solche Substanz könnte die Entwicklung der Plasmodien frühzeitig verhindern und das Krankheitsrisiko auch bei Nichtimmunen wirkungsvoll verringern.
- sexuelle Stadien inhibieren und die Verbreitung der Parasiten in der Population vermindern. Die Gabe eines solchen „altruistischen" Impfstoffs ist allerdings ethisch problematisch, da er dem Geimpften keinen direkten Vorteil bringt, ihn aber einem zusätzlichen Risiko aussetzt.

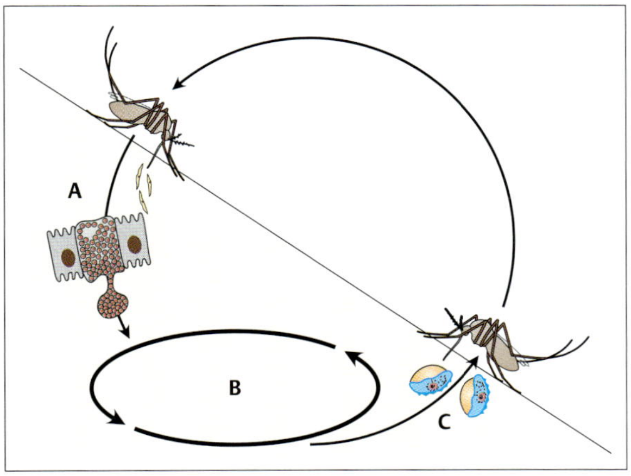

Abb. 14.6 Prinzipielle Ansatzpunkte für die Entwicklung einer Malariavakzine. **A** Präerythrozytäre Impfstoffe gegen Sporozoiten und Leberstadien. **B** Erythrozytäre Impfstoffe gegen Stadien der roten Blutzellen. **C** Gametozyten-Impfstoffe gegen die geschlechtlichen Stadien.

Der heute am besten untersuchte Impfstoff gegen P. falciparum ist **RTS,S/AS02** [49]. RTS,S ist ein rekombinantes präerythrozytäres Antigen, das aus dem größten Teil des CS-Antigens besteht und an HBsAg gebunden ist. Als besonders bedeutsam für die Immunstimulation hat sich das Adjuvans erwiesen. Während die meisten Studien mit einem Lipidvehikel durchgeführt wurden (RTS,S/AS02), hat sich ein liposomales Vehikel als immunogener erwiesen.

Die RTS,S-Vakzine ist bisher bei über 4000 Personen, einschließlich immunen und nicht immunen Erwachsenen, Kindern und Kleinkindern, getestet worden. Die Schutzwirkung gegen klinische Malaria-Episoden betrug in verschiedenen Studien 30 – 60 % [50]. Der Impfstoff wurde gut vertragen und spezifische Nebenwirkungen nicht beschrieben. Ob die beobachtete Protektion lang dauernd ist und auch gegen schwere Malaria oder Malariamortalität gilt, ist noch nicht gesichert, obwohl bisherige Ergebnisse darauf hindeuten. Inzwischen ist eine multizentrische Phase-III-Studie weitgehend abgeschlossen, bei der 12 000 – 16 000 Kinder (Alter 8 – 10 Wochen) und Kleinkinder (Alter 5 – 17 Monate) aus 7 – 10 Studienorten in Afrika untersucht werden. Eine Zulasung des Impfstoffes in Endemiegebieten wird für 2012 erwartet.

Im Gegensatz zu RTS,S zielen Vakzinen gegen **asexuelle erythrozytäre Stadien** auf eine Hemmung der Parasitenexpansion und damit gegen die Entwicklung einer schweren Malaria. Glykosylphosphatidylinositol (GPI) scheint als Bestandteil vieler Merozoitenproteine an der Pathogenese der Malaria entscheidend beteiligt zu sein.

Das Ziel einen Impfstoff gegen Malaria zu entwickeln, der einen lang wirksamen Schutz verleiht, gut verträglich und zudem für Menschen aus Entwicklungsländern erschwinglich ist, ist eine realistische Option geworden. Bis zur Lizenzierung einer ausreichend effektiven Substanz werden aber noch viele Jahre vergehen.

14.7 Klinik der Malaria

Die verschiedenen Malaria-Arten unterscheiden sich in Hinsicht auf ihre klinischen Erscheinungen stark voneinander. Dabei ist zu beachten, dass selten auch Misch- und Doppelinfektionen vorkommen können. Erst seit einigen Jahren ist bekannt, dass P. knowlesi als ein Erreger von Affenmalaria in bestimmten Gegenden Südostasiens zu schweren Krankheitsverläufen und Todesfällen beim Menschen führen kann [51].

Falciparum-Malaria (Malaria tropica)

Teilimmune Malaria-tropica-Patienten haben eine mäßig vergrößerte, derbe Milz, eine leichte Anämie und eine geringfügige Parasitämie. Während der Hauptübertragungszeit der Plasmodien können solche Patienten durch massive Neuinfektionen kurz dauernde, fieberhafte Krankheitsperioden durchmachen, die oft ohne Therapie überwunden werden. Kommt es zu häufigen Malaria-Attacken, entwickelt sich eine stärkere Anämie sowie neben der Splenomegalie auch eine Hepatomegalie mit allgemeiner Schwäche.

Die Inkubationszeit der Malaria tropica des Nichtimmunen beträgt meistens 6 – 14 Tage, abhängig von der Sporozoiten-Infektionsdosis. Bei Durchführung einer Malariachemoprophylaxe kann die Inkubationszeit verlängert sein und Wochen bis Monate betragen.

Unkomplizierte Malaria tropica

Erste Anzeichen einer unkomplizierten Malaria tropica sind unspezifische Symptome wie Abgeschlagenheit, Rücken- und Kopfschmerzen. Die steigenden Temperaturen zeigen selten eine Rhythmizität, viel häufiger bleiben sie unregelmäßig vom septischen Typ bis zur Kontinua. Bis zu 10 % der Fälle verlaufen subfebril oder afebril. Häufige Symptome in diesem Stadium sind Schüttelfrost, Kopfschmerzen, Schweißausbrüche, Myalgien, seltener kommt es zu gastrointestinalen Symptomen mit Übelkeit, Erbrechen, Diarrhoe, Abdominalschmerzen, Splenomegalie und mäßiggradige Hepatomegalie. Durch Hämolyse und Hemmung der Knochenmarksfunktion kommt es zum Auftreten einer normochromen Anämie. Die Leukozytenzahl bleibt zunächst normal bei unauffälligem Differenzialblutbild. Später wird eine Leukozytopenie, Thrombozytopenie, Eosinopenie, eine mäßiggradige Monozytose sichtbar. Hämolysezeichen wie eine Erhöhung des LDH-Werts und eine Verminderung des Haptoglobins im Serum sind regelmäßig nachweisbar.

Komplizierte Malaria tropica

Setzt nicht schnell eine spezifische antiparasitäre Therapie ein, kann sich eine unkomplizierte Malaria tropica bei Nichtimmunen schnell zur komplizierten Malaria entwickeln, die dann zu 10–20% tödlich endet. Die Kriterien eine Malaria tropica sind in endemischen Gebieten – definiert von der WHO [52] – anders als in unseren Breiten (Arbeitsgemeinschaft der Wissenschaftlichen, Medizinischen Fachgesellschaften, AWMF).

Tipp für die Praxis

Kriterien einer komplizierten Malaria

(entsprechend den Leitlinien der AWMF, www.uni-duesseldorf.de/AWMF/II/042-001.htm)

bedrohlicher Verlauf einer Malaria tropica (mind. einer der folgenden Befunde):

- schwere Anämie (Hb < 8 g/dl)
- Niereninsuffizienz (Ausscheidung < 400 ml/24 h und/oder Kreatinin > 2,5 mg/dl bzw. im Verlauf rasch ansteigende Kreatinin- oder Cystatin C-Werte)
- Transaminasenerhöhung: über 3-fach erhöht
- Ikterus (Bilirubin > 3 mg/dl bzw. > 50 µmol/l)
- Hyperparasitämie (> 5% der Erythrozyten von Plasmodien befallen oder > 100 000 Plasmodien/µl)

lebensbedrohlicher Verlauf einer Malaria tropica (mind. einer der folgenden Befunde):

- Bewusstseinseintrübung, zerebraler Krampfanfall
- respiratorische Insuffizienz, unregelmäßige Atmung, Hypoxie
- Hypoglykämie (BZ < 40 mg/dl)
- Schocksymptomatik
- Spontanblutungen
- Azidose (Base Deficit > 8 mmol/l), Hyperkaliämie (> 5,5 mmol/l)
- Ikterus

Die **schwere Anämie** ist die häufigste Manifestation bei einer komplizierten Malaria und in unseren Breiten als ein Hb-Spiegel < 8 g/dl und in endemischen Regionen als ein Hb-Spiegel < 5 g/dl definiert.

Die **zerebrale Malaria** stellt die schwerste Verlaufsform der Malaria tropica dar [52]. Der Grad der Bewusstseinstrübung bis zum tiefen Koma kann sehr unterschiedlich sein und die Bewusstlosigkeit kann abrupt eintreten. Andere neurologische Zeichen sind ein akutes hirnorganisches Psychosyndrom und epileptische Krampfanfälle. Durch Liquoruntersuchung müssen im Zweifelsfall zusätzliche entzündliche Erkrankungen des ZNS ausgeschlossen werden. Die Parasitendichte im peripheren Blutausstrich ist oft hoch, kann in seltenen Fällen aber auch so gering sein, dass sie dem Ungeübten ganz entgeht. Auch bei rasch einsetzender intensiver Therapie endet ein hoher Prozentsatz aller Erkrankungen an zerebraler Malaria tödlich. Ist die Erkrankung überstanden, persistieren bei Erwachsenen nur selten und bei Kindern bei bis zu 10% neurologische Ausfälle. Nicht selten sind Fundusblutungen, die der zerebralen Malaria unmittelbar vorausgehen, besonders bei Kindern. Meist handelt es sich um flächige, präretinale Blutungen, die oft im Makulabereich auftreten und damit das zentrale Sehen gefährden können.

Folge einer überschießenden, unspezifischen Immunabwehr und der schweren Störung der Mikrozirkulation kann ein **akutes Nierenversagen** sein. Akute glomeruläre und tubuläre Schädigung kann zu Anurie und Urämie führen, die bei Kreatininwerten von > 5 mg/dl dialysepflichtig wird. Eine akute renale Komplikation der Malaria tropica führt im Gegensatz zur Quartana-Nephropathie nicht zu einem chronischen Nierenversagen. Während eine leichte Hämoglobinurie bei schwereren Malariaverläufen durchaus vorkommen kann, wird das früher häufige, sog. Schwarzwasserfieber heute kaum noch gesehen.

Erste Symptome von **Lungenödem** und **ARDS** – seltene Komplikationen einer Malaria tropica, die in der Hälfte aller Fälle zum Tode führen – sind Husten und eine Erhöhung der Atemfrequenz. Auch mehrere Tage nach Therapiebeginn und bei deutlich rückläufiger Parasitendichte kann diese Symptomatik noch auftreten. Nicht selten wird diese Komplikation iatrogen durch Volumenüberladung während einer Intensivtherapie verstärkt oder gar hervorgerufen.

Gastrointestinale Symptome sind bei der komplizierten Malaria tropica häufiger als zentralnervöse, pulmonale oder renale. Drei Syndrome werden besonders abgegrenzt:

- biliäre Malaria mit Ikterus, hepatitistypisch veränderten Leberenzymwerten, remittierendem Fieber und finalem Leberausfallskoma
- dysenterische Malaria mit blutigen Durchfällen bei stark schmerzhaftem Abdomen
- choleraische Malaria mit Kreislaufschock und Nierenversagen infolge rascher Dehydrierung und Elektrolytverlustes

Malaria tropica in der **Schwangerschaft** ist mit einer deutlich erhöhten maternalen und fetalen Morbidität und Letalität verbunden. Plasmodien können sich in der Plazenta anreichern und zur Schädigung des diaplazentaren Austausches führen – akuter Fruchttod oder intrauterine Wachstumsretardierung ist die Folge. In endemischen Gebieten haben Erstschwangerschaften ein höheres Risiko als spätere Schwangerschaften.

Die **konnatale Malaria** ist relativ selten. Zum einen wirkt die Plazenta als mechanische Barriere, zum anderen wirkt die Übertragung von Antikörpern teilimmuner Mütter protektiv. Dennoch kann es, besonders bei nicht immunen Frauen, zur perinatalen Übertragung von Plasmodien kommen. **Muttermilch** auch von teilimmunen Müttern schützt den Säugling nicht vor einer Erkrankung. Führt die Mutter eine Prophylaxe mit Chloroquin durch, so treten geringe Mengen der Substanz in die Muttermilch über, die aber keine ausreichende Schutzwirkung für den Säugling haben. Ist also eine Malariaprophylaxe indiziert, so ist sie auch für den Säugling unerlässlich.

Besonders bei **Säuglingen** und **Kleinkindern** können fulminante Verläufe mit einer hohen Komplikationsrate und Letalität vorkommen [52]. Zu den häufigsten klinischen Symptomen gehören Fieber, Erbrechen und Husten, aber auch Durchfälle. Oft zeigt sich eine ausgeprägte Anämie, die zu akuter Kreislaufdekompensation führen kann. Die höchste Komplikationsrate und Letalität finden sich in holoendemischen Gebieten in den ersten beiden Lebensjahren, v. a. mit schwerer Anämie, und in meso- oder hyperendemischen Gebieten bei etwas älteren Kindern zunehmend mit zerebraler Malaria.

Im Gegensatz zur Malaria tertiana gibt es bei der Malaria tropica keine Rezidive, sondern nur Rekrudeszenzen (Wiederaufflackern), da es keine persistierende Leberformen (Hypnozoiten) von P. falciparum gibt. Rekrudeszenzen können auch noch Monate nach einer Infektion auftreten.

Malaria tertiana

Eine Malaria tertiana durch eine Infektion mit entweder P. vivax oder P. ovale verursacht ein ähnliches klinischen Erscheinungsbild. Nach einer Inkubationszeit von 12 – 20 Tagen treten zunächst uncharakteristische Beschwerden mit subfebrilen Temperaturen auf. Schon nach wenigen Tagen kommt es zu einem 48-stündigen Fieberrhythmus (jeden 3. Tag=Tertiana). Meist beginnt die Symptomatik am späten Nachmittag mit Frösteln, kurze Zeit später steigt das Fieber unter Auftreten eines Schüttelfrostes abrupt auf Temperaturen über 40 °C an, um nach etwa 4 h unter starkem Schwitzen auf Normalwerte abzufallen. Während des fieberfreien Intervalls besteht oft völliges Wohlbefinden. Eine Splenomegalie ist häufig und Blutbildveränderungen (Anämie, Leukozytopenie, Thrombozytopenie) sind – wenn vorhanden – deutlich geringer ausgeprägt als bei einer Malaria tropica. Schwere Komplikationen und tödliche Verläufe sind bei Erwachsenen und Kindern selten. Gelegentlich kann es zu einer Spontanruptur der vergrößerten Milz kommen. Wird die Diagnose einer Malaria tertiana verfehlt, enden nach 7 – 10 Fieberschüben die Anfälle auch ohne Therapie. Ruhende Parasitenformen in der Leber (Hypnozoiten) können aber zu Spätan- und -rückfällen führen. Diese treten mit abnehmender Häufigkeit in den ersten 3 Jahren nach der Infektion auf. Das längste bekannte Intervall zwischen Infektion und Auftreten eines Tertiana-Spätanfalls beträgt 8 Jahre. Auch die Erstmanifestation einer Malaria tertiana kann erst Monate nach der Infektion stattfinden. Nicht selten führt die lange Latenzperiode zwischen Tropenaufenthalt und Auftreten des Malaria-Anfalls zum Verfehlen der Diagnose.

Malaria quartana

Die Malaria quartana verläuft in den meisten Fällen ebenso gutartig wie eine Malaria tertiana. Die Parasitämie ist oft sehr niedrig, sodass häufig erst nach wiederholten Untersuchungen Plasmodien im peripheren Blut gefunden werden. Die Inkubationszeit beträgt meistens 2 – 4 Wochen, manchmal aber auch bedeutend länger. Der Ablauf der Malariaanfälle entspricht denen bei Malaria tertiana, jedoch treten die Fieberanfälle alle 72 h auf (jeden 4. Tag = Quartana). Ansonsten gilt für die klinischen Erscheinungen das bei Malaria tertiana Beschriebene mit 2 Unterschieden: Zum einen gibt es bei der Malaria quartana keine Hypnozoiten in der Leber, was für die Behandlung wichtig ist. Spätanfälle einer Malaria quartana, deren Auftreten in der Literatur bis zu 52 Jahre nach der Infektion beschrieben wurden (Tab. 14.**2**) sind Rekrudeszenzen, die ihren Ausgang wahrscheinlich von persistierenden Formen des Parasiten nehmen. Zum anderen kommt es durch wiederholte Infektionen mit P. malariae zum Auftreten eines nephrotischen Syndroms mit ungünstiger Prognose, meist bei Kindern. Es handelt sich um eine Nephropathie durch IgM- und IgG-haltige Immunkomplexe, die sich in den Basalmembranen der Glomerula ablagern.

Im Unterschied zur Milzvergrößerung als normale Folge wiederholter Infektionen ist das **Tropische Splenomegaliesyndrom** (**H**yperreactive **m**alarial **S**yndrome, HMS) Folge einer abnormen Immunreaktion gegen Plasmodien nach langjährigem Aufenthalt in holo- oder hyperendemischen Malariagebieten.

Malaria quotidiana (Knowlesi-Malaria)

Die Malaria quotidiana zeigt typscherweise Fieberschübe im Abstand von 24 h, oft begleitet von Tachypnoe und Tachykardie. Laborchemisch finden sich ähnliche Befunde wie bei der Malaria tropica. Es ist nicht klar, ob mit P. knowlesi infizierte Erythrozyten sich wie bei P. falciparum an die Endothelien kleiner Gefäße anlagern. Organkomplikationen sind beschrieben, zumeist eine zerebrale Malaria oder ein akutes Nierenversagen. Eine Thrombozytopenie kommt meistens und eine Anämie häufig vor.

14.8 Diagnostik der Malaria

Für die Diagnose einer Malaria ist eine **sorgfältige Anamnese** wegweisend mit einer Frage nach vorherigen Aufenthaltsorten (evtl. auch Orte in der Umgebung internationaler Flughäfen). Unabhängig vom Fieberverlauf sollte eine Malariadiagnostik grundsätzlich bei allen fiebernden Patienten durchgeführt werden, wenn ein Aufenthalt in einem Malariagebiet 6 Tage bis 1 Jahr vor Ausbruch der Erkrankung stattgefunden hat; ebenso bei bestehendem unklarem Fieber oder bei rezidivierendem Fieber mit Spitzen alle 48 oder 72 h nach einem Jahre zurück liegenden Aufenthalt in einem Malariagebiet. Eine anamnestisch durchgeführte Chemoprophylaxe schließt die Infektion nicht aus. Nach Blutkontakten, Bluttransfusionen und gemeinsamem Gebrauch von Injektionsbestecken sollte gefragt werden. Alle fieberhaften Erkrankungen müssen differenzialdiagnostisch gegen eine Malaria abgegrenzt werden.

Gelegentlich verbergen sich hinter unspezifischen Symptomen oder einem symptomarmen Verlauf lebensbedrohliche Infektionen. Verdächtige Laborbefunde sind Thrombozytopenie und Hämolysezeichen sowie eine Leukozytopenie trotz Fieber. Der **direkte Erregernachweis** bleibt die einzige Möglichkeit eine Infektion mit Plasmodien nachzuweisen. Eine Malaria kann durch eine einmalige mikroskopische Untersuchung allerdings nicht ausgeschlossen werden. Zu Beginn einer Malaria, seltener auch im Finalstadium, können die Parasiten so spärlich sein, dass sie im Blutausstrich nicht nachgewiesen werden können. Bei Krankheitsverdacht muss alle 12 – 24 h nachuntersucht werden.

Die **parasitologisch-mikroskopische Untersuchung** ist die wichtigste diagnostische Methode zum Malarianachweis (Abb. 14.**7**). Plasmodien können auch während eines fieberhaften Intervalls im peripheren Blut gefunden werden. Wenn keine ausreichende Erfahrung bei der Malariadiagnostik vorliegt, sollte bei Verdacht EDTA-Blut (ca. 2 ml) und ein luftgetrockneter, unfixierter, ungefärbter Blutausstrich und Dicker Tropfen per Eilsendung in ein entsprechendes Labor geschickt werden. In den dafür ausgerüsteten Labors kann die Diagnose nach Schnellfärbung (z. B. nach Field oder mit Eosin-Thiazin) innerhalb von Minuten gestellt werden. Die Einsendung von EDTA-Blut erlaubt die Anfertigung zusätzlicher Ausstriche, die Mikrohämatokritanreicherung und die Antikörperbestimmung.

Ein **dicker Blutausstrich**, ein sog. **Dicker Tropfen** (Abb. 14.**7**), ist eine Plasmodien-Anreicherungsmethode mit einer 6- bis 10-fachen Sensitivität im Vergleich zum dünnen Ausstrich. Da er nicht fixiert wird, hämolysieren Erythrozyten bei der Färbung, was die Speziesbestimmung erschwert oder gar unmöglich macht. Für die Diagnose „kein Nachweis von Plasmodien" müssen mindestens 200 Gesichtsfelder (etwa 0,5 µl Blut) im Dicken Tropfen parasitenfrei sein. Die Sensitivität eines Dicken Tropfens liegt bei einem erfahrenen Miroskopisten etwa bei 20 Parasiten pro Mikroliter, entsprechend einer Parasitämie von 0,0004 %.

Der **dünne Blutausstrich**. erlaubt fast immer eine sichere Plasmodiendifferenzierung (Abb. 14.**7**). In P.-falciparum-endemischen Gebieten wird oft aus Zeitgründen auf die Untersuchung des dünnen Blutausstriches verzichtet, da dort bei einem positiven Dicken Tropfen von einer Malaria tropica ausgegangen werden kann. Mischinfektionen mit verschiedenen Plasmodienarten sind möglich und in endemischen Regionen häufig.

Die Parasitendichte kann bereits im Dicken Tropfen durch den Vergleich mit der Zahl der Leukozyten geschätzt werden. Eine genaue Bestimmung der Parasitenkonzentration ist insbesondere bei nicht immunen Patienten zur Verlaufskontrolle wichtig: Bei der Durchmusterung sollten mindestens 1000, bei niedrigeren Parasitämien 10 000 Erythrozyten (50 Blickfelder mit je 200 Erythrozyten) ausgezählt werden. Eine hohe Parasitendichte zeigt bei Nichtimmunen meistens einen schweren Verlauf der Malaria an, der andererseits durch eine geringe Parasitämie nicht ausgeschlossen werden kann.

Methodik Dicker Tropfen und Blutausstrich

Dicker Tropfen. Das Blut wird mit einem Holzstäbchen oder den Ecken eines anderen Objektträgers unter kreisender Bewegung auf einen Objektträger in der Größe eines Cents ausgestrichen. Der Ausstrich darf weder zu dick noch zu dünn sein. Die Zeiger einer Armbanduhr oder gedruckte Schrift sollten durch den Ausstrich hindurch gerade noch erkennbar sein. Er wird mindestens 30 min lang gut getrocknet und unfixiert mit verdünnter Giemsa-Lösung 30 – 35 min gefärbt. Bei der Schnellfärbung nach Field oder mit Eosin-Thiazin werden nur Sekunden zur Färbung benötigt. Nach der Färbung wird der Ausstrich vorsichtig gründlich abgespült, längskantig aufgestellt, gut getrocknet und mit Ölimmersion bei 1000 × mikroskopiert.

Dünner Ausstrich. Dieser sollte etwas dünner sein als der zur Differenzierung des weißen Blutbildes: Ausstrich gut trocknen lassen, mit reinem Ethanol ca. 3 min fixieren, erneut gut trocknen lassen und mit verdünnter Giemsa-Lösung 30 – 35 min färben. Resultate von Schnellfärbungen nach Field oder mit Eosin-Thiazin sind für den Geübten für die Beurteilung ausreichend. Der Ausstrich wird nach Färbung wie der Dicken Tropfen weiterbehandelt (s. o.).

Weitere Nachweismethoden

Malaria-Schnelltests. Diese Tests beruhen auf einem immunchromatografischen Nachweis von histidinreichem Protein PfHRP-2 (ParaSight F, Malaquick), einem Oberflächenprotein von P. falciparum, und gegen Aldolase, einem Enzym aller Plasmodienarten. Andere Methoden verwenden parasitäre Laktatdehydrogenase (CareStart Malaria pLDH, OptiMAL-IT) und weisen offensichtlich auch P. knowlesi nach [53]. Die Streifen werden zunächst mit einem Tropfen Patientenblut versetzt; danach wird in einer Färbereaktion nachgewiesen, ob Parasitenprotein an die Antikörper gebunden wurde. In bisherigen Studien wurde meist eine Sensitivität von über 90 % und Spezifität von über 95 % im Vergleich zum Dicken Tropfen nachgewiesen [54].

Der prädiktive Wert des Tests ist sehr gut bei einer hohen Wahrscheinlichkeit einer Infektion; bei Reisenden ohne große Infektionswahrscheinlichkeit nimmt er allerdings ab. Bei einem positiven Test sollte eine Behandlung begonnen und das Ergebnis gleichzeitig mikroskopisch bestätigt werden, da falsch-positive Ergebnisse auch durch Rheumafaktoren angezeigt werden können. Falsch-

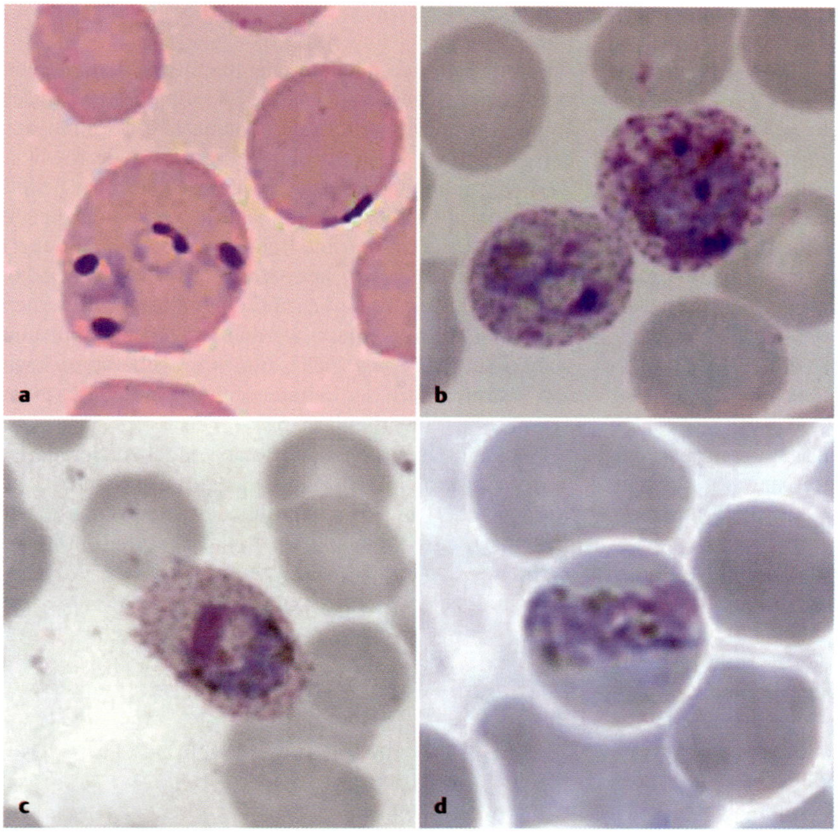

Abb. 14.7 Blutausstriche und Dicke Tropfen – Morphologie der Plasmodien.
a Die jungen Trophozoiten von P. falciparum, sog. Ringformen, haben einen Durchmesser von ca. ⅕ des Erythrozyten, sie weisen eine ausgeprägte Vakuole mit einem schmalen Zytoplasmasaum auf und haben 1 oder 2 Kerne („Kopfhörerform"). Oft ist ein Erythrozyt von mehreren Plasmodien befallen, die sich nicht selten der Peripherie des roten Blutkörperchens anschmiegen (Accolé-Formen). Reife Trophozoiten und Schizonten finden sich nur bei schweren, prognostisch ungünstigen Krankheitsverläufen im peripheren Blut. Bei guter Färbung ist im Erythrozyten eine grobe Tüpfelung (Maurer'sche Flecken) erkennbar.
b P. vivax zeigen ein amöboides („vivax") Erscheinungsbild. Eine feine Tüpfelung (Schüffner'sche Tüpfelung) ist bei korrekter Färbung fast immer im Erythrozyten zu erkennen. Je reifer der Parasit wird, desto mehr gelbbraunes Malariapigment enthält er; während der Teilungsphase treten Präschizonten und reife Schizonten mit ca. 16 Tochterparasiten auf.
c P. ovale ist morphologisch P. vivax sehr ähnlich. Der Parasit verformt während seines Wachstums einen Teil der befallenen Erythrozyten, was ihm seinen Namen gab („ovale"). Die Tüpfelung (James' Dots) ist ausgeprägter als bei P. vivax. Die Zahl der Tochterparasiten im reifen Schizonten ist niedriger als bei P. vivax, meistens 8 – 12.
d Die Parasitendichte bei P. malariae ist meist sehr gering. Ein Teil der Trophozoiten tritt als „Bandform" auf. In der roten Blutzelle ist bei guter Färbung eine zarte Tüpfelung (Ziemann's Dots) erkennbar. Der reife Parasit enthält häufig viel Pigment, das typischerweise in der Mitte der meist aus 8 Tochterparasiten bestehenden Schizonten liegt, die eine ausgeprägte Rosette bilden (sog. „Gänseblümchenform"). Die Stadien von P. knowlesi sind im Blutausstrich nicht von P. malariae zu unterscheiden, was zu Fehldiagnosen führen kann [65]; allerdings kann die Parasitämie sehr viel höher werden. Die Parasiten können mit molekularen Methoden sicher unterschieden werden [51].

negative Befunde kommen ebenfalls vor, sodass auf regelmäßige mikroskopische Untersuchungen nicht verzichtet werden kann.

Mikrohämatokritanreicherung (QBC-Test, Quantitative Buffy Coat). Hiermit können Plasmodien und andere Blutparasiten fluoreszenzmikroskopisch nach Zentrifugation im Acridinorange-beschichteten Röhrchen nachgewiesen werden. Diese Methode ist nicht unbedingt empfindlicher als der Dicke Tropfen, wird in spezialisierten Laboratorien jedoch gelegentlich sicherheitshalber zusätzlich eingesetzt. Die vergleichsweise hohen Kosten und die Notwendigkeit eines Fluoreszenzmikroskops verbieten jedoch ihren Einsatz in den meisten tropischen Ländern.

Polymerasekettenreaktion (PCR). Plasmodiengene können mittels PCR in hoher Sensitivität und variierender Spezifität nachgewiesen werden. Der in der Diagnostik am häufigsten angewendete Assay amplifiziert zuerst einen Sequenzbereich der ssRNA (Small Subunit ribosomal RNA) der Plasmodien und dann aus diesem Amplifikat eine genus- und speziesspezifische Sequenz [55]. Anhand der in einem Auftrennungsgel dargestellten Länge des Fragments können die einzelnen Spezies unterschieden werden. Bei asymptomatisch Infizierten mit niedrigen Parasitämien ist die Sensitivität dieser Methode etwa 20% höher als bei der Standardmikroskopie. Die PCR ermöglicht eine sehr gute Speziesdifferenzierung bei Mehrfachinfektionen und die präzise Diagnostik bei morphologischen Veränderungen der Parasiten (z.B. bei vorheriger Gabe von Medikamenten). Nachteile sind die hohen Kosten, die notwendige apparative Ausstattung und die Gefahr von Kontaminationen.

Serumantikörper. Der Nachweis von plasmodienspezifischen Serumantikörpern gehört nicht zur Primärdiagnostik einer Malaria. Mit dem Therapiebeginn kann nicht bis zur Serokonversion (frühestens Ende der 1. Krankheitswoche) gewartet werden, da zu diesem Zeitpunkt schon lebensbedrohliche Komplikationen eintreten können. Die Immundiagnostik ist geeignet zur retrospektiven Diagnose, z.B. zur nachträglichen Verifizierung einer durchgemachten Malaria als Berufskrankheit.

Immunfluoreszenz. Bei Verwendung von ganzen Plasmodien als Antigen wie bei der üblichen indirekten Immunfluoreszenz ist mit wesentlichen Kreuzreaktionen nur bei der beim Menschen seltenen Babesieninfektion zu rechnen. Eine immundiagnostische Speziesdiagnose gelingt bei Erstinfizierten, jedoch meistens nicht bei Patienten, die in malariaendemischen Gebieten aufgewachsen sind und häufig persistierende Serumantikörper gegen verschiedene Plasmodienspezies aufweisen.

14.9 Therapie der Malaria

Die sofortige und adäquate Therapie der Malaria ist von essenzieller Bedeutung für den Erkrankten. Sowohl das am weitesten verbreitete alte Medikament, Chinin aus der Chinarinde, als auch die wirksamste neue Medikamentengruppe, Artemisinin aus dem einjährigen Beifuß (Artemisia annua), basieren auf überlieferten pflanzlichen Stoffen. Artemisinine sind schnell wirksame Endoperoxide mit einer hohen antiparasitären Wirksamkeit bei kurzer Halbwertszeit, die mit einem lang wirksamen Medikament kombiniert werden sollten (**A**rtemisinin **C**ombination **T**herapy, ACT), um ein Wiederanwachsen von Parasiten nach der Eliminierung des kurz wirksamen Artemisinins zu verhindern [56].

Bei häufig eingesetzten Substanzen haben sich Resistenzen immer schnell durchgesetzt. Aus Kambodscha wurde jetzt erstmals über eine abnehmende Wirksamkeit auch bei Artemisininen berichtet [57]. Dies zeigt, wie wichtig es ist ständig Medikamente mit neuem Wirkmechanismus zu entwickeln.

Therapie der Malaria bei Reisenden

In Deutschland richtet sich die Therapie der Malaria nach

- dem Infektionserreger,
- der Reiseanamnese,
- der Schwere der Erkrankung,
- einer eventuell vorausgehenden Chemoprophylaxe (Leitlinien der Arbeitsgemeinschaft der Wissenschaftlichen Fachgesellschaften, http://leitlinien.net/042-001.htm).

Für einen Erfolg der antiparasitären Therapie spricht

- eine Reduktion der Parasitämie (≥ 75% in 48 h),
- Degenerierung der Trophozoiten,
- klinische Besserung (bei schwerer Malaria in 24 h),
- Fieberfreiheit (in 48 – 72 h),
- ein Thrombozytenanstieg.

Da heute Chloroquin- und Sulfadoxin-Pyrimethamin-resistente P.-falciparum-Stämme in fast allen tropischen Ländern vorkommen, eignen sich in Deutschland zur Behandlung der unkomplizierten Malaria tropica (Parasitendichte < 50‰) folgende 4 Medikamente, wobei bei Schwangeren und Kleinkindern besondere Kontraindikationen gelten: Mefloquin, Atovaquon/Proguanil, Artemether-Lumefantrin und Dihydroartemisinin/Piperaquin (Tab. 14.**3**).

Therapie der Malaria in endemischen Regionen

Trotz der verbreiteten Resistenzen bleibt aus finanziellen Gründen in den weitaus meisten tropischen Ländern **Chloroquin** das Medikament der 1. Wahl. Daher gehört es zu den weltweit am häufigsten verwendeten Medikamenten überhaupt. Da bei Einheimischen nicht selten eine Semi-Immunität gegen die Malaria tropica vorliegt, ist die Behandlung oft ausreichend. Bei Versagen von Chloroquin wird – ebenfalls wegen der Kosten – oft die Kombination von Sulfadoxin und Pyrimethamin verwendet.

ACT werden von der WHO und in endemischen Ländern zunehmend als Mittel der 1. Wahl empfohlen (56). Artemisinine haben den Vorteil, dass sie auch Gametozyten reduzieren, sodass zusätzlich die Weiterverbreitung der Parasiten vermindert wird. Bedenken gegenüber dem breiten Einsatz von Artemisininen gibt es aufgrund von einer im Tierversuch beobachteten Neurotoxizität und embryonalen Schäden, die beim Menschen allerdings nicht bestätigt wurden.

Amodiaquin ist ein in vielen Malariaendemiegebieten verbreitetes Medikament. Aufgrund von Nebenwirkungen bei Erwachsenen unter Prophylaxe wurde es in vielen Ländern als Medikament der 1. Wahl zurückgenommen. Eine Metaanalyse hat gezeigt, dass es bei der Behandlung der unkomplizierten Malaria mit Amodiaquin nur selten zu leichten oder moderaten Nebenwirkungen kommt [58].

Chloroquin und Chinin sind Substanzen, die ohne erhöhtes Risiko gegeben werden können. Über Proguanil, das zur Chemoprophylaxe bei Schwangeren unbedenklich ist, liegen zu wenige Informationen vor, um es in Kombination mit Atovaquon bei der Therapie einzusetzen.

Unkomplizierte Malaria tropica

Bei Einreise aus Gebieten ohne Chloroquinresistenz kann die unkomplizierte Malaria tropica mit Chloroquin behandelt werden. Da es außerhalb von Mittelamerika kaum Gebiete ohne Chloroquinresistenz gibt, sollte i. d. R. vorsichtshalber mit wirksameren Medikamenten behandelt werden, wenn keine Kontraindikationen vorliegen. Als 1. Wahl kommen **Mefloquin** sowie die Kombinationen **Atovaquon/Proguanil** und **Artemether-Lumefantrin** in Betracht [56, 59] (Tab. 14.**4**). Bei Schwangeren und Kleinkindern ist **Chinin** eine Alternative.

Zur Therapie der unklomplizierten Malaria werden die Medikamente eingesetzt, die in dem entsprechenden Gebiet auch zur Stand-by-Therapie empfohlen werden: Chloroquin, Mefloquin, Atovaquon/Proguanil, Artemether-Lumefantrin und Dihydroartemisinin/Piperaquin.

Komplizierte Malaria tropica

Die komplizierte Malaria tropica muss sofort und unter Intensivüberwachung behandelt werden. Das Mittel der 1. Wahl ist in Deutschland noch immer Chinin, das hier zugelassen ist, aber über Auslandsapotheken hergestellt oder bezogen werden muss. Aufgrund der engen therapeutischen Breite und der gefährlichen Nebenwirkungen wird auch in Deutschland zunehmend die Gabe von Artemisinin-Derivaten diskutiert.

Empfohlene Standardtherapie ist die Gabe von 3 × 10 mg **Chinindihydrochlorid**/kg KG p. i. über 7 – 10 Tage, beginnend mit einer Aufladungsdosis. Kinder erhalten eine gewichtsadaptierte Dosierung. Die Dosis muss um etwa die Hälfte gesenkt werden, wenn 3 Tage lang unverändert Symptome eines Multiorganversagens bestehen oder wenn die QTc-Zeit um mehr als 25 % ansteigt. Bei Besserung der Symptomatik sollte möglichst bald auf orale Gabe des Chinins umgestellt werden. Gefürchtete Nebenwirkungen von Chinin sind Tinnitus, Hör- und Sehstörungen, hyperinsulinämische Hypoglykämie, Lebertoxizität und Herzrhythmusstörungen.

Alternativ kann die Malaria tropica mit **Artesunat** behandelt werden. In einer aktuellen Studie in 11 Studienzentren in Afrika hatte die intravenöse Behandlung von Kindern mit schwerer Malaria mit Artesunat im Vergleich zu Chinin eine 25 % geringere Todesrate [60]. Artesunat sollte zumindest bevorzugt werden bei

- av-Block,
- QTc-Verlängerung,
- Linksschenkelblock,
- ventrikulären Erregungsausbreitungsstörungen,
- thrombozytopenischer Purpura nach früherer Therapie,
- Myasthenia gravis (AWMF, www.awmf.org/uploads/tx_szleitlinien/042-001l_S1_Malaria_2011-08_01.pdf).

Bisher ist Artesunat in Deutschland nicht zugelassen, wird in tropenmedizinischen Behandlungszentren aber eingesetzt. Bisherige Probleme in der Herstellung nach GMP (**G**ood **m**anufacturing **P**ractice) werden hoffentlich bald gelöst sein (Guilin Pharmaceutical Factory, Guangxi, Volksrepublik China).

Bei Patienten mit komplizierter Malaria tropica sind intensive Überwachung und gute Krankenpflege lebenswichtig. Die Kontrolle der Parasitendichte im Blut muss im Beginn 12-stündlich, später 24-stündlich erfolgen. Es ist durchaus möglich, dass bei der ersten parasitologischen Kontrolluntersuchung die Parasitendichte noch nicht abgefallen oder sogar angestiegen ist.

Malaria quartana

Gegen die Erreger der Malaria quartana ist bisher keine **Chloroquinresistenz** bekannt (Tab. 14.**4**). Es ist relativ nebenwirkungsarm (Übelkeit, Erbrechen, in Ausnahmefällen neuropsychiatrische oder zerebelläre Wirkungen) und kann auch Schwangeren und Kindern gegeben werden. Kontraindikationen sind Porphyrie und Psoriasis.

Auch alle anderen gängigen **Schizontozide** (außer Pyrimethamin-Sulfadoxin) sind bei Malaria tertiana und Malaria quartana gut wirksam. Ihr Einsatz sollte jedoch vermieden werden, da sie in therapeutischer Dosierung deutlich häufigere und schwerere Nebenwirkungen haben als Chloroquin. Bei Verdacht auf oder Vorliegen von Chloroquinresistenz ist **Mefloquin** eine gute Alternative.

Tab. 14.5 Angriffspunkte der Malariamedikamente im Entwicklungszyklus von Plasmodien.

Medikament	Leberschizont	Hypnozoit	Blutschizont	Gametozyt
Chloroquin	–	–	+	++ (außer P. falciparum)
Amodiaquin	–	–	++	++ (außer P. falciparum)
Chinin	–	–	++	++ (außer P. falciparum)
Mefloquin	–	–	++	++ (außer P. falciparum)
Halofantrin	–	–	++	ø
Proguanil	+	–	(+)	ø
Pyrimethamin	+	(+) (P. vivax)	(+)	–
Sulfone, Sulfonamide	?	–	(+) in Komb. mit Pyrimethamin ++	–
Atovaquon	–	–	++	?
Artemisinderivate	?	?	++	+
Primaquin	+	+	–	++
Doxycyclin	–	–	+	?
Clindamycin	?	?	++	?

Malaria tertiana

Die Therapie der Malaria tertiana entspricht derjenigen der Malaria quartana. Da P. vivax und P. ovale in 5% bis über 80% Hypnozoiten (persistierenden Leberformen) ausbilden, gegen die Schizontozide nicht wirksam sind, ist zur Vorbeugung eines Spätanfalls die Gabe des 8-Aminochinolins **Primaquin** notwendig [61]). Da Primaquin ein potenziell toxisches Medikament ist (Auslösung von Hämolyse und Methämoglobinbildung, insbesondere bei Überdosierung und bei Patienten mit Glukose-6-Phosphat-Dehydrogenase-Mangel), soll es nur verwendet werden, wenn der Patient nicht weiterhin in einem malariagefährdeten Gebiet lebt oder demnächst erneut in ein solches Gebiet reist.

In Deutschland ist Primaquin gegenwärtig nur über internationale Apotheken erhältlich. Eine erweiterte Aufklärung der Patienten ist notwendig. Die Nebenwirkungen von Primaquin umfassen neben den genannten Wechselwirkungen v.a. Übelkeit und Erbrechen; Kontraindikationen sind Schwangerschaft und ein Lebensalter unter 1 Jahr.

Malaria durch P. knowlesi

Der erythrozytären Zyklus von P. knowlesi dauert nur 24 h. Daher kann es schnell zu einer sehr hohen Parasitendichte kommen, die auch tödlich enden kann [62]. Aus diesem Grund ist eine frühzeitige Behandlung wichtig. Der Erreger reagiert gut auf die Behandlung mit **Chloroquin** und **Primaquin** mit einer medianen Parasiten-Clearance-Zeit von 2 Tagen (1 – 5 Tage) [63].

In Tab. 14.5 sind die Angriffspunkte verschiedener Malariamedikamente im Entwicklungszyklus der Plasmodien dargestellt.

Tipp für die Praxis

- Für die kompetente Reiseberatung müssen regelmäßig aktuelle Informationen aus zuverlässiger Quelle eingeholt werden.
- Bei der Beratung müssen das Reiseziel, die Art und Dauer der Reise, die vermutete Compliance des Patienten bedacht werden.
- Eine besondere Risikogruppe sind Reisende nach Afrika und Afrikaner, die lange in Gegenden ohne Malaria leb(t)en und in ihr Land zurückkehren.
- Die Bedeutung der Beratung zur Expositionsprophylaxe ist nicht zu unterschätzen – ohne Mückenstich keine Malaria.
- Bei unklarem Fieber immer eine Reiseanamnese erheben und eine Diagnostik durchführen, wenn ein Aufenthalt in einem Malariagebiet 6 Tage bis 1 Jahr vor Ausbruch der Erkrankung stattgefunden hat.
- Eine Malaria oder vermutete Malaria muss sofort versorgt werden und ist ein potenzieller Notfall.

Literatur

[1] Laveran CLA. Note sur un nouveau parasite trouve dans le sang de plusieurs malades atteints de fievre palustre. Bull Acad Med 1880; 9: 1235

[2] Ross. On some peculiar pigmented cells found in two mosquitoes fed on malaria blood. Brit Med J 1897; 2: 1786 – 1788

[3] Feachem RG, Phillips AA, Hwang J et al. Shrinking the malaria map: progress and prospects. Lancet 2010; 376: 1566 – 1578

[4] Anonymous. World malaria report 2009. Geneva: WHO; 2009

[5] Greenwood B, Fidock D, Kyle D et al. Malaria: progress, perils, and prospects for eradication. J Clin Invest 2008; 118: 1266 – 1276

[6] Dhingra N, Jha P, Sharma VP et al. Adult and child malaria mortality in India: a nationally representative mortality survey. Lancet 2010; 376: 1768 – 1774

[7] Ménard D, Barnadas C, Bouchier C et al. Plasmodium vivax clinical malaria is commonly observed in Duffy-negative Malagasy people. Proc Natl Acad Sci USA 2010; 107: 5967 – 5971

[8] Jiang N, Chang Q, Sun X et al. Co-infections with Plasmodium knowlesi and other malaria parasites, Myanmar. Emerg Infect Dis 2010; 16: 1476 – 1478

[9] Anonymous. International travel and health. Geneva: World Health Organization; 2008

[10] Askling HH, Nilsson J, Tegnell A et al. Malaria risk in travelers. Emerg Infect Dis 2005; 11: 436 – 441

[11] Jelinek T, Blüml A, Löscher T et al. Assessing the incidence of infection with Plasmodium falciparum among international travelers. Am J Trop Med Hyg 1998; 59: 35 – 37

[12] Anonym. Epidemiologisches Bulletin, Nr. 38. Berlin: Robert Koch-Institut; 2010

[13] Jelinek T, Schulte C, Behrens R et al. Imported Falciparum malaria in Europe: sentinel surveillance data from the European network on surveillance of imported infectious diseases. Clin Infect Dis 2002; 34: 572 – 576

[14] Schlagenhauf P, Chen LH, Wilson ME et al. Sex and gender differences in travel-associated disease. Clin Infect Dis 2010; 50: 826 – 832

[15] Zoller T, Naucke TJ, May J et al. Malaria transmission in non-endemic areas: case report, review of the literature and implications for public health management. Malar J 2009; 8: 71

[16] Plebanski M, Hill A. The immunology of malaria infection. Curr Opin Immunol 2000; 12: 437 – 441

[17] May J, Evans JA, Timmann C et al. Hemoglobin variants and disease manifestations in severe falciparum malaria. JAMA 2007; 297: 2220 – 2226.

[18] Gupta S, Snow R, Donnelly C, et al. Immunity to non-cerebral severe malaria is acquired after one or two infections. Nat Med 1999; 5: 340 – 343

[19] Fradin MS, Day JF. Comparative efficacy of insect repellents against mosquito bites. N Engl J Med 2002; 347: 13 – 18

[20] Sudakin DL, Trevathan WR. DEET: a review and update of safety and risk in the general population. J Toxicol Clin Toxicol 2003; 41: 831 – 839

[21] Schlagenhauf P, Petersen E. Malaria chemoprophylaxis: strategies for risk groups. Clin Microbiol Rev 2008; 21: 466 – 472

[22] Chen LH, Wilson ME, Schlagenhauf P. Controversies and misconceptions in malaria chemoprophylaxis for travelers. JAMA 2007; 297: 2251 – 2263

[23] Steffen R, Fuchs E, Schildknecht J et al. Mefloquine compared with other malaria chemoprophylactic regimens in tourists visiting east Africa. Lancet 1993; 341: 1299 – 1303

[24] Croft A, Garner P. Mefloquine for preventing malaria in non-immune adult travellers. Cochrane Database Syst Rev 2000: CD000138

[25] Croft AM, Garner P. Mefloquine for preventing malaria in non-immune adult travellers. Cochrane Database Syst Rev 2000: CD000138

[26] Vuurman EF, Muntjewerff ND, Uiterwijk MM, et al. Effects of mefloquine alone and with alcohol on psychomotor and driving performance. Eur J Clin Pharmacol 1996; 50: 475 – 482

[27] Hughes C, Tucker R, Bannister B et al. Malaria prophylaxis for long-term travellers. Commun Dis Public Health 2003; 6: 200 – 208

[28] Volovitz B, Shkap R, Amir J, et al. Absence of tooth staining with doxycycline treatment in young children. Clin Pediatr (Phila) 2007; 46: 121 – 126

[29] Baird JK, Fryauff DJ, Hoffman SL. Primaquine for prevention of malaria in travelers. Clin Infect Dis 2003; 37: 1659 – 1667

[30] Jacquerioz FA, Croft AM. Drugs for preventing malaria in travellers. Cochrane Database Syst Rev 2009: CD006491

[31] Omari AA, Gamble C, Garner P. Artemether-lumefantrine (four-dose regimen) for treating uncomplicated falciparum malaria. Cochrane Database Syst Rev 2006:CD005965

[32] Arinaitwe E, Sandison TG, Wanzira H et al. Artemether-lumefantrine versus dihydroartemisinin-piperaquine for falciparum malaria: a longitudinal, randomized trial in young Ugandan children. Clin Infect Dis 2009; 49: 1629 – 1637

[33] Jelinek T, Amsler L, Grobusch M et al. Self-use of rapid tests for malaria diagnosis by tourists. Lancet 1999; 354: 1609

[34] CDC. Travellers health, yellow book; 2007. www.cdc.gov

[35] Chen LH, Wilson ME, Schlagenhauf P. Prevention of malaria in long-term travelers. JAMA 2006; 296: 2234 – 2244

[36] Lobel HO, Miani M, Eng T et al. Long-term malaria prophylaxis with weekly mefloquine. Lancet 1993; 341: 848 – 851

[37] Hopperus Buma AP, van Thiel PP, Lobel HO et al. Long-term malaria chemoprophylaxis with mefloquine in Dutch marines in Cambodia. J Infect Dis 1996; 173: 1506 – 1509

[38] Moonen B, Cohen JM, Snow RW et al. Operational strategies to achieve and maintain malaria elimination. Lancet 2010; 376: 1592 – 1603

[39] Tatem AJ, Smith DL, Gething PW et al. Ranking of elimination feasibility between malaria-endemic countries. Lancet 2010; 376: 1579 – 1591

[40] Sabot O, Cohen JM, Hsiang MS et al. Costs and financial feasibility of malaria elimination. Lancet 2010; 376: 1604 – 1615

[41] Anonymous. Indoor Residual Spraying – Use of indoor residual spraying for scaling up global malaria control and elimination. In: WHO Position Paper. Geneva: WHO; 2006

[42] Gardner M, Hall N, Fung E et al. Genome sequence of the human malaria parasite Plasmodium falciparum. Nature 2002; 419: 498 – 511

[43] Hoffman S, Subramanian G, Collins F et al. Plasmodium, human and Anopheles genomics and malaria. Nature 2002; 415: 702 – 779

[44] Phillips R. Current status of malaria and potential for control. Clin Microbiol Rev 2001; 14: 208 – 226

[45] Guyatt H, Snow R. The cost of not treating bednets. Trends Parasitol 2002; 18: 12 – 16

[46] Lengeler C. Insecticide-treated bed nets and curtains for preventing malaria. Cochrane Database of Systematic Reviews 2004; Issue 2

[47] Menendez C, Kahigwa E, Hirt R et al. Randomised placebo-controlled trial of iron supplementation and malaria chemoprophylaxis for prevention of severe anaemia and malaria in Tanzanian infants. Lancet 1997; 350: 844 – 850

[48] Aponte JJ, Schellenberg D, Egan A et al. Efficacy and safety of intermittent preventive treatment with sulfadoxine-pyrimethamine for malaria in African infants: a pooled analysis of six randomised, placebo-controlled trials. Lancet 2009; 374: 1533 – 1542

[49] Graves P, Gelband H. Vaccines for preventing malaria (blood-stage). Cochrane Database Syst Rev 2006: CD006199

[50] Bojang KA. RTS,S/AS02A for malaria. Expert Rev Vaccines 2006; 5: 611 – 615
[51] Singh B, Kim Sung L, Matusop A et al. A large focus of naturally acquired Plasmodium knowlesi infections in human beings. Lancet 2004; 363: 1017 – 1024
[52] Anonymous. Severe falciparum malaria. World Health Organization, Communicable Diseases Cluster. Trans R Soc Trop Med Hyg 2000; 94 Suppl 1: S1 – 90
[53] van Hellemond JJ, Rutten M, Koelewijn R et al. Human Plasmodium knowlesi infection detected by rapid diagnostic tests for malaria. Emerg Infect Dis 2009; 15: 1478 – 1480
[54] Ashley EA, Touabi M, Ahrer M et al. Evaluation of three parasite lactate dehydrogenase-based rapid diagnostic tests for the diagnosis of falciparum and vivax malaria. Malar J 2009; 8: 241
[55] Snounou G, Viriyakosol S, Jarra W et al. Identification of the four human malaria parasite species in field samples by the polymerase chain reaction and detection of a high prevalence of mixed infections. Mol Biochem Parasitol 1993; 58: 283 – 292
[56] Kremsner P, Krishna S. Antimalarial combinations. Lancet 2004; 364: 285 – 294
[57] Noedl H, Se Y, Schaecher K et al. Evidence of artemisinin-resistant malaria in western Cambodia. N Engl J Med 2008; 359: 2619 – 2620
[58] Olliaro P, Mussano P. Amodiaquine for treating malaria. Cochrane Database Syst Rev 2003: CD000016
[59] Smithuis F, Kyaw MK, Phe O et al. Effectiveness of five artemisinin combination regimens with or without primaquine in uncomplicated falciparum malaria: an open-label randomised trial. Lancet Infect Dis 2010; 10: 673 – 681
[60] Dondorp AM, Fanello CI, Hendriksen IC et al. Artesunate versus quinine in the treatment of severe falciparum malaria in African children (AQUAMAT): an open-label, randomised trial. Lancet 2010; 376: 1647 – 1657
[61] Baird JK, Hoffman SL. Primaquine therapy for malaria. Clin Infect Dis 2004; 39: 1336 – 1345
[62] Cox-Singh J, Davis TM, Lee KS et al. Plasmodium knowlesi malaria in humans is widely distributed and potentially life threatening. Clin Infect Dis 2008; 46: 165 – 171
[63] Daneshvar C, Davis TM, Cox-Singh J et al. Clinical and parasitological response to oral chloroquine and primaquine in uncomplicated human Plasmodium knowlesi infections. Malar J 2010; 9: 238
[64] Sturm A, Amino R, de Sand CV et al. Manipulation of host hepatocytes by the malaria parasite for delivery into liver sinusoids. Science 2006; 313: 1287 – 1290
[65] Sulistyaningsih E, Fitri LE, Löscher T et al. Diagnostic difficulties with plasmodium knowlesi infection in humans. Emerg Infect Dis 2010; 16: 1033

15 Impfpräventable Krankheiten und Reiseimpfungen

T. Jelinek

15

Editorial

Impfungen gehören zu den effektivsten Präventionsmaßnahmen, die die moderne Medizin zu bieten hat. Sie führen sowohl zu einem Individualschutz beim Geimpften, als auch in vielen Fällen zu einem Schutz der Umgebung vor der Weitergabe der Infektion. Leider hat die Akzeptanz von Impfungen in Deutschland in den letzten Jahren eher ab- als zugenommen. Dies ist paradoxerweise sehr stark im Erfolg der Impfungen begründet: Bedingt durch die erfolgreiche Durchimmunisierung sind zahlreiche Krankheiten so selten geworden, dass sie aus dem Bewusstsein der Bevölkerung verschwunden sind. Reisen kann auch hier bilden: Gerade bei Aufenthalten in Entwicklungsländern werden die Folgen fehlender Impfkampagnen z. T. drastisch vor Augen geführt.

Das Wichtigste in Kürze

- Die reisemedizinische Beratung bietet eine hervorragende Möglichkeit zum generellen Auffrischen des Impfstatus.
- Moderne Impfstoffe sind ausgesprochen sichere und effektive Präventivmaßnahmen.
- Allgemein empfohlene Impfungen sollten stets besprochen und ggf. aufgefrischt werden.
- Indikationsimpfungen sind an der individuellen Situation des Reisenden zu diskutieren. Hier sollte bei der Beratung eine sinnvolle Auswahl getroffen werden.
- Die Kombination von Impfungen ist möglich und sinnvoll. Hierbei können Totimpfstoffe nahezu unbegrenzt kombiniert werden. Lebendimpfstoffe werden entweder am selben Tag oder mit 4 Wochen Abstand verimpft.

15.1 Einführung

Impfungen gehören zu den effektivsten prophylaktischen Maßnahmen in der Medizin. Jedoch werden die Erstimmunisierung bzw. Auffrischung von bereits im Kindesalter begonnenen Impfungen bei Erwachsenen häufig vernachlässigt. Die Immunisierungsraten in Deutschland zeigen mit steigendem Alter erhebliche Lücken, die nur durch intensive Aufklärung geschlossen werden können. Jeder Arztbesuch sollte stets auch zum Anlass genommen werden, den Impfstatus zu klären. Fernreisen stellen daher eine willkommene Gelegenheit dar, um über notwendige Impfungen aufzuklären. Impfberatung und Durchführung von Reiseimpfungen sind ein wesentlicher Teil der reisemedizinischen Beratung. Die Impfberatung sollte individuell auf den Patienten und seine Bedürfnisse abgestimmt sein und mögliche Compliance-Probleme, auch finanzieller Natur, berücksichtigen.

Durch Reisen importierte Infektionskrankheiten stellen eine wichtige potenzielle Quelle für Ausbrüche in Entwicklungsländern dar. In vielen Fällen sind die Erkrankungen impfpräventabel und somit durch entsprechende Immunisierungen vor der Reise vermeidbar. Dies wird in regelmäßigen Abständen durch Hepatitis-A-Cluster in Europa demonstriert, die durch den Import aus Endemiegebieten verursacht werden [1]. Auch der ökonomische Impact bei der Verbreitung von impfpräventablen Infektionen ist relevant [2]. Neben den Aspekten des individuellen Schutzes sollten auch diese Punkte bei der Empfehlung von Impfungen Berücksichtigung finden. Die Indikation für die Durchführung von Impfungen wird durch zahlreiche Faktoren beeinflusst, die meist sehr stark individuell geprägt sind: Neben dem individuellen Expositionsrisiko werden auch die Häufigkeit der Infektion und das Risiko eines schweren, ggf. tödlichen Verlaufes berücksichtigt (Abb. 15.**1**) [3]. Bei den Reiseimpfungen sind Pflichtimpfungen, die zur Einreise in einzelnen Ländern vorgeschrieben sind, von Standardimpfungen, die generell allen Reisenden empfohlen werden und Indikationsimpfungen, die in besonderen Situationen angezeigt sind, zu unterscheiden.

Weiterhin spielt selbstverständlich auch die Qualität der zur Verfügung stehenden Vakzine eine wichtige Rolle, die sich in der protektiven Effektivität, Immunogenität und Reaktogenität äußert. So ist beispielsweise die Empfehlung zur Tollwutimpfung in den letzten 10 Jahren erheblich ausgedehnt worden. Dies liegt insbesondere an der Verfügbarkeit sehr guter Impfstoffe und der Realisierung, dass der tollwutverdächtige Tierkontakt zu den häufigsten gesundheitsgefährdenden Ereignissen auf Reisen gehört.

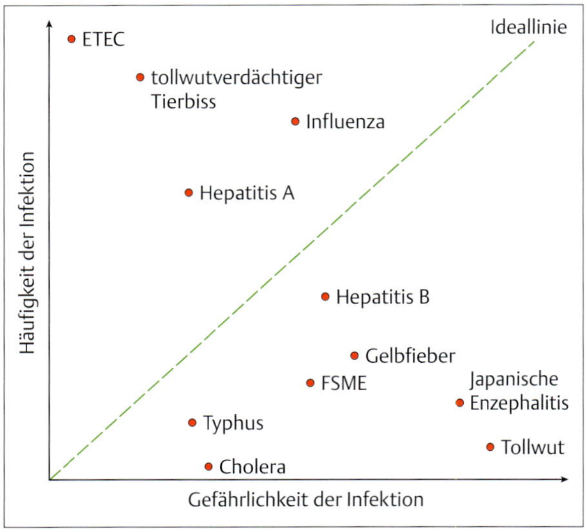

Abb. 15.1 Indikation von Reiseimpfungen in Abhängigkeit von Häufigkeit und Gefährdungspotenzial der Infektion (Quelle: [3]).

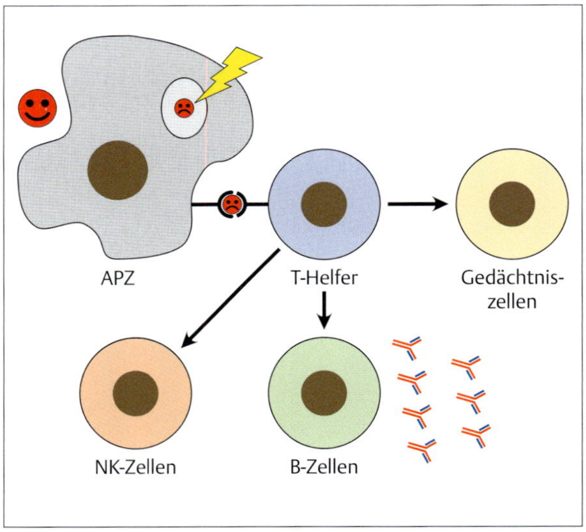

Abb. 15.2 Aktive Immunisierung und Immunantwort. APZ: Antigen-präsentierende Zelle. NK: Killerzelle (Natural Killer Cell).

15.2 Grundlagen des Impfens

Das Verständnis einiger grundlegender Begriffe ist essenziell für die Diskussion um Impfungen und deren Wirkung.

Bei der **passiven Immunisierung** handelt es sich um keine Impfung im modernen Sinne, sondern um die Applikation von Antikörpern. Diese werden von anderen Patienten gewonnen, die entweder die Infektion bereits durchgemacht oder bereits eine aktive Impfung erhalten haben. Vorteil ist der unmittelbar einsetzende Schutz. Nachteil ist neben den Risiken der Gabe von Fremdeiweißen die vergleichsweise geringe Effektivität, da das Immunsystem des Empfängers keine eigene Abwehrreaktion aufbaut, sich passiv zur Intervention verhält.

Bei der **aktiven Immunisierung** wird nach Möglichkeit die Immunreaktion kopiert, die auch bei einer natürlichen Infektion abläuft (Abb. 15.**2**). Im Optimalfall entsteht eine effektive, lang anhaltende Immunität, bei der neben einer zellulären und humoralen Immunität (Killerzellen und von aktivierten B-Lymphozyten produzierte Antikörper) auch ein Immungedächtnis (Gedächtniszellen) angelegt wird. Erreicht wird dieser Effekt durch die Applikation abgeschwächter (attenuierter) **Lebendimpfstoffe**, durch Gabe von Toxinbestandteilen (**Toxoidimpfstoffe**) oder durch **Totimpfstoffe**. Im letzteren Fall werden entweder ganze, abgetötete Erreger oder nur selektierte, für die Immunreaktion und die Funktion des Erregers wichtige Bestandteile appliziert, die zuvor in Zellkulturen gezüchtet wurden (z. B. Spaltimpfstoffe).

Für den Nachweis des Impferfolgs und der Qualität der Impfung ist eine Reihe von Maßzahlen entscheidend. Diese werden in den klinischen Studien der Phasen 1 – 3 vor der Zulassung sowie in Post-Marketing-Studien (Phase 4) erfasst. Einer der wichtigsten Parameter ist die **Reaktogenität**. Hiermit wird die Häufigkeit und Art der beobachteten Nebenwirkungen angegeben. Es handelt sich dabei sowohl um die z. T. erwarteten lokalen und systemischen Impfreaktionen, als auch um weitere Reaktionen, die im Zusammenhang mit der Impfung auftreten. Meist wird der Schutzeffekt einer Impfung durch die in Studien gemessenen Titer neutralisierender Antikörper angegeben. Dies wird als **Immunogenität** bezeichnet. Auch wenn dieser Wert in Studien eine gute Korrelation zum tatsächlichen Schutz gezeigt hat und daher allgemein als Maßzahl für die Zulassung eines Impfstoffes akzeptiert wird, muss doch berücksichtigt werden, dass mit den Antikörpertitern nur ein einzelner Aspekt der Immunantwort, nämlich das Produkt stimulierter B-Lymphozyten, gemessen wird (Abb. 15.**2**). Ganz wesentliche Aspekte der Immunantwort, auch die zelluläre Immunität, bleiben unberücksichtigt. Insbesondere erlaubt die Messung der Antikörpertiter nur eine sehr unvollständige Aussage bzgl. des Langzeitschutzes, da die Gedächtniszellen nicht erfasst werden. Die ultimative Aussage zur Qualität einer Impfung gewährt der Nachweis der **protektiven Effektivität**. Dies ist der Nachweis der tatsächlichen Schutzrate bei Geimpften unter natürlichen Bedingungen in der Auseinandersetzung mit dem echten Erreger, der nur in großen Feldstudien geführt werden kann. Es liegt nahe, dass Untersuchungen mit diesem Endpunkt bei vielen Erkrankungen aus ethischen Gründen nicht durchgeführt werden können (z. B. Tollwut).

Die Wahl des richtigen **Antigens** ist einer der entscheidenden Faktoren für den Erfolg einer Impfung. Hierbei reicht gelegentlich ein einziges Antigen aus, um einen hervorragenden Schutz zu gewährleisten (z. B. Hepatitis-B-Impfung). Bei vielen Erkrankungen ist jedoch beispiels-

Tab. 15.1 Polysaccharid- (PS-) und Konjugatimpfstoffe: wichtige Merkmale.

Merkmale	PS	Konjugat
Effektivität bei Kindern	nein	ja
Anlage von Gedächtniszellen	nein	ja
Langzeitschutz	nein	ja
Boostereffekt	nein	ja
Reduktion der Trägerrate	nein	ja
führt zu Herdimmunität	nein	ja
„Hyporesponsiveness“ nach mehrfacher Impfung	ja	nein

weise aufgrund des Vorliegens verschiedener Serotypen eine Kombination von Antigenen notwendig (z.B. Pneumokokken-Impfung). Über viele Jahre wurden bei der Herstellung von Antigencocktails **Polysaccharide** bevorzugt, da diese einfach herzustellen und leicht kombinierbar sind. Diese Impfstoffe bringen jedoch klare Einschränkungen in Bezug auf die Immunantwort mit sich. Ganz offensichtlich erkennt das Immunsystem die Antigene nicht als vollwertige Erreger, daher wird nur eine sehr eingeschränkte Immunantwort ausgelöst. So ist der Impfschutz in aller Regel v.a. bei kleineren Kindern und bei älteren Geimpften deutlich schlechter, darüber hinaus werden keine Gedächtniszellen angelegt (Tab. 15.1). Diese Impfungen sind somit nicht boosterfähig. Bei Wiederimpfung mit der gleichen Vakzine tritt zudem das nachteilige Phänomen der „Hyporesponsiveness“ auf. Hierbei kommt es zu einer abgeschwächten Immunreaktion auf die erneut präsentierten Antigene bei einer deutlichen Zunahme an lokalen und systemischen Nebenwirkungen. Seit einigen Jahren ist es möglich, diese Einschränkung durch die Konstruktion von **Konjugatvakzinen** zu umgehen. Hierbei werden die spezifischen Polysaccharid-Antigene and Trägerproteine gekoppelt. Das angebotene Antigen wirkt nun „echter“ für das Immunsystem und es kommt zur Ausbildung einer kompletten Antwort, bis hin zur Anlage von Gedächtniszellen. Die offensichtlichen Vorteile der neuen Technologie führen dazu, dass die alten Polysaccharid-Vakzinen zunehmend durch Konjugatimpfstoffe ersetzt werden.

Ein weiterer, oft entscheidender Faktor für den Impferfolg ist die Zugabe von **Adjuvanzien**, die die Immunreaktion stimulieren sollen. Dies wird bereits seit Entwicklung der ersten Totimpfstoffe praktiziert. Eine schon lange durchgeführte Maßnahme ist die Addition von Aluminiumsalzen zu intramuskulären Impfstoffen. Diese führen zu einer lokalen Entzündung, die wiederum zu einer besseren Wahrnehmung des Antigens stimuliert. Beim Geimpften kommt es jedoch häufig zu deutlichen Lokalreaktionen durch die induzierte Entzündung. Daher wird zunehmend versucht, moderne Adjuvanzien zu verwenden. Hierzu gehört u.a. die körpereigene Substanz Squalen, die z.B. in Kombination mit Vitamin E einen deutlichen immunogenen Effekt fördert.

Bei der Durchführung von Impfungen ist zu beachten, dass sämtliche Totimpfstoffe problemlos miteinander kombiniert werden können. Tatsächlich haben zahlreiche Studien gezeigt, dass die Ko-Vakzinierung bei Totimpfstoffen zu einem verbesserten Impferfolg führen kann. Alle derzeit in Deutschland zugelassenen Totimpfungen können problemlos miteinander kombiniert werden. Bei Lebendimpfungen gilt die Regel, dass diese entweder zusammen am gleichen Tag oder mit 4 Wochen Abstand gegeben werden sollten. Lebend- und Totimpfungen sind ebenfalls problemlos miteinander kombinierbar. Eine Ausnahme stellt die zeitgleiche Impfung gegen Herpes zoster mit Zostavax und gegen Pneumokokken mit Pneumovax dar. Hier führt die Lebendimpfung zu einer Wirkungsabschwächung des Totimpfstoffes.

Die von den Herstellern angegebenen **Impfabstände** bei der Grundimmunisierung sind als Angaben zu Mindestabständen zu verstehen. Eine Verlängerung ist – z.T. innerhalb gewisser Grenzen – stets möglich. Die Mindestabstände können aber meist nicht verkürzt werden, da die Immunreaktion sonst nicht zu einem ausreichend lange wirksamen Impfschutz führt.

Beim **Injektionsort** ist beim Erwachsenen bei der intramuskulären Applikation der Deltoidmuskel vorzuziehen, beim Kleinkind der Quadrizeps. Eine Impfung in den Glutaeus ist nicht sinnvoll, bei einigen Impfungen (z.B. Hepatitis B) explizit kontraindiziert. Dies liegt an der erhöhten Gefahr einer Applikation des Impfstoffes in Fettgewebe, welches bei vielen Menschen um die Hüfte herum in höherem Umfang anzutreffen ist als am Oberarm. Da im Fettgewebe kaum antigenpräsentierende Zellen vorkommen, ist der Impferfolg hier nachhaltig gefährdet. Die sukzessive Applikation mehrerer intramuskulärer Impfungen in einen Muskel während eines Impftermins kann ohne Weiteres erfolgen. Der Vorteil ist darin zu sehen, dass es in diesem Fall nur an einer Stelle zu Lokalreaktionen kommen wird. Sämtliche Impfstoffe, die primär für die subkutane Applikation zugelassen sind, können im Ausnahmefall auch intramuskulär gegeben werden. Dies gilt grundsätzlich auch umgekehrt. Es ist jedoch darauf hinzuweisen, dass es bei der subkutanen Applikation von aluminiumadjuvantierten Vakzinen in seltenen Fällen zu verstärkten Lokalreaktionen bis hin zur Narbenbildung kommen kann.

In Deutschland vergleichsweise ungewohnt ist die intradermale Applikation von Impfstoffen. Diese Methode wurde hier seit der BCG-Impfung nicht mehr angewandt. Jedoch führt die in der Haut erhöhte Konzentration antigenpräsentierender Zellen zu einer besseren Wahrnehmung der Vakzine durch das Immunsystem und somit zu einem überlegenen Impferfolg. Daher wird aktuell vermehrt an Impfstoffen gearbeitet, die über entsprechende Injektionssysteme oder über Pflaster intradermal appliziert werden.

Weblinks

www.crm.de Centrum für Reisemedizin: Informationen für Laien und Fachleute

ww.impfkontrolle.de Laieninformation zu Impfungen und impfpräventablen Erkrankungen

www.rki.de Robert-Koch-Institut: Veröffentlichung der STIKO-Empfehlung

www.who.int Weltgesundheitsorganisation: ausführliche Hinweise zu Impfstrategien, Publikation „International Travel & Health"

www.cdc.gov US-Center of Disease Control Prevention

www.fitfortravel.de Firma GlaxoSmithKline: Laieninformation zu Reiseimpfungen

www.impfen.de Firma Novartis: Laieninformation zu Reiseimpfungen

15.3 Allgemein empfohlene Impfungen

Grundsätzlich sollten alle Reisenden eine ausreichende Immunität gegen Masern, Mumps, Röteln, Tetanus, Diphtherie, Pertussis und Poliomyelitis besitzen. Nach den Empfehlungen der Ständigen Impfkommission am Robert-Koch-Institut (STIKO) wird jede nachgewiesene Impfung gezählt und nur der fehlende Impfschutz vervollständigt [4]. Geimpft werden kann mit bi- (Tetanus/Diphtherie), tri- (Tetanus/Diphtherie/Pertussis oder Tetanus/Diphtherie/Poliomyelitis) und tetravalenten (Tetanus/Diphtherie/Pertussis/Poliomyelitis) Impfstoffen, gegen Masern/Mumps/Röteln wird aufgrund der besseren Effektivität der trivalente Lebendimpfstoff empfohlen, auch wenn nur eine Impfung gegen eine der 3 Erkrankungen durchgeführt werden soll.

Tetanus

Erreger

Clostridium tetani ist ein strikter Anaerobier. Es handelt sich um gerade Stäbchen (2 – 5 × 0,5 µm) mit abgerundeten Enden und endständigen Sporen (Trommelschlegelform). Tetanusbakterien sind starke Toxinbildner (neurotropes Exotoxin). Sie kommen ubiquitär vor im Darm von Menschen und Tieren, v. a. aber im (gedüngten) Erdboden und im Straßenstaub. Die Sporen sehr umweltresistent. Im Gewebe vermehren sie sich unter anaeroben Bedingungen.

Verbreitung

Tetanus ist weltweit verbreitet, jedoch in den Industrieländern durch konsequente Impfprophylaxe sehr selten geworden. In Entwicklungsländern kommt die Krankheit noch häufig vor, insbesondere bei Kindern als Neugeborenentetanus durch unsteriles Abnabeln. Geschätzt werden ca. 1 Mio. Todesfälle jährlich.

Infektionsweg und Inkubationszeit

Inokulation der Erreger über Wunden durch Verletzungen, Eingriffe (Injektionen, Operationen, Geburten), Verbrennungen etc.

Toxinbildung bei anaeroben Gegebenheiten. Neurale oder hämatogene Streuung des Toxins, was zu überhöhter Reflexerregbarkeit und zu muskulären Spasmen führt.

Inkubationszeit zwischen 3 Tagen und mehreren Wochen, bei kurzer Inkubationszeit oft besonders schwerer Verlauf.

Symptomatik

Die Eintrittspforte kann unauffällig sein, z. B. bei kleinen tiefer reichenden Wunden. Wichtigstes, schon früh auftretendes Symptom ist der Trismus (Kieferklemme durch Spasmus der Kaumuskulatur). Durch Übergreifen auf die Gesichtsmuskeln entsteht der Risus sardonicus. Im weiteren Verlauf bildet sich eine universelle Krampfneigung aus mit tonisch-klonischen Anfällen schon auf geringe Reize. Bei schwerem Verlauf kommt es zur Lähmung der Atemmuskulatur mit Hypoxie.

Beim vom Nabel ausgehenden neonatalen Tetanus, der in Entwicklungsländern noch eine der häufigsten Todesursachen im Säuglingsalter ist, stehen Trismus und Opisthotonus (spastische Körperbeugung nach hinten) im Vordergrund. Die Erkrankung tritt postpartal zwischen dem 2. und 28. Tag auf.

Die Prognose hängt ganz vom Schweregrad der Erkrankung und von der Möglichkeit optimaler klinischer Behandlung ab. In Entwicklungsländern Letalität 30 – 50 %, beim neonatalen Tetanus noch höher. Bei schwerem generalisiertem Tetanus ist die Prognose trotz intensivmedizinischer Versorgung sehr ernst.

Diagnose

Eine spezifische Diagnose (Erreger oder Toxinnachweis) ist meist nicht möglich. Der klinische Befund und die Anamnese stehen im Vordergrund.

Therapie

Neben optimaler Wundversorgung spielt bei der Therapie die Frühbehandlung mit humanem Hyperimmunglobulin eine wesentliche Rolle: 5000 – 10 000 IE i. m., (nicht i. v.), dann eventuell noch mehrere Tage täglich 3000 IE i. m., um noch zirkulierendes Toxin zu neutralisieren. Zusätzlich empfiehlt sich die Gabe von Relaxanzien (am wirksamsten sind Diazepame in hoher Dosierung) gegen die Spasmen und eine Antibiotikatherapie zur Reduktion weiterer Toxinbildung. Mittel der Wahl ist Penicillin G i.v. (10 – 12 Mio. E, verteilt auf 2 – 3 Kurzinfusionen, bei Tetanus neonatorum (1 Mio. E/kg KG/d) für mindestens 10 Tage. Bei Penicillinallergie Cefazolin i. v. (6 g/d) oder Doxycyclin i. v. (200 mg/d).

Prophylaxe

Die Impfung ist von größter Bedeutung, da sie einen zuverlässigen Schutz bietet. Vorzugsweise erfolgt die Immunisierung durch die üblichen kombinierten Toxoidimpfungen im Säuglingsalter mit nachfolgenden Auffrischungen alle 10 Jahre. Der Impfschutz bei Schwangeren verhindert auch den neonatalen Tetanus.

Diphtherie

Erreger

Corynebacterium diphtheriae ist ein grampositives, unbewegliches Stäbchen (0,3 – 0,8 × 3 – 5 µm groß). Typisch ist die X- oder Y-förmige Lagerung. Pathogenetisch wichtig ist die Möglichkeit zu starker Toxinbildung unter der Wirkung von Phagen. Das Reservoir sind kranke oder latent infizierte Menschen; hier stellen insbesondere ältere Erwachsene eine nicht zu unterschätzende Quelle dar.

Verbreitung

Der Erreger ist weltweit verbreitet. In den meisten Industrieländern kam es zu einem starken Rückgang bzw. Verschwinden der Erkrankung nach dem 2. Weltkrieg. Seit ca. 25 Jahren zeigt sich eine leicht zunehmende Tendenz. Hierbei handelt es sich meist um sporadische Fälle, selten um Kleinepidemien. Die Inzidenz ist jedoch weiterhin sehr niedrig (in Deutschland um 0,1/100 000). Die Diphtherie befällt alle Altersgruppen. Die epidemiologische Bevorzugung des Kleinkind- und Schulalters ist noch nicht ausreichend aufgeklärt.

Infektionsweg und Inkubationszeit

Die Übertragung erfolgt im Allgemeinen direkt von Mensch zu Mensch durch Tröpfcheninfektion. Es folgt eine lokale Entzündung besonders der Schleimhäute im Rachen-, Nasen- und Kehlkopfbereich. Typisch ist die granulozytäre Entzündung mit starker Fibrinbildung, die zu festsitzenden Pseudomembranen führt. Die jetzt gebildeten, hämatogen verbreiteten Toxine können zu schweren Organschädigungen führen, v. a. am Herzen und am peripheren Nervensystem. Die Inkubationszeit beträgt 3 – 5 Tage, gelegentlich ist sie auch kürzer.

Symptomatik

Diphtherie manifestiert sich meist akut mit Fieber und deutlich reduziertem Allgemeinbefinden. Nach wenigen Tagen kommt es zum Auftreten der typischen weißen, festsitzenden und oft konfluierenden Beläge mit Bevorzugung des Rachenraumes über die Tonsillen hinaus. Bei Progredienz der Beläge kann es zur Larynxdiphtherie kommen mit Gefahr der Erstickung durch Glottisödem bzw. durch Verlegung des Larynx durch Membranfetzen. Diese Komplikation ist besonders im Kleinkindalter gefürchtet. Ein weiteres absteigendes Ausbreiten der Beläge in Trachea und Bronchien führt zu schweren Hustenanfällen (Krupp). Bei toxischer Diphtherie zeigt sich oft ein dramatischer, akuter Beginn mit hohem Fieber und schlechtem Allgemeinzustand. Typisch ist die rasch auftretende starke Ödembildung im gesamten Halsbereich (Caesarenhals). Infolge der Toxinbildung kommt es oft schon in den ersten Tagen zu Kreislaufstörungen bis zum Schock. Die Hauptgefahr für den Patienten ist jedoch die toxische Spätwirkung nach dem Besserungsintervall, meist in der 3. Krankheitswoche. Dabei kann es zu schwerer toxischer Myokarditis und zu motorischen Nervenlähmungen kommen. Besonders häufig sind Paresen im Kopfbereich (Gaumensegel, Abduzens, Glossopharyngeus), aber auch periphere Lähmungen im Hals- und Rückenbereich und an den unteren Extremitäten.

Die lokalisierte, nicht progrediente und nicht toxische Diphtherie (derzeit der Normalfall) heilt im Allgemeinen nach 3 – 4 Wochen folgenlos aus. Bei toxischen Verläufen ist der rasche Therapiebeginn mit Antitoxin entscheidend. Trotzdem besteht dann eine Letalität von 30 – 60 %.

Diagnose

Für die Diagnose ist meist der klinische Befund entscheidend, die Laborbefunde sind wenig charakteristisch. Der mikroskopische Direktnachweis in Abstrichpräparaten ist unsicher und führt häufig zu Fehlinterpretationen. Entscheidend zur Diagnosesicherung ist die kulturelle Isolierung des Erregers, Resultate sind innerhalb von 1 – 3 Tagen verfügbar. Zusätzlich ist der Nachweis der Toxinbildung wichtig.

Therapie

Bei klinischem Verdacht auf Diphtherie erfolgt die sofortige Behandlung durch Gabe von Antitoxin 250 – 2000 IE/kg KG i. v. (je nach Schwere des Falles), ggf. mit Wiederholung am nächsten Tag. Gleichzeitig wird eine antibiotische Therapie durchgeführt, um die weitere Toxinbildung zu unterbrechen: Penicillin G i. v. (100 000 E/kg KG/d) für 14 Tage. Bei Penicillinallergie Clarithromycin (12 mg/kg KG) für 10 Tage. Symptomatische Maßnahmen wie Intubation, Tracheotomie, Intensivtherapie sind bei schweren Fällen entscheidend.

Prophylaxe

Die aktive Schutzimpfung mit Toxoidimpfsoff (meist in Kombination) wird dringend zur individuellen Prophylaxe empfohlen. Sie gewährt zuverlässigen Schutz vor toxischen Verläufen für 5 – 10 Jahre. Kinder bis zu 8 Jahren erhalten 75 IE (Impfstoff „D"), danach wird wegen erhöhter Reaktogenität auf 5 IE reduziert (Impfstoff „d").

Pertussis (Keuchhusten)

Erreger

Bordetella pertussis ist ein kleines, kokkoides, gramnegatives, unbewegliches Bakterium (0,4 × 0,8 µm). Das einzige Reservoir ist der Mensch.

Verbreitung

Der Erkrankung ist weltweit verbreitet und fällt mit einer hohen Durchseuchung bereits im Kindesalter auf. Daher sind Erkrankungen im jüngeren Erwachsenenalter relativ selten, nehmen jedoch bei älteren Erwachsenen im Zuge der Immunseneszenz und damit einhergehender, rückläufiger Abwehrbereitschaft wieder zu. Die epidemische Ausbreitung ist in den Industrieländern stark zurückgegangen. In den Entwicklungsländern kommt Pertussis noch sehr häufig vor und hat einen großen Anteil an der Sterblichkeit im Säuglings- und Kleinkindalter.

Infektionsweg und Inkubationszeit

Die Infektion wird von Mensch zu Mensch durch Tröpfchen übertragen, es besteht eine hohe Anfälligkeit Nichtimmuner. Es kommt zur Vermehrung in den Epithelien der Bronchiolen mit Neigung zu Entzündung und Nekrose, Letztere hauptsächlich durch Toxinwirkung. Die Inkubationszeit beträgt 7 – 14 Tage.

Symptomatik

Initial bildet sich ein Stadium catarrhale aus (1 – 2 Wochen), mit leichtem Fieber und trockenem Husten. Das nachfolgende Stadium convulsivum (3 – 4 Wochen) ist durch die typischen krampfartigen Hustenanfälle gekennzeichnet, die je nach Schwere der Erkrankung 2- bis 20-mal und mehr auftreten. Typisch ist ein stakkatoähnlicher, bellender Husten mit Krampf der Stimmritzen und Bronchiolen und anschließender keuchender Einatmung; dabei kommt es besonders bei Kindern zu Apnoe und Zyanose. Am Ende des Anfalls ist das Herauswürgen von zähem Schleim typisch. Im Stadium decrementi nehmen die Anfälle langsam ab; dieses kann sich über 6 Wochen und länger hinziehen. Die wichtigste Komplikation ist die Bronchopneumonie, häufig als Sekundärinfektion durch Pneumokokken oder Haemophilus. Röntgenologisch zeigen sich kleine bis mittelgroße Verschattungen. Eine seltener auftretende, jedoch schwere Komplikation ist die Enzephalopathie mit Krämpfen und Bewusstlosigkeit. Hier kann es zu zerebralen Spätfolgen kommen. Bei Säuglingen besteht immer noch eine hohe Letalität. Die Erkrankung verläuft bei Erwachsenen häufig atypisch, mit über Monate anhaltenden Anfällen unproduktiven Hustens.

Diagnose

Beim Kind ist das typische Krankheitsbild meist entscheidend für die klinische Verdachtsdiagnose. Als spezifische Schnellmethode kann der Nachweis von Bakterienantigen im Nasen-Rachen-Abstrich mittels Immunfluoreszenz versucht werden. Serologisch sind Antikörper ab dem 15. Tag nachweisbar, ein sicherer Nachweis gelingt häufig erst nach 8 – 10 Wochen.

Therapie

Eine frühzeitige antibiotische Therapie ist entscheidend. Bei Säuglingen ist Erythromycin indiziert, in späteren Lebensaltern Tetrazykline. Bei Pneumonien empfiehlt sich der Einsatz von Cephalosporinen, z. B. Cefuroxim oder Cefotaxim (60 mg/kg KG/d).

Prophylaxe

Die nur noch in Kombination mit Diphtherie-, Tetanus- und ggf. auch Polioimpfstoff verwendete Vakzine wird als Routineprophylaxe im Säuglingsalter empfohlen, v. a. seit azelluläre Impfstoffe mit geringer Reaktogenität zur Verfügung stehen. Erwachsene sollten ebenfalls alle 10 Jahre immunisiert werden. Dies schützt zum einen vor der Infektion und Erkrankung im höheren Lebensalter, zum anderen kann auf diese Art die Zahl der Träger in der Bevölkerung reduziert werden.

Poliomyelitis (Kinderlähmung)

Erreger

Das RNA-haltige Poliovirus gehört zur Gattung Enteroviren und zur Familie Picornaviren. Es kommt in 3 Serotypen vor, die nach Infektion keine Kreuzimmunität hinterlassen. Der Mensch ist das einzige Virusreservoir.

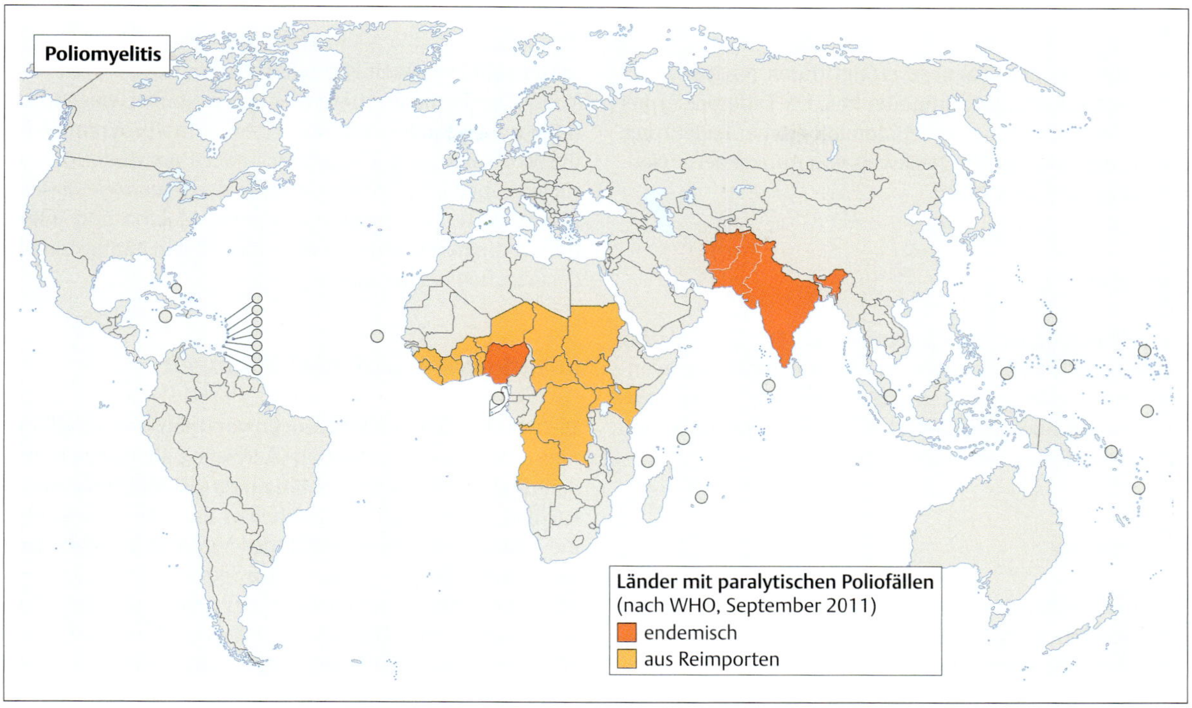

Abb. 15.3 Verbreitungsgebiete von Poliomyelitis (Quelle: WHO 2011).

Verbreitung

Polio kam weltweit vor. In der 1. Hälfte des 20. Jahrhunderts kam es auch in Industrienationen zu größeren Epidemien (z. B. in den USA ca. 60 000 Fälle 1952). Seit Einführung der Polioimpfung (1955 inaktivierte, 1961 Lebendvakzine) und Beginn der Eradikationskampagne durch die WHO ist ein Rückgang der Infektionen bis hin zur weitgehenden Ausrottung in vielen Ländern zu beobachten. Nord-, Mittel- und Südamerika sind seit 1993 poliofrei. In Deutschland wurden seit 20 Jahren nur sehr vereinzelte importierte Fälle beobachtet. In Afrika und Asien gibt es jedoch noch zahlreiche endemische Gebiete. Ausbreitung und Fallzahlen haben seit der Jahrtausendwende wieder deutlich zugenommen und eine Ausrottung der Erkrankung scheint derzeit nicht in Sicht (Abb. 15.**3**).

Infektionsweg und Inkubationszeit

Die Übertragung erfolgt fäkal-oral von Mensch zu Mensch. Nach oraler Aufnahme des Virus wird die gastrointestinale Mukosa befallen. Es kommt zur Virusreplikation in den Lymphknoten des Darms und im retikuloendothelialen System (RES). Von dort ausgehend entstehen Virämie und Organbefall. Klinisch entscheidend ist der Befall der spinalen Vorderhornzellen. Die Inkubationszeit beträgt 3 – 9 Tage.

Symptomatik

Über 90 % der Infizierten bleiben symptomlos. Das Prodromalstadium dauert ca. 3 Tage mit Fieber, Kopf- und Halsschmerzen und Myalgien. In ca. 1 % entwickelt sich nach den Prodromi eine aseptische Meningitis mit lymphozytärer Pleozytose des Liquors, ohne paralytische Erscheinungen. Dabei fällt meist ein erneuter Fieberanstieg auf. Nur in wenigen dieser Fälle kommt es zum klassischen Bild der Poliomyelitis, dem paralytischen Stadium. Der Beginn der Lähmungen ist meist asymmetrisch, 1 – 2 Tage nach Auftreten der Meningitis. Der Manifestationsort sind meist die Beine, seltener ist ein Übergreifen auf Arme und Muskulatur von Abdomen und Thorax zu beobachten. In den schwersten Fällen auch Befall der Medulla oblongata mit Entwicklung einer Bulbärparalyse. Bei ⅔ der paralytischen Patienten bleiben Residuen. Die Paresen sind schlaff, Muskelreflexe sind abgeschwächt oder fehlen. Bei Befall der abdominalen und thorakalen Muskulatur steht die periphere Atemlähmung im Vordergrund. Bei bulbärem Befall fallen v. a. Schluckstörungen und phonetische Sprachstörungen auf. Bei paralytischen Verläufen ist in der Mehrzahl mit mehr oder minder schweren Residuen zu rechnen. Manifestationen mit Atemmuskellähmungen und Bulbärparalyse haben eine Letalität von über 10 %.

Diagnose

Die Sicherung der Diagnose erfolgt durch Nachweis der Polioviren mittels Zellkultur oder PCR. Die Differenzierung nach Serotypen ist nur von epidemiologischer Bedeutung, ebenso der serologische Nachweis von Antikörpern (Neutralisationstest oder KBR).

Therapie

Die Behandlung ist rein symptomatisch. Die Therapie der Lähmungen erfordert eine breite Palette klinischer, eventuell intensivmedizinischer Maßnahmen. Die konsequente, teilweise über Jahre durchzuführende Rehabilitation ist in vielen Fällen sehr erfolgreich.

Prophylaxe

Die inaktivierte parenterale Vakzine nach Salk und v. a. die Schluckimpfung mit abgeschwächten vermehrungsfähigen Polioviren nach Sabin haben durch globale Anwendung die Inzidenz in den meisten Ländern nahe Null gebracht, sodass eine weltweite Ausrottung in den ersten Jahren nach 2000 realisierbar erschien. Jedoch ist dieses Ziel aus politischen und sozialen Gründen vorerst gescheitert. Besonders ins Gewicht fällt hierbei die Ablehnung der Polioimpfung in vielen Ländern mit hohen islamischen Bevölkerungsanteilen.

Da bei der Schluckimpfung der zu erwartende Nutzen das Risiko von neurologischen Nebenwirkungen nicht mehr aufwiegt, wird in vielen Ländern des Westens zur Grundimmunisierung nur noch der inaktivierte Impfstoff empfohlen. Dies erfolgt im Säuglings- und Kindesalter als Kombinationsimpfung (z. B. mit Diphtherie, Keuchhusten und Tetanus) mit Wiederholung zwischen dem 11. und 18. Lebensjahr. Die generelle 10-jährige Polio-Auffrischimpfung wird in Deutschland nicht mehr empfohlen, sondern bleibt Reisenden in Polio-Endemiegebiete vorbehalten. Ausnahme hiervon bleibt weiterhin das Bundesland Sachsen, in dem mit Blick auf die vorerst gescheiterte globale Eradikationskampagne eine regelmäßige Polio-Auffrischung alle 10 Jahre empfohlen wird.

Masern

Erreger

Das Masernvirus enthält RNA und gehört zur Familie der Paramyxoviren. Der Mensch ist das einzige Virusreservoir.

Verbreitung

Masern sind weltweit verbreitet. Aufgrund der sehr hohen Kontagiosität manifestieren sie sich weit überwiegend als Infektion im Kindesalter. Als Folge der Impfprogramme ist die Morbidität in den Industrieländern um über 90 % zurückgegangen. In Entwicklungsländern gehören Masern neben akuten Atemwegsinfektionen, Malaria und infektionsbedingten Diarrhoen weiterhin zu den häufigsten Todesursachen bei Kleinkindern.

Infektionsweg und Inkubationszeit

Die Übertragung erfolgt aerogen von Mensch zu Mensch, meist als Tröpfcheninfektion (Aerosole), aber auch durch den direkten Kontakt beim Einatmen größerer infektiöser Partikel. Nach Befall der Epithelien des Atemtrakts folgt die hämatogene Ausbreitung der Viren in das RES und den leukozytären Apparat. Im virämischen Stadium kommt es zum Befall der Haut, des respiratorischen Systems und anderer Organe. Die Infektion hinterlässt eine lang dauernde, meist lebenslängliche Immunität.

Symptomatik

Die Inkubationszeit beträgt 10 Tage. Das initiale, virämische Prodromalstadium dauert 2 – 4 Tage mit z. T. sehr hohem Fieber, Husten und Schnupfen, Konjunktivitis. Am Ende der Prodromi erscheinen an der Wangenschleimhaut im Bereich der Molaren die weißlichen, 1 – 2 mm großen Kopklik'schen Flecke, die nach 1 – 2 Tagen wieder verschwinden. Sie sind ein pathognomonisches Symptom. Um den 5. Krankheitstag erscheint das erythematöse, makulopapulöse Exanthem. Dieses ist nicht juckend, grobfleckig, hinter den Ohren beginnend, das ganze Gesicht befallend und sich auf Körper und Gliedmaßen ausbreitend, auch palmar. Die Exanthemphase ist klinisch die schwerste des Krankheitsverlaufs. Nach 4 Tagen klingt das Exanthem mit bräunlicher Verfärbung ab und es erfolgt eine mehr kleinlamelläre Schuppung. Infektiosität besteht vom 1. Krankheitstag bis zum Abklingen des Exanthems, somit für ca. 10 Tage.

Vor allem bei abwehrgeschwächten Kindern (z. B. in Entwicklungsländern) oder auch Erwachsenen können sich schwere Masern entwickeln, die gekennzeichnet sind durch Komplikationen:

- Masernpneumonie, meist durch das Virus bedingt, aber auch als bakterielle Sekundärinfektion. Klinisch zeigt sich das Bild einer doppelseitigen Bronchopneumonie.
- Otitis media tritt sehr häufig als bakterielle Superinfektion auf.
- Diarrhoen als Ausdruck einer Ileokolitis sind v. a. in tropischen Ländern häufig und dort ein lebensbedrohliches Symptom.

- Die Masernenzephalitis kann während der Exanthemphase, aber auch erst nach Wochen auftreten. Sie ist selten, ca. 1 : 1000. Die Letalität beträgt über 10%.
- Die subakute sklerosierende Panenzephalitis stellt eine sehr seltene Spätkomplikation der Erkrankung das (7 – 11 Fälle/100 000 Erkrankte), die sich durchschnittlich 6 – 8 Jahre nach der Infektion manifestiert. Sie zieht eine generalisierte Enzephalitis mit Demyelinisierung nach sich, die immer tödlich endet.

Die Prognose der Masern ist im Allgemeinen recht gut, die Letalität liegt in den Industrieländern unter 0,5%. Masern bei Erwachsenen haben eine schlechtere Prognose, ebenso bei abwehrgeschwächten Kindern in Entwicklungsländern. Hier beträgt die Letalität 1 – 10%.

Diagnose

Der zyklische Verlauf und die klinische Präsentation ermöglichen eine vergleichsweise sichere klinische Diagnose. Bei teilimmunen Personen (z. B. nach inkompletter Impfung) sind atypische Verläufe häufig. Eine spezifische Diagnose ist bereits früh möglich durch den Nachweis von Virusantigenen aus respiratorischen Sekreten (Immunfluoreszenz oder PCR). Die serologischen Antikörpertests erfordern einen Nachweis des Titeranstiegs und sind für die akute Diagnostik nicht geeignet.

Therapie

Die Behandlung erfolgt symptomatisch, bakterielle Superinfektionen (z. B. Pneumonie, Otitis) müssen möglichst frühzeitig antibiotisch behandelt erden.

Prophylaxe

Die attenuierte Lebendvakzine (meist kombiniert mit Mumps- und Rötelnvakzine) wird erstmals zwischen dem 12. und 15. Lebensmonat gegeben und nach 4 – 5 Jahren wiederholt. Sie gehört zu den effektivsten verfügbaren Impfstoffen und gibt spätestens nach der zweiten Immunisierung einen lebenslänglichen Schutz. Kontraindikationen der Impfung sind v. a. schwere Immundefizienz oder immunsuppressive Therapie, Allergie gegen Hühnereiweiß und Schwangerschaft. Bei konsequentem globalem Impfprogramm wäre eine Ausrottung der Masern in 10 – 20 Jahren realistisch.

Die in Deutschland bestehenden Impflücken gegen Masern führen immer wieder zu Ausbrüchen der Erkrankung, z. T. mit schweren Folgen für die Infizierten. Daher ist es wichtig, auch den Impfschutz gegen Masern im Rahmen einer Impfberatung sicherzustellen. Er wird für alle nicht immunen Personen ab dem 12. Lebensmonat und für alle Länder empfohlen. Es gibt keine obere Altersgrenze für diese Impfung und auch keine Hinweise auf vermehrte Nebenwirkungen nach mehrmaligen MMR-Impfungen oder anamnestisch angeblich durchgemachter (meist nicht bewiesener) Masernerkrankung. Bei erhöhter Infektionsgefahr kann die Erstimpfung auch vor dem 12., jedoch nicht vor dem 9. Lebensmonat erfolgen. Sofern die Erstimpfung vor dem 12. Lebensmonat erfolgte, sollte die 2. MMR-Impfung bereits zu Beginn des 2. Lebensjahr wiederholt werden, da im 1. Lebensjahr noch persistierende maternale Antikörper die Impfviren neutralisieren können [4].

Mumps

Erreger

Das Mumpsvirus enthält RNA und gehört wie das Masernvirus zu den Paramyxoviren. Der Mensch ist das einzige Virusreservoir.

Verbreitung

Mumps ist weltweit verbreitet. Durch Massenimpfung kam es zu einem erheblichen Rückgang in den Industrieländern um z. T. über 99%. Früher trat Mumps meist im Kindesalter auf, jetzt zunehmend bei ungeimpften Erwachsenen.

Infektionsweg und Inkubationszeit

Die Übertragung erfolgt durch Tröpfcheninfektion. Es kommt zum Befall der Epithelzellen der oberen Atemwege, im Anschluss zur und virämischen Ausbreitung v. a. in das Drüsengewebe und in das ZNS. Die Inkubationszeit beträgt 1 – 3 Wochen.

Symptomatik

Initial fällt ein kurzes Prodromalstadium mit Fieber und Myalgien auf. Nach einem, seltener mehreren Tagen kommt es zum Auftreten einer meist bilateralen Parotitis. Klinisch imponieren Schwellung und Druckempfindlichkeit, besonders deutlich zwischen Ohrläppchen und Kieferwinkel. Dabei bestehen häufig Ohrenschmerzen und Schluckbeschwerden. Die Schwellung geht nach ca. 1 Woche zurück. Als häufige Komplikation (in ca. 20%) tritt bei geschlechtsreifen männlichen Patienten eine Orchitis auf, meist einseitig mit starker Schwellung und Schmerzhaftigkeit. Bei ca. 50% droht nach dem Abklingen der Infektion eine Hodenatrophie, eine Sterilität ist jedoch relativ selten (nach doppelseitiger Orchitis). Eine Oophoritis mit uncharakteristischen Unterbauchschmerzen ist wesentlich seltener als die Orchitis und heilt folgenlos aus. Die Mumpsmeningitis tritt in ca. 10% der Fälle auf. Meist zeigt sich ein leichter Verlauf mit Kopfschmerzen, Nackensteifigkeit und Pleozytose im Liquor (vorwiegend polymorphkernige Zellen). Selten finden sich auch enzephalitische Symptome mit Bewusstseinsstörungen und Hirnnervenbeteiligung. Die Prognose der Erkrankung ist im Allgemeinen gut, jedoch bei Auftreten einer Enzephalitis ernst. Hier finden sich zudem oft Residuen.

Diagnose

Bei typischer Manifestation fällt die klinische Diagnose vergleichsweise leicht. Eine Sicherung ist möglich durch direkten Virusnachweis aus Speichel mittels PCR oder Zellkultur oder durch serologischen Nachweis des Antikörperanstiegs.

Therapie

Die Behandlung erfolgt symptomatisch.

Prophylaxe

Die attenuierte Mumpsvakzine gibt in über 90% lebenslängliche Immunität. Sie soll am besten kombiniert mit Masern- und Rötelnvakzine im Alter von 12 – 15 Monaten gegeben werden.

15.4 Indikationsimpfungen

■ Influenza

Erreger

Influenzaviren gehören zur Gruppe der RNA-haltigen Orthomyxoviren. Es werden die Gruppen A, B und C unterschieden. Typ A ist epidemiologisch der Wichtigste und Ursache der bisherigen Großepidemien und Pandemien. Er ist charakterisiert durch die sehr variablen Oberflächenantigene Hämagglutinase (H) und Neuraminidase (N) und ist in zahlreiche Subtypen (z. B. H2N2 für die Pandemie 1968/69) unterteilt. Das Influenzavirus ist für Nichtimmune außerordentlich infektiös. Der Mensch ist das einzige Virusreservoir.

Verbreitung

Influenzaviren sind weltweit verbreitet, Ausbrüche kommen in unterschiedlicher Intensität vor. Dis bisherigen, z. T. verheerenden Pandemien (1889/90, 1918/19 und 1957/58) sind in ihrem zeitlichen Abstand möglicherweise Ausdruck einer generationsbedingten Immunitätslage. Die letzten beiden Pandemien 1977/78 durch Typ A, Subtyp H1N1 und 2009/10 durch Typ A, Subtyp H1N1 sind vergleichsweise mild verlaufen.

Infektionsweg und Inkubationszeit

Die Übertragung erfolgt aerogen über virushaltige respiratorische Sekrete. Diese sind als Aerosole auch über größere Distanz infektiös. Daher kommt es zur raschen epidemischen Ausbreitung bei Menschenansammlungen. Nach Infektion kommt es zum Befall des respiratorischen Epithels mit rascher Replikation in wenigen Stunden. Je nach Virulenz der Viren imponiert eine schwere Zellschädigung mit Nekrose und Desquamation. Die infizierten Zellen sind sehr empfänglich für bakterielle Superinfektionen. Die Immunreaktionen sind sehr spezifisch auf die Subtypen gerichtet, sodass nach einer Infektion nur Immunität gegen diese speziellen Antigene aufgebaut wird. Die Inkubationszeit ist kurz und beträgt 1 – 3 Tage.

Symptomatik

Influenza zeigt typischerweise einen ganz akuten Beginn mit systemischen Symptomen: Kopfschmerzen, hohes Fieber, Schüttelfrost, Myalgien und schweres Krankheitsgefühl. Als respiratorische Symptome kommen trockener Husten und Halsschmerzen hinzu. Eine Rhinitis gehört nicht zum typischen Bild der Grippe. In unkomplizierten Fällen findet nach 2 – 3 Tagen Entfieberung statt, die völlige Rekonvaleszenz kann nach ca. 1 Woche beobachtet werden. Die wesentliche, für den weiteren Verlauf entscheidende Komplikation ist die Pneumonie, entweder rein virusbedingt (primär) oder durch bakterielle Superinfektion. Letztere wird meist durch Pneumokokken, Staphylokokken oder Haemophilus influenzae verursacht. Die primäre Pneumonie verläuft am schwersten und hat eine ernste Prognose. Der physikalische Befund ist gering, auch röntgenologisch sind oft nur wenig ausgedehnte, diffuse, interstitielle Infiltrate darstellbar. Die primäre Pneumonie entwickelt sich unmittelbar im akuten Stadium, die sekundäre bakterielle meist erst nach vorübergehendem Abklingen der akuten Symptome nach 3 – 4 Tagen. Sehr häufig ist die kombinierte virale und bakterielle Pneumonie, wobei die primäre unmittelbar zur Superinfektion führt. Andere Organmanifestationen, z. B. kardiovaskulär oder zentralnervös, sind wohl reaktiv und nicht unmittelbar virusbedingt.

Die Prognose hängt von der individuellen Immunitätslage und der Virulenz der Viren ab. Vor allem beim Auftreten pandemischer Virusstämme ist der Verlauf unsicher mit der Gefahr hoher Letalität.

Diagnose

Klinisch ist eine Diagnose nur als Verdacht im Rahmen von Epidemien möglich. Entscheidend ist der Virusnachweis durch Antigennachweis oder PCR aus Nasensekret, Sputum oder Rachenspülwasser, der bereits nach 2 – 3 Tagen möglich ist. Die serologische Antikörperbestimmung nach 10 – 14 Tagen ist mehr von epidemiologischer Bedeutung.

Therapie

Die Anwendung „klassischer" Virostatika, z. B. Amantadin oder Rimantadin, ist umstritten und beim derzeitigen Erkenntnisstand nicht mehr zu empfehlen. Neuraminidasehemmer stellen einen effektiven Therapieansatz dar, müssen jedoch sofort bei Beginn der Symptomatik eingesetzt werden:

- Zanamivir: orale Inhalation 2 × tgl. (je 10 mg) für insgesamt 5 Tage
- Oseltamivir: oral 2 × 0,075 g/d für 5 Tage

Darüber hinaus ist nur symptomatische Behandlung möglich. Salizylate sollten bei Jugendlichen wegen der Gefahr eines Reye-Syndroms vermieden werden. Bei V. a. bakterielle Pneumonie ist der frühzeitige Einsatz von Breitbandantibiotika indiziert, z. B. Cephalosporine oder Chinolone.

Prophylaxe

Wegen der für die Influenzaviren typischen Antigenvariabilität ist die Herstellung eines effektiven Impfstoffes nicht ohne Herausforderungen. Die im Handel befindlichen Vakzine werden z. T. der jeweiligen epidemiologischen Situation angepasst, ebenso werden für die Nord- und Südhalbkugel unterschiedliche Impfstoffe hergestellt.

Die durch die neue Influenza A/H1N1 (Schweinegrippe) ausgelöste Pandemie hat die Diskussionen um die Immunisierung gegen Influenza erneut intensiviert. Das Ziel epidemiologisch erfolgversprechender Kontrollprogramme gegen diese tröpfchenübertragene Infektion muss die weitgehende Immunisierung der Überträger sein: der gesunden, aktiven Erwachsenen und Kinder mit zahlreichen gesellschaftlichen Kontakten. Bedauerlicherweise ist die empfohlene Impfstrategie in Deutschland bisher stets nur auf den Individualschutz gefährdeter Personen ausgerichtet. Dies kann nicht zu einer wirklichen Reduktion der Fallzahlen führen. Sinnvoll wäre eine generelle Empfehlung zur regelmäßigen Immunisierung gegen saisonale Influenza und in Zukunft vermutlich auch gegen pandemische Viren. Epidemien durch saisonale Influenza treten alljährlich von Dezember–April auf der nördlichen Halbkugel und von April–Oktober auf der Südhalbkugel auf. In tropischen Regionen kann Influenza das ganze Jahr über auftreten.

Influenza-Erkrankungen können beim Menschen durch 2 Typen verursacht werden: Typ A und Typ B. Nicht nur durch das Auftreten neuer Influenza-Stämme besteht das Risiko einer Erkrankung. Auch durch das Nachlassen der typenspezifischen Immunität bei Erkrankten innerhalb von Jahren sowie bei Geimpften innerhalb von Monaten wird es nötig, sich jedes Jahr im September/Oktober erneut gegen saisonale Grippe impfen zu lassen, um über eine hohen Antikörpertiter während der Influenza-Saison zu verfügen. Bei Personen unter 60 Jahren ist mit einem 70 – 90 %igen Schutz durch die Impfung zu rechnen, bei älteren Personen sinkt die protektive Effektivität der Impfung auf 30 – 70 %. Gegen schwere Verläufe mit Todesfolge ist jedoch in 80 % ein Schutz zu erwarten [5].

Laut STIKO besteht eine Impfindikation bei

- Personen ab 65 Jahren,
- Bewohnern von Pflegeeinrichtungen,
- Personen mit chronischen Lungen- bzw. Herz-Kreislauf-Erkrankungen,
- Personen mit chronischen Stoffwechselerkrankungen (z. B. Diabetes mellitus), Niereninsuffizienz oder Immunsuppression,
- allen Personen in Berufen mit viel Kundenverkehr,
- medizinischem Personal (um eine Ansteckung von Hochrisikogruppen zu verhindern).

Das Expositionsrisiko für Influenza während einer Reise hängt sehr von Jahreszeit und Ort ab. In den Tropen kann über das ganze Jahr Influenza auftreten. Wenn auch Influenza in den gemäßigten Klimazonen während der Wintermonate eine wesentlich größere Bedeutung hat, so ist eine Reihe von Influenza-Ausbrüchen, insbesondere unter Gruppenreisenden, bekannt geworden. Die Influenza-Schutzimpfung wird allen Reisenden ab dem 60. Lebensjahr empfohlen. Dies gilt ebenso für Kinder ab 6 Monaten, Jugendliche und Erwachsene mit einem erhöhten Risiko für influenzaassoziierte Komplikationen (z. B. Personen mit chronischen Krankheiten wie Diabetes, Herz-/Kreislauf-Erkrankungen, Erkrankungen der Atemwege oder Immundefiziente). Die Impfung sollte möglichst frühzeitig vor Beginn der Influenza-Saison (in der nördlichen Hemisphäre: November–April, in der südlichen Hemisphäre: Mai–Oktober) durchgeführt werden.

Es werden ganz unterschiedliche Influenza-Impfstoffe produziert. Relevante Unterschiede sind Folgende:

- Subunit- oder Spaltimpfstoffe ohne weitere Besonderheiten
- Spaltimpfstoff aus Zellkultur
- adjuvantierter Spaltimpfstoff
- virosomaler Impfstoff, ohne Adjuvans
- Spaltimpfstoff zur intrakutanen Applikation
- Lebendimpfstoff zur intranasalen Applikation

Pneumokokken

Erreger

Pneumokokken (Streptococcus pneumoniae) sind grampositive, eingekapselte Diplokokken. Es existieren zahlreiche Serotypen, deren Verteilung je nach klinischen Infektionsarten, Trägern, Zeitpunkt und Lokalisationen unterschiedlich ist. Die häufigsten Erscheinungsformen waren in den letzten Jahren die Typen 1, 3, 4, 7, 8 und 12 bei Erwachsenen sowie die Typen 6, 14,19 und 23 bei Säuglingen und Kleinkindern.

Verbreitung

Pneumokokken kommen weltweit vor.

Infektionsweg und Inkubationszeit

Die Übertragung erfolgt aerogen als Tröpcheninfektion. Nach erfolgter Infektion kommt es zur Besiedlung der oberen Atemwege. Diese kann zunächst über Monate und Jahre asymptomatisch bleiben, in diesem Fall dient der Träger als Infektionsquelle für andere. Mit Reduktion der körpereigenen Abwehr bzw. bei vorhergehender Virusinfektion kann es dann zur Manifestation der Erkrankung kommen. Daher ist die Inkubationszeit extrem variabel.

Symptomatik

Das klinische Bild der Pneumokokken-Infektion ist extrem variabel. Mit Ausbreitung der Infektion kommt es zu lokalen Infektionen wie Sinusitis, Otitis media und Pneumonie. Pneumokokken gehören neben den Meningokokken zu den häufigsten Erregern der bakteriellen Meningitis. Die Infektion ist häufig mit Folgeschäden behaftet: Hierzu zählen v.a. Hörstörungen, Hydrozephalus, Hirnatrophie, Empyem, Anfallsleiden, Hemiparesen u.a. Die Letalität liegt bei der Meningitis des Kindes bei 8,3%, bei älteren hospitalisierten Patienten mit Pneumonie steigt sie auf 12%.

Diagnose

Die Diagnose erfolgt durch den Erregernachweis in entsprechenden Körperflüsigkeiten (Bronchialsekret, Blut, Liquor etc.)

Therapie

Insbesondere bei Pneumonie und Meningitis ist eine frühzeitige antibiotische Therapie entscheidend. Empfohlen werden Aminopenicilline, Cephalosporine, aber auch Makrolide.

Prophylaxe

Ein im Handel befindlicher, polyvalenter Polysaccharidimpfstoff (Polyvax) für Erwachsene richtet sich gegen die 23 Serotypen, die für über 85–90% der schweren Pneumokokken-Infektionen verantwortlich zeichnen. Er erzeugt spezifische Antikörper bei den meisten Kindern > 2 Jahre und Erwachsenen. Pneumonien und andere bakterielle Infektionen vermindern sich hierdurch um etwa 80%, die Mortalität durch derartige Infektionen um 40%. Der Schutz dauert 5 Jahre an; bei besonders anfälligen Patienten und besonders bei Kindern wird eine Auffrischimpfung bereits nach 3 Jahren empfohlen. Für Kleinkinder sind zudem 7-, 10- und 13-valente Konjugatimpfstoffe zugelassen, die einen effektiven Schutz gegen die Pneumokokken-Meningitis als Komplikation der Otitis media bieten.

Die aktuellen Impfempfehlungen der Ständigen Impfkommission (STIKO) zur Pneumokokkenvakzine schließen breite Bevölkerungsgruppen ein [4]. Insbesondere Patienten, die sich unter regelmäßiger ambulanter oder stationärer Kontrolle befinden, sollten geimpft werden. Eine Pneumokokken-Impfung wird allen Personen über 60 Jahren empfohlen. Dies gilt auch für Kinder, Jugendliche und Erwachsene mit erhöhter gesundheitlicher Gefährdung infolge eines Grundleidens wie z.B. chronische Lungen-, Herz-Kreislauf-, Leber- und Nierenkrankheiten, Diabetes und andere Stoffwechselkrankheiten, Immundefizienz einschließlich HIV-Infektion, Erkrankungen der blutbildenden Organe, funktionelle oder anatomische Asplenie, vor Beginn einer immunsuppressiven Therapie oder vor Organtransplantationen.

Anfang 2012 erfolgte die Zulassung des 13-valenten Konjugatimpfstoffes für Erwachsene (Prevenar13). Dies hat den Vorteil der verbesserten protektiven Effektivität, da die höhere Immunogenität, zudem Induktion einer zellulären Immunität, die Anlage von Gedächtniszellen mit Boosterfähigkeit der Vakzine und fehlende Hyporesponsiveness bei Wiederimpfung für die Konjugatimpfstoffe belegt sind. Aufgrund der vorliegenden epidemiologischen Daten scheint die geringere Abdeckung von pathogenen Serotpyen in der Konjugatvakzine in den meisten Fällen keine klinische Relevanz zu haben.

■ Hepatitis A

Erreger

Das Hepatitis-A-Virus ist ein RNA-Virus der Familie Picornaviren. Die Übertragung erfolgt von Mensch zu Mensch, es existiert kein wesentliches Tierreservoir.

Verbreitung

Hepatitis A kommt weltweit vor, global besteht eine sehr hohe Durchseuchung, v.a. in Ländern mit niedrigem Hygienestandard. Die Infektion kommt endemisch in den meisten Teilen der Erde außerhalb von West- und Mitteleuropa, Nordamerika, Japan, Australien und Neuseeland vor (Abb. 15.**4**). In Endemiegebieten ist mit einer Durchseuchung von > 70–90% der Bevölkerung ab dem 5. Lebensjahr zu rechnen. Durch wesentliche Änderungen in der Nahrungsmittelhygiene hat in den Industrieländern seit dem 2. Weltkrieg ein erheblicher Rückgang der Durchseuchungsrate stattgefunden, damit besteht hier eine erhebliche Lücke in der Immunität. Das Risiko für Reisende in diesen Gebieten beträgt ohne Prophylaxe 2% für Ruck-

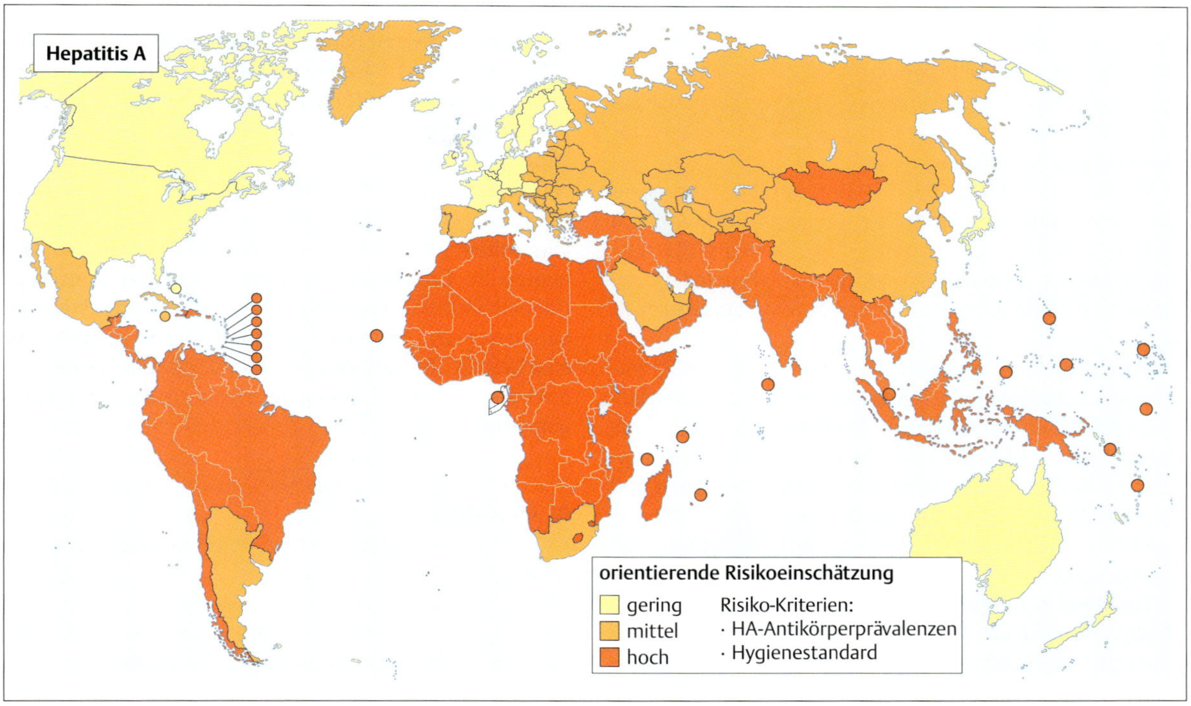

Abb. 15.4 Verbreitungsgebiete der Hepatitis A (Quellen: WHO, International Travel and Health 2011 und diverse Quellen).

sackreisende, 0,07 – 0,3 % für Hotelreisende pro Monat Aufenthalt.

Infektionsweg und Inkubationszeit

Die Übertragung erfolgt nur fäkal-oral über infiziertes Wasser oder Lebensmittel. Nach oraler Aufnahme findet über den Darm eine virämische Ausbreitung mit Befall der Leber statt. Histologisch zeigen sich in der Leber eine Infiltration mononukleärer Zellen, Leberzellnekrosen, Hyperplasien der Kupffer'schen Sternzellen und eine Cholestase verschiedener Ausprägung. Die Inkubationszeit beträgt 2 – 8, im Durchschnitt 4 Wochen.

Symptomatik

Das Prodromalstadium ist uncharakteristisch und meist subklinisch mit Fieber, Gliederschmerzen, Übelkeit und Diarrhöen. In vielen Fällen erfolgt im Anschluss die Ausheilung. Nur in einem geringen Prozentsatz findet sich die Manifestation des Organstadiums nach 1 – 2 Wochen. Hier ist die Leber vergrößert und druckschmerzhaft. Je nach Ausprägung zeigt sich ein Ikterus verschiedenen Grades vom Skleren- bis zum ausgeprägten Hautikterus. Bei Bilirubinwerten im Serum über 2 mg% findet ein Übertritt in den Urin statt mit entsprechend dunkelbrauner Verfärbung. Während der ikterischen Phase, die 2 – 5 Wochen andauert, bestehen häufig nur relativ geringe Krankheitssymptome. Es dominiert eine ausgeprägte Abgeschlagenheit und Leistungsschwäche. Schwerere Fälle mit ausgeprägten Störungen der Leberfunktion sind selten (ca. 1 : 1000). Tödliche Verläufe treten bei Manifestation einer fulminanten, akuten Hepatitis auf (Letalität bei über 50-Jährigen bis 3 %). Es sind keine chronischen Verläufe bekannt. Die Prognose ist insgesamt sehr gut.

Diagnose

Entscheidend ist der serologische Nachweis der IgM-Antikörper im akuten Stadium, die bereits im Prodromalstadium auftreten. Wichtigster unspezifischer Laborbefund ist die Erhöhung der Serumtransaminasen, v. a. der GPT.

Therapie

Die Therapie ist rein symptomatisch. Aufgrund der ausgeprägten Leistungsschwäche profitieren die Patienten von Bettruhe während der ikterischen Phase. Diätetisch sind keine besonderen Restriktionen notwendig, striktes Alkoholverbot bis zur völligen Ausheilung sollte jedoch befolgt werden.

Prophylaxe

Die früher viel geübte Prophylaxe mit Gammaglobulin ist nicht mehr indiziert. Die verfügbaren Totimpfstoffe gegen Hepatitis-A-Virus geben Schutz gegen die Infektion für mindestens 25 – 30 Jahre.

Weniger als 10% der nach 1950 geborenen Nordeuropäer haben eine Immunität gegenüber Hepatitis A durch Bildung von Antikörpern nach Infektion. Bei einer Auslandsreise ist deshalb eine Hepatitis-A-Prophylaxe zu empfehlen, ohne dass der Immunstatus vorher überprüft wird.

Die Hepatitis-A-Impfung empfiehlt sich für alle Reisenden unabhängig von der Dauer der Reise oder des Reiseziels außerhalb von Europa, Nordamerika, Australien, Neuseeland und Japan. In Europa empfiehlt sich die Impfung bei Reisen nach Albanien, Rumänien, Bulgarien und ins ehemalige Jugoslawien, bei längeren Aufenthalten in den baltischen Ländern, in Polen, Ungarn, Tschechien und der Slowakei.

Die Hepatitis-A-Impfungen (HAVpur, Havrix 1440, Vaqta) erfordert nur 2 Impfdosen im Abstand von 6 – 12 Monaten. Die Impfung ist noch direkt vor der Abreise möglich und gewährt auch dann einen ausreichenden Impfschutz. Für Kinder und Jugendliche stehen z.T. spezielle Impfstoffe zur Verfügung, es existiert aber auch ein Impfstoff, der für jedes Lebensalter zugelassen ist (HAVpur). Darüber hinaus ist bei diesem virosomalen Impfstoff in Vergleichsstudien auch eine verringerte Reaktogenität gegenüber den aluminiumadjuvantierten Impfstoffen belegt.

Die Mindestdauer für den Impfschutz wird je nach Produkt mit 25 oder 30 Jahren angegeben. Neben einem Hepatitis-A+B-Kombinationsimpfstoff (Twinrix) mit einem Langzeitschutz von 15 Jahren steht seit 2003 auch ein Kombi-Schutz gegen Hepatitis A und Typhus zur Verfügung (Hepatyrix, ViATIM). Dieser kommt bei gleichzeitig bestehender Hepatitis-A- und Typhus-Impfindikation ab dem 15. bzw. bei ViATIM ab dem vollendeten 16. Lebensjahr infrage. Bei ViATIM lagern beide Impfstoffkomponenten im Unterschied zu Hepatyrix getrennt in einer Doppelkammerfertigspritze und werden erst kurz vor Verabreichung gemischt. Vergleichstudien zeigen hier eine bessere Immunogenität [6]. Auch ist bei diesem Produkt erst eine Auffrischung der Hepatitis A nach 3 Jahren notwendig.

Hepatitis B

Erreger

Das Hepatitis-B-Virus ist ein DNA-Virus der Familie Hepadnaviren. Der Mensch ist das einzige Virusreservoir.

Verbreitung

Hepatitis B kommt weltweit vor (Abb. 15.**5**). Es werden 300 – 420 Mio. infektiöse Virusträger angenommen, mit hoher Inzidenz in vielen Entwicklungsländern (5 – 20%)

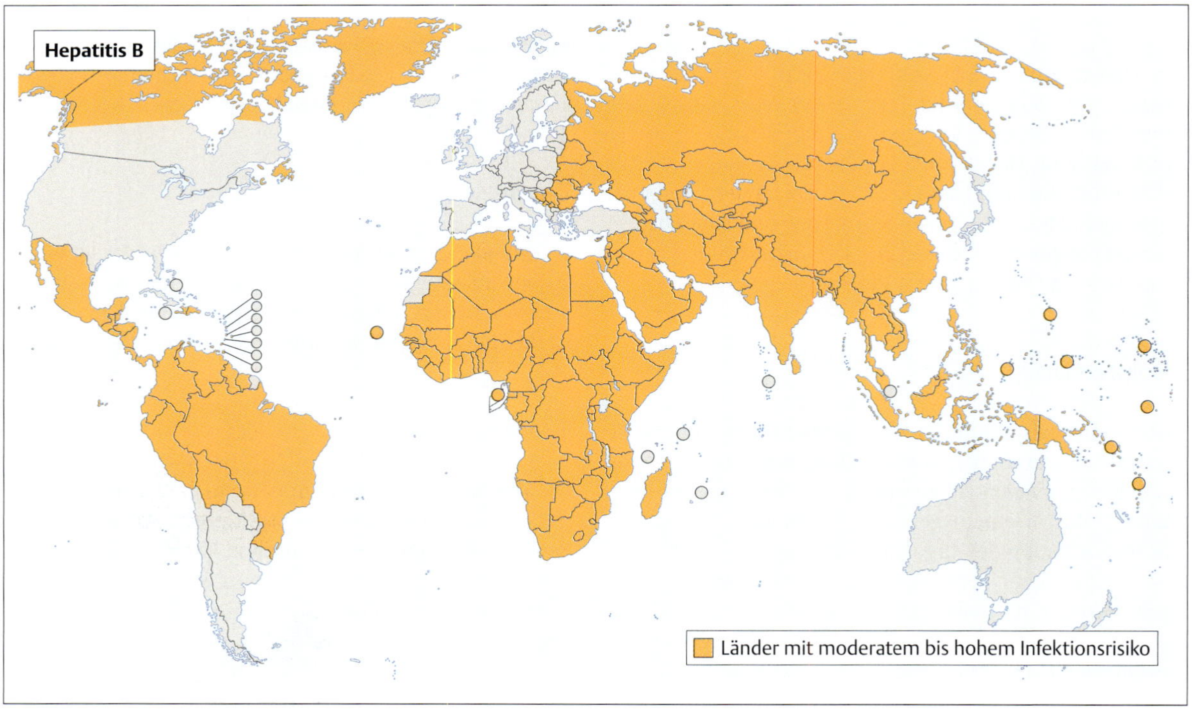

Abb. 15.5 Verbreitungsgebiete der Hepatitis B (Quellen: WHO, International Travel and Health 2011).

und besonders bei i.v. Drogenabhängigen. Das Virus ist hochinfektiös.

Die Erkrankung wird über alle Körperflüssigkeiten, v.a. jedoch Blut und Sperma, übertragen. Sie wird nicht über Nahrungsmittel aufgenommen und ist somit auch keine typische Reisekrankheit. Besondere Risikogruppen sind Empfänger von ungetesteten Blutkonserven und anderen Plasmaprodukten, medizinisches Personal, Homosexuelle, Drogenabhängige, Prostituierte und ihre Kunden.

Infektionsweg und Inkubationszeit

Die Übertragung von Mensch zu Mensch erfolgt fast ausschließlich parenteral bzw. perkutan durch Blut oder virushaltige Ausscheidungen (Stuhl, Urin, Speichel, Samen). Für das Angehen der Infektion genügen geringste Blutspuren (z.B. in Injektionsspritzen oder -nadeln) und kleinste Haut- oder Schleimhautläsionen. Auch epidemiologisch wichtig ist die Möglichkeit der perinatalen Übertragung. Virusausbreitung und der Organbefall ähneln dem der anderen Hepatitiden: Erfolgsorgan ist die Leber. Umfang und Schweregrad der Leberveränderungen sind vergleichsweise ausgeprägt. Bereits kurz nach der Infektion werden die Kupffer'schen Zellen befallen, es kommt zu ausgeprägten Leberzellnekrosen. Bei den häufigen chronischen Verläufen entwickeln sich langfristig zirrhotische Veränderungen mit entsprechenden Leberfunktionsstörungen. Die Inkubationszeit beträgt 1–6, durchschnittlich 2–3 Monate.

Symptomatik

Das Prodromalstadium kann akut verlaufen wie bei Hepatitis A, häufiger findet sich jedoch ein symptomloser oder schleichender Verlauf mit Gelenkschmerzen. Dieses Stadium kann mehrere Wochen andauern. Lebermanifestationen reichen von anikterischen bis hin zu massiv ikterischen Verläufen. Häufig findet sich hier ein prolongierter Verlauf über Monate. In 5–10% der Fälle zeigt sich ein Übergang zur chronischen Hepatitis, die meist langsam fortschreitet. In selteneren Fällen imponieren foudroyante Verläufe mit raschem Leberzellverfall und hepatischem Koma. Bei der Mehrzahl der chronischen Fälle ist eine akute Erkrankung nicht eruierbar. Ein chronischer Verlauf ist anzunehmen, wenn über 6 Monate lang Virusantigene nachweisbar sind bzw. Transaminasen- oder Bilirubinwerte erhöht bleiben. Die Prognose ist bei den häufigen chronischen Verläufen sehr variabel und hängt stark vom Ansprechen auf die verfügbaren Therapieoptionen ab.

Diagnose

Die Sicherung der Diagnose erfolgt durch den Nachweis der Antigene oder Antikörper im Serum. Hepatitis-B-Antigene sind bereits während der Inkubationszeit nachweisbar. Von den übrigen Laborbefunden steht der Nachweis der Transaminasen-Erhöhung an erster Stelle.

Therapie

Bei chronischen Verläufen hat sich die Gabe von Interferon α (vorzugsweise pegyliert) in Kombination mit Virostatika (v.a. Lamivudine) bewährt. Hierunter zeigen sich befriedigende Remissionsraten. Kortikosteroide sind nicht indiziert. Die symptomatischen Maßnahmen entsprechen denen bei anderen chronischen Leberschädigungen: Es gibt keine speziellen diätetischen Empfehlungen, jedoch gilt striktes Alkoholverbot.

Prophylaxe

Aus reisemedizinischer Sicht besonders gefährdet sind Personen mit familiärer, umwelt- oder krankheitsbedingter Exposition gegenüber Hepatitis-B-Viren und Langzeitreisende. Das Infektionsrisiko für Kurzzeit-Touristen ist dagegen eher gering. Dies gilt jedoch nicht notwendigerweise auch für Geschäftsleute, die nur kurz, dafür aber häufig verreisen.

Empfohlen wird die Immunisierung bei

- Kindern (generelle Impfempfehlung),
- Personen, die mit Infizierten im selben Hausstand wohnen,
- Adoptivfamilien, die Kinder aus Gebieten adoptieren, in denen Hepatitis B endemisch ist und bei denen eine Infektion nicht auszuschließen ist,
- nicht immunen Sexualpartnern von Infizierten,
- Reisenden, die sich längere Zeit in einem endemischen Gebiet aufhalten und eine Exposition durch ein Unglück oder durch Behandlung nicht auszuschließen ist,
- medizinischem Personal,
- freiwilligen Helfer (z.B. Feuerwehr) und potenziellen Ersthelfern.

Die in Deutschland erhältlichen Impfstoffe (Engerix-B, HBVAXPRO) enthalten gentechnologisch hergestelltes HBsAg. Die Grundimmunisierung besteht aus 2 Impfungen im Abstand von 4 Wochen und einer weiteren Dosis nach 6 Monaten. Erwachsene und Kinder: 1 ml i.m. in den Oberarmmuskel, gefolgt von einer Injektion nach 1 Monat sowie nach 6–18 Monaten. Eine schnellere Immunisierung kann nach dem Schema 0, 7, 21, 365 Tage erreicht werden.

Bei gleichzeitig bestehender Hepatitis-A-Impfindikation ist der kombinierte Hepatitis-A+B-Impfstoff indiziert. Die Grundimmunisierung besteht aus 2 Impfdosen im Abstand von 4 Wochen und einer weiteren Dosis nach 6 Monaten. In Ausnahmefällen – dort, wo eine Reise innerhalb eines Monats oder noch später nach Anfang der Grundimmunisierung geplant wird – kann bei Erwachsenen ein Schema mit 3 i.m.-Injektionen am Tag 0, 7 und 21 angewendet werden. Bei diesem Schema wird eine 4. Dosis

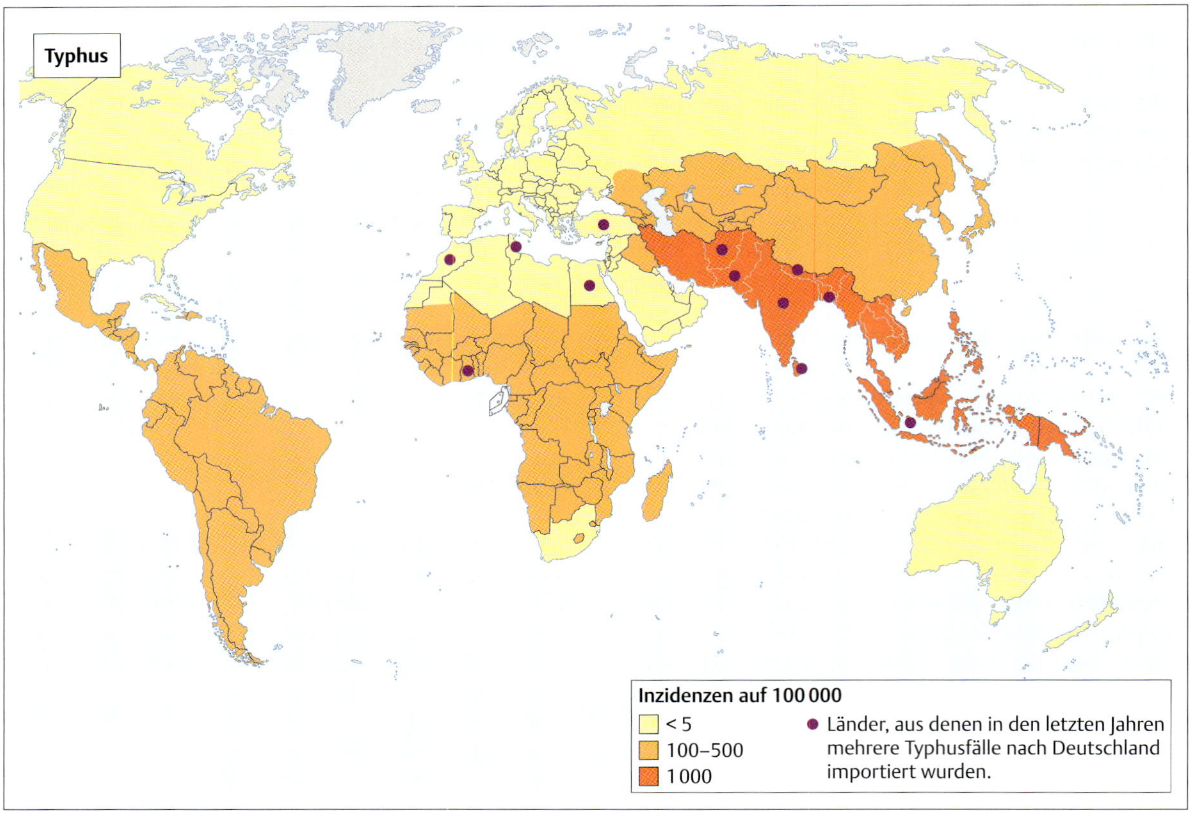

Abb. 15.6 Verbreitungsgebiete von Typhus (Quellen: NRZ für Salmonellen RKI Wernigerode und Abteilung für Epidemiologie RKI Berlin, Update CRM 2008).

12 Monate nach der ersten Impfung empfohlen. Beim Einsatz des Hepatitis-A+B-Kombinationsimpfstoffs in der Reisemedizin ist zu beachten, dass vor der Abreise mindestens 2 Injektionen verabreicht werden müssen, damit ein sicherer Hepatitis-A-Impfschutz gewährleistet ist.

Nach einer kompletten Immunisierung kann eine > 15 Jahre anhaltende Immunität erwartet werden, eventuell hält sie auch lebenslang vor. Immunität gilt nach amerikanischen Studiendaten als sicher, wenn 4 – 6 Wochen nach einer kompletten Immunisierung ein Anti-HBs-Titer > 10 mIU/ml nachgewiesen werden kann. In Deutschland wird derzeit ein Anti-HBs-Titer > 100 mIU/ml verlangt, die Boosterimpfung wird bei erhaltenem Expositionsrisiko alle 10 Jahre empfohlen.

Seit 2012 neu in Deutschland auf dem Markt ist ein adjuvantierter Hepatitis-B-Impfstoff (Fendrix). Dieser ist für den Einsatz bei Patienten mit Niereninsuffizienz ab dem 15. LJ zugelassen, empfiehlt sich jedoch generell als Boosterimpfung bei Non-Respondern.

Typhus

Erreger

Beim Typhus abdominalis handelt es sich um eine Salmonellen-Infektion durch Salmonella typhi. Dieses Bakterium gehört zur Familie der Enterobacteriaceae, ist ein gramnegatives, bewegliches, peritrich begeißeltes Stäbchen (0,3 – 1,0 × 1 – 6 µm).

Verbreitung

Typhus kommt weltweit vor, ist jedoch endemisch in allen Ländern mit niedrigem hygienischem Niveau. In Europa ist Typhus selten geworden und kommt meist als importierte Infektion vor (Abb. 15.**6**). Das Infektionsrisiko für Reisende wird in Hochrisikogebieten (z. B. indischer Subkontinent) auf 1 : 30 000 geschätzt.

Infektionsweg und Inkubationszeit

Typhus wird über den Verzehr infizierter Nahrungsmittel, aber auch durch Schmierinfektionen bei Menschen im akuten Krankheitsstadium erworben. Die wichtigste Infektionsquelle ist der symptomlose Dauerausscheider. Nach reaktionslosem Andocken am Darmendothel durch das Vi-Antigen des Bakteriums und Durchdringung der Darmwand erfolgt die Besiedelung der mesenterialen Lymphknoten mit anschließender hämatogener Ausbreitung. Schließlich kommt es zur Absiedlung in immunkompetenten Organen einschließlich Knochenmark. Enteral erfolgt die Organmanifestation v.a. in Darm (unteres Ileum und Zoekum) und Gallenwegen. Am Darm bilden sich Ulzerationen im Bereich der Lymphfollikel (Peyer'sche Plaques). Histologisch finden sich granulomatöse Herde im lymphoretikulären Gewebe mit Vermehrung der Makrophagen. Die Inkubationszeit beträgt 7 – 21 Tage.

Symptomatik

Initial zeigt sich ein langsamer, treppenförmiger Fieberanstieg über ca. 1 Woche bis zur Erreichung des Fiebergipfels bei ca. 40 °C. Der Puls geht dabei selten über 100/min. (relative Bradykardie). Bei der Blutuntersuchung findet sich häufig eine Leukopenie. Es folgt ein kontinuierliches Fieber über ca. 2 Wochen mit Benommenheit (typhöser Zustand), meist ohne Desorientiertheit. Zwischen 2. und 3. Woche Entwicklung einer relativ weichen Splenomegalie, die oft nicht palpabel, sondern nur sonografisch nachweisbar ist. Abdominell zeigt sich Meteorismus bei druckschmerzhafter Ileozökalgegend. Nach anfänglicher Obstipation mit einer Symptomatik, die bis zum bretttharten Abdomen gehen kann, stellt sich ab der 3. Woche weicher Stuhl ein („erbsbreiförmig"). Auf der Bauchhaut können „Typhus-Roseolen" auftreten: hellrote, wegdrückbare, stecknadelkopfgroße Flecken. Zwischen der 3. und 4. Woche kommt es zum Fieberabfall mit großen Schwankungen zwischen Morgen- und Abendtemperatur (Stadium amphibolicum). Wichtigste und häufigste Komplikation sind die von den Darmgeschwüren ausgehenden Blutungen und/oder Perforationen mit dem Risiko der lokalen oder diffusen Peritonitis. Die Besiedelung der Gallenwege führt gelegentlich der eitrigen Cholezystitis bzw. Cholangitis. Bei Kleinkindern und Abwehrgeschwächten können septische Verläufe auftreten mit Befall des ZNS (Enzephalomeningitis). Die epidemiologisch bedeutendste Komplikation nach klinischer Abheilung ist das Persistieren der Keimbesiedelung in den Gallenwegen und im Darm, meist durch Prädispositionen wie Entzündungen, Divertikel etc. Diese Erreger-Dauerausscheidung ist in 1 – 3 % der Fälle zu erwarten. In ca. 90 % liegen vorbestehende Cholezystopathien vor. Durch die Antibiotikaanwendung ist die Letalität von über 10 % auf 1 – 2 % abgesunken. Todesfälle kommen hauptsächlich durch Darmblutungen oder -perforationen zustande.

Diagnose

Das klinische Bild ist wenig charakteristisch. Im Fieberstadium kann der Nachweis der Bakterien in der Blutkultur gelingen (Sensitivität bei 60 %). Wesentlich mehr Erfolg verspricht der Nachweisversuch von Bakterien im Knochenmarkaspirat (Sensitivität bei 90 %). Im Laufe der 3. Woche ist die bakteriologische Diagnose aus dem Stuhl möglich. Serologische Methoden haben diagnostisch keine Bedeutung, da zu unspezifisch.

Therapie

Mittel der Wahl ist Ciprofloxacin oral oder i.v. (2 × 500 – 3 × 750 mg/d) über 3 Wochen. Alternativ auch andere Gyrasehemmer oder Ceftriaxon (2 g/d), ggf. auch Azithromycin (Dosis unklar, da fehlende Studiendaten). Eine Entfieberung ist erst nach 4 – 5 Therapietagen zu erwarten. Auch bei bestehender Sensitivität ist ein Therapieversagen in 10 % zu erwarten, die Rezidivgefahr liegt bei 5 – 10 %. Von der Verwendung von Salizylaten oder anderer Antipyretika wird wegen Gefahr einer Hypothermie abgeraten. Bei Schocksymptomatik in frühen Krankheitsstadien hat sich die zusätzliche Gabe von Dexamethason i.v. über 2 Tage (initial 3 mg/kg KG, dann 6 mg/kg KG alle 6 h) bewährt. Ab der 3. Krankheitswoche und bei Vorliegen von Darmblutungen besteht hierfür eine Kontraindikation. Die Sanierung von Dauerausscheidern vom Darm aus ist problematisch. Sanierungsversuche können unternommen werden mit Ceftriaxon oder Ciprofloxacin in höherer Dosierung. Bei Ausscheidung von den Gallenwegen aus ist die Cholezystektomie bei entsprechender Indikation (chronische Entzündung, Gallensteine) in Kombination mit Ciprofloxacin am ehesten erfolgreich.

Prophylaxe

An erster Stelle steht die expositionelle Prophylaxe in endemischen Gebieten (praktisch allen Entwicklungsländern), d.h. Vermeidung der fäkal-oralen Infektion über Trinkwasser und potenziell kontaminierte Lebensmittel (Obst, Salate etc.).

Eine Typhusimpfung empfiehlt sich bei Reisen unter einfachen Bedingungen in Länder mit unzureichendem Hygienestandard:

- bei Reisen über längere Zeit in Endemiegebiete und/oder Aufenthalt in Dörfern, mit dem Risiko verunreinigtes Wasser oder Nahrungsmittel auf zunehmen
- bei Reisenden, bei denen wegen Erkrankung oder Behandlung ein Mangel an Magensäure besteht

Seit vielen Jahren steht eine orale Lebendimpfung (Typhoral L) zur Verfügung. Diese immunisiert gegen die Kapsel- und Geißelantigene von S. typhi (O- und H-Antigene). Da es sich um einen bakteriellen Lebendimpfstoff handelt, sollte die Impfung nicht mit einer Antibiotikatherapie oder einer Malariaprophylaxe kombiniert werden. Alternativ stehen 2 inaktivierte, parenterale Polysaccharid-Impfstoffe (Typherix, Typhim Vi) zur Verfügung. Diese immunisieren gegen das Vi-Antigen von S. typhi. In der Praxis ist die parenterale Impfung aufgrund von Schutzrate, Schutzdauer und Verträglichkeit zu bevorzugen [7]. Beide Impfarten bieten nur eine eingeschränkte Schutzrate von maximal 70 %, eine Expositionsprophylaxe ist daher nach Möglichkeit dennoch zu empfehlen. Bei wiederholter parenteraler Impfung ist jedoch das Auftreten einer Wirkungsabschwächung durch Hyporesponsiveness zu befürchten. Daher sollte bei erneuten Impfungen zwischen den Darreichungen gewechselt werden.

Frühsommer-Meningoenzephalitis (FSME)

Erreger

Die europäische Frühsommer-Meningoenzephalitis (FSME) und die russische Variante (Russian Spring Summer Encephalitis, RSSE) werden durch eng verwandte Flaviviren hervorgerufen. Die Übertragung findet durch Zecken statt.

Verbreitung

FSME kommt vor in Skandinavien, West- und Zentraleuropa sowie Staaten der ehemaligen Sowjetunion. Länder mit hoher Inzidenz sind Österreich, Estland, Lettland, Tschechien, die Slowakei, der Süden Deutschlands, Ungarn, Polen, die Schweiz, Russland, die Ukraine, Weißrussland und der Norden des ehemaligen Jugoslawiens (Abb. 15.**7**, 15.**8**).

Infektionsweg und Inkubationszeit

FSME wird fokal in Wald- und Wiesenregionen gemäßigter Zonen übertragen. Aufgrund der Aktivität der Zecken erfolgen die Infektionen in den Monaten April–Oktober, dies kann während milder Winter jedoch ausgedehnter sein. Zeckenlarven können bereits transovariell von der Mutter infiziert worden sein. Das Reservoir des FSME-Virus sind Zecken und infizierte Wildtiere, seltener auch Haustiere wie Ziegen und Kühe. Die Blutmahlzeit dauert mehrere Tage, jedoch findet die Übertragung der FSME innerhalb der ersten Minuten statt, da sich die Viren in den Speicheldrüsen der Zecken aufhalten. Die Inkubationszeit der Erkrankung beträgt 8 – 14 Tage.

Symptomatik

Zunächst kommt es zu einer grippalen Allgemeinreaktion mit Fieber. Nach einem symptomfreien Intervall kann es je nach befallener Region zu neurologischen Symptomen kommen (Meningitis, Enzephalitis, Radikulitis, Myelitis). Eine spezifische Therapie existiert nicht. Die Todesrate liegt im Mittel bei 1 – 2 %, steigt im Alter an und ist generell höher bei der russisch-asiatischen Variante der Infektion. Nach schwerer Infektion finden sich bei mehr als 20 % der Überlebenden anhaltende Folgeschäden.

Diagnose

Im akuten Frühstadium ist eine Diagnose nur schwer möglich, ggf. kann der Virusnachweis per PCR versucht werden. Im späteren Verlauf der Infektion ist der Nachweis von IgM-Antikörpern bzw. der IgG-Titeranstieg beweisend.

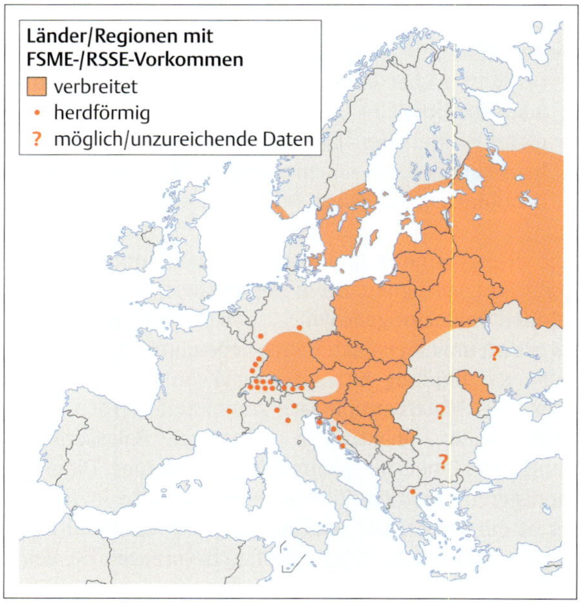

Abb. 15.7 Verbreitungsgebiete der FSME in Europa (Quellen: CRM 2011, diverse Quellen).

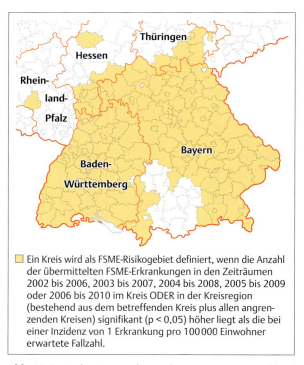

Abb. 15.8 Verbreitungsgebiete der FSME in Deutschland (Quelle: RKI, Epid. Bulletin 18/09, Stand Mai 2009).

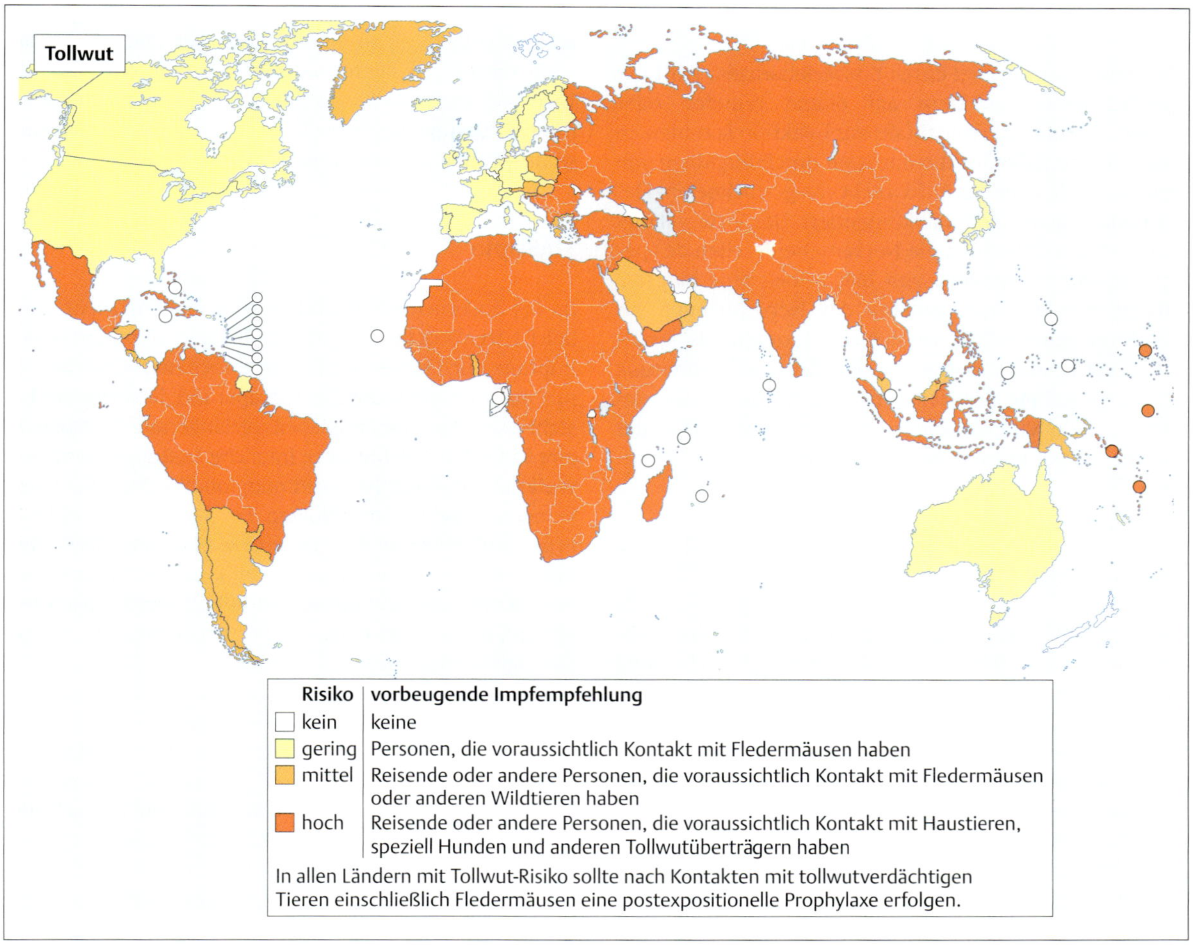
Tollwut
Risiko
vorbeugende Impfempfehlung
kein
keine
gering
Personen, die voraussichtlich Kontakt mit Fledermäusen haben
mittel
Reisende oder andere Personen, die voraussichtlich Kontakt mit Fledermäusen oder anderen Wildtieren haben
hoch
Reisende oder andere Personen, die voraussichtlich Kontakt mit Haustieren, speziell Hunden und anderen Tollwutüberträgern haben
In allen Ländern mit Tollwut-Risiko sollte nach Kontakten mit tollwutverdächtigen Tieren einschließlich Fledermäusen eine postexpositionelle Prophylaxe erfolgen.

Abb. 15.9 Verbreitungsgebiete der Tollwut (Quellen: WHO, International Travel and Health 2011).

Therapie

Die Behandlung erfolgt ausschließlich symptomatisch.

Prophylaxe

Das individuelle Risiko hängt ganz wesentlich von dem Ausmaß der Aktivitäten im Wald und auf Wiesen ab. Daher wird eine Impfung bei entsprechenden Outdoor-Aktivitäten empfohlen. Die in Deutschland erhältlichen FSME-Impfungen (Encepur, FSME-Immun) schützen zuverlässig gegen alle Varianten, auch gegen die RSSE. Beim Erwachsenen werden 0,5 ml inaktivierter FSME-Impfstoff i. m. in den M. deltoideus injiziert, mit 2-maliger Wiederholung nach 1 – 3 Monaten und 9 – 12 Monaten. Das Intervall zwischen der 1. und 2. Dosis kann auf 14 Tage reduziert werden. Auffrischimpfung mit 0,5 ml alle 5 – 10 Jahre. Kontrovers diskutiert wird, ob der Boosterabstand ab dem 49. Lebensjahr auf 3 Jahre verkürzt werden sollte. Insgesamt scheint die Datenlage dies nicht zu unterstützen.

Tollwut

Erreger

Das Tollwutvirus ist ein RNA-Virus der Rhabdovirusgruppe. Menschen können theoretisch durch den Biss von allen Säugetieren infiziert werden. Die Übertragung erfolgt klassisch durch Hundebiss, zunehmend jedoch auch durch andere Spezies (Fledermaus, Waschbär, Affe etc.).

Verbreitung

Tollwut ist weltweit verbreitet, allerdings bestehen erhebliche Unterschiede in den Fallzahlen (Abb. 15.**9**). Das Virus wird in einem großen Tierreservoir beherbergt, das potenziell alle Säugetiere umfasst. Hauptüberträger sind Hunde (v. a. in den Tropen), Füchse (v. a. in Europa) und Fledermäuse (v. a. in Nordamerika). Schätzungen der WHO gehen alleine für Indien von ca. 50 000 Todesfällen pro Jahr aus. In den Industrieländern kommen nur noch seltene Einzelfälle vor.

Infektionsweg und Inkubationszeit

Die Übertragung erfolgt durch Bissverletzungen. Trifft der Speichel infizierter Tiere auf offene Wunden oder Schleimhäute, kann es ebenfalls zur Infektion kommen. In sehr seltenen Fällen ist die Infektion durch Einatmen von Viruspartikeln über das Aufwirbeln von getrocknetem Fledermausdung in Höhlen dokumentiert. Das Virus gelangt im verletzten Gewebe in die Nervenscheidezellen des peripheren Nervensystems. Von hier erfolgt eine langsam aufsteigende Infektion entlang der Nervenbahnen bis zum Erreichen des ZNS, wo sich eine Enzephalitis ausbildet. In der Folge kommt es zur zentrifugalen Verbreitung der Viren entlang der Nervenbahnen in die Organe des Körpers. Eine Virämie kommt nicht vor. Der Befall der Speicheldrüsen ist entscheidend für die weitere Übertragung.

Symptomatik

Die Inkubationszeit kann ungewöhnlich lang sein: zwischen 4 Tage und 9 Jahre sind beschrieben. Entscheidend ist der Ort der Infektion: Bissverletzungen im Bereich des Kopfes haben eine wesentlich kürzere Inkubationszeit. Erst nach Erreichen des ZNS beginnt die Symptomatik. Im kurzen Prodromalstadium (2–10 Tage) finden sich sehr unspezifische Symptome wie Fieber und Allgemeinbeschwerden. Hinzu kommen aber auf die Infektion hinweisende Schmerzen an der Bissstelle, die schließlich in Taubheit an eben dieser übergehen, zudem finden sich erste psychische Symptome (Angst, Erregung). Die nachfolgende akute neurologischen Phase (2–7 Tage) manifestiert sich mit Hyperventilation, Paresen und fortschreitender Paralyse, Hydrophobie (pharyngealer Spasmus), Halluzinationen, Konfusion, Hypoventilation, mit kardialer Arrhythmie, Delirium, Koma und schließlich Tod durch Herz und Atemstillstand. Die Prognose ist bei ausgebrochener Erkrankung infaust. Bei rechtzeitig erfolgter Impfung kann das Virus mit vergleichsweise hoher Sicherheit vor Krankheitsausbruch eliminiert werden. Dies hängt allerdings ganz wesentlich vom Zeitfaktor und der Bissstelle ab: Sind hier Hirnnerven betroffen, bleibt die Postexpositionsprophylaxe häufig ohne Erfolg.

Diagnose

Für die Diagnose entscheidend ist die Anamnese mit der entsprechenden Exposition. Eine mögliche Tollwutinfektion liegt vor, wenn eine Person von einem mit Tollwut infizierten oder tollwutverdächtigen Tier gebissen wurde oder wenn dessen Speichel auf Schleimhäute oder eine frische Wunde gelangte. Pathognomonische Zeichen sind Hypersalivation, Schlundkrämpfe, Hydrophobie, psychische Veränderungen, spez. Delirien bei klaren Intervallen. Im Verlauf der Krankheit ist kein Virusnachweis möglich. Der Antikörpernachweis (z.B. mit ELISA) stellt bei negativer Impfanamnese einen wichtigen Hinweis dar, kommt jedoch oft zu spät. Ist das Tier noch verfügbar, kann dieses beobachtet werden. Hat z.B. ein Hund 12 Tage nach dem Biss noch keine Tollwut, bestand keine Exposition und eine eventuell bereits begonnene Postexpositionsprophylaxe kann unterbrochen werden.

Therapie

Da bei Ausbruch der Infektion keine Heilung mehr möglich ist, ist allein die möglichst sofortige postexpositionelle Impfung entscheidend. Bei ausgebrochener Krankheit ist nur noch symptomatische Therapie möglich. Hierbei besteht nur eine unsichere lebensverlängernde Wirkung. Es gibt Einzelfallberichte über fragliche Heilungen von Tollwutkranken durch Hyperimmunglobulingabe; diese sind jedoch von begrenztem Nutzen. Für den Fall, dass es beim ungeimpften Reisenden zu einem Kontakt (Biss- oder Kratzwunden, Speichelkontakt mit offenen Hautstellen oder Schleimhäuten) mit einem tollwutverdächtigen Tier kommt, muss umgehend eine Postexpositionsprophylaxe durchgeführt werden:

- Bisswunde sofort spülen (Wasser, Seife) und desinfizieren (Jod, Alkohol)
- passive Immunisierung mit Tollwut-Immunglobulin (20 IE/kg KG) am Tag 0
- aktive Immunisierung mit Tollwut-Impfstoff an den Tagen 0, 3, 7, 14 und 28

Die zeitnahe Verfügbarkeit einer postexpositionellen Tollwutbehandlung in Endemiegebieten wird von Reisenden und reisemedizinisch tätigen Ärzten häufig überschätzt. Die modernen Gewebekultur-Impfstoffe und Seren stehen in vielen Entwicklungsländern nicht zur Verfügung. Stattdessen werden Impfstoffe verwendet, die eine erhebliche Neurokomplikationsrate aufweisen und auf Seren wird gänzlich verzichtet. Die präexpositionelle Tollwutimpfung kann aus den genannten Gründen für Reisende in Risikogebiete sehr wichtig sein [8]. Bei bestehendem Impfschutz ist eine ein- bis zweimalige Boosterimpfung ausreichend. Da bisher kein Erkrankungsfall bei zuvor erfolgter Grundimmunisierung dokumentiert wurde, kann spekuliert werden, ob in solchen Fällen tatsächlich eine erneute Impfung notwendig ist.

Prophylaxe

Die wichtigste prophylaktische Maßnahme liegt in der Vermeidung des Tierkontakts, speziell mit Hunden in endemischen Gebieten. Die Häufigkeit von Tierbissen, bei denen eine Tollwutübertragung möglich wäre, liegt bei Ausländern in Südostasien bei 2% jährlich [9].

Abhängig von der lokalen epidemiologischen Situation sollte eine präexpositionelle Tollwutimpfung erwogen werden bei

- Laborpersonal, das mit tollwutinfiziertem Material arbeitet,
- Personen, die aufgrund ihrer Arbeit in endemischen Tollwutgebieten besonders gefährdet sind (Tierärzte, Zoologen),
- medizinischem Personal, das in engen Kontakt mit tollwutinfizierten Patienten kommt,
- Personen, die sich längere Zeit in Gebieten aufhalten, in denen Tollwut endemisch ist, und wo nicht anzunehmen ist, dass Immunglobulin oder Impfstoff zugänglich ist, oder die nächste Impfstelle 1 – 2 Tagesreisen entfernt liegt,
- Kindern, die sich in Gebieten mit endemischer Tollwut aufhalten. Kinder kommen mit Tieren – auch tollwutübertragenden Tieren – in Kontakt, ohne dass Erwachsene sich dessen bewusst werden.

In Deutschland stehen gut verträgliche Totimpfstoffe zur Verfügung (Rabipur, Tollwut-Impfstoff (HDC) inaktiviert), die an den Tagen 0, 7, 21 (oder 28) verabreicht werden. Auffrischimpfungen sollten laut Empfehlung der WHO nach 1 Jahr und dann alle 5 Jahre erfolgen. Serologische Studien belegen anhaltende neutralisierende Antikörpertiter bis 12 Jahre nach erfolgter Grundimmunisierung.

Japanische Enzephalitis (JE)

Erreger

Japanische Enzephalitis (JE) ist eine durch Flaviviren verursachte Virusinfektion, die ausschließlich in Asien vorkommt. Überträger sind Stechmücken (Culex). Wichtige Reservoire sind Vögel und Schweine, aber auch Wasserbüffel und andere Haustiere.

Verbreitung

JE ist weltweit die zahlenmäßig häufigste Ursache viraler Enzephalitiden und in vielen ländlichen Regionen Asiens ein ernstes Gesundheitsproblem (Abb. 15.**10**). Die JE tritt hauptsächlich in der Nähe landwirtschaftlicher Betriebe auf, da für die Mücken Reisfelder ideale Brutplätze und Nutztiere ein wichtiges Virusreservoir darstellen.

Infektionsweg und Inkubationszeit

Nach erfolgter Infektion kommt es zur Replikation der Viren im Lymphgewebe. Von dort findet eine virämische Ausbreitung und Invasion in das ZNS statt. Es kommt zur Entzündung mit fokalen Nekrosen der Nervenzellen, Gliaknötchen und perivaskulären lymphozytären Infiltraten. Die Inkubationszeit beträgt 3 – 14 Tage.

Symptomatik

Die Prodromalsymptome sind im ersten, virämischen Stadium uncharakteristisch: Fieber, Halsschmerzen, respiratorische Symptome, Schwindelzustände, Übelkeit und Erbrechen. Oft entwickeln sich sehr rasch zentralnervöse Erscheinungen wie Kopfschmerzen, Somnolenz oder auch gesteigerte Erregbarkeit mit Halluzinationen, Meningismus, Paresen, Krämpfe und Koma. Die ausgeprägte Enzephalitis kann wenige Tage, aber auch mehrere Wochen andauern. Die Rekonvaleszenz erstreckt sich bis zu mehreren Monaten mit Konzentrationsschwäche, rascher Ermüdbarkeit, Persönlichkeitsveränderungen, Tremor und andere postenzephalitischen Erscheinungen. Es handelt sich bei der JE um eine der ernstesten Enzephalitisformen

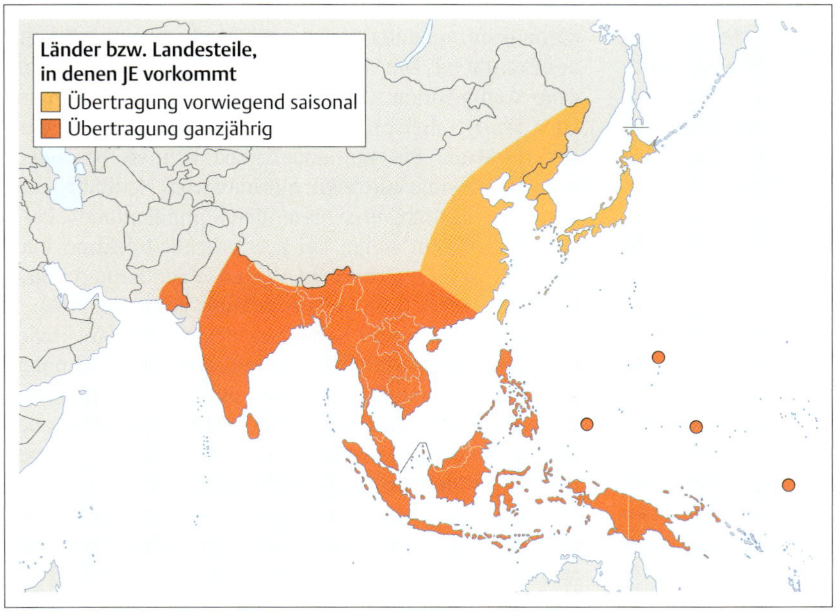

Abb. 15.10 Verbreitungsgebiete der Japanischen Enzephalitis (Quellen: WHO, International Travel and Health 2011).

mit einer Letalität von ca. 30% sowie einer hohen Rate von Residualschäden bei den Überlebenden (ca. 35%).

Diagnose

Eine klinische Diagnose ist aufgrund der unspezifischen Beschwerden kaum möglich. Im weiteren Verlauf lassen sich zunächst IgM-Antikörper und später ansteigende IgG-Titer nachweisen.

Therapie

Es sind nur symptomatische Maßnahmen möglich.

Prophylaxe

Bis Anfang 2009 wurde in Westeuropa ein Totimpfstoff mit befriedigender Immunogenität importiert (Biken, JE-Vax, Green Cross Vaccine). Mit der Zulassung einer in Europa produzierten Zellkulturvakzine (Ixiaro) im Mai 2009 hat sich die Situation deutlich verbessert. Diese zeigt in den Zulassungsstudien deutliche Vorteile bei der Immunogenität und Reaktogenität im Vergleich zu den bisher verwendeten Impfstoffen [10]. Die Impfung gegen die JE kommt für alle Reisenden infrage, die einen Aufenthalt in Endemiegebieten Asiens planen (v. a. China, Vietnam, Laos, Thailand, Malaysia, Kambodscha, Myanmar, Bangladesch, Indien, Nepal, Sri Lanka, Philippinen, Indonesien, Timor, Papua Neu Guinea) [11].

Der Impfstoff ist bisher ausschließlich für Erwachsene zugelassen. Appliziert wird 1 ml i. m., mit einer Wiederholung am Tag 28. Nach der zweiten Dosis ist mit einer Schutzwirkung von 1 – 2 Jahren zu rechnen. Bei einer 3. Impfung innerhalb dieser Zeit verlängert sich der Impfschutz vermutlich auf mindestens 4, eher 10 Jahre. Studienergebnisse hierzu stehen noch aus. Bei Kindern empfiehlt sich mangels Alternative die erweiterte Indikationsstellung zur Impfung nach entsprechender Aufklärung der Eltern. Hierbei erhalten Kindern vom 6. Lebensmonat bis zum 3. Lebensjahr nur die halbe Impfdosis (3 µg Antigen). Entsprechende Phase-III-Studien zur erweiterten Zulassung für Kinder sind in Indien und den Philippen bereits duchgeführt worden, eine europäische Studie wird 2012 beendet.

■ Varicella zoster

Erreger

Das Zostervirus ist ein DNA-haltiges Virus der Familie Herpesviren. Der Mensch ist das einzige Reservoir. Die Übertragung erfolgt hauptsächlich respiratorisch durch Tröpfcheninfektion.

Verbreitung

Varicella zoster ist weltweit endemisch. Ein epidemisches Auftreten der Varizellen (Windpocken) kann v. a. im Winter und Frühjahr vorkommen. Betroffen sind meist Kinder von 4 – 10 Jahren. In den Industrieländern sind ca. 10% der Erwachsenen nicht immun. Herpes zoster (Gürtelrose) tritt sporadisch und v. a. beim Erwachsenen auf, in ca. 80% der Fälle ab dem 5. Lebensjahrzehnt.

Infektionsweg und Inkubationszeit

Bei Varizellen kommt s zum Befall des Nasopharynx mit Replikation in der RNA und nachfolgender Virämie. In der Haut imponieren degenerative Veränderungen im Korium mit Bildung von multinukleären Riesenzellen. Die Inkubationszeit beträgt meist 14 – 17 Tage. Zum Herpes zoster kommt es durch die Reaktivierung latenter Virusherde in den Spinalganglien. Es kommt dort zu Hämorrhagien, Ödem und lymphozytärer Infiltration.

Symptomatik

Bei den Varizellen sind Prodromi ungewöhnlich, gelegentlich tritt Fieber auf. Das charakteristische Exanthem breitet sich vom Rumpf und Kopf auf den ganzen Körper aus. Typisch ist die durch schubweises Auftreten verursachte Verschiedenartigkeit der Effloreszenzen: makulopapulär, vesikulär und verschorfend mit einer Größe von 5 – 10 mm. Die Zahl der Effloreszenzen variiert zwischen wenigen und mehreren Tausend. Auch Mund- und Genitalschleimhäute können befallen sein. Abheilung erfolgt innerhalb von 3 Wochen. Sekundärinfektionen der Hautläsionen v. a. mit Staphylokokken und Streptokokken entstehen besonders durch Kratzen. Bei ca. 1 : 1000 der Infektion im Kindesalter entwickelt sich eine lymphozytäre Meningoenzephalitis, meist um 3 Wochen nach Auftreten des Exanthems. Die Varizellen-Pneumonie ist eine gefährliche Komplikation v. a. bei Infektionen im Erwachsenenalter. Sie tritt meist frühzeitig auf, 3 – 5 Tage nach Beginn der Infektion. Bei Immundefizienz können besonders schwere Verläufe auftreten, mit massivem Hautbefall und besonders mit schweren viszeralen Komplikationen. Perinatale Varizellen treten bei mütterlicher Infektion kurz vor oder nach der Geburt auf. Wegen fehlender Immunität der Neugeborenen sind letale Verläufe häufig (ca. 30%).

Beim **Herpes zoster** handelt es sich um eine Reaktivierung der bereits durchgemachten, aber nicht komplett eradizierten Varizellen-Infektion. Befallen sind unilateral meist die Rückenmarksegmente T3–L3, es kommen aber auch Infektionen des Trigeminus vor. 2 – 3 Tage vor Auftreten der Effloreszenzen werden oft starke neuralgische Schmerzen in den betroffenen Segmenten beobachtet. Die meist nicht zahlreichen Effloreszenzen entwickeln sich rasch zu Bläschen mit Verschorfung. Abheilung erfolgt nach 10 Tagen. Die wichtigste Komplikation ist die

Zosterneuritis bzw. die postherpetische Neuralgie mit z.T. schweren segmentalen Schmerzanfällen über Monate und Jahre. Bei Immundefizienz können schwere Verläufe mit viszeraler, v.a. ZNS-Beteiligung auftreten. Besonders gefürchtet ist Herpes zoster nach Knochenmarktransplantation mit hoher Letalität.

Die Prognose der Varicella-zoster-Infektion ist bei Immundefizienz und bei nicht immunen Säuglingen wegen Gefahr viszeraler Komplikationen ernst.

Diagnose

Die klinische Diagnose fällt sowohl bei Varizellen wie auch bei Herpes zoster aufgrund der typischen Hauteffloreszenzen meist leicht. Der Virusnachweis gelingt am besten durch PCR aus Effloreszenzen oder Liquor. Antikörpertests (Immunfluoreszenz oder ELISA) mit entsprechendem Titeranstieg sind im Krankheitsverlauf beweisend.

Therapie

Bei unkomplizierten Varizellen beschränkt sich die Behandlung im Wesentlichen auf Vermeidung von Sekundärinfektionen der Effloreszenzen durch Hautpflege und Kurzschneiden der Fingernägel. In schweren Fällen, v.a. bei Erwachsenen und bei Immundefizienten ist antivirale Therapie angezeigt. Mittel der Wahl sind Aciclovir (oral 5 × tgl. je 800 mg über 7 Tage) bzw. die neueren Substanzen Famciclovir und Valaciclovir (ebenfalls oral für 7 Tage).

Beim akuten Herpes Zoster ist v.a. zur Vermeidung der postinfektiösen Neuritis eine antivirale Behandlung angezeigt mit einer Dosierung wie bei Varizellen. Varizellen und Herpes zoster bei Immundefizienten sollen mit Aciclovir i.v. therapiert werden, 10 mg/kg alle 8 h für 7 Tage.

Die Behandlung der Postzoster-Neuralgien ist problematisch. Die Anwendung von Antidepressiva (z.B. Amitriptylin) gilt derzeit als wirksamste Standardtherapie (2 – 3 × tgl. 25 mg). Analgetika (z.B. Paracetamol oder ASS) bzw. auch Opiate sind je nach Grad der Schmerzen indiziert. Eventuell kommen Sympathikus-Blockaden infrage.

Prophylaxe

Für Kleinkinder wird seit Längerem die Impfung mit einer attenuierten Vakzine (VZV) empfohlen, häufig in Kombination mit MMR.

Bereits seit 2006 in Europa zugelassen, aber nur kurzfristig von Ende 2009 bis Mitte 2010 in Deutschland verfügbar war die Lebendimpfung zur Prävention von Herpes zoster und durch Herpes zoster verursachte postherpetische Neuralgie (Zostavax). Hier wird beim Erwachsenen im Vergleich zur Impfung gegen Windpocken beim Kleinkind die 14-fache Impfdosis appliziert. Die Impfung wird einmalig allen immunkompetenten Erwachsenen ab dem 50. Lebensjahr verabreicht. Klinische Daten zeigen eine protektive Effektivität von 51 % gegen Herpes zoster und von 67 % gegen postherpetische Neuralgie [12]. Zahlreiche chronische Krankheiten und auch Stresssituationen sind assoziiert mit einem erhöhten Risiko für Herpes zoster. Das Risiko in der Gesamtbevölkerung für das Auftreten eines Zoster wird auf 5 – 30 % geschätzt, bis zum erreichten 80. Lebensjahr liegt es bei nahezu 50 %. Zudem sind Folgeschäden zu bedenken: Neben den direkten Komplikationen der Erkrankung wie Schädigung der Augen oder postherpetische Neuralgien lässt eine Studie auch ein um 31 % erhöhtes Risiko für einen Apoplex im 1. Jahr nach Herpes-zoster-Erkrankung vermuten. Daher wird diese einmalige Impfung in den USA empfohlen. Die sächsische Impfkommission hat sich dieser Empfehlung bereits Anfang 2010 angeschlossen. Bis auf Weiteres ist die Impfung jedoch nur in den USA verfügbar.

15.5 Impfungen, die für die Einreise in einzelnen Ländern vorgeschrieben sind

Die Gelbfieberimpfung ist die einzige Impfung, für die die Gesundheitsbehörden vieler Länder Vorschriften erlassen haben. Lokale Bedeutung hat die Meningokokken-Meningitis-Impfpflicht, die Saudi-Arabien für alle einreisenden Pilger erlassen hat. Während der letzten Cholera-Pandemie in den frühen 1990er-Jahren wurde von zahlreichen Ländern eine gültige Cholera-Impfbescheinigung verlangt. Aktuell ist dies nicht mehr der Fall, jedoch wird der Nachweis einer Impfung in besonderen Situationen durchaus noch verlangt (z.B. bei Seeleuten).

Gelbfieber

Erreger

Das Gelbfiebervirus ist ein Flavivirus und gehört zu den Arboviren. Überträger sind Moskitos, in Südamerika besonders Haemagogus-, in Afrika Aedes-Arten. Aedes und Haemagogus stechen typischerweise während des Tages mit einer Hauptaktivität zur Morgen- und Abenddämmerung. Bislang ist nicht bekannt, weshalb die Krankheit nur in Afrika und Südamerika verbreitet ist, obwohl der Vektor auch in Südostasien vorkommt. Hauptreservoir sind Affen der tropischen Urwaldgebiete. Dieser (enzootischer) Zyklus Moskito – Affe – Moskito ist Grundlage des „sylvatischen Gelbfiebers“. Der nicht immune Mensch wird dabei nur gelegentlich infiziert, als Ende der Infektionskette. Epidemisches Auftreten mit Übertragung von Mensch zu Mensch erfolgt nur bei dichterer Population als „urbanes Gelbfieber“. Hier ist dann der infizierte Mensch das wesentliche Virusreservoir.

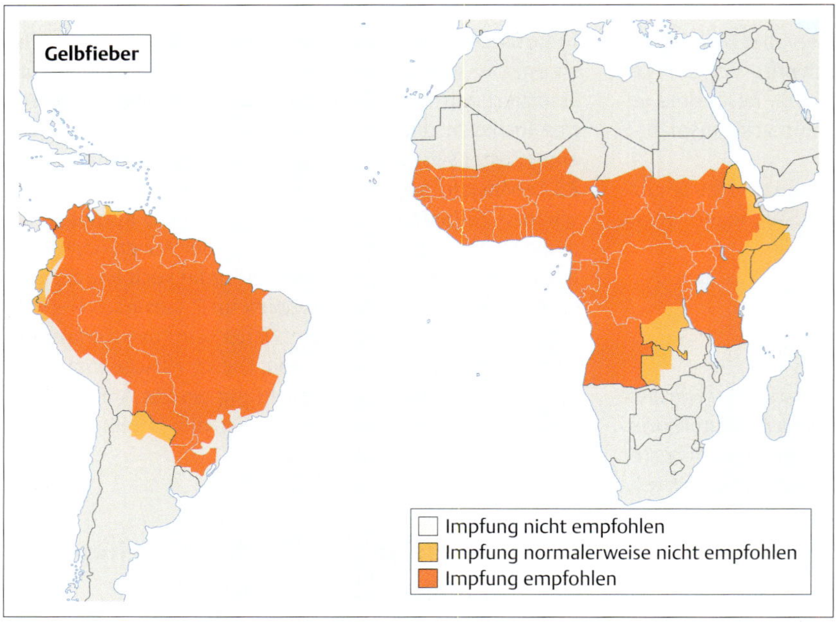

Abb. 15.11 Verbreitungsgebiete des Gelbfiebers (Quellen: WHO, International Travel and Health 2011).

Verbreitung

Vom Gelbfieber sind ausschließlich Südamerika und Afrika betroffen. Der „Gelbfiebergürtel" umschließt die tropischen Regenwälder, in Südamerika vom 10. Grad nördlicher und 40. Grad südlicher Breite (zwischen Venezuela und Bolivien), in Afrika vom 16. Grad nördlicher und 10. Grad südlicher Breite (zwischen Senegal und Angola) (Abb. 15.**11**). Größere epidemische Ausbrüche durch Übergang des sylvatischen in das urbane Gelbfieber erfolgen meist im Abstand von 8 – 10 Jahren. In Südamerika werden außerhalb größerer Epidemien durchschnittlich 200 – 300 Fälle pro Jahr gemeldet, in Afrika wird die Inzidenz auf ein Vielfaches geschätzt. Große Epidemien (z. B. Nigeria 1986/87) können 10 000 Menschen betreffen, bei 30 – 50%iger Letalität klinischer Fälle. Insgesamt geht die WHO von einer massiven Meldelücke aus, mit bis zu 200-fach höheren Fall- als Meldezahlen [13].

Infektionsweg und Inkubationszeit

Nach der virämischen Ausbreitung kommt es zur Organmanifestation, hierbei sind v. a. Leber und Niere betroffen. Die Leberveränderungen sind charakteristisch und stellen sich als Leberzellnekrosen im intermediären Bereich der Läppchen dar. Histologisch typisch sind homogene Einschlüsse im Plasma als „Councilman-Körperchen". In der Niere finden sich Nekrosen im Glomerulus- und Tubulusbereich mit Schädigung der Basalmembran. Die hämorrhagische Diathese, die alle Organe betreffen kann, beruht auf Gefäßwandschädigungen und Blutgerinnungsstörungen. Die Inkubationszeit des Gelbfiebers liegt bei 3 – 6 Tagen. In dieser Periode überträgt der Mensch das Virus auf Mücken (Aedes und Haemagogus).

Symptomatik

Die Krankheit beginnt im virämischen Prodromalstadium (3 – 4 Tage) mit plötzlich einsetzendem Fieber, Schüttelfrost, Kopfschmerz, Muskelschmerzen, Übelkeit und Erbrechen. Nach einer kurzen Besserung für 1 – 2 Tage bei relativem Wohlbefinden entwickeln sich bei 5 – 20% der Erkrankten ernsthafte Symptome in Form von Ikterus, Nierenversagen und inneren Blutungen. Das Stadium der klinischen Organmanifestationen (in 10 – 20% der Fälle auftretend) mit hepatorenalen Symptomen zeigt rasche Verschlechterung des Allgemeinbefindens bei Wiederanstieg des Fiebers. Es kommt zur Blutungsneigung mit blutigem Erbrechen, Nasenbluten und Melaena, aber auch Oligurie bis zur Anurie. Ein Ikterus tritt meist erst um den 7. Krankheitstag auf, oft ist er nur an den Skleren sichtbar. Tod tritt meist zwischen dem 6. und 8. Krankheitstag ein durch Urämie oder kardiovaskuläres Versagen. Die Sterberate variiert zwischen 5% und mehr als 50% bei Epidemien.

Diagnose

Klinisch ist Gelbfieber nur als Verdachtsdiagnose zu stellen. Hinweisende Laborbefunde sind Leukopenie, Thrombopenie, Verlängerung der Blutgerinnung, Erhöhung des Serumbilirubins und -kreatinins. Ein Virusnachweis kann mittels PCR gelingen, später ist der Nachweis von Antikörpertitern beweisend.

Therapie

Die Behandlung erfolgt rein symptomatisch.

Prophylaxe

Aus der Abwesenheit von Gelbfieber-Fallmeldungen in einem Land kann nicht auf ein vernachlässigbares Risiko geschlossen werden, da die Impfung in vielen Endemiegebieten zu den Routine-Immunisierungen im Kindesalter gehört. Die WHO empfiehlt die Impfung gegen Gelbfieber für alle Reisenden in Länder, in denen Gelbfieber vorkommt oder das Virus vermutlich unter Primaten verbreitet ist. Tödliche Gelbfieberinfektionen bei Reisenden sind in den letzten Jahren im Amazonasgebiet, Venezuela und Westafrika vorgekommen. Daher sollten alle Reisenden in Länder mit potenziellem Gelbfieberrisiko eine Impfung erhalten. Formell darf die Impfung in Deutschland nur durch eine zugelassene Gelbfieberimpfstelle verabreicht werden.

Eine Einzeldosis der Lebendvakzine (Stamaril) gibt eine vermutlich lebenslange Immunität in mehr als 95% der Geimpften. Kombinationen mit anderen Lebendimpfungen (z.B. MMR oder Zoster) sind am selben Tag oder mit einem mindestens 4-wöchigen Abstand möglich. Totimpfstoffe können jederzeit und in beliebiger Menge mit der Gelbfieberimpfung kombiniert werden. Das internationale Gelbfieberzertifikat ist ab dem 10. Tag bis 10 Jahre nach der Impfung gültig.

In sehr seltenen Fällen kann es nach der Gelbfieberimpfung zum neurotropen oder viszerotropen Impfgelbfieber mit potenziell tödlichen Komplikationen kommen. Daher sollte die Impfung nur dann verabreicht werden, wenn sie wirklich notwendig ist. Zwischen 1996 und 2002 wurden weltweit 13 Einzelfälle mit schweren unerwünschten Arzneimittelwirkungen in zeitlichem Zusammenhang mit der Impfung gesehen, davon 6 mit tödlichem Ausgang. In 5 Fällen ist ein kausaler Zusammenhang durch Nachweis des Impfvirus anzunehmen. Die pathogenetischen Mechanismen sind nicht ausreichend geklärt, wahrscheinlich spielten Wirtsfaktoren die entscheidende Rolle [14]. Aktuelle Daten deuten darauf hin, dass Personen über 60 Jahre möglicherweise ein erhöhtes Risiko für schwere Nebenwirkungen haben. Der hauptsächliche Faktor für das Auftreten schwerer Nebenwirkungen scheint jedoch auf dem Vorhandensein bestimmter HLA-Subtypen zu beruhen.

Cholera

Erreger

Verbreitung

Cholera ist eine Darminfektion durch das Bakterium Vibrio cholerae, ein gramnegatives, gekrümmtes, kommaähnliches Stäbchen mit endständiger Geißel (0,5 × 1,5 – 3,0 µm). Es gibt zahlreiche Bakterientypen. Epidemiologisch besonders bedeutend sind Vibrio El Tor (verantwortlich für die letzten Pandemien) und O139. Das Hauptreservoir ist der infizierte Mensch. Die Vibrionen können aber auch für längere Zeit im Oberflächenwasser überleben. Die Übertragung erfolgt durch die Aufnahme infizierter Nahrungsmittel (v.a. roher Fisch, Meeresfrüchte) sowie durch mit Ausscheidungen infiziertes Trinkwasser.

Die Erkrankung ist weltweit verbreitet, nennenswerte Ausbrüche sind jedoch auf Länder mit niedrigem Lebensstandard und Hygieneniveau begrenzt. Hauptendemiegebiet ist der indische Subkontinent (Abb. 15.**12**). Seit dem 19. Jahrhundert erfolgte mehrfach eine pandemische Ausbreitung („Wanderseuche“) entlang der Hauptverkehrswege. Während der letzten Cholerapandemie, die bis in die frühen 1990er-Jahre dauerte, erkrankten Millionen von Menschen in Südamerika, Asien und Afrika. Seitdem sind die Fallzahlen stark zurückgegangen. In Europa und den USA ist die Erkrankung sehr selten geworden. Die Zahl von Cholerafällen bei Reisenden ist verschwindend gering. Freiwillige in Gesundheitsprojekten und bei der Katastrophenhilfe mögen einem größeren Risiko ausgesetzt sein.

Infektionsweg und Inkubationszeit

Die Infektion erfolgt fäkal-oral über verseuchtes Wasser. Entscheidend für die Pathologie ist die Produktion des Choleratoxins durch die Bakterien nach Besiedlung des Dünndarms. Das Toxin bewirkt Störungen des Wasser- und Elektrolytaustausches in der Darmwand, v.a. durch verminderte Absorption von Natrium- und Chlorionen. Makroskopisch und histologisch finden sich an der infizierten Darmwand keine charakteristischen Veränderungen. Die Zeit zwischen Infektion und Ausbruch der Erkrankung beträgt wenige Stunden bis zu 10 Tage (meist 2 – 3 Tage).

Symptomatik

Nur 30 – 50% der Infizierten entwickeln Symptome. Bei leichten Verläufen zeigen sich wässrige Stühle unter 1 l pro Tag, nach wenigen Tagen abklingend. Nach Schätzungen der WHO manifestieren sich ca. 80% der Krankheitsepisoden auf diese Art. Das typische Bild der Cholera ist jedoch durch schwerste Durchfälle mit hohen Wasser- und Elektrolytverlusten (bis zu 30 reiswasserartige Stühle/Tag) charakterisiert. Hauptsymptom ist die sich rasch entwickelnde schwere Exsikkose mit Elektrolytdefiziten, v.a. des Kaliums. Der Hautturgor ist vermindert, es finde sich eingefallene Bulbi, Hypopthermie und Hypotension. Es kommt zum Schock mit Niereninsuffizienz als Folge der Dehydration. Als Folge hiervon treten Schock und Koma auf. Besonders bei Kindern finden sich oft schon früh Fieber, Krämpfe und Bewusstseinsstörungen. Die Prognose

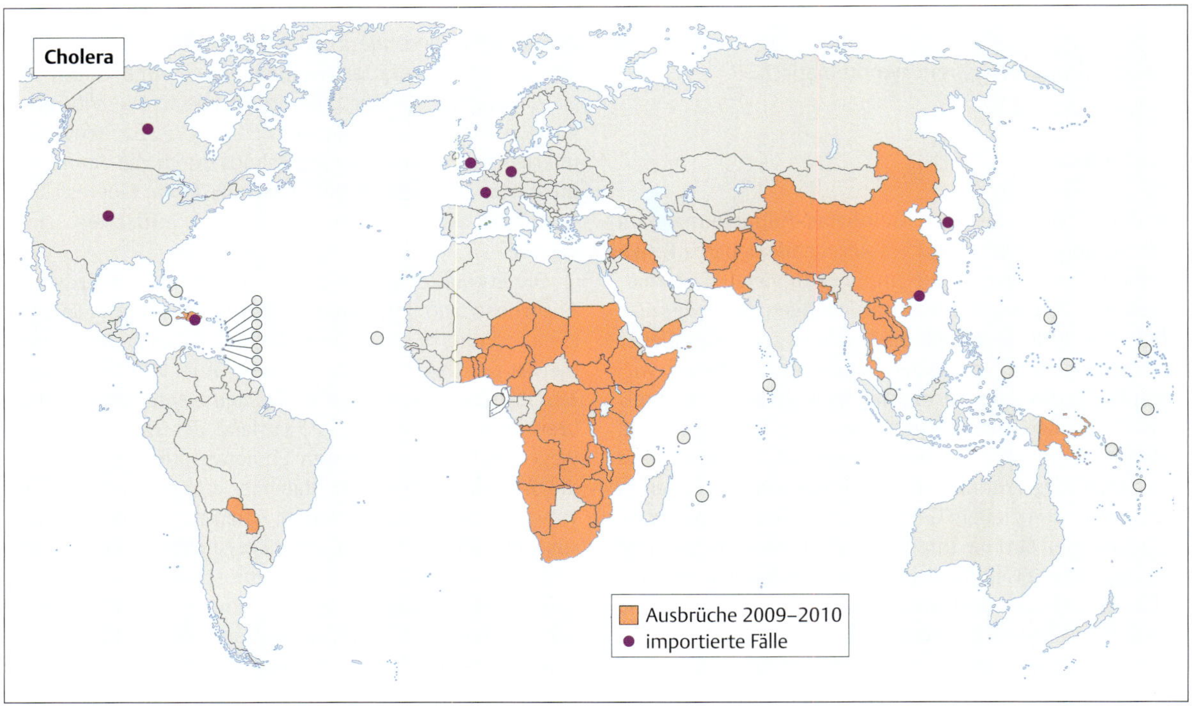

Abb. 15.12 Verbreitungsgebiete der Cholera (Quellen: WHO, International Travel and Health 2011).

hängt entscheidend von der wirksamen Rehydrierung ab. Unbehandelt liegt die Letalität im klinischen Vollbild bei ca. 50%, behandelt unter 2%.

Diagnose

Bei Verdacht, v.a. bei Epidemien, gibt das klinische Bild den entscheidenden Hinweis. Der mikroskopische Nachweis des Erregers im frischen Stuhl ist eine wichtige Schnellmethode. Im Dunkelfeld zeigen sich oft massenhaft die lebhaft beweglichen Vibrionen („Fischschwarm"). Die kulturelle Isolierung ist dann beweisend. Ein Resultat ist schon nach 5 – 6 h möglich.

Therapie

Wichtigste und einzig wirksame Maßnahme ist der Flüssigkeits- und Elektrolytersatz, wenn möglich oral, sonst durch Infusionen. Folgende Rehydrierungslösung ist durch Empfehlung der WHO zum Standard geworden: NaCl 3,5 g/l, Trinatriumcitratdehydrat 2,9 g/l, KCl 1,5 g/l und Glukose 20 g/l. Hierbei besteht bei indiskriminierender Anwendung die Gefahr der Hyperhydration v.a. bei der Infusionstherapie; deshalb ist Abschätzung bzw. Messung des Wasserverlustes (Stuhlmenge bzw. -häufigkeit) wichtig. Eine Antibiotikaanwendung ist meist nicht indiziert, da sich hier nur eine unsichere Wirkung zeigt. Tetrazykline sollen die Krankheitsdauer geringgradig verkürzen.

Prophylaxe

Vor allem in endemischen Gebieten empfiehlt sich die Vermeidung von potenziell verseuchtem Trinkwasser, wozu auch Leitungswasser gehört.

Indikationen für die **orale Totimpfung** gegen Cholera (Dukoral):

- längere Aufenthalte in Endemiegebieten unter schlechten hygienischen Zuständen
- Reisende, bei denen durch Krankheit oder Behandlung ein Magensäuremangel vorliegt
- medizinisches Personal, das mit Cholerapatienten arbeitet

Die protektive Effektivität gegen Cholera liegt bei 80% bei einer Schutzdauer von mindestens 2 Jahren.

Indikationen für die **ETEC-Reisediarrhoe-Impfung**: Die Indikation für ETEC-Reisediarrhoe-Impfung (Dukoral) kann bei Reisenden bestehen, die hochendemische Gebiete aufsuchen (Abb. 15.**13**) und das Risiko für Durchfall reduzieren wollen [15].

Insgesamt werden 2 Dosen oral im Abstand von mehr als 1 Woche zwischen den Impfungen appliziert. Auffrischimpfung mit einer Dosis nach 2 Jahren gibt einen Langzeitschutz gegen Cholera. Wird der Impfstoff zum Schutz vor Reisediarrhoe angewendet, kann ein kurzzeitiger Schutz von 6 – 12 Monaten vor ETEC-Reisediarrhoe in ca. 70% der Fälle bzw. vor Reisediarrhoe allgemein (bis 57%) erwartet werden.

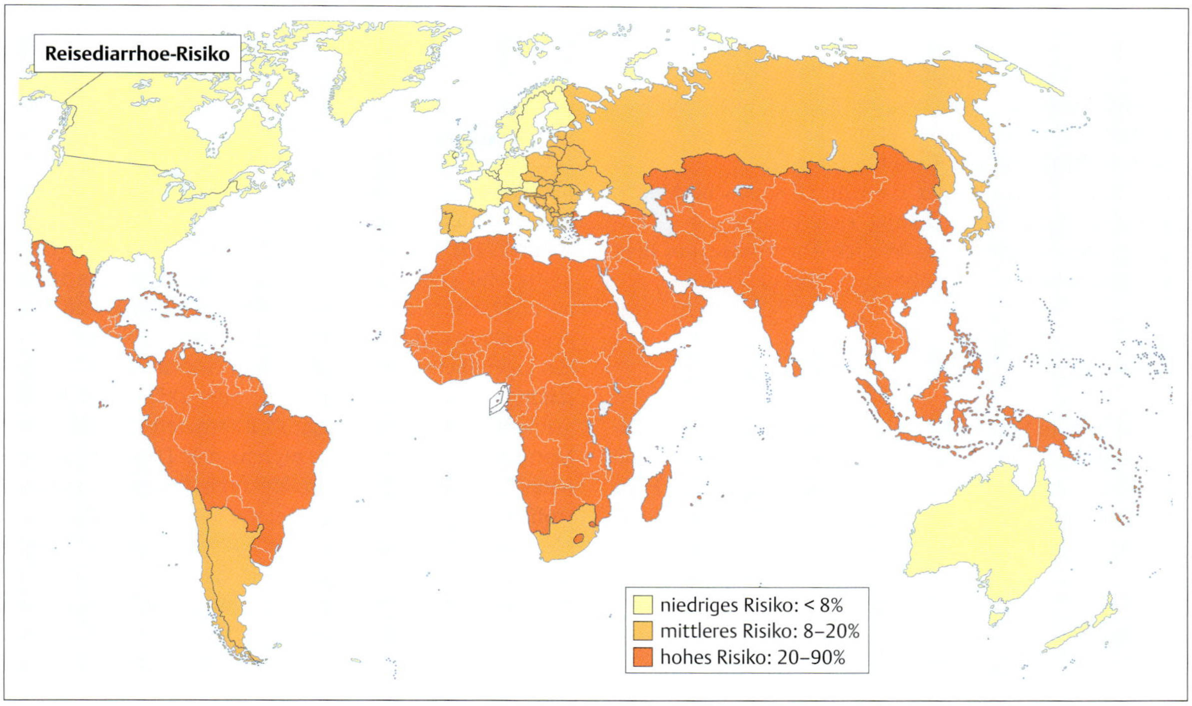

Abb. 15.13 Risikogebiete für Reisedurchfall (Quelle: [17]).

Meningokokken-Meningitis

Erreger

Bei Neisseria meningitidis handelt es sich um gramnegative Diplokokken. Meningokokken sind kapseltragende Bakterien und werden durch gesunde Träger mittels Tröpfchen oder Kontakt übertragen. Als Krankheitserreger hauptsächlich relevant sind die Serotypen A, B, C, W_{135}, X und Y.

Verbreitung

Meningokokken kommen weltweit vor. Besondere Bedeutung haben sie in tropischen Gebieten, z. B. im „Meningitisgürtel" südlich der Sahara quer durch Afrika und in Teilen Südamerikas und Asiens (Abb. 15.**14**).

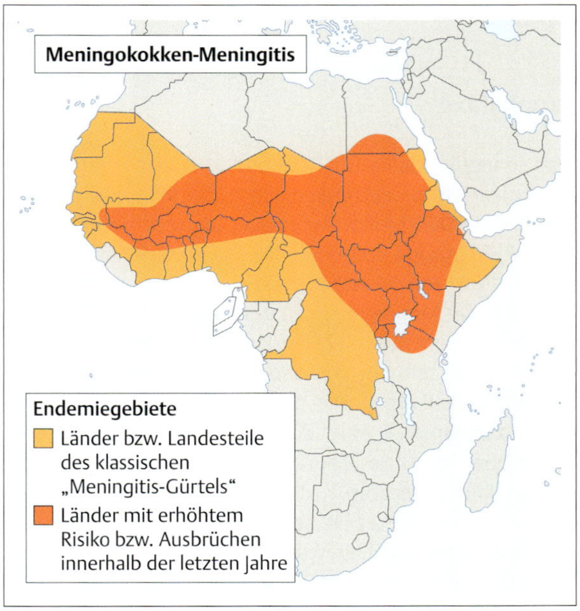

Abb. 15.14 Verbreitungsgebiete der Meningokokken-Meningitis in Afrika (Quelle: WHO, diverse Quellen).

Infektionsweg und Inkubationszeit

Der Mensch ist das einzige Reservoir. Der primäre Befall des Nasopharynx ist meist symptomlos. Insbesondere im Bereich des „Meningitisgürtels" ist der Anteil der asymptomatischen Träger in der Bevölkerung recht hoch (bis 15%). Bei Manifestation der Erkrankung kommt es zur hämatogenen Generalisation mit Bakteriämie und meningealer Aussaat. Keine definierbare Inkubationszeit (Tage bis Wochen).

Symptomatik

Plötzlicher Beginn mit hohem Fieber, starken Kopfschmerzen und Auftreten meningitischer Symptome wie Benommenheit, Unruhe, schließlich Bewusstseinstrübung, Krämpfe. Während der Generalisation kommt es oft zu petechialen Blutungen der Haut durch septische Mikroembolien. Diese führen häufig zum Verlust von Gliedmaßen oder Extremitäten. Je nach Therapiebeginn liegt die Letalität bei 1 – 10%, unbehandelt bei ca. 75%.

Diagnose

Bei klinischem Verdacht ist eine sofortige Lumbalpunktion indiziert. Im Liquor findet sich ein erhöhter Druck und eine granulozytäre Pleozytose. Der mikroskopische Nachweis der meist intrazellulären Diplokokken im Grampräparat sichert die Diagnose.

Therapie

Mittel der Wahl ist Penicillin G in Kurzinfusionen, 4 × 5 Mill. IE tgl., bei Kindern 300 000 E/kg KG, verteilt auf 4 Infusionen. Eine Penicillinresistenz ist selten; dann (auch bei Allergie) Cefotaxim. Dauer 5 – 8 Tage. Orale Antibiose bei Kontaktpersonen beachten (Ciprofloxacin oder Rifampicin).

Prophylaxe

Das generelle Risiko für Reisende an einer Meningokokken-Infektion zu erkranken, ist nicht bekannt. Es wird mit 0,4/100 000/Monat Aufenthalt als sehr gering eingeschätzt. In Europa und Nordamerika wird die Erkrankung zu 40 – 70% von Meningokokken der Gruppe B und zu 20 – 40% von Meningokokken der Gruppe C verursacht. In den Tropen geht das Infektionsrisiko von den Serogruppen A und C aus, seltener von den Serogruppen Y oder W_{135}. Bedingt durch die starke globale Mobilität findet allerdings zunehmend eine deutliche Durchmischung der Serotypen statt. So überwiegt in den USA seit den 2000er-Jahren Serotyp Y, der aus Südamerika importiert wurde. In der Türkei ist Serotpy W_{135} seit 2008 als der häufigste Erreger nachgewiesen.

In Deutschland werden Kinder und Jugendliche allgemein mit Konjugatimpfstoffen gegen den Serotyp C geimpft. Für Erwachsene gilt bei einem längerfristigen Aufenthalt in endemischen Gebieten, dass eine Impfung gegen Meningokokken anzuraten ist – insbesondere bei Kontakt mit vielen Einheimischen, Übernachtung in Schlafsälen oder unter einfachen Bedingungen und Reisen in Gebiete mit aktuellem Ausbruch von Meningitis.

Die wichtigsten Endemiegebiete befinden sich im afrikanischen „Meningitisgürtel“, der sich südlich der Sahara von West- nach Ostafrika erstreckt. In den betroffenen Ländern laufen in der Trockenzeit (Dezember–Mai) regelmäßig Epidemien ab, die meist durch Meningokokken der Serogruppe A, C oder W_{135} verursacht werden. Saudi-Arabien verlangt von Pilgern für ein Visum den Nachweis einer Impfung, die auch gegen die Serogruppe W_{135} schützt [16]. Das Impfzertifikat wird erst nach 10 Tagen gültig und endet nach 3 Jahren. Darüber hinaus sollten auch Schüler und Studenten geimpft werden, die zu Langzeitstudienaufenthalten in Länder reisen, welche generell für Jugendliche (Belgien, England, Griechenland, Niederlande, Irland, Kanada, Spanien) oder gefährdete Risikogruppen (Neuankömmlinge in Internaten der USA) eine Meningokokken-Impfung empfehlen. In Deutschland sind neben den schon lange verfügbaren Polysaccharidimpfstoffen (Mencevax ACWY, Meningokokken-Impfstoff A+C Mérieux) seit wenigen Jahren auch konjugierte C-Impfstoffe (Meningitec, Menjugate, Neisvac C) verfügbar. Die konventionellen Polysaccharid-Impfstoffe können ab 2. Lebensjahr, die Konjugatimpfstoffe bereits ab 9. Lebenswoche eingesetzt werden. Außerdem können Letztere erfolgreich mit unkonjugierten Impfstoffen geboostert werden, da sie ein immunologisches Gedächtnis hervorrufen. Seit 2010 ist ein tetravalenter Konjugatimpfstoff (ACWY) verfügbar (Menveo). Dieser verbindet die immunologischen Vorteile der Konjugatimpfstoffe mit einer breiten Abdeckung und ersetzt im Regelfall den Einsatz von Polysaccharidimpfstoffen. Initial erfolgte die Zulassung erst ab dem 11. Lebensjahr. Es ist jedoch zu erwarten, dass die Zulassung ab dem 6. Lebensmonat noch 2012 ergänzt wird. Ab diesem Zeitpunkt wird die tetravalente Konjugatimpfung auch als 1. Wahl für Kleinkinder anzusehen sein. Vermutlich wird 2012 die Zulasung eines weiteren tetravalenten Konjugatimpfstoffes folgen (Nimrix). Ebenfalls 2012 wird ein monovalenter Impfstoff gegen Serotyp B zugelassen (Bexsero). Dieser wird eine wichtige Erweiterung des Impfschutzes für Kleinkinder und junge Reisende darstellen.

Tipp für die Praxis

In der Krankheitsprävention bei Erwachsenen gehören Impfungen zu den effektivsten Maßnahmen. Dennoch bestehen häufig erheblich Impflücken: Anstehende Auffrischungen und zusätzlich indizierte Impfungen werden nicht durchgeführt. Jeder Arztbesuch sollte stets auch zum Anlass genommen werden, den Impfstatus zu klären. Hierbei bieten reisemedizinische Beratungen eine sehr gute Gelegenheit in der Praxis, eine generelle Impfberatung durchzuführen.

15.6 Reisemedizinisch relevante Impfstoffe in Deutschland

Tab. 15.**2** Reisemedizinisch wichtige Impfstoffe in Deutschland.

Erkrankung(en)	Impfstoff (Name)	Hersteller bzw. Distributeur	Zulassung	Grundimmunisierung	Booster
Tetanus	Tetanus-Impfstoff Mérieux	Sanofi	ab 2. LMo	3 × 0, 1, 6 – 12 Mo	10 J
	Tetanol	Novartis	ab 3. LMo	3 × 0, 1, 6 – 12 Mo	10 J
Diphtherie	Diphtherie-Adsorbat-Impfstoff f. Kinder	Novartis	3. LMo – 5. LJ	3 × 0, 4 – 6 Wo, 6 – 12 Mo	10 J
	Diphtherie-Adsorbat-Impfstoff f. Kinder	Novartis	ab 6. LJ	3 × 0, 4 – 6 Wo, 6 – 12 Mo	10 J
Poliomyelitis	IPV Merieux	Sanofi	ab 2. LMo	3 × 0 – 4 – 8 Wo	10 J
	IPV-Virelon	Novartis	ab 3. LMo	2 × 0 – 8Wo	10 J
Diphtherie/Tetanus/Pertussis	Infanrix	GlaxoSmith-Kline (GSK)	2 LMo – 6. LJ	4 × 0 – 4 – 8 Wo, 1 J.	1 × Vorschulalter
Diphtherie/Tetanus/Pertussis/Polio/Haemophilus influenzae B	Pentavac	Sanofi	ab 2. LMo	3 × 0 – 4 – 12 Wo	1 × 6 – 12 Mo
	Infanrix-IPV + Hib	GSK	2. LMo – 3. LJ	3 × 0 – 4 – 8 Wo	1 × 12 Mo
Diphtherie/Tetanus/Pertussis/Polio/Haemophilus influenzae B/Hepatitis B	Infanrix Hexa	GSK	6. LWo – 3. LJ	3 × 0 – 4 – 8 Wo	1 × ab 12. LMo
Tetanus/Diphtherie	Td-Impfstoff Mérieux	Sanofi	ab 5. LJ	3 × 0, 4 – 8 Wo, 12 Mo	10 J
	Td-pur	Novartis	ab 6. LJ	3 × 0, 4 – 8 Wo, 6 – 12 Mo	10 J
Tetanus/Diphtherie/Polio	Revaxis	Sanofi	ab 6. LJ	nicht zugelassen, jedoch möglich	10 J
Tetanus/Diphtherie/Polio/Pertussis	Repevax	Sanofi	ab 3. LJ	nicht zugelassen, jedoch möglich	10 J
	Boostrix Polio	GSK	ab 4. LJ	nicht zugelassen, jedoch möglich	10 J
Tetanus/Diphtherie/Pertussis	Covaxis	Sanofi	ab 4. LJ	nicht zugelassen, jedoch möglich	10 J
	Boostrix	GSK	ab 4. LJ	nicht zugelassen, jedoch möglich	10 J
Masern	Masern Mérieux	Sanofi	ab 12. LMo	1 ×	entfällt
Röteln	Röteln Impfstoff HDC	Sanofi	ab 12. LMo	1 ×	entfällt
Masern/Mumps/Röteln	MMR Triplovax	Sanofi	ab 12. LMo	2 × 0 – 4 Wo	entfällt
	Priorix	GSK	ab 12. LMo	2 × 0 – 4 Wo	entfällt
Masern/Mumps/Röteln/Varizellen	Priorix Tetra	GSK	9. LMo–12. LJ	2 × 0 – 6 Wo	entfällt
Gelbfieber	Stamaril	Sanofi	ab 6.LMo	1 ×	10 J

(Fortsetzung nächste Seite)

Tab. 15.**2** Reisemedizinisch wichtige Impfstoffe in Deutschland *(Fortsetzung)*

Erkrankung(en)	Impfstoff (Name)	Hersteller bzw. Distributeur	Zulassung	Grundimmunisierung	Booster
Hepatitis A	Vaqta Kinder	Sanofi	1.–18. LJ	2 × 0, 6–18 Mo	25 J
	Vaqta Erw.	Sanofi	ab 18. LJ	2 × 0, 6–18 Mo	25 J
	HAVpur	Novartis	ab 1. LJ	2 × 0, 6–12 Mo	30 J
	Havrix 720 Kinder	GSK	1.–15. LJ	2 × 0, 6–12 Mo	25 J
	Havrix 1440 Erw.	GSK	ab 15. LJ	2 × 0, 6–12 Mo	25 J
Hepatitis B	HBvaxPro 5 µg	Sanofi	0.–15. LJ	3 × 0–1–6 Mo, 4 × 0–1–2–12 Mo	10 J
	HBvaxPro 10 µg	Sanofi	ab 16. LJ	3 × 0–1–6 Mo, 4 × 0–1–2–12 Mo	10 J
	HBvaxPro 40 µg	Sanofi	ab 16. LJ	3 × 0–1–6 Mo	10 J
	Engerix-B Kinder	GSK	bis 16. LJ	3 × 0–1–6 Mo	10 J
	Engerix-B Erw.	GSK	ab 16. LJ	3 × 0–1–6 Mo, 4 × 0–7–21 Tg, 12 Mo	10 J
	Fendrix	GSK	bei Niereninsuffizienz ab 15. LJ	4 × 0–1–2–6 Mo	10 J
Hepatitis A + B	Twinrix Kinder	GSK	1. LJ–16. LJ	3 × 0–1–6 Mo	15 J
	Twinrix Erw.	GSK	ab 16. LJ	3 × 0–1–6 Mo, 4 × 0–7–21 Tg, 12 Mo	15 J
Hepatitis A + Typhus	Viatim	Sanofi	ab 16. LJ	1 ×	Hep A: 1 J, 10 J, Typhus: 3 J
	Hepatyrix	GSK	ab 15. LJ	1 ×	Hep A: 1 J, 10 J, Typhus: 3 J
Typhus	Typhim Vi	Sanofi	ab 2. LJ	1 ×	3 J
	Typherix	GSK	ab 2. LJ	1 ×	3 J
	Typhoral	Novartis	ab 2. LJ	3 Kps. 0–3–5 Tg	1 J
Cholera	Dukoral	Novartis	Erw. + Kinder ab 2. LJ	2.–6. LJ: 3 × > 1 Wo < 6 Wo; > 6. LJ: 2 × > 1 Wo < 6 Wo	2.–5. LJ: 6 Mo; > 5. LJ: 2 J
Meningokokken-Meningitis	Menveo	Novartis	ab 11. LJ	1 ×	?
	Mencevax ACWY	GSK	ab 3. LMo	1 ×	< 2. LJ: 2 J, sonst 4 J
	Meningokokken-Impfstoff A + C Mérieux	Sanofi	ab 18. LMo	1 ×	3 J
	Meningitec	Wyeth	ab 2. LMo	bis 12. LMo 2 × 0–2 Mo, ab 12. LMo 1×	?
	Menjugate	Novartis	ab 2. LMo	bis 12. LMo: 3 × 0–1–2 Mo, ab 12. LMo 1 ×	?
	NeisVacC	Baxter	ab 2. LMo	bis 12. LMo: 2 × 0–2 Mo, ab 12. LMo 1 ×	?
Japanische Enzephalitis	Ixiaro	Nivartis	ab 18. LJ	Tg 0, 28, nach 12–24 Mo	?

(Fortsetzung nächste Seite)

Tab. 15.**2** Reisemedizinisch wichtige Impfstoffe in Deutschland *(Fortsetzung)*

Erkrankung(en)	Impfstoff (Name)	Hersteller bzw. Distributeur	Zulassung	Grundimmunisierung	Booster
FSME	Encepur Kinder	Novartis	1. LJ–12. LJ	3 × 0, 1 – 3 Mo, 9 – 12 Mo, 4 × 0, 7, 21 Tg, 12 – 18 Mo	5 J
	Encepur Erw.	Novartis	> 12. LJ	3 × 0, 1 – 3 Mo, 9 – 12 Mo, 4 × 0, 7, 21 Tg, 12 – 18 Mo	12. – 49. LJ: 5 J; > 49. LJ: 3 J
	FSME-Immun Junior	Baxter	1. – 16. LJ	3 × 0, 1 – 3 Mo, 5 – 12 Mo	5 J
	FSME-Immun Erw.	Baxter	ab 16.LJ	3 × 0, 1 – 3 Mo, 5 – 12 Mo, 3 × 0, 14 Tg, 5 – 12 Mo	16. – 49. LJ: 5 J; ab 50. LJ: 3 J
Tollwut	Tollwut-Impfstoff HDC	Sanofi	jederzeit	4 × 0 – 7 – 28 Tg, 1J	5 J
	Rabipur	Novartis	jederzeit	3 × 0 – 7 – 21 Tg	2 – 5J oder Titerkontrolle
Windpocken	Varivax	Sanofi	ab 12. LMo	bis 13. LJ: 1 ×, ab 13. LJ: 2 × 0, 4 – 8 Wo	entfällt
	Varilrix	GSK	ab 9. LMo	bis 13. LJ: 1 ×, ab 13. LJ: 2 × 0, 4 – 6 Wo	entfällt
Zoster	Zostavax	Sanofi	ab 50. LJ	1 ×	entfällt
Rotaviren	RotaTeq	Sanofi	ab 6. LWo	3 × 0 – 1 – 2 Mo (1. zwischen 6. – 12. LWo, 3. vor 26. LWo)	entfällt
	Rotarix	GSK	ab 6. LWo	2 × 0 – 1 Mo (2. vor 24. LWo)	entfällt
HPV	Gardasil	Sanofi	ab 9. LJ	3 × 0 – 2 – 6 Mo	?
	Cervarix	GSK	ab 10. LJ	3 × 0 – 2 – 6 Mo	?
Pneumokokken	Pneumovax 23	Sanofi	ab 3. LJ	1 ×	5 J (3 J)
	Synflorix	GSK	ab 2. LMo	2. – 6. LMo: 4 × 0 – 1 – 2 – 18 Mo, 7. – 11. LMo: 3 × 0 – 1 – 12 Mo, 12. – 23. LMo: 2 × 0 – 1 Mo, 24. LMo–5. LJ: 1 ×	10 J
	Prevenar	Wyeth	2. LMo – 5. LJ	2. – 6. LMo: 4 × 0 – 1 – 2 – 18 Mo, 7. – 11. LMo: 3 × 0 – 1 – 12 Mo, 12. – 23. LMo: 2 × 0 – 1 Mo, 24. LMo–5. LJ: 1 ×	10 J
	Prevenar13	Wyeth	2. LMo – 5. LJ	2. – 6. LMo: 4 × 0 – 1 – 2 – 18 Mo, 7. – 11. LMo: 3 × 0 – 1 – 12 Mo, 12. – 23. LMo: 2 × 0 – 1 Mo, 24. LMo – 5. LJ: 1 ×	10 J

(Fortsetzung nächste Seite)

Tab. 15.**2** Reisemedizinisch wichtige Impfstoffe in Deutschland *(Fortsetzung)*

Erkrankung(en)	Impfstoff (Name)	Hersteller bzw. Distributeur	Zulassung	Grund-immunisierung	Booster
Influenza (Stand Saison 2011/2012)	Afluria	CSL Biotherapies	ab 1. LJ	1 ×	entfällt
	Begripal	Novartis V & D	ab 1. LJ	1 ×	entfällt
	Fluad (adjuvantiert)	Novartis V & D	ab. 60. LJ	1 ×	entfällt
	Fluarix	GSK	ab 1. LJ	1 ×	entfällt
	Grippeimpfstoff ratiopharm	Biokanol Pharma	ab 1. LJ	1 ×	entfällt
	Grippe-Impfstoff STADA N	Abbott Arzneimittel	ab 1. LJ	1 ×	entfällt
	InfectoVac Flu (virosomal)	Crucell Italia S. R. I.	ab 1. LJ	1 ×	entfällt
	Inflexal V Saison (virosomal)	Crucell Italia S. R. I.	ab 1. LJ	1 ×	entfällt
	Influsplit SSW	GSK	ab 1. LJ	1 ×	entfällt
	Influvac	Abbott Arzneimittel	ab 1. LJ	1 ×	entfällt
	INTANZA (intradermale Applikation)	Sanofi Pasteur MSD	ab 60. LJ	1 ×	entfällt
	Mutagrip	Sanofi Pasteur MSD	ab 1. LJ	1 ×	entfällt
	Mutagrip Kinder	Sanofi Pasteur MSD	ab 1. LJ	1 ×	entfällt
	PREFLUCEL (Zellkulturimpfstoff)	Baxter Deutschland	ab 1. LJ	1 ×	entfällt
	Vaxigrip	Sanofi Pasteur MSD	ab 1. LJ	1 ×	entfällt
	Xanaflu	Abbott Arzneimittel	ab 1. LJ	1 ×	entfällt

Tg: Tag; Wo: Woche; Mo: Monat; J: Jahr; LWo: Lebenswoche; LMo: Lebensmonat; LJ: Lebensjahr

Literatur

[1] Payne L, Coulombier D. Hepatitis A in the European Union: responding to challenges related to new epidemiological patterns. Euro Surveill 2009; 14: pii 19101

[2] Harling R, Crook P, Lewthwaite P et al. Burden and cost of imported infections admitted to infectious diseases units in England and Wales in 1998 and 1999. J Infection 2004; 48: 139 – 144

[3] Jelinek T. Reiseimpfungen. Public Health Forum 2009; 17: 27 – 28

[4] RKI. Impfempfehlungen der Ständigen Impfkommission (STIKO) am Robert-Koch-Institut/Stand Juli 2010. Epidemiol Bull 2010; 30: 235 – 254

[5] Kieny MP, Costa A, Hombach J et al. A global pandemic influenza vaccine action plan. Vaccine 2006; 24: 6367 – 6370

[6] Beeching NJ, Clarke PD, Kitchin NR et al. Comparison of two combined vaccines against typhoid fever and hepatitis A in healthy adults. Vaccine 2004; 23: 29 – 35

[7] Engels EA, Falagas ME, Lau J et al. Typhoid fever vaccines: a meta-analysis of studies on efficacy and toxicity. BMJ 1998; 316: 110 – 116

[8] Meslin FX. Rabies as a traveler's risk, especially in high-endemicity areas. J Travel Med 2005; Suppl 1: S30 – 40

[9] Rack J, Wichmann O, Kamara B et al. Risk and spectrum of diseases in travellers to popular tourist destinations. J Travel Med 2005; 12: 248 – 253

[10] Anonym. Japanese encephalitis vaccines. Wkly Epidemiol Rec 2006; 81: 331 – 340

[11] Jelinek T. Japanese encephalitis vaccine in travelers. Expert Rev Vaccines 2008; 7: 689 – 693

[12] Oxman MN, Levin MJ, Johnson GR et al. A vaccine to prevent herpes zoster and postherpetic neuralgia in older adults. N Engl J Med 2005; 352: 2271 – 2284

[13] Anonym. Yellow fever situation in Africa and South America, 2005. Wkly Epidemiol Rec. 2006; 18; 81: 317 – 324

[14] Anonym. Yellow Fever Vaccine: Recommendations of the Advisory Committee on Immunizations Practices. MMWR 2002; 51(RR17): 1 – 10

[15] Jelinek T, Kollaritsch H. Vaccination with Dukoral against travelers' diarrhea (ETEC) and cholera. Expert Rev Vaccines 2008; 7(5): 561 – 567

[16] Anonym. Health conditions for travellers to Saudi Arabia for the pilgrimage to Mecca (Hajj).Wkly Epidemiol Rec 2006; 81: 422 – 423

[17] Steffen R, Kollaritsch K, Fleischer K. Travelers' diarrhea in the new millennium: consensus among experts from German-speaking countries. J Travel Med 2003; 10: 38 – 45

16 Vektorübertragene Krankheiten

M. Knappik, T. Jelinek

16

Editorial

Vektorübertragene Krankheiten gehören heute neben dem Durchfall zu den wichtigsten Gesundheitsrisiken auf Reisen. Die Kenntnis der wichtigsten Erkrankungen ist grundlegend für die reisemedizinische Beratung, auch wenn dem Reisenden häufig nur Expositionsprophylaxe als unmittelbare Schutzmaßnahme angeboten werden kann.

Das Wichtigste in Kürze

- Zahlreiche vektorübertragene Erkrankungen haben in den letzten Jahren bei Reisenden stark zugenommen.
- Insbesondere Dengue-Fieber und Chikungunya-Fieber stellen realistische Infektionsrisiken bei Aufenthalten in den Tropen und Subtropen dar.
- Zusätzlich zum Mückenschutz kann Zeckenschutz auf Reisen erheblich zur Krankheitsprävention beitragen.

16.1 Einführung

Eine Vielzahl von Erregern nutzen Insekten und Spinnentiere als Vektoren bei der Übertragung. Auch wenn hier teilweise äußerst komplexe Entwicklungszyklen entstanden sind, hat sich diese Methode ganz offensichtlich evolutionär bewährt. Das Risiko der Übertragung und damit Infektion hängt wesentlich vom Vorkommen und der Aktivität des jeweiligen Vektors ab. Er ist auch der Schlüssel zur Bekämpfung der jeweiligen Krankheit, aber auch zu ihrer Verbreitung. Entsprechend der globalen Verschiebungen im ökologischen Gleichgewicht und auch mehr oder weniger erfolgreicher Bekämpfungsmaßnahmen sind einige Erkrankungen seltener geworden, andere haben z.T. erheblich zugenommen. So können z.B. Dengue- und Chikungunya-Fieber durchaus als „Gewinner der Globalisierung" bezeichnet werden, da ihre Inzidenz in den letzten 20 Jahren exponentiell zugenommen hat.

Nicht alle vektorübertragenen Erkrankungen sind reisemedizinisch relevant. Manche kommen nur in stark begrenzten ökologischen Nischen vor, andere sind insgesamt sehr selten. Bei den nachfolgend dargestellten Erkrankungen handelt es sich um solche, die tatsächlich relevante Infektionsrisiken für Reisende darstellen (wie z.B. Dengue-Fieber) oder häufig bei der Beratung nachgefragt werden (wie z.B. Pest).

Weblinks

www.crm.de Centrum für Reisemedizin: Informationen für Laien und Fachleute

www.rki.de Robert-Koch-Institut: Veröffentlichung der STIKO-Empfehlung

www.who.int Weltgesundheitsorganisation (WHO): ausführliche Hinweise zu Impfstrategien, Publikation „International Travel & Health"

www.cdc.gov US-Center of Disease Control Prevention

16.2 Übertragung durch Spinnentiere

Borreliose

Erreger

Borrelien sind gramnegative, schraubenförmige Bakterien der Ordnung der Spirochäten. Die Lyme-Borreliose wird durch Erreger des B.-burgdorferi-sensu-latu-Komplexes verursacht. Es existieren regional genetisch unterschiedliche Arten; so sind in Europa 7 verschiedene Genospezies beheimatet. Als humanpathogen gelten in Deutschland v.a. B. burgdorferi sensu stricto, B. afzelii und B. garinii. Neben der Lyme-Borreliose existieren weitere humanpathogene Borrelienarten, u.a. B. recurrentis und B. duttoni, die Erreger des Läuse- bzw. des Zeckenrückfallfiebers.

Verbreitung

Die Lyme-Borreliose ist v.a. in den gemäßigten Breiten Europas (v.a. Mittel- und Osteuropa), Asiens und Nordamerikas verbreitet. Es liegen keine gesicherten Meldungen über Infektionen in den Tropen vor. Bei der Durchseuchung der Zecken gibt es große regionale Unterschiede. So liegen die Durchseuchungsraten in Deutschland bei 5–50% (durchschnittlich 20%). Während man früher davon ausging, dass Gebiete oberhalb von 800 m frei von Zecken sind, ist der Vektor inzwischen bis in Höhenlagen von 1500 m anzutreffen.

Übertragung

Als Erregerreservoir kommen insbesondere kleine Nagetiere und Vögel infrage, aber auch größere Säugetiere wie Katzen oder Rehe. Als Vektor dient die Schildzecke, in Europa hauptsächlich Ixodes ricinus (Gemeiner Holzbock). Der Erreger wird nach dem Stechakt über den Speichel durch Regurgitation von Magen-Darm-Inhalt auf den Menschen übertragen. Zu beachten ist, dass eine Übertragung meist erst nach einer Latenzzeit von 24 – 36 h nach dem Stich erfolgt.

Symptomatik

Die Lyme-Borreliose ist gekennzeichnet durch ein breites Bild von Organmanifestationen und klinischen Symptomen. Eine Einteilung erfolgt anhand der klinischen Manifestationen. Hierbei ist zu beachten, dass die unterschiedlichen Stadien nicht chronologisch aufeinander folgen müssen und eine Erstmanifestation in einem späteren Stadium auftreten kann.

Stadium I (Erythema migrans)

Nach einer Inkubationszeit von 5 – 30 Tagen breitet sich am Ort des Zeckenstiches zentrifugal ein roter Fleck aus, oft mit erhabenem Randwall und zentraler Abblassung.

Stadium II (disseminierte Infektion)

In diesem Stadium kann sich die Borreliose nach Wochen bis Monaten an verschiedenen Organen manifestieren, z. B. Gelenke (Arthralgien), ZNS (Meningopolyneuritis, Fazialisparese, Bannwarth-Syndrom), Haut (Borrelien-Lymphozytom) und Herz (Myokarditis).

Stadium III (chronische Infektion)

Bei etwa 2 – 3 % der Infizierten kann es unbehandelt, durch Erregerpersistenz, nach Monaten bis Jahren nach Infektion zu einer chronischen Borreliose, gekennzeichnet u. a. durch Acrodermatitis chronica atrophicans Herxheimer, Lyme-Arthritis und chronischer Neuroborreliose kommen.

Diagnostik

Die Diagnose Lyme-Borreliose sollte in erster Linie aufgrund der erhobenen klinischen Befunde und der Anamnese gestellt werden. So ist im Stadium I eine Labordiagnostik nicht sinnvoll, da ein Antikörpernachweis meist erst 6 Wochen nach Infektion gelingt. Die labortechnischen Nachweisverfahren besitzen alle eine geringe Sensitivität und Spezifität. Als Antikörpernachweis wird initial ein ELISA als Suchtest und bei positivem Ergebnis ein Westernblot als Bestätigungstest durchgeführt. Die Interpretation der Testergebnisse sollte immer im Kontext mit dem klinischen Bild und der Anamnese stehen. Der direkte Erregernachweis (PCR, Kultur) spielt in der Routine keine Rolle und ist Speziallaboratorien vorbehalten.

Therapie

Die antimikrobielle Therapie der Borreliose ist abhängig vom Krankheitsstadium. Im Stadium I ist Doxycyclin 200 mg/d oral über 21 – 28 Tage das Mittel der Wahl (Alternative: Amoxicillin). In den Stadien II und III erfolgt die Therapie i. d. R. parenteral, z. B. mit Ceftriaxon 2 g/d über 21 Tage. Ohne dass hierzu kontrollierte klinische Studien vorliegen würden, hat sich in der Praxis eine Kombinationstherapie bewährt: Ceftriaxon 2 g/d i. v. über 25 Tage plus 2 × 50 mg Minocyclin oral über 42 Tage.

Prophylaxe

Ein erhöhtes Risiko haben Reisende mit einer hohen Outdoor-Exposition (Zelten, Wandern, etc.) während der Sommermonate in endemischen Regionen.

Expositionsprophylaxe. Besten Schutz bietet hautbedeckende, geschlossene und imprägnierte Kleidung. Repellentien auf unbedeckter Haut stellen einen gewissen zusätzlichen Schutz dar.

Nach Aufenthalten in Zeckenbiotopen sollte die Haut konsequent abgesucht und jede Zecke sofort entfernt werden. Dies ist besonders wichtig, da das Risiko der Erregerübertragung mit der Dauer des Saugaktes zunimmt. Seit 2011 in klinischer Prüfung ist die Schutzwirkung eines für 3 Tage an der Stichstelle aufgebrachten, Azithromycin-haltigen Gels gegen Borreliose.

Krim-Kongo-Hämorrhagisches Fieber (CCHF)

Erreger

Das Krim-Kongo-hämorrhagische Fieber (CCHF) wird durch ein RNA-Virus der Familie Bunyaviridae (Genus Nairovirus) verursacht. Erstmals wurde das Virus 1944/45 auf der Halbinsel Krim (Ukraine) während eines Ausbruches bei sowjetischen Soldaten diagnostiziert und der Erreger isoliert. 1956 wurde das Virus in Kinshasa (Kongo) erst bei einem Patienten und kurz darauf bei einem Labormitarbeiter nachgewiesen. 1967 stellte sich heraus, dass beide Viren praktisch identisch sind, seither wird es als CCHF-Virus bezeichnet.

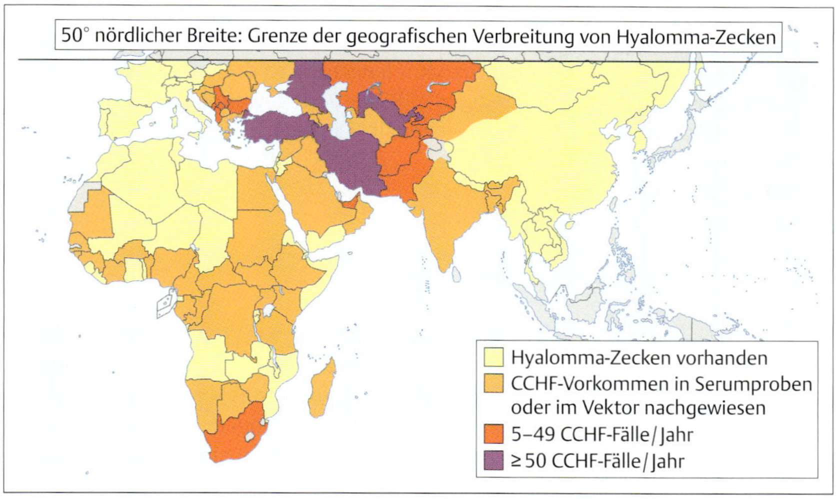

Abb. 16.1 Verbreitung des Krim-Kongo-hämorrhagischen Fiebers (CCHF) (Quelle: WHO 2008).

Verbreitung

CCHF ist in Asien (Naher und Mittlerer Osten, Südost- und Zentralasien), in großen Teilen Afrikas und in Südosteuropa (Albanien, Bulgarien, Griechenland, Kosovo, Serbien, Türkei) verbreitet (Abb. 16.**1**). Es ist damit das geografisch am weitesten verbreitete, durch Zecken übertragene Virus. In der Türkei wurde der erste Fall 2002 gemeldet. Seither ist er mit zunehmender Tendenz in weiten Landesteilen endemisch, besonders im zentralen, nördlichen und östlichen Anatolien. Erkrankungen aus den Urlaubsgebieten im Süden des Landes wurden bisher nicht bekannt.

Übertragung

Das Virus wird hauptsächlich durch Hyalomma-Zecken auf den Menschen übertragen, aber auch andere Zeckenarten (z.B. Rhipicephalus, Haemaphysalis, Amblyomma und Dermacentor) kommen als Vektor infrage. Die Zecken infizieren sich entweder durch eine Blutmahlzeit bei einem virämischen Wirt oder transovarial. Ein bedeutendes natürliches Reservoir stellen Haustiere wie Schafe, Ziegen, Rinder oder Kamele dar, wobei die Tiere im Gegensatz zum Menschen nicht erkranken. Eine Übertragung kann auch durch den Kontakt mit infektiösem tierischem Blut erfolgen. Daher sind Berufsgruppen wie Viehhirten, Landwirte, Schlachter und Tierärzte besonders häufig betroffen. Personen mit vermehrter Zeckenexposition in Endemiegebieten (Militär, Forstarbeiter, Camper etc.) haben ebenfalls ein erhöhtes Infektionsrisiko. Relativ häufig sind auch nosokomiale Infektionen bei medizinischem Personal, das Kontakt zu hämorrhagischen Patienten hatte.

Symptomatik

In den meisten Fällen verläuft die Infektion asymptomatisch oder subklinisch. Die Inkubationszeit beträgt 3 – 12 Tage. Die Symptome beginnen meist plötzlich mit Fieber, Schüttelfrost, Kopf- und Gliederschmerzen und ausgeprägtem Krankheitsgefühl. Relativ früh entwickeln sich ein Erythem im Gesicht und thorakale und abdominale Petechien. Bisweilen treten Nausea, Emesis und Diarrhoe auf, häufig sind generalisierte Lymphknotenschwellung und eine Hepatomegalie. Das Virus befällt das Gefäßendothel und kann folglich zu Hämorrhagien und disseminierter intravasaler Gerinnung führen. So kommt es bei etwa 20% am 3. – 5. Tag zu hämorrhagischen Manifestationen. In leichten Fällen werden Epistaxis und Zahnfleischbluten, in schweren Fällen Blutungen aus allen Körperöffnungen (Hämatemisis, Hämoptyse, Meläna, Hämaturie) beobachtet. Es können sich massive Ekchymosen ausbilden. Das Fieber hält 5 – 12 Tage an, bisweilen verläuft es auch biphasisch. Die Letalität beträgt 2 – 50%, bei Epidemien und nosokomialen Infektionen bis zu 70%, wobei der Tod meist in der 2. Krankheitswoche durch Multiorganversagen eintritt.

Diagnostik

Bei Patienten mit hämorrhagischem Fieber nach Aufenthalt in einem Endemiegebiet sollte eine Diagnostik auf CCHF eingeleitet werden. Der direkte Erregernachweis mittels Virusanzucht, Elektronenmikroskopie oder PCR aus Blut oder Gewebe gelingt am ehesten während der virämischen, fieberhaften Phase (Labor der Sicherheitsklasse 4). Ein serologischer Antikörpernachweis (IgM, später IgG) kann ab dem 10. Krankheitstag durchgeführt werden.

Laborchemisch bestehen meist eine Leukopenie und eine schwere Thrombozytopenie, im weiteren Verlauf können Transaminasenerhöhung, Ikterus und Urämie auftreten.

III

Therapie

Eine früh begonnene antivirale Therapie mit Ribavirin wurde in Einzelfällen als wirkungsvoll beschrieben. Sonst steht die intensivmedizinische, supportive Betreuung in einer spezialisierten Einrichtung im Vordergrund. Die Versorgung des Patienten erfordert höchste Vorsichtsmaßnahmen, da nosokomiale Infektionen häufig sind und mit einer hohen Letalität einhergehen.

Prophylaxe

Das Risiko für den normalen Urlaubsreisenden ist gering. Jedoch besteht für Mitbürger mit Migrationshintergrund, bei Heimaturlauben in ländlichen Regionen Zentralanatoliens und an der Schwarzmeerküste ein relevantes Infektionsrisiko. Da ein Impfstoff nicht zur Verfügung steht, ist die Expositionsprophylaxe in den Endemiegebieten (also das Vermeiden von Zeckenstichen und Tierkontakten) die wichtigste Prophylaxemaßnahme. Bei Erkrankungsverdacht strenge Isolierung nach den Regeln für hochinfektiöse Erreger.

Rickettsiose

Erreger

Rickettsien sind kleine, obligat intrazellulär lebende, gramnegative Bakterien. Es existiert eine Vielzahl von Erregern, die eine ganze Reihe von unterschiedlichen Krankheitsbildern hervorrufen können und unter der Gattung Rickettsia zusammengefasst sind. Bezüglich ihrer Eigenschaften werden Rickettsien gewöhnlich in die folgenden 3 Gruppen eingeteilt (Tab. 16.1).

Verbreitung

Fleckfiebergruppe

Hierzu gehört eine Vielzahl von Spezies, die geografisch weit verbreitet sind. Besondere reisemedizinische Bedeutung hat R. africae, der Erreger des Afrikanischen Zeckenbissfiebers. Importierte Infektionen werden regelmäßig v.a. bei Safari-Urlaubern aus dem südlichen Afrika (Südafrika, Namibia, Botswana) registriert. Das zu dieser Gruppe zählende Rocky-Mountain spotted Fever kommt in Nord- und Südamerika, jedoch vorwiegend in den USA vor, dort jedoch v.a. in den südlichen Bundesstaaten und nicht, wie es der Name vermuten lässt, in den Rocky Mountains.

Typhus-Gruppe

R. prowazekii tritt hauptsächlich bei engem Zusammenleben größerer Menschenansammlungen unter schlechten hygienischen Bedingungen auf. Ausbrüche sind somit häufig mit Krieg, Armut oder Naturkatastrophen assoziiert. Endemisch ist der Erreger heutzutage in den küh-

Tab. 16.**1** Einteilung der Rickettsien.

Erreger	Erkrankung	Vektor	Verbreitung
1. Fleckfiebergruppe (Spotted Fever)			
R. rickettsii	Rocky Mountain spotted Fever	Zecken	Nord- und Südamerika
R. conorii	Mediterranes Fleckfieber	Zecken	Südeuropa, Süd- und Westasien, Afrika
R. africae	Afrikanisches Zeckenbissfieber	Zecken	Afrika (südl. der Sahara), Westindische Inseln
R. akari	Rickettsienpocken	Milben	Afrika, Asien, Nord- und Südamerika
R. australis	Australisches Zeckenfieber	Zecken	Australien
R. sibirica	Nordsibirisches Zeckenfieber	Zecken	Russland, China, Mongolei
Typhusgruppe			
R. prowazekii	Epidemisches Fleckfieber (Typhus exanthemicus)	Kleiderläuse	Ost- und Zentralafrika, Asien, Nord- und Südamerika
R. typhii	Murines (endemisches) Fleckfieber	Flöhe	tropische und subtropische Regionen weltweit
Tsutsugamushi-Gruppe (Scrub Typhus)			
Orienta (R.) tsutsugamushi	Tsutsugamushi-Fieber	Milben	Zentral-, Ost- und Südostasien, Australien, Südpazifik

leren Höhenlagen der Tropen (Anden, Zentral- und Ostafrika). In den 1990er-Jahren kam es infolge von Bürgerkriegen und Flüchtlingsbewegungen in Afrika zu lokalen Epidemien. R. typhii tritt besonders in Hafenstädten und Küstenregionen der Tropen und Subtropen mit einer hohen Rattenpopulation auf.

Tsutsugamushi-Gruppe

Das Tsutsugamushi-Fieber ist im nördlichen Japan, in Südostasien, Ozeanien, Nord-Australien, China und auf dem indischen Subkontinent endemisch. Jährlich kommt es zu schätzungsweise 1 Mio. Infektionen.

Übertragung

Fleckfiebergruppe

Die Übertragung der Erreger erfolgt durch Zeckenstiche, dabei beginnt die Übertragung auf den Menschen erst einige Stunden nach Beginn des Saugaktes. Als natürliches Reservoir dienen meist Nagetiere, bei R. conorii auch Hunde.

Typhus-Gruppe

R. prowazekii wird in erster Linie durch die Kleiderlaus (Pediculus humanus) auf den Menschen übertragen. Dabei scheiden die Läuse den Erreger während des Saugaktes mit den Faeces aus. Über kleine Hautläsionen wird der Erreger z. B. durch Kratzen eingerieben. Größere Epidemien treten v. a. in den kühleren Jahreszeiten auf, da Kleidungsstücke dann seltener gewaschen werden, was der Kleiderlaus optimale Bedingungen bietet. Der Mensch ist das Hauptreservoir, in den USA wurde der Erreger auch bei Flughörnchen nachgewiesen. R. typhii wird v. a. durch den Rattenfloh (Xenopsylla cheopis) übertragen, das Reservoir bilden Nagetiere, insbesondere Ratten.

Tsutsugamushi-Gruppe

O. tsutsugamushi wird durch blutsaugende Milbenlarven (Leptotrombidium) übertragen. Die Milbenlarven leben auf feuchter Vegetation in der Nähe von z. B. Flussläufen und Reisfeldern. Nagetiere bilden das natürliche Reservoir.

Symptomatik

Obwohl das Krankheitsbild abhängig vom auslösenden Pathogen variiert, treten bei den meisten Rickettsiosen die folgenden Symptome auf: Nach einer Inkubationszeit von 1 – 2 Wochen kommt es zu einer meist plötzlich beginnenden fieberhaften Erkrankung mit unspezifischen Allgemeinsymptomen wie Kopfschmerzen, Abgeschlagenheit und z. T. Übelkeit und Erbrechen. Bei von Zecken übertragenen Rickettsiosen tritt häufig nach dem 3. – 5. Krankheitstag ein makulopapulöses, vesikuläres oder petechiales Exanthem, regionale Lymphknotenschwellung und/oder ein Eschar an der Eindringpforte auf. Als Eschar oder Tache noire bezeichnet man einen nekrotisierenden, schwärzlichen Schorf an der Stelle des Zeckenstiches. Während die meisten Rickettsiosen mild oder mittelschwer verlaufen, gehen Infektionen mit R. prowazekii, R. ricketsii und O. tsutsugamushi unbehandelt mit einer hohen Letalität einher. Bei R. prowazekii ist eine ZNS-Beteiligung (Stupor, Enzephalitis) typisch, weitere Komplikationen sind Myokarditis und sekundäre bakterielle Bronchopneumonie. Als Komplikationen können bei R.-ricketsii-Infektionen ausgeprägte Kreislaufstörungen mit Blutdruckabfall, Tachykardien und Nierenversagen auftreten, die unbehandelt innerhalb kurzer Zeit tödlich enden. Infektionen mit O. tsutsugamushi können zu Meningoenzephalitis, Myokarditis und Pneumonie führen.

16

Diagnostik

Bei milderen Verläufen, wie z. B. dem relativ häufigen Afrikanischen Zeckenbissfieber, steht die klinische Symptomatik und Anamnese im Vordergrund der Diagnostik. Hier ist bei der Inspektion des Patienten besonders auf das Vorhandensein eines Eschars zu achten. Anamnestisch ist ein Zeckenkontakt zu erfragen (der jedoch häufig unbemerkt verläuft). Der Nachweis von spezifischen Antikörpern ist erst ab der 2. Krankheitswoche möglich und dient zur Bestätigung der klinischen Verdachtsdiagnose. Bei den schweren Verlaufsformen sollte der direkte Erregernachweis (Kultur, PCR) angestrebt werden (Labor der Sicherheitsklasse 3).

Therapie

Tetracyclin, insbesondere Doxycyclin ist das Antibiotikum der ersten Wahl. Die Therapie sollte i. d. R. über 14 Tage durchgeführt werden (bei Doxycyclin 200 mg/d oral). Als Alternativen kommen Chinolone und Chloramphenicol infrage. Bei schweren Verläufen sollte der Therapiebeginn nicht durch die Labordiagnostik verzögert werden. In Einzelfällen ist zusätzlich eine Therapie mit Kortikosteroiden indiziert.

Prophylaxe

Für Safari-Touristen im südlichen Afrika besteht ein relevantes Infektionsrisiko für das Afrikanische Zeckenbissfieber, insbesondere bei Outdoor-Aktivitäten (Zelten, Trekking etc.) während der Sommermonate (November–April). Eine konsequente Expositionsprophylaxe gegenüber den jeweiligen Vektoren (Zecken, Läuse, Flöhe, Milben) sollte durchgeführt werden, z.B. durch körperbedeckende, imprägnierte Kleidung, Repellentien, Schädlingsbekämpfung im Wohnumfeld, allgemeine Hygienemaßnahmen und durch die Vermeidung von Tierkontakten. Ein Impfstoff steht nicht zur Verfügung.

III

16.3 Übertragung durch Insekten

Filariosen

Erreger

Filarien sind gewebebewohnende, fadenförmige Rundwürmer (Nematoden). Die Filarien werden hinsichtlich der von ihnen erzeugten Erkrankungen in 3 Gruppen unterteilt:

Lymphatische Filariose

Erreger der Lymphatischen Filariose sind Wucheria bancrofti, Brugia malayi und Brugia timori. Die adulten Weibchen sind ca. 5 – 10 cm lang, die Männchen etwa halb so groß. Diese sog. Makrofilarien leben zusammengeknäuelt in den Lymphknoten und Lymphgefäßen, vorwiegend in den unteren Extremitäten und intraabdominal. Die Weibchen produzieren nach einer Präpatenzzeit von etwa 8 Monaten täglich eine Vielzahl von Mikrofilarien (300 µm), die periodisch im peripheren Blut zirkulieren. Die Lebensdauer der Makrofilarien beträgt bis zu 20 Jahre (durchschnittlich 5 Jahre), die der Mikrofilarien ca. 1 Jahr.

Onchozerkose (Flussblindheit)

Onchocerca volvolus ist der Erreger der Onchozerkose. Die adulten Weibchen werden bis zu 50 cm, die Männchen nur ca. 2 – 4 cm lang. Die adulten Makrofilarien leben bevorzugt aufgeknäuelt im subkutanen Gewebe, abgekapselt in bindegewebsartigen Knoten (Onchozerkome). Die Weibchen produzieren nach 3 Monaten etwa 1500 Mikrofilarien (300 µm) täglich und haben eine Lebensdauer von bis zu 15 Jahren, die Mikrofilarien von 1 – 2 Jahren.

Loiasis

Die adulten Makrofilarien von Loa loa – auch als Augenwurm bekannt – werden 3 cm (Männchen) bis 7 cm (Weibchen) lang. Die adulten weiblichen Würmer wandern durch Bindegewebe von Haut, Schleimhaut und bisweilen auch durch das Auge. Die Weibchen produzieren nach 6 – 12 Monaten zahlreiche Mikrofilarien (300 µm), die periodisch im peripheren Blut zirkulieren. Die Lebenserwartung eines adulten Wurms kann bis zu 17 Jahre betragen.

Verbreitung

Lymphatische Filariose

Nach Schätzungen sind weltweit 120 Mio. Menschen infiziert, 90% der Infektionen werden durch W. bancrofti verursacht. Der Mensch ist das einzige Reservoir von W. bancrofti, B. malayi kommt auch bei einige Primaten und Katzenartigen vor. W. bancrofti ist in weiten Teilen des tropischen Asiens, Afrikas und im Nordosten Südamerikas verbreitet. B. malayi kommt in Südostasien und China, B. timori im Südosten Indonesiens vor.

Onchozerkose (Flussblindheit)

Weltweit sind schätzungsweise 17 Mio. Menschen infiziert. Endemisch ist die Erkrankung in weiten Teilen des tropischen Afrikas (insbesondere West- und Zentralafrika), herdförmig im Jemen, in Mittelamerika (Guatemala und südliches Mexiko) und im nördlichen Südamerika (Brasilien, Ecuador, Kolumbien und Venezuela).

Loiasis

Das Vorkommen erstreckt sich auf die west- und zentralafrikanischen Regenwaldregionen. Neben dem Menschen stellen einige Primatenarten das natürliche Reservoir dar.

Übertragung

Lymphatische Filariose

Die Erreger werden von verschiedenen Mückenarten (Culex, Anopheles, Aedes und Mansonia) übertragen. In Regionen, in denen die nachtaktiven Vektoren Culex und Anopheles vorkommen, zeigt der Erreger eine erstaunliche Periodizität. Die Mikrofilarien zirkulieren hier hauptsächlich nachts im peripheren Blut, während auf den Pazifischen Inseln, wo die Übertragung hauptsächlich durch die tagaktiven Aedes-Mücken erfolgt, die Periodizität nicht so ausgeprägt ist und die Mikrofilarien auch tagsüber zirkulieren.

Onchozerkose (Flussblindheit)

Die Onchozerkose wird von der Kriebelmücke (Simulium) übertragen. Diese nur ca. 3,5 mm kleine, tagaktive Stechmücke legt ihre Eier vorwiegend in Fließgewässern ab. Daher resultiert auch der deutsche Name Flussblindheit.

Loiasis

Überträger sind in den Regenwaldregionen heimische Bremsen der Gattung Chrysops. Der Stich dieser tagaktiven Insekten ist äußerst schmerzhaft. Auch bei Loa loa zeigt der Erreger eine ausgeprägte, auf den Vektor ausgerichtete Periodizität, die Mikrofilarien zirkulieren v. a. während der Mittagszeit im peripheren Blut.

Symptomatik

Lymphatische Filariose

Die meisten Infektionen verlaufen asymptomatisch, insbesondere bei Reisenden mit geringer Parasitenlast. Im frühen Stadium der Erkrankung kommt es zu einer rezidivierenden, fieberhaften Lymphadenitis und Lymphangitis. Infektionen mit W. bancrofti sind häufig durch Epididymitis und Orchitis gekennzeichnet. In einigen Fällen können passagere Lungeninfiltrate mit Fieber und Husten auftreten. Die Makrofilarien verlegen die Lymphgefäße und verursachen eine chronische Entzündung der Lymphbahnen. In der Folge können sich massive Lymphstauungen der Extremitäten und der Genitalien entwickeln. Eine resultierende lokale Immundefizienz führt zu rezidivierenden bakteriellen und mykotischen Superinfektionen. Im Extremfall resultiert hieraus eine ausgeprägte Elephantiasis.

Onchozerkose (Flussblindheit)

Die sich um die Makrofilarien bildenden Onchozerkome sind schmerzlose, frei verschiebliche, harte Knoten im subkutanen Bindegewebe. Die Krankheitssymptomatik wird vorwiegend durch die absterbenden oder toten Mikrofilarien verursacht und ist neben dem Ausmaß des Filarienbefalls hauptsächlich von der immunologischen Reaktion des Wirtes abhängig. Erstes Symptom ist meist ein ausgeprägter Pruritus, gefolgt von einem papulösen Exanthem, das auf weißer Haut erythematös auf schwarzer dunkel erscheint. Bei längerem Verlauf resultieren Hautatrophie und Pigmentstörungen („Leopard Skin").

Von besonderer Bedeutung ist die Manifestation am Auge. Absterbende Mikrofilarien in der Kornea führen einer sklerosierenden Keratitis und zur Hornhauttrübung, z. T. begleitet von Chorioretinitis oder Optikusretinitis. Der Befall setzt sich langsam progredient über Jahrzehnte fort und führt zu zunehmendem Visusverlust bis hin zur vollständigen Erblindung.

Loiasis

Während ihrer Wanderung im subkutanen Bindegewebe scheiden die adulten Würmer zum einen Stoffwechselprodukte aus, zum anderen produzieren sie täglich eine Vielzahl von Mikrofilarien. Dies verursacht allergische Reaktionen mit vorübergehenden, 3–4 Tage anhaltenden, charakteristischen Schwellungen (Kamerun- oder auch Calabar-Schwellung). Diese geröteten, prallelastischen und juckenden Schwellungen sind meist an den Unterarmen, Handrücken oder im Gesicht lokalisiert. Durchwandert der Wurm im Auge die Konjunktiven, so ist er für kurze Zeit makroskopisch sichtbar (Synonym: Augenwurm). Dies wird zwar als unangenehm und schmerzhaft beschrieben, es besteht jedoch kein Risiko für Erblindung. Begleitend kommt es zu einer hochgradigen Eosinophilie, die selten bei starkem Befall zu eosinophilen Granulomen mit Endomyokardfibrose oder Meningoenzephalitis als Komplikation führt.

Diagnostik

Alle Filariosen führen i. d. R. zu einer ausgeprägten Eosinophilie. Die serologischen Nachweismethoden sind zwar sensitiv, haben jedoch nur eine geringe Spezifität, sodass der direkte Erregernachweis angestrebt werden sollte.

Lymphatische Filariose

Nachweis der Mikrofilarien im Blut (Ausstrich/Dicker Tropfen) unter Beachtung der Periodizität (Blutentnahme nachts). Bei geringer Mikrofilariendichte: Probengewinnung 45 min nach medikamentöser Provokation mit Diethylcarbamazin.

Onchozerkose (Flussblindheit)

Mikrofilarien können in Hautbiopsien, v. a. in der Nähe von Onchozerkomen entnommen, mikroskopisch nachgewiesen werden. Nachweis von Makrofilarien in entnommenen Hautknoten. Provokationstest mit Diethylcarbamazin (Manzotti-Test) führt im Falle einer Infektion zu ausgeprägtem Juckreiz.

Loiasis

Der Nachweis des adulten Wurms in der Konjunktiva ist pathognomonisch. Die Mikrofilarien können tagsüber im Blut (am besten mittags) nachgewiesen werden (Ausstrich/Dicker Tropfen).

Therapie

Lymphatische Filariose

Mittel der Wahl ist Diethylcarbamazin (aktiv gegen Mikro- und Makrofilarien).

Onchozerkose (Flussblindheit)

Therapie mit Ivermectin (aktiv gegen Mikrofilarien). Bei kopfnahen Onchozerkomen ist ggf. eine chirurgische Entfernung indiziert.

Loiasis

Therapie mit Diethylcarbamazin. Aufgrund des Risikos einer Anaphylaxie sollte die Therapie wenn möglich unter stationären Bedingungen bei gleichzeitiger Kortikosteroidgabe erfolgen.

Prophylaxe

Das Infektionsrisiko für normale Urlaubsreisende ist gering und nur für Langzeitreisende von Relevanz. Die meisten importierten Fälle betreffen Immigranten aus endemischen Regionen.

Bei Reisen in endemische Gebiete wird eine konsequente Expositionsprophylaxe vor nacht- und tagaktiven Stechmücken empfohlen.

Leishmaniases

Erreger

Leishmanien sind obligat intrazelluläre Flagellaten, die zur Protozoenfamilie der Trypanosomidae gehören. Der Erreger kommt in 2 morphologischen Stadien vor: im Verdauungstrakt der Überträger im Stadium des begeißelten Promastigoten und im Säugetier als unbegeißelter, intrazellulärer Amastigot. Diese etwa 2 – 5 µm großen Amastigoten vermehren sich in den Zellen des Monozyten-Phagozyten-Systems. Es existieren mehr als 25 verschiedene Leishmanienspezies. Klinisch unterscheidet man 3 Verlaufsformen.

Kutane Leishmaniasis der Alten Welt (Orientbeule)

Wichtigste Erreger: L. tropica, L. major, L. aethiopica

Kutane und mukokutane Leishmaniasis der Neuen Welt (Espundia)

Wichtigste Erreger: L. mexicana (kutane L.), L. brasiliensis (mukokutane L.)

Viszerale Leishmaniasis (Kala Azar)

Wichtigste Erreger: L. donovani, L. infantum, L. chagasi

Verbreitung

Leishmanien sind ausgenommen von Australien auf allen Kontinenten endemisch. Das Verbreitungsgebiet erstreckt sich vom 45. Breitengrad Nord bis zum 32. Breitengrad Süd. Es gibt weltweit etwa 12 Mio. Infizierte und jährlich bis zu 2 Mio. Neuerkrankungen.

Kutane Leishmaniasis (Alte Welt)

Verbreitet in warmen und trockenen Regionen in Nord- und Ostafrika, im Mittleren Osten, Zentralasien und Südeuropa, v.a. aber in Afghanistan, Algerien, Iran, Irak, Saudi-Arabien und Syrien (Abb. 16.**2**).

Kutane und mukokutane Leishmaniasis (Neue Welt)

Verbreitet in ländlichen Regionen Mittel- und Südamerikas, v.a. in Brasilien und Peru (Abb. 16.**2**).

Viszerale Leishmaniasis

Verbreitet in ländliche Regionen in Asien (indischer Subkontinent, China, Zentralasien), im Mittleren Osten, Ostafrika, Mittel- und Südamerika, Südeuropa (Abb. 16.**3**).

Mehr als 90% aller Infektionen betreffen den indischen Subkontinent (Indien, Bangladesch und Nepal), Sudan und Brasilien.

Übertragung

Die Übertragung der Leishmaniasis erfolgt durch Schmetterlingsmücken (engl. sandfly). Etwa 30 verschiedene Schmetterlingsmücken fungieren als Vektor (Alte Welt: Phlebotomus, Neue Welt: Lutzomya). Die meisten Schmetterlingsmücken sind dämmerungs- und nachtaktiv. Schmetterlingsmücken sind sehr klein (ca. 2 mm) und haben relativ schlechte Flugeigenschaften. Das natürliche Reservoir bilden neben dem Menschen v.a. Nagetiere, Hunde, Schakale und Füchse.

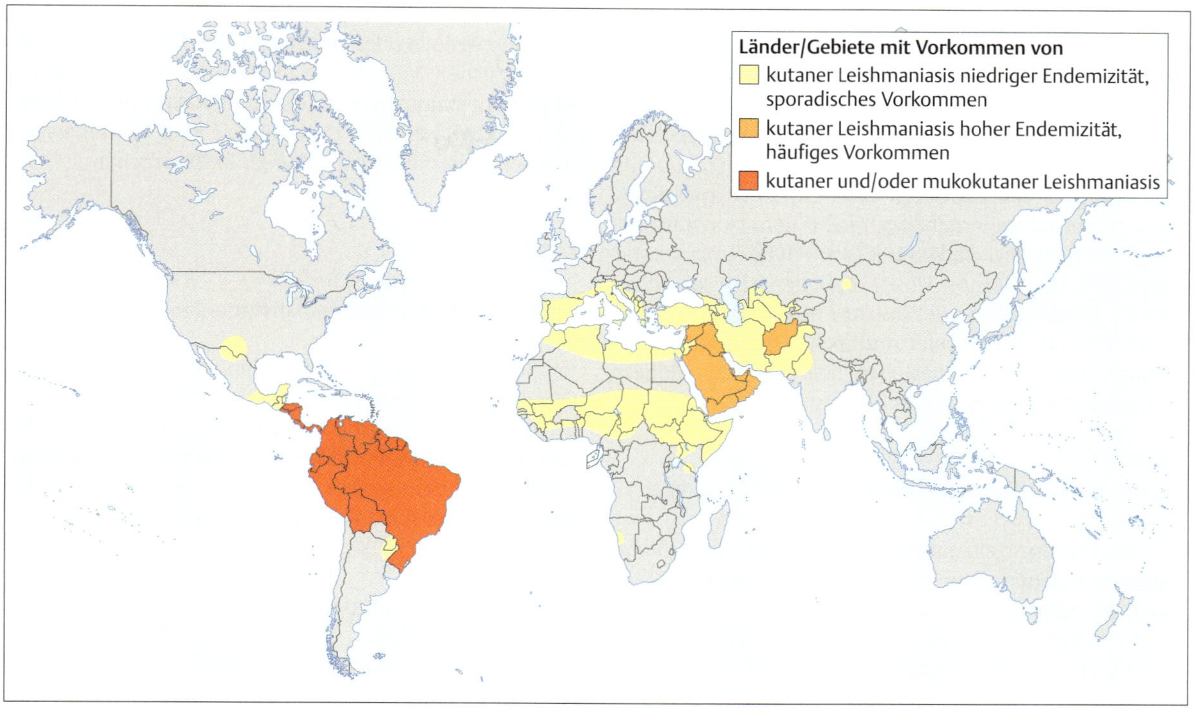

Abb. 16.2 Verbreitung der kutanen und mukokutanen Leishmaniasis (Quellen: diverse).

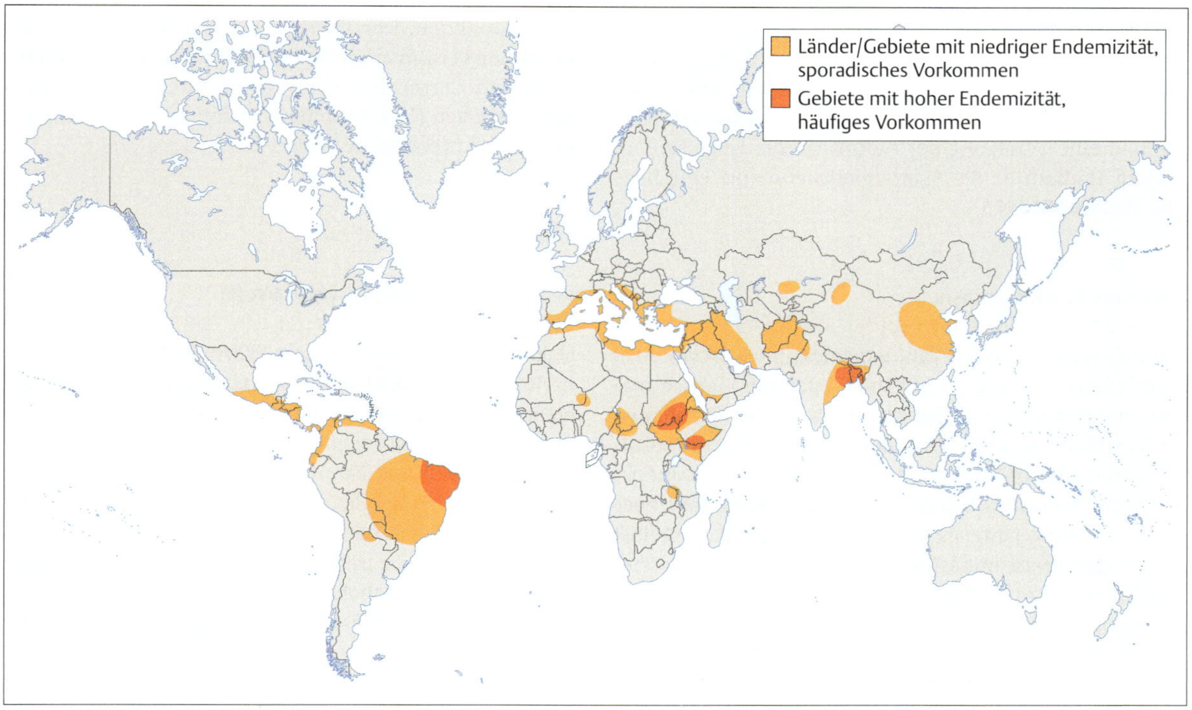

Abb. 16.3 Verbreitung der viszeralen Leishmaniasis (Quellen: diverse).

Symptomatik

Kutane Leishmaniasis (Alte Welt)

Nach einer Inkubationszeit von 4–6 Wochen bildet sich an der Einstichstelle eine erythematöse Papel, aus der sich innerhalb von mehreren Wochen ein schmerzloses Ulkus mit erhabenem Randwall und einem Durchmesser von 2–4 cm entwickelt. Das Ulkus ist häufig serös krustig überzogen. Die meisten Ulzera befinden sich an unbedeckten Körperstellen wie Gesicht und Extremitäten. Die Ulzera können einzeln oder multipel, z. T. mit Satellitenläsionen auftreten. Sie bestehen über mehrere Monate und heilen dann unter Narbenbildung ab.

Kutane und mukokutane Leishmaniasis (Neue Welt)

Die mukokutane Leishmaniasis beginnt wie die kutane Leishmaniasis mit einem typischen Hautulkus. Durch hämatogene oder lymphatische Streuung kommt es jedoch bei einem Teil der Betroffenen zu einem Befall des Nasen-Rachen-Raumes. Die mukokutane Manifestation kann sowohl zeitgleich mit dem Hautulkus als auch nach einem Intervall von Monaten bis Jahren auftreten. Am häufigsten ist die Nasenschleimhaut betroffen, aber auch Mundschleimhaut und Rachen können befallen sein. Frühzeichen sind Epistaxis und eine Behinderung der Nasenatmung. Schreitet die Infektion weiter fort, kann es infolge von Gewebedestruktion des Nasenseptums zur sog. Tapirnase kommen. Breitet sich die Infektion auf Larynx und Trachea aus, kann eine Behinderung der Nahrungsaufnahme und eine Verlegung der Atemwege die Folge sein. In diesem Stadium ist die Aspirationspneumonie eine häufige Todesursache.

Viszerale Leishmaniasis

Die überwiegende Mehrzahl der Infektionen (etwa 90%) bleibt klinisch inapparent. Ob eine Infektion klinisch manifest wird, hängt v. a. vom Immunstatus des Betroffenen ab. So sind im Mittelmeerraum inzwischen bis zu 70% aller Leishmaniasis-Patienten HIV-positiv. Die Inkubationszeit beträgt meist 3–6 Monate, die Erkrankung kann aber auch erst viele Jahre nach der Infektion, z. B. ausgelöst durch begleitende Immunsuppression, auftreten. In erster Linie sind Lymphknoten, Milz, Leber und Knochenmark betroffen. Die Erkrankung schreitet meist langsam chronisch voran, selten werden fulminante Verläufe beschrieben. Die Leitsymptome sind Fieber, Splenomegalie und Panzytopenie (Anämie, Thrombopenie und Leukopenie). Weitere Symptome sind Appetitlosigkeit, abdominale Schmerzen, Lymphadenopathie, allgemeine Schwäche und fortschreitender Gewichtsverlust bis hin zur Kachexie. Insbesondere bei Kindern entwickelt sich eine massive, bis ins kleine Becken reichende Splenomegalie und eine nicht ganz so ausgeprägte Hepatomegalie, sodass es zu einer Zunahme des Bauchumfangs kommt. Die Anämie und eine Streuung des Erregers in die Haut führt zu einer schwärzlichen Veränderung des Hautkolorits, was die aus dem Hindi stammende Bezeichnung Kala Azar (= Schwarze Krankheit) erklärt. Unbehandelt sind Hämorrhagien und Sekundärinfektionen häufige Todesursachen.

Diagnostik

Kutane und mukokutane Leishmaniasis

Bei Patienten mit schlecht abheilenden, schmerzlosen Ulzera und entsprechender Reiseanamnese sollte eine Leishmanien-Diagnostik erfolgen. Im Vordergrund steht der Erregernachweis (Mikroskopie, Kultur oder PCR) aus einer Gewebeprobe vom Ulkusrand. Serologien sind bei der kutanen Leishmaniasis sehr unzuverlässig.

Viszerale Leishmaniasis

Bei Patienten mit Fieber unklarer Genese, Hepatosplenomegalie und Panzytopenie nach Aufenthalt in endemischen Gebieten sollte differenzialdiagnostisch an eine viszerale Leishmaniasis gedacht werden. Der direkte Erregernachweis (Mikroskopie, Kultur, PCR) erfolgt durch Knochenmarkaspirat oder durch Milz- oder Lymphknotenpunktion. Der serologische Nachweis ist bei der viszeralen Leishmaniasis meist positiv und kann einen zusätzlichen diagnostischen Hinweis liefern. Bei Immunsupprimierten (HIV-Patienten) lassen sich jedoch häufig keine Antikörper nachweisen.

Therapie

Kutane Leishmaniasis (Alte Welt)

Unkomplizierte kutane Verlaufsformen heilen i. d. R. innerhalb von 6–24 Monaten selbständig ab und erfordern nicht zwingend eine Therapie. Bei entstellenden, multiplen Läsionen, insbesondere im Gesicht, ist eine Therapie jedoch sinnvoll und kann die Narbenbildung reduzieren. Zur lokalen Therapie kommen Paramomycin-Salben oder Unterspritzung mit pentavalenten Antimonpräparaten infrage, jedoch mit begrenzter Ansprechrate. Bei ausgeprägtem Befall sollte daher bevorzugt systemisch behandelt werden, z. B. mit pentavalentem Antimonium (i. v.) oder Miltefosin (oral).

Kutane und mukokutane Leishmaniasis (Neue Welt), viszerale Leishmaniasis

Da eine manifeste viszerale Leishmaniasis eine Letalität von über 90% hat, sollte eine systemische Therapie umgehend eingeleitet werden. Bei Patienten mit mukokutaner

Leishmaniasis bzw. bei Patienten mit kutaner Leishmaniasis, bei denen ein späterer mukokutaner Verlauf nicht ausgeschlossen werden kann (L.-brasiliensis-Gruppe), sollte ebenfalls eine systemische Therapie erfolgen. Während in vielen Entwicklungsländern weiterhin aus Kostengründen pentavalente Antimone (Sb^V) eingesetzt werden, stehen in Industrienationen die besser verträglichen Präparate liposomales Amphotericin B und Miltefosin zur Verfügung. Letzteres hat den Vorteil, dass es als Einziges oral verabreicht werden kann.

Prophylaxe

Da die Leishmaniasis auch im Mittelmeerraum endemisch ist, ergibt sich hieraus aufgrund der hohen Zahl an deutschen Reisenden ein nicht unerhebliches Infektionspotenzial. Nach Schätzungen werden jährlich 100 – 200 Erkrankungsfälle nach Deutschland importiert. Beratungsrelevanz besteht insbesondere auch hinsichtlich des Risikos einer viszeralen Leishmaniasis bei immunsupprimierten Reisenden, wie z. B. HIV-Patienten.

Es wird ein Schutz vor den meist dämmerungs- und nachtaktiven Überträgermücken empfohlen. Zu beachten ist, dass die sehr kleinen Schmetterlingsmücken in der Lage sind durch gewöhnliche Moskitonetze hindurch zu gelangen. Da Moskitonetze mit einer hohen Maschendichte die Luftzirkulation stark einschränken, kann ihre Verwendung unter tropischen Bedingungen als unangenehm empfunden werden. Die Effektivität von Moskitonetzen kann durch Imprägnierung mit Permethrin deutlich erhöht werden. Schmetterlingsmücken sind eher schlechte Flieger und können daher kaum höher als 2 m fliegen. Daher ist man in höher gelegenen Stockwerken meist sicher. Auch ein Zimmerventilator bietet zusätzlichen Schutz.

Pest

Erreger

Die Pest wird durch das gramnegative, bekapselte, nicht sporenbildende Bakterium Yersinia pestis verursacht. Der Erreger wurde von dem Schweizer Bakteriologen Alexandre Yersin erstmals 1894 in Hongkong isoliert.

Verbreitung

Nach Schätzungen der WHO treten weltweit jährlich 1000 – 3000 Pesterkrankungen auf, meistens in Form kleinerer, örtlich begrenzter Epidemien. Zu den Verbreitungsgebieten zählen Afrika, Asien, Mittel-, Süd- und Nordamerika. Mehr als 90 % der Erkrankungen treten in Afrika auf. In den letzten Jahren waren u. a. Libyen, Madagaskar, Tansania, Mozambik, Malawi, Uganda, die Demokratische Republik Kongo, China, die Mongolei, Vietnam, Kasachstan und der Südwesten der USA betroffen (hier werden jedes Jahr 10 – 20 Infektionen registriert) (Abb. 16.**4**).

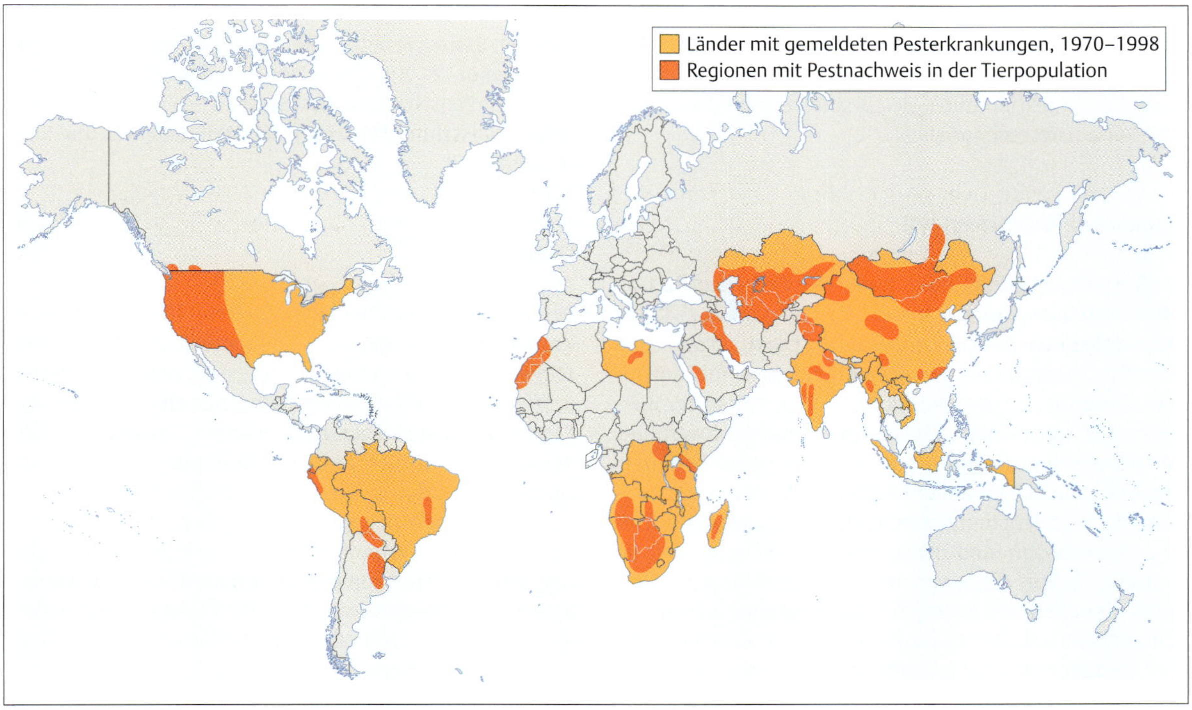

Abb. 16.4 Verbreitung der Pest (Quelle: CDC 1998).

Übertragung

Die Pest ist in erster Linie eine Erkrankung wild lebender Nagetiere und somit eine Zoonose. Die Transmission unter Nagetieren erfolgt vorwiegend durch Flöhe; bis zu 30 Floharten können den Erreger übertragen. Die epidemiologische Grundlage bilden Naturpestherde in gegenüber Y. pestis relativ resistenten Nagetierpopulationen, wie z. B. Wüstenrennmäuse, Erdhörnchen, Murmeltiere und Präriehunde. Ohne in Erscheinung zu treten, kann der Erreger so jahrelang in isolierten Regionen persistieren. Wird der Erreger jedoch auf empfindlichere Nagetierpopulationen übertragen, wie z. B. die Wander- oder die Hausratte, kommt es zur Epizootie und zum massenhaften Sterben der infizierten Ratten. Die Flöhe der verendeten Ratten machen sich auf die Suche nach einem neuen Wirt. Als Folge dieser massiven Freisetzung von kontaminierten Rattenflöhen werden Menschen akzidentell befallen und es resultiert eine Pest-Epidemie. Im weiteren Verlauf kann sich bei Patienten mit Beulenpest hämatogen eine sekundäre Lungenpest entwickeln, die hochkontagiös ist und aerogen übertragen wird.

In den USA werden die meisten Infektionen im Rahmen von Freizeitaktivitäten erworben und sind nicht an eine bestimmte soziale Schicht oder Berufsgruppe gebunden. Der klassische Übertragungsweg der Alten Welt, Ratte – Floh – Mensch, gilt so nicht für Amerika. Hier fungiert ein breites Spektrum von Nagetieren und Kleinsäugern als Reservoir. Regelmäßig werden hier auch Erkrankungen durch Haustiere wie Hunde und Katzen übertragen, die infolge ihres engen Kontaktes zum Menschen eine Gefahr darstellen.

Symptomatik

Nach einer Infektion mit Y. pestis sind verschiedene klinische Verlaufsformen möglich.

Beulenpest (Bubonenpest)

Die Ansteckung erfolgt i. d. R. durch den Biss eines Rattenflohs. Nach einer kurzen Inkubationszeit von 2 – 7 Tagen treten plötzlich hohes Fieber, Schüttelfrost, Kopf- und Gliederschmerzen und schweres Krankheitsgefühl auf. Innerhalb von 1 – 2 Tagen entwickelt sich proximal der Bissstelle eine stark schmerzhafte Lymphknotenschwellung. Da sich die Eindringpforten meistens am Bein befinden, sind Bubonen in 70% in der Leistenregion lokalisiert, können jedoch auch in den Achselhöhlen oder am Hals auftreten. Die Bubonen sind initial schmerzhaft induriert, im weiteren Verlauf teigig-weich und können einschmelzen und aufbrechen. Die Haut über den Bubonen ist blau-rötlich verfärbt. Die Erkrankung schreitet i. d. R. schnell fort und betrifft weitere Lymphknotenregionen. Sekundär werden weitere Organe, insbesondere die Lunge, befallen. Die Mortalität liegt unbehandelt bei über 50%, kann aber durch den raschen Einsatz von Antibiotika auf 1 – 2% gesenkt werden.

Pestsepsis

Die Pestsepsis kann entweder primär durch das Eindringen von Y. pestis in die Blutbahn, z. B. durch offene Wunden, entstehen oder sekundär als Folge anderer Pestmanifestationen. In den meisten Fällen verstirbt der Patient innerhalb von 24 – 48 h in einem Zustand des septischen Schocks mit refraktärer Hypotonie, Nierenversagen, gastrointestinalen Symptomen und Lethargie, begleitet von massiven Blutungen. In einigen Fällen entwickelt sich eine Pestmeningitis.

Lungenpest

Die Lungenpest kann entweder **primär** durch Tröpfcheninfektion oder **sekundär** durch hämatogene Ausbreitung entstehen. Die primäre Lungenpest hat eine Inkubationszeit von 2 – 4 Tagen und hat einen fulminanten Verlauf, da hier Abwehrbarrieren der Lymphknoten umgangen werden. Nach plötzlichem hohem Fieber, Schüttelfrost und Kopfschmerzen treten am 2. Krankheitstag Symptome wie produktiver Husten, blutiger Auswurf, Thoraxschmerzen und Dyspnoe auf. Häufig entwickelt sich ein Pleuraerguss. Die primäre Lungenpest hat eine Mortalität von fast 100%.

Pest-Pharyngitis

Die Eintrittspforte bei der Pest-Pharyngitis ist der Rachenraum bei oraler Aufnahme des Erregers (z. B. über kontaminiertes Fleisch von an Pest verendeten Tieren). Es treten Fieber, Halsschmerzen, zervikale Lymphadenitis und lokale Ödeme auf.

Diagnose

Bei Patienten mit hochfieberhaftem Infekt, schwerem Krankheitsgefühl und stark schmerzhafter Lymphknotenschwellung, die sich kürzlich in einem bekannten Naturpestherd aufhielten, sollte differenzialdiagnostisch eine Pesterkrankung in Erwägung gezogen werden. Der Erregernachweis erfolgt kulturell aus Blut, Sputum oder Lymphknotenaspirat. Da die Bubonen i. d. R. keinen flüssigen Eiter enthalten, wird 0,5 ml sterile Kochsalzlösung injiziert, um so ein Aspirat zu erhalten. Als Nachweismethoden stehen Mikroskopie, PCR und Kultur zur Verfügung (Labor der Sicherheitsklasse 3). Da der serologische Antikörpernachweis erst ab dem 5. Krankheitstag gelingt, spielt er für die Akutdiagnostik keine Rolle.

Therapie

Alle Pestpatienten sollten isoliert werden, einschließlich derjenigen mit Beulenpest, auch wenn diese nicht unmittelbar ansteckend ist. Das wirksamste Antibiotikum ist Streptomycin, es sollte jedoch aufgrund der Nebenwirkungen nur bei kritisch kranken Patienten eingesetzt werden sollte. Gute Alternativen sind Gentamycin und Doxycyclin.

Prophylaxe

Das Infektionsrisiko für Reisende ist sehr gering und nur relevant für Personen, die in Endemiegebieten Nagern oder anderen empfänglichen Kleinsäugern und deren Flöhen exponiert sind. Hierzu gehören z. B. Jäger, Tierärzte und andere Berufsgruppen, die mit Tieren zu tun haben, aber auch Wanderer, die in einfachen Behausungen unterkommen.

Es existierte ein Zellkultur-Impfstoff mit temporärem Schutz gegen die Beulenpest. Er wurde jedoch nur bei stark exponierten Personengruppen eingesetzt, die Produktion wurde inzwischen eingestellt. Kontaktpersonen (z. B. Pflegepersonal) können eine Chemoprophylaxe, z. B. mit Doxycyclin oder Ciprofloxacin, durchführen.

Schlafkrankheit (Afrikanische Trypanosomiasis)

Erreger

Die afrikanische Schlafkrankheit wird verursacht durch die Einzeller Trypanosoma brucei gambiense und Trypanosoma brucei rhodesiense. Diese Parasiten (Protozoen) kommen auch bei vielen Säugetieren vor. Beide Spezies sind morphologisch identisch und nur biochemisch zu differenzieren. Zwei Entwicklungsformen kommen vor: 25 – 40 µm lange, begeißelte und 15 – 25 µm kurze, ungegeißelte. Überträger ist die Tsetsefliege Glossina palpalis (Westafrika) und G. morsitans (Ostafrika).

Verbreitung

Die Verbreitungsgebiete liegen im tropischen Afrika zwischen dem 20. Breitengrad jeweils südlich bzw. nördlich des Äquators (Abb. 16.**5**). Innerhalb dieses Bereiches liegt die Infektionsrate bei 1 : 1000 Einwohnern. In West- und Zentralafrika herrscht die Infektion mit T. gambiense, in Ostafrika dagegen mit T. rhodesiense vor.

Übertragung

Die Übertragung von Mensch zu Mensch oder von Tier (Rind, Schaf, Ziege, Hausschwein, Antilopen) zu Mensch erfolgt durch die blutsaugende Tsetsefliege (Gattung Glossina). Im Insektendarm entwickeln sich die beim Saugakt aufgenommenen Parasiten unter Vermehrung in schlanke Trypanosomenformen. Diese wandern darmaufwärts via Kardia, Ösophagus, Pharynx bis zu den Speicheldrüsen. Hier erfolgt eine starke Vermehrung in der epimastigoten Form. Daraus entwickeln sich die infektiösen metazyklischen Trypanosomen.

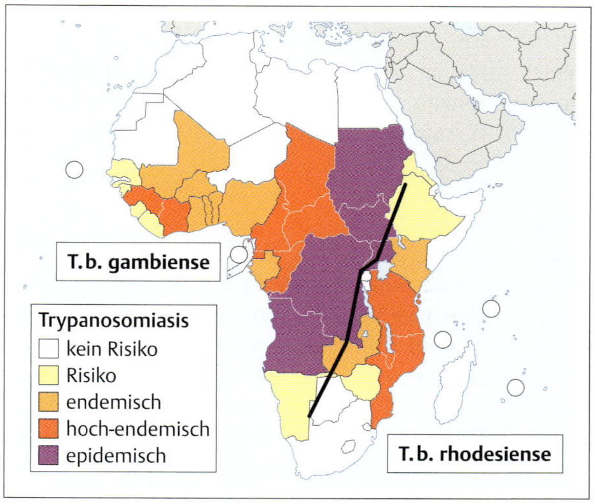

Abb. 16.5 Verbreitung der Afrikanischen Schlafkrankheit (Trypanosomiasis).

In der Haut vermehren sich die Parasiten und treten nach 2 – 3 Wochen in das Blut über (Parasitämie). Mit dem Blutbefall geht eine Ausbreitung der Infektion im Lymphsystem einher. Die Zerebrospinalflüssigkeit wird in Abhängigkeit von der Trypanosomenart nach einigen Wochen bis mehreren Monaten befallen.

Symptomatik

An der Eintrittsstelle der Erreger entwickelt sich eine schmerzhafte Hautentzündung (Primäraffekt oder Trypanosomenschanker). Von der Primärläsion greift der Prozess 7 – 9 Tage nach der Infektion via Lymphbahn auf die Lymphknoten, v. a. im Halsbereich über. Die anschließende Parasitämie ist von uncharakteristischen Symptomen begleitet (Kopf- und Gliederschmerzen, Abgeschlagenheit, Schweißausbrüche, unklares Fieber). Das eigentliche Schlafkrankheitsstadium beginnt mit dem Befall der Zerebrospinalflüssigkeit, das bei T. b. rhodesiense einige Wochen und bei T. b. gambiense mehrere Monate nach der Infektion erfolgt.

Der klinische Verlauf der T. b. rhodesiense-Infektion ist akuter und prognostisch ernster zu beurteilen als die T. b. gambiense-Infektion. Es kommt zu einer langsamen fortschreitenden Meningoenzephalitis, mit zunehmendem Schlafbedürfnis oder Schlafstörungen, neurologischen Erscheinungen wie Tremor, Krämpfen und Lähmungen sowie psychischen Störungen. Die Krankheit verläuft unbehandelt tödlich.

Diagnose

Entscheidend ist der Erregernachweis aus Blut, Knochenmark, Lymphknoten oder Liquor. Serologische Methoden (ELISA, IFAT) sind sehr spezifisch und oft nützlich.

Therapie

- Im 1. Stadium Suramin (Germanin) i. v. über 3 Wochen, Gesamtdosis 5 g bei T. b. rhodesiense oder Pentamidin (Lomidine) tgl. i. m. über 10 Tage, Gesamtdosis ca. 2 g bei T. b. gambiense.
- Im 2. (enzephalitischen) Stadium Melarsoprol (MelB, Arsobal) i. v. über mehrere Wochen. Maximale Einzeldosis 5 ml der 3,6%igen Lösung, hierbei hohe Toxizität (10 – 15% Letalität durch Arsen-Enzephalopathie).
- Bei allen Krankheitsstadien kann auch Eflornithin (DL-α-Difluormethylornithin, DFMO) gegeben werden: 100 mg/kg KG/alle 6 h i. v. für 14 Tage, im Anschluss 75 mg/kg KG/alle 6 h oral für 21 – 30 Tage.

Von Pentamidin abgesehen ist der Bezug sämtlicher Medikamente schwierig und erfolgt i. d. R. für spezialisierte Einrichtungen direkt über die WHO in Genf.

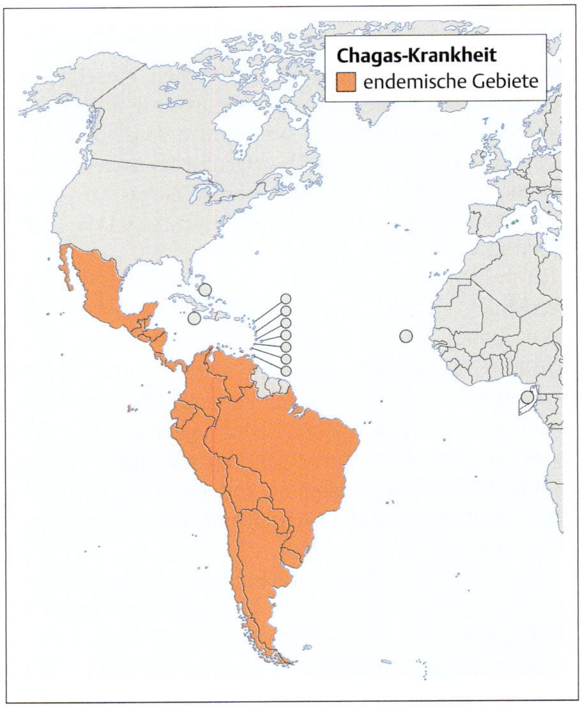

Abb. 16.6 Verbreitung der Chagas-Krankheit (Amerikanische Trypanosomiasis).

Prophylaxe

Ansteckungsgefahr besteht nur bei Reisen in endemische Gebiete Afrikas. Vor Ort wird Prophylaxe durchgeführt durch Vernichtung der Tsetsefliege mit Residualinsektiziden und Fliegenfallen, Ausschaltung der tierischen Erregerreservoire. Bei voraussichtlich hohem Expositionsrisiko kann eventuell eine Chemoprophylaxe mit Suramin- oder Pentamidinpräparaten erwogen werden. In jedem Fall empfiehlt sich die Anwendung von Repellentien, die bei Tsetsefliegen jedoch nur mäßig effektiv sind.

Chagas-Krankheit (Amerikanische Trypanosomiasis)

Erreger

Der Erreger der Chagas-Krankheit ist Trypanosoma cruzi, ein Einzeller, der im Blut begeißelte Formen bildet (ca. 20 µm lang). Im Gewebe finden sich unbegeißelte Parasiten (Amastigote), oval, 3 – 6 µm lang. Überträger sind Raubwanzen (Triatomidae).

Verbreitung

Chagas ist über weite Gebiete Mittel – und Südamerikas verbreitet (Abb. 16.**6**). Tiere bilden Reservoire, ohne selbst zu erkranken (v. a. Gürteltier, Hund und Katze). Das wichtigste Reservoir ist jedoch der infizierte Mensch. Die WHO schätzt, dass ca. 12 Mio. Menschen infiziert sind.

Übertragung

Raubwanzen sind nachtaktive Insekten, die im Wand- und Deckengeflecht von Lehm- und Weidenhütten leben. Demzufolge tritt Chagas v. a. bei den ärmsten Bevölkerungsschichten Südamerikas auf. Die von den Raubwanzen durch Blutsaugen aufgenommen Erreger gelangen in den Darm der Insekten, vermehren sich dort und werden mit dem Kot ausgeschieden. Die Erreger gelangen über Hautverletzungen (z. B. Kratzeffekte) ins Blut. Es folgt die Vermehrung in der amastigoten Form in verschiedenen Organen. Der Befall der Herzmuskelfasern steht im Vordergrund (Pseudozysten mit Amastigoten). Neben dem Stich der Raubwanze sind Blut- und Organspenden v. a. in Industrienationen eine wichtige Übertragungsquelle geworden. Da ein Screening von Spendern nicht möglich ist, sind z. B. in Spanien Einwanderer aus Bolivien vom Blutspenden ausgeschlossen.

Symptomatik

Zu Beginn kommt es zur lokalen Entzündung an der Stichstelle, häufig in der Umgebung eines Auges. Lokal fallen Ödem und Schwellung regionaler Lymphdrüsen auf (Romana-Zeichen). An anderen Hautstellen kommt es auch zur Bildung von Knoten (Chagom). Nach 2 – 4 Wochen manifestiert sich die Erkrankung im akuten Stadium der Generalisierung und Parasitämie mit Fieber, Atemnot, Durchfällen und auch zerebralen Symptomen, v. a. mit Krampfanfällen. Schwere Komplikationen in diesem Stadium sind Meningoenzephalitis und Myokarditis. Im akuten Stadium findet sich insbesondere bei Säuglingen und Kleinkindern eine hohe Letalität.

Im chronischen Stadium, das sich meist über Jahrzehnte ausbildet, steht die Chagas-Myokardiopathie im Vordergrund. Dabei kommt es häufig zu Herzvergrößerung, Rhythmus- und Reizleitungsstörungen. Nicht selten tritt ein akuter Herztod ein. Vor allem in Brasilien finden sich durch Befall der Ganglien bzw. Plexus zudem häufig intestinale Veränderungen mit Megaösophagus und Megakolon. Bei klinisch manifester Kardiomyopathie besteht eine ernste Prognose. Die Letalität nimmt vom 30. – 60. Lebensjahr um ein Mehrfaches zu.

Diagnose

Im akuten Stadium ist der Nachweis der Erreger im Blut meistens möglich, eventuell mithilfe von Anreicherungsmethoden. Hohe Trefferquote zeigt die Xenodiagnose (Nachweis an gezüchteten Nymphen der Raubwanzen, die an Patienten Blut gesaugt hatten). Heute wird bei Verdacht die PCR favorisiert. Eine Serodiagnose ist ca. 6 Monate nach Infektion möglich, sie ist v. a. bei chronischen Fällen wertvoll.

Therapie

Eine Behandlung ist besonders wirksam in der akuten Phase. Die Therapie erfolgt mit Nifurtimox (Lampit) oder Benznidazol (z. B. Ragonil). Beide Substanzen sind u. a. kardiotoxisch, daher sollte möglichst stationäre Betreuung erfolgen. Die Anwendung erfolgt oral über 2 Monate oder länger.

Prophylaxe

Fernhalten der Raubwanzen durch Fliegengitter, Moskitonetze etc.; Bekämpfung durch Insektizide.

West-Nil-Fieber

Erreger

Das West-Nil-Virus (WNV) gehört zur Familie der Flaviviridae und wird mit anderen Erregern, wie z. B. dem St.-Louis-Enzephalitis-Virus, in die Gruppe der Japanische-Enzephalitis-Viren eingeordnet. Mit diesen Viren weist es eine ausgeprägte Antigenverwandtschaft auf.

Verbreitung

Das WNV ist in Afrika, aber auch in Indien und Israel sowie einigen anderen Mittelmeerländern endemisch und bei Ausbrüchen häufiger nachgewiesen worden. Ein eng verwandtes Virus, das Kunjinvirus, wurde in Australien und Südostasien beobachtet. In den vergangenen Jahrzehnten sind auch aus Europa sporadische Fälle und Ausbrüche von Erkrankungen bei Menschen und Pferden aufgefallen. Daneben waren andere Haustiere und Vögel von diesen Infektionen betroffen.

Erste Berichte über den Virusnachweis in Europa kamen Anfang der 1960er-Jahre aus Südfrankreich und Russland. Im Laufe der Jahre folgten dann Virusisolierungen von erkrankten Menschen und Tieren in Bulgarien, Rumänien, Slowakei, Tschechien, Weißrussland, Ukraine, Österreich, Ungarn, Moldawien und Polen. In den letzten Jahren waren Ausbrüche von WNV-Infektionen bei Menschen besonders in Griechenland, Russland und in Rumänien auffällig. In Nordamerika hat sich das WNV nach seinem Import über Zuchtvögel (Gänse) im Jahr 1998 innerhalb weniger Jahre über die gesamten Kontinental-USA, Nordmexiko und Südkanada ausgebreitet.

Übertragung

Als Hauptreservoir des Erregers gelten wild lebende Vögel. Bei den meisten Vögeln beobachtet man eine lang anhaltende Virämie. Hauptüberträger des WNV sind verschiedene Mückenspezies, in Europa hauptsächlich Culex pipiens bzw. C. modestus (die auch in Deutschland prävalent sind). Die transovarielle Übertragung des Virus von infizierten Mücken auf die Nachkommen wurde nachgewiesen. Ob dieses Reservoir unter den klimatischen Bedingungen in Europa eine Bedeutung besitzt, ist unbekannt. Infizierte überwinternde Mücken könnten den Transmissionszyklus sehr wahrscheinlich für begrenzte Zeit aufrechterhalten. Von Säugetieren (außer Pferden) wurde WNV in Europa nur selten und dann meist auch nur bei Ausbrüchen isoliert. Man kann daher davon ausgehen, dass die Transmission im Wesentlichen durch Mücken, die auf Vögeln saugen, aufrechterhalten wird. Da in Europa nur gelegentlich Ausbrüche oder sporadische Fälle beobachtet werden, wird diskutiert, dass Zugvögel im Frühjahr WNV aus Endemiegebieten einschleppen und dann in Europa auf Mücken übertragen. Unter günstigen Witterungsbedingungen können diese infizierten Mücken WNV auf andere Spezies wie den Menschen übertragen.

Symptomatik

Beim Menschen ruft WNV i. d. R. eine fieberhafte, influenzaähnliche Erkrankung hervor. Der Krankheitsbeginn ist abrupt (die Inkubationszeit beträgt 3 – 6 Tage), mit Fieber (3 – 5 Tage, teilweise biphasisch bzw. mit Schüttelfrost), Kopf- und Rückenschmerzen, Abgeschlagenheit und

Lymphknotenschwellungen. Bei etwa 50% der Erkrankten beobachtet man ein blasses, makulopapulöses Exanthem, das sich vom Stamm zum Kopf und zu den Gliedmaßen ausbreitet. In seltenen Fällen entwickelt sich eine akute aseptische Meningitis oder Enzephalitis (< 15% der Erkrankten). Selten wurden Karditiden, Hepatitiden sowie hämorrhagische Verläufe beobachtet. In aller Regel heilen manifeste WNV-Infektionen komplikationslos aus, bemerkenswert ist eine meist deutlich längere Rekonvaleszenz über mehrere Wochen. Bei Patienten über 50 Jahre besteht ein deutlich erhöhtes Risiko für die Manifestation einer Meningitis/Enzephalitis und auch für tödliche Verläufe.

Diagnose

Die labordiagnostische Sicherung von Verdachtsfällen ist in Deutschland in einigen Speziallaboratorien möglich. Ein direkter Virusnachweis ist nur im Frühstadium der Infektion mittels PCR möglich. Daher erfolgt i. d. R. der serologische Nachweis von IgM und IgG mittels IFT oder ELISA, der jedoch erst frühestens ab dem 7. Krankheitstag erfolgversprechend ist.

Therapie

Eine spezifische Therapie existiert nicht. Gerade bei schweren Verläufen hängt der Ausgang wesentlich von der Qualität der supportiven Behandlung ab.

Prophylaxe

Die Prophylaxe besteht im Schutz vor Mückenstichen (Expositionsprophylaxe). Ein zugelassener Impfstoff ist nicht verfügbar. Reisebeschränkungen im Zusammenhang mit örtlichen Ausbrüchen werden bisher nicht für erforderlich gehalten.

■ Dengue-Fieber

Erreger

Das Dengue-Virus (DENV; 4 Serotypen) gehört zur Familie der RNA-haltigen Flaviviridae und zur großen Gruppe der Arboviren (durch Arthropoden übertragene Viren). Die Replikation gelingt am besten in Moskitozellen. Überträger sind Stechmücken der Spezies Aedes aegypti.

Verbreitung

1992 wurde Dengue-Fieber von der WHO noch als eine der vernachlässigten Erkrankungen der Menschheit bezeichnet. Seitdem hat sich ein dramatischer Wandel ergeben: Mittlerweile wird die Erkrankung als eine der wichtigsten Infektionskrankheiten mit pandemischen Ausmaßen betrachtet – in mehr als 100 Länder sind im letzten Jahrzehnt Ausbrüche aufgetreten. Die Gesamtinzidenz von Dengue-Infektionen ist über die letzten 50 Jahre um mehr als das 30-fache gestiegen.

Dengue kommt in den meisten Gebieten der Tropen und Subtropen vor (Abb. 16.**7**). Besonders viele Dengue-Infektionen kommen in Südostasien und in der Karibik vor, auch wird gelegentlich über Epidemien in Südamerika und Indien berichtet. Aufgrund mäßiger oder nicht vorhandener Surveillance-Systeme war vor 1980 kaum etwas über die DENV-Verbreitung auf dem afrikanischen Kontinent bekannt. Seither sind sowohl Dengue-Ausbrüche in Ost- und Westafrika beobachtet worden, jedoch fast ausschließlich als klassisches Dengue-Fieber und nicht als Dengue Hämorrhagisches Fieber (DHF) auftretend. Genetische Gründe werden dafür verantwortlich gemacht, dass Schwarzafrikaner nur milde Verläufe von DENV-Infektionen entwickeln. Auch unter fieberhaft erkrankten europäischen Reisenden, die aus diversen Ländern Afrikas zurückkehrten, konnte das Dengue-Virus nachgewiesen werden.

Die Inzidenz der Erkrankung hat v. a. auf dem amerikanischen Kontinent seit 1977 erheblich zugenommen. Hier hat auch der Import zuvor unbekannter Serotypen in den 1990er-Jahren zu zahlreichen Epidemien mit einer erheblichen Anzahl an DHF auch bei Erwachsenen geführt. Die WHO geht davon aus, dass derzeit ständig 100 – 150 Mio. Menschen mit Dengue infiziert sind. Faktoren, die zu dieser explosionsartigen Ausbreitung geführt haben können, sind internationale Reisetätigkeit, Verstädterung und v. a. vermehrte Slumbildung in Entwicklungsländern, Überbevölkerung, Armut und Kollaps der Strukturen öffentlicher Gesundheits- und Hygienedienste. In der westlichen Welt wird das erneute Auftauchen von Vektoren von Dengue in den Südstaaten der USA, in Spanien, Südfrankreich, Albanien und Italien mit Sorge betrachtet. Eine der größten dokumentierten Dengue-Epidemien der Geschichte mit ca. 1 Mio. Erkrankten und mindestens 1000 Todesfällen fand 1927/28 vor der lokalen Ausrottung von A. albopictus in Griechenland statt. Erste autochthone Übertragungen von Dengue-Viren wurden 2010 in Südfrankreich und in Kroatien beobachtet.

Übertragung

Die Übertragung wird durch wesentliche Aspekte der modernen Zivilisation begünstigt: Aedes aegypti und A. albopictus, die Hauptvektoren der Erkrankung, sind in ihrem Brutverhalten hervorragend an schmutziges Wasser und Pfützen angepasst. Von diesen beiden ist Aedes

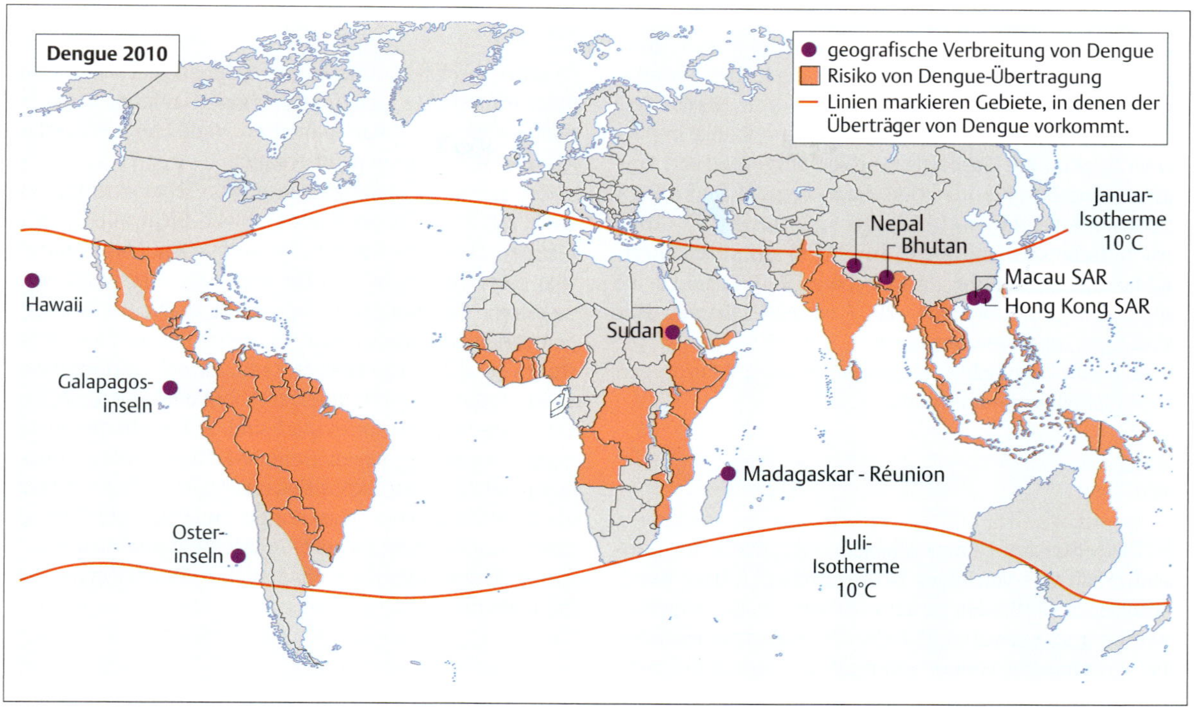

Abb. 16.7 Risikogebiete des Dengue-Fiebers (Quelle: WHO 2010).

aegypti die deutlich vektorkompetentere Mücke und hauptsächlich verantwortlich für die großen Dengue-Ausbrüche in den letzten Jahrzehnten.

Das Virus gelangt nach dem Stich der infizierten Mücke via regionale Lymphknoten in das retikuloendotheliale System (RES). Dort erfolgt starke Vermehrung und Virämie mit Generalisation. Während der virämischen Phase (1.–4. Fiebertag) nehmen die Moskitos das Virus auf und bleiben während des ganzen Lebens (2.–4 Monate) infektiös.

Symptomatik

Im Anschluss an eine Inkubationszeit von 2–8 Tagen nach dem infizierenden Insektenstich beginnt die Erkrankung typischerweise schlagartig mit Fieber, Schüttelfrost, retroorbitalen Schmerzen, Lichtempfindlichkeit, ausgeprägten Myalgien und Arthralgien. Weitere Symptome sind ein generalisiertes, makulopapulöses Exanthem, Pruritus und v.a. nuchale Lymphadenopathie. Bei der Blutuntersuchung finden sich eine deutliche Verminderung der Thrombozyten und eine leichte Erhöhung der Transaminasen. Das Blutbild zeigt eine relative Lymphozytose. Die Beschwerden halten 5–6 Tage an, bevor es zur Spontanremission kommt. Im Allgemeinen ist der Krankheitsverlauf kurz und abrupt, jedoch sind lange Rekonvaleszenzen mit schweren Erschöpfungszuständen, die durchaus über Wochen anhalten können, beschrieben. Regelmäßig tritt eine Begleithepatitis mit mäßiger Transaminasenerhöhung auf. Bei ca. 10% der Erkrankten findet sich auch eine Enzephalitis. Besonders in dieser Gruppe zeigt sich nach Ablauf der akuten Erkrankung häufig ausgeprägte Abgeschlagenheit für mehrere Wochen im Sinne eines Erschöpfungssyndroms. Ein besonderes Problem ist, dass man Dengue-Fieber mehrfach bekommen kann, je einmal pro Serotyp. Nach einer durchgemachten Dengue besteht nur wenige Wochen bis Monate eine Kreuzimmunität. Danach kann man sich in einem Endemiegebiet wieder ein Dengue-Fieber mit einem anderen Serotyp zuziehen. Wichtig für die Klinik des Dengue-Fiebers ist, dass eine 2. Dengue-Infektion häufig schwerer verläuft als die erste. Generell verläuft das Dengue-Fieber besonders schwer im Kindesalter, insbesondere auch die Zweitinfektion, die als Dengue Hämorrhagisches Fieber (DHF) in Erscheinung treten kann und viele Todesfälle bei kleinen Kindern in Südostasien verursacht. Die Entstehung von DHF wird im Wesentlichen durch Wirtsfaktoren getriggert: Eine durch Immunkomplexbildung exazerbierte Thrombopenie und Thrombozyten-Malfunktion führt schließlich zu Spontanblutungen und beim Dengue-Schock-Syndrom (DSS) auch zur disseminierten intravasalen Koagulopathie mit Extravasation von Flüssigkeit und Schock. Naturgemäß ist wegen der fehlenden Exposition ein DHF bei europäischen Reisenden nur nach häufigeren Tropenaufenthalten zu erwarten. Weltweit kommt es bei ca. 250000–500000 Erkrankten pro Jahr zum Auftreten von Komplikationen im Sinne eines DHF oder eines DSS. Bei diesen Komplikationen liegt die Todesrate hospitalisierter Patienten zwischen 1–5% für DHF und bei 12–44% für DSS. Die zunehmende

Aktivität von Dengue in den Tropen und die stetig steigende Zahl an internationalen Flugreisen führen dazu, dass Dengue-Virus-Infektionen vermehrt auch bei europäischen Reisenden diagnostiziert werden. Von 1999 – 2002 wurde im europäischen Netzwerk zur Surveillance importierter Infektionen (TropNetEurop) bei insgesamt 481 Reisenden eine Dengue-Infektion diagnostiziert. Von diesen Reisenden kehrten 219 (45%) aus Südostasien, 77 (16%) vom indischen Subkontinent, 147 (31%) aus Mittelamerika, Südamerika und der Karibik sowie 38 (8%) aus Afrika zurück. Im Zeitraum 2001 – 2007 waren es bereits 967 Meldungen im selben Netzwerk.

Nach durchgemachter Infektion mit allen 4 Serotypen besteht lebenslange Immunität.

Diagnose

Die Diagnose des Dengue-Fiebers wird durch Virusanzucht, Nachweis von Virus-DNA mittels PCR oder durch serologische Methoden gestellt. Hierbei ist die erheblich eingeschränkte Sensitivität vieler Methoden zu beachten. Eine Virusanzucht gelingt während der akuten Infektion nur in ca. 50% der Fälle, während der serologische Nachweis in diesem Stadium i. d. R. noch nicht geführt werden kann. Zum Nachweis der Infektion sind also spätere Blutentnahmen unbedingt notwendig. Darüber hinaus können Kreuzreaktionen mit anderen Flaviviren, aber auch bei Z. n. Impfungen gegen FSME oder Gelbfieber, falsch positive Reaktionen in der Serologie provozieren. Zur Diagnose einer gesicherten Dengue-Infektion wird daher der direkte Virusnachweis oder ein 4-facher Titeranstieg in der Serologie inklusive Neutralisationstest gefordert. Der alleinige Nachweis von IgM soll nach allgemeiner Übereinkunft lediglich zur Diagnose der wahrscheinlichen Dengue-Infektion führen. Die Therapie des Dengue-Fiebers ist symptomatisch. Bei DHF oder DSS sind intensivmedizinische Überwachung und Substitutionsmaßnahmen indiziert. Die Gabe von Thrombozytenaggregationshemmern ist kontraindiziert. Massenausbrüchen an Dengue-Fieber kann man nur durch entsprechende Vektorenbekämpfung begegnen, wobei insbesondere die in der Nähe menschlicher Behausungen befindlichen Brutstätten von Aedes aegypti zu erfassen sind.

Therapie

Nur symptomatisch, speziell zur Schmerzbekämpfung (Kontraindikation für ASS!). Bei hämorrhagischen und Schockzuständen ist eine intensive klinische Behandlung angezeigt.

Prophylaxe

Es wird geschätzt, dass in Deutschland jedes Jahr etwa 9000 importierte Dengue-Infektionen anfallen, also 10-mal so viele wie Malariapatienten. Viele Episoden verlaufen mild und werden nicht erkannt.

Ein Impfstoff befindet sich in klinischer Prüfung, mit einer Zulassung ist in Europa jedoch nicht vor 2015 zu rechnen. Da vorbestehende heterotope Antikörper das Risiko eines DHF oder DSS für den Wirt massiv erhöhen, muss eine Immunogenität von 100% gegen alle 4 Serotypen verlangt werden, bevor ein breiter Einsatz eines Impfstoffes gerechtfertigt werden kann. Aktuell beginnen Phase-III-Studien mit attenuierten Lebendvakzinen, die u. a. aus Viruschimären konstruiert sind. So besteht der derzeit effektivste Schutz gegen Dengue-Fieber in einer konsequent betriebenen Expositionsprophylaxe durch Einsatz von Repellentien und Moskitonetz. Aufgrund der Ökologie des Vektors besteht das größte Infektionsrisiko sicherlich in der Nähe von armen Wohngebieten ohne effektive Moskitokontrolle.

Chikungunya-Fieber

Erreger

Das Chikungunya-Virus (CHIKV) gehört zum Genus Alphavirus innerhalb der Familie Togaviridae. Die aktuell ablaufende CHIK-Pandemie nahm Ende 2005 in Ostafrika ihren Ausgang. Dabei konnte sich ein neuer genetischer Typ durchsetzen, der sich seither auch nach Asien ausbreitete und die dort vorhandenen CHIKV-Stämme zusehends verdrängt. Aufgrund einer Mutation im Hüllprotein zeichnet sich dieser CHIKV-Stamm durch eine schnellere und effizientere Virusvermehrung im asiatischen Tigermoskito aus.

Verbreitung

CHIKV wurde erstmals 1952 in Tansania während einer bis 1953 andauernden Epidemie aus Patienten mit Fieber und Stechmücken isoliert. Seither wurde es immer wieder für Ausbrüche in Zentral-, Süd- und Westafrika verantwortlich gemacht. Seit 1958, als eine große Epidemie von Dengue-ähnlichen Erkrankungen in Bangkok auf CHIKV zurückgeführt werden konnte, werden auch in den tropischen Ländern Asiens regelmäßig Ausbrüche von Chikungunya-Fieber beobachtet (Abb. 16.**8**). Im Gegensatz zu der Situation in Afrika scheint sich das Seuchengeschehen hier jedoch eher in den Metropolen und nicht den ländlichen Gegenden abzuspielen. In Australien kommt CHIKV derzeit noch nicht vor. In Europa gibt es regelmäßig importierte Fälle, aber CHIKV hat hier noch keinen Naturherd etabliert und kommt somit natürlicherweise hier nicht vor. Nachdem ein italienischer Tourist in der virämischen Phase aus Indien zurückkehrte, kam es 2007 zu einem

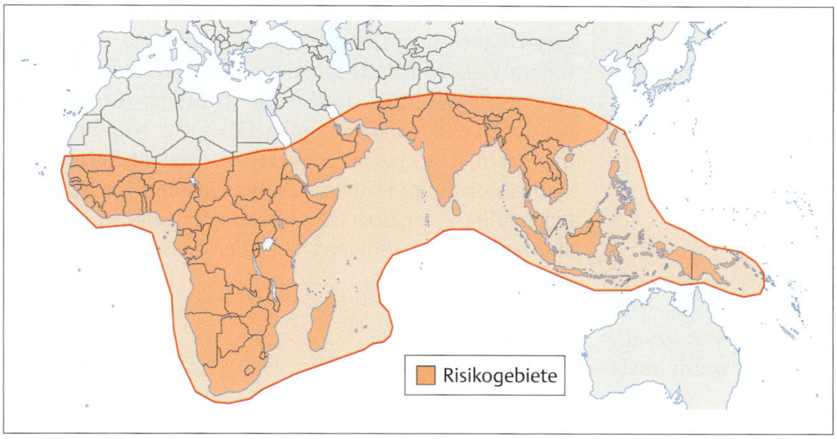

Abb. 16.8 Risikogebiete des Chikungunya-Fiebers (Quelle: WHO 2008).

kleineren Ausbruch autochthonen Chikungunya-Fiebers in Norditalien mit 334 Fällen.

Übertragung

CHIKV ist ursprünglich ein Affenvirus. Der natürliche Übertragungszyklus von CHIKV läuft zwischen Affen und bestimmten Aedes-Stechmückenarten ab. Die Adaption des Virus an den mittlerweile weltweit verbreiteten „asiatischen Tigermoskito" (Ae. albopictus) wird seit der Epidemie im Frühjahr 2006 für die rasante Ausbreitung von CHIKV verantwortlich gemacht. Da auch Menschen sehr hohe Virustiter während einer Infektion produzieren, ist ein von Affen unabhängiger Übertragungszyklus zwischen Mensch und Ae. albopictus (sog. urbaner Übertragungszyklus) entstanden, der auch in Großstädten zu epidemischer Übertragung führt.

Symptomatik

Nach einer kurzen Inkubationsperiode von 2–4 Tagen (maximal bis 12 Tage) kommt es plötzlich zu Fieber mit Schüttelfrost, Kopf- und Muskelschmerz sowie schweren Arthralgien. Das Fieber steigt dabei häufig auch bei Erwachsenen auf 40 °C und höher an. Als Begleitsymptomatik ist u. a. eine Konjunktivitis sowie Fotophobie beschrieben. Oft wird dabei ein biphasischer Fieberverlauf beschrieben, wobei die 2. Phase meist etwas niedriger ausfällt als die erste. Die Gelenksymptomatik stellt häufig das klinisch auffälligste Symptom dar, von dem die Erkrankung auch ihren ursprünglichen Namen (chikungunya: das, was krümmt) bekommen hat. Schwellung und Steifheit, v. a. aber der Schmerz können zur völligen Immobilisierung der betroffenen Gelenke führen. In etwa der Hälfte der Fälle wiederum bleiben die Gelenkbeschwerden länger als 1 Monat bestehen, teilweise über eine Dauer von Monaten.

In der 2. Fieberphase kann ein stark juckendes, feinfleckig-makulopapuläres Exanthem auftreten. Lokal kann es v. a. im Bereich der Nase und des Gaumens zu petechialen Blutungen kommen. Diese Hämorrhagien treten jedoch nur in etwa ¼ der Fälle auf und sind selbstlimitierend. Neben der pathognomonischen Arthritis/Arthralgie wurde in einzelnen Fällen eine Enzephalitis als Komplikation eines CHIK-Fiebers beobachtet. Todesfälle traten im Verlauf der letzten großen Pandemie vereinzelt auf.

Diagnose

Die Grundlage der klinischen Diagnosestellung ist neben der Reiseanamnese in bekannte Endemiegebiete das Fieber, vergesellschaftet mit Arthralgien und/oder Hautausschlag. Es zirkulieren sehr hohe Virusmengen im Blut mit bis zu 1010 CHIKV pro ml Serum, sodass auch noch 9 Tage nach Beginn der ersten Symptome noch virale RNA mitels PCR im Serum von Patienten nachgewiesen werden konnte. Bei allen Patienten sind spezifische IgM-Antikörper spätestens im Verlauf der 2. Woche nach der Infektion mittels Immunfluoreszenztest nachweisbar. Eine mindestens 4-fache Erhöhung der spezifischen IgG-Antikörper im gepaarten Serum mittels IFT oder ELISA ist ebenfalls beweisend.

Therapie

Es existiert keine Kausaltherapie zur Behandlung einer CHIKV-Infektion. Dem initialen Fieber sollte mit entsprechender antipyretischer Medikation begegnet werden. Zur Linderung der Gelenkschmerzen sind jedoch nicht steroidale Antiphlogistika wie Diclofenac Mittel der Wahl. Bei Auftreten der meist kleinflächigen Hämorrhagien sollte auf Azetylsalizylsäure-Präparate zur Antipyrese und Analgesie verzichtet werden.

Prophylaxe

Es existiert kein für den Menschen zugelassener Impfstoff gegen Chikungunya-Fieber. Daher kommt der Expositionsprophylaxe die Hauptbedeutung zu.

Rift-Valley-Fieber

Erreger

Das Rift-Valley-Fieber wird von einem Virus verursacht, das zur Familie der Bunyaviridae gehört. Es wurde erstmals 1931 detailliert im Rahmen eines Ausbruches in Kenia, im Rift Valley, beschrieben.

Verbreitung

Das Hauptverbreitungsgebiet liegt ursprünglich in Afrika, südlich der Sahara. Seit 2000 wurden jedoch auch Ausbrüche von der arabischen Halbinsel und Ägypten gemeldet (Abb. 16.**9**). Epidemien treten bei dieser Zoonose i. d. R. zeitgleich mit größeren Tierseuchen auf.

Übertragung

Das Rift-Valley-Fieber ist in erster Linie eine Zoonose und betrifft v. a. Wiederkäuer wie z. B. Schafe, Ziegen und Rinder. Bei Tieren verursacht das Virus eine schwere Infektion mit hoher Mortalität, insbesondere bei Jungtieren, und eine erhöhte Abortrate. Die Übertragung erfolgt zum einen durch verschiedene Mückenspezies, aber auch durch direkten Kontakt mit dem Blut von virämischen Tieren (z. B. Landwirte, Viehhirten, Metzger, Tierärzte) oder potenziell auch über den Verzehr von infizierter Milch und rohem Fleisch. Als Hauptvektor dient die Aedes-Mücke, aber auch Anopheles-, Culex- und Mansonia-Arten spielen bei der Übertragung eine Rolle. Das Virus wird bei Aedes mcintoshi transovarial übertragen. Die infizierten Eier sind jahrelang im Erdreich überlebensfähig. Nach starken Regenfällen oder Überschwemmungen kann so simultan eine Vielzahl von infizierten Mücken ausschlüpfen.

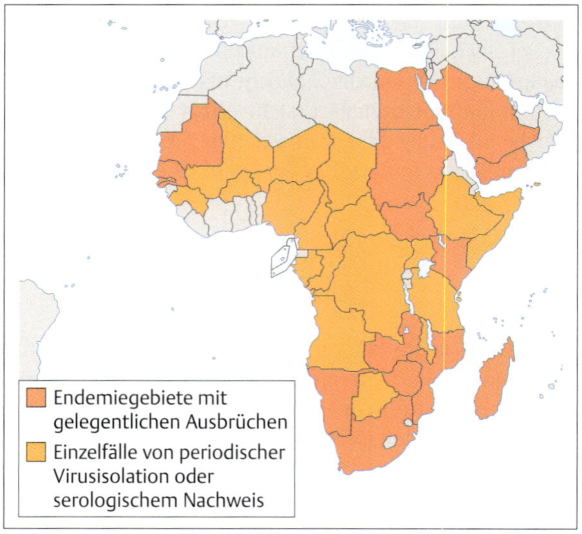

Abb. 16.9 Verbreitung des Rift-Valley-Fiebers (Quelle: CDC, www.cdc.gov/ncidod/dvrd/spb/mnpages/dispages/rvfmap.htm).

Symptomatik

In den meisten Fällen verläuft das Rift-Valley-Fieber beim Menschen als unspezifischer grippeähnlicher Infekt. Nach einer Inkubationszeit von 2 – 7 Tagen treten Fieber, retroorbitale Kopfschmerzen, Muskel- und Gelenkschmerzen, Appetitlosigkeit, Diarrhoe und Erbrechen auf. Teilweise wird ein biphasischer Fieberverlauf beobachtet. Die akute Phase der Erkrankung dauert 4 – 7 Tage.

Schwere Verläufe sind selten und treten nur in 1 – 3 % der Infektionen auf. Bei den hämorrhagischen Verlaufsformen kommt es nach 3 – 4 Tagen zu petechialen Blutungen und einem Sklerenikterus. Es folgen schwere gastrointestinale Blutungen (Hämatemesis und Meläna), Epistaxis und Blutungen aus Injektionsstellen als Folge einer virusbedingten Epithelschädigung und disseminierten intravasalen Koagulopathie. Zusätzlich tritt ein ausgeprägter Ikterus bei Begleithepatitis auf, ein hepatorenales Versagen ist möglich. Diese schweren Verlaufsformen haben häufig einen letalen Ausgang.

In einigen Fällen kommt es eine Woche nach Symptombeginn zu einer okulären Beteiligung mit bilateraler Visusbeeinträchtigung. Ursächlich hierfür ist eine Vaskulitis der Retina mit arterieller Thrombose, retinaler Ischämie, Netzhauteinblutungen und Retinaablösung. Bei etwa der Hälfte der Patienten sind bleibende Schäden mit z. T. völliger Erblindung die Folge.

Neurologische Komplikationen treten in weniger als 1 % der Erkrankungen auf. Bis zu 10 Tage nach Fieberabfall stellen sich Symptome wie Meningismus, Verwirrtheit, Halluzinationen und schließlich Bewusstlosigkeit ein. Die Letalität ist hoch, bleibende neurologische Schäden sind häufig.

Diagnose

Menschliche Rift-Valley-Fieber-Erkrankungen treten häufig im Rahmen von größeren Tierepidemien auf. Daher sind Ausbruchsmeldungen aus endemischen Gebieten ein wichtiger anamnestischer Hinweis. Bei entsprechender Klinik und Reiseanamnese gelingt der Virusnachweis in der akuten Phase mittels PCR oder Virusanzucht aus Blut oder Gewebe (Labor der Sicherheitsklasse 3). Der serologische Nachweis spezifischer Antikörper (IgM) ist ab dem 4. Krankheitstag möglich. Im Zweifelsfall ist nur ein 4-facher Anstieg des Antikörpertiters in einer 2. Serumprobe beweisend.

Therapie

Eine spezifische Therapie des Rift-Valley-Fiebers existiert nicht. Die symptomatische, z.T. intensivmedizinische Therapie steht daher im Vordergrund. Die antivirale Therapie mit Ribavirin und Immunseren ist in der Erprobung.

Prophylaxe

Das Infektionsrisiko für Touristen scheint insgesamt gering zu sein. Für den Reisenden in Endemiegebiete ist die konsequente Expositionsprophylaxe, auch vor tagaktiven Stechmücken, die wichtigste Schutzmaßnahme. Kontakt zu Wild- und Nutztieren (insbesondere zu rohem Fleisch, Blut, Urin, Kot und Plazenta) sollte vermieden werden, weiterhin sollte rohes Fleisch oder Rohmilch nicht verzehrt werden. Experimentelle Zellkultur-Impfstoffe für Laborpersonal und besonders gefährdete Berufsgruppen sind in Entwicklung.

Tipp für die Praxis

- Informationen zu vektorübertragenen Erkrankungen und insbesondere zur Expositionsprophylaxe gehören in jede reisemedizinische Beratung.
- Bei der Differenzialdiagnose des fieberhaften Tropenrückkehrers sind vektorübertragene Infektionen besonders zu berücksichtigen.

Weiterführende Literatur

Literatur zum Thema Borreliose

RKI. Lyme-Borreliose: Analyse der gemeldeten Erkrankungsfälle der Jahre 2007 bis 2009 aus den sechs östlichen Bundesländern. Epidemiologisches Bulletin 12/2010

Stanek G, Strle F. Lyme borreliosis. Lancet 2003; 362: 1639 – 1647

Weber K. Aspects of Lyme borreliosis in Europe. Eur J Clin Microbiol Infect Dis 2001; 20: 6 – 13

Wormser GP, Dattwyler RJ, Shapiro ED et al. The clinical assessment, treatment, and prevention of Lyme disease, human granulocytic anaplasmosis, and babesiosis: clinical practice guidelines by the Infectious Diseases Society of America. Clin Infect Dis 2006; 43: 1089 – 1134

Literatur zum Thema CCHF

Ergönül O. Crimean-Congo haemorrhagic fever. Lancet Infect Dis 2006; 4: 203 – 214

Flick R, Whitehouse CA. Crimean-Congo hemorrhagic fever virus. Curr Mol Med 2005; 5(8): 753 – 760

Karti SS, Odabasi Z, Korten V et al.: Crimean-Congo Hemorrhagic Fever in Turkey. EID 1994; 10(8): 1379 – 1384

Ozkurt Z, Kiki I, Erol S et al. Crimean–Congo hemorrhagic fever in Eastern Turkey: clinical features, risk factors and efficacy of ribavirin therapy. J Infect 2006; 52: 207 – 215

Literatur zum Thema Rickettsiose

Jensenius M, Fournier PE et al. African tick bite fever. Lancet Infect Dis 2003; 3(9): 557 – 564

Jensenius M, Fournier PE, Raoult D. Tick-borne rickettsioses in international travellers. Int J Infect Dis 2004; 8: 139 – 146

Walker DH. Rickettsial diseases in travelers. Travel Med Infect Dis 2003; 1: 35 – 40

Literatur zum Thema Filariosen

Lipner EM, Law MA, Barnett E et al. GeoSentinel Surveillance Network. Filariasis in travelers presenting to the GeoSentinel Surveillance Network. PLoS Negl Trop Dis 2007; 1(3): e88

Michael E, Bundy DA, Grenfell BT. Re-assessing the global prevalence and distribution of lymphatic filariasis. Parasitology. 1996; 112(Pt 4): 409 – 428

Murdoch ME, Asuzu MC, Hagan M et al. Onchocerciasis: the clinical and epidemiological burden of skin disease in Africa. Ann Trop Med Parasitol 2002; 96: 283 – 296

Tielsch JM, Beeche A. Impact of ivermectin on illness and disability associated with onchocerciasis. Trop Med Int Health 2004; 9(4): A45 – 56

Literatur zum Thema Leishmaniasisn

Ahluwalia S, Lawn SD, Kanagalingam J et al. Mucocutaneous leishmaniasis: an imported infection among travellers to central and South America. BMJ 2004; 329: 842 – 844

Herwaldt BL. Leishmaniasis. Lancet 1999; 354: 1191 – 1199

Herwaldt BL, Stokes SL, Juranek DD. American cutaneous leishmaniasis in U.S. travelers. Ann Intern Med 1993; 118: 779 – 784

Magill AJ. Cutaneous leishmaniasis in the returning traveler. Infect Dis Clin North Am 2005; 19: 241 – 266

Murray HW, Berman JD, Davies CR et al. Advances in leishmaniasis. Lancet 2005; 366: 1561 – 1577

Literatur zum Thema Pest

Boulanger LL, Ettestad P, Fogarty JD et al. Gentamicin and tetracyclines for the treatment of human plague: review of 75 cases in New Mexico, 1985 – 1999. Clin Infect Dis 2004; 38 (5): 663 – 669

CDC. Prevention of plague: recommendations of the Advisory Committee on Immunization Practices (ACIP). MMWR Recomm Rep 1996; 45(RR-14): 1 – 15

Dennis DT, Campbell GL. Plague and other Yersinia infections. In: Fauci AS, Braunwald E, Kasper DL, Hauser SL, Longo DL, Jameson JL, Loscalzo J, eds. Harrison's principles of internal medicine. 17th ed. New York: McGraw-Hill Medical Publishing Division; 2008: 980 – 986

Perry RD, Fetherston JD. Yersinia pestis – etiologic agent of plague. Clin Microbiol Rev 1997; 10(1): 35 – 66

Literatur zum Thema Schlafkrankheit

Claessen FA, Blaauw GJ, van der Vorst MJ et al. Tryps after adventurous trips. Neth J Med 2010; 68: 144 – 145

Gautret P, Clerinx J, Caumes E et al. Imported human African trypanosomiasis in Europe, 2005 – 2009. Euro Surveill 2009; 14: Pii

Nadjm B, Van Tulleken C, Macdonald D et al. East African trypanosomiasis in a pregnant traveler. Emerg Infect Dis 2009; 15: 1866 – 1867

Literatur zum Thema Chagas

Diaz JH. Recognizing and reducing the risks of Chagas disease (American trypanosomiasis) in travelers. J Travel Med 2008; 15: 184–195

Singh G, Sehgal R. Transfusion-transmitted parasitic infections. Asian J Transfus Sci 2010; 4: 73–77

Literatur zum Thema West-Nil-Fieber

Rezza G. Chikungunya and West Nile virus outbreaks: what is happening in north-eastern Italy? Eur J Public Health 2009; 19: 236–237

Rodríguez Mde L, Rodriguez DR, Blitvich BJ et al. Serologic surveillance for West Nile virus and other flaviviruses in febrile patients, encephalitic patients, and asymptomatic blood donors in northern Mexico. Vector Borne Zoonotic Dis 2010; 10: 151–157

Zuckerman JN. The traveller and West Nile virus. Travel Med Infect Dis 2003; 1: 149–152

Literatur zum Thema Dengue-Fieber

Chen LH, Wilson ME. Dengue and chikungunya infections in travelers. Curr Opin Infect Dis 2010; 23: 438–444

Jelinek T. Trends in the epidemiology of dengue fever and their relevance for importation to Europe. Euro Surveill 2009; 14. pii: 19250

Mohammed HP, Ramos MM, Rivera A et al. Travel-associated dengue infections in the United States, 1996 to 2005. J Travel Med 2010; 17: 8–14

Wilder-Smith A, Gubler DJ. Geographic expansion of dengue: the impact of international travel. Med Clin North Am 2008; 92: 1377–1390

Literatur zum Thema Chikungunya-Fieber

Massad E, Ma S, Burattini MN et al. The risk of chikungunya fever in a dengue-endemic area. J Travel Med 2008; 15: 147–155

Soumahoro MK, Fontenille D, Turbelin C et al. Imported chikungunya virus infection. Emerg Infect Dis 2010; 16: 162–163

Tilston N, Skelly C, Weinstein P. Pan-European Chikungunya surveillance: designing risk stratified surveillance zones. Int J Health Geogr 2009; 8: 61

Literatur zum Rift-Valley-Fieber

Flick R, Bouloy M: Rift Valley fever virus. Curr Mol Med 2005; 5: 827–834

Madani TA, Al-Mazrou YY, Al-Jeffri MH et al.: Rift Valley fever epidemic in Saudi Arabia: epidemiological, clinical, and laboratory characteristics. Clin Infect Dis 2003; 37: 1084–1092

Watts DM, Flick R, Peters CJ et al. Bunyaviral fevers: Rift valley fever and Crimean-Congo hemorrhagic fever. In: Guerrant RL, Walker DH, Weller PF, eds. Tropical infectious diseases: principles, pathogens and practice. Philadelphia: Churchill Livingstone; 2006: 756–761

WHO: Rift Valley fever in South Africa, 2010 (www.who.int/csr/don/2010_03_30a/en/index.html)

17 Oral übertragene Krankheiten

M. Haditsch

Editorial

Die Aufnahme von Krankheitserregern über den Mund ist keine Seltenheit. Kommt es in der Folge zu Durchfallerkrankungen, sind diese Infektionen meist harmlos und selbstlimitiert; sie können jedoch ein Hinweis auf den Kontakt mit Nahrungsmitteln mangelnder Qualität sein – und auf diesem Weg gelangen auch problematische Krankheitserreger in den Körper. Deshalb sollte man auf Reisen nur „sichere" Speisen und Getränke zu sich nehmen. Dazu zählen: heiße und durchgegarte Speisen, Brot, Speisen mit sehr hohem Zuckergehalt (Sirup, Marmelade, Honig), dickschaliges Obst (mit intakter Schale), heiße und industriell verpackte Getränke (Verschluss kontrollieren!).

Auch einige wichtige Krankheiten, die durch Impfung verhinderbar sind, sind oral übertragbar (Näheres siehe Kap. 15). Impfungen können jedoch vernünftiges Verhalten nicht ersetzen!

Das Wichtigste in Kürze

- Bei vielen Erregern, die den Darm oder Darmanhangsgebilde als Ziel haben, stellt die Magensäure eine wesentliche Schutzbarriere dar.
- Bei manchen Erregern ist dieser Weg auch eine Alternative zur klassisch aerogen übertragenen Infektion; der Schleimhautkontakt kommt also nicht durch Einatmen eines Aerosols, sondern durch direkten Kontakt (z. B. mit kontaminierten Händen) zustande. Dieser Tatsache wurde man sich bei manchen Krankheiten (wie z. B. der Influenza) erst in letzter Zeit (wieder) zunehmend bewusst.
- Es reisen nicht nur Menschen, sondern auch Krankheitserreger – für den hier besprochenen Übertragungsweg relevant: kontaminierte Nahrungsmittel. Sowohl die Systematik der Krankheitserreger als auch deren Resistenzmuster spiegelt die Situation des Ausgangslandes wider und kann die damit befassten Personen vor diagnostische aber auch therapeutische Probleme stellen.
- Manche der hier gelisteten Krankheiten sind in Deutschland meldepflichtig.
- Entgegen der landläufigen Meinung, reiseassoziierte Darmbeschwerden seien auf zu heiße, zu kalte oder zu fette Gerichte oder aber auf ungewohnte Nahrungsmittel inkl. exotischer Gewürze zurückzuführen, gilt mittlerweile als bewiesen, dass Krankheitserreger die Ursache dieser Verdauungsbeschwerden sind.

17.1 Einführung

Um dieses große Kapitel übersichtlicher gestalten zu können, werden die Krankheiten im Folgenden anhand ihrer Leitsymptomatik unterteilt in solche, die primär den Darm betreffen, und jene, die nach oraler Aufnahme zu extraintestinalen Manifestationen (Darmanhangsgebilde, obere und untere Atemwege, systemische Erkrankung) führen.

Eine wesentliche Gruppe unter den oral übertragenen Krankheiten sind die Parasitosen. Manche Parasiten vollziehen einen Wirtswechsel: Hier kann der Mensch Zwischen- oder Endwirt sein; wird der Zyklus durch die Manifestation im Menschen unterbrochen, gilt er als Fehlwirt (dies kann sowohl im Stadium des Zwischen- als auch des Endwirtes erfolgen). Allgemein gilt, dass Hauptwirte deutlich geringere Krankheitszeichen erkennen lassen als Zwischenwirte – für den Menschen problematisch ist es also immer dann, wenn er bei Entwicklungen mit Wirtswechsel Larven- oder Zwischenstadien bzw. das Stadium der asexuellen Vermehrung beherbergt.

Infektionen liegen dann vor, wenn Krankheitserreger in den Körper eindringen und sich **anschließend vermehren**. Grundsätzlich ist festzuhalten, dass definitionsgemäß nur eine einzige Wurmart zur Infektion des Menschen in der Lage ist: Strongyloides ssp. (siehe Kap. 18). Alle anderen verursachen **Infestationen**, d. h. nach dem Eindringen in den menschlichen Körper findet **keine Vermehrung** statt (aus jedem Ei oder jeder Larve entsteht nur ein Wurm).

17.2 Infektiosität

Die Infektiosität oral aufgenommener Erreger hängt bis zu einem gewissen Maß auch vom Vermehrungsort und somit auch von physiologischen Verteidigungsmechanismen ab.

Auf diesem Weg sind generell immungeschwächte Personen und bei Infektionen des Darms und seiner Anhangsgebilde solche mit einer verminderten Magensäureausschüttung (sei es postoperativ oder medikamentös bedingt) in höherem Maß infektionsgefährdet. Die Salzsäure im Magensaft ist gegenüber vielen Keimen ein äußerst wirksamer Schutzschild (typisches Beispiel: Vibrionen als Erreger der Cholera sind im höchsten Grad säureempfindlich). Ein guter Bewertungs- (und Vergleichs-)Parameter ist die sog. minimale Infektionsdosis

(MID). So gelten Hepatitis A- (und z.B. auch Polio-)Viren als höchst infektiös. Im Vergleich dazu muss man für Lamblien-, Amöben- und Typhusinfektionen ca. das 100-Fache, für Cholera das Millionenfache an Krankheitserregern aufnehmen, um klinisch zu erkranken.

17.3 Zielorgan Darm

Das klassische Symptom einer Darminfektion ist Durchfall. Dies ist auch das häufigste infektionsbedingte Krankheitsbild während und/oder nach einer Reise. Definitionsgemäß besteht Diarrhoe bei 3 oder mehr ungeformten Stuhlgängen pro Tag.

Eine Diarrhoe kann Leitsymptom oder auch Teil der Begleitsymptomatik sein. Auch unabhängig vom auslösenden Agens deckt der mit diesem Symptom verbundene Flüssigkeitsverlust in Abhängigkeit vom Alter (kleine Kinder, ältere Personen), eventuell vorliegenden Grundkrankheiten (Kreislaufsystem, Nieren; Prädisposition zu Venenthrombosen?) wie auch den reisebedingten Zugangsmöglichkeiten zu einer adäquaten medizinischen Versorgung (Abenteuertouristen) das gesamte Krankheitsspektrum zwischen trivial und (lebens-)bedrohlich ab.

Anamnese und klinische Bewertung

Bei der Summe möglicher Erreger und im Wissen um die Problematik mancher Nachweisverfahren kommt (und das gilt nicht nur für reiseassoziierte Infektionen – man denke z.B. nur an heimische Salmonellenausbrüche) der Anamnese eine besondere Bedeutung zu. Diese sollte folgende Faktoren detailliert berücksichtigen:

- **Reiseparameter:**
  Reiseland, -route, -stil, Nahrungshygiene (und Essverhalten), Reisedauer
- **Beschwerdebild:**
  Beginn (seit wann, wie), Verlauf (permanent oder intermittierend), Trend (Besserung – gleich bleibend – Verschlechterung)
- **Begleitsymptome:**
  Völlegefühl, Meteorismus, Fieber, Erbrechen, Hauterscheinungen, Tenesmen, Koliken
- **Sonstiges:**
  Abneigung gegen bestimmte Speisen

Auch die Bewertung der **Stuhlqualität** kann sehr aufschlussreich sein: voluminös, schleimig, blutig, wässrig, übelriechend, acholisch; mit oder ohne unverdaute Nahrungsmittelreste? (– und auch die Frage: Bestanden schon vor der Abreise Stuhlunregelmäßigkeiten?)

Die Anamnese führt in Kombination mit dem aktuellen Status des Patienten (Schmerzen – wenn ja: Lokalisation?, Übelkeit, Erbrechen, Exsikkose, Kollapsneigung, Fieber, Bewusstseinslage, andere extraintestinale Symptome) zu einer gewissen Einschränkung der Differenzialdiagnosen, auf deren Basis in Kombination mit den laborchemischen Werten dann die entsprechenden mikrobiologischen, infektionsserologischen oder sonstigen Untersuchungen erfolgen sollten.

Für die Fragestellung Durchfall ohne oder nur mit milden Begleiterscheinungen wie Inappetenz, Übelkeit oder Druckgefühl im Bauch sei auf Kap. 51 verwiesen. Die häufigsten Erreger der unkomplizierten Diarrhoe sind nämlich enterotoxigene E. coli (ETEC)-Stämme; selbstverständlich können auch andere Erreger dieses Krankheitsbild verursachen.

Von einer komplizierten Diarrhoe spricht man bei Verdacht einer Invasion von Krankheitserregern oder der systemischen Wirkung von Toxinen.

> ***Tipp für die Praxis***
> - Diarrhoe kann auch **ohne** gastrointestinale Infektion vorliegen – typisches Beispiel: Malaria!
> - Immer auch an nicht reiseassoziierte Krankheiten (Appendizitis, Tumoren) denken!

Infektionsdiagnostik

Neben den allgemeinen klinisch chemischen Parametern (wie Differenzialblutbild, C-reaktives Protein/Procalcitonin, Leber- und Nierenfunktionsparameter, Elektroyte, ...) sind meist folgende Methoden der spezifischen Infektionsdiagnostik zu empfehlen und auch ausreichend:

- Für den direkten Erregernachweis sollte der Stuhl bakteriologisch (1 × in Form einer bakteriologischen Kultur; eventuell Spezialnährböden und/oder Anreicherungsmedien nötig) und parasitologisch (3 ×; bei manchen Erregern bessere Ausbeute durch spezielle Anreicherungsverfahren) untersucht werden.
- Ergänzend gibt es auch sog. Antigen-Tests (z.B. zum Nachweis von Giardia lamblia) und die Untersuchung mittels PCR (z.B. Noroviren).
- Die Methodik des indirekten Nachweises (Infektionsimmunologie = Serologie) bietet zusätzliche Optionen, ist jedoch nicht für die Akutdiagnostik geeignet.

Zu speziellen Fragestellungen der Diagnostik wird bei den einzelnen Erregern eingegangen. Vorab sei aber schon festgehalten: Parasiten wie Cyclospora, Krypto- und Mikrosporidien [1] (und Strongyloides) können leicht der Diagnostik entgehen; ein entsprechender Verdacht sollte bereits auf der Zuweisung vermerkt sein. Bei speziellen Fragen sollte man sich auch immer mit dem Labor des Vertrauens in Verbindung setzen.

Ätiologie

Aufgrund vielfältiger Ursachen werden die Krankheitserreger innerhalb der einzelnen Entitäten alphabetisch aufgelistet und folgen somit nicht den Prinzipien des Schweregrades oder der Wahrscheinlichkeit der assoziierten Krankheit.

Viren

Noroviren

Sie gelten als höchst infektiös. Dies zeigt sich u.a. daran, dass neben dem fäkal-oralen Übertragungsweg schon die Inhalation des beim Erbrechen entstehenden Aerosols als infektiös gilt. Auch wenn norovirusassoziierte Brechdurchfälle kurz und selbstlimitiert sind (Dauer: 2–3 Tage), stellen sie wegen der Massivität des Flüssigkeitsverlustes und der Tendenz zu Massenerkrankungen eine gefürchtete Krankheit dar.

Reisemedizinisch gelten v.a. Kreuzfahrtschiffe [2] als besonders gefährdet; oftmals lassen sich trotz größter Bemühungen Folgeausbrüche bei Wechsel der Reisegruppen nicht verhindern. Zusätzlich erweist sich auch das im Vergleich häufig höhere Durchschnittsalter der Kreuzfahrttouristen als problematisch.

Rotaviren

Sie sind v.a. im (Klein-)Kindesalter bedeutsam. Aufgrund der Möglichkeit, innerhalb kurzer Zeit schwerste Exsikkose auslösen zu können, sind diese Erreger hauptsächlich bei Familien mit kleinen Kindern in medizinisch (pädiatrisch!) unterversorgten Regionen (aber auch bei Reisen in Länder mit „hohem Standard") von größter Bedeutung. Wie gefährlich diese Infektionen sind, zeigt sich u.a. dadurch, dass Rotaviren laut Statistik mit zu den häufigsten Durchfallserregern in Indien [3] zählen. Da es sich hier um eine impfpräventable Erkrankung handelt, sei auf Kap. 15 verwiesen.

Sonstige Viren

Unter zahlreichen anderen Virusarten können auch bestimmte Adeno-, Astro- und Enterovirusarten auf diesem Weg übertragen werden und Darminfektionen bedingen. Neben dieser Organmanifestation können manche dieser Viren auch z.T. problematische andere Organmanifestationen bedingen (wie etwa eine Infektion des ZNS).

> ***Tipp für die Praxis***
>
> Generell gilt: Alle diese Virusinfektionen (Rotaviren nur bei kleinen Kindern) neigen zu massenhaften Ausbrüchen, können nur symptomatisch behandelt werden und sind auch für das mit der Behandlung dieser Patienten und mit der Diagnostik befasste (Labor-)Personal als (z.T. hoch-)infektiös einzustufen.

Bakterien

Bei reiseassoziierten Verdauungsbeschwerden sind pathogene Bakterien die häufigste Ursache. Gerade hier kommt dem persönlichen Verhalten (auch aufgrund einer großen Bandbreite der minimalen Infektionsdosis) eine besondere Bedeutung zu.

Campylobacter

Diese Bakterien finden sich häufig im Darm von Geflügel. Übertragungen kommen u.a. bei der Speisenzubereitung vor. Die Symptomatik, die Kinetik (kurze Inkubationszeit) wie auch die epidemiologische Entwicklung (Explosivepidemie) ist jener von Salmonelleninfektionen ähnlich; Resistenzen gegenüber Gyrasehemmern sind noch häufiger als bei Salmonellen und nicht auf tropische und subtropische Regionen beschränkt.

Enterohämorrhagische Escherichia coli (EHEC)

Manche E.-coli-Stämme führen zu Schädigungen im Gefäßsystem, was zu wandständigen Rauigkeiten und dann zu Thrombenbildungen führt. In weiterer Folge kommt es durch diese Veränderungen zu Schädigungen der roten Blutkörperchen (Fragmentozyten) und zu Durchblutungsstörungen (v.a. der Nieren), in der schwersten Form zum hämolytisch-urämischen Syndrom (HUS).

Enterotoxigene Escherichia coli (ETEC)

Diese Keime sind die häufigste bakterielle Ursache der Reisediarrhoe. 50–75% dieser Krankheitsepisoden (je nach Anteil der Stämme mit hitzelabilem Toxin LT) sind prinzipiell durch Impfung zu verhindern (siehe Kap. 15).

Weitere pathogene E.-coli-Stämme

Auch diese können nach oraler Aufnahme Krankheitssymptome bedingen. Für manche gibt es ebenfalls entsprechende Abkürzungen (EIEC: enteroinvasive E. coli, EAEC: enteroadhäsive E. coli); die klinische Symptomatik reicht von unspezifischen Darmbeschwerden über Durchfall bis zu fieberhaften und kolikartigen Zustandsbildern.

Salmonellen

Diese Erreger können typhöse und nicht typhöse Krankheitsbilder bedingen. Erstere sind invasive Krankheiten, die üblicherweise schwer, fieberhaft bis septisch verlaufen und bei denen möglichst frühzeitig eine antibiotische Therapie durchgeführt werden sollte. Die Infektionen werden z.B. durch Salmonella typhi (Typhus) und S. paratyphi (Paratyphus) ausgelöst. Gegen Typhus gibt es Impfungen mit unterschiedlichen Ansätzen (siehe Kap. 15).

- **Typhöse Salmonellosen** benötigen nur eine niedrige MID. Salmonellenstämme zeigen weltweit eine zunehmende Resistenzentwicklung, Gyrasehemmer sind häufig nicht mehr (voll) wirksam. Typhus und Paratyphus (hohes Fieber) gehen häufig primär ohne Diarrhoe einher, können daher verkannt bzw. mit anderen Krankheiten verwechselt werden, was zu einer relevanten Verzögerung des Therapiebeginns (so überhaupt wirksame Medikamente zur Verfügung stehen) führen kann. Werden diese Salmonelleninfektionen nicht frühzeitig und effektiv behandelt, kann es zu septischen Verläufen (mit metastatischer Abszessbildung in zahlreichen Organen inkl. ZNS und Knochen) wie auch durch entzündliche Auflockerung der Darmwand bei entzündetem lymphatischem Gewebe zu einer Darmperforation und kotigen Peritonitis kommen.

- **Nicht typhöse (enteritische) Salmonellosen** sind durch Diarrhoe, manchmal auch Erbrechen dominiert. Zusätzlich können auch Bauchkrämpfe und Fieber auftreten. Meist sind diese Krankheiten aber selbstlimiert, eine antibiotische Therapie ist nicht zwangsläufig erforderlich.

Prinzipiell können alle Salmonellen auch zu **Kolonisationskeimen** werden, d. h. die Keime werden auch nach Ausheilen der klinischen Symptome ausgeschieden. Diese Personen werden als sog. Dauerausscheider bezeichnet und stellen potenzielle Streuquellen dar, weswegen diese Personen nicht im lebensmittelverarbeitenden Gewerbe tätig sein dürfen. Dazu zählen die Herstellung und Zubereitung wie auch die gewerbliche Ausgabe von Speisen. Reisemedizinisch sind – abgesehen von der Möglichkeit der Impfprophylaxe und der Problematik schwerer Krankheitsverläufe in möglicherweise medizinisch mangelhaft versorgten Reiseregionen – die Probleme des Importes von Salmonellen durch Nahrungsmittel [4] und zwischenzeitlich wieder asymptomatische Reisende mit zu berücksichtigen. So sollte jeder, der in einem sensiblen Beruf tätig ist, nach Rückkunft eine entsprechende Reisenachsorgeuntersuchung (inkl. einer bakteriologischen Stuhluntersuchung) durchführen lassen, wenn auf Reisen eine Darminfektion aufgetreten war.

Shigellen

Hier handelt es sich um die Erreger der bakteriellen Ruhr. Das Spektrum der durch Shigellen ausgelösten Krankheitsbilder ist nicht homogen und umfasst alles beginnend von einer milden Durchfallerkrankung bis hin zu schwersten hämmorhagisch-ulzerösen Enteritis. Shigellen sind höchst infektiös; auch diese Erreger verzeichnen eine weltweite Resistenzentwicklung.

Vibrio

Am bekanntesten ist wohl der Erreger der Cholera, Vibrio cholerae. Die MID ist deutlich höher (S. typhi × 10 000); somit sind in erster Linie Personen gefährdet, die keinen Zugang zu unbedenklichem Trinkwasser haben. Die Blockade der Wasserrückresorption kann zu massiven Flüssigkeitsverlusten (bis 7 l/d; manche Publikationen sprechen von bis zu 20 l/d) mit sog. reiswasserähnlichen Durchfällen führen.

Für Reisende kann dies in Zusammenhang mit Pilgerreisen (Massenansammlungen), Abenteuertourismus und humanitären Einsätzen (insbesondere bei Hochwasser) eine Rolle spielen – nicht zu vergessen jene, die es nicht scheuen, rohe Muscheln zu sich zu nehmen. Da es sich bei Cholera um eine impfpräventable Krankheit handelt, sei im Weiteren auf Kap. 15 verwiesen.

Gerade der Genuss roher Muscheln (und anderer Meerrestiere) birgt neben zahlreichen anderen Risiken auch jenes der Infektion mit anderen Vibrio-Arten (wie z. B. V. vulnificus).

Sonstige Bakterien

Selten finden sich auch andere Bakterien als Ursache von Darminfektionen bei Reisenden. Erwähnt werden sollen hier noch Aeromonas ssp., Plesiomonas shigelloides, Clostridium difficile (!) und Yersinia enterocolitica. Während alle diese Erreger klassische enterokolitische Symptome verursachen können, kann C. difficile die typische Symptomatik einer antibiotikaassoziierten Kolitis (auch auf der Basis einer antibiotischen Notfallselbsttherapie auf Reisen) auslösen. Y. enterocolitica ist auch in der Lage die Symptomatik einer akuten Appendizitis (Fieber und Schmerz im rechten Unterbauch, bedingt durch eine Entzündung des terminalen Ileums) zu imitieren.

Tipp für die Praxis

Therapie

Erreger von Gastroenteritiden zeigen weltweit eine zunehmende Resistenzentwicklung. So sollte in jedem Fall bei Rückkehr und klinischen Beschwerden bei Nachweis eines bakteriellen Agens eine Resistenzbestimmung durchgeführt werden.

Reisemedizinische Relevanz

Aufgrund der mittlerweilen sehr hohen Resistenzrate gegenüber Gyrasehemmern (wie z. B. Norfloxacin und Ciprofloxacin) gilt bei komplizierten gastrointestinalen Infektionen derzeit Azithromycin als Mittel der Wahl für die Notfallselbstmedikation [5]. Alternativ kann auch Mezillinam eingesetzt werden; man sollte jedoch berücksichtigen, dass hier die Wirkungsbreite eingeschränkt ist und beispielsweise Campylobacter ssp. als häufige Erreger therapeutisch nicht erfasst werden. Unkomplizierte Darminfektionen lassen sich im Bedarfsfall mit Rifaximin behandeln [6].

Gegen C. difficile findet das auch gegen zahlreiche Darmprotozoen wirksame Medikament Metronidazol Anwendung.

Parasiten

Die Gliederung der Parasiten hat sich in der letzten Zeit (auch auf der Basis molekularbiologisch-genetischer Erkenntnisse) deutlich verändert. Insbesondere im Bereich der Protozoen hat dies einen entsprechenden Niederschlag gefunden. Da ja nicht Mikrobiologen die primäre Zielgruppe dieses Buches darstellen, wird in Ergänzung zur aktuellen Terminologie die traditionelle Bezeichnung angeführt, auch um an (latent vorhandenes) Wissen der Parasitologie anschließen zu können.

Da sich bakterielle und parasitäre Erreger gegenseitig ja nicht ausschließen, sollte bei der Abklärung kranker Reiserückkehrer selbst bei Nachweis eines bakteriellen Pathogens immer auch an eine parasitologische Untersuchung gedacht werden. Hier ist zu berücksichtigen, dass Parasiten bzw. Wurmeier nur periodisch ausgeschieden werden können (mehrfache Untersuchungen aus gesonderten Stuhlproben) und Wurminfestationen auch längere Präpatenzzeiten (Wochen bis wenige Monate) haben können. Somit sollten primär negative parasitologische Befunde durch eine Kontrollserie nach 2–3 Monaten bestätigt werden.

Protozoen (Einzeller)

Insgesamt können die Erreger 5 Gruppen von Protozoen zugeteilt werden:

- Apicomplexa = Sporozoa (Sporentierchen)
- Ciliophora = Ciliata (Wimpertierchen)
- Mastigophora = Flagellata (Geißeltierchen)
- Mikrosporidien
- Sarcodina = Rhizopoda (Wurzelfüßer, Wechseltierchen)

Je nach geografischer Region zeichnen Einzeller für einen hohen Prozentsatz von gastrointestinalen Infekten verantwortlich. Dies ist u. a. auf die teilweise niedrige MID (etwa in der Größenordnung von S. typhi beginnend), die Fähigkeit, Dauerformen (sog. Zysten) zu bilden oder aber die Unempfindlichkeit gegen eine gängige Trinkwasserdesinfektion in vielen Reiseländern (nämlich die Chlorierung) zurückzuführen.

Apicomplexa = Sporozoa (Sporentierchen). Kryptosporidien (C. parvum) verursacht akute Durchfallserkrankungen, die bei Normimmunen selbstlimiert sind, dagegen bei Abwehrgeschwächten (insbesondere bei HIV-positiven Personen) zu chronischen Duchfallerkrankungen führen können. Zwar sind diese Erreger auch in Industrieländern anzutreffen, die Wahrscheinlichkeit einer Infektion ist aber bei Reisen in Regionen mit geringerem Hygienestandard größer.

Cyclospora cayetanensis ist ein vergleichsweise erst seit kurzem bekannter Durchfallserreger, wobei insbesondere Durchfallerkrankungen bei Reisenden (Australien, Nepal, Südamerika [7]) Druck auf die Entdeckung und Erforschung dieses Erregers gemacht haben. Problematisch ist hier, dass sich dieser Erreger mit Standardmethoden nicht anfärben lässt, lichtmikroskopische Nativpräparate schwer zu interpretieren sein können und es somit nur mit einer Spezialfärbung gelingt, diesen Erreger entsprechend darzustellen.

Auch andere Apicomplexa wie Isospora belli können (kurzfristig) Darmbeschwerden bedingen.

Ciliophora = Ciliata (Wimpertierchen). Balantidium coli ist als einziger Ciliat mit humanpathogener Bedeutung der Erreger der sog. Balantidienruhr.

Mastigophora = Flagellata (Geißeltierchen). Giardia lamblia ist als der Erreger der Giardiasis oder Lamblien-Ruhr Auslöser einer sehr häufigen Form von reiseassoziierten Darminfektionen. Wie bei anderen Protozoen auch, erfolgt die Übertragung über Speisen und v. a. Wasser mangelnder Qualität, wobei dieser Erreger durch Ausbildung von Dauerformen (sog. Zysten) unwirtliche Episoden überstehen kann. In Ergänzung zum Durchfall beobachtet man häufig Symptome wie Oberbauchbeschwerden, ein Völlegefühl und Meteorismus (Beschwerden, die z. T. diätetisch beeinflussbar sind; relative Kohlenhydratintoleranz). Prinzipiell ist die Infektion selbstlimitiert; die Elimination der Krankheitserreger kann allerdings Wochen bis Monate dauern, die Beschwerden können selbst bei adäquater Therapie noch lange darüber hinaus anhalten.

Nebenbemerkung zur Historie: Bei den Lamblien handelt es sich um die ersten jemals mikroskopisch nachgewiesenen Krankheitserreger (A. v. Leuwenhoek 1681).

> **! Wichtig:** Es gilt mittlerweilen als erwiesen, dass auch Trypanosoma cruzi (der Erreger der Chagas-Krankheit) alimentär übertragbar ist [8]. Insbesondere bei maschineller Verarbeitung von Obst (Saftpresse) oder Gemüse können Raubwanzen zerquetscht werden, dadurch Trypanosomen aus deren Darm in die jeweiligen Nahrungsmittel gelangen und – wenn diese ungekocht genossen werden – zu entsprechenden Infektionen führen.

Microsporidia (Mikrosporidien). Für Mikrosporidien gilt Ähnliches wie für Kryptosporidien – auch sie sind insbesondere bei HIV-positiven Personen für chronische Durchfälle verantwortlich und nur mit Spezialfärbung nachweisbar. In diese Gruppe gehören zahlreiche Vertreter (Enterocytozoon, Encephalitozoon, Nosema); eine Artdiagnose kann sinnvoll sein, da bestimmte Vertreter auch kausal therapierbar sind.

Sarcodina = Rhizopoda (Wurzelfüßer, Wechseltierchen). Entamoeba histolytica als Erreger der Amöbenruhr ist der wohl bekannteste Vertreter dieser Gruppe. Bedingt durch die Gewebsschädigung der Darmschleimhaut entwickeln sich Ulzerationen, dem Stuhl sind Blut und Schleim beigemengt. Diese Schleimhautschädigung kann letztlich zur Translokation von Bakterien aus dem Darmlumen in den Blutkreislauf führen, ebenso gefürchtet ist die Spätkompli-

III

kation in Form eines Amöbenleberabszesses (sog. tropischer Leberabszess). Prinzipiell kann auch Dientamoeba fragilis Darmbeschwerden machen, alle anderen (wie z.B. E. coli, Endolimax nana, Jodamoeba buetschlii etc., inkl. der lichtmikroskopisch von E. histolytica nicht unterscheidbaren Art E. dispar) gelten als apathogen.

> *Tipp für die Praxis*
>
> **Reisemedizinische Relevanz.** Auch der Nachweis apathogener Amöben (oder anderer apathogener Protozoen) ist ein Beweis für den Kontakt mit hygienisch bedenklichen Nahrungsmitteln bzw. Flüssigkeiten und sollte bei klinischen Beschwerden einer konsequenten Suche nach dem auslösenden Agens Nachdruck verleihen.

Helminthes (Würmer)

Die Unterteilung der Würmer erfolgt traditionell in Rund- (Nematodes) und Plattwürmer (Plathelminthes), wobei Letztere in Bandwürmer (Cestodes) und Egel (Trematodes) unterteilt werden.

Bei jenen Würmern, die den Darm als Zielorgan haben, ist der Mensch prinzipiell als Hauptwirt in den Entwicklungszyklus eingebunden. Die damit assoziierten Symptome können neben unspezifischen Darmbeschwerden Entzündungsprozesse (Appendizitis bei Oxyuriasis, Larva migrans intestinalis bei Toxokarose), Eosinophilie, Diarrhoe (insbesondere bei Blutungen in das Darmlumen) und Anämie (z.B. bei massiver Infestation von Hakenwürmern), wie auch im Gegenteil ein Wurmileus (z.B. bei Hyperinfestation mit Ascaris) oder eine Gewichtsabnahme sein.

Die Diagnose erfolgt entweder durch mit dem Stuhl abgegangene Würmer oder Wurmteile oder (üblicherweise nach Anreicherung) durch den mikroskopischen Nachweis von Wurmeiern. Zur Anreicherung stehen unterschiedliche Verfahren (SAF, MIFZ, Flotationsmethode, Baermann-Trichter) zur Verfügung; der interessierte Leser sei auf die entsprechende parasitologische Fachliteratur verwiesen. Prinzipiell gibt es auch für manche Würmer serologische Tests; die Interpretation kann jedoch schwierig sein, somit ist dem Direktnachweis – wo immer möglich – der Vorzug zu geben.

Nematoden (Rundwürmer). Auch Reisen in nicht tropische Gebiete können ein Nematodenrisiko bergen.

Am geläufigsten sind hier Infestationen durch **Enterobius vermicularis** (Oxyuriasis, Kindermadenwurm), häufig bedingt durch Spielen im Sand (auch in mit Tierkot kontaminierten Sandkisten). Typisch ist hier der (meist nächtliche und morgendliche) Juckreiz im Bereich des Afters. Da die Weibchen die Eier im Bereich der Analöffnung ablegen, hat der Einachweis mittels Tesafilm-Abklatsch eine höhere Erfolgschance als die Untersuchung des Stuhls. Neben eventuellen Problemen bei der Organisation der Entwurmung im fremdsprachigen Ausland kann (insbesondere bei Langzeitaufenthalten) noch die Streuung ausgehend von den (Klein-)Kindern mit Befall der gesamten Familie erschwerend hinzukommen. Da nach Appendektomie im Rahmen der histologischen Aufarbeitung auch immer wieder ein z.T. starker Enterobius-Befall in diesem Darmbereich nachgewiesen wurde, gelten diese Würmer nach wie vor als mögliche Auslöser einer Appendizitis.

Auf gleichem Weg gelangen auch die Eier von **Ascaris** und **Toxocara** in den Darm. Während Ersterer prinzipiell als gutartig gilt und nur bei massivem Befall oder bei Verlassen des Darmlumens (z.B. durch mechanische Obstruktion des Gallen- oder Pankreasganges) Komplikationen bedingen kann, ist Toxocara (der Tierspulwurm; T. cati = Katzenspulwurm und T. canis = Hundespulwurm) als gefährlich einzustufen. Die sich ins Gewebe einbohrenden Larven verursachen das intestinale Larva-migrans-Syndrom; die Wanderung kann die Larven u.a. ins ZNS und Auge führen. In diesem Kontext ist auch **Baylisascaris** (eine Spulwurmart, die Waschbären und Skunke befallen kann) zu erwähnen – ist der Mensch betroffen, zeigen sich ähnliche Symptome und Komplikationen wie bei der Toxokarose.

Nicht zu verharmlosen ist auch der Befall mit **Anisakis ssp.** (Heringswurm). Während dieser Wurm großteils als unproblematisch beschrieben wird, gibt es auch Kasuistiken mit Schilderungen von Komplikationen, wie akutem Abdomen oder anaphylaktischem Schock [9].

Trichinöses Fleisch stellt ebenfalls eine nennenswerte Gesundheitsgefährdung dar. Fehlende Fleischbeschau führt in einigen Ländern regelmäßig zu Infestationen mit **Trichinella spiralis**, dies u.a. durch mangelhaft gegartes Schweinefleisch oder aus rohem Fleisch hergestellte Würste. Aber auch Bärenfleisch (z.B. in Russland) gilt diesbezüglich als sehr riskant.

> *Tipp für die Praxis*
>
> **Reisemedizinische Relevanz.** Ascaris ist (fast) weltweit verbreitet, der Infestationsdruck in vielen Ländern unwahrscheinlich groß. Mit anderen Worten: Schon geringe Verfehlungen im Bereich der Nahrungshygiene können zu Infestationen mit diesen Würmern führen. Da auch problematischere Würmer auf diesem Weg übertragen werden können, kommt einer konsequenten Hände- und Nahrungshygiene (wie auch sonst) besondere Bedeutung zu.

Letztlich sollte man auch den von der „Ausrottung" bedrohten **Medinawurm (Dracunculus medinensis)** erwähnen, dessen Larvenstadium durch den Genuss ungefilterten Wassers mit kleinsten Krebsen aufgenommen wird. Die Entfernung der adulten weiblichen Tiere durch Aufrollen auf einen Stock gilt ja als alternative Erklärung für das medizinische Symbol der angeblich einen Stock umwindenden Äskulapnatter.

Andere relevante Rundwürmer folgen einem transkutanen Infektionsweg (siehe Kap. 18).

Cestoden (Bandwürmer). Schweine- (T. solium), Rinder- (T. saginata) und Fischbandwurm (Diphyllobothrium latum/Bothricocephalus latus) haben den Darm als Zielorgan. Die dickschaligen und somit relativ umweltstabilen Eier werden aus mit menschlichem Stuhl abgegangenen Bandwurmgliedern (Proglottiden) freigesetzt. Wird – wie in manchen Ländern durchaus noch üblich – menschlicher Kot zum Düngen von Weiden benützt, oder auf anderem Weg die Nahrungsquelle der entsprechenden Tiere kontaminiert, werden die Eier oral von den jeweiligen Tieren aufgenommen. Nach der Magenpassage bohren sich die Larven durch die Darmwand ein und setzen sich als Larven (sog. Finnen) in der Muskulatur fest. Finniges Fleisch wird (wie auch trichinöses) bei uns durch die Fleischbeschau ausgeschieden, gelangt in vielen Ländern aber unkontrolliert auf die Teller.

Wird finniges Fleisch vor dem Genuss nicht ausreichend erhitzt, entwickeln sich aus den Finnen im Darm die adulten Würmer. Während sich **Rinderbandwürmer** ausschließlich negativ auf die Energiebilanz auswirken (Teil der zugeführten Nahrung steht dem Körper nicht zur Verfügung), bestehen bei den anderen Bandwurmarten zusätzliche Risiken: Beim **Schweinebandwurm** kann der Mensch auch zum Fehlwirt im Stadium des Zwischenwirtes werden. Die Finnen siedeln sich dann bevorzugt im Bereich des Gehirnes ab, was einerseits durch die Raumforderung selbst, andererseits durch die Zerstörung von Hirnstrukturen zu schweren Schädigungen führen kann. Diese Form der Erkrankung wird Zystizerkose genannt.

Der **Fischbandwurm** wiederum bedingt einen relativen Vitamin-B_{12}-Mangel, was zur Ausbildung einer perniziösen Anämie führt. Zweifellos ist dieser Bandwurmbefall sehr selten (geworden).

Weitere Bandwurmformen betreffen nicht den Darm als Zielorgan und sind im nächsten Abschnitt aufgelistet.

Trematoden (Saugwürmer, Egel). Auf oralem Weg werden die Eier zahlreicher Trematoden aufgenommen; der Darm ist allerdings nur für Fasciolopsis buski (Riesendarmegel), Metagonimus yokagawai und Heterophyes heterophyes das Zielorgan. Aufgrund ihrer Seltenheit bei Reisenden sind diese Egel nur von geringer praktisch-reisemedizinischer Relevanz und sollen deswegen nur der Vollständigkeit halber hier aufgelistet werden.

17.4 Extraintestinale Manifestationen

Manche Krankheitserreger werden zwar oral aufgenommen, entfalten aber ihre Pathogenität an den Anhangsgebilden des Darmes (wobei hier nicht auf den Infektionsweg – kanalikulär, hämatogen – eingegangen werden soll) bzw. an anderen Organen.

Anamnese und klinische Bewertung

Im Großen und Ganzen kann hier auf Kap. 17.3 verwiesen werden. Wesentlich erscheint jedoch die Frage nach bzw. Untersuchung auf „extraintestinale(n)“ Manifestationen. Besonders zu erwähnen sind hier spezifische Organbeteiligungen wie auch offensichtliche (Ikterus) oder laborchemische (z. B. Erhöhung der Leberfunktionsparameter) Auffälligkeiten. Dies lässt oftmals schon eine gewisse Einschränkung der Differenzialdiagnosen zu.

Infektionsdiagnostik

Ist von einer kanalikulären Ausbreitung oral aufgenommener Pathogene auszugehen macht auch hier die Stuhluntersuchung Sinn. Je nach Erregergruppe wird aber auch die mikrobiologische (Blutkultur) und serologische Untersuchung von Blut (Infektionsserologie) wie auch die Untersuchung von Punktaten, Operationspräparaten, Liquor, Blut, Harn und Sekreten mittels der unterschiedlichen Methoden (inkl. Spezialfärbungen, speziellen Anzüchtungsmethoden und PCR) zur Anwendung kommen.

Ätiologie

Die Ursachen sind so breit gestreut, dass die Auflistung innerhalb der einzelnen Entitäten erneut – wie auch in Unterkap. 17.3 – aus Übersichtsgründen alphabetisch erfolgt. Auch hier folgt die Reihung somit nicht den Prinzipien des Schweregrades oder der Wahrscheinlichkeit.

Viren

FSME

Wichtig, aber noch zu wenig bekannt ist, dass das FSME-Virus nicht nur durch Zeckenbiss, sondern auch oral übertragbar ist. Als riskant gelten unpasteurisierte Milchprodukte, wobei in der Vergangenheit insbesondere Ziegen- und Schafmilch (und daraus hergestellte Produkte wie Käse oder Quark) für Infektionen verantwortlich waren [10]. Es gibt sogar Hinweise darauf, dass der klinische Manifestationsindex bei diesem Infektionsweg signifikant höher ist als nach Zeckenbiss (siehe Kap. 15).

Hepatitis A

In der Vorimpfära war Hepatitis A die häufigste oral erworbene, nach Europa importierte Infektionskrankheit unter Reisenden. Entgegen der landläufigen Meinung – nämlich, dass die Infektionsgefahr generell abgenommen hätte, weil man weniger Patienten sieht – stellt sie nach wie vor eine der wichtigsten reiseassoziierten Infektionen dar, ist aber impfpräventabel (siehe Kap. 15).

Hepatitis E

Diese wie die Hepatitis A durch kontaminierte Nahrungsmittel und Getränke übertragbare Infektion führt ebenfalls zu einer augenscheinlichen, d.h. mit Ikterus vergesellschafteten Hepatitis. Aus bisher ungeklärten Gründen stellt diese Krankheit insbesondere für Schwangere eine spezielle Gefahr mit einer überdurchschnittlichen Letalität dar. Es gibt allerdings (wie bei der Hepatitis A) ebenfalls keine chronischen Verläufe. Jüngere Publikationen beschreiben eine weit größere geografische Ausbreitung (auch in gemäßigte Zonen), als bisher angenommen [11].

Herpes

Neben der Schmierinfektion und dem klassisch aerogenen Weg können Herpesviren auch durch orale Aufnahme zur Infektion führen. In die Gruppe der Herpesviren gehören u.a. das Epstein-Barr-Virus (EBV), das Herpes-simplex-Virus (HSV), das Varicella-zoster-Virus (VZV; durch Impfung zu verhindern, siehe Kap. 15) und das Zytomegalievirus (CMV). Die lokale Manifestation in Zusammenhang mit dem Primärkontakt ist wohl beim EBV am eindrucksvollsten (Tonsillitis mit z.T. massiver Vergrößerung, Schluckbeschwerden; auch als „Kusskrankheit" bezeichnet). Es können unterschiedliche Organe (wie Milz, Leber, Auge, ZNS) mit betroffen sein.

Allen Herpesviren ist der Übergang zur latenten Infektion eigen: Einmal infizierte Menschen bleiben dies lebenslang, Reaktivierungen sind auf lokale oder systemische Schwächung der Abwehr zurückzuführen.

> *Tipp für die Praxis*
>
> **Reisemedizinische Relevanz.** Abwehrgeschwächte Personen können schwerste Krankheitsbilder entwickeln, eine kompetente Behandlung ist vielerorts nicht möglich. Personen mit rezidivierendem **Herpes zoster** (Zoster ophthalmicus!) sollten eigene Medikamente mit sich führen; gerade der Reisestress (mit und ohne oft zeitgleich vermehrte UV-Belastung) kann ein Rezidiv provozieren.
> Die **EBV-Infektion** (findet meist im jugendlichen Alter statt) birgt auch das Risiko einer spontanen oder durch Bagatelltraumata (auf Reisen oft schwierig zu vermeiden) ausgelösten Milzruptur – einer lebensbedrohlichen Situation. Bei Diagnosestellung oder auch bei Verdacht sollte man sich bis zur Ausheilung (im Idealfall ultraschallbestätigte Normalisierung der Milzgröße) schonen und besonders vorsichtig verhalten, wenn möglich auch jedes unnötige Risiko eines Bagatelltraumas meiden (selbst der Anschnallgurt im Auto kann schon bei einem akuten Bremsmanöver zur Milzruptur führen). In Ländern mit niedrigem medizinischem Standard ist es ratsam, sich günstigerweise in der Nähe solcher medizinischer Einrichtungen aufhalten, die im Anlassfall auch in der Lage sind, notfallsmäßige chirurgische Interventionen durchzuführen.

Influenza

Gerade mit der H1N1-Pandemie 2010 wurde der Infektionsweg mittels oraler Aufnahme („Schmierinfektion") und der Stellenwert einer entsprechenden Händehygiene zur Verhinderung der Infektion mit Nachdruck dargestellt. Zahlreiche Destinationen liegen in den Tropen, wo Influenzaviren das ganze Jahr über zirkulieren, Flugzeuge haben als Transportmittel deutlich zugenommen („Menschen aus aller Herren Länder"), beengte Verhältnisse finden sich auch bei Bus- und v.a. bei Schiffsreisen. Somit wurde die Influenza-Impfung in ihrer reisemedizinischen Bedeutung lange Zeit unterschätzt (Weiteres siehe Kap. 15).

Lassa

Obwohl sehr selten, gibt es immer wieder Berichte über Touristen – darunter in den 1990er-Jahren auch über eine deutsche Studentin in Westafrika [12] –, die (auf der Basis mangelnder Nahrungshygiene) am assoziierten hämorrhagischen Fieber erkrankt und z.T. leider auch verstorben sind.

> *Tipp für die Praxis*
>
> **Reisemedizinische Relevanz.** Da der Infektionsweg über Nahrungsmittel läuft, die mit Nagerharn kontaminiert sind, sind in erster Linie jene Personen gefährdet, die die Risikoregionen unter einfachsten Bedingungen bereisen. Es reichen bereits basishygienische Maßnahmen aus, um dieses Risiko auszuschalten (Nahrungsmittel in geschlossenen Boxen).

Masern

Diese äußerst gefährliche Infektionskrankheit liegt z.B. in Flüchtlingslagern hinsichtlich ihres Gefährdungspotenzials noch vor Krankheiten wie Malaria, Typhus oder Cholera. Es gibt einige Hinweise darauf, dass auch das Masernvirus (nach oraler bzw. aerogener Aufnahme) im Rahmen der hämatogenen Streuung extraintestinale Organmanifestationen bedingen kann. Speziell ist hier neben den bekannten Komplikationen vonseiten des ZNS (SSPE) das Pankreas mit Zerstörung der Langerhans-Zellen mit konsekutivem Diabetes mellitus zu erwähnen (Weiteres siehe Kap. 15).

Poliomyelitis

Dem weltweiten Eradikationsprogramm zum Trotz ist es bisher noch immer nicht gelungen, die Erde poliofrei zu machen. Zwar konnte schon seit einigen Jahren der Wildtyp von Polio 2 nicht mehr nachgewiesen werden, Typ 1 und Typ 3 zirkulieren aber weiterhin (derzeit in 4 Ländern; allerdings gibt es auch regelmäßig Reimporte und neuerliche Ausbrüche in Ländern mit zu niedriger Durchimpfung, wie z. B. 2010 in Tadschikistan – wird übrigens von der WHO geografisch Europa zugerechnet). Damit scheint die Impfpolitik vieler Länder, die die Auffrischung der Polio-Impfung nach der Grundimmunisierung ja nur mehr als Reiseimpfung empfehlen und das Risiko des Importes offensichtlich als vernachlässigbar einstufen, infrage gestellt (Weiteres siehe Kap. 15).

Röteln

Auch dieses Virus ist oral/aerogen übertragbar. Die Krankheit gilt ähnlich wie Masern und Mumps als hochinfektiös. Während bei uns die Durchimpfungsrate relativ hoch ist und somit nicht geimpfte Personen, solche, die trotz Impfung keinen Impfschutz entwickeln und auch jene, die nicht impftauglich sind (Lebendimpfung) auf eine Herdenimmunität hoffen können, ist die Situation in zahlreichen Reiseländern wesentlich problematischer.

> *Tipp für die Praxis*
>
> **Reisemedizinische Relevanz.** Nicht immune schwangere Frauen sollten Reisen in Regionen mit Zirkulation von Rubeolaviren meiden (prinzipiell könnte ein Gammaglobulinpräparat beschränkten Schutz verleihen; die Aktivimmunisierung gilt aber in der Schwangerschaft als kontraindiziert; Weiteres siehe Kap. 15).

Weitere Viren

Naturgemäß gibt es noch zahlreiche andere Viren, die diesem Infektionsweg folgen, deren Auflistung aber den Rahmen dieses Buches sprengen würde. Folgende Punkte sollen aber noch erwähnt werden:

- Nicht alle oral aufgenommenen Adeno-, Astro- und Enteroviren müssen zwangsläufig gastrointestinale Symptome verursachen. Die von ihnen ausgelösten Krankheitsbilder sind mannigfaltig, können auch sehr schwer verlaufen (z. B. Adenovirus – hämorrhagische Zystitis, Enteroviren – Enzephalitis) und sind z. T. auch von der Abwehrlage der betroffenen Person abhängig.
- Zahlreiche typischerweise oder zumindest auch durch Aerosol übertragbaren Viren lassen sich auch in der Schleimhaut der Mundhöhle, der Nase und des Rachens nachweisen (wie z. B. manche Hantaviren, Ebola- und Marburgvirus) und erfüllen somit im weiteren Sinn die Bedingung der oralen Aufnahme.

Bakterien

Wie in den anderen Bereichen auch, ist eine exakte Trennung zwischen der klassisch oralen Aufnahme und der aerogenen Infektionen nicht immer möglich; zweifellos spielt für beide Wege die Mundöffnung als Eintrittspforte eine zentrale Rolle. Insofern mag diese Unschärfe in der Betrachtung der Krankheitserreger mit entsprechender Großzügigkeit gesehen werden.

Brucella

Brucellen werden in erster Linie durch unpasteurisierte Milchprodukte übertragen. Bedingt durch einen eventuell uncharakteristischen Krankheitsverlauf (abendliches Fieber, diffuse Schmerzsymptomatik) und spezifische Anforderungen in der Diagnostik werden zahlreiche Fälle – wenn überhaupt – verspätet diagnostiziert. So eine adäquate Therapie ausbleibt können sich auch schwerwiegende Verlaufsformen (wie z. B. mit Endokarditis oder Meningoenzephalitis) einstellen.

Clostridien

Neben C. difficile können auch andere Clostridienarten zu Krankheiten führen, z. T. auch bedingt durch Toxinproduktion. Ein wichtiger Vertreter aus dieser Gruppe ist C. perfringens (Erreger des Gasbrandes), das auch Symptome einer Nahrungsmittelvergiftung auslösen kann.

Helicobacter pylori (HLO: Helicobacter-like Organism)

Dieser Krankheitserreger soll hier Erwähnung finden, da es Hinweise darauf gibt, dass u. a. auch die Mundfütterung für die Übertragung dieser Erreger verantwortlich sein dürfte. Diese Form der Ernährung ist stark vom Kulturkreis abhängig und darf daher bei der Betrachtung eines interdisziplinären und internationalen medizinischen Fachgebietes nicht fehlen. Weiterhin haben Folgeerkrankungen dieser Infektion durchaus auch reisemedizinische Implikationen: Nicht nur die karzinogene Potenz der chronischen Infektion, sondern schon das Potenzial zur Auslösung von Magenulzera kann Einfluss auf die Reise- bzw. Einsatztauglichkeit haben.

Listerien

Milch und Milchprodukte, hier insbesondere bestimmte Käsesorten können mit Listerien kontaminiert sein und haben schon wiederholt (nicht nur unter der lokalen Bevölkerung und Reisenden, sondern bei Versand dieser Nahrungsmittel auch in den jeweiligen Importländern [13]) zu Krankheits- und sogar zu Todesfällen geführt. Als besonders gefährdet gelten Kinder im Mutterleib, Neugeborene, aber auch Immunsupprimierte. Neben der Infektion des Kindes im Mutterleib (für das Ungeborene lebensgefährlich, zusätzlich besteht die Gefahr der bleibenden Schädigung des ZNS) kann es auch bei Abwehrgeschwächten zu einer Sepsis oder Meningitis (bzw. Meningoenzephalitis) kommen.

> **Tipp für die Praxis**
>
> **Reisemedizinische Relevanz.** Immunsupprimierte und Schwangere sollten riskante Nahrungsmittel meiden. Während „zu Hause" die Deklarationspflicht üblicherweise die Bewertung von Milchprodukten erleichtert, kann dies auf Reisen problematisch sein.

Mycobacterium tuberculosis

Zwei von 3 klinischen Manifestationen der Tuberkulose nützen den Mund als Eintrittspforte: die Lungen- und die Darmtuberkulose. Während Erstere v.a. aerosolvermittelt erworben wird (auch tuberkulosehaltiger Staub), ist für die Darmtuberkulose in erster Linie kontaminierte Milch kranker Tiere (zumeist Kühe) verantwortlich. Generell bedeutet eine Tuberkuloseinfektion eine monatelange (Mehrfach-)Therapie (inkl. eventuell damit verbundener Nebenwirkungen) vor dem Hintergrund einer global zunehmenden Resistenzentwicklung.

> **Tipp für die Praxis**
>
> **Reisemedizinische Relevanz.** Wie bei vielen anderen Krankheiten auch, ist der Genuss roher Milch(produkte) der Risikofaktor schlechthin – die Vorsorge besteht also im Abkochen bzw. Pasteurisieren von Milch und Milchprodukten.

Staphylococcus aureus (inkl. MRSA)

Die orale Aufnahme dieser Keime erfolgt in erster Linie durch verunreinigte Hände, aber auch Nahrungsmittel können kontaminiert sein. Das typische Symptom ist durch die Freisetzung von Toxinen bedingt: Erbrechen in Folge einer sog. Nahrungsmittelvergiftung. Diese Symptomatik hat eine sehr kurze Inkubationszeit, die Krankheitszeichen setzen üblicherweise nach wenigen Stunden ein. Bieten sich im Verdauungstrakt Eintrittspforten (hier reicht eine vulnerable Schleimhaut), können sich Absiedelungen in Form von Abszessen bilden, es kann aber auch zu Zeichen der systemischen Streuung der Bakterien (Sepsis) oder auch nur der Toxine (z.B. Staphylokokken-Scharlach) kommen. Hochresistente Stämme (MRSA) sind entgegen der Vermutung, es handle sich um ein „Zivilisationsphänomen", weltweit verbreitet. Die Verschleppung kann auch über (gesunde und kranke) Reisende erfolgen. Der Reiseweg lässt sich manchmal anhand einer molekularbiologischen Untersuchung rekonstruieren.

Streptococcus pyogenes

Neben der Eintrittspforte Haut (siehe Kap. 18) kann sich die Infektion nach Aufnahme der sog. Gruppe-A-Streptokokken über Mund und Nase auch in Form einer klassischen Angina darstellen. Neben lokalen Komplikationen (wie Kryptenabszessen) kann es auch zu Organschädigungen an Herz und Nieren kommen. Sinnvollerweise sollten diese Infektionen antibiotisch behandelt werden. Während diese Keime nach wie vor weltweit gegenüber Penicillin empfindlich sind, bietet das sonstige antibiotische Resistenzmuster große regionsspezifische Unterschiede. Dies ist reisemedizinisch u.a. bei der Zusammenstellung der Reiseapotheke (insbesondere bei Penicillinallergie, wo man ja auf andere Präparategruppen ausweichen muss) von erheblicher Bedeutung. Wichtig ist in diesem Zusammenhang eine relativ weit verbreitete Resistenz gegenüber Makrolidantibiotika.

Weitere Bakterien

Die meisten Bakterien, die bei perkutaner Übertragung eine Rolle spielen, können auch den Weg über die (Mund-)Schleimhaut wählen. Darüber hinaus gibt es auch noch solche, die Schleimhäute kolonisieren (wie z.B. Pneumokokken, Haemophilus, Meningokokken) und bei für diese Keime günstigen Gegebenheiten zu einer Infektion führen können.

Parasiten

Parasiten mit extraintestinaler Manifestation sind z.T. hochpathogen. Die Diagnostik kann bei schwer zugänglicher Lokalisation problematisch, die Diagnosestellung auch aufgrund atypischer Symptome und z.T. mangelnder Erfahrung verzögert sein. Nach dazu sind manche Parasiten trotz gestellter Diagnose schwierig zu behandeln.

Amöben

Die extraintestinale Manifestation von Entamoeba histolytica ist zumeist ein Amöbenleberabszess. Die genauen Infektionswege frei lebender Amöben (Naegleria, Acanthamoeba) sind noch nicht restlos aufgeklärt: Sie können zwar auch oral aufgenommen werden, problematisch sind nach der derzeitigen Lehrmeinung eher die Infektion über die Konjunktiva oder jene über die Nasenschleimhaut, die in der Folge zur Amöbenmeningoenzephalitis führen kann.

Echinokokken

Echinococcus alveolaris (**Fuchsbandwurm**): Nach Aufnahme der Eier (z.B. durch Genuss roher, bodenwüchsiger Waldbeeren) setzen sich die Larvenstadien (in Form von Finnen) nach Eindringen durch die Darmwand im Gewebe (bevorzugt in der Leber, prinzipiell aber auch andernorts möglich) fest. Die Gebilde zeigen ein infiltratives, tumorähnliches Wachstum, eine chirurgische Sanierung ist somit schwierig bis unmöglich. Auch eine konservative Therapie führt selbst mit modernen Anthelminthika nicht immer zum Erfolg.

Echinococcus granulosus (**Hundebandwurm**): Nicht entwurmte Hunde sind potente Streuquellen; selbst im Mittelmeerbereich besteht ein verhältnismäßig hohes Risiko bei Kontakt mit streunenden und/oder verwahrlosten Hunden (den man ja prinzipiell unterlassen sollte). Im Gegensatz zum Fuchsbandwurm wachsen die Finnen verdrängend und sind somit im Bedarfsfall i. d. R. auch minimal invasiven Methoden (wie z. B. der PAIR-Therapie: **P**unktion – **A**spiration – **I**nstillation – **R**easpiration; nähere Informationen siehe spezielle Fachliteratur) zugänglich.

Große Leberegel

Fasciola hepatica und F. gigantea sind seltene, nicht auf die Tropen beschränkte Egelinfestationen. Die Eier werden von Weidetieren ausgeschieden, der Mensch nimmt das Larvenstadium beim Genuss roher Wasserpflanzen (Kresse!) auf.

Kleine Leberegel

Dicrocoelium dentriticum: Beim (echten) „Kleinen Leberegel" werden die Eier durch Weidetiere ausgeschieden. Daraus entwicklen sich mehrere Larvenstadien. Die Infektion des Menschen erfolgt nur durch die unbemerkte Aufnahme von Metazerkarien-befallenen Ameisen (z. B. in Salaten oder beim Kauen von Gräsern).

Clonorchis sinensis (Chinesischer Leberegel), Opisthorchis felineus, O. viverrini (Katzenleberegel): Die Eier werden von Tieren und Menschen ausgeschieden; nach einigen Entwicklungsschritten finden sich die infektiösen Larvenstadien in rohem Süßwasserfisch. Nach oraler Aufnahme entwickeln sich aus den Larven Egel, die die kleinen Gallengänge besiedeln. Bedingt durch die chronische Irritation kann ein primäres Gallengangskarzinom mit katastrophaler Prognose entstehen. Durch die nur sporadische Ausscheidung verhältnismäßig kleiner Eier ist die Diagnosestellung in mehrfacher Hinsicht erschwert.

Lungenegel

Paragonimus ssp., am bekanntesten P. westermani: Der Zyklus gleicht dem der Leberegel; die infektiösen Larven finden sich im Fleisch von Krustentieren (wie z. B. Krabben), die adulten Egel – wie der Name sagt – in der Lunge von Säugetieren (und des Menschen). Die Diagnostik wird durch die Symptomatik (Husten, z. T. blutiger Auswurf) und Auffälligkeiten im Lungen-Röntgen (und einer meist auffälligen Eosinophilie im Differenzialblutbild) geleitet.

Tipp für die Praxis

Reisemedizinische Relevanz. Krustentiere, Fisch und Fleisch sollten immer durchgegart genossen werden. Konsequente Händehygiene, insbesondere nach Tierkontakt (der im Idealfall überhaupt unterbleiben sollte), ist dringend zu empfehlen. Unklare Bauchbeschwerden, insbesondere bei begleitender Eosinophilie, sind konsequent abzuklären. Zur Diagnosestellung können ergänzend auch die Nutzung bildgebender Verfahren (Oberbauch-Ultraschall, Lungen-Röntgen) und eine breit angelegte serologische Diagnostik sowie eine hartnäckige Stuhluntersuchung nötig sein. Im Einzelfall ist bei Persistenz des Beschwerdebildes und/oder der Eosinophilie – insbesondere nach Risikoexposition – auch der versuchsweise Einsatz eines breit wirksamen Anthelminthikums anzudenken (in dieser Phase an eine neuerliche Diagnostik denken – wenn adulte Tiere absterben, werden eventuell vermehrt Eier freigesetzt).

Schweinebandwurm

Taenia solium: Wie im vorherigen Kapitel erwähnt, kann der Mensch auch Zwischenwirt dieses Bandwurms werden und somit das Finnenstadium beherbergen. Die Zystizerkose kann unterschiedliche Organe befallen, am problematischsten ist die Ausbildung von Zysten im Gehirn. So können epileptische Anfälle beispielsweise das Erstsymptom darstellen. In dieser Situation ist selbst mit modernen Anthelminthika eine Sanierung nicht immer möglich.

Hunde- und Katzenspulwurm

Toxocara canis, T. cati: Extraintestinale Manifestationen kommen verhältnismäßig häufig vor; eine frühzeitige Diagnose basiert im Falle abdomineller Beschwerden häufig auf dem serologischen Nachweis.

Toxoplasmen

Toxoplasma gondii: Dieser Einzeller gehört zur Gruppe Apicomplexa (= Sporozoa; Sporentierchen) und führt insbesondere bei Abwehrgeschwächten (HIV!) zu schweren Krankheitsbildern. Mit (Katzen-)Kot kontaminierte Hände wie auch rohes Fleisch können auch zu der bei Schwangeren problematischen Erstinfektion führen.

Tipp für die Praxis

Reisemedizinische Relevanz. Erfahrungsgemäß wird die Empfehlung, dass schwangere Frauen gewisse Reisen unterlassen sollten, meist nicht befolgt. So sollten seronegative schwangere Frauen auf Reisen wenigstens jene Maßnahmen, die auch zu Hause empfohlen sind (Händewaschen nach Erdkontakt, Meiden von rohen oder nicht ausreichend gegarten Fleischspeisen wie Wurst, Beef tartare, nicht durchgegarten Steaks, Abschmecken von rohem Gehackten unterlassen) besonders gewissenhaft einhalten (selbst wenn es einen auf Reisen z. T. erheblichen Mehraufwand bedeutet).

Trypanosoma cruzi

Dieser üblicherweise durch Raubwanzen übertragene Erreger der Chagas-Krankheit (siehe Kap. 16) bedingt auch immer wieder Infektionen auf oralem Weg. Beim Pressen von Früchten (insbesondere bestimmten Beeren, aber auch anderem Obst) in Großbetrieben gelangen die Erreger bei Kontamination des Pressgutes mit Raubwanzen aus deren Darm in den Fruchtsaft, womit das Infektionsrisiko für die lokale Bevölkerung, aber auch Touristen sprunghaft ansteigt.

Tipp für die Praxis

Reisemedizinische Relevanz. Alimentäre Übertragungen von Trypanosoma cruzi in größerem Stil wurden in jüngerer Vergangenheit aus Brasilien und Venezuela gemeldet.

Toxine

Außer den bereits erwähnten bakteriellen Toxinen können auch chemische und biologische Toxine (wie Ciguatera, Saxitoxin oder Tetrodotoxin) oral aufgenommen werden. Obwohl es sich hierbei um keine Infektion handelt, soll es – da dies durchaus zu Symptomen wie bei oraler Infektion führen kann – aus differenzialdiagnostischen Gründen hier erwähnt werden (Weiteres siehe Kap. 46).

17.5 Fazit

Als Faustregel zur möglichst universellen Verhinderung der oralen Aufnahme von Krankheitserregern existieren zahlreiche Merksätze, am bekanntesten ist wohl: „Peel it, boil it, cook it – or forget it!" (trad.). Dieser wurde von Prof. J. Keystone (Toronto) in folgender Weise modifiziert: „Easy to remember, impossible to do!" Um dies nicht als Freibrief zur Vernachlässigung jedweder Nahrungshygiene (miss-)verstanden zu wissen, erlaube ich mir einen weiteren Zusatz: „Nevertheless – try your very best!"

Literatur

[1] Jones JL, Lopez A, Wahlquist SP et al. Survey of clinical laboratory practices for parasitic diseases. Clin Infect Dis 2004; 38 (Suppl 3): S198 – 202

[2] Vivancos R, Keenan A, Sopwith W et al. Norovirus outbreak in a cruise ship sailing around the British Isles: Investigation and multi-agency management of an international outbreak. J Infect 2010; 60(6): 478 – 485

[3] Tate JE, Chitambar S, Esposito DH et al. Disease and economic burden of rotavirus diarrhoea in India. Vaccine 2009; 27 (Suppl 5): F18 – 24

[4] Tuominen P, Ranta J, Maijala R. Salmonella risk in imported fresh beef, beef preparations, and beef products. J Food Prot 2006; 69(8): 1814 – 1822

[5] Cabada MM, White AC Jr. Travelers' diarrhea: an update on susceptibility, prevention, and treatment. Curr Gastroenterol Rep 2008; 10(5): 473 – 479

[6] Ericsson CD, Melgarejo NA, Jelinek T et al. Travelers' preferences for the treatment and prevention of acute diarrhea. J Travel Med 2009; 16(3): 172 – 178

[7] Drenaggi D, Cirioni O, Giacometti A, Fiorentini A, Scalise G. Cyclosporiasis in a traveler returning from South America. J Travel Med 1998; 5(3): 153 – 155

[8] Alarcón de Noya B, Díaz-Bello Z, Colmenares C et al. Large urban outbreak of orally acquired acute Chagas disease at a school in Caracas, Venezuela. J Infect Dis 2010; 201(9): 1308 – 1315

[9] Pellegrini M, Occhini R, Tordini G et al. Acute abdomen due to small bowel anisakiasis. Dig Liver Dis 2005; 37(1): 65 – 67

[10] Holzmann H, Aberle SW, Stiasny K et al. Tick-borne encephalitis from eating goat cheese in a mountain region of Austria. Emerg Infect Dis 2009; 15(10): 1671 – 1673

[11] Khuroo MS, Khuroo MS. Hepatitis E virus. Curr Opin Infect Dis 2008; 21(5): 539 – 543

[12] Fleischer K, Köhler B, Kirchner A et al. Lassa fever. Med Klin (Munich) 2000; 95(6): 340 – 345

[13] Fretz R, Sagel U, Ruppitsch W et al. Listeriosis outbreak caused by acid curd cheese Quargel, Austria and Germany 2009. Euro Surveill 2010; 15(5). pii: 19477

18 Perkutan und sexuell übertragene Krankheiten

M. Haditsch

18.1 Perkutan übertragene/ übertragbare Krankheiten

Editorial

Krankheitserreger können auf dreierlei Weg durch die Haut in den Körper gelangen: Sie können im Bereich einer Verletzung – also am Ort einer Unterbrechung der so wirksamen Barriere „Haut" – mit dem darunter liegenden Gewebe in Kontakt kommen, aktiv in den Körper eindringen oder von Blutsaugern im Rahmen einer (Blut-)Mahlzeit in den Körper eingebracht werden.

Das Wichtigste in Kürze

- Die Haut stellt **die** Kontaktfläche zur Umwelt dar und bedarf daher auf Reisen eines besonderen Schutzes. Wo immer möglich, sollte man Noxen verhindern und bestehende Verletzungen konsequent versorgen.
- Über die Haut können mit oder ohne Verletzung zahlreiche Krankheitserreger eindringen. Werden sie durch den Biss von Insekten oder Spinnentieren eingebracht, nennt man sie vektorübertragene Krankheiten (**V**ector **B**orne **D**iseases, VBD).
  In diese Krankheitsgruppe gehören die bekanntesten Krankheiten wie Malaria, Gelbfieber oder Dengue-Fieber.
- Die konsequente Anwendung von Repellentien kann Bisse von Blutsaugern, damit assoziierte lokale Beschwerden, aber auch schwere Infektionskrankheiten verhindern.
- Der globale Klimawechsel hat naturgemäß auch Einfluss auf die Ausbreitungsgebiete der Vektoren. Regelmäßige Updates helfen, praxisgerechte Empfehlungen zu geben und Krankheitsfälle nach Rückkehr früher zu erkennen.
- Die Haut stellt auch für zahlreiche andere Infektionserreger eine potenzielle Eintrittspforte dar. Diese Erreger gehören allen systematischen Gruppen (Viren, Bakterien, Pilze und Parasiten) an.

In die Gruppe der perkutan übertragbaren Krankheiten fallen prinzipiell all jene, die bei Kontakt über verletzte und unverletzte Haut erworben werden können. Im weiteren Sinne zählen hierzu somit auch jene, die den Faktor der Vermehrung im Wirtsorganismus, der definitionsgemäß zu einer Infektion gehört, nicht erfüllen. Somit sind hier neben den klassischen Infektionen auch die Infestationen durch Parasiten (siehe S. 178) geschildert. Es werden aber jene Zustandsbilder ausgespart, die nicht „übertragbar" sind, wie z. B. toxische Erscheinungen und Kontakte mit Gifttieren (siehe Kap. 46).

Viruskrankheiten

Die meisten Krankheiten dieser Gruppe werden in Kap. 16 („Vektorübertragene Krankheiten") abgehandelt. Zusätzlich erscheinen noch Folgende von reisemedizinischer Relevanz:

Tollwut

Tollwut (engl. rabies, frz. rage) ist die Folge der Übertragung des Tollwut-Virus (= Rabies- bzw. Lyssa-Virus). Die Hauptübertragung erfolgt durch Tierspeichel, (sehr) seltene Übertragungen sind auch im Rahmen von Laborinfektionen und Organtransplantationen [1] belegt. Gerade Letztere haben einen hohen reisemedizinischen Stellenwert (D: Tollwutfälle durch Organtransplantation nach Organentnahme bei einer Indien-Reisenden).

Tollwut ist in den Tropen und Subtropen weit verbreitet, in einigen der (derzeit) als tollwutfrei gekennzeichneten Gebiete gibt es aber Tollwut unter Fledermäusen. Während in Europa die Tollwut in weiten Bereichen durch Köderimpfung der Wildtiere in Kombination mit der obligaten Impfung frei laufender Haustiere zurückgedrängt, ja in manchen Ländern sogar ausgerottet wurde, stellt sie in vielen Ländern der Tropen und Subtropen ein immanentes Problem dar, das selbst in abgeschlossenen Inselbereichen (wie z. B. nach Neuauftreten in Bali 2009) nur schwer in den Griff zu bekommen ist.

Prinzipiell kann jedes Säugetier Tollwut übertragen. Während bei uns in Zusammenhang mit Tollwut traditionell an Waldtiere (Fuchs, Dachs, Marder etc.) gedacht wird, gilt global der streunende Hund als die Hauptrisikoquelle: 99% der weltweiten Tollwutfälle sind auf Hundespeichelkontakt zurückzuführen. Dazu gesellen sich regional auch andere Tiere. Die Übertragung erfolgt nicht ausschließlich durch Tierbiss, sondern ergänzend auch durch Kratzen und Abschlecken, also jede Form des Speichelkontaktes.

Manche Autoren bzw. Institutionen unterscheiden zwischen „broken" und „unbroken skin". In Zusammenhang mit einer Krankheit, die bei Ungeimpften zu 100% tödlich verläuft, mutet diese Unterscheidung (im Wissen darum, dass selbst die kleinste Hautverletzung, wie z.B. ein Mückenstich, als Eintrittspforte reicht) eher akademisch, die bewusste Unterlassung von postexpositionellen Schutzmaßnahmen (s.u.) zynisch an.

Da die Tollwut beim Hauptüberträger, also dem streunenden Hund, zu 80% in Form der komatösen Tollwut vorliegt, setzt eine Exposition zu (zumindest) 4/5 ein falsches Verhalten voraus.

Tipp für die Praxis

Erste Hilfe bei Tollwut. Nach Tierspeichelkontakt sollte die Kontaktstelle (auch wenn es eine offene/blutende Wunde ist) gewissenhaft mit Seifenlauge ab-/ausgewaschen werden. Neben der (mechanischen) Reinigung kommt es nämlich durch die Einwirkung der Seife zu einer Ablösung der Virushülle vom Kern, also zu einer Desintegration der Viren – gleichbedeutend mit einer Desinfektion. Die verbleibenden Partikel gelten danach also nicht mehr als infektiös; somit kann also schon durch diese Maßnahme ein Gutteil der Infektionsgefahr gebannt werden. Hinsichtlich weiterer erforderlicher Maßnahmen der spezifischen Prophylaxe sei auf Kap. 15 verwiesen.

HBV, HCV, HIV

Diese Infektionen werden ausführlicher auch andernorts abgehandelt (siehe Kap. 15). Da es jedoch bei allen 3 Virusarten auch zu perkutanen Infektionen kommen kann sollen diese Infektionswege hier abgehandelt werden. Mehrere Faktoren haben Einfluss auf die Infektiosität, von besonderer Bedeutung ist bei diesem Übertragungsweg die Umweltstabilität wie auch die Verletzung mit kontaminierten spitzen Hohlinstrumenten („Nadelstichverletzung").

Minimale Infektionsdosis wie auch Umweltstabilität lassen das Hepatitis-B-Virus als besonders problematisch erscheinen. Somit hat diese Infektion Modellcharakter für die gesamte Gruppe – mit anderen Worten bedeutet dies reisemedizinisch: Jene Maßnahmen, die (abgesehen von der Impfung) eine Übertragung von Hepatitis B verhindern, sind auch gegen die anderen hier genannten Viren wirksam.

Eine definitive Bewertung der Umgebungsstabilität ist methodisch nicht möglich, wohl aber lassen sich durch die Analyse der bisherigen Übertragungen folgende Aussagen treffen:

- Soziale Kontakte (wie Händeschütteln, Umarmen, Kuss auf die Wange) sind ebenso unbedenklich wie die gemeinsame Nutzung von Ess- und Trinkgeschirr.
- Von spezieller reisemedizinischer Bedeutung ist die Aussage, dass Blutsauger ebenfalls nicht in der Lage sind, diese Krankheitserreger zu übertragen.
- Spezifische reisemedizinische Risiken sind (abgesehen vom ungeschützten Sexualkontakt) Folgende:
  - Tätowieren
  - der Besuch beim Barbier (Rasieren mit Rasiermesser)
  - gemeinsame Nutzung von Nassrasierern und Zahnbürsten
  - manche Riten, die mit Verletzung der Haut einhergehen (Skarifizierungen usw.)
  - Die medizinische Versorgung ist in manchen Gegenden problematisch, Regionen ohne medizinisches Einwegmaterial sind zwangsläufig Hochrisikogebiete.
  - Problematik von i.v. Drogenabhängigen – für manche stellt der einfachere Zugang zu Drogen ja sogar das vordergründige Reisemotiv dar.

HPV (Humanes Papillomavirus)

Wiewohl in erster Linie bei Schleimhautkontakt und in Zusammenhang mit dem Zervixkarzinom bedacht, können HP-Viren auch an der Haut zu Warzenbildungen führen. Dies erscheint in Zusammenhang mit der Reisemedizin insofern erwähnenswert, da die Durchseuchung mit HPV in zahlreichen subtropischen und tropischen Destinationen signifikant höher als in Westeuropa ist und die Verwendung von Kondomen keinen zuverlässigen Schutz vor der Infektion bietet. Diese stellt nicht immer eine harmlose Situation dar, als mögliche Folgeerkrankung sei (neben dem Zervixkarzinom) beispielsweise das Peniskarzinom genannt.

Der Krankheitstyp ist in hohem Maß an den Virustyp gekoppelt. Ein hoher Prozentsatz der HPV-assoziierten Karzinome lässt sich heute durch Impfung verhindern (siehe auch Kap. 15).

„Pockenviren"

Obwohl die klassischen Pocken durch den beispiellosen Erfolg einer globalen Impfkampagne ausgerottet werden konnten, gibt es nach wie vor Infektionen durch Pockenviren (wie z.B. Affenpocken/Tanapox). Diese sind in erster Linie auf den Kontakt mit (auch domestizierten) Affen zurückzuführen [2] und lassen somit anhand von Reisestil und -motiv die Zuordnung zu Risikogruppen zu. Auch soll man nicht vergessen, dass bei unsachgemäßer Entsorgung von Müll („wilde Deponien") abgelaufene (aber noch immer infektiöse) Pockenviren (Beispiel aus der jüngeren Vergangenheit: Russland) und bei Kontakt mit Pockengeimpften Impfpocken (einschließlich aller Impfkomplikationen) auftreten können (Beispiel aus der jüngeren Vergangenheit: USA).

Sonstige Viren

In seltenen Fällen können auch manche andere Viren bei Kontakt mit (verletzter) Haut zu einer lokalen und/oder systemischen Infektion führen. Als Beispiel seien der Melkerknoten oder Infektionen durch HTL-Viren genannt.

Wesentlich scheint in diesem Zusammenhang gerade auf Reisen die Vermeidung von Verletzungen als Primärprophylaxe sowie eine gute Wundversorgung und Hygiene als Sekundärprophylaxe.

Pilzerkrankungen

Neben den aerogenen Infektionen durch Inhalation von Pilzsporen kann auch die perkutane Infektion mit manchen tropischen Pilzen zu schweren Infektionen führen. Typisch dafür sind z.T. lokal destruktive, z.T. noduläre Läsionen entlang der Lymphbahnen. Ergänzend scheint für manche Krankheitsverläufe auch die immunologische Ausgangssituation eine Rolle zu spielen.

Maduramykose

In diesen Sammelbegriff wird z.T. auch großzügig die Aktinomykose (eine bakterielle Infektion) mit eingeschlossen; im engeren Sinne gelten Pilze wie Madurella mycetomae, Pscheudallescheria-Arten oder Streptomyces somaliensis als Ursache dieses oftmals osteodestruktiven Infektionsgeschehens.

Chromomykose

Diese Infektion bildet an der primären Eintrittsstelle meist ein Ulkus, im chronischen Stadium geht sie mit verrukösen und z.T. pigmentierten Hautläsionen einher. Auslöser sind beispielsweise Cladosporium carrionii oder Phialophora-Arten.

Sporotrichose

Typisch für diese Pilzinfektion ist die von der Eintrittspforte sich entlang des Lymphgefäßsystems ausbreitende Infektion, die durch Sporothrix schenckii ausgelöst wird und sich auch in perlschnurartig aufgereihten Knotenbildungen entlang der Lymphbahnen darstellt.

Andere Mykosen

Zahlreiche andere Mykosen können sich in Form von Hautläsionen manifestieren. Dazu gehören triviale wie die Interdigital- oder die Candidamykose, aber auch schwere (und z.T. opportunistische Infektionen) wie die kutane Histoplasmose.

Bakterielle Krankheiten

Vorbemerkung

Die Möglichkeit der Hautinfektion durch Standardkeime stellt kein reisemedizinisches Spezifikum dar, wohl aber sind folgende Parameter von großer Bedeutung: Reisen bedeutet oft auch eine höhere Wahrscheinlichkeit banaler Hautverletzungen (= Eintrittspforte) bei häufig zeitgleich eingeschränkter Möglichkeit einer entsprechenden Körperhygiene und weiterhin das Problem eines regionsspezifischen Resistenzprofils (das häufig von jenem der Heimat abweicht). Bedingt durch großzügigere und eventuell auch fehldosierte Anwendung diverser Antiinfektiva, durch Produkte mangelnder Qualität und auch mangels gezielter mikrobiologischer Diagnostikmöglichkeiten sieht man in Ländern mit niedrigerem sozialem und medizinischem Standard oft (und scheinbar paradox) eine Häufung von Resistenzphänomenen auch gegen modern(st)e Antibiotika (siehe auch Kap. 17).

Bakterielle Infektionserreger

Zwecks Übersichtlichkeit erfolgt die Auflistung in alphabetischer Reihenfolge, somit nicht auf der Basis von Wahrscheinlichkeit oder Schweregrad der Infektion.

Actinomyces-Arten

Entgegen der Namensgebung handelt es sich bei der Aktinomykose nicht um eine Pilz-, sondern um eine atypische bakterielle Infektion. Erreger sind verschiedene Actinomyces-Arten, am häufigsten A. isrealii. Generell gilt, dass Actinomyces-Infektionen bedingt durch ihre klinischen und laborchemischen Besonderheiten (bretthartе Veränderung der Haut, kontinuierliche Ausbreitung über Organgrenzen hinweg, geringe lokale Beschwerden, aber erhöhte Entzündungswerte, Möglichkeit von Fieber, stark erhöhte Blutsenkung) durchaus auch an Tumorerkrankungen denken lassen. Die Diagnose ist schwierig, schon deswegen, da die Anzüchtung dieser Keime spezielle Bebrütungsbedingungen und längere Bebrütungszeiten als in der Routine vorgesehen erfordert. So ist hier ein spezifischer Vermerk hinsichtlich des klinischen Verdachtes für die mikrobiologische Diagnosestellung hilfreich, in manchen Situationen sogar unerlässlich.

Zur Behandlung werden bevorzugt β-Lactamantibiotika (Dauer: Wochen bis Monate) eingesetzt; üblicherweise stellt sich relativ schnell eine klinische Besserung ein. Dies kann sich allerdings als trügerisch erweisen – eine gezielte, hochdosierte und konsequent eingehaltene antibiotische Therapie ist zur Verhinderung von Rezidiven dringend anzuraten.

Bacillus anthracis

Milzbrand ist eine zu recht gefürchtete Infektionskrankheit, wobei insbesondere die Inhalation von Milzbrandsporen mit konsekutiver Entwicklung des Lungenmilzbrandes eine lebensgefährliche Krankheit auslöst, sodass B. anthracis sowohl in der westlichen wie auch der östlichen Hemisphäre als eines der potentesten Agenzien der biologischen Kriegsführung gelistet ist. Daneben gibt es noch die Manifestation in Form des Darm- und des insbesondere für Reisende relevanten Hautmilzbrandes. So konnten Milzbrandsporen aus typischen Hautläsionen, z. B. an Kontaktstellen mit (gegerbtem) Ziegenleder, nachgewiesen werden [3].

Begleitend findet sich meist auch hier ein deutliches Krankheitsgefühl, differenzialdiagnostisch sollte (je nach Präsentation) auch an den Kontakt mit Gifttieren (Spinnenbiss) oder eine Rickettsieninfektion („tache noir") gedacht werden.

Die Fähigkeiten zur Sporenbildung und der aerogenen Übertragung wie auch das schwere Krankheitsbild bedingen besondere Sicherheitsbestimmungen bei der Aufarbeitung im Labor. Die ohnedies schwierige Diagnosestellung wird durch sicherheitsbedingte Auflagen noch erschwert – zwecks Vermeidung unnötiger Verzögerungen sollte das Probenmaterial bereits beim klinischen Verdacht mit entsprechender Voranmeldung an ein für derartige Untersuchungen autorisiertes Labor eingesandt werden.

Therapie. Je nach Anamnese (wahrscheinliche Infektionsquelle) ist zumeist von einer Empfindlichkeit gegenüber Penicillin auszugehen. In Zusammenhang mit dem Einsatz als Biowaffe hielt sich in der Vergangenheit hartnäckig das Gerücht, dass mittlerweile bereits penicillinresistente Mutanten hergestellt wurden [4], weswegen auch nach den Anthrax-Attacken 2001/2002 Ciprofloxacin als Mittel der 1. Wahl zur Chemoprophylaxe bei möglichem Kontakt empfohlen wurde (die damaligen Stämme waren allerdings penicillinempfindlich).

Ohne diese Fragestellung überbewerten zu wollen, muss man sich vergegenwärtigen, dass laut Experten für biologische Kriegsführung (Biological Warfare, BW) der Indexfall (d. h. der erste Patient) unerwartet, plötzlich und mit großer Wahrscheinlich dezentral oder zumindest außerhalb einer dafür spezialisierten Abteilung auftreten wird – schon deswegen erscheint eine spezifische Sensibilisierung im Bereich der niedergelassenen (Allgemein-) Mediziner unerlässlich.

β-hämolysierende Streptokokken

Am bekanntesten ist wohl der Rotlauf (Erysipel), eine durch β-hämolysierende Streptokokken der Gruppe A (nach Lancefield; S. pyogenes) bedingte, oftmals (hoch-) fieberhafte und üblicherweise auch antibiotisch behandlungsbedürftige Krankheit, die insbesondere auch bei Personen mit (lokalen oder allgemeinen) Grundkrankheiten zu Rezidiven neigt und auch chronisch verlaufen kann. Besonders problematisch sind jene Keimvarianten, die als sog. „Flesh Eating Bacteria" zu massiven Gewebszerstörungen mit begleitender Sepsis und so selbst bei sonst organgesunden Personen zu dramatischen Verläufen und in vergleichsweise kurzer Zeit zum Tod führen können.

Selbst kleinste Hautläsionen können diesen Bakterien als Eintrittspforte dienen. Maßnahmen wie konsequente Körperhygiene, Hautpflege, basismedizinische Versorgung selbst kleinerer Verletzungen (z. B. sterile Wundabdeckung) und – wenn nötig – frühzeitige (hochdosierte) antibiotische Therapie senken das Risiko schwerster Infektionsverläufe.

Auch andere Vertreter aus dieser Keimgruppe – neben den üblicherweise nach Lancefield klassifizierbaren Gruppen A–F gibt es auch nicht klassifizierte Streptokokken mit der Fähigkeit der β-Hämolyse – können ähnliche Krankheitsbilder auslösen.

Leptospira interrogans

Die pathogenen Vertreter können eine Vielzahl von unterschiedlichsten Symptomen und Krankheitsbildern auslösen. Leptospira ist ein schraubenförmiges Bakterium, das mit seinen Serogruppen und Serovaren praktisch weltweit vorkommt. Leptospiren werden mit dem Harn ausgeschieden, wobei Nagetiere, Schweine und Kühe für den Menschen von besonderer Bedeutung sind. Gelangen die Keime in Wasser und/oder feuchtes Erdreich, können sie über Verletzungen der Haut (und Schleimhaut), aber auch die Bindehaut der Augen (ein häufig unterschätztes Risiko!) ins Blut gelangen und sich in der Folge im gesamten Organismus ausbreiten.

Die Infektionsgefahr unterliegt durchaus großen geografischen Schwankungen; für Reisende sind in erster Linie bestimmte Freizeitaktivitäten mit einem erhöhten Leptospiroserisiko behaftet (s. u.).

Die serologische Diagnostik ist die am häufigsten angewandte, wobei sich auf dieser Basis üblicherweise keine Aussage hinsichtlich des verursachenden Serovars machen lässt.

Die Annahme, dass der Name Leptospira icterohaemorrhagica (bzw. icterohaemorrhagiae) die einzig typische oder häufigste Manifestation beschreibt, ist schlichtweg falsch. Die Kombination von Ikterus und Blutungsneigung zeichnet zwar eine besonders schwere, aber letztlich im Vergleich seltene Krankheitsform aus. Primär zeigen sich uncharakteristische Symptome wie hohes Fieber mit Schüttelfrost und starke Kopf- und Muskelschmerzen. In der 2. Phase können (neben den bereits erwähnten Symptomen wie Ikterus und Blutungsneigung) auch Oligurie, kardiovaskuläre Symptome, gastrointestinale Störungen (wie z. B. Obstipation), Zeichen einer pulmonalen Beteiligung (wie z. B. Bronchitis) und eine seröse Meningitis auftreten. Wesentlich sind auch Komplikationen im Falle einer Schwangerschaft: Dazu gehören intrauteriner Fruchttod, Abortus und Frühgeburt.

Die unspezifische Therapie inkludiert ein aggressives Flüssigkeitsmanagement zur Vermeidung eines Nierenversagens und eine Vitamin-K-Gabe bei Gerinnungsstörungen. Die Gabe von Kortikosteroiden im Falle einer serösen Meningitis wird kontrovers diskutiert.

Als spezifische Therapie werden Penicilline, Cephalosporine der 3. Generation, Tetrazykline und moderne Chinolone als wirksam eingestuft.

Tipp für die Praxis

Reisemedizinische Relevanz. Die Diagnose einer Leptospirose stellt eine Seltenheit dar, wohl aber auch, weil insbesondere anikterische Formen nicht in dieser Richtung abgeklärt werden; es gibt Daten, wonach diese Krankheit (zumindest primär) in mehr als 75 % nicht als Differenzialdiagnose aufgeschienen ist. Aufgrund hervorragend dokumentierter Kleinepidemien unter Reisenden haben sich all jene Reiseaktivitäten als riskant herausgestellt [5], bei denen ein Kontakt mit potenziell verseuchtem Süßwasser unvermeidbar ist, wie z. B. Wasserfallklettern, Triathlon und andere Sportaktivitäten [6], zu denen ein Schwimmwettbewerb im Süßwasser gehört, wie auch Abenteuer- und Expeditionstourismus. Nicht zu vergessen sind in diesem Zusammenhang auch humanitäre Einsätze in Hochwassergebieten.

Mykobakterien

Neben der klassischen Hauttuberkulose kann das Eindringen von Mycobacterium ulcerans zu schwersten, therapieresistenten Infektionen an der Haut führen, die sich – namensgebend für den Erreger – in Form von Ulzerationen manifestieren. Wie auch bei der Lungen- und Darmtuberkulose bedarf jede Mykobakteriose der Haut einer langfristigen und aufgrund zunehmender Resistenzen auf ihre Wirksamkeit überprüften tuberkulostatischen Therapie.

Obwohl von äußerst geringer reisemedizinischer Relevanz, soll der Vollständigkeit halber erwähnt werden, dass der Erreger der Lepra (Mycobacterium leprae) ebenfalls dieser Gruppe zuzurechnen ist. Wiewohl europäische Touristen ein minimales Risiko haben sich auf Reisen zu infizieren, sollte sich die Reisemedizin auch der Verantwortung gegenüber des „incoming tourism" stellen und insbesondere bei Zuwanderern an diese Krankheit denken, bevor diese ihr mutilierendes Potenzial ausspielen kann.

Tipp für die Praxis

Reisemedizinische Relevanz. Mykobakterien stellen allgemein ein Problem für abwehrgeschwächte Reisende dar. Mycobacterium ulcerans ist in manche Regionen Afrikas ein großes Risiko, es gab aber auch in Australien schon Übertragungen [7]. Lepra gilt als wenig infektiös, somit sollte selbst bei beruflicher Exposition (humanitäre Einsätze) die Einhaltung basishygienischer Maßnahmen zur Infektionsvorsorge ausreichen.

Pseudomonaden

Pseudomonaden allgemein und Ps. aeruginosa im Besonderen sind bei Reisenden eine häufige Ursache von Hautinfektionen und den meisten wohl am ehesten als Erreger der Badeotitis bekannt. Aber auch bei Keimen, die im weiteren Sinn in diese Gruppe eingeordnet werden können (wie z. B. Burgholderia pseudomallei als Erreger der Melioidose) und Erkrankungen innerer Organe auslösen können, wird ein perkutaner Infektionsweg diskutiert. Wie bei manchen anderen (bakteriellen) Infektionen auch ist eine lokale oder allgemeine Schwächung der Abwehr begünstigend für diese Infektionen.

Staphylococcus aureus

Der häufigste Erreger von Hautinfektionen – und das gilt auch in der Reisemedizin – ist S. aureus. Gerade bei diesem Keim stellt die Möglichkeit der (Schleim-)Hautkolonisation, eine relativ hohe Umweltstabilität, die reisebedingte Häufung von (Bagatell-)Traumen, eine mangelnde Körperhygiene und ein breites Pathogenitätsspektrum (je nach Toxinausstattung) eine problematische Kombination dar, die sich neben der Häufigkeit auch manchmal im Schweregrad der Infektionen niederschlägt. Dazu kommt noch die Kochsalztoleranz, sodass das häufig strapazierte Hausmittel „Meerwasser fördert den Heilungsprozess von Hautverletzungen" hier keine Besserung erhoffen lässt. S.-aureus-Infektionen sind unberechenbar, das klinische Bild reicht von einer (chronisch) nässenden Hautstelle bis zu einem schwersten toxisch-septischen Geschehen (TSS: Toxic Shock Syndrome, SSSS: Staphylococcal Scalded Skin Syndrome). Und während es in manchen Ländern schon schwierig ist, wirksame Basisantibiotika zu erhalten, wird die Situation durch das (z. T. klonartige) Auftreten von MRSA-Stämmen (MRSA: Methicillinresistente Staphylococcus aureus) noch weiter verkompliziert, gegen die oftmals nur mehr eine handverlesene Gruppe von (z. T. sehr teuren) Antibiotika wirksam ist.

Tipp für die Praxis

Reisemedizinische Relevanz. Erfahrungsgemäß haben bestimmte Reisende ein signifikant erhöhtes Risiko von Hautinfektionen; dazu zählen Diabetiker, Personen mit chronischen Ulzera und anderen Grunderkrankungen der Haut, Immunsupprimierte, aber auch (oft junge) Personen mit einer (durch verschiedene Faktoren bedingten) Neigung zu Abszessbildungen an der Haut.

Achtung: Eine Infektion oder auch Kolonisation mit hochresistenten Stämmen ist v. a. dort wahrscheinlich, wo Reisende mit bestimmten Krankheiten in größerer Zahl auftreten (Medizin-Tourismus, Kuraufenthalte).

III

Weitere bakterielle Infektionserreger

Prinzipiell können zahlreiche grampositive Erreger und mehr oder minder alle den Enterobacteriaceae und Glukose-Non-Fermentern zurechenbaren gramnegativen Stäbchen perkutan Infektionen verursachen. Obwohl (unter europäischen Reisenden) selten, sollen hier auch die anaerob wachsenden Keime Erwähnung finden. Während anaerobe gramnegative Stäbchen der Gruppen Porphyromonas, Prevotella und Bacteroides meist Teil einer Mischinfektion und als nicht besonders problematisch einzustufen sind, stellen anaerob wachsende sporenbildende grampositive Stäbchen (Clostridien) ein signifikantes Gefährdungspotenzial dar. Dazu zählen u. a. die Erreger des Gasbrandes und des Wundstarrkrampfes (Tetanus). Auf Reisen stellen neben taschenbildenden und perforierenden Verletzungen u. a. auch Tierbisse Risiken für gemischt aerob-anaerobe Infektionen dar.

Parasitäre Krankheiten

Perkutan eingebrachte Protozoenerkrankungen gehören eigentlich alle zu den VBDs. Zugegebenermaßen können Amöben bei Verletzung der Haut – so etwa Akanthamöben bei HIV-positiven Personen – und/oder Schleimhaut auch eine lokale Infektion bedingen (in Ergänzung zu den Ausführungen in Kap. 17 siehe auch S. 182, „Sexuell übertragbare Krankheiten“).

Würmer

Bilharziose (Schistosomiasis)

Humanmedizinisch wichtig sind Schistosoma haematobium, S. intercalatum, S. mansoni, S. japonicum und S. mekongi. Voraussetzung für eine Infestation mit Schistosomen ist der Kontakt mit unbehandeltem (d. h. nicht chloriertem oder silberversetztem) Süßwasser. Auch das Filtern von Wasser bietet einen Schutz.

Bilharziose-Patienten scheiden Eier mit dem Harn und/oder Stuhl aus. Bei Wasserkontakt schlüpfen aus diesen Eiern Wunderlarven (Mirazidien), die ihrerseits in bestimmte Süßwasserschnecken eindringen. In diesen reifen sie zu Zerkarien heran, die sich nach Freisetzung mittels eines Gabelschwanzes fortbewegen und innerhalb kurzer Zeit (2 – 3 Tage) Kontakt mit einem Menschen haben müssen – andernfalls sterben sie ab. Bei Hautkontakt bohren sie sich in die Haut ein, werfen ihren Gabelschwanz ab, gewinnen Anschluss an das Blutgefäßsystem und entwickeln sich (typischerweise in den Lebervenen) zu adulten (und für Egel eigentlich atypisch: zweigeschlechtlichen) Würmern (daher der Name Pärchen-Egel).

Nach der Paarung wandert das Weibchen in Venen, die in der Nachbarschaft eines Hohlorganes liegen (je nach Art Darm oder ableitende Harnwege) und legt dort ihre Eier ab. Die u. a. durch eine (z. T. stachelig ausgebildete) Vorwölbung an der Eioberfläche provozierte Inflammation der Umgebung und daraus resultierende Gewebsschwächung begünstigt letztlich den Durchbruch der Eier in das benachbarte Hohlorgan. Mit dem Durchbrechen der Eier ist der Zyklus vervollständigt, im Gewebe verbleibende Eier und die konsekutive Verkalkung kann bei massivem Befall zu schwersten Folgeerkrankungen (Hydronephrose, Restharnbildung, Urosepsis) und letztlich auch zum Tod führen. Während die Krankheit im Frühstadium sehr gut behandelbar ist, sind die im Rahmen der chronischen Erkrankung an den betroffenen Organen auftretenden Funktionsschädigungen irreversibel.

> *Tipp für die Praxis*
>
> **Reisemedizinische Relevanz.** In Bilharziosegebieten sollte der Kontakt mit stehendem oder nur langsam fließendem, unbehandeltem Süßwasser wo immer möglich gemieden werden. Dazu gehört auch bei Unterkunft unter einfachsten Bedingungen, das zeitweise praktizierte Baden in Waschzubern oder das Abduschen unter selbst gebauten „Duscheinheiten“, wenn das Wasser aus nahe liegenden Wasserlöchern bereitgestellt wird. Ein besonderes Risiko stellen touristisch erschlossene Tauchreviere in manchen Süßwasserseen (wie z. B. im Lake Malawi) dar, wobei v. a. der Wasserkontakt in Ufernähe (und damit im Umfeld der Wasserschnecken, s. o.) als riskant einzustufen ist.
>
> Bei nicht vermeidbaren Kontakten (Durchschreiten einer Furt) sollte man die Füße danach sofort und gewissenhaft trocken reiben (Zehenzwischenräume!); durch die resultierende Friktion werden eventuell anhaftende Zerkarien mechanisch zerstört.
>
> Insbesondere wenn im Bereich der Körperstellen, die Wasserkontakt hatten, stark juckende Knötchen auftreten, nach einigen Wochen Fieber auftritt (Katayama-Fieber zum Zeitpunkt der ersten Eiablage) oder im Differenzialblutbild eine Eosinophilie festzustellen ist, sollte eine spezifische Abklärung hinsichtlich Bilharziose durchgeführt werden. Je nach Verdacht kann hier die Untersuchung des Harnes oder Stuhles auf Wurmeier oder auch eine entsprechende Serologie zielführend sein.
>
> **Achtung:**
>
> - Berücksichtigung der Präpatenzzeit: Der Nachweis von Eiern in Harn/Stuhl ist eventuell erst nach 2 – 3 Monaten möglich.
> - Tierbilharziose-Arten (wie z. B. die Entenbilharziose/Trichobilharzia) können die gleichen Hautsymptome verursachen; allerdings gelangen die Zerkarien nicht in den Blutkreislauf und können sich somit nicht weiterentwickeln. Hier bleibt das Beschwerdebild also auf den (z. T. massiven) Juckreiz im Bereich der Eintrittspforten beschränkt. Diese Erscheinungen sind zwar lästig, aber völlig unbedenklich – hier steht die Beruhigung der Betroffenen im Vordergrund ärztlichen Handelns.

Hakenwurmerkrankungen

Hakenwurmeier werden mit dem Stuhl ausgeschieden und entwickeln sich im feuchten Erdreich nach einigen Entwicklungsstufen zu invasionstüchtigen Larven. Diese durchdringen aktiv die Haut (meist im Fußbereich), gelangen über das rechte Herz in die Lungen, dann über das Bronchialsystem und die Speiseröhre in Magen und Darm, wo sie sich zu adulten Würmern weiterentwickeln. Da sich diese Würmer im Darm festbeißen, um Blut zu saugen, und es auch zu massivem Wurmbefall kommen kann, ist eine begleitende Anämie ein vergleichsweise häufig zu beobachtendes Phänomen.

> *Tipp für die Praxis*
>
> **Reisemedizinische Empfehlung.** Kein direkter Kontakt mit Sand und Boden, der durch Kot kontaminiert ist. Bei „unklarer" Anämie und/oder okkultem Blut im Stuhl: Neben den bei dieser Symptomkombination üblichen Untersuchungen zum Ausschluss eines Tumorleidens die Untersuchung des Stuhles auf Wurmeier nicht vergessen.

Larva cutanea migrans (LCM)

Für Hundehakenwürmer, deren Eier sich im (feuchten) Sand finden lassen, ist der Mensch ein Fehlwirt. Dies resultiert in einem dem Irrweg der Larve folgenden, geröteten (und stark juckenden) Gang unter der Haut. Obwohl medizinisch gesehen harmlos, stellt diese (augenscheinliche) Hautveränderung eine starke psychische Belastung für die Betroffenen dar. Zusätzlich führt der starke Juckreiz häufig zu Kratzeffloreszenzen; bakterielle Superinfektionen können auch zu schweren Krankheitsbildern führen. Prinzipiell kann jeder Körperbereich, der mit dem Boden in Kontakt gekommen ist (spez. Risiko: Sandstrand mit streunenden Hunden), betroffen sein. Am häufigsten findet man diese Hautveränderungen allerdings an den Füßen, den Gesäßbacken und am Rücken.

Therapie. Einmaldosis Ivermectin 200 µg/kg.

> *Tipp für die Praxis*
>
> **Reisemedizinische Relevanz.** Nerven bewahren! Nicht kratzen! Dermatologen oder reisemedizinisch erfahrenen Arzt aufsuchen (und im Bedarfsfall behandeln lassen; eine Behandlung mittels Kryotherapie sollte man aber verweigern!).

Strongyloidiasis

Strongyloides stercoralis ist für den Großteil der humanen Fälle verantwortlich. Je nach Reiseziel können aber auch andere Strongyloides-Arten (wie z. B. S. fülleborni, eine Art, die hauptsächlich bei Primaten nachgewiesen wird – im südlichen Afrika oder in Papua Neuguinea) zu humanen Krankheitsfällen führen [8].

Infektionstüchtige Larven dringen aktiv vom Boden aus durch die Haut ein und entwickeln sich nach Art der Hakenwürmer zu adulten Tieren, die im Dünndarm leben. Im Unterschied zu Hakenwürmern ist allerdings die Entwicklungszeit im Ei deutlich kürzer, sodass bereits im Darm Larven schlüpfen können, die im Sinne einer Autoinfektion gleich wieder in den Kreislauf gelangen. Dies kann bei abwehrgeschwächten, insbesondere bei HIV-positiven Personen zu dem gefürchteten Hyperinfektionssyndrom führen, einem Krankheitsbild mit einer hohen Letalität.

> *Tipp für die Praxis*
>
> **Reisemedizinische Relevanz.** Wo immer möglich, direkten Bodenkontakt (Barfußgehen) bei Kotkontamination vermeiden. Dies gilt insbesondere für abwehrgeschwächte/HIV-positive Reisende!

Weitere durch Würmer verursachte Infektionen

In Ergänzung zu den genannten sei nur erwähnt, dass auch andere hakenwurmähnliche Würmer wie Ternidens deminutus („Affenhakenwurm") oder Trichostrongylus den Menschen betreffen können. Entscheidend ist der Nachweis von Eiern im Stuhl, wobei Reisen nach Afrika und Asien (bei Trichostrongylus auch der Nahe Osten) ein (allerdings geringes) Risiko darstellen.

Des Weiteren können Wurmlarven auch durch Insektenstiche übertragen werden (siehe Kap. 16 „Vektorübertragene Krankheiten").

> *Tipp für die Praxis*
>
> **Reisemedizinische Relevanz.** Siehe „Hakenwurmerkrankungen", s. o.

Insekten

Zwar gehören durch blutsaugende Insekten übertragbare Krankheiten, sog. VBDs (Vector Borne Diseases) zu den wichtigsten reiseassoziierten Infektionen (siehe Kap. 16), man sollte aber nicht vergessen, dass auch unspezifische Beeinträchtigungen der Gesundheit (wie z. B. Rötung, Juckreiz, Schwellung, lokale Einblutungen, Superinfektion) den Erholungswert einer Reise beeinträchtigen, ja zunichte machen können – von (kosmetischen) Spätschäden ganz zu schweigen. Obwohl diese Krankheitsbilder genau genommen nicht als „übertragbar" gelten, sollen sie – auch weil sie in diesem Buch andernorts nicht abgehandelt werden – in diesem Kontext Erwähnung finden.

Wanzen

Diese Ektoparasiten sind Hungerkünstler (überleben Monate ohne Blutmahlzeit), lichtscheu, haben einen plattgedrückten Körper (können sich somit in Fugen und Ritzen verkriechen) und verursachen durch Speichelbestandteile stark juckende und häufig massiv gerötete und geschwollene Bissstellen. Während die meisten Wanzenbisse als harmlos einzustufen sind, besteht durch südamerikanische Raubwanzen auch die Gefahr der Übertragung von Trypanosoma cruzi, dem Erreger der Chagas-Krankheit. Dies wird hier erwähnt, da es sich um keine klassische VBD handelt. Die Übertragung erfolgt nämlich nicht durch den Blutsaugeakt im Rahmen des Wanzenbisses, sondern durch Autoinokulation: Die in einem saugsynchron abgesetzten Kottropfen enthaltenen Trypanosomen werden durch Kratzen (infolge des bissbedingten Juckreizes) durch die betroffene Person selbst in die Hautläsion eingebracht (Achtung: Trypanosomen sind auch oral übertragbar, siehe Kap. 17).

Tipp für die Praxis

Reisemedizinische Relevanz. Begutachtung der Liegestatt (Problem besteht nicht nur in Billigunterkünften der Tropen, sondern z. B. auch in Hotelzimmern mit Teppichboden in Nordamerika und Europa). Manchmal kann man die Wanzen durch Wegrücken der Betten von der Wand entdecken. Imprägniertes Rundum-Moskitonetz (also auch **unter** dem Bettlaken; im Idealfall zusätzlich dichte Liegeunterlage (wie z. B. Kunststoff-Strandmatten). Im Anlassfall Zimmer- oder (insbesondere, wenn auch andere Hotelbewohner betroffen sind) Hotelwechsel (Wanzenbisse sind augenscheinlich, das juckreizbedingte Kratzen ist oftmals unvermeidbar).
Speziell für Raubwanzen in Südamerika: Häuser und Zimmer mit rissigen Wänden meiden (in diese Ritzen verkriechen sich die Raubwanzen); wenn nicht vermeidbar: strikte Einhaltung der oben angegebenen Empfehlung.

Flöhe

Flöhe sind nicht so wirtsspezifisch, wie oft geglaubt wird. So kann der Mensch von einer Unzahl unterschiedlicher Flöhe befallen werden (Hunde-, Katzen-, Vogelflöhe). Problematisch ist der Biss von Rattenflöhen, die ja auch die Pest übertragen können (siehe Kap. 16). Im Umfeld verwahrloster, streunender Tiere oder toter Vögel und Nager ist Vorsicht geboten.

Tipp für die Praxis

Reisemedizinische Relevanz. Neben einem entsprechenden Verhalten sind auch Repellents (Imprägnieren der Haut, Einsprühen der Kleidung, eventuell auch von Socken und Schweiß-/Stirnbändern) wirksam. Besonders wichtig erscheint dies in Gebieten, die als Pest-Risikoregionen gelten (so u. a. Tansania, Madagaskar, Vietnam, Mongolei, aber auch der Westen der USA/Nationalparks).

Speziell: Sandflöhe. In Trockengebieten können sich Sandflohweibchen in die Haut einbohren, bevorzugte Lokalitäten sind die Zwischenzehenräume bzw. die Bereiche unter den Zehennägeln. Unter dem Einfluss der Körperwärme und im Schutz des Hautgewebes wächst im Sandflohweibchen, von dem nur mehr die im hinteren Körperteil befindlichen Atemöffnungen an der Haut sichtbar sind, in den Eiern die nächste Flohgeneration heran, während das Weibchen nach Erfüllen ihrer Aufgabe abstirbt. Die Betroffenen bemerken eine (mit dem Spannungsgefühl manchmal schmerzhafte) Schwellung; durch eine kleinflächige Eröffnung der Haut lässt sich das Sandflohweibchen üblicherweise unproblematisch entfernen.

Tipp für die Praxis

Reisemedizinische Relevanz. Festes und geschlossenes Schuhwerk kann das Eindringen von Sandflöhen üblicherweise zuverlässig verhindern, der Befall ist medizinisch gesehen so lange als harmlos einzustufen, als sich keine bakterielle Superinfektion aufpfropft.

Läuse

Von humanpathogener Bedeutung sind die Kopf-, die Kleider- und die Filzlaus. Letztere gilt auch als STD s. l. („sexually transmitted disease sensu lato"). Verlausungen mit Kopfläusen sind selbst in hochentwickelten Ländern häufig; dies wird neben mangelnder Körperhygiene sowohl auf das Verhalten („Köpfe zusammenstecken") als auch auf Trends in der Haarmode (dread locks, Rasta-Zöpfe) zurückgeführt. Die Elimination von Läusen kann mühsam sein, eine simultane Behandlung aller Betroffenen ist unausweichlich, bei manchen Frisuren wird man trotz der Verfügbarkeit effektiver Mittel nicht um den Kurzhaarschnitt herum kommen. Während Kopf- und Filzläuse „nur" lästig und oft auch ekelerregend sind, gelten Kleiderläuse auch als Überträger bedeutender Krankheitserreger wie mancher Rickettsien (endemisches Fleckfieber). Ausbrüche wurden in Zusammenhang mit Kriegen, aber auch zivilen Katastrophen berichtet (also immer, wenn selbst basishygienische Maßnahmen undurchführbar sind). Die Ausbreitung wird u. a. auch dadurch gefördert, dass die Läuse erwiesenermaßen lieber an Gesunden Blut saugen, also bei Krankheitszeichen von kranken auf gesunde Personen wechseln.

Während Kopf- und Filzläuse ihre Eier in Form sog. Nissen an Kopf- und Körperhaaren (Achsel-, Brust-, Intimbehaarung, aber auch Wimpern und Augenbrauen) ablegen – die früher oft gepredigte strikte Trennung: „Kopfläuse über – Filzläuse unter der Gürtellinie" gilt übrigens nicht! –, findet man die Eier der Kleiderlaus bevorzugt in jenen Bereichen der Kleidung, die ihnen den besten Schutz in Körpernähe bieten: den Nähten. Festzuhalten ist auch noch ein prinzipieller Unterschied: Während die Kleiderläuse den Menschen nur während der Blutmahlzeit aufsuchen, verbringen Filz- und Kopfläuse ihre gesamte Lebenszeit am menschlichen Körper.

Tipp für die Praxis

Reisemedizinische Relevanz. Maßnahmen der Körperhygiene sollten selbst unter widrigen Umständen mit größtmöglicher Konsequenz umgesetzt werden. Enge menschliche Kontakte sind in Krisenregionen (auch aus anderen Gründen wie z. B. der Krätze) weitestgehend zu meiden, gebrauchte Kleidung sollte vor neuerlicher Verwendung (und dies gilt auch für Hilfsorganisationen) entsprechend gereinigt und aufbereitet werden. Im Falle einer Lausplage sollte man frühzeitig und konsequent intervenieren; dies gilt insbesondere beim Auftreten von Kleiderläusen.
Manche Lausmittel wurden wegen hoher Toxizität bei uns aus dem Handel genommen, Äquivalenzpräparate sind in anderen Ländern aber durchaus noch in Gebrauch (wichtig für Expatriates, die mit Kindern ins Ausland gehen: Eigene Mittel mitnehmen oder im Anlassfall von zu Hause anfordern).

Fliegen(maden)

Unterschiedliche Fliegenarten lassen ihre Larven durch die Körperwärme von Säugetieren (so auch vom Menschen) ausbrüten. Hierbei gelangen die Eier in unterschiedlicher Form auf die Haut: Während die Tumbu-Fliege (Cordylobia anthropophaga) ihre Eier in (frisch gewaschener) Wäsche ablegt und sich die Larven bei Benützung dieser Kleidungsstücke in die Haut einbohren, benützen andere (wie z. B. Dermatobia hominis) blutsaugende Moskitos (oder auch andere Fliegen) als Überträger, indem sie ihnen die Eier an den Körper oder Stechrüssel kleben. Wenn diese nun Warmblüter aufsuchen, schlüpfen aus den Eiern die Larven und bohren sich in die Haut ein, wo sie sich weiterentwickeln. Widerhaken helfen den Larven sich in der Haut zu verankern, einzig die am Hinterende der Larve gelegenen Atemöffnungen sind an der Hautoberfläche sichtbar.

Zahlreiche andere Fliegenmaden können am Körper parasitieren, darunter auch Maden der Art Lucilia sericata. Die Besonderheit dieser Larven, ausschließlich an totem Gewebe zu parasitieren, hat man sich in der Medizin auch in Form der sog. Madentherapie zur Säuberung infizierter Wunden zunutze gemacht.

Tipp für die Praxis

Reisemedizinische Relevanz. In Risikogebieten (sind den Einheimischen gut bekannt!) Wäsche nicht im Freien zum Trocknen aufhängen (oder wo möglich bügeln – Hitze tötet die Larven). Generell möglichst Moskitobisse meiden – so auch Schutz vor Dermatobia. Sollte es trotzdem zu einem Befall kommen: Kühlen Kopf bewahren, die Infestation ist (mit Ausnahme einer okulären Manifestation) meist unproblematisch.

Spinnentiere

Spinnentiere haben als Adulte 4 Beinpaare und unterscheiden sich so von den Insekten mit 3 Beinpaaren. In diese Gruppe gehören u. a. die Zecken, die das breiteste Überträgerpotenzial aller Arthropoden überhaupt besitzen (siehe auch Kap. 16).

Zecken

Die Infektionskrankheiten sind in Kap. 16 („Vektorübertragene Krankheiten") im Detail geschildert, die FSME als impfpräventable Krankheit (zusätzlich) in Kap. 15. Bedingt durch Anteile des Speichels können Zeckenbisse auch Juckreiz, Rötung und Schwellung auslösen. Dazu kommt, dass manche Zecken auch Toxine einbringen können, die beim Menschen zu Lähmungen führen können (Tick Paralysis – auch bei Reisenden dokumentiert [9]; nicht zu verwechseln mit zeckenbissassoziierten Infektionskrankheiten des Gehirns, die in der Folge ebenfalls zu Lähmungen führen können). Die Inzidenz von Zeckenbissen ist einerseits vom persönlichen Verhalten (einschließlich der Verwendung von Repellentien – höhere Konzentrationen nötig), andererseits auch von den klimatischen Verhältnissen abhängig. Generell kann man festhalten, dass Zecken ein Mindestmaß an Luftfeuchtigkeit brauchen, erst ab einer Temperatur von ca. 8 °C aktiv werden und die Buttersäure (im Schweiß von Mensch und Tier) neben CO_2 als einer von vielen Triggermechanismen für Zeckenbefall gilt.

Milben

Altbekannt ist das Krankheitsbild, das durch die Krätzmilbe ausgelöst wird. Reisemedizinisch hat dies bei einem speziellen Reisestil Bedeutung, nämlich dann, wenn es im Rahmen des Transportes oder auch des Aufenthaltes zu einem länger dauernden, körperlich engen Kontakt mit Mitreisenden oder der heimischen Bevölkerung (Gruppe VFRs: Visiting Friends and Relatives; Flüchtlinge, Migranten; bei Sozialprojekten) kommt.

In manchen Regionen kann es auch zu Kontakten mit der Herbstgrasmilbe kommen. Die stark juckenden knötchenartigen Hautveränderungen finden sich häufig an den unteren Extremitäten. Manche Milbenarten können auch Krankheitserreger übertragen (siehe Kap. 16).

III

! Spinnen, Skorpione, Schlangen

Die Frage der Giftwirkung diverser Tierbisse oder -stiche soll hier nicht abgehandelt werden (siehe Kap. 46). Es soll jedoch am Rande erwähnt werden, dass die Durchdringung der Haut durch Biss oder Stich auch Krankheitserreger einbringen kann, sei es, dass sich diese Erreger auf den Beißwerkzeugen (Cheliceren) der Spinnen oder dem Stachel von Skorpionen befunden haben [10] oder auch, dass durch die Schaffung einer Eintrittspforte hauteigene Keime inokuliert wurden.

Prinzipiell kommen hierfür alle umweltstabilen Keime wie auch jene der residenten oder transienten Hautflora infrage.

18.2 Sexuell übertragbare Krankheiten

Editorial

Sexuell übertragbare Krankheiten (Sexually Transmitted Diseases, STDs) haben nicht an Aktualität eingebüßt, sind aber nur selten Thema einer reisemedizinischen Beratung. Die Compliance hinsichtlich der diesbezüglichen Vorsorgemaßnahmen während der Reise ist (insbesondere bei Alleinreisenden) sehr schlecht. Zahlreiche Krankheiten haben schicksalshaften Charakter. Weltweit ist sowohl bei den auf diesem Weg übertragbaren Viren als auch bei den Bakterien eine stete Resistenzzunahme zu verzeichnen. Kondome können zwar nicht vor allen sexuell übertragbaren Krankheitserregern schützen, wenn überhaupt sollte aber in jedem Fall geschützter Sexualkontakt praktiziert werden.

Die Fragestellung sexuell übertragbarer Krankheiten auf Reisen war – trotz eines fast unermesslichen historischen Hintergrundes – lange Zeit tabuisiert und ist auch heute noch ein häufig vernachlässigtes Element des reisemedizinischen Beratungsgespräches. Die klassischen Geschlechtskrankheiten (STDs s. s.) setzen einen ungeschützten Sexualkontakt voraus, wogegen STDs im weiteren Sinne (STDs s. l.) neben dem Geschlechtsverkehr auch auf anderem Weg übertragbar sind. Obwohl hinlänglich bekannt, soll ergänzend darauf hingewiesen werden, dass einige dieser Krankheitserreger neben dem ungeschützten Schleimhautkontakt auch auf dem Blutweg übertragbar sind (z. B. Hepatitis B, Hepatitis C, HIV; aber beispielsweise auch das Ebola-Virus).

Auch in diesem Kapitel finden sich Krankheiten, die eigenständig Bände füllen – und hierzu gibt es auch hervorragende Fachliteratur. Um den Rahmen nicht zu sprengen, soll hier in erster Linie ergänzend auf jene Bereiche eingegangen werden, die im Kontext mit der Reisemedizin einen besonderen Stellenwert haben – mit anderen Worten: die Länge der Ausführungen erlaubt keinen Rückschluss auf das relative Risiko, die globale epidemiologische Situation oder den Schweregrad der Krankheit. Somit werden in systematischer Abfolge nur die reisemedizinisch wichtigsten Erreger detaillierter abgehandelt.

Das Wichtigste in Kürze

- Zumindest für die virusbedingten STDs gilt: Sexualpraktiken mit Verletzungsgefahr bergen naturgemäß ein wesentlich höheres Infektionsrisiko (dies gilt insbesondere, aber nicht ausschließlich für die Gruppe „**M**ale having **S**ex with **M**ale", MSM).
- Bei den meisten Reisenden gehört ein Kondom in die Reiseapotheke – dies stellt keine Absichterklärung, sondern eine Lebensversicherung für sich oder eine(n) Mitreisende(n) dar.
- Obwohl als Geschlechtskrankheiten tituliert, können sich Infektionen mit zahlreichen Erregern auch in anderen Schleimhautbereichen manifestieren (etwa die Gonoblenorrhoe bei Neugeborenen).
- Generell ist (auch bei Reisen in Hochrisikogebiete) von einer beängstigend niedrigen Compliance hinsichtlich des Selbstschutzes auszugehen – unmissverständliche Formulierungen im Rahmen des Beratungsgespräches könnten hier Verbesserungen bewirken (nicht moralisieren, sondern Vorsorge betreiben!).
- Komorbiditäten sind bei STDs häufig anzutreffen (Beispiel: HIV + HepB, HIV + HepC, HIV + Gonorrhoe, HIV + Tuberkulose, HepB und HepC). Somit stellt eine diagnostizierte Geschlechtskrankheit meist auch den Auftrag zum Ausschluss weiterer Krankheiten (nicht nur STDs!) dar. Bei sog. „AIDS-defining Diseases" gilt dies auch vice versa: So sollte z. B. bei den Kombinationen Afrika + Tuberkulose oder Spanien + Leishmaniasis auf HIV untersucht werden. Bei den STDs sind somit auch geomedizinische Aspekte zu berücksichtigen.
- Generell kann man sagen, dass (auch geschützter) Geschlechtsverkehr mit Personen, die allgemeine oder auch lokale Krankheitszeichen aufweisen, in jedem Fall unterbleiben sollte.
- Manche der hier gelisteten Krankheiten sind in Deutschland meldepflichtig.

Viren

HI-Virus

Epizentrum der globalen Verbreitung des HI-Virus ist mittlerweile das südliche Afrika. Hier sind bis zu ca. 30 % der Bevölkerung infiziert. Die höchsten Durchseuchungen finden sich weltweit bei Prostituierten und i. v. Drogenabhängigen. Hier zeigen sich auch deutliche Überlappungen mit anderen durch Blut- und Sexualkontakt übertragbaren Viren, insbesondere mit dem Hepatitis-B- und dem Hepatitis-C-Virus.

> **Tipp für die PraxisReisemedizinische Relevanz**
> Neben einem sorglosen bzw. unvernünftigen Verhalten während einer Urlaubsreise stellen v. a. medizinische Arbeitsaufenthalte in Regionen mit hoher Durchseuchung ein spezielles Risiko dar. Mangels dispositionsprophylaktischer Optionen kommt der Expositionsprophylaxe ein besonders hoher Stellenwert zu. Dazu zählt die konsequente Verwendung einer entsprechenden Schutzausrüstung wie auch das Meiden riskanter Eingriffe oder Verfahrensweisen (die Empfehlungen sind vergleichbar mit den Vorgaben für HIV-positive, chirurgisch tätige Ärzte). Immer wieder diskutiert wird die Sinnhaftigkeit der Mitnahme von antiretroviralen Medikamenten bei Einsätzen in Hochrisikoregionen: Bei kritischer Handhabung kann diese Maßnahme durchaus zu befürworten sein.

Herpes-simplex-Virus

Bei vorliegenden Läsionen können auch unterschiedliche Herpesviren (HSV1, HSV2, VZV) auf diesem Weg übertragen werden. Von diesen soll hier nur Herpes 2 (Herpes genitalis) abgehandelt werden. Wie auch bei anderen Herpesinfektionen bleiben die Viren nach Erstkontakt lebenslang im Körper. Neben einem schwereren Verlauf ist auch die Ansteckungspotenz/Infektiosität bei abwehrgeschwächten Personen höher.

Bekanntermaßen finden sich derartige Läsionen auch an Lokalisationen, die bei Nutzung eines Kondoms nicht abgedeckt sind. Herpesassoziierte Läsionen sind meist schmerzhaft, können aufgrund der Lokalisation leicht bakteriell superinfiziert werden und somit atypisch imponieren. Für eine stichhaltige Typisierung sind spezifische immunologische und molekularbiologische Methoden (PCR) zur Untersuchung von Bläscheninhalt oder dem Rand der Läsion geeignet.

Hepatitis-B-Virus

Die Ansteckungsgefahr mit dem Hepatitis-B-Virus im Rahmen eines Sexualkontaktes hängt von mehreren Faktoren ab. Dazu zählen der Genotyp, die Viruslast, die Konstellation (HBe-AG positiv oder negativ), aber auch die Art der Geschlechtsverkehrs. Die Durchseuchung ist in den meisten südlichen, subtropischen und tropischen Reiseländern höher als in Mitteleuropa und erreicht ihr Maximum in der Zone südlich der Sahara (s. a. Kap. 15).

Hepatitis-C-Virus

Die Durchseuchung mit Hepatitis C ist in vielen Ländern noch nicht exakt untersucht. Aus einigen Untersuchungen weiß man, dass diese Krankheit zwar prinzipiell auch sexuell übertragbar ist, die Wahrscheinlichkeit jedoch deutlich niedriger ist als bei Hepatitis B oder HIV. Natürlich haben auch hier Parameter wie Viruslast und Sexualpraktiken einen Einfluss auf die Übertragungsrate. Da bis zu 50% der Hepatitis-C-Infektionen primär chronisch verlaufen, das Ansprechen auch auf moderne Therapieregimes (polygeliertes Interferon, Ribavirin) von der Viruslast und dem Genotyp abhängig ist und eine unbehandelte chronische Hepatitis C letztlich zur Leberzirrhose führen kann, muss diese Infektion auch weiterhin als problematisch eingestuft werden. Ein Impfstoff ist in Entwicklung, wird aber in näherer Zukunft nicht zur Verfügung stehen. So kommt auch hier der Expositionsprophylaxe eine besondere Bedeutung zu (NB: Dies gilt wie bei Hepatitis B und HIV auch für Maßnahmen der Ersten Hilfe mit Gefahr des Blutkontaktes).

HPV

Die v. a. in Zusammenhang mit der Zulassung spezifischer Impfstoffe publizierten Daten zeigen, dass gerade tropische Länder eine besonders hohe Durchseuchungsrate mit HP-Viren unterschiedlicher (darunter auch der karzinogenen) Serotypen haben. Wiewohl manche Folgeerkrankungen, insbesondere das Zervixkarzinom, lange „Inkubations- oder Latenzzeiten" haben und somit nur schwer mit einem Jahre zurückliegenden Sexualkontakt in Verbindung gebracht würden, scheint das überdurchschnittlich hohe Infektionsrisiko eine Erwähnung an dieser Stelle zu rechtfertigen (s. a. Kap. 15).

Bakterien

Die bakteriellen Erreger scheinen Eigenschaften zu teilen, die zu der Spekulation verleiten, dass nur die menschlichen Geschlechtsorgane das besondere Milieu bieten, das für das Überleben dieser oft sehr anspruchsvollen Mikroorganismen nötig ist. So lassen sich viele Erreger mit den Standardmethoden der Bakteriologie nicht anzüchten, manche vermehren sich nur intrazellulär. Auch fördern der Mangel an Symptomen (v. a. die Schmerzlosigkeit) wie auch jener an Augenscheinlichkeit (insbesondere bei Frauen) die Weitergabe der Erreger.

Neisseria gonorrhoeae (Gonorrhoe, Tripper)

Manche Daten deuten darauf hin, dass diese Geschlechtskrankheit selbst in Europa wieder eine Zunahme verzeichnet. Die Formulierung ist deswegen so defensiv gewählt, da es keine lückenlosen Meldedaten gibt und andererseits diese Krankheit (solange nur die Harnröhre oder der Vaginalbereich betroffen ist) a- oder zumindest oligosymptomatisch verläuft. Auch setzt der Nachweis aufgrund der Empfindlichkeit gegenüber äußeren Einwirkungen eine hochwertige Präanalytik (Abnahme, Probentransport) voraus.

Bei Fortschreiten der Infektion können sich entzündungsbedingte Symptome von Infertilität bis zu Adnexitis und Orchitis entwickeln. Auch kann im Spätstadium eine Gelenkbeteiligung auftreten.

Tipp für die Praxis

Reisemedizinische Relevanz. Wesentlich sind Koinfektionen von N. gonorrhoeae und HIV und eine zunehmende Penicillinresistenz der Gonokokken. Wie auch nachfolgend bei der Syphilis geschildert, bedeuten ungeschützte Sexualkontakte selbst in unseren östlichen Nachbarländern schon eine signifikante Zunahme des Infektionsrisikos.

Treponema pallidum (Syphilis)

Im primären Stadium entwickelt sich ein schmerzloses Geschwür (Ulcus durum, harter Schanker) im Kontaktbereich, begleitet von regionalen Lymphknotenschwellungen. In dieser Phase lassen sich die nicht mit den klassischen Methoden der Bakteriologie anzüchtbaren Schraubenbakterien mikroskopisch (z. B. Dunkelfeld) nachweisen. In späteren Stadien gewinnt die serologische Diagnostik an Bedeutung, wobei unspezifische (VDRL) und spezifische Tests (wie z. B. TPHA oder TPPA) zur Verfügung stehen.

Tipp für die Praxis

Reisemedizinische Relevanz. Insgesamt verzeichnet diese Krankheit wieder eine Zunahme, wobei auch Reisen in die benachbarten Länder Osteuropas bei entsprechendem Verhalten ein erhebliches Infektionsrisiko bedeuten.

Chlamydia (neu: Chlamydophila) trachomatis; Lymphogranuloma venereum)

Chlamydieninfektionen sind generell schwierig zu diagnostizieren, die Erreger nur mit erheblichem Aufwand zu identifizieren. Serologische Tests sind zumeist von geringer Spezifität und erlauben somit keine zuverlässige Aussage. Andererseits können Chlamydien erwiesenermaßen auch bei Reisenden schwere Infektionen bedingen. Da gute Behandlungsmöglichkeiten existieren, sind eine konsequente Abklärung und ggf. eine gezielte Therapie besonders wichtig.

Chlamydien sind atypische Bakterien, die mangels bestimmter Zellwandbestandteile auf eine obligate intrazelluläre Vermehrung angewiesen sind. Systematisch unterscheidet man Chlamydia psittaci, Chlamydia trachomatis und Chlamydia pneumoniae (statt Chlamydia wird nach der neuen Terminologie der Begriff Chlamydophila verwendet), wobei spezifische Serovare definierte Krankheitsbilder auslösen.

Je nach Chlamydienart und Krankheitsbild erfolgt die Übertragung aerogen, durch Schmierinfektion oder auch durch ungeschützten Sexualkontakt. Epidemiologisch ist sicherlich von einer hohen Dunkelziffer auszugehen. Ursprünglich galt die Infektion mit Chlamydia trachomatis als die häufigste, jene mit Chlamydia psittaci (im humanmedizinischen Bereich) als selten.

Chlamydia (Chlamydophila) trachomatis ist in Abhängigkeit der jeweiligen Serovare für 3 distinkte Krankheitsbilder verantwortlich:

- **Trachom**
- **Genitalinfektionen**
  Diese führen bei Männern zu unspezifischer Urethritis, bei Frauen zu Ausfluss, Entzündungen des Genitales einschließlich der Möglichkeit der Adnexitis, der Infertilität sowie bei aufsteigenden Infektionen ein höheres Risiko der Eileiterschwangerschaft und der „Pelvic Inflammatory Disease" (PID) mit Beteiligung des kleinen Beckens
- **Lymphogranuloma venereum**
  Hier handelt es sich um eine durch ganz bestimmte Serogruppen bedingte, vom Genitale ausgehende fortschreitende Infektion mit Beteiligung der inguinalen Lymphknoten. Dieses Krankheitsbild findet sich hauptsächlich in tropischen Gebieten, in industrialisierten Ländern tritt es nur sporadisch auf. Es gilt als klassische Geschlechtskrankheit, da die Infektion ausschließlich durch direkten und ungeschützten Sexualkontakt erfolgt (prinzipiell gilt natürlich auch das Sekret aus Fisteln als infektiös, weswegen betreuendes Personal angehalten ist, hygienische Standardmaßnahmen einzuhalten).
  Bei dieser Krankheit lassen sich 3 Stadien unterscheiden, wobei das erste (d. h. die lokale Infektion) häufig nicht wahrgenommen wird. Im 2. Stadium (ca. 3 – 6 Wochen nach Infektion) kommt es entweder zu einer oftmals schmerzhaften Anschwellung der regionalen Lymphknoten oder zu einer hämorrhagischen Proktokolitis. Im Laufe mehrerer Monate bis Jahre entwickelt sich bei unbehandelten Patienten das 3. Stadium mit lokalen Ulzerationen und Destruktionen, Abszessen, Fistelbildungen, genitalen Lymphödemen (genitale Elephantiasis) und Strikturen.
  Aufgrund der intrazellulären Lage dieser Bakterien und mangels typischen Wandaufbaus sind zellwandaktive Antibiotika wie z. B. β-Lactam-Derivate (Penicilline, Cephalosporine) unwirksam. Gut wirksam hingegen sind Makrolide, Tetrazykline und Gyrasehemmer. Wesentlich sind auch die Therapiedauer (je nach Krankheitsbild 2 – 4 Wochen), die Dosis, die wiederholte Gabe bei Rezidivfällen sowie die Partnerbehandlung.

Tipp für die Praxis

Reisemedizinische Relevanz. Auf Ignoranz basierende ungeschützte Sexualkontakte (mit erheblichen Zusatzrisiken!) stellen für den Reisenden ein erhebliches Risiko dar [11]. Eine kompetente Betreuung im Sinne von Diagnostik und Therapie hat aufgrund der Wichtigkeit der Verhinderung von Spätschäden wie auch der Durchbrechung von Infektionsketten aber nicht nur bei Reiserückkehrern, sondern auch bei Personen mit Migrationshintergrund einen besonderen Stellenwert.

Donovania granulomatis (Granuloma venereum)

Donovania (oder Calymmatobacterium) granulomatis ist ein gramnegatives, intrazellulär wachsendes kokkobazilläres Bakterium. Im Genitalbereich bildet sich primär ein schmerzloses Geschwür, das einen chronischen Verlauf zeigt. Lokal kann es (auch an anderen Hautkontaktstellen) zu weiteren Ulzera kommen, der chronische Verlauf kann zu verstümmelnden Veränderungen im Genitalbereich führen, das Lymphgefäßsystem ist jedoch (primär) nicht mitbeteiligt (wichtig zur DD).

Haemophilus ducreyi (Ulcus molle, weicher Schanker)

Sexualkontakte mit Angehörigen ärmerer Schichten in tropischen Reiseländern bergen das Risiko dieser Geschlechtskrankheit, wobei Männer häufiger betroffen sind als Frauen. Nach einer relativ kurzen Inkubationszeit von 4 – 10 Tagen entwickelt sich im Kontaktbereich eine Papel, die sich schnell in ein tiefes, schmerzhaftes Geschwür umwandelt. Begleitet wird diese Symptomatik von einer Schwellung der regionalen (inguinalen) Lymphknoten, die ebenfalls schmerzhaft und üblicherweise beidseitig ist.

Parasiten

Trichomonas vaginalis

Trichomonas vaginalis ist ein geißeltragendes Protozoon. Infektionen sind weltweit verbreitet, genaue Zahlen gibt es nicht. Schätzungen sprechen von bis zu 80 % bei Prostituierten. Bei Frauen kann die Infektion starken Fluor vaginalis verursachen. Auch kann es zu einem Ödem der Vaginalschleimhaut (evtl. mit Einblutungen) und zu diffusen Unterbauchbeschwerden kommen. Die Infektion beim Mann verläuft zumeist asymptomatisch, selten kann es zu einer Epididymitis oder einer Prostatitis kommen; üblicherweise ist die Krankheit selbstlimitiert.

Gerade bei dieser Infektion gilt der Grundsatz der Möglichkeit einer „getarnten“ Doppel-/Mehrfachinfektion mit problematischeren Krankheitserregern, eine exakte Abklärung sollte diese Tatsache berücksichtigen.

Entamoeba histolytica

In Ergänzung zu den Ausführungen im Kapitel Darminfektionen soll hier festgehalten werden, dass Amöben auch Infektionen im Bereich der Geschlechtsorgane auslösen können. Am häufigsten findet sich dies als Folge der Praxis MSM (Male having Sex with Male) und manifestiert sich üblicherweise als Amöbenulkus an der Haut (z. B. am Penis). Der Nachweis erfolgt über einen lokalen Abstrich mit Färbung, Antigen-Nachweis oder molekularbiologischem Test.

Phthirus pubis (Filzlaus)

Auch diese Ektoparasiteninfestation gilt als STD im weiteren Sinn. Zwar ist die Übertragung nicht auf Sexualkontakte beschränkt, wohl ist dies aber der häufigste Weg der Weitergabe. Filzläuse haben zwar gewisse Ansprüche an Umgebungstemperatur und drüsenassoziierte Duftstoffe, sind aber nicht auf den Genitalbereich beschränkt.

Filzläuse übertragen keine Infektionserreger, der begleitende Juckreiz bzw. die resultierenden Kratzeffloreszenzen können zu lokalen bakteriellen Infektionen führen.

Literatur

[1] Bronnert J, Wilde H, Tepsumethanon V et al. Organ transplantations and rabies transmission. J Travel Med 2007; 14 (3): 177 – 180

[2] Stich A, Meyer H, Köhler B et al. Tanapox: first report in a European traveller and identification by PCR. Trans R Soc Trop Med Hyg 2002; 96 (2): 178 – 179

[3] Centers for Disease Control and Prevention (CDC). Cutaneous anthrax associated with drum making using goat hides from West Africa-Connecticut, 2007. MMWR Morb Mortal Wkly Rep 2008; 13; 57 (23): 628 – 631

[4] Zajkowska J, Hermanowska-Szpakowicz T. Anthrax as biological warfare weapon. Med Pr 2002; 53 (2): 167 – 172

[5] Ostroff SM, Kozarsky P. Emerging infectious diseases and travel medicine. Review. Infect Dis Clin North Am 1998; 12 (1): 231 – 241

[6] Sejvar J, Bancroft E, Winthrop K et al. Eco-Challenge Investigation Team. Leptospirosis in “Eco-Challenge” athletes, Malaysian Borneo, 2000. Emerg Infect Dis 2003; 9 (6): 702 – 707

[7] Quek TY, Athan E, Henry MJ et al. Risk factors for Mycobacterium ulcerans infection, southeastern Australia. Emerg Infect Dis 2007; 13 (11): 1661 – 1666

[8] Evans AC, Markus MB, Joubert JJ et al. Bushman children infected with the nematode Strongyloides fülleborni. S Afr Med J 1991; 80 (8): 410 – 411

[9] Inokuma H, Takahata H, Fournier PE et al. Tick paralysis by Ixodes holocyclus in a Japanese traveler returning from Australia. Ann N Y Acad Sci 2003; 990: 357 – 358

[10] Lechevalier P, Hermoso DG, Carol A et al. Molecular diagnosis of Saksenaea vasiformis cutaneous infection after scorpion sting in an immunocompetent adolescent. J Clin Microbiol 2008; 46 (9): 3169 – 3172

[11] Hamlyn E, Dayan L. Sexual health for travellers. Review. Aust Fam Physician 2003; 32 (12): 981 – 984

IV

Beruflicher Auslandsaufenthalt

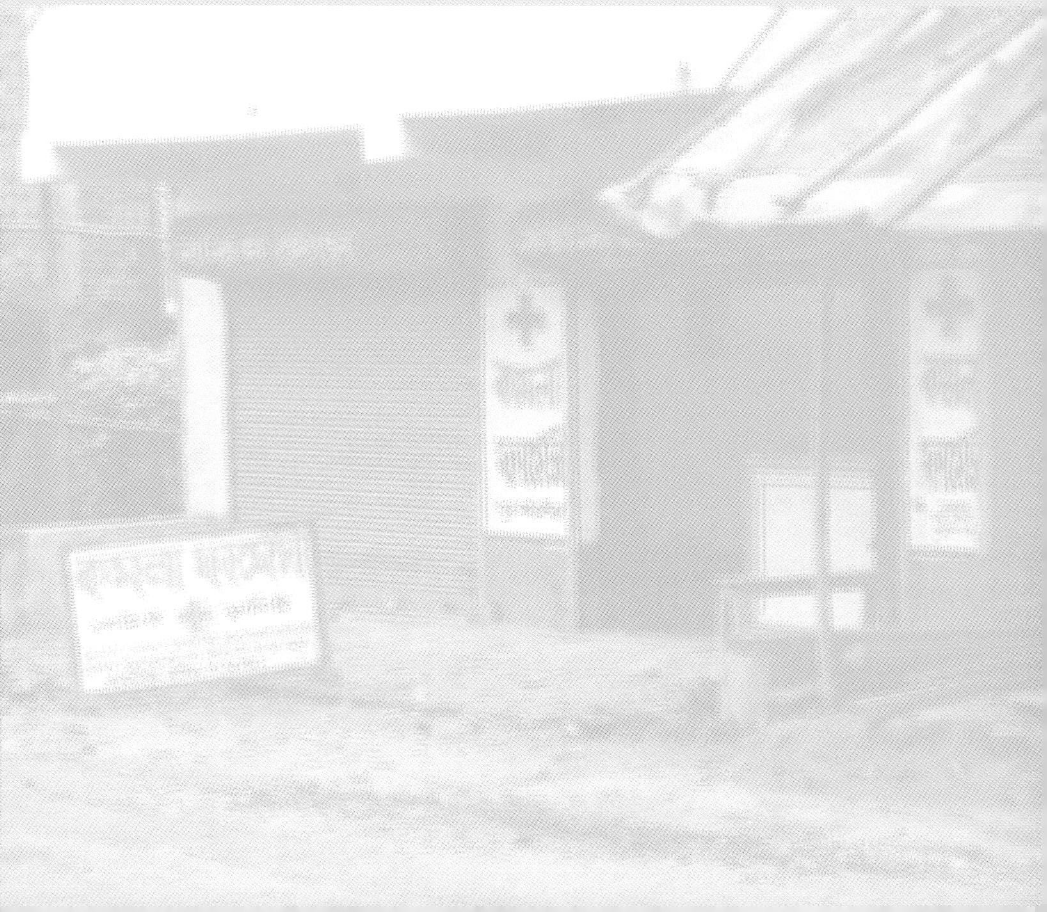

19 Gesetzesgrundlagen und Vorschriften – Auslandsaufenthalte mit besonderen klimatischen Belastungen und Infektionsgefährdungen

U. Ricken

IV

Editorial

Am 24. Dezember 2008 trat die Verordnung zur arbeitsmedizinischen Vorsorge (ArbMedVV) in Kraft. „Ziel dieser Verordnung ist die Schaffung rechtlich einwandfreier, systematischer und transparenter Rechtsgrundlagen zur arbeitsmedizinischen Vorsorge." [1]. Seitdem entfallen für Ärzte mit der Gebietsbezeichnung „Arbeitsmedizin" und der Zusatzbezeichnung „Betriebsmedizin" oder „Tropenmedizin" die Ermächtigungsverfahren durch die Landesverbände der Berufsgenossenschaften. Die in den Jahren zuvor erteilten Ermächtigungen haben mit der ArbMedVV ihre Gültigkeit verloren. Die besonderen Qualifikationsanforderungen an den Arzt zur Durchführung dieser Beratungen und Untersuchungen wurden bisher noch nicht rechtsverbindlich geregelt.

Das Wichtigste in Kürze

- Bei der arbeitsmedizinischen Vorsorgeuntersuchung (G 35) handelt es sich um eine nach ArbMedVV vorgeschriebene Pflichtuntersuchung.
- Die Untersuchung nach dem DGUV (Deutsche Gesetzliche Unfallversicherung) Grundsatz 35 [2] muss der Arbeitgeber vor Aufnahme der Tätigkeit im Ausland mit besonderen klimatischen Belastungen und Infektionsgefährdungen veranlassen.
- Nur Ärzte mit der Gebietsbezeichnung „Arbeitsmedizin", der Zusatzbezeichnung „Betriebsmedizin" oder „Tropenmedizin" dürfen z. B. „keine gesundheitlichen Bedenken" als Beschäftigungsvoraussetzung bescheinigen.
- Es sind Erstuntersuchungen, Nachuntersuchungen und ggf. vorzeitige Nachuntersuchungen vorgeschrieben.
- Das Nichtveranlassen bzw. das nicht rechtzeitige Veranlassen von Pflichtuntersuchungen stellt eine Ordnungswidrigkeit mit möglichen konsekutiven Geldbußen und bei vorsätzlicher Gefährdung von Leben oder Gesundheit einen Straftatbestand mit eventueller Freiheitsstrafe dar (ArbMedVV, § 12 Abs. 1 u. 2).

19.1 Einführung

Das Ziel der Verordnung zur arbeitsmedizinischen Vorsorge (ArbMedVV) liegt darin, frühzeitig arbeitsbedingte Erkrankungen einschließlich Berufskrankheiten [3 – 5] zu erkennen und zu verhüten. Dieses Ziel soll u. a. durch arbeitsmedizinische Vorsorgeuntersuchungen, wie die Vorsorgeuntersuchung nach dem DGUV-Grundsatz 35 „Arbeitsaufenthalt im Ausland unter besonderen klimatischen und gesundheitlichen Belastungen" erreicht werden. Hierdurch soll gleichzeitig ein Beitrag zum Erhalt der Beschäftigungsfähigkeit und zur Fortentwicklung des betrieblichen Gesundheitsschutzes geleistet werden. Die ArbMedVV gilt für die arbeitsmedizinische Vorsorge im Geltungsbereich des Arbeitsschutzgesetzes. Hiervon unberührt bleiben die arbeitsmedizinischen Präventionsmaßnahmen, insbesondere nach dem Arbeitsschutzgesetz und dem Gesetz über Betriebsärzte, Sicherheitsingenieure und andere Fachkräfte der Arbeitssicherheit (Arbeitssicherheitsgesetz, ASiG) [6] sowie das Sozialgesetzbuch VII (SGB VII) [3] und die Berufskrankheiten-Verordnung (BKV) [5].

19.2 Handlungsanleitung (BGI/GUV-I 504-35) mit Leitliniencharakter

Von besonderer Bedeutung bei den arbeitsmedizinischen Präventionsmaßnahmen für Arbeitnehmer ist die arbeitsmedizinische Vorsorge. Sie beinhaltet die Beurteilung der individuellen Wechselwirkungen von Gesundheit oder Krankheit auf der einen Seite und Arbeit auf der anderen Seite. Die auf die einzelnen Beschäftigten und deren Arbeitsbedingungen im Ausland ausgerichtete Beratung und Informationsbereitstellung im Zusammenhang mit den arbeitsmedizinischen Vorsorgeuntersuchungen kennzeichnen die Arbeitsmedizin als primär präventive Fachrichtung.

Wie alle DGUV-Grundsatzuntersuchungen dient auch die G 35-Vorsorgeuntersuchung der Früherkennung arbeitsbedingter Gesundheitsstörungen.

Während es sich bei der ArbMedVV um eine Verordnung (Rechtsnorm) handelt, stellt die Handlungsanleitung (BGI/GUV-I 504-35 vom November 2009) [7] eine Empfehlung für das praktische Vorgehen bei der arbeitsmedizinischen Vorsorgeuntersuchung dar. Vorsorgeuntersuchungen nach den DGUV-Grundsätzen dürfen seit dem Inkrafttreten der ArbMedVV bei allen anderen G-Untersuchungen nur von Ärzten mit der Gebietsbezeichnung „Arbeitsmedizin" oder der Zusatzbezeichnung „Betriebsmedizin" durchgeführt bzw. verbindlich bescheinigt werden. Die Bescheinigung der gesundheitlichen Unbedenklichkeit ist die Tätigkeitsvoraussetzung für den Arbeitsaufenthalt im Ausland unter besonderen klimatischen Belastungen und Infektionsgefährdungen. Bei dem Katalog der G-Untersuchungen bildet die G 35 eine Ausnahme. Sie darf auch von Ärzten mit der Zusatzbezeichnung „Tropenmedizin" durchgeführt und bescheinigt werden.

Die Handlungsanleitung hat Leitliniencharakter; sie soll den Stand der arbeitsmedizinischen Erkenntnisse als sachverständige Empfehlung zum Ausdruck bringen. Bei Berücksichtigung der Empfehlungen der gesetzlichen Unfallversicherung als Mindeststandards ist man juristisch abgesichert. Dies bedeutet nicht, dass eine sinnvolle Ausweitung des Untersuchungsumfangs im Einvernehmen mit den zu Untersuchenden und den Arbeitgebern von vornherein abwegig wäre. Die Handlungsanleitung ist an den rechtlichen Vorgaben der Verordnung zur arbeitsmedizinischen Vorsorge (ArbMedVV) ausgerichtet. Sie enthält ergänzende Hinweise für die Gefährdungsbeurteilung und die Auswahl des zu untersuchenden Personenkreises.

19.3 Arbeitsmedizinische Vorsorgeuntersuchungen

Vor jedem Arbeitsaufenthalt im Ausland, im Sinne der Handlungsanleitung (BGI/GUV-I 504-35), muss eine Beratung über die jeweiligen besonderen klimatischen und gesundheitlichen Belastungen am Bestimmungsort erfolgen. Vor dieser Beratung oder vor Durchführung einer Vorsorgeuntersuchung müssen Arbeitnehmer über Untersuchungsinhalte, Beratungs- bzw. Untersuchungszweck aufgeklärt werden (ArbMedVV, § 6 (1)). Für qualifizierte Auskünfte muss man sich allerdings zuvor die notwendigen Kenntnisse über die Arbeitsplatzverhältnisse am Einsatzort verschaffen. Auslandserfahrungen in tropischen oder subtropischen Regionen können von entscheidender Bedeutung sein. Bei der Beratung müssen eine ggf. erforderliche Malariaprophylaxe und Impfprophylaxen eingeschlossen werden. Wie bei jeder ärztlichen Beratung oder Untersuchung ist eine Dokumentation vorzunehmen.

> **!** Unabhängig von der Dauer des Arbeitsaufenthaltes (BGI/GUV-I 504-35) muss eine Rückkehruntersuchung erfolgen, wenn bei dem Auslandsaufenthalt eine unzureichende ärztliche Versorgung, eine besonders hohe Infektionsgefahr oder besondere berufliche Belastungen vorlagen.

19.4 Untersuchungsarten und -fristen

Die Handlungsanleitung (BGI/GUV-I 504-35) unterscheidet zwischen

- **Beratung vor jedem Arbeitsaufenthalt** (ggf. zusätzlich zu einer Monate vorher durchgeführten Erstuntersuchung) in Gebieten mit besonderen klimatischen oder gesundheitlichen Belastungen (wird später präzisiert),
- **Erstuntersuchung**
  In der ArbMedVV, Teil 4 (1) wird definiert: „Pflichtuntersuchungen bei: 2. Tätigkeiten in den Tropen, Subtropen und sonstige Arbeitsaufenthalte mit besonderen klimatischen Belastungen und Infektionsgefährdungen. ..."
- **Nachuntersuchungen** (erste und weitere) nach 24 – 36 Monaten (evtl. im Ausland) und nach Beendigung der Tätigkeit,
- **vorzeitigen Nachuntersuchungen**.

19.5 Auswahlkriterien für den zu untersuchenden Personenkreis

Unstrittig liegen erhöhte gesundheitliche Risiken durch Klima, Lebens- und Tätigkeitsverhältnisse und gesundheitliche Belastungen bei Arbeitsaufenthalt zwischen dem 30. Grad nördlicher und dem 30. Grad südlicher Breite und in den Polarregionen vor. Allerdings weist die Karte der berufsgenossenschaftlichen Informationsschrift 504-35 (Abb. 19.**1**) großzügige Ausweitungen nördlich und südlich der genannten Breitengrade auf.

In der Handlungsanweisung zur Vorsorgeuntersuchung G 35 sind erheblich mehr Länder zusätzlich aufgelistet: „Darüber hinaus können erhöhte gesundheitliche Risiken in den Randgebieten wie z. B. Korea, Libanon, Mongolei, Syrien, Türkei, Tunesien und Uruguay sowie in den Nachfolgestaaten der früheren Sowjetunion und in einigen Ländern Europas wie in Teilen Rumäniens und Bulgariens vorliegen. Es ist der Rat eines Arztes mit besonderen Fachkenntnissen einzuholen, ob je nach den individuellen Lebens- und Tätigkeitsbedingungen eine Beratung oder – zusätzliche – Vorsorgeuntersuchung nach dem DGUV-Grundsatz 35 stattfinden muss (**Gefährdungsbeurteilung**)."

19.6 Beratung vor jedem Arbeitsaufenthalt

Als Grundvoraussetzung benötigt der Arzt gute Informationen über die klimatischen und gesundheitlichen Belastungen am vorgesehenen Einsatzort (oder den wechselnden Einsatzorten).

Nach § 3 des Arbeitssicherheitsgesetzes (ASiG) gehört es zu den Aufgaben der Betriebsärzte, den Arbeitgeber bei allen Fragen des Gesundheitsschutzes zu unterstützen. Er soll auch alle Beschäftigten auf Gesundheitsgefahren und Maßnahmen zur Abwendung dieser Gefahren hinweisen.

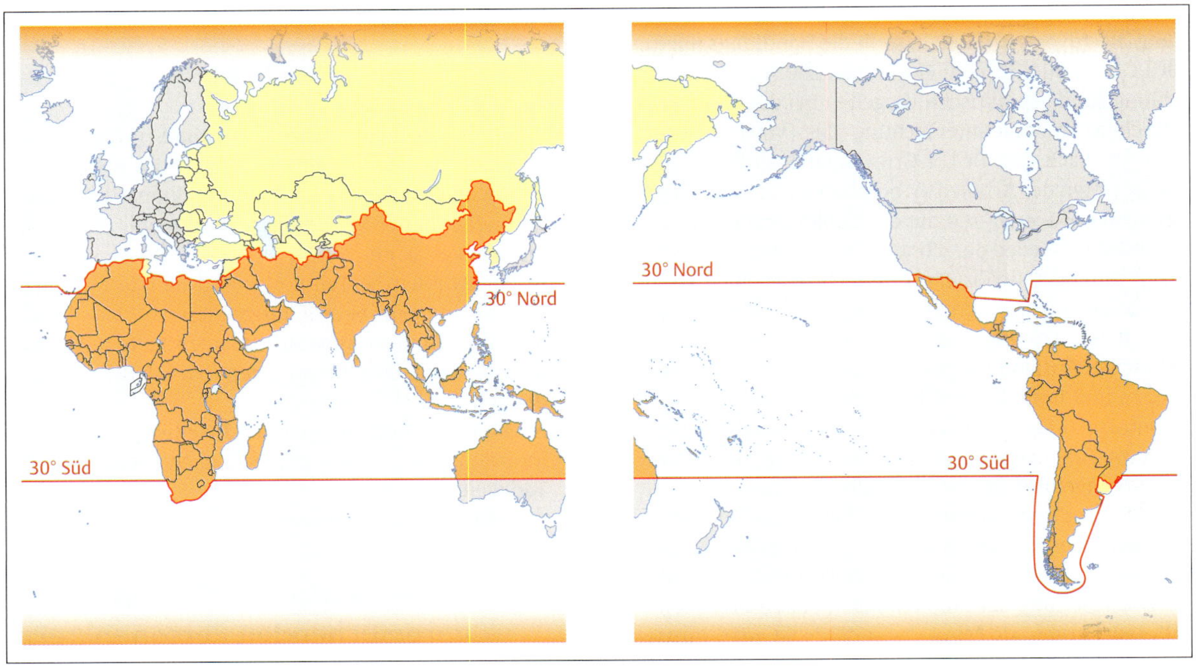

Abb. 19.1 Länder mit besonderen klimatischen und gesundheitlichen Belastungen (orange) (modifiziert nach der Informationsschrift: BGI/GUV-I 504-35 November 2009). „Darüber hinaus können erhöhte gesundheitliche Risiken in den Randgebieten wie z. B. Korea, Libanon, Mongolei, Syrien, Türkei, Tunesien und Uruguay sowie in den Nachfolgestaaten der früheren Sowjetunion und in einigen Ländern Europas wie in Teilen Rumäniens und Bulgariens vorliegen (gelb eingefärbte Gebiete)." Kartenmaterial oder die Auflistung von Ländern kann eine individuell durchgeführte Gefährdungsbeurteilung nicht ersetzen!

Betriebsärzte sollten aus ihrem ärztlichen Selbstverständnis heraus alle Reisenden beraten, die eine Beratung wünschen, auch wenn sie in Länder reisen, bei denen keine Pflichtuntersuchung zu veranlassen ist.

19.7 Gefährdungsbeurteilung

Das entscheidende Kriterium, wer beraten und untersucht werden muss bzw. ein Impfangebot erhalten sollte, ist die Gefährdungsbeurteilung durch einen zur Untersuchung berechtigten Arzt. Er muss die Gegebenheiten am Entsendungsort bzw. die Reisemodalitäten genau kennen [8, 9].

19.8 Kostenübernahme

Wie bei allen arbeitsmedizinischen Vorsorgeuntersuchungen [10] muss der Arbeitgeber die Kosten für die Untersuchungen tragen. Dies gilt in diesem Fall auch für alle Reiseimpfungen bzw. Impfungen, die nicht zum Leistungskatalog der GKV gehören. Die Malariaprophylaxe, Reise-Antithrombosestrümpfe, ggf. niedermolekulare Heparine u. a. gehören ebenfalls dazu.

Tipp für die Praxis

Die Pflicht der Arbeitgeber, bei beruflichen Auslandsaufenthalten unter besonderen klimatischen Belastungen und Infektionsgefährdungen arbeitsmedizinische Vorsorgeuntersuchungen zu veranlassen, ist trotz der erheblichen Relevanz immer noch nicht ausreichend bekannt. Informationsdefizite bestehen v. a. bei Reisen in Länder, die außerhalb der Tropen oder Subtropen liegen, und bei kurzen, beruflichen Reisen.
Es ist Aufgabe der beratenden Betriebsärzte, diese wichtigen arbeitsmedizinischen Untersuchungen und Beratungen bekannt zu machen. Hierbei dürfen insbesondere die vielen Kleinbetriebe und mittelgroßen Unternehmen, die den größten Anteil von kurzzeitigen Auslandsaufenthalten durchführen lassen (siehe Kap. 20), nicht unberücksichtigt bleiben.

Weblinks

http://regelwerk.unfallkassen.de/regelwerk/data/regelwerk/inform/I_504-35.pdf
www.bundesrat.de Drucksache 643/08
www.rki.de
www.dtg.org
www.fachverband-reisemedizin.de
www.g-ba.de/informationen/beschluesse/499

Literatur

[1] BMAS. Bundesgesetzblatt Jahrgang 2008 Teil I, Nr. 62. Verordnung zur Rechtsvereinfachung und Stärkung der arbeitsmedizinischen Vorsorge; zuletzt geändert am 26. November 2010 durch Artikel 5 Abs. 8 der Verordnung zur Neufassung der Gefahrstoffverordnung und zur Änderung sprengstoffrechtlicher Verordnungen (BGBl. I Nr. 59 vom 30. 11. 2010 S. 1643), 2008

[2] Arbeitsmedizinische Vorsorge – DGUV-Grundsätze für arbeitsmedizinische Vorsorgeuntersuchungen. 5. vollst. neubearb. Aufl. Stuttgart: Gentner Verlag; 2010

[3] Bundesregierung. Zweite Verordnung zur Änderung der Berufskrankheiten-Verordnung. § 9 SGB VII. GMBl I S. 1273, 1997

[4] Merkblatt zu der Berufskrankheit Nr. 3104 der Anlage zur Berufskrankheiten-Verordnung (BKV): „Tropenkrankheiten, Fleckfieber" (siehe auch (5), S. 254 ff.). Bundesarbeitsblatt 7 – 2005: BMGS, 2005: 48 ff.

[5] Müsch FH. Berufskrankheiten – Ein medizinisch-juristisches Nachschlagewerk. Stuttgart: Wissenschaftliche Verlagsgesellschaft mbH; 2006

[6] Gesetz über Betriebsärzte, Sicherheitsingenieure und andere Fachkräfte für Arbeitssicherheit (Arbeitssicherheitsgesetz, ASiG). In: Bundesregierung, Hrsg. 1973

[7] Handlungsanleitung für die arbeitsmedizinische Vorsorge nach dem Berufsgenossenschaftlichen Grundsatz G 35 „Arbeitsaufenthalt im Ausland unter besonderen klimatischen und gesundheitlichen Belastungen". Deutsche Gesetzliche Unfallversicherung; 2009

[8] Arbeitsschutzgesetz – ArbSchG, zuletzt geändert am 5. Februar 2009 durch Artikel 15 Abs. 89 des Gesetzes zur Neuordnung und Modernisierung des Bundesdienstrechts (Dienstrechtsneuordnungsgesetz – DneuG) (BGBl. I Nr. 7 vom 11. 02. 2009 S. 160). In: Bundesregierung, Hrsg. BGBl. I: 1246, 1996

[9] Boecken G, Ritter B. Tropenausreise- und Rückkehrer-Untersuchung. In: Löscher T, Burchard G-D, Hrsg. Tropenmedizin in Klinik und Praxis. Stuttgart: Thieme; 2010: 947 – 957

[10] Arbeitsmedizinische Vorsorge – Berufsgenossenschaftliche Grundsätze für arbeitsmedizinische Vorsorgeuntersuchungen. 4. Aufl. Stuttgart: Gentner Verlag; 2007

20 Arbeitsmedizinische Vorsorge bei beruflichem Auslandsaufenthalt

U. Ricken

IV

Editorial
Großbetriebe und internationale Konzerne haben, um wettbewerbsfähig zu bleiben, ein Reise- und Impfmanagement in ihr Qualitätsmanagementsystem integriert. Arbeits- und Verfahrensanweisungen regeln oft akribisch alle Maßnahmen zur arbeitsmedizinischen Vorsorge und zum Gesundheitsschutz der Arbeitnehmer bei beruflichem Langzeitaufenthalt in den Tropen oder Subtropen. Dass auch Kurzzeitaufenthalte oder Reisen in gemäßigte Klimazonen besondere gesundheitliche Belastungen oder unzureichende ärztliche Versorgung mit sich bringen können, wird nicht immer berücksichtigt. Die Mängel in der arbeitsmedizinischen Vorsorge sind bei Kleinstunternehmen sowie kleinen und mittleren Unternehmen (KMU) noch gravierender. Kleinst- und Kleinunternehmen haben häufig keinen Betriebsarzt, der Unternehmer auf deren Pflichten aufgrund des Arbeitssicherheitsgesetzes (ASiG) und der Verordnung zur arbeitsmedizinischen Vorsorge (ArbMedVV) aufmerksam machen könnte. Arbeitnehmer und Arbeitgeber sind sich häufig nicht der Gesundheitsgefahren bei Arbeitsaufenthalten in den Tropen und Subtropen bewusst.

Das Wichtigste in Kürze

- Vor Auslandsaufenthalten mit besonderen klimatischen Belastungen und Infektionsgefährdungen ist vom Arbeitgeber eine arbeitsmedizinische (Pflicht-)Vorsorgeuntersuchung zu veranlassen [1].
- Die Vorsorgeuntersuchung für Arbeitsaufenthalt im Ausland (G 35) darf nur von Ärzten mit der Gebietsbezeichnung „Arbeitsmedizin" oder der Zusatzbezeichnung „Betriebsmedizin" bzw. „Tropenmedizin" bescheinigt werden [1].
- Die Untersuchung und die Ausstellung der Bescheinigung (Untersuchungsergebnis) „keine gesundheitlichen Bedenken" oder „keine gesundheitlichen Bedenken unter bestimmten Voraussetzungen..." bilden die Beschäftigungsvoraussetzung für den beruflichen Auslandsaufenthalt [1].
- Sowohl Erst- als auch Nachuntersuchungen sind durch die Verordnung zur arbeitsmedizinischen Vorsorge vorgeschrieben [1].
- Betriebsärzte tragen die hohe Verantwortung, Arbeitgeber und Arbeitnehmer über die Gesundheitsgefahren bei beruflichem Auslandsaufenthalt unter besonderen klimatischen Belastungen und Infektionsgefährdungen zu informieren.

20.1 Einführung

Seit Dezember 2008 (ArbMedVV) berechtigen die bis zu diesem Zeitpunkt von den Hauptverbänden der Berufsgenossenschaften erteilten Ermächtigungen für arbeitsmedizinische Vorsorgeuntersuchungen nach dem Grundsatz 35 nicht mehr zur Durchführung dieser Pflichtuntersuchung. Zur Erlangung dieser Ermächtigung mussten Ärzte viele Hürden überwinden. Es musste ein einwöchiger Einführungslehrgang in Tübingen erfolgreich absolviert oder ein mehrwöchiger Lehrgang für Tropenmedizin und Parasitologie, 50 tropenmedizinische Untersuchungen, davon mindestens 10 Nachuntersuchungen nach G 35 und ein mindestens 14-tägiger Einsatz als Arzt an tropischen Arbeitsplätzen nachgewiesen werden. Bei den Ermächtigungsverfahren und jetzt nach ArbMedVV galt bzw. gilt die Zusatzbezeichnung „Tropenmedizin" als entsprechender Qualifikationsnachweis.

20.2 Mangel an reisemedizinisch fortgebildeten Arbeitsmedizinern

Die Folge dieser restriktiven Eignungsvoraussetzungen war eine völlig unzureichende Anzahl ermächtigter Ärzte. Eine exemplarisch im „FORUM Reisen und Medizin" durchgeführte Suche von im Internet gelisteten Reisemedizinern erbrachte im April 2010 folgendes Ergebnis: Im Bundesland Berlin mit ca. 3,4 Mio. Einwohnern ließen sich nur 177 „Reisemediziner" auf dieser Homepage listen, davon hatten nur 7 Ärzte die G 35-Ermächtigung eintragen lassen [2]. Das FORUM bezeichnet sich als „das größte deutsche Netzwerk reisemedizinisch fortgebildeter Ärzte". Die Liste erhebt keinen Anspruch auf Vollständigkeit – nicht jeder fest angestellte Betriebsarzt lässt sich in diese Liste eintragen.

20.3 Bedarf an reisemedizinisch-arbeitsmedizinischer Vorsorge

Die erleichterten Voraussetzungen zur Durchführung von Erst- und Nachsorgeuntersuchungen bei Arbeitsaufenthalten unter besonderen klimatischen und gesundheitlichen Belastungen beinhalten die Chance, dass in Zukunft bedeutend mehr reisemedizinische Untersuchungen, Beratungen und Impfungen durchgeführt werden können. Laut einer Studie von Jürgen Schneider (2009) wurden von deutschen Flughäfen im Jahr 2009 ca. 13,1 Mio. geschäftliche Flugreisen durchgeführt. Dies war trotz Krisenjahr ein Anstieg um 16% im Vergleich zum Vorjahr [3]. Vor dem Hintergrund der für Deutschland wichtigen Zukunftsmärkte China, Indien, Russische Föderation und Brasilien lässt sich leicht nachvollziehen, dass ein hoher Anteil von Flugreisen mit erheblichen Gesundheits- und Infektionsrisiken einhergeht. Bei den angestellten Geschäftsreisenden betrug 2009 der Anteil von Unternehmen mit weniger als 500 Mitarbeitern 54% [4]. Die Europäische Kommission definiert KMU als die Unternehmen mit weniger als 250 Arbeitnehmern [5]. 2008 lag der KMU-Anteil in Deutschland am Unternehmensbestand bei 99,7% [6] – insbesondere in den kleinen und mittelständischen Unternehmen haben die beruflich Reisenden oft keinen Kontakt zu einem Betriebsarzt.

20.4 Informationspflicht über mögliche Gesundheitsgefährdungen

Eine der Hauptaufgaben der Betriebsärzte nach dem Arbeitssicherheitsgesetz von 1973 (ASiG) besteht in der Information der Arbeitgeber und Arbeitnehmer über Gesundheitsgefahren, die bei der Arbeit (Auslandsaufenthalt) auftreten können, sowie über die Einrichtungen und Maßnahmen (Reiseimpfungen, Malariaprophylaxe, Mückenschutz und Hygiene) zur Abwendung dieser Gefahren [7]. Betriebsärzte oder Tropenmediziner haben die Aufgabe, die individuelle Gefährdung bei dem Arbeitsaufenthalt im Ausland zu beurteilen. Für diese anspruchsvolle Aufgabe muss sich der beratende Arzt die notwendigen Kenntnisse über die Arbeitsplatzverhältnisse verschaffen. Die Gefährdung hängt eng mit der Art der Reisetätigkeit, dem Reiseziel und dem Reisezeitpunkt zusammen, z. B. Langzeitaufenthalt im Dschungelcamp oder Messebesuch in einer chinesischen Metropole. Besondere gesundheitliche Belastungen können auch Regionen betreffen, die vor dem Auftreten einer Katastrophe oder Seuche als reisemedizinisch unbedenklich galten: New Orleans in den ersten Monaten nach dem Hurrikan Katrina oder der Großraum Tokio seit dem Reaktorunfall von Fukushima.

20.5 Wie kann der Betriebsarzt die Untersuchungspflicht bei beruflichem Auslandsaufenthalt bekannt machen?

Selbst in Großbetrieben gibt es Informationsdefizite hinsichtlich der Verpflichtung, bei kurzen Geschäftsreisen ins Ausland bei entsprechender Gefährdung vor Reiseantritt eine arbeitsmedizinische Vorsorgeuntersuchung (G 35) durchzuführen. Dies bedeutet nicht, dass bei mehreren Kurzreisen jeweils erneut eine Untersuchung durch den Arbeitgeber zu veranlassen ist (siehe erste und weitere Nachuntersuchungen). Kurzreisen mit hoher Infektionsgefährdung sind weitaus häufiger als Langzeitaufenthalte. Allerdings interpretieren viele beim Überfliegen der umfangreichen Handlungsanleitung [8] oder der Grundsatzuntersuchung G 35 [9, 10] die Texte so, als müssten Vorsorgeuntersuchungen nur bei Arbeitsaufenthalten von kumuliert mehr als 3 Monaten in einem Jahr veranlasst werden.

Betriebsärzte sollten Arbeitssicherheits-Ausschusssitzungen, Führungskräfteschulungen, Firmenintranet, Serien-E-Mails und Vorsorgeuntersuchungen dazu nutzen, Personalverantwortliche und beruflich Reisende auf diese Präventionsmaßnahme aufmerksam zu machen. Informationen über die Risiken und gesundheitlichen Belastungen bei kurzen Geschäfts- oder Montagereisen müssen ebenfalls thematisiert werden.

Beispiel aus der Praxis. Bei einem elektronischen Datenabgleich „Wer das Angebot einer G 37-Untersuchung (Bildschirmarbeitsplätze) nicht wahrgenommen hatte" fiel auf, dass diese Mitarbeiter häufig „unterwegs waren". Bei der Detailüberprüfung stellte sich heraus, dass sie das Angebot nicht wahrnehmen konnten, weil sie auf Auslandsgeschäftsreisen waren. In einer Mailing-Aktion wurden alle Mitarbeiter mit Bildschirmarbeit informiert, dass sie einen Rechtsanspruch auf eine Bildschirmvorsorgeuntersuchung und -beratung haben. In einem weiteren Abschnitt wurde verdeutlicht, dass vor Antritt der ersten Geschäftsreise ins Ausland mit besonderen klimatischen und gesundheitlichen Belastungen eine reisemedizinische Vorsorgeuntersuchung vorgeschrieben ist.

20.6 Klimazonen und Länder mit besonderen gesundheitlichen Belastungen

Besondere klimatische und gesundheitliche Belastungen oder unzureichende ärztliche Versorgung sind nach der Handlungsanleitung für die arbeitsmedizinische Vorsorge [8], welche als Leitlinie zu verstehen ist, wie folgt gegeben:

- zwischen 30° nördlicher und 30° südlicher Breite
- Teilt der 30. Breitengrad ein Land, so sind die besonderen Gefährdungen für das gesamte Land anzunehmen (ausgenommen Australien).
- in einigen südosteuropäischen und asiatischen Ländern
- in den Polarregionen
- bei Höhenaufenthalt
- bei infrastrukturell bedingten hygienischen Mängeln (z. B. defekte Trinkwasser- oder Abwassersysteme)

In folgenden Ländern können darüber hinaus erhöhte gesundheitliche Risiken bestehen (siehe auch Abb. 19.**1**) [8]:

- Tunesien
- Libanon
- Syrien
- Türkei
- Bulgarien
- Rumänien
- Nachfolgestaaten der früheren Sowjetunion
- Mongolei
- Korea
- Uruguay

20.7 Gefährdungsbeurteilung

In der oben zitierten berufsgenossenschaftlichen Informationsschrift (BGI/GUV-I 504-35 vom November 2009) [8] wird deutlich gemacht, dass die aufgelisteten Regionen und Länder keine verbindliche oder abschließende Auswahl im Hinblick auf die Notwendigkeit arbeitsmedizinischer Vorsorgeuntersuchungen darstellen. Diese Hilfestellung zur Gefährdungsbeurteilung ist juristisch nicht bindend und als Empfehlung mit Leitliniencharakter aufzufassen. Bei Berücksichtigung der aufgelisteten Regionen und Länder und der Art der Reise bzw. des Aufenthalts oder der unterschiedlichen Aufenthaltsorte in Abhängigkeit von der individuellen Gefährdungsbeurteilung [11] können Betriebsärzte und Tropenmediziner beraten, für welche Reisen arbeitsmedizinische Vorsorgeuntersuchungen zu veranlassen sind. Dies erfordert besondere Fachkenntnisse über die individuellen Lebens- und Tätigkeitsbedingungen am Bestimmungsort [8]. Bei Berücksichtigung der oben aufgelisteten Beratungs- bzw. Untersuchungsanlässe als Mindestkriterien hat der Untersucher/Berater fast vollständig die Anlässe für arbeitsmedizinische Vorsorgeuntersuchungen (G 35) erfasst. Wie oben verdeutlicht, muss man auch besondere gesundheitliche Risiken außerhalb des obigen Katalogs berücksichtigen. Hier sei als Beispiel der Arbeitseinsatz in New Orleans Ende 2005 zur Trinkwasser- oder Dammsicherung erwähnt. Für diesen Arbeitsaufenthalt war sicherlich ein Impfangebot gegen Hepatitis A-, Typhus- und Cholerainfektionen sinnvoll.

20.8 Gefährdung auch bei Kurzzeitaufenthalten

Die Formulierung „Bei Arbeitsaufenthalten von insgesamt mehr als 3 Monaten pro Jahr muss vor der ersten Ausreise stets eine Erstuntersuchung vorgenommen werden" wurde bewusst bisher nicht verwendet. Eine Einschränkung auf Arbeitsaufenthalte von mehr als 3 Monaten für die Veranlassung der Pflichtuntersuchung G 35 wird in der Verordnung zur arbeitsmedizinischen Vorsorge (ArbMedVV) nicht gemacht [1]. In dem von der DGUV herausgegebenen Standardwerk: „Arbeitsmedizinische Vorsorge" [9] werden deutliche Ausnahmen beschrieben. In der 4. Auflage von 2007 werden gesundheitliche Risiken bei Kurzzeitaufenthalten aufgeführt: „Es gibt Tropenkrankheiten, die bei kurzen Aufenthalten erworben werden und nicht erkannt und unbehandelt zum Tode oder schweren gesundheitlichen Schäden führen können (z. B. Malaria, Amöbiasis, Schistosomiasis)." In der 5. Auflage von 2010 wird eindeutig klargestellt: „Ungeachtet der Dauer des Arbeitsaufenthaltes ist bei besonderen Bedingungen je nach Einsatzort und Einsatzart (z. B. bei besonders schlechter medizinischer Versorgung (Abb. 20.**1**), ständig wechselndem Einsatzort, besonders hoher Infektionsgefahr, besonderer beruflicher Belastung) eine ärztliche Untersuchung erforderlich." [10].

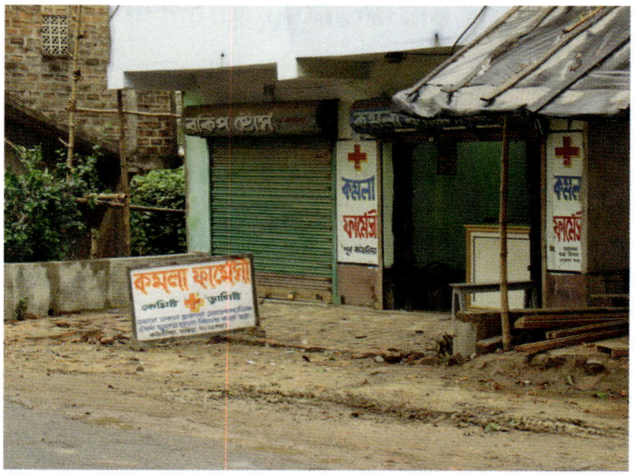

Abb. 20.1 Landarztpraxis in Indien.

20.9 Wie wichtig ist die arbeitsmedizinische Vorsorge bei beruflichem Auslandsaufenthalt?

Der Verordnungsgeber hat die Vorsorgeuntersuchung bei Arbeitsaufenthalt im Ausland unter besonderen klimatischen Belastungen und Infektionsgefährdungen (G 35) als Pflichtuntersuchung definiert [1]. Pflichtuntersuchungen werden nur für Tätigkeiten vorgeschrieben, bei denen ein hohes Gefährdungspotenzial für die Gesundheit besteht [12]. Bei den fast 50 Grundsatzuntersuchungen zur arbeitsmedizinischen Vorsorge gibt es nur wenige, die aufgrund akut lebensbedrohender Gefährdungen zu veranlassen sind [9,10]. Infektionen mit Malaria tropica, unterschiedlichen hämorrhagischen Fiebern oder das Höhenhirn- bzw. das Höhenlungenödem sind z.B. solche potenziell lebensbedrohenden Gefährdungen. Dies unterstreicht die immense Wichtigkeit gerade dieser Vorsorgeuntersuchung. Die hohe Verantwortung von untersuchenden und beratenden Ärzten (Gebietsbezeichnung „Arbeitsmedizin“, Zusatzbezeichnung „Betriebsmedizin“ oder „Tropenmedizin“) bei der G 35-Untersuchung steht außer Frage. Arbeitgeber und Reisende, auch bei kleinen oder mittelgroßen Unternehmen (KMU), müssen von den Betriebsärzten auf ihre Verpflichtungen nach ArbMedVV § 10 [12] aufmerksam gemacht werden, wenn Reisen mit besonderen klimatischen oder gesundheitlichen Belastungen durchgeführt werden sollen. Dies gilt auch für ein- oder mehrtägige Geschäfts- oder Montagereisen bzw. für Reisen zu Reparaturzwecken.

20.10 Freiwillige Zertifizierung

Die vielfältigen gesundheitlichen Belastungen und Infektionsgefährdungen erfordern bei dem beratenden und untersuchenden Arzt besondere Qualifikationsanforderungen [1]. Wie diese Qualifikation nachgewiesen werden soll, wurde bisher noch nicht offiziell definiert. Der Arbeitskreis „Arbeitsaufenthalt im Ausland“ (AK 3.2 bei der DGUV) geht von erforderlichen Fachkenntnissen [10] aus, wenn die Kriterien (siehe Einleitung in diesem Kapitel) der ehemaligen Ermächtigungsverfahren erfüllt wurden – allerdings auf den untersuchungsberechtigten Personenkreis (Arbeits-, Betriebs- und Tropenmediziner) eingeschränkt.

Es bestehen für Ärzte mit der Gebietsbezeichnung „Arbeitsmedizin“ oder der Zusatzbezeichnung „Betriebsmedizin“ mehrere Möglichkeiten, sich auf diesem Gebiet fortzubilden. Die Deutsche Fachgesellschaft Reisemedizin (DFR), die Curricula entwickelt und Zertifizierungen durchführt, stellt Zertifikate nach erfolgreicher Teilnahme an einem 32-stündigen Basisseminar nach den Vorgaben des Curriculums „Reise-Gesundheitsberatung“ der Bundesärztekammer und einem zusätzlichen 2-tägigen Aufbauseminar „Internationale Arbeitseinsätze und Langzeitaufenthalte“ sowie „Gesundheitsstörungen bei Reiserückkehrern“ aus. Auch diesem Aufbauseminar entsprechende Qualifikationen werden auf Antrag zertifiziert. Diese insgesamt 6-tägigen Fortbildungen sind vom Umfang und Inhalt her dem damaligen einwöchigen Einführungsseminar in Tübingen vergleichbar. Für die erforderlichen Fachkenntnisse setzt der Arbeitskreis auch den Nachweis eines mindestens 14-tägigen Einsatzes als Arzt an tropischen Arbeitsplätzen voraus [10]. Auch solche Kurse in den Tropen, für die wichtige Auslandserfahrung, werden von mehreren Veranstaltern angeboten.

Der Umfang der Durchführung der arbeitsmedizinischen Vorsorgeuntersuchung G 35 und die Bescheinigung der gesundheitlichen Unbedenklichkeit müssen auch vor Gericht Bestand haben können. Bei ärztlichen Untersuchungen und Behandlungen gilt im Fall einer vermuteten ärztlich verschuldeten Gesundheitsschädigung die Beweislastumkehr, d.h. der Arzt muss seine Unschuld beweisen! Bei einem Rechtsstreit kann es ggf. wichtig sein, seine reisemedizinische Qualifikation zum Zeitpunkt der Untersuchung, z.B. durch ein Zertifikat, nachweisen zu können.

20.11 Untersuchungsarten und -fristen

Die aktuelle Handlungsanleitung (BGI/GUV-I 504-35) unterscheidet zwischen:

Beratung vor jedem Arbeitsaufenthalt im Ausland in Gebieten mit besonderen klimatischen oder gesundheitlichen Belastungen

(ggf. zusätzlich zu einer Monate vorher durchgeführten Erstuntersuchung)

Beratung

- durch einen Arzt mit besonderen Fachkenntnissen,
- über die ärztliche Versorgung
  - am vorgesehenen Tätigkeitsort,
  - bei ständig wechselnden Einsatzorten,
- über besonders hohe Infektionsgefahr,
- über besondere berufliche Belastungen.

Dokumentation der Beratung

Arbeitsmedizinische Vorsorgeuntersuchungen sind immer mit Beratungen zu kombinieren!

Beratungen [7] zu beruflichen Auslandsreisen, die von ihrer Art (eintägige Geschäftsreise zu Vertragsverhandlungen in ein Fünf-Sterne-Hotel, Messebesuch) oder ihrem Zielort nicht im Sinne der Auswahlkriterien sind (keine G 35-Untersuchung), können durchaus sinnvoll sein.

Anmerkung: Wenn dem Arbeitgeber durch ein zusätzliches Beratungsangebot Kosten entstehen, die nicht pauschal erstattet werden, muss die Kostenübernahme vorher geklärt werden.

IV

Erstuntersuchung

In der ArbMedVV, Teil 4 (1) wird definiert: „Pflichtuntersuchungen bei: 2. Tätigkeiten in den Tropen, Subtropen und sonstige Arbeitsaufenthalte mit besonderen klimatischen Belastungen und Infektionsgefährdungen. …" s. o.:

- Klimazonen und Länder mit besonderen gesundheitlichen Belastungen (Gefährdungsbeurteilung)
- Gefährdung auch bei Kurzzeitaufenthalten
  - erneuter Arbeitsaufenthalt nach einer weniger als 12 Monate zurück liegenden Untersuchung → keine neue Untersuchung
  - ärztliche Beratung immer vor jedem erneuten Arbeitsaufenthalt im Sinne der Auswahlkriterien

Erste und weitere Nachuntersuchungen

- nach 24 – 36 Monaten (Durchführung evtl. im Ausland) und nach Beendigung der Tätigkeit
- bei Arbeitsaufenthalten von mehr als 12 Monaten → Rückkehruntersuchung vor Ablauf von 8 Wochen
  - Hinweis auf mögliche Spätsymptome (z. T. lange Inkubationszeiten)

Vorzeitige Nachuntersuchungen

- nach mehrwöchiger Erkrankung oder körperlicher Beeinträchtigung, die Anlass zu Bedenken gegen die Fortsetzung der Tätigkeit geben könnte
- nach ärztlichem Ermessen in Einzelfällen (z. B. bei befristeten gesundheitlichen Bedenken)
- wenn in ein Land mit erheblich verschiedener klimatischer oder gesundheitlicher Belastung gewechselt wird
- auf Wunsch eines Beschäftigten, der einen ursächlichen Zusammenhang zwischen seiner Erkrankung und seiner Tätigkeit am Einsatzort vermutet

20.12 Untersuchungsprogramm

Anhand der Literaturhinweise in Tab. 20.**1** kann nachvollzogen werden, welche Unterschiede zwischen der 4. Auflage der „Arbeitsmedizinische Vorsorge" (2007) [9] und der 5. Auflage (2010) [10] bestehen.

20.13 Beurteilungskriterien

Der ärztlichen Entscheidung muss eine Gefährdungsbeurteilung nach § 5 des Arbeitsschutzgesetzes [11] zugrunde liegen:

- keine gesundheitlichen Bedenken
- keine gesundheitlichen Bedenken unter bestimmten Voraussetzungen
  - z. B. insulinpflichtiger Diabetes mellitus → ausreichende ärztliche Versorgung am Einsatzort muss gesichert sein (siehe „Reisen mit Vorerkrankungen", u. a. Kap. 36)
- befristete gesundheitliche Bedenken
  - z. B. wenige Tage zurück liegender intrakranieller, thorakaler oder abdomineller operativer Eingriff → Aufgrund des niedrigen Luftdrucks in der Flugkabine darf erst nach einigen Wochen geflogen werden.
- dauernde gesundheitliche Bedenken
  - z. B. bei der Gefahr einer Verschlimmerung oder von am Einsatzort nicht beherrschbaren typischen Komplikationen bei bestehender Grunderkrankung

Beratungsinhalte. Die Beratungsinhalte zu Reisen mit besonderen klimatischen und gesundheitlichen Belastungen werden in Kap. 21 erörtert.

Rückkehrer von beruflichem Auslandsaufenthalt. Die speziellen Beratungs- und Untersuchungsinhalte werden in Kap. 21 und Kap. 49 (Versorgung nach der Reise) dargelegt.

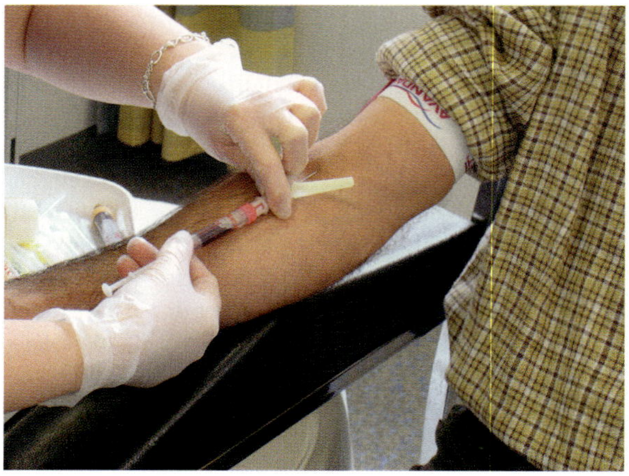

Abb. 20.2 G 35 (Vorsorgeuntersuchung): Blutentnahme.

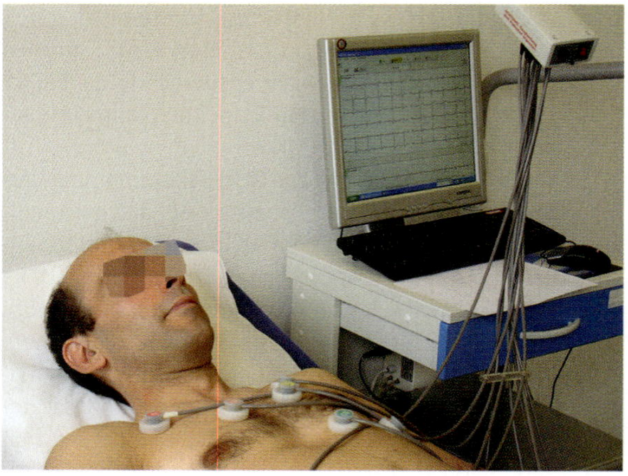

Abb. 20.3 G 35 (Vorsorgeuntersuchung): EKG.

Tab. 20.1 Arbeitsmedizinische Vorsorge: Untersuchungsprogramm.

Art der Untersuchung	
Allgemeine Untersuchung	
Erstuntersuchung	• allgemeine Anamnese, Arbeitsanamnese – frühere Auslandsaufenthalte • Ganzkörperstatus – im Hinblick auf Aufenthaltsort und Tätigkeit im Ausland • Untersuchung und Beratung bezogen auf Tätigkeitsorte, Unterbringungs- und Arbeitsbedingungen und medizinische Versorgung (Beispiele in Kap. 21.4 und 21.6)
Nachuntersuchung (Rückkehruntersuchung)	• Zwischenanamnese inklusive Arbeitsanamnese
spezielle Untersuchung	
Erstuntersuchung	• BSG (und/oder CRP [10]), (großes [10])Blutbild, GGT, GPT, LDL [9]-(Gesamt-[10]) Cholesterin (viele Labors bieten Gesamt-Chol, HDL und LDL zum gleichen Preis an), Blutzucker und Kreatinin (Abb. 20.**2**) • Urinstatus (Mehrfachteststreifen, Sediment) • Ruhe-EKG (Abb. 20.**3**)
Nachuntersuchung (Rückkehruntersuchung)	• wie Erstuntersuchung • zusätzlich Stuhluntersuchungen (parasitologisch [10], ggf. bakteriologisch [9])
Ergänzungsuntersuchung	• anti-HIV-Test (Einverständniserklärung)[1, 2] • bei Frauen vor Langzeitaufenthalt gynäkologisches Konsil • Hepatitis A-, B- und C-Serologie • über 45 Jahre: Haemoccult-Test, Ergometrie • bei Langzeitaufenthalt und suspektem Zahnstatus ggf. zahnärztliches Konsil
Nachuntersuchung (in unklaren Fällen; insbesondere bei V. a. Tropenkrankheit)	• wie Erstuntersuchung
Zur Klärung der Frage, ob gegen die Fortsetzung des Arbeitsaufenthaltes gesundheitliche Bedenken bestehen, müssen ggf. ergänzende Befunde bei einem Tropeninstitut oder einem erfahrenen Arzt auf dem Gebiet der Tropenkrankheiten oder einem anderen Spezialisten eingeholt werden.	• bei unklarem Fieber • bei anhaltenden Diarrhoen • bei Hustenreiz über 4 Wochen [10] • bei starkem Gewichtsverlust • bei generalisierten Lymphknotenschwellungen • bei erhöhten Eosinophilenzahlen • bei urtikariellen, pruriginösen, ulzerativen Hautveränderungen • bei psychischen Auffälligkeiten [10]

[1] Ziel der ArbMedVV ist es arbeitsbedingte Erkrankungen einschließlich Berufskrankheiten frühzeitig zu erkennen und zu verhüten [1].
[2] Bei Arbeitsaufenthalt im Ausland kann unter bestimmten Voraussetzungen HIV als Berufskrankheit anerkannt werden [13].

Tipp für die Praxis

Die Vorsorgeuntersuchung bei Arbeitsaufenthalt im Ausland unter besonderen klimatischen Belastungen und Infektionsgefährdungen (G 35) ist eine der wichtigsten Grundsatzuntersuchungen. Die besondere Relevanz liegt in der Häufigkeit von beruflichen Reisen mit hoher Infektionsgefährdung, unzureichender ärztlicher Versorgung und schlechten hygienischen Bedingungen.

Diese Tatsachen und der große präventive Nutzen, der nicht zuletzt die Konkurrenzfähigkeit verbessert, sollte den Arbeitgebern und den Reisenden immer wieder verdeutlicht werden.

Literatur

[1] BMAS. Bundesgesetzblatt Jahrgang 2008 Teil I, Nr. 62. Verordnung zur Rechtsvereinfachung und Stärkung der arbeitsmedizinischen Vorsorge. 2008

[2] Liste reisemedizinisch fortgebildeter Ärzte. www.frm-web.de. Letzter Zugriff: 25.04.2010. In: FORUM Reisen und Medizin; 2010

[3] Schneider J. Geschäftsreisende 2009. Strukturen – Einstellungen – Verhalten. Bad Honnef: Internationale Fachhochschule Bad Honnef. Bonn; 2009: 13 – 14

[4] Schneider J. Geschäftsreisende 2009. Strukturen – Einstellungen – Verhalten. Bad Honnef: Internationale Fachhochschule Bad Honnef. Bonn; 2009: 26

[5] Die neue KMU-Definition – Benutzerhandbuch und Mustererklärung. Brüssel: Europäische Kommission; 2008: 14

[6] Schlüsselzahlen des Mittelstands in Deutschland 2007/2008. www.ifm-bonn.org/index.php?id=99. Letzter Zugriff: 25.04.2010. Bonn: IfM Institut für Mittelstandsforschung

[7] Gesetz über Betriebsärzte, Sicherheitsingenieure und andere Fachkräfte für Arbeitssicherheit (Arbeitssicherheitsgesetz, ASiG). § 3 (1) 4. Bundesregierung; 1973
[8] Handlungsanleitung für die arbeitsmedizinische Vorsorge nach dem Berufsgenossenschaftlichen Grundsatz G 35 „Arbeitsaufenthalt im Ausland unter besonderen klimatischen und gesundheitlichen Belastungen". Deutsche Gesetzliche Unfallversicherung; 2009
[9] Berufsgenossenschaftliche Grundsätze für arbeitsmedizinische Vorsorgeuntersuchungen. Deutsche Gesetzliche Unfallversicherung (DGUV). 4. Aufl. Stuttgart: Gentner Verlag; 2007
[10] Arbeitsmedizinische Vorsorge – DGUV Grundsätze für arbeitsmedizinische Vorsorgeuntersuchungen. 5. vollst. neubearb. Aufl. Deutsche Gesetzliche Unfallversicherung; 2010
[11] Arbeitsschutzgesetz – ArbSchG. Bundesregierung. BGBl. I S. 1246; 1996
[12] Verordnung zur Rechtsvereinfachung und Stärkung der arbeitsmedizinischen Vorsorge. Drucksache 643/08 des Bundesrates. Bundesgesetzblatt; 2008
[13] Müsch FH. Berufskrankheiten – Ein medizinisch-juristisches Nachschlagewerk. Stuttgart: Wissenschaftliche Verlagsgesellschaft mbH; 2006

21 Spezielle arbeitsmedizinische Aspekte zu Auslandsaufenthalten

U. Ricken

Editorial

Berufliche Auslandsaufenthalte unterscheiden sich in vielen Bereichen von Urlaubsreisen. Bei Arbeitsaufenthalten im Ausland sind bei besonderen gesundheitlichen und klimatischen Belastungen Erstuntersuchungen vor der Ausreise, Nachuntersuchungen sowie Untersuchungen und Beratungen bei Reiserückkehrern vorgeschrieben [1].

Unabhängig von Gesetzen und Verordnungen sollten Arbeitgeber die reisemedizinischen Untersuchungen und Beratungen priorisieren. Arbeitsmedizinische Vorsorge mit Beratung zu den individuellen und länderspezifischen Besonderheiten einschließlich Impfangeboten und Malariaprophylaxe sichert häufig den Geschäftserfolg. Eine qualifizierte reise-arbeitsmedizinische Betreuung vor, während und nach dem Auslandsaufenthalt verbessert die Motivation, die Mitarbeiterzufriedenheit und die Identifikation mit dem Betrieb. Die reisemedizinische Beratung und Untersuchung von mitreisenden Familienangehörigen dürfen nicht vernachlässigt werden. Die Kostenübernahme wird häufig in Tarifverträgen und Betriebsvereinbarungen geregelt.

Das Wichtigste in Kürze

- Alle Mitarbeiter, bei denen in absehbarer Zeit oder später Geschäftsreisen oder berufliche Arbeitsaufenthalte im Ausland vorkommen, sollten rechtzeitig untersucht (G 35), beraten und immunisiert werden.
- Bei den Auslandsaufenthalten unterschiedlicher Dauer sollten Kommunikationsmöglichkeiten mit dem Betriebsarzt in Deutschland oder u. U. am Einsatzort bzw. mit einer Assistance gesichert werden.
- Bei Reiserückkehrern ist besonders auf erworbene virale oder bakterielle Infektionen oder Parasitosen zu achten.
- Der Arzt muss berücksichtigen, ob der Verdacht auf eine Berufskrankheit [2] oder eine beruflich erworbene Erkrankung (Anerkennung „wie eine BK" – § 9 Abs. 2 SGB VII) gemeldet werden muss.
- Reiserückkehrer müssen darauf hingewiesen werden, dass einige Tropen- bzw. Infektionskrankheiten erst nach einer langen Latenz Symptome hervorrufen können.

21.1 Einführung

Ein in das Qualitätsmanagementsystem (QMS) implementiertes Reise-, Untersuchungs-, Beratungs- und Impfmanagementsystem kann Wettbewerbsvorteile bewirken. Die Reiseaktivitäten vieler innovativer Firmen bekommen im Rahmen der Globalisierung und der Zukunftsmärkte Indien, China, Russische Föderation und Brasilien eine immer größere Bedeutung. Das Ziel dieses Teilaspekts des Betrieblichen Gesundheitsmanagements liegt darin, die Mitarbeiter gesund, motiviert, leistungs- und reisefähig zu erhalten. Gesundheitsfördernde Elemente lassen sich ohne großen Mehraufwand bei den reisemedizinischen Untersuchungen und Beratungen zusätzlich anbieten. Gute Reisevorbereitung, ausreichender Impfschutz, eingehende Beratung über gesundheitliche Belastungen und landesspezifische Besonderheiten im Zielland sichern den Geschäftserfolg. Dies gilt für kurzzeitreisende Geschäftsleute ebenso wie für Ingenieure und Monteure mit Langzeitaufenthalten.

21.2 Aufgaben von Betriebsärzten

Die Durchführung arbeitsmedizinischer Vorsorgeuntersuchungen ist nur ein Teilaspekt des arbeitsmedizinischen Consultings. Die Beraterfunktion der Betriebsärzte ist von großer Bedeutung für zielgerichtete Aktionen für die Sicherheit und die Gesundheit bei der Arbeit. Bei qualifizierter arbeitsmedizinischer Vorsorge können Sicherheit und Gesundheit für berufliche Kurzzeitreisende und für Tätigkeiten mit Langzeitaufenthalt verbessert werden. In vielen Fällen bringen Referate und Vorträge zu reisemedizinischen Themen auf Arbeitssicherheits-Ausschusssitzungen, bei Führungskräfteschulungen, bei betrieblichen Gesundheitszirkeln und auf Gesundheitstagen eine Sensibilisierung der Reisenden und der Vorgesetzten für diese Thematik mit. Betriebsärzte sollten auch für Urlaubsreisen von Mitarbeitern und deren Angehörige reisemedizinische Beratungen und Impfungen anbieten. Es liegt im Interesse der Firmen, dass ihre Arbeitnehmer gesund aus dem Urlaub zurückkehren.

Ein nicht unerheblicher Gesichtspunkt besteht in der Verbesserung der Reputation arbeitsmedizinischer Aufgaben. Der Betriebsarzt kann durch umfassende Beratung und stets aktuelle Informationen über das Seuchengeschehen und die politische Stabilität in den Reiseländern den Ruf eines Spezialisten für Reiseberatungen und gesunde Arbeitsbedingungen im Ausland erwerben.

21.3 Reiseplanung und -vorbereitung: Praxisbeispiele

Betriebsärzte oder Tropenmediziner sollten sich zunächst eine Übersicht über die beruflich reisenden Personengruppen und über die Reisebesonderheiten je nach den arbeitsbedingten/beruflichen Anforderungen in dem betreuten Betrieb verschaffen. In Kap. 20 wird ein Praxisbeispiel beschrieben: „Wie kann der Betriebsarzt die Untersuchungspflicht bei beruflichem Auslandsaufenthalt bekannt machen?“ Das mögliche Vorgehen lässt sich an den folgenden Beispielen darstellen.

Langzeitaufenthalt im Ausland

Eine Gruppe von 15 Ingenieuren soll beim Aufbau einer Fabrik in Penza (710 km südöstlich von Moskau) „beratend“ tätig werden. Für die Planungs-, Beratungs- und Unterweisungsfunktionen sind jeweils mehrmonatige Aufenthalte vorgesehen.

Reiseplanung. Bei der Vorplanung einige Monate vor dem ersten Arbeitsaufenthalt hält der Betriebsarzt ein Referat über die zu erwartenden medizinischen, gesundheitlichen und psychischen Belastungen in Penza. In dem Referat werden die Grundimmunisierung (Tetanus, Keuchhusten, Diphtherie [und Polio]), die speziellen Reiseimpfungen (Hepatitis A und B, FSME bzw. RSSE), die Umweltbelastung (Penza ist das größte Chemiewaffenlager der Welt), die zahlreichen nicht gekennzeichneten militärischen Sperrbezirke, die medizinische Versorgung, hygienische Verhältnisse, Devisenbestimmungen und die Sicherheit auf den Straßen angesprochen. Von touristischen Aktivitäten ohne russische Begleiter wird abgeraten. So weiß z. B. der Ortsfremde nicht, wo die militärischen Sperrbezirke liegen. Einkaufsbummel oder Stadtbesuche ohne Begleitung werden ebenfalls nicht empfohlen. Die hieraus resultierende weitgehende Isolation und die auf einen kleinen Personenkreis beschränkten Kontakte führen zu psychischen Belastungen.

Reisevorbereitung. In den folgenden Wochen werden arbeitsmedizinische Vorsorgeuntersuchungen (G 35) veranlasst. Bei den Untersuchungen und Beratungen werden die ersten Impfungen empfohlen und durchgeführt. Informationen über die Krankheiten, gegen die geimpft wird, und über mögliche Nebenwirkungen der Impfungen werden den Mitarbeitern gemailt, damit sie die Möglichkeit haben, diese Informationen auf einem Smartphone oder Laptop zu speichern. Es werden auch Infos über Infektionen, gegen die wir nicht impfen können (Borreliose), und ein Flyer vom Auswärtigen Amt „Kleiner Ratgeber für Ihre Urlaubsplanung“ [3] gemailt. Es hat sich sehr bewährt, den Reisenden eine Handynummer und eine E-Mail-Adresse auszuhändigen, damit sie ihren Betriebsarzt immer erreichen können. In einem Zeitraum von 2 Jahren wurden die Telefonnummer und die E-Mail-Anschrift von Reisenden nicht einmal für unwichtige Dinge in Anspruch genommen.

Der Untersuchungsumfang (siehe Kap. 20 – Untersuchungsprogramm) wird mit Einverständnis der Mitarbeiter und Rücksprache mit der Personalabteilung um die Parameter HDL-Cholesterin, HBA1c und den Haemoccult-Test erweitert. Wenn die Mitarbeiter zur Zweitimpfung erscheinen, werden die Laborergebnisse besprochen. Während der kurzen Wartezeit – durch Aufziehen der Impfstoffe und der Dokumentation im Impfpass durch eine medizinische Fachangestellte – wird die Eingabe der Laborparameter in den online Risikorechner ARRIBA [4] angeboten.

Mit ARRIBA können Ärzte eine individuelle Risikoprognose für Herzinfarkt und Schlaganfall erstellen und grafisch veranschaulichen. Mit dieser finanziell und zeitlich kaum belastenden Maßnahme lassen sich arbeitsmedizinische Vorsorge und Prävention chronischer Krankheiten im betrieblichen Setting elegant und wenig aufwendig kombinieren. Die Arbeitnehmer sollen die Pflichtuntersuchungen [1] nicht nur als ungeliebte, zusätzliche bürokratische Last empfinden. Qualifizierte reisemedizinische Informationen und Beratung zum individuellen kardiovaskulären Risikoprofil sowie die ständige Erreichbarkeit des Betriebsarztes können die Mitarbeiterzufriedenheit und Motivation verbessern. Es können aber auch bei erhöhtem Myokard- oder Apoplexrisiko Änderungen der Lebensweise induziert werden. Weitere Impftermine, ein zusätzliches Beratungsgespräch kurz vor der Abreise und eine Nachuntersuchung innerhalb von 8 Wochen nach der Rückkehr werden geplant.

Kurzzeitaufenthalt im Ausland

Einige Manager müssen mehrmals im Jahr nach China, Indien und in Länder in Südostasien reisen. Gelegentlich finden auch Reisen nach Brasilien statt. Diese Führungskräfte erhalten zunächst eine Information per E-Mail über die Grundlagen der arbeitsmedizinischen Vorsorge bei beruflichem Auslandsaufenthalt und über den Inhalt der vorgesehenen Untersuchung und Beratung. Es werden Termine für G 35-Untersuchungen vereinbart. Der Untersuchungsablauf ist identisch mit dem bei Langzeitaufenthalten.

Die Beratung hat als Schwerpunkte die Tollwutgefahr durch Straßenhunde in Indien und China (Abb. 21.**1**), Japanische Enzephalitis, Dengue, Straßenverkehr und für die Brasilienreisen die Gelbfieberimpfung. Auf Grundlage einer Gefährdungsbeurteilung wird das Risiko, bei mehreren kurzen Geschäftsreisen einen Hundebiss in Indien oder China zu erleiden, als nicht vernachlässigbar angesehen. Im Hinblick auf Reisen z. T. in ländliche Gegenden, landwirtschaftliche Nutzung von Reisfeldern selbst in Millionenstädten und Haltung von Schweinen sogar in Hinterhöfen von Vier- und Fünf-Sternehotels wird auch die JE-Impfung angeboten. Bei dem sehr günstigen Risikoprofil der uns aktuell zur Verfügung stehenden Impfstoffe (Rabipur, Tollwutimpfstoff HDC und Ixiaro) kann man die Impfindikation [5] großzügig stellen.

! „Impfungen gehören schon seit mehreren Jahrzehnten zu den wirksamsten und kostengünstigsten Maßnahmen der Gesundheitsvorsorge. ... Keine andere medizinische Maßnahme hat sich jemals so positiv auf die Lebenserwartung der Menschen ausgewirkt." (Hofmann 2009) [5]

21.4 Beratungsinhalte

Zu den Fachkenntnissen, die der Untersucher, bezogen auf die individuelle Reisesituation, dem Arbeitnehmer vermitteln soll, gehört umfangreiches Faktenwissen. Gesetzliche Bestimmungen, Sitten und Gebräuche, Kultur, Unfallhäufigkeit (Straßen, Baustellen), politische Stabilität und Gewaltbereitschaft in der Bevölkerung sollten im nicht medizinischen Teil der Beratung angesprochen werden. Unerlässliche Beratungsinhalte sind die besonderen klimatischen und gesundheitlichen Belastungen: Hitze, Kälte, Luftfeuchtigkeit (Trockenzeiten, Regenzeiten), Höhenaufenthalt (Gelegenheit zur Höhenadaptation), ärztliche Versorgung, lokales Infektionsrisiko (Abb. 21.**1**, Abb. 21.**2**) und Krankheitsausbrüche. Wenn die Umwelteinflüsse über das durchschnittliche Lebensrisiko hinaus gehen, müssen sie in der Gefährdungsbeurteilung berücksichtigt und bei der Beratung thematisiert werden. UV-Strahlung, Ozonbelastung, Smog, Feinstaubbelastung und andere Umweltgifte können besondere Umweltbelastungen hervorrufen. Insbesondere bei Langzeitaufenthalten und mitreisenden Kindern sollten auch Unfallgefahren durch Wild- und Gifttiere angesprochen werden.

21.5 Beratung zwischen vorgeschriebenen Vorsorgeuntersuchungen

Der Betriebsarzt erhält morgens eine Anfrage, ob bei einer regelmäßig durchgeführten Geschäftsreise nach Sao Paulo und anschließend nach Curitiba (Bundesstaat Parana) vor Abflug in 8 Tagen noch Impflücken geschlossen werden müssen. Sao Paulo liegt 80 km und Curitiba ca. 87 km vom Atlantik entfernt. Beide Städte liegen zurzeit noch nicht im Risikogebiet für Gelbfieber. Bei dem 14-tägigen Aufenthalt lassen sich touristische Aktivitäten am Wochenende im Bundesstaat Parana nicht ausschließen. Nach tagesaktuellen Warnungen der CDCs (Centers of Disease Control and Prevention) wird für den westlichen Teil von Parana neuerdings eine Gelbfieberimpfung empfohlen [6].

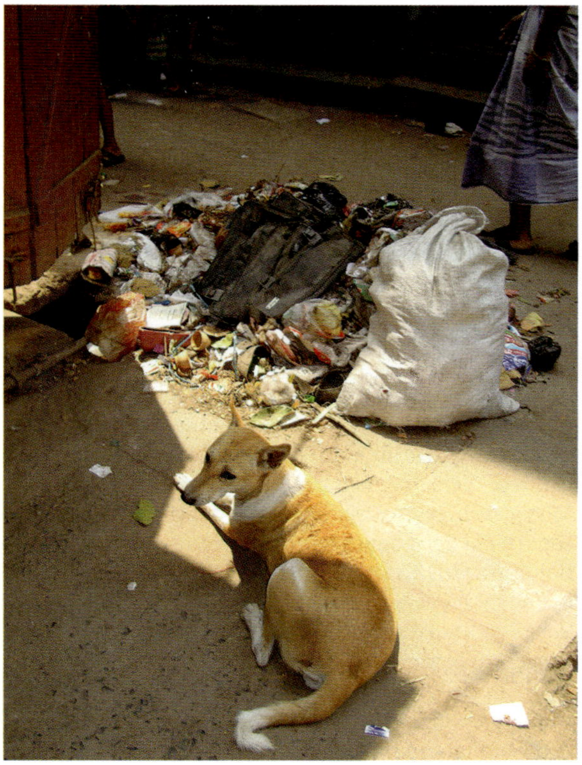

Abb. 21.1 Schlechte hygienische Bedingungen – erhebliche Tollwutgefahr durch Straßenhunde in Indien und China.

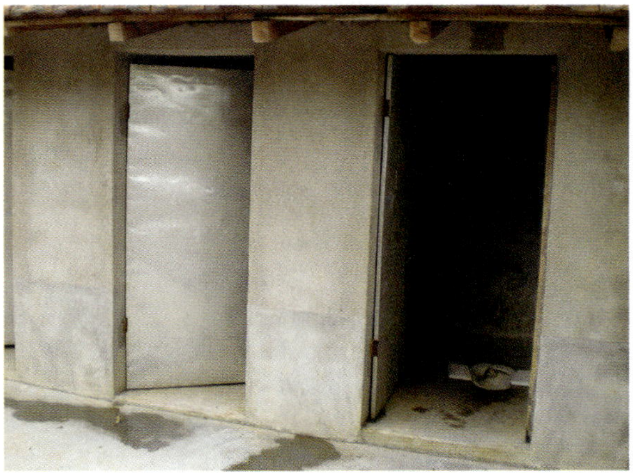

Abb. 21.2 In den Tropen entsprechen sanitäre Anlagen selten mitteleuropäischen Standards.

Weblinks

www.rki.de Robert-Koch-Institut
www.crm.de Centrum für Reisemedizin
www.fachverband-reisemedizin.de DFR – Reisemedizin
www.dtg.org Deutsche Gesellschaft für Tropenmedizin und internationale Gesundheit
www.auswaertiges-amt.de Auswärtiges Amt

21.6 Vorbereitung von beruflichen Langzeitaufenthalten im Ausland

Beratung. Die Beratung vor Langzeitaufenthalten sollte sehr umfassend sein. Sie kann auch in mehreren Teilabschnitten, wie bei der Erst-, Zweit- und Drittimpfung durchgeführt werden. Wenn mehrere Betriebsangehörige dasselbe Land bereisen, kann man zeitökonomisch Workshops, Referate oder Gruppenschulungen anbieten. Es sollten die oben aufgeführten Beratungsinhalte besprochen werden.

Die spezielle Beratung (allgemeine Beratung – siehe Beratungsinhalte) kann nur so gut sein wie die Fachkenntnisse des Arztes. Im Idealfall hat das entsendende Unternehmen dem Betriebsarzt oder Tropenmediziner die Möglichkeit geschaffen, die Gefährdungsbeurteilung persönlich am Entsendungsort durchzuführen. Diese Investition kann sich für den Betrieb mehrfach auszahlen, wenn es dem Arzt gelingt, durch eine qualifizierte Beratung und Vorsorge Krankheitsfälle im Ausland oder gar Repatriierungen zu vermeiden.

Wohnumfeld. Die Beratung vor Langzeitaufenthalten sollte die Wohnraumsuche, auch vor dem Hintergrund von Sicherheitsaspekten, beinhalten. Die Beschaffenheit von Fliegengittern, Doppeltüren gegen Insekten, Moskitonetzen, Klimaanlagen, Notstromaggregaten (z. B. für Kühlschränke) und Hygieneanweisungen für Haus- und Küchenpersonal sollten erörtert werden. Selbst die Bepflanzung des Gartens kann Einfluss darauf haben, ob ungebetene Gäste der Fauna, bei dicht an das Haus gepflanzten Büschen, leicht in den Wohnraum eindringen können. Der nächtliche Gang zur Toilette sollte nie ohne Taschenlampe erfolgen, um nicht versehentlich auf Skorpione oder Schlangen zu treten.

Medikamente. Eine Notfallapotheke und ein Verbandkasten (ggf. kombiniert) sollten zusammen gestellt werden. Die einzelnen Medikamente sollten in Deutsch (für die Mitarbeiter), in Englisch (beglaubigt) und in der Landessprache mit den jeweiligen Indikationsgebieten und empfohlenen Dosierungen gelistet werden. Es muss beachtet werden, dass in einigen Ländern hierzulande übliche Schmerzmittel als Betäubungsmittel (Rauschgifte) angesehen werden. Azetylsalizylsäure ist für Länder mit Auftreten von hämorrhagischen Fiebern und Giftschlangen und bei Höhenaufenthalt problematisch.

Zusätzliche Untersuchungen. Die Mindestanforderungen des von der Deutschen Gesetzlichen Unfallversicherung (DGUV) ausgearbeiteten berufsgenossenschaftlichen Grundsatzes (G 35) [7, 8] sind für Langzeitaufenthalte im häufig unzureichend medizinisch versorgten außereuropäischen Ausland teilweise nicht ausreichend. Dem Leitliniencharakter der Vorsorgeuntersuchung G 35 widersprechen zusätzliche Untersuchungen jedoch nicht. Die Kostenübernahme muss mit dem Arbeitgeber vereinbart sein oder sie liegt im Leistungskatalog der gesetzlichen Krankenversicherung oder der Privatversicherung.

Ab 45 Jahren oder bei sehr hohem kardiovaskulärem Risikoprofil [4] kann sich der Untersucher durch eine Ergometrie absichern. Nach dem allgemeinen Gleichbehandlungsgesetz (AGG) [9] und aus Datenschutzgründen sollte man in diesen Fällen immer vor Langzeitaufenthalten ab 45 Jahren das Belastungs-EKG durchführen. Wenn grundsätzlich vor Langzeitaufenthalten bei dieser Altersgruppe Ergometrien durchgeführt werden, kann der Arbeitgeber nicht argwöhnen, dass ein Einzelner ein deutlich erhöhtes kardiovaskuläres Risiko habe.

Die Arbeitsmedizin als primär präventives und interdisziplinäres Fachgebiet kann vergleichbar mit der Allgemeinmedizin nicht alle Fachgebiete detailliert abbilden. Arbeitsmediziner sind häufig auf Fachkonsilien angewiesen – traditionell bei Lärm-II- und -III-Untersuchungen, der Beurteilung von Röntgenaufnahmen und bei der Einschätzung berufsbedingter Dermatosen. Bei der reisemedizinischen Beratung vor Langzeitaufenthalten ist die interdisziplinäre Zusammenarbeit sehr wichtig oder gar unumgänglich.

Bei suspektem oder desolatem Zahnstatus ist vor Abreise eine Gebisssanierung für den ungestörten Auslandsaufenthalt erforderlich. Sind Substanzmittelabusus, depressive Verstimmungszustände, psychotische Schübe oder andere psychische Auffälligkeiten anamnestisch bekannt, können diese bei instabiler Situation die erfolgreiche Auslandsarbeit gefährden – neurologisch/psychiatrische Beurteilung. Bei Mitarbeiterinnen und mitreisenden Ehefrauen oder Lebensgefährtinnen ist eine gynäkologische Untersuchung in der Vorbereitungsphase meist unumgänglich. Mitreisende Kinder sollten einen für ihre Altersgruppe vollständigen Impfstatus haben. Bei bekannter koronarer Herzkrankheit oder hohem kardiovaskulärem Risikoprofil sollte sich der Betriebsarzt bei der Beurteilung zu eventuellen gesundheitlichen Bedenken durch eine kardiologische Konsiliaruntersuchung absichern. Bei obstruktiver Atemwegserkrankung oder chronisch obstruktiver Lungenerkrankung ist besonders bei Höhenaufenthalt oder Smog das Hinzuziehen eines Pulmologen sinnvoll. Das Vorgehen bei bestehenden Grunderkrankungen wird in Kap. 39 (Reisen mit Vorerkrankungen) abgehandelt. Ein Grundsatz der ArbMedVV (§ 7 (1) lautet: „Verfügt der Arzt oder die Ärztin nach Satz 1 für bestimmte Untersuchungen nicht über die erforderlichen Fachkenntnisse oder die speziellen Anerkennungen oder Ausrüstungen, so hat er oder sie Ärzte oder Ärztinnen hinzuzuziehen, die diese Anforderungen erfüllen." [1]

Die ärztliche Beurteilung, ob und inwieweit bei Ausübung einer bestimmten Tätigkeit gesundheitliche Bedenken bestehen, muss vom Betriebsarzt oder Tropenmediziner bescheinigt werden. Eine Kopie muss bei Pflichtuntersuchungen, wie der G 35, dem Arbeitgeber ausgehändigt werden [1]. Sollte der Arbeitnehmer mit der Beurteilung nicht einverstanden sein, muss sich der Betriebsarzt ggf. auf eine fachärztliche Begutachtung stützen.

Die Kosten für vor der Ausreise erforderliche Behandlungen müssen die Krankenkassen tragen.

21.7 Arbeitsmedizinische Vorsorge während eines Langzeitaufenthalts im Ausland

Möglichst sollte man bei Langzeitaufenthalten zeitnahe Kontaktaufnahmen mit der Firmenzentrale, der Abteilung und dem Betriebsarzt ermöglichen. Dies kann über Internet, Handy oder gar Satellitentelefon sicher gestellt werden. Da bei den meisten Projekten kein deutscher Arzt ständig am Entsendungsort zur Verfügung steht, muss man sich rechtzeitig um Kooperationen bemühen. Der in vielen Ländern häufig unzureichenden medizinischen Infrastruktur muss Rechnung getragen werden. Nur internationale Konzerne, die im Ausland Großbaustellen unterhalten, verfügen i. d. R. über eigene medizinische Einrichtungen. Bei der Suche nach geeigneten Ärzten oder Kliniken in der Nähe der Auslandsprojekte kann man auf das Know-how von assistancemedizinischen Diensten zurückgreifen. Diese unterhalten als Dienstleister bei Beauftragung eigene Krankenstationen oder Notfallambulanzen als zusätzliches Angebot.

Sollte der Langzeitaufenthalt länger als 3 Jahre dauern, muss spätestens vor Ablauf des 3. Jahres eine arbeitsmedizinische Nachuntersuchung durchgeführt werden. Diese kann ggf. an einen geeigneten Arzt im Ausland delegiert werden.

21.8 Nachuntersuchungen – arbeitsmedizinische Nachsorge

Selten sind die Mitarbeiter länger als 3 Jahre ununterbrochen im Ausland. Die fälligen Nachuntersuchungen nach 24 – 36 Monaten können also meist in Deutschland durchgeführt werden. Nach Beendigung der Tätigkeit bei Arbeitsaufenthalten von mehr als 12 Monaten muss eine Rückkehruntersuchung vor Ablauf von 8 Wochen veranlasst werden. Der Untersuchungsumfang entspricht der Erstuntersuchung, ist aber um eine parasitologische Stuhluntersuchung erweitert [8]. In Ausnahmefällen kann eine bakteriologische Stuhluntersuchung indiziert sein [7].

Als Untersuchungsanlass bei Nachuntersuchungen in unklaren Fällen wurde 2010 von der DGUV bei der G 35-Untersuchung das Symptom „psychische Auffälligkeiten" neu mit aufgenommen [8]. Posttraumatische Belastungsstörungen wurden in der Vergangenheit sehr oft vernachlässigt [10]. „In zunehmendem Maße kommt es dabei auch durch Überfälle, Entführungen und andere Erfahrungen von Gewalt gegen die eigene Person zu traumatisierenden Erlebnissen, die geeignet sind, eine Psychotraumatische Belastungsstörung (PTBS) auszulösen." (Mikulicz 2009, [11]).

Der Reiserückkehrer muss auf die teilweise sehr lange Latenzzeit möglicherweise erworbener Infektionserkrankungen hingewiesen werden.

Eine Besonderheit bei beruflichen Reisen besteht in der Meldepflicht gegenüber der zuständigen Berufsgenossenschaft (BG) bei vermuteter Tropenkrankheit (BK 3104) [2, 12]. Bei im Ausland erheblich höherer Infektionsgefährdung können auch juristisch nicht als Berufskrankheiten definierte Infektionen als Versicherungsfall durch die BG anerkannt werden (§ 9 Abs. 2 SGB VII).

Tipp für die Praxis

Durch ein ausgefeiltes Reise-, Untersuchungs-, Beratungs- und Impfmanagementsystem können Betriebsärzte und Tropenmediziner entscheidend daran mitwirken Arbeitnehmer mit Auslandseinsätzen gesund und leistungsfähig zu erhalten. Dies gilt für kurzzeitreisende Geschäftsleute ebenso wie für Ingenieure und Monteure mit Langzeitaufenthalten. Diese Präventionsmaßnahmen tragen erheblich zum Unternehmenserfolg bei. Gute Reisevorbereitung, ausreichender Impfschutz, eingehende Beratung über gesundheitliche Belastungen und landesspezifische Besonderheiten im Zielland zeichnen ein kompetentes Reisemanagement aus.

Der überwiegende Anteil von Geschäftsreisen wird von Unternehmen mit weniger als 250 Mitarbeitern (KMU) veranlasst [13, 14]. KMU-Betriebe entsenden üblicherweise keine Arbeitnehmer zu Langzeitaufenthalten im Ausland. Arbeitsmedizinische Vorsorge ist auch bei Kurzzeitaufenthalten vorgeschrieben, wenn besondere klimatische Belastungen und Infektionsgefährdungen auftreten [8]. Leider ist dieser Umstand noch weitgehend unbekannt. Selbstständige Arbeitsmediziner und freiberufliche Betriebsärzte, die fast alle KMU betreuen, sind gefordert sich die notwendigen Fachkenntnisse anzueignen. In den durch sie betreuten Betrieben müssen Vorgesetzte und Reisende über die Verpflichtung und den erheblichen Nutzen dieser Präventionsmaßnahme informiert werden.

IV

Literatur

[1] BMAS. Bundesgesetzblatt Jahrgang 2008 Teil I, Nr. 62. Verordnung zur Rechtsvereinfachung und Stärkung der arbeitsmedizinischen Vorsorge. 2008

[2] Müsch FH. Berufskrankheiten – Ein medizinisch-juristisches Nachschlagewerk. Stuttgart: Wissenschaftliche Verlagsgesellschaft mbH; 2006

[3] Kleiner Ratgeber für Ihre Urlaubsplanung. www.auswaertiges-amt.de/diplo/de/Infoservice/Broschueren/ReiseplanungBroschuere.pdf. Letzter Zugriff: 02.05.2010. Auswärtiges Amt

[4] Donner-Banzhoff N, Altiner A. arriba-Risikorechner. www.arriba-hausarzt.de/index.html. Letzter Zugriff: 01.05.2010

[5] Impfcodex 7 – Impfungen für Kinder, Erwachsene und Reisende. 7th ed. Marburg: Novartis Vaccines and Diagnostics GmbH; 2009

[6] Outbreak Notice – Yellow Fever in Brazil. wwwnc.cdc.gov/travel/content/outbreak-notice/yellow-fever-brazil.aspx. Letzter Zugriff: 29.04.2010. CDC Centers for Disease Control and Prevention; 2010

[7] Berufsgenossenschaftliche Grundsätze für arbeitsmedizinische Vorsorgeuntersuchungen. Deutsche Gesetzliche Unfallversicherung (DGUV). 4. Aufl. Stuttgart: Gentner Verlag; 2007

[8] Arbeitsmedizinische Vorsorge – DGUV-Grundsätze für arbeitsmedizinische Vorsorgeuntersuchungen. 5. vollst. neubearb. Aufl. Deutsche Gesetzliche Unfallversicherung; 2010

[9] Allgemeines Gleichbehandlungsgesetz (AGG). Bundestag (BGBl I S1897), (BGBl I S160); 2006, zuletzt geändert 2009

[10] Mikulicz U. Psychotraumata bei Arbeitsaufenthalt im Ausland. Prakt Arbmed 2007; 8: 18 – 22

[11] Mikulicz U. Arbeitsmedizinische Vorsorge bei Arbeitsaufenthalt im Ausland. Prakt Arbmed 2009; 14: 46 – 49

[12] Merkblatt zu der Berufskrankheit Nr. 3104 der Anlage zur Berufskrankheiten-Verordnung (BKV): „Tropenkrankheiten, Fleckfieber“ (siehe auch Müsch, 2006. S. 254 ff). Bundesarbeitsblatt 7 – 2005: BMGS. 2005: 48 ff

[13] Die neue KMU-Definition – Benutzerhandbuch und Mustererklärung. Brüssel: Europäische Kommission; 2008: 14

[14] Schneider J. Geschäftsreisende 2009. Strukturen – Einstellungen – Verhalten. Bad Honnef: Internationale Fachhochschule Bad Honnef-Bonn; 2009: 26

22 Arbeiten in der Humanitären Hilfe und Entwicklungshilfe – Rahmenbedingungen und besondere Belastungen

K.-P. Schmitz

22

Editorial

Die aktuelle Entwicklung zeigt eine Zunahme von Naturkatastrophen, vermehrt chronische Krisen bzw. lang andauernde, sog. „Complex Emergencies" [1–3] – hier kommen politische Instabilität und Naturkatastrophen zusammen. Dadurch werden Humanitäre Hilfe und Entwicklungshilfe auch im Umfeld von bewaffneten Konflikten oder von Friedenssicherung (Afghanistan, Kongo, Irak, Darfur, Jemen etc.) geleistet. All das prägt die „Arbeitsplätze" in der Not- und Entwicklungshilfe, deren Zahl stetig zugenommen hat. Im Folgenden werden die besonderen Rahmenbedingungen solcher Tätigkeiten skizziert und Hinweise gegeben, wie diese in der Beratung von Ausreisenden und Rückkehrern aus solchen Einsätzen berücksichtigt werden sollten.

Das Wichtigste in Kürze

- in der Regel Langzeitaufenthalte unter einfachen Arbeits- und Lebensbedingungen mit sehr hoher Risikoeinschätzung
- wichtig sind organisatorische Vorbeugung zur Vermeidung von Krankheit und Verletzungen, sowie Kenntnis von Notfallplänen, Rettungsketten, Unfall- und Rückholversicherung
- kriminelle und politisch motivierte Sicherheitsrisiken und entsprechende Verhaltensregeln kennen und auf selbst erlebte oder beobachtete Gewaltexposition vorbereitet sein
- mögliche Stress- und Belastungsreaktion durch einfache Lebensbedingungen, das Arbeitsumfeld, Überlastung und Überforderung berücksichtigen
- besondere Infektionsrisiken durch HIV, TB, Malaria und deren Vorbeugung und Notfallmaßnahmen kennen

22.1 Arbeitsfeld Humanitäre Hilfe und Entwicklungszusammenarbeit (EZ)

Humanitäre Hilfe wird nach Naturkatastrophen (Erdbeben, Fluten, Dürre), Flucht und Vertreibung, bewaffneten Konflikten, politischen Krisen und/oder in sog. fragilen Staaten geleistet. Armut, Unterentwicklung, oft auch kombiniert mit schlechter Regierungsführung, sind gute Gründe Entwicklungshilfe zu leisten. Humanitäre Hilfe, oder auch Not- und Katastrophenhilfe, und die Entwicklungszusammenarbeit sind heute insbesondere in armen Ländern eng miteinander verzahnt und verfolgen die gleichen übergeordneten Ziele, die in den Milleniumszielen [4] der Vereinten Nationen formuliert sind.

Im Wesentlichen geht es dabei um Armutsminderung, die Bekämpfung von Hunger und Unternährung, die Senkung der Kindersterblichkeit sowie der mütterlichen Sterblichkeit und das Recht auf gleichberechtigten Zugang zu qualifizierten Gesundheitsdiensten. Die Eindämmung von Infektionskrankheiten, Verfügbarkeit von sauberem Wasser und menschenwürdigen sanitären Einrichtungen sind als Ziele formuliert. Die Verwirklichung der Menschenrechte [5], der Aufbau demokratischer Strukturen und die Beteiligung der Bevölkerung an Entscheidungsprozessen, ihre Sicherheit, Schutz vor Bedrohung und Gewalt sowie die Gleichstellung der Geschlechter sind fundamentale Prinzipien der Not- und Entwicklungshilfe.

Weblinks

www.bmz.de/de/ministerium/beruf/berufswunsch/arbeitsmoeglichkeiten_deutschland/deutsche_organisationen.html BMZ; Berufliche Chancen bei Organisationen der Entwicklungszusammenarbeit

www.bmz.de/de/wege/bilaterale_ez/zwischenstaatliche_ez/freiwillligendienst/index.html BMZ; Weltwärts Programm des BMZ

www.venro.org/mitglieder.html VENRO – Verband der entwicklungspolitischen Nichtregierungsorganisationen: Mitgliederdatenbank

www.epo.de Entwicklungspolitik online – Informationen, epo-Jobs

www.giz.de Deutsche Gesellschaft für Internationale Zusammenarbeit; gegründet am 1. Januar 2011: Vereinigt die langjährigen Erfahrungen und Expertisen von DED, GTZ und InWEnt.

22.2 Wer engagiert sich in der Not- und Entwicklungshilfe?

Folgende Menschen engagieren sich in der Humanitären Hilfe und der Entwicklungshilfe und sollten ärztlich beraten werden:

- Mitarbeiter von Humanitären Hilfsorganisationen (Caritas, Ärzte ohne Grenzen, Rotes Kreuz, Malteser, HELP, Welthungerhilfe u. v. a.) [6]
- Fachkräfte in der Entwicklungszusammenarbeit verschiedener staatlicher und nicht staatlicher Organisationen [7]
- Journalisten, die über humanitäre Krisen und Entwicklungsländer berichten
- junge Freiwillige, z. B. des „Weltwärts Freiwilligen Programms" mit mehr als 3000 jungen Erwachsenen pro Jahr [8]
- Hauptamtliche, die die Entsendeorganisationen vor Ort vertreten und Fachkräfte unterstützen (z. B. in den Landesbüros des Deutschen Entwicklungsdienstes [DED, jetzt GIZ; s. a. Weblinks, S. 205] in 47 Ländern)
- Pensionäre, die sich engagieren wollen (z. B. Senior Experten Service, SES)

Es gibt unerfahrene, erstmalig Ausreisende und „alte Hasen" mit entsprechender Erfahrung. Manche engagieren sich einmalig für 6 – 24 Monate, andere haben die Auslandsarbeit in der Humanitären Hilfe oder EZ zum Beruf gemacht. Nach eigenen Schätzungen reisen jedes Jahr mindestens 20 000 Menschen, z. T. mit Familienangehörigen und Kindern, aus Deutschland in Entwicklungsländer, um dort unter den beschriebenen Rahmenbedingungen zu leben und zu arbeiten.

22.3 Risikobetrachtung

Grundsätzlich besteht dann aufgrund der einfachen Lebensbedingungen, der oft abgelegenen Einsatzorte und der Tätigkeit ein sehr hohes Risiko durch Erkrankung, Unfälle und Gewaltexposition. Das geht i. d. R. einher mit einem Mangel an erreichbaren zuverlässigen medizinischen Versorgungsmöglichkeiten im Notfall. Die Tätigkeit in der Humanitären Hilfe und der Entwicklungshilfe ist daher grundverschieden von den Bedingungen, die Touristen und Geschäftsreisende vorfinden. Diese Risikoeinschätzung muss in die Beratung einbezogen werden.

22.4 Besondere Rahmenbedingungen

Reisen in Entwicklungsländern ist oft mühselig, zeitraubend und anstrengend. Daneben besteht durch schlechte Straßen, hohes Verkehrsaufkommen und technische Mängel bei vielen Fahrzeugen ein deutlich **erhöhtes Unfallrisiko**. Insbesondere sind diejenigen gefährdet, die auf die Nutzung öffentlicher Verkehrsmittel oder Motorrad-Taxis angewiesen sind (Abb. 22.1).

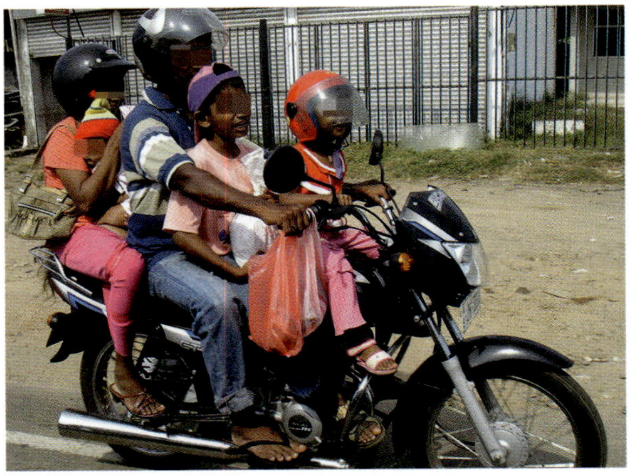

Abb. 22.1 In Entwicklungsländern besteht ein beträchtliches Unfallrisiko, besonders bei der Nutzung von Motorrad-Taxis.

Das Alltagsleben in abgelegenen, schlecht erreichbaren Regionen mit schwacher Infrastruktur, ohne Sportverein, Kino, Restaurants, selten funktionierendem Internetzugang, mangelhafter Wasser- und Stromversorgung kann zu einer erheblichen Beeinträchtigung des Wohlbefindens führen. Als zusätzlicher Faktor ist in diesem Zusammenhang die Tatsache zu werten, dass die Entsandten die Sprache der Einheimischen oft nicht beherrschen und wenig Sozialkontakte haben. Dies kann eine spannende Herausforderung sein, aber auch zu Vereinsamung führen.

Arbeiten unter diesen einfachen Bedingungen in einer fremden Kultur ist eine erhebliche Herausforderung in einem ungewohnten, schwierigen Umfeld. Durch den chronischen Mangel an qualifiziertem Personal, mangelnde strukturelle Voraussetzungen und unzureichende oder defekte technische Ausstattung muss oft improvisiert werden. Not- und Entwicklungshelfer sind nicht nur für spezifische fachliche Aufgaben verantwortlich, sondern müssen sich um vieles kümmern, was über ihre eigene formale fachliche Qualifikation und Erfahrung hinausgeht und in Deutschland als gegeben vorausgesetzt würde. Diese oft als wertvolle Lebens- und Arbeitserfahrung empfundene Verantwortung führt aber auch zu einer deutlich erhöhten Arbeitsbelastung. Hinzu kommt ein hoher Erwartungs- und Erfolgsdruck (selbst auferlegt oder durch die Organisation). Grundsätzlich gibt es eine Diskrepanz zwischen den vor Ausreise erwarteten Aufgaben, Tätigkeiten und Vorstellungen und dem, was dann vor Ort in der Realität vorgefunden wird.

Daher können die **Arbeitsbedingungen** zu erheblichen Belastungen führen, die oft nicht als solche erkannt oder verdrängt werden. Typische Stressfaktoren sind dabei besonders in der Humanitären Hilfe das Wohnen und Arbeiten von Teams unter einem Dach. Oft wird 7 Tage die Woche bis spät abends durchgearbeitet, ohne Ruhe- und Erholungszeiten. Es gibt kaum Privatsphäre. Bei Meinungsverschiedenheiten und Konflikten ist es nicht möglich – wie man es zu Hause gewohnt ist – bei Freunden oder der Familie Sorgen und Nöte loszuwerden, die sich am Arbeitsplatz aufgestaut haben.

22.5 Folgen von Stress und ungewöhnlichen Belastungen

Mögliche Folgen der geschilderten Rahmenbedingungen und Stresssituationen sind **akute oder chronische Belastungsstörungen**. Beobachtungen und Erfahrungen aus der eigenen Praxis, Berichte anderer Organisationen und entsprechende Untersuchungen machen deutlich, dass Belastungsreaktionen, die eine therapeutische Beratung oder eine psychiatrische Therapie erfordern, in ihrer Häufigkeit stetig zunehmen.

Ursächlich liegen oft die beschriebenen Lebensbedingungen, Konflikte im Team, Ärger mit der Zentrale, den Vorgesetzten oder dem Projektpartner vor Ort zugrunde [9]. Seltener, aber wenn es zu solchen Ereignissen kommt unbedingt zu berücksichtigen, sind potenzielle Belastungsstörungen durch Erleben und Beobachten von Überfällen, Entführungen und gewaltsamen Todesfällen oder Verletzungen. Die Konfrontation mit **Kriminalität und Gewalt** ist auch ein typisches Problem, mit dem man im Armutskontext, in urbanen Ballungszentren und in fragilen Staaten rechnen muss. Selbst betroffenen zu sein oder das Beobachten der Gewalt im eigenen Umfeld kann zu Stressreaktionen führen, die ein Weiterarbeiten auf Dauer unmöglich machen.

Kumulative oder chronische Stresssituationen münden in eine als **„Burn-out“** oder **„Flame-out“** beschriebene Symptomatik. Seltener wird die Chronifizierung in Form der **PTBS** (Posttraumatische Belastungsstörung) bzw. **PTSD** (Post traumatic Stress Disorder) beobachtet. Jedoch steigt der Anteil in Extremsituationen – wie z. B. bei aus dem Irak-Krieg zurückgekehrten amerikanischen Soldaten – erheblich, und die Diagnose musste bei bis zu 40% der Soldaten aus dem Irak gestellt werden [10, 11]. Das Lebenszeitrisiko, ein PTBS zu erleiden, liegt in Deutschland unter 5% [12].

Fallbeispiele zu Belastungsstörungen aus der Praxis

- Bei einem bewaffneten Raubüberfall auf einer abgelegenen Bergstrecke in Afghanistan wurden 2 neu eingereiste Mitarbeiter einer Hilfsorganisation 4 h mit vorgehaltener Waffe bedroht, ohne physisch verletzt zu werden. Dieses Ereignis war Anlass, die Betroffenen nach Deutschland zu holen, eine professionelle Beratung durchzuführen, und sie dann wieder ausreisen zu lassen. Eine solche Krisenintervention in 2–5 Sitzungen beugt einer Belastungsstörung vor, hilft, das Erlebte zu verarbeiten und in die Normalität zurückzufinden.
- Aufgrund von Konflikten im Team und des Gefühls der Nutzlosigkeit und persönlichen Versagens entwickelte sich jeweils eine schwere reaktive depressive Psychose, die eine Rückholung mit Arztbegleitung und Einweisung in die geschlossene Psychiatrie notwendig machte. In beiden Fällen handelte es sich um eine Erstmanifestation.
- Wiederholte humanitäre Einsätze in Kriegsgebieten hatten in einem anderen Fall zu einer schweren kumulativen Belastungsstörung geführt, die am ehesten als „Burn-out“ zu beschreiben war. Akut war es zu Tablettenintoxikationen und Alkoholexzessen gekommen. Rückholung mit Arztbegleitung und Einweisung in die Psychiatrie mit Hinweis auf eine chronische Belastungsstörung.

22.6 Umgang mit Belastungsreaktionen

Trotz des gestiegenen Bedarfs ist die Beratung und Betreuung von Auslandspersonal noch nicht ausreichend entwickelt. Psychologische und therapeutische Unterstützung sind weiterhin stigmatisiert. Andererseits sollte nicht „psychologisiert und pathologisiert“ werden.

> **!** Wichtig ist der Hinweis: Stressreaktionen sind normale Reaktionen auf eine abnormale Situation.

- Nach dem Tsunami Ende 2004 wurde von Rettungskräften aus Deutschland, die verletzte Touristen bergen sollten, das Bergen von Leichen und Leichenteilen als erhebliche Belastung und potenziell traumatisierendes Ereignis erlebt. Tägliche Teambesprechungen, direkter Erfahrungsaustausch und eine sensible Personalführung können in solch einer Situation Belastungsstörungen entscheidend vorbeugen.
- Der DED hat vor einigen Jahren durch Befragen der Fachkräfte die Häufigkeit potenziell traumatisierender Ereignisse untersucht und dabei festgestellt, dass in den durchschnittlich 3 Jahren im Ausland mindestens ein solches Ereignis selbst erlebt wird. Das ist sehr viel häufiger als bei der Bevölkerung zu Hause in Deutschland [12]. Dies hat beim DED wie bei anderen Entsendeorganisationen und Unternehmen dazu geführt, dass Maßnahmen zur Stressminderung und Personalbetreuung bei Auslandseinsätzen immer mehr Berücksichtigung finden.
- In der Beratung vor einer Ausreise sollten sowohl die Konfrontation mit Gewalt als auch Konflikte im Team oder am Arbeitsplatz als mögliche Auslöser von Belastungsreaktionen thematisiert werden. In der **Rückkehrerberatung** sollte das Thema **Belastungsstörung mehr Beachtung** bekommen. Dabei empfiehlt es sich, nicht auf Symptome zu warten sondern nach solchen Erlebnissen und Rahmenbedingungen zu fragen und dementsprechend Unterstützung anzubieten.

22.7 HIV/AIDS

In vielen Ländern Afrikas ist die HIV/AIDS-Situation als besondere Rahmenbedingung sowohl in Projekten und am Arbeitsplatz als auch im täglichen Leben zu berücksichtigen. Aktuell sind weltweit ca. 33 Mio. Menschen mit HIV infiziert. In manchen Ländern sind bis zu 25% der Schwangeren HIV-positiv, was sich auf jegliches Planen und Arbeiten und das alltägliche Leben in den entsprechenden Ländern auswirkt [13].

- Dies führt dazu, dass die **direkte Konfrontation mit dem Thema AIDS** durch Kennenlernen von HIV-Infizierten und AIDS-Kranken nicht zu vermeiden ist. Eine **mentale Vorbereitung** darauf im Vorfeld wird dringend als Teil der Beratung von Ausreisenden empfohlen. Leitfragen sind dabei:
  - Wie gehe ich mit dem Thema HIV/AIDS um?
  - Wie reagiere ich, wenn ich Betroffenen begegne, am Arbeitsplatz oder privat, bei Hausangestellten oder in Partnerschaften?

Dabei sollte klargemacht werden, dass man sich beim normalen, alltäglichen Umgang mit Infizierten oder Erkrankten nicht ansteckt, und wie man sich vor einer Infektion schützen kann.

- Wichtig ist der **schonungslose Hinweis auf die Infektionsrisiken** von HIV und anderen Geschlechtskrankheiten beim ungeschützten Geschlechtsverkehr. Darüber hinaus sollte in Ländern mit hoher HIV-Prävalenz geklärt sein, wie die Entsandten im Notfall – nosokomiale Nadelstichverletzung, Vergewaltigung, ungeschützt „Casual Sex“ – an Informationen, Beratung und Medikamente zur Durchführung einer **Postexpositionsprophylaxe** (PEP) kommen [14]. Dadurch kann das Übertragungsrisiko um 80% gesenkt werden. Viele brechen die PEP wegen erheblicher unangenehmer Nebenwirkungen ab.

22.8 Tuberkulose

In Ländern mit hoher TB-Inzidenz, z.B. bis zu 1200/100000 im südlichen Afrika [15] im Vergleich zu 6/100000 in Deutschland [16], kann es in seltenen Fällen zu einer TB-Infektion bei Tätigkeiten in Flüchtlingslagern, Schulen, Krankenhäusern, sozialen Einrichtungen oder in Slumgebieten kommen. Wird bei Rückkehr eine Infektion bei einem Screening-Test ohne Symptomatik diagnostiziert, sollte berücksichtigt werden, dass die in Deutschland empfohlene, mit Nebenwirkungen behaftete Prophylaxe mit INH bei in Afrika erworbener TB wegen der dortigen Resistenzlage u.U. nicht wirkt.

22.9 Malaria

Die Malaria ist ein wesentliches und dauerhaftes Thema in der Beratung von Ausreisenden. Gerade bei Langzeitaufenthalten sind die Prävention und die Befolgung entsprechender Regeln zum Schutz vor Mückenstichen essenziell. Ausreisende müssen wissen, dass sie bei Fieber nicht zögern dürfen, medizinischen Rat einzuholen, oder in abgelegenen Regionen eine Behandlung selbst durchzuführen. Insbesondere bei neu Ausreisenden in unbekannte Länder ist eine medikamentöse Prophylaxe nach entsprechenden Richtlinien [17] dringend zu empfehlen.

22.10 Ärztliche Untersuchung und Beratung von Ausreisenden

Hilfsorganisationen und Entsendedienste, die oft keine Arbeits- oder betriebsärztlichen Dienste haben, stehen in der Pflicht, die gesundheitliche Eignung ihrer Entsandten regelmäßig überprüfen zu lassen. Dabei sind Untersuchungen, Beratung und Impfungen in Anlehnung an den Grundsatz 35 der Berufsgenossenschaften i.d.R. ausreichend. Bei der Beratung und Impfung müssen die hier beschriebenen besonderen Rahmenbedingungen und Risiken Berücksichtigung finden.

22.11 Hinweise zur „organisatorischen Vorbeugung“

Eine gute organisatorische Vorbereitung und entsprechendes Verhalten seitens der Ausreisenden und der Entsendeorganisation sind entscheidend bei der Vermeidung von Krankheiten und Verletzungen. Sollte trotz guter Vorbeugung ein Notfall eintreten, entscheiden klar geregelte und gut kommunizierte Notfallpläne über den Ausgang von Verletzungen und Erkrankung.

Tipp für die Praxis

Wichtige Punkte in der Beratung von Ausreisenden

- gesundheitliche Eignung bei Engagement in Not- und Entwicklungshilfe in Anlehnung an G 35 prüfen
- eigentlich selbstverständlich, aber immer wieder lückenhaft: Kranken-, Zusatzunfall- und gesetzlicher Unfallversicherungsschutz
- frühzeitig über Rettungs- und Behandlungsmöglichkeiten vor Ort und regional informieren
- Notfall-Telefonnummern und 24 h-Hotline müssen bekannt und über Entsendeorganisation, Rückholdienst oder Versicherer organisiert sein
- Risiken durch Verkehrsunfälle können durch entsprechende Regeln und Maßnahmen (Sicherheitsgurte, keine Nachtfahrten, technischer Zustand der Fahrzeuge, Fahrschulungen) reduziert werden
- Bedeutung des konsequenten eigenen Verhaltens zur wirksamen Risikominderung (Malaria, Dengue, Lebensmittelhygiene) herausstellen
- Verhaltensregeln zur Vermeidung von Kriminalität und Gewalt im jeweiligen Land in Erfahrung bringen, kennenlernen und befolgen
- Vorbereitung auf die Konfrontation mit dem Thema AIDS
- Umgang mit Sexualität thematisieren, Infektionsrisiken durch Geschlechtskrankheiten, insbesondere HIV darstellen
- HIV-Test anbieten und Serostatus vor Ausreise dokumentieren, da HIV-Infektionen bei Entwicklungshelfern auch außerhalb der beruflichen Exposition als Berufskrankheit anerkannt werden können
- PEP erklären und motivieren, die Verfügbarkeit zu prüfen, auf frühzeitigen Beginn der Einnahme (2 – 12 h) und Selbstmedikation in der Peripherie hinweisen

Literatur

[1] Degomme O,Guha-Sapir D. Patterns of mortality rates in the Darfur conflict. Lancet 2010; 375: 294 – 300. www.thelancet.com/journals/lancet/article/PIIS0140-6736%2809%2961967-X/abstract

[2] Centre for Research on Epidemiology of Disasters; The International Disaster Database EM-Dat. Université Catholique de Louvain – Brussels; 2009. www.emdat.be

[3] Spiegel PB, Checci F et al. Health care needs of people affected by conflict: future trends and changing frameworks. Lancet 2010; 375: 341 – 345

[4] Vereinte Nationen. Millennium Entwicklungsziele Bericht 2009, New York 2009; Bundesministerium für Wirtschaftliche Zusammenarbeit und Entwicklung (BMZ). www.bmz.de/de/ziele/ziele/millenniumsziele/zielvorgaben/index.html

[5] BMZ. Menschenrechte konkret, Fact Sheets zum Menschenrechtsansatz in der entwicklungspolitischen Zusammenarbeit, Materialien 194, Dezember 2008. www.bmz.de/de/service/infothek/fach/materialien/Materialie194.pdf

[6] VENRO – Verband der entwicklungspolitischen Nichtregierungsorganisationen: Mitgliederdatenbank. www.venro.org/mitglieder.html

[7] BMZ. Berufliche Chancen bei Organisationen der Entwicklungszusammenarbeit. www.bmz.de/de/ministerium/beruf/berufswunsch/arbeitsmoeglichkeiten_deutschland/deutsche_organisationen.html

[8] BMZ. Weltwärts Programm des BMZ. www.bmz.de/de/wege/bilaterale_ez/zwischenstaatliche_ez/freiwilligen-dienst/index.html

[9] Lowell D. Survey of 62 NGO (non-governmental-organisations) & VSO (voluntary service overseas), presentation on workshop “effective debriefing”, People-In-Aid, London; 2002

[10] Seal KH et al. Mental health services utilization in Iraq and Afghanistan veterans in the first year of receiving new mental health diagnoses. Journal of Traumatic Stress 2010; 23: 5 – 16

[11] Cardozo BL, Holtz TH, Kaiser R et al. The mental health of expatriate and Kosovar Albanian humanitarian aid workers. Disasters 2005; 29 (2): 152 – 170

[12] Bosse JB, Spellmeyer W, Zacher W. Traumatische Ereignisse und deren Folgen für das Auslandspersonal des Deutschen Entwicklungsdienstes. DED, interner Bericht 2002

[13] BMZ. Gesundheit fördern – HIV/AIDS bekämpfen: Materialien 177, März 2007. www.bmz.de/de/service/infothek/fach/materialien/Materialie177.pdf

[14] Robert-Koch-Institut (RKI): Postexpositionelle Prophylaxe der HIV-Infektion. Deutsch-Österreichische Empfehlungen vom Januar 2008; S. 31 ff. www.rki.de/cln_169/nn_753398/DE/Content/InfAZ/H/HIVAIDS/Prophylaxe/Leitlinien/pep__empfehlungen__08,templateId=raw,property=publicationFile.pdf/pep_empfehlungen_08.pdf

[15] World Health Organisation. Bericht TB 2009 für Swaziland. www.who.int/tb/publications/global_report/2009/update/a-1_afr.pdf

[16] Robert-Koch-Institut. Tuberkulose – RKI-Ratgeber Infektionskrankheiten; Merkblätter für Ärzte. März 2009. www.rki.de/cln_169/nn_274324/DE/Content/Infekt/EpidBull/Merkblaetter/Ratgeber__Mbl__Tuberkulose.html#doc200728bodyText15

[17] Deutsche Gesellschaft für Tropenmedizin und Internationale Gesundheit (DTG): Empfehlungen zur Malariavorbeugung, Stand: April 2011

23 Medizinische Aspekte von militärischen Auslandseinsätzen

H.-U. Holtherm

IV

Editorial
Seit dem Ende des Kalten Krieges haben sich die aktuellen und wahrscheinlichen Einsatzgebiete westlicher Armeen aus Westeuropa an den Rand des Kontinentes, nach Zentralasien und Afrika verlagert. Dabei hat die Anzahl militärischer Auslandseinsätze auch aufgrund von staatlichen Zerfallsprozessen leider nicht ab-, sondern zugenommen.
Diese einschneidenden Änderungen der wahrscheinlichen militärischen Einsatzszenarien und -profile hat auch bei den Sanitätsdiensten der westlichen Armeen einen radikalen einsatzorientierten Anpassungsprozess, der als „Transformationsprozess" bezeichnet wird, zur Folge gehabt.
Dabei sind unterschiedliche Facetten der Reisemedizin wie z. B. die Tropenmedizin, Infektiologie, Tauchmedizin, Flugmedizin, Schifffahrtsmedizin und Arbeitsmedizin mehr und mehr zu wichtigen medizinischen Aspekten von militärischen Auslandseinsätzen geworden.

Das Wichtigste in Kürze

- Militärische Auslandseinsätze bedürfen einer intensiven und differenzierten medizinischen Betreuung während der Einsatzvorbereitung, -durchführung und -nachbereitung.
- Unterschiedliche militärische Einsatzprofile bedingen z. T. vollkommen verschiedene medizinische Unterstützungskomponenten.
- Militärische präventivmedizinische Konzepte, z. B. Impfprogramme können sich nicht ausschließlich nach dem individuellen Reise-/Einsatzrisiko des Soldaten richten, sondern müssen auch die Einsatzfähigkeit des gesamten Kontingentes berücksichtigen.
- Infektions- und Seuchenprävention haben hohe Priorität.
- Die Leistungsfähigkeit des Sanitätsdienstes im Einsatz ist ein wesentlicher Faktor für die Einsatzbereitschaft der eingesetzten Soldaten.

23.1 Medizinische Aspekte während der Vorbereitung militärischer Einsätze

Risikoanalyse durch den Prozess der „Medical Intelligence"

Medical Intelligence ist ein Produkt der Analyse von medizinischen, biologischen, epidemiologischen, umweltmedizinischen und sonstigen relevanten Erkenntnissen, die sich auf die Gesundheit von Mensch und Tier im Einsatzgebiet beziehen. Der Analyseprozess von Medical Intelligence bedient sich bei der Datengewinnung und Bewertung standardisierter Verfahrensweisen und setzt interdisziplinäre medizinische Fachqualifikationen voraus.

Dabei wird bereits während der militärischen Einsatzplanung umfangreiche sanitätsdienstliche Expertise benötigt. Es werden systematisch Länderprofile erstellt, die die möglichen medizinischen Risiken während eines Einsatzes in dem jeweiligen Land aufzeigen, bewerten und Präventionsstrategien empfehlen. Hierbei sind interdisziplinäres sanitätsdienstliches Wissen und Erfahrung notwendig. So analysieren z. B. Tropenmediziner in Zusammenarbeit mit medizinischen Entomologen (das sind auf krankheitsübertragende Insekten spezialisierte Biologen) die Infektionsgefährdungen in tropischen Einsatzräumen. Umweltmediziner beurteilen den Einfluss von Klima und sonstigen Umweltbedingungen für den Einsatz. Veterinäre bewerten die Zoonoselage und Lebensmittel- sowie Trinkwasserqualität in den Einsatzräumen. Zusätzlich wird die medizinische Infrastruktur der Einsatzregion dargestellt und für eine mögliche Nutzung der eingesetzten Soldaten bewertet.

Grundlage für diese Analyse und Präventionsempfehlungen bilden die einschlägigen nationalen (RKI, DTG, CRM etc.) und internationalen (WHO, CDC etc.) Leitlinien und Empfehlungen. Internationale Standardisierungsübereinkünfte, die innerhalb der NATO als Standardisation Agreements (STANAG) bezeichnet werden, sowie internetbasierte Informationsnetzwerke wie z. B. PROMED oder das kanadische Global Public Health Intelligence Network (GPHIN) werden ergänzend berücksichtigt.

Zusätzlich wird vor jedem konkreten Einsatz ein sog. „Fact-Finding" im Sinne einer Vor-Ort-Beurteilung der

Einsatzregion durchgeführt, an dem regelmäßig auch der Sanitätsdienst beteiligt ist. Ziel dieser Fact-Finding-Missionen ist es, die Situation im Einsatzgebiet unmittelbar beurteilen zu können, und ggf. aktuelle Abweichungen von der oben dargestellten „Papierlage“ feststellen zu können. Der medizinische Anteil des Abschlussberichtes dieser Fact-Finding-Missionen bildet die Grundlage für die konkreten Impf- und Prophylaxeweisungen für den Einsatz sowie für die Ausplanung der sanitätsdienstlichen Unterstützung der Einsatzkontingente.

Einsatzverwendungsfähigkeit sowie spezifische Impf- und Prophylaxemaßnahmen

Die für den Einsatz vorgesehenen Soldaten werden in Anlehnung an die jeweils geltenden arbeitsmedizinischen Vorsorgeuntersuchungen auf ihre Einsatzverwendungsfähigkeit untersucht. Soldaten mit besonderen Einsatzprofilen, wie z. B. Piloten, Schiffsbesatzungen, Taucher, Fallschirmjäger, durchlaufen vor Beginn ihrer Spezialausbildung speziell auf ihre Verwendungen zugeschnittene medizinische Verwendungsfähigkeitsuntersuchungen.

Die Impf- und Prophylaxemaßnahmen für die Soldaten werden auf Basis der im Medical-Intelligence-Prozess gewonnenen Informationen speziell für jede Einsatzregion angewiesen. Dabei werden auch regionale Unterschiede in der Endemezität von Infektionskrankheiten berücksichtigt. So kann sich etwa die Malariachemoprophylaxe für die innerhalb eines Einsatzlandes eingesetzten Soldaten von Region zu Region deutlich unterscheiden. Diese differenzierte Prophylaxestrategie hat nachgewiesenermaßen zu einer erheblich besseren Compliance der Soldaten gegenüber der Chemoprophylaxeeinnahme geführt.

Militärische Besonderheiten:

- Einsatzbezogene Impf- und Prophylaxemaßnahmen sind für Soldaten **duldungspflichtig**.
- Die impfenden Sanitätsoffiziere sind bzgl. des angewiesenen Impf- und Prophylaxeprogramms **weisungsgebunden**.
- Impfmaßnamen, z. B. gegen aerogen übertragene Infektionserkrankungen (z. B. Influenza, Masern, Meningokokkenmeningitis), aber auch gegen fäkal-oral übertragene Erkrankungen, werden wegen der **speziellen infektionsepidemiologischen Situation** in Feldlagern mit **Massenunterkünften** bzw. an Bord von Kriegsschiffen deutlich umfangreicher empfohlen als in der zivilen Reisemedizin üblich.

23.2 Medizinische Aspekte während des Einsatzes

Während militärischer Einsätze übernehmen die Sanitätsdienste der Streitkräfte die Verantwortung für die Sicherstellung der medizinischen Versorgung der Soldaten im Einsatzland. Hierbei werden die Größe und die Struktur der sanitätsdienstlichen Komponente im Wesentlichen vom Einsatzprofil (z. B. humanitärer Hilfseinsatz, Stabilisierungseinsatz, Kampfeinsatz) bestimmt. Eine nicht unwesentliche Rolle spielen jedoch auch Spezifika der Einsatzregion (z. B. Klima, Gefährdung durch Tropen- und Infektionskrankheiten, Infrastruktur in der Region).

Es ist nachvollziehbar, dass in der öffentlichen Wahrnehmung gerade bei Einsätzen mit hoher militärischer Intensität (z. B. bei Kampfeinsätzen) die Aufgaben der kurativen sanitätsdienstlichen Anteile, und hier insbesondere die Arbeit der Notfallmediziner, Anästhesisten und Chirurgen im Vordergrund stehen. Im Einsatzgebiet stehen den Soldaten modulare Sanitätseinrichtungen je nach Einsatzprofil zur Verfügung. Das Spektrum reicht von der mit einem Truppenarzt besetzten Rettungsstation bis hin zu Einsatzlazaretten mit dem Angebot unterschiedlicher Facharzt- und Behandlungsspektren, die das Versorgungsniveau von deutschen Kreiskliniken erreichen.

Die sog. Rettungskette im Einsatz stellt sicher, dass die Soldaten im Fall von Verletzungen oder Verwundungen schnell ebenengerecht versorgt, und transportiert werden können. Für Repatriierungen nach Deutschland stehen auch MedEvac-Flugzeuge zur Verfügung, in denen teilweise mehrere intensivpflichtige und beatmete Patienten fachärztlich versorgt und transportiert werden können und die nicht zu Unrecht auch als „fliegende Intensivstationen“ bezeichnet werden.

Neben dem kurativen Auftrag des Sanitätsdienstes im Einsatzland ist jedoch auch hochspezialisierte sanitätsdienstliche Expertise im Bereich des vorbeugenden Gesundheitsschutzes notwendig.

Hierbei kommt der Einsatzhygiene und der Verhinderung von Infektionskrankheiten wegen ihres unmittelbaren Einflusses auf die Einsatzbereitschaft ganzer Kontingente eine herausragende Bedeutung zu. Dabei werden umfangreiche sanitätsdienstliche Präventionsstrategien angewandt, um die Gesundheit der Soldaten auch unter schwierigen Bedingungen schützen zu können.

Wegen der Länge der Einsatzzeiten (meist über mehrere Monate) und der z. B. bei Stabilisierungsoperationen z. T. über Jahre stationären Einsatzorte sind besondere und teilweise auch von zivilen Präventionsstrategien abweichende Maßnahmen erforderlich.

Environmental Sanitation (ES)

Das Konzept der ES wurde zuerst konsequent und erfolgreich von den Briten in ihrem Empire und hier insbesondere in Indien praktiziert. Unter ES versteht man dabei die Veränderung der Umweltbedingungen im Bereich von stationären Feldlagern und in deren unmittelbarer Umgebung. So werden z. B. Sumpfgebiete und Wasserreservoire als mögliche Brutstätten von krankheitsübertragenden Insekten trockengelegt, Vegetation entfernt oder sogar Erdreich abgetragen, verdichtet und danach geschottert, um z. B. Nagetiere zu vergrämen, die als Reservoire von humanpathogenen Parasiten dienen können.

Diese Maßnahmen der ES haben auch in den aktuellen Einsatzgebieten erstaunliche und nachhaltige Wirkung zur Verminderung der Inzidenz von vektorübertragenen Infektionserkrankungen im Einsatz gezeigt.

In Verbindung mit der konsequenten Umsetzung von Maßnahmen der Expositionsprophylaxe (z.B. Repellents und werkseitig imprägnierte Uniformen) konnte durch ES z.B. die Einnahme von Malariachemoprophylaxe-Tabletten in Malariaendemiegebieten vermieden werden, ohne dass es zu Malariaerkrankungen bei den langfristig eingesetzten Soldaten kam.

Weiterhin konnte in Hochendemiegebieten von kutaner Leishmaniasis in Zentralasien eine hohe initiale Erkrankungsinzidenz bei den Einsatzsoldaten durch Maßnahmen der ES und der Expositionsprophylaxe nahezu auf null reduziert werden.

Wegen des Wegfalls der möglichen Medikamentennebenwirkungen und deutlicher Verringerung der Erkrankungsinzidenz werden ES und konsequente Expositionsprophylaxemaßnahmen nicht nur von den Sanitätsdiensten empfohlen, sondern auch von den eingesetzten Soldaten sehr begrüßt und umgesetzt.

Einsatzhygiene

Einsatzhygiene bezeichnet die Summe aller sanitätsdienstlichen Maßnahmen, die geeignet sind, die Gesundheit und Einsatzfähigkeit der Soldaten in den Einsatzgebieten zu fördern und zu erhalten.

Hierzu sind approbations- und fachübergreifende interdisziplinäre Fähigkeiten notwendig. So ist z.B. für die Trinkwassererzeugung im Einsatz humanmedizinische (Fachärzte für Öffentliches Gesundheitswesen), veterinärmedizinische (Trinkwassermikrobiologie), und pharmazeutische (Trinkwasserchemie) Expertise unabdingbar, um gesundheitsschädigende Einflüsse des Trinkwassers im Einsatz ausschließen zu können. Durch die Veterinäre im Einsatz wird weiterhin die Lebensmittelsicherheit gewährleistet.

Entomologen und Tropenmediziner führen entomologisches Vektordruckmonitoring durch, bei dem vor Ort an geeigneten Stellen der Stationierungsorte die Dichte der Krankheitsvektoren, z.B. von Aedes-, Anopheles- oder Phlebotomus-Mücken bestimmt wird, um eine reelle Einschätzung des Infektionsdrucks von z.B. Dengue-Fieber, Malaria oder Leishmaniasis zu erhalten (Abb. 23.**1**).

Dabei wird nicht nur die Quantität der Arthropoden untersucht, sondern es werden auch molekularbiologische Verfahren (PCR) angewandt, um die humanpathogenen Erreger in den Arthropoden spezifisch nachweisen zu können.

Angewandte arbeits- und umweltmedizinische Expertise im Einsatz hilft Arbeitsplatzrisiken und Umweltrisiken z.B. durch klimatische Einflüsse, Emissionen oder sonstige Luft-, Wasser- oder Bodenverschmutzungen zu minimieren.

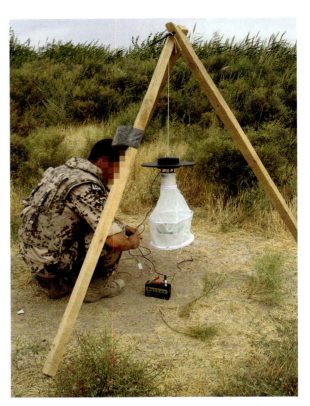

Abb. 23.1 Ausbringung einer Standard-Insektenfalle (CDC-Lighttrap) zum Monitoring des Malaria- und Leishmaniasis-Vektordrucks in Afghanistan.

Großer Wert wird auf interne Risikokommunikation gelegt, um die Compliance der Einsatzkräfte gegenüber den angewiesenen und empfohlenen sanitätsdienstlichen Maßnahmen aus eigener Überzeugung zu erhöhen.

Externe Kommunikation und Informationsaustausch mit lokalen Gesundheitsbehörden, Nichtregierungsorganisationen (NGO) und internationalen Organisationen in den Einsatzländern zur Spezifizierung der vorhandenen medizinischen Informationen über das Einsatzgebiet finden regelmäßig statt. Hierzu setzen die Sanitätsdienste z.T. auch speziell ausgebildete Public-Health-Spezialisten ein, die über die notwendige Sprach- und interkulturelle Kompetenz für diese Aufgabe verfügen.

Da die hier dargestellte interdisziplinäre Expertise der Einsatzhygiene nicht in jedem Einsatz kontinuierlich vor Ort vorgehalten werden kann, werden besonders bei kleineren Einsätzen temporäre Risikoevaluierungen zum vorbeugenden Gesundheitsschutz durchgeführt. Die durchführenden Teams werden dabei lage- und situationsabhängig in Bezug auf die jeweils benötigten sanitätsdienstlichen Fähigkeiten zusammengestellt.

23.3 Medizinische Aspekte bei der Nachbereitung militärischer Einsätze

Nach dem Einsatz finden für alle Soldaten Rückkehrer-Begutachtungen statt, um bis dahin unerkannte Gesundheitsschädigungen entdecken und behandeln zu können. Hierbei werden u. a. Fragebögen zum allgemeinen Screening von einsatztypischen Gesundheitsschädigungen eingesetzt und ausgewertet. Des Weiteren finden symptombezogene Untersuchungen bei Rückkehrern mit gesundheitlichen Problemen statt. Nach längerem Einsatz in Tuberkulose-Hochendemiegebieten werden Tuberkulin-Hauttestungen bzw. spezifische Interferontests zum Screening von latenten TB-Infektionen durchgeführt und leitliniengerecht bearbeitet.

Besondere Aufmerksamkeit haben Soldaten mit posttraumatischen Belastungsstörungen (PTBS) erlangt, die im Rahmen von Kampfeinsätzen deutlich häufiger zu beobachten sind als bei humanitären oder Stabilisierungseinsätzen. Für die Betreuung von psychisch traumatisierten Patienten stehen bei Bedarf neben betreuenden Truppenärzten auch Netzwerke von speziell ausgebildeten Peers, Psychiatern, Psychologen sowie die Militärseelsorge zur Verfügung.

23.4 Aktuelle Herausforderungen

Wegen der Zunahme der Auslandseinsätze hat die Einsatzfrequenz auch für das Sanitätspersonal deutlich zugenommen, denn ca. 10% der gesamt Einsatzkräfte werden regelmäßig durch die Sanität gestellt. Zeitgleich muss jedoch auch die Versorgung der Streitkräfte in den Heimatländern sichergestellt werden. Um diesen Spagat leisten zu können, werden vermehrt zivil-militärische Kooperationen im medizinischen Bereich eingegangen. Ziel hierbei ist es, Synergieeffekte zu nutzen und die jeweiligen Stärken des Partners zum Nutzen der Patienten einzusetzen.

Die häufigen Einsatzabwesenheiten des Sanitätspersonals führen jedoch auch zu deutlichen Belastungen für die Familien der Soldaten. Deshalb wird es zunehmend schwieriger geeigneten Nachwuchs für die Sanitätsdienste zu rekrutieren und diesen auch langfristig zu binden.

Es muss den Sanitätsdiensten deshalb gelingen, den Dienst als Sanitätsoffizier in den Streitkräften trotz der Notwendigkeit von Auslandseinsätzen so attraktiv zu gestalten, dass auch im Wettbewerb mit den zivilen Arbeitgebern ausreichend viele geeignete Frauen und Männer für diese interessante und herausfordernde Tätigkeit im Dienste der Patienten gewonnen werden können.

Tipp für die Praxis

Sanitätsdienstliche Spezifika in der Einsatzmedizin

- Prozess der **Medical Intelligence** zur spezifischen einsatzvorbereitenden Informationsgewinnung
- Konzept der **Environmental Sanitation**
- hohe Priorität des **Infektionsschutz**es und der **Seuchenprävention**
- interdisziplinäre Fähigkeiten der **Einsatzhygiene** zum vorbeugenden Gesundheitsschutz mit der Notwendigkeit zur approbations- und fachübergreifenden Kooperation

23.5 Fazit

Moderne, westlich geprägte Armeen verfügen über hochspezialisierte Sanitätsdienste, die die Gesundheit und Einsatzfähigkeit der Einsatzkräfte vor, während und nach den Einsätzen sicherstellen. Besondere präventivmedizinische Erfahrungen und Stärken der militärischen Sanitätsdienste sind hierbei in der Weiterentwicklung der Konzepte der „Environmental Sanitation" und des interdisziplinären vorbeugenden Gesundheitsschutzes zu finden.

Aber auch in reisemedizinisch relevanten Bereichen, wie z. B. der Flug-, Tropen-, Tauch- und Schifffahrtsmedizin sind die militärischen Sanitätsdienste teilweise Vorreiter im Bereich der wissenschaftlichen Forschung und Weiterentwicklung.

Es bleibt zu wünschen, dass die zunehmend stattfindenden zivil-militärischen Kooperationen in diesen Bereichen und der Ausbau des wissenschaftlichen und kollegialen Austausches in den jeweiligen Fachgesellschaften in Zukunft zum Nutzen der zivilen und militärischen „Reisenden" genutzt werden können.

Weblinks

www.sanitaetsdienst-bundeswehr.de

www.vdso.org Vereinigung deutscher Sanitätsoffiziere

Weiterführende Literatur

Durst A, Scheid P. Nagetierassoziierte Infektionskrankheiten des Menschen. Transmissionsmodi im Fokus des Klimawandels. Flugmedzin, Tropenmedizin, Reisemedizin 2010; 2: 86 – 89

Faulde M. Vorkommen und Epidemiologie vektorassoziierter Infektionskrankheiten in Mitteleuropa. Augsburg: Ubooks Verlag; 2002

Fjaer RB. Establishing a health care resource centre among a disaster struck population. Int Rev of the Armed Forces Medical Services 2009; 82/2: 71 – 90

Harbaum T, Fischer M, Holtherm H – U. Fieber unklarer Genese im Einsatz – Ein Algorithmus. Wehrmedizin und Wehrpharmazie 2009; 3: 53 – 55

Heymann DL, ed. Control of communicable Diseases Manual. 19th ed. Washington: APHA Press; 2008

Morwinsky T, Rossmann K, Holtherm H-U. Vorbeugender Gesundheitsschutz – Interdisziplinäre Risikoevaluierung im Einsatzgebiet Djibouti. Wehrmedizin und Wehrpharmazie 2009; 2: 58 – 60

Schmidt S. Medical Intelligence – Force Health Protection im Einsatz. Wehrmedizin und Wehrpharmazie 2009; 1: 32 – 35

Seibold E, Zemann E, Kleinemeier C et al. Anwendung molekularbiologischer Typisierungsverfahren für die epidemiologische und forensische Aufklärung von Tularämiefällen und -ausbrüchen. Wehrmedizinische Monatsschrift 2010; 3: 87 – 93

Vekerdi Z. Reconstruction and development efforts in crises response operations. Medical Corps International Forum 2010; 1./4: 63 – 65

Willy C, Hrsg. Weltweit im Einsatz – der Sanitätsdienst der Bundeswehr. 1. Aufl. Bonn: Beta Verlag; 2009

24 Schul-/Studien-/Forschungsaufenthalte, Praktika und soziale Einsätze im Ausland

L. Prüfer-Krämer

Editorial

Schulaufenthalt in Niger, wenn gerade der Präsident gestürzt wird; enge Wohnverhältnisse: schlafen in einem gemeinsamen Bett mit der Schulpartnerin in Costa Rica; soziales Praktikum im Slum von Dhaka; Psychologiediplomarbeit über Kindersoldaten in Uganda; mit dem „Weltwärts-Programm" als „Freiwilliger" in abgelegene Provinz von Tansania; Zivildienst-Ersatz in St. Petersburg oder Palästina – das sind Herausforderungen für Jugendliche und sehr junge Erwachsene aus der westlichen Zivilisation in der globalisierten Welt.

Werden die gesundheitlichen Gefährdungen unterschätzt? Reichen zur reisemedizinischen Vorbereitung übliche Impfungen und Malariaprophylaxe aus?

Das Wichtigste in Kürze

- Jugendliche und junge Erwachsene: exotische lange Aufenthalte, gepaart mit großer Experimentierfreudigkeit
- hohes Expositionsniveau: optimale Impfprävention und Malariaprophylaxe notwendig
- intensive Beratung zu Präventionsmaßnahmen (auch HIV, Alkohol und Drogen) und zu Selbstmanagement von Krankheiten
- Gesundheitsuntersuchung vor dem Aufenthalt: Trendernährung/Essstörungen – Eisenmangel, chronische Krankheiten ausschließen und psychische Belastbarkeit prüfen
- Nachuntersuchung bei Erkrankungen/Symptomen während oder nach dem Aufenthalt und bei besonderer Exposition (HIV, Schistosomiasis, TB)

24.1 Vorbereitung auf den Auslandsaufenthalt

Die **Ausgangssituation** ist meist die Folgende:

- Die Jugendlichen besuchen i.d.R. in Deutschland eine höhere Bildungseinrichtung (Oberstufe, Universität).
- Wenig Kriminalität in Deutschland, zu vernachlässigende Gefahren in Städten nach Einbruch der Dunkelheit.
- Die Jugendlichen wohnen noch bei den Eltern oder leben in studentischer Umgebung in guter ökonomischer Situation. Es steht ihnen eine hervorragende medizinische Infrastruktur zur Verfügung, die auch bei Bagatellerkrankungen schnell in Anspruch genommen wird. Bei Erkrankungen kümmert sich sofort die soziale Umgebung (Eltern, Kommilitonen etc.).
- Die Jugendlichen bringen i.d.R. keine Reiseerfahrung in einem Entwicklungsland oder außereuropäischen Land mit, haben außer durch Geografieunterricht und Fernsehsendungen meist keinen Bezug zum zukünftigen Aufenthaltsort, der u.U. auch erst spät von der Vermittlerorganisation mitgeteilt wird. Interkulturelle Erfahrung mit Menschen des Ziellandes sind nur selten vorhanden. Der Aufenthaltsort und die Aufenthaltssituation in einer Familie oder Unterkünften werden romantisiert, weil sie als exotisch/aufregend neu angesehen wird. Die Sprachkompetenz für das Zielland ist unvollständig.
- Experimentierfreudigkeit (exotisches Essen, Drogen, unvorsichtige Exposition gegenüber Klimaeinflüssen, Barfußlaufen, Benutzen gefährlicher Verkehrsmittel, z.B. Motorroller) ist v.a. bei jungen Reisenden sehr ausgeprägt, häufig gepaart mit Nachlässigkeit bzgl. hygienischer Maßnahmen (Händewaschen) und Schutzmaßnahmen (Sonnenschutz, Motorradhelme).
- Der Schul-, Praktikumsaufenthalt oder Freiwilligendienst wird häufig genutzt für eine anschließende Abenteuerreise.

Aufgaben der medizinischen Reiseberatung. Die medizinische präventive Reiseberatung umfasst daher idealerweise zunächst die o.g. Felder. Hier ist zunächst zu klären, was die entsendende Organisation an Aufgaben übernimmt. So werden z.B. „Freiwillige", die über die Deutsche Gesellschaft für Internationale Zusammenarbeit (GIZ) vermittelt werden, soziokulturell und medizinisch zu den wichtigen medizinischen Inhalten wie etwa Prävention und Selbstversorgung bei Durchfällen vorbereitet und mit einer Reiseapotheke sowie Malariaprophylaxe ausgestattet.

Weblinks

wwwnc.cdc.gov/travel/content/study-abroad.aspx
Centers of Disease Control Atlanta USA: Webseite für amerikanische Auslandsstudierende, Hinweise zum Gesundheitsverhalten
http://www.peacecorpswiki.org/Category:Living_conditions_and_volunteer_lifestyles_by_country Peacecorps Volunteers USA: Hinweise zu Lebensbedingungen nach Ländern
www.pro-fsj.de/ Offizielle Webseite zum Freiwilligen sozialen Jahr
www.auswaertiges-amt.de/diplo/de/Laenderinformationen/01-Laender/Gesundheitsdienst/download/AllgemeineHinweise.pdf Auswärtiges Amt

Aufmerksam machen auf Veränderungen

- andere **Betätigungsbedingungen**: Schule in D → Schule im Entwicklungsland, z. B. Costa Rica, mit anderen Erwartungen an das Lernverhalten/Ganztagsschule – bedeutet nicht nur Strandleben!)
- **weg von den Eltern** → Familien der Mittelschicht leben im Aufnahmeland eventuell sehr viel bescheidener: beengte Wohnverhältnisse möglich, viele Kinder, beide Eltern müssen ganztags arbeiten, Mithelfen der Kinder notwendig
- **medizinische Infrastruktur** schlecht, bei Krankheit Selbsteinschätzung nötig, ob ein Arzt hinzugezogen werden soll → Motivation für Prävention von Krankheiten
- **Verkehrsmittel** schlechter ausgestattet, Verkehr weniger geregelt; Schutzmaßnahmen beachten
- **Regeln** für Jugendliche und junge Erwachsene: z. B. bei Dunkelheit zu Hause aufhalten, nie alleine unterwegs sein, Alkoholkonsum erst ab 21. Lebensjahr erlaubt (z. B. USA)
- **Kriminalität** in bestimmten Stadtvierteln, z. B. Slums

Fit machen für den verantwortlichen Umgang mit der eigenen Gesundheit

- Umgang mit neuer sozialer Umgebung; interkulturelle Kenntnisse
- Verhalten bei Hitze, hoher Luftfeuchtigkeit und großer Höhe
- Umgang mit Trinkwasser und Nahrungsmitteln
- Drogen und Alkohol
- Gefahren durch Verkehr, Kriminalität, sexuelle Übergriffe
- HIV und STDs
- Selbsthilfe bei leichten Erkrankungen: Diarrhoe, Erkältungen, Verletzungen, infizierte Wunden
- gut ausgestattete Reiseapotheke mitnehmen
- psychische Belastungen z. B. durch soziale Umgebung, Überforderung durch die Tätigkeit, Krankheiten → den Aufenthalt u. U. abbrechen

Impfungen und wichtige ziellandspezifische Präventionsmaßnahmen

- Impfungen für Langzeitaufenthalte; dabei soziale und infrastrukturelle Umgebung berücksichtigen (siehe Kap. 15 „Impfpräventable Krankheiten und Reiseimpfungen"). Impfungen, die besonders bei dieser Zielgruppe zu berücksichtigen sind, sind in Tab. 24.1 aufgeführt. Ganz besonders ist auf den vollständigen **Masernschutz** hinzuweisen, da sich Jugendliche i. d. R. in Gemeinschaftseinrichtungen wie Schulen, Universitäten oder dicht besiedelten Gebieten mit vielen Kindern aufhalten. Des Weiteren ist der Schutz gegen **Meningokokkenmeningitis** mit einem tetravalenten Impfstoff in Endemie- und Epidemiegebieten anzuraten. Wegen der **Tollwutgefahr** in osteuropäischen und Entwicklungsländern ist die Impfung dringend anzuraten.
- **Malariaprophylaxe** für Langzeitaufenthalte, dabei beachten, dass vor Ort in den Institutionen (z. B. Missionsstation) die Mitarbeiter oft keine medikamentöse Malariaprophylaxe einnehmen, was verunsichern kann (siehe Kap. 14: „Malaria")
- Motivation zum **Mücken-/Insektenschutz**: besondere Risiken wie z. B. **Dengue** und **Chikungunya** in Asien, oder **Rickettsiosen**, **Trypanosomiasis** und **Rift-Valley-Fieber** im subsaharischen Afrika
- **Expositionsprophylaxe** bzgl. **Bilharziose** (tropische Süßgewässer)
- **Tierkontakte** wegen **Tollwutgefahr** meiden
- **medizinische Infrastruktur** im Zielland erklären
- **Versicherungsschutz** klären

Gesundheitsuntersuchung

Jugendliche und junge Erwachsene sind i. d. R. gesund, oft sehr gut sportlich trainiert und psychisch unauffällig. Manche Erkrankungen sind jedoch auch bei dieser Gruppe häufig oder beachtenswert: Virusinfektionen des oberen Respirationstraktes, Allergien, Zystitiden bei Frauen, Akne/Neurodermitis, Kreislaufdysregulationen bei Hypotonie, psychische Störungen wie Depressionen, Psychosen, psychische Instabilitäten, sexuell übertragene Infektionen (Chlamydien, Pilzinfektionen), Eisenmangelanämie bei vegetarischer/veganer Ernährung. Selten sind chronische Erkrankungen wie Diabetes Typ 1 und 2, Bluthochdruck, Asthma oder Neurodermitis vorhanden, die sich durch Orts- oder Klimaveränderung verbessern oder verschlechtern können [1,2,5–7,14].

Eine Gesundheitsuntersuchung oder eine Untersuchung, die sich an dem berufsgenossenschaftlichen Grundsatz 35 orientiert, ist daher auch bei Jugendlichen und jungen Erwachsenen vor Langzeitaufenthalten sinnvoll, um die individuellen gesundheitlichen Gefahren für den geplanten Aufenthalt einzuschätzen, zu den individuellen Gesundheitsbedingungen zu beraten, notwendige Voraussetzungen zu formulieren (z. B. medizinische Ver-

Tab. 24.**1** Besondere Impfungen und Präventionsmaßnahmen für Schul-, Universitäts-, Forschungs-, Praktikumsaufenthalte und soziale Dienste bei Jugendlichen und jungen Erwachsenen (siehe auch Kap. 15).

Impfungen gegen					
	Osteuropa	**Kanada/USA/England/Australien**	**subsaharisches Afrika**	**Lateinamerika**	**Asien**
Masern	ja	ja, ggf. vorgeschrieben	ja	ja, ggf. vorgeschrieben	ja
Tollwut	ja	nein	ja	ja	ja
Japan. Enzephalitis	nein	nein	nein	nein	ja[1]
Präventionsberatung					
Trinkwasser und Ernährung	ja	ja	ja	ja	ja
Aufklärung über Drogen- und Alkoholkonsum	ja	ja (Alkoholkonsum erst ab 21. LJ in den USA erlaubt; trotzdem hoher Konsum in Colleges und Universitäten)	ja	ja	ja (hoher Drogenkonsum bei jungen Reisenden im fernen Osten bekannt, [9])
Mückenschutz	(ja)[1]	ja[1]	ja	ja	ja
Moskitonetz	(ja)[1]	nein	ja	(ja)[1]	(ja)[1]
Reiseapotheke (s. Kap. 10)	ja	(ja)	ja	ja	ja
Sonnenschutz	(ja)	ja	ja	ja	ja
Gefahren durch Verkehr, Verkehrsmittel, Kriminalität	ja	ja	ja	ja	ja

[1] je nach Aufenthaltsgebiet

Kontaktdaten für Notfälle:

Osteuropa: Regionalärzte der deutschen Botschaften

Russland – Moskau: Deutsche Botschaft, Mosfilmowskaja 56, Moskau
Tel.: + 7495 7 834 269; Handy: + 7495 7 628 763
www.moskau.diplo.de/Vertretung/moskau/de/04/Leben_und_Arbeiten/Medizinische_Hinweise.html

Kanada/USA/England/Australien: Deutsche Botschaft im jeweiligen Land

subsaharisches Afrika:

Ghana – Accra: Deutsche Botschaft, No. 6. Ridge Road North Ridge, Accra
Tel.: + 23 321 222 608; Handy: + 23 324 4 325 735
www.auswaertiges-amt.de/diplo/de/Laenderinformationen/Ghana/Sicherheitshinweise.html#t7

Kamerun – Jaunde: Deutsche Botschaft, Nouvelle Route Bastos Bastos-Usine, Jaunde
Tel.: + 237 22 209 608; Handy: + 237 7 701 382
www.jaunde.diplo.de/Vertretung/jaunde/de/02/Botschafter und Abteilungen/Seite Regionalarztinformationen.html

Lateinamerika:

Mexiko – Mexiko Stadt: Deutsche Botschaft, Av. Horacio 1506 Col. Morales, Secc. Alemeda, C. P. 11 530 México, D.F
Tel.: + 52-55-5283 2280; Handy: + 5255 14 519 010
www.mexiko.diplo.de/Vertretung/mexiko/de/02_20Botschaft/BotschafterundAbteilungen/RAD/Medizinischetippsinfosseite.html

Asien:

China – Peking: Deutsche Botschaft, San Li Tun, 3 Dong Si Jie
Tel.: + 86 10 65 323 515; Handy: + 86 139 1069 2774
www.peking.diplo.de/Vertretung/peking/de/02_Botschaft/RAD/_RAD_uebersicht_peking_seite.html

Indonesien – Jakarta: Deutsche Botschaft, Jalan M. H. Thamrin Nr. 1, Jakarta
Tel.: + 6221 39 855 163; Handy: + 620 811 152 469
www.jakarta.diplo.de/Vertretung/jakarta/de/04/Regionalarzt/Regionalarzt.html

Indien – New Delhi: Deutsche Botschaft, No. 6/50 G, Shanti Path Chanakyapuri, New Delhi 110021
Tel.: 911 144 199 199, App 291; Handy: + 9198 7139 1333
www.new-delhi.diplo.de/Vertretung/newdelhi/en/01/Emergency/Seite_Emergency.html
www.auswaertiges-amt.de/diplo/de/Laenderinformationen/Indien/Sicherheitshinweise.html#t7

sorgungsmöglichkeit vor Ort, Versorgung mit speziellen Medikamenten – Einfuhrmöglichkeit) und ggf. bei gesundheitlichen Bedenken vom Aufenthalt abzuraten. Viele Organisationen machen diese Untersuchung zur Voraussetzung vor der Ausreise (z. B. die GIZ). Oft ist diese Untersuchung jedoch freiwillig oder soll von den Jugendlichen selbst finanziert werden. Vor allem für Studierende, die ein Praktikum oder eine wissenschaftliche Untersuchung für ihre Diplom-, Master- oder Doktorarbeit im Ausland machen, bestehen keinerlei Regelungen, sodass sich diese häufig ohne gesundheitliche Beratung oder Untersuchung in problematischen Regionen für längere Zeiträume aufhalten. Die Kostenfrage limitiert zusätzlich häufig die Untersuchungsbereitschaft und den Untersuchungsrahmen.

Untersuchungsinhalte

- vollständige **Eigen- und Familienanamnese:** Insbesondere sollte bei Jugendlichen nach aktuellen oder zurückliegenden psychiatrischen und psychotherapeutischen Störungen und Behandlungen, Essverhalten im Sinne von Trendernährungen (vegetarisch/vegan), Ess- oder Schlafstörungen, Drogen- und Alkoholkonsum gefragt werden.
- **körperliche Untersuchung:** Hier sind Hinweise auf Essstörungen, psychiatrische Störungen, chronische Grunderkrankungen, nicht ausgeglichene Seh- und Hörstörungen sowie Karies wichtig.
- **technische Untersuchungen:** Sie sollten routinemäßig ein EKG beinhalten sowie weiterführende Diagnostik bei bisher noch nicht abgeklärten auffälligen Befunden.
- **Blutuntersuchungen**: Sie umfassen Blutbild, Differenzialblutbild, Nüchternglukose, Kreatinin, GOT, GPT, gamma-GT, Urinstatus und -sediment, nach schriftlicher Zustimmung des Untersuchten auch die Antikörper gegen HIV. Bei V. a. Drogengebrauch wird ein Drogenscreening empfohlen. Bei V. a. Anämie und/oder bei vegetarischer/veganer Ernährung oder bei Blutspendern sind unbedingt das Ferritin, ggf. der Zinkspiegel, Vit. B_{12} und Folsäure, bei aktueller oder zurückliegender Essstörung weitere Parameter zu bestimmen. Bei Aufenthalt in großen Höhen ist bei Eisenmangel keine adäquate Adaptation möglich und eine Anämie kann schnell zur Dekompensation i. S. der Sauerstoffunterversorgung führen. Eine vorbestehende Anämie wirkt sich bei einer Malariaerkrankung oder hämorrhagisch verlaufenden tropischen Virusinfektionen ebenfalls ungünstig auf den Krankheitsverlauf aus. Wegen unzureichender Laborausstattungen im Gastland ist auch die Bestimmung der Blutgruppe sinnvoll.

Tab. 24.**2** Gesundheitsuntersuchung bei Jugendlichen und jungen Erwachsenen: wichtige Untersuchungsinhalte für Schul-, Universitäts-, Praktikumsaufenthalte und soziale Dienste.

Anamnese	körperliche Untersuchung	Mendel-Mantoux (PPD)	Laborwerte; weitere fachärztliche Untersuchungen	Beratung
chronische oder rezidivierende Erkrankungen	• Normalbefund oder Hinweis auf chronische Erkrankung	• bei möglicher Exposition in Osteuropa, SS-Afrika; soziale Dienste in Slums	• Routine: BB, Diff-BB, NüchternBZ, GOT, GPT, Gamma GT, Kreatinin, Urinstatus/Sediment; HIV-AK, ggf. Anti-HBs, Blutgruppe, weitere US bei auffälligen Befunden	• Handhabung chronischer Erkrankung im Zielland
Alkoholkonsum, Drogen, Medikamente	• Anzeichen von Drogen- oder übermäßigem Alkoholkonsum		• evtl. Drogenscreening	• kein Drogen- und übermäßiger Alkoholkonsum im Ausland wg. Rechtsproblemen u. Aufmerksamkeitsdefiziten
Ernährung, Trendernährung, Essstörungen	• Ernährungsstörung?		• Ferritin, Zink, Vit. B_{12}, Folsäure u. a.	• Ausgleich von Defiziten, Ernährungsberatung
Vorsorgeuntersuchungen zahnärztlich, gynäkologisch, Sinnesorgane	• Zahngesundheit, Hör- und Sehtest		• Zahnärztliche und gynäkologische Vorsorge-US vor der Ausreise, evtl. Augenarzt, HNO	
psychische Belastbarkeit/Erkrankungen	• psychische Störung?		• psychiatrische US – Belastbarkeit?	• Einsatzmöglichkeit überprüfen

SS: subsaharisch; US: Untersuchung

- Diese Untersuchung kann optimal genutzt werden, um die Jugendlichen ärztlich über besondere Risiken in ihrer Altersklasse zu informieren. Hier spielen die Alkoholproblematik und der Gebrauch illegaler Drogen die größte Rolle. Hinzuweisen ist auf rechtliche Konsequenzen in anderen Ländern (Alkohol erst ab 21 Jahren in den USA erlaubt [8]; Drogenbesitz in Singapur illegal). Der Gebrauch psychoaktiver Substanzen und Medikamente (Ritalin, Antidepressiva) ist in angelsächsischen Ländern inzwischen auch bei Gesunden sehr verbreitet (Tab. 24.**2**).

24.2 Medizinische Probleme während des Aufenthaltes

Medizinische Infrastruktur

Dem/r Jugendlichen ist zu raten, bei Beginn des Aufenthaltes genauere Informationen über die medizinische Infrastruktur vor Ort einzuholen, am besten die nächstgelegene medizinische Einrichtung zu besuchen. Im Krankheitsfall werden hierdurch Verzögerungen der ärztlichen Behandlung vermieden.

Trinkwasser und Mückenschutz

Bei Beginn des Aufenthaltes ist die Trinkwasserversorgung zu klären. Meist wird der Jugendliche darauf angewiesen sein, kommerziell abgefülltes Trinkwasser über den gesamten Zeitraum zu verwenden, bzw. das eigene Trinkwasser vor dem Verzehr abzukochen. Die Wohnsituation wird meistens vorgegeben und sollte auf Ungeziefer sowie Sauberkeit untersucht werden. Das nach Möglichkeit mitgebrachte Moskitonetz wird montiert und imprägniert.

Klimatische und soziale Umgebung, Schul-/Arbeitssituation

Der Jugendliche sollte sich Zeit geben zur Gewöhnung an die neue Umgebung bzgl. Klima und der neuen Mitmenschen, deren Verhalten oft ungewöhnlich herzlich aber auch abweisend sein kann. Frauen sind v. a. in Entwicklungsländern oft nicht gleichberechtigt, daher sollten die eigenen Verhaltensweisen angepasst werden. Provokative Kleidung sollte vermieden werden. Die Arbeitsweise kann in Schulen, Universitäten oder im sozialen Dienst sehr anders aussehen; auf Effektivität wird häufig nicht wie im Heimatland geachtet. Autoritäre Hierarchien wird der Jugendliche als Einzelperson nicht ändern können.

Krankheiten

Nach einer Studie in GeoSentinel Clinics bei über 4000 Langzeitreisenden (Dauer > 6 Monate; davon 40 % Freiwilligenarbeit; Durchschnittsalter 33 Jahre) waren nach Rückkehr die häufigsten Krankheiten systemische fieberhafte Erkrankungen, Durchfälle, Hautprobleme, andere Magen-Darm-Probleme [3]. Die häufigste Region für die Exposition war das subsaharische Afrika.

Gegenüber Kurzreisenden hatten sie ein signifikant höheres Risiko für chronische Diarrhoe, Giardiasis, Pl.-falciparum- und Pl.-vivax-Malaria, Fatigue-Syndrom, Eosinophilie, kutane Leishmaniasis, Schistosomiasis und Entamoeba-histolytica-Durchfälle. Langzeitreisende hatten häufig Krankheiten, die durch Vektoren oder direkten Kontakt (Person-zu-Person, Tröpfchen, sexuell) mit infizierten Personen übertragen wurden sowie psychische Probleme. Hier handelte es sich v. a. um Depressionen, nicht mefloquinbedingte Psychosen und Fatigue-Syndrom. Gegenüber anderen Berufsgruppen hatten Freiwillige, Missionare, Forscher und Mitarbeiter bei Hilfseinsätzen signifikant mehr Stress. Bei jungen Frauen wurden häufig Menstruationsstörungen (Amenorrhoe) beobachtet, die mit Stressauswirkungen auf das weibliche Hormonsystem in Zusammenhang gebracht werden [6] (Tab. 24.**3**).

Eine Studie bei jungen israelitischen Langzeit-Tropenreisenden zeigte einen Anstieg von neuropsychiatrischen Problemen von 2,3 auf 11,3 % während der Aufenthalte auf. Schlafstörungen, Fatigue und Benommenheit waren die häufigsten Symptome. Ein signifikant höherer Prozentsatz als symptomfreie Personen nahm Mefloquin zur Malariaprophylaxe ein. 22,2 % der Befragten gaben zu, „Recreational Drugs" zu konsumieren [10].

Eine weitere Studie bei jungen Reisenden aus Israel konnte aufzeigen, dass etwa 50 % illegale Drogen während des Aufenthaltes in Südostasien einnahmen [12].

Das Risiko für die Infektion mit Mycobacterium tuberculosis ist abhängig von Häufigkeit und Dauer der Exposition [11]. Das Risiko ist grundsätzlich bei Langzeitaufenthalten in Entwicklungs- oder Schwellenländern mit hohen Prävalenzen (subsaharisches Afrika, Russland) bei Kontakt mit der betroffenen Bevölkerung (insbesondere soziale Dienste) als höher einzuschätzen. Untersuchungen bei Peace Corps Volunteers konnten zeigen, dass die PPD-Konversionsrate bei 1,28 und die Rate von aktiver Tuberkulose bei 0,057 pro 1000 Freiwilligenmonaten lagen. Der Aufenthalt in afrikanischen und europäischen Regionen führte zu den höchsten Konversionsraten [4]. In St. Petersburg (Russland) wurde ein Fall einer aktiven Tuberkulose bei einem Gaststudenten bekannt (pers. Mitteilung Koch-Metschnikov-Forum). Da keine präventiven Maßnahmen bei latenten Infektionen möglich sind, kann eine Intervention erst dann erfolgen, wenn die klinische Erkrankung apparent wird. Zu erwägen ist die Überprüfung des Mendel-Mantoux-Tests vor und nach dem Auslandsaufenthalt, um latente Infektionen, die während des Aufenthaltes erworben wurden, zu erfassen.

Tab. 24.3 Wichtige Krankheiten bei Jugendlichen und jungen Erwachsenen bei und nach Langzeitaufenthalten im Ausland (Quelle: [3,6]).

Erkrankung	
nahrungsbedingte Durchfallerkrankungen	akute bakterielle und virale Infektionen, chronisch verlaufende Giardiasis, Amöbenenteritis
fieberhafte Erkrankungen	Malaria, Dengue u. a. Virusinfektionen, Infektionen des Respirationstraktes, Allgemeininfektionen (Typhus)
psychische Belastungen und Erkrankungen, Substanzgebrauch, Drogen	Depression, nicht mefloquinbedingte Psychosen, Stress, Fatigue, Drogenkonsum
Hauterkrankungen	Akne, Mykosen, Ektoparasiten (Skabies, Läuse, Flöhe), bakterielle Infektionen, Allergien
bei Frauen	Menstruationsstörungen: Amenorrhoe
sexuell übertragene Infektionen	Männer > Frauen
umweltbedingte Infektionen (Boden, trop. Süßgewässer, Tierkontakt)	Strongyloidiasis, Schistosomiasis, Tollwut
Tuberkulose	latente und sehr selten aktive Infektionen
Unfälle	Verkehr, Sport

24.3 Medizinische Probleme nach der Rückkehr

- Grundsätzlich ist nach einem Langzeitaufenthalt in einem Land oder einer Region mit besonderen Gesundheitsbedingungen eine reise-/tropenmedizinische Nachuntersuchung zu empfehlen – insbesondere dann, wenn während des Aufenthalts unklare Krankheiten aufgetreten oder nach dem Aufenthalt Gesundheitsstörungen vorliegen. Hier wird im Wesentlichen auf das Großkapitel „Reisemedizinisch relevante Infektionskrankheiten“ verwiesen. In aller Regel reichen neben der Anamnese und körperlichen Untersuchung symptombezogene Laboruntersuchungen aus, die bei möglicher Exposition durch einen HIV-Antikörpertest, den Mendel-Mantoux-Test, Schistosomiasis-Antikörper u. a. ergänzt werden.
- Hinzu kommen bei Jugendlichen und jungen Erwachsenen weitere medizinische Probleme:
  - Reintegration in den familiären, Schul- oder Arbeitsalltag zu Hause: Hier können an den Reisemediziner psychische Probleme des Jugendlichen herangetragen werden. Von der alten Umgebung nicht verstandene Kritik und Hinterfragung der heimischen Überflussgesellschaft spielen dabei oft eine Rolle, die zu Enttäuschung und einer Außenseitersituation führen kann.
  - Traumatische Erlebnisse (Unfälle, sexuelle Übergriffe, Konfrontation mit Gewaltanwendung, Alkohol- oder Drogenerlebnisse) während des Aufenthaltes können zu Störungen führen, die mit professioneller Psychotherapie zu bearbeiten sind.
  - Verschlimmerung von vorbestehenden Krankheiten, z. B. aggravierte Essstörung (Anorrhexie) durch Diarrhoe und/oder Exposition mit sozial schwierigen Verhältnissen
  - Angst vor einer HIV-Infektion oder andere sexuell übertragene Infektionen durch sexuelle Kontakte im Aufenthaltsland
  - hormonelle Störungen, v. a. bei jungen Frauen mit Menstruationsstörungen

24.4 Fazit

Bei der reisemedizinischen Beratung von Jugendlichen und jungen Erwachsenen stehen wir der Problematik von Unerfahrenheit gepaart mit Abenteuerlust der Reisenden und häufig unbefriedigender finanzieller Regelung für die notwendigen Präventionsmaßnahmen gegenüber. Durch Fokussierung auf die wichtigen Inhalte kann bei diesem Klientel die Motivation für eine gute Beratung mit Untersuchung und den notwendigen Impfungen erzielt werden. Zur Senkung der Krankheitslast und einem guten Gelingen der Aufenthalte wären generelle Regelungen einschließlich der Finanzierung durch die Verantwortlichen für Einsätze in Hilfs-, Schul- und universitären Praktikums- und Forschungsprojekten gerade bei Jugendlichen und jungen Erwachsenen sehr wünschenswert.

Tipp für die Praxis

- Nehmen Sie sich Zeit: Jugendliche und junge Erwachsene sind wissbegierig!
- Fit machen für den verantwortlichen Umgang mit der eigenen Gesundheit; wichtige Themen:
  - Verhalten in anderen Kulturkreisen
  - Experimentierfreudigkeit hat seine Grenzen
  - Schutz vor Mücken und Ektoparasiten
  - Essverhalten/Nahrungsmittelhygiene/Trinkwasser
  - Vegetarier-Anämie? Essstörung?
  - psychische Belastbarkeit für die angestrebte Aufgabe?
  - Umgang mit Alkohol und Drogen
- notwendige Impfungen und Malariaprophylaxe für Langzeitaufenthalte: ggf. gegen Masern, Meningokokken, Tollwut, Japanische Enzephalitis sinnvoll
- Gesundheitsuntersuchung vor dem Aufenthalt: HIV-Test und Mendel-Mantoux-Test, Blutgruppe
- Nachuntersuchung bei besonderer Exposition (Schistosomiasis, TB, Trypanosomiasis) und bei Krankheiten/unklaren Symptomen während oder nach dem Aufenthalt

Literatur

[1] Allgöwer A, Stock C, Krämer A. Die gesundheitliche Situation von Studierenden. Schlussfolgerungen für Prävention und Gesundheitsförderung. Prävention 1998; 1: 22 – 25

[2] Blanco C, Okuda M, Wright C et al. Mental health in college students and their non-college-attending peers. Results from the national epidemiologic study on alcohol and related conditions. Archives of General Psychiatry 2008; 65: 1429 – 1437

[3] Chen LH, Wilson ME, Davis X et al. Illness in long-term travelers visiting GeoSentinel clinics. Emerg Inf Dis 2009; 15: 1 – 10. www2a.cdc.gov/ncidod/ts/print.asp

[4] Jung P, Banks RH. Tuberculosis risk in US Peace Corps volunteers, 1996 to 2005. J Travel Med 2008; 15: 87 – 94

[5] Krämer A, Sonntag U, Steinke B, Meier S, Hildebrandt C, Hrsg. Gesundheitsförderung im Setting Hochschule. Weinheim: Juventa Verlag; 2007

[6] Leutscher PD, Bagley SW. Health-related challenges in United States Peace Corps volunteers serving for two years in Madagascar. J Travel Med 2003; 10: 263 – 267

[7] Mikolajczyk R, Maxwell AE, Naydenova V et al. Depressive symptoms and perceived burdens related to being a student: Survey in three European countries. Clinical Practice and Epidemiology in Mental Health 2008; 19: 1 – 9

[8] Nelson TF, Naimi TS, Brewer RD et al. The state sets the rate: The relationship among state-specific college binge drinking, state binge drinking rates, and selected alcohol control policies. American Journal of Public Health 2005; 95: 441 – 446

[9] Paz A, Sadetzki S, Potasman I.High rates of substance abuse among long-term travelers to the tropics: an interventional study. J Travel Med 2004; 11: 75 – 81

[10] Potasman I, Beny A, Seligmann H. Neuropsychiatric problems in 2, 500 long-term young travelors to the tropics. J Travel Med 2000; 7: 5 – 9

[11] Rieder HL. Risk of travel–associated tuberculosis. Clin Inf Dis 2001; 33: 1393 – 1396

[12] Segev L, Paz A, Postasman I. Drug abuse in travelers to southeast Asia: an on-site study. J Travel Med 2005; 12: 205 – 209

[13] Sonntag U, Gräser S, Stock C, Krämer A, Hrsg. Gesundheitsfördernde Hochschulen. Konzepte, Strategien und Praxisbeispiele. Weinheim, München: Juventa Verlag; 2000

[14] Stock C, Krämer A. Psychosoziale Belastungen und psychosomatische Beschwerden von Studierenden. In: Sonntag U, Gräser S, Stock C, Krämer A, Hrsg. Gesundheitsfördernde Hochschule. Weinheim, München: Juventa Verlag; 2000: 127 – 138

V Spezielle Reiseaktivitäten

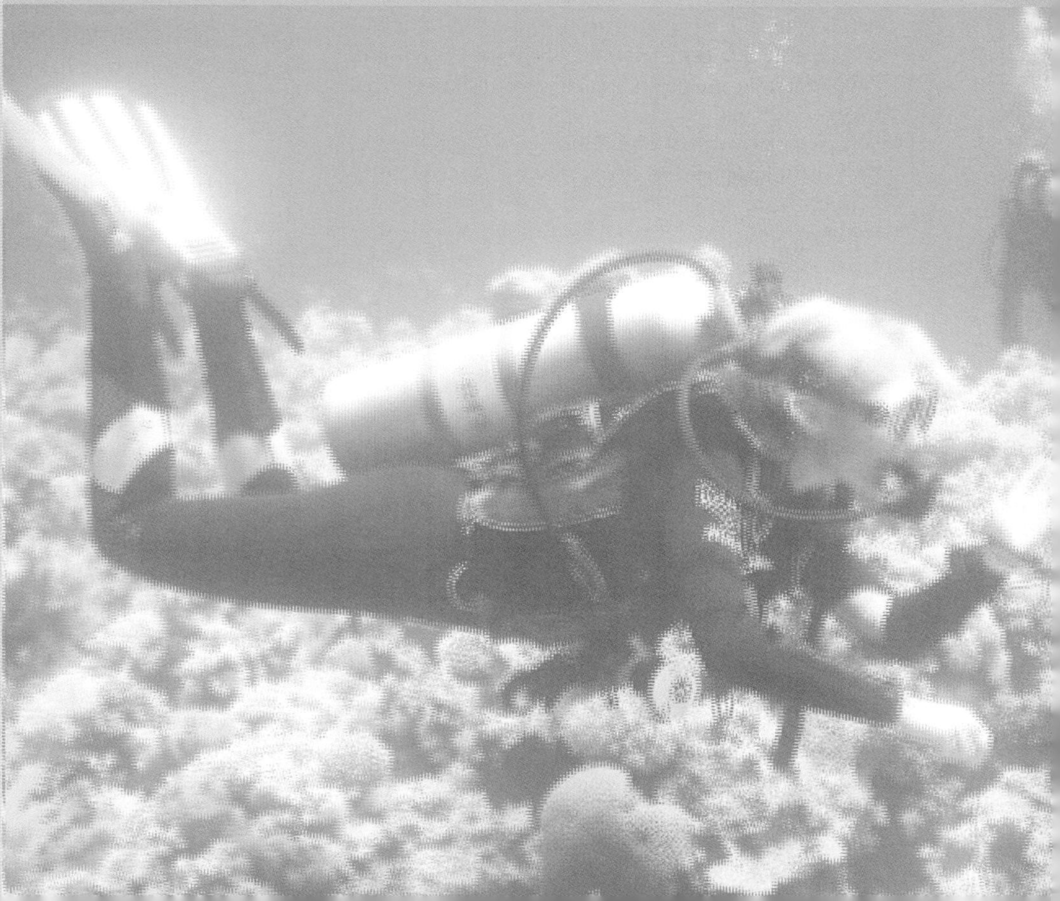

25 Flugreisemedizin

J. Siedenburg

V

Editorial

Das Flugzeug ist eines der Hauptverkehrsmittel auf Reisen. Die Anzahl der Flugreisenden versiebenfachte sich seit den 1960er-Jahren. Über 2 Mrd. Flugreisen sind jährlich zu verzeichnen. Bis 2015 wird mit einem jährlichen Anstieg von über 4% gerechnet. Die Kapazität der Langstreckenflugzeuge nimmt immer mehr zu. 2007 erfolgte die Inbetriebnahme des Airbus A 380, der mit über 800 Passagieren besetzt werden kann. Der Anteil älterer Menschen nimmt sowohl in der Bevölkerung als auch bei Flugreisen zu. Auch Patienten mit Vorerkrankungen, akut Erkrankte oder Frischoperierte begeben sich zunehmend auf Reisen. Weiterhin stellt sich oftmals nach Unfällen, Akuterkrankungen oder nach Operationen im Ausland die Frage nach der Heimreise im Flugzeug. Die Auswirkungen des Fliegens auf den gesunden und kranken Organismus erfordern deshalb die Aufmerksamkeit des reisemedizinisch tätigen Arztes.

Das Wichtigste in Kürze

- Die für das Fliegen typischen physiologischen Bedingungen sind durch zunehmende Höhe (gasmechanische Veränderungen, Dampfblasenbildung, Veränderung des verfügbaren O_2 etc.) und flugzeugspezifische Eigenheiten (Beschleunigung, Vibration, ggf. Lärm etc.) gekennzeichnet. Druckkabinen ermöglichen Passagierflüge in größeren Höhen; der Druck entspricht einer Höhe von maximal 2400 m und die resultierende geringe Hypoxämie wird gut toleriert.
- Bei schwereren chronischen Störungen – insbesondere bei Einschränkungen der kardiopulmonalen Leistungsfähigkeit – kann es jedoch zu schweren Komplikationen kommen. Deshalb ist eine vorherige Abklärung der Flugreisetauglichkeit erforderlich.
- Zeitverschiebung hat Auswirkungen auf Wohlbefinden und Leistungsfähigkeit, kann nach transkontinentalen Reisen zu Schläfrigkeit und damit zu Unfallrisiken führen und ist auch bei der Medikamenteneinnahme zu beachten.
- Bei prädisponierenden Risikofaktoren kann es bei länger dauernder Immobilität zur Reisethrombose kommen. Abhängig vom Risikoprofil sind abgestufte Prophylaxemaßnahmen angezeigt.
- Das häufige Phänomen der Flugangst kann ggf. durch psychologische Verfahren i. d. R. beherrscht werden.
- Kommt es zu medizinischen Notfällen an Bord, so steht Ersthelfern und anwesenden Ärzten eine umfangreiche Ausrüstung zur Verfügung. Angesichts eines leicht hypoxämischen Milieus an Bord sind kardiale Notfälle in diesem Zusammenhang besonders zu beachten und erfordern einen umgehenden Beginn von Reanimationsmaßnahmen.

25.1 Physikalische und physiologische Grundlagen

Das besondere physiologische Milieu an Bord von Verkehrsflugzeugen ist bestimmt durch die Physik der Atmosphäre und die Technik der modernen Luftfahrzeuge. Die Flugphysiologie beschäftigt sich mit den Auswirkungen und Reaktionen des menschlichen Körpers auf diese besonderen Umweltbedingungen.

Die Gaszusammensetzung mit u.a. ca. 21% Sauerstoff bleibt bis in größere Höhen gleich. Allerdings nimmt der Luftdruck mit zunehmender Höhe ab und beträgt in ca. 2400 m Höhe ca. ⅔ – ¼ weniger als am Boden, in den Flughöhen moderner Passagierflugzeuge (10000 – 12000 m) hingegen nur noch insgesamt ¼ – ⅓ des am Boden herrschenden Drucks.

Das Verhalten von Gasen unter diesen Bedingungen wird durch die Gasgesetze beschrieben. In einem Gasgemisch wie der Luft ist der Gesamtdruck gleich der Summe der Teildrücke, der Partialdruck von z.B. Sauerstoff entspricht seinem Anteil in der Luft. In Meereshöhe beträgt der Umgebungsdruck 760 mmHg, der Sauerstoffpartialdrucks (pO_2) also 760 mmHg × 21% = 160 mmHg. Nach dem Gesetz von Henry hängt die in einer Flüssigkeit gelöste Gasmenge vom Partialdruck des Gases über der Flüssigkeit ab, also z.B. die Sauerstoffsättigung (SO_2) vom pO_2 in den Lungenalveolen. Die Diffusion hängt neben der Fläche und der Dicke einer Trennmembran, also der Diffusionsstrecke (Alveolarzellen, Basalmembran, Kapillarendothel, Blut, Erythrozytenmembran) (Fick'sches Gesetz) auch von der Partialdruckdifferenz (z.B. Partialdruck im Erythrozyten – Kapillardruck in der Zelle) ab (Graham'sches Gesetz).

Da bei der Einatmung die Luft in der Nase mit Wasserdampf gesättigt wird, es in den Luftwegen und der Lunge zu einer Vermischung mit abgegebenem Kohlendioxid (CO_2) kommt, ergibt sich mit zunehmender Länge des Transportweges des Sauerstoffes ein Gradient des pO_2. Das Partialdruckgefälle ist andererseits aber die treibende Kraft, damit der Sauerstoff in jeweils das nächste Kompartiment diffundieren und die Zellen erreichen kann, wo er bei der aeroben Energiegewinnung erforderlich ist.

Die Menge an verfügbarem Sauerstoff wird letztendlich durch die Sauerstoffsättigung SO_2 ausgedrückt. Die Sauerstoffbindungskurve (Abb. 25.**1**) beschreibt den Zusammenhang zwischen SO_2 und pO_2. Aufgrund des Verlaufs der Sauerstoffbindungskurve ist in Flughöhe der steil

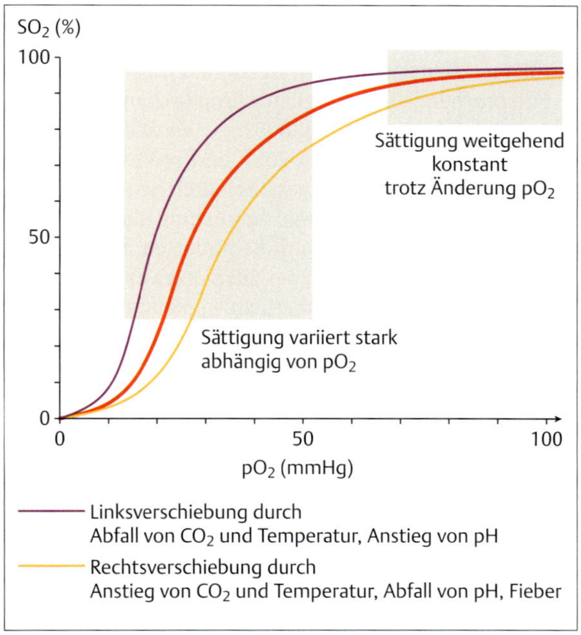

Abb. 25.1 Sauerstoffbindungskurve (Quelle: [1]).

verlaufende mittlere Anteil der Kurve entscheidend: es kommt zu einer starken Verminderung von SO_2.

Die geschilderten Veränderungen führen mit zunehmender Höhe zu einer entsprechenden Abnahme des Sauerstoffpartialdrucks und damit auch zu einer Abnahme des arteriellen Sauerstoffpartialdrucks (p_aO_2) und der arteriellen Sauerstoffsättigung (S_aO_2), mithin zu einer Hypoxämie. Erst Druckkabinen ermöglichen Flüge in der beschriebenen Höhe, die außerdem durch Temperaturen um − 50 °C gekennzeichnet ist. Der Druck wird als Zapfluft in den Verdichterstufen der Triebwerke erzeugt und durch Druckminderung und Kühlung in den gewünschten Bereich eingestellt. Für den Insassen der Druckkabine und insbesondere den aktuellen pO_2 ist der dort herrschende, aktuelle Luftdruck, der Kabinendruck maßgebend. Dieser wird oft als **Kabinendruckhöhe** angegeben. Hierbei handelt es sich um die Angabe der Höhe, die dem jeweiligen Druck entsprechen würde. Der Gesetzgeber schreibt eine maximale Kabinendruckhöhe von 8000 ft, entsprechend ca. 2400 m vor. Dieser Wert wurde als Kompromiss zwischen technischen und physiologischen Erfordernissen gewählt und ist für den überwiegenden Teil der Bevölkerung gut tolerabel, auch für viele Menschen mit Vorerkrankungen. In der Praxis betragen die Druckhöhen 1600 – 2400 m.

Bei Veränderungen des Außendrucks verhalten sich eingeschlossene Gase gegensinnig. Dies betrifft die Nasennebenhöhlen, das Mittelohr und auch Darmgase. Durch Verbindungen wie Ostien, Eustachische Tuben etc. ist ein Druckausgleich möglich. Falls dies durch entzündliche Schleimhautschwellungen nicht mehr möglich sein sollte, kann es zum Barotrauma kommen. Dies betrifft meist den Sinkflug. Valsalva-Manöver und abschwellende Nasentropfen können helfen, sicherer ist es hingegen, einen Flug nicht anzutreten, wenn ein Valsalva-Versuch nicht erfolgreich sein sollte. Ausdehnung von Darmgasen (Gegenmaßnahme: Vermeiden blähender Nahrung und kohlensäurehaltiger Getränke) sowie Barotraumen der Zähne durch Ödem und Gefäßinjektion entzündlich veränderten Gewebes unter abnehmendem Druck machen sich hingegen im Steigflug bemerkbar. Der abnehmende Umgebungsdruck bedingt eine Volumenzunahme von in Körperhöhlen eingeschlossener Luft (Nasennebenhöhlen, Mittelohr, Darmgase, aber auch Pneumothorax oder Pneumoperitoneum) um etwa 25 – 30 %, eine Verringerung des Sauerstoffpartialdrucks um ca. 25 % und der Sauerstoffsättigung auf ca. 90 – 94 % (bei Gesunden).

Weitere Beanspruchungen sind eine nur geringe Luftfeuchtigkeit, eingeschränkte Mobilität, Zeitverschiebung auf transmeridionalen Langstreckenflügen, reisebedingter Stress, Flugangst, Lärm und Vibrationen und dreidimensionale Schwingungen. Die Exposition gegenüber Höhenstrahlung ist für Flugpassagiere nicht von Bedeutung [1]. Eingeschränkte Mobilität, Zeitverschiebung und Flugangst werden in gesonderten Kapiteln abgehandelt. Die niedrige Luftfeuchtigkeit von ca. 5 – 15 % resultiert aus der in Flughöhe sehr trockenen Außenluft, die aus technischen Gründen nicht angefeuchtet werden kann. Ausreichende Trinkmengen von ca. 0,25 l Flüssigkeit sind auf Langstreckenflügen zu empfehlen. Reisebedingter Stress, Nikotinentzug, Alkoholabusus (unter Hypoxie stärkere Alkoholwirkungen!) etc. können bei entsprechend Prädisponierten zu unbeherrschtem und inadäquatem Verhalten führen. Lärm und Vibrationen stellen bei moderner Triebwerkstechnik keine Belastung für den Passagier mehr dar. Dreidimensionale Schwingungen sind auf Flugmanöver und vertikale Luftbewegungen sowie die resultierenden Turbulenzen zurückzuführen. Das Anschnallen während des gesamten Fluges ist deshalb in Europa sogar quasi-gesetzlich verankert, um möglichen Verletzungen vorzubeugen.

Tipp für die Praxis

Wichtigste flugphysiologische Beanspruchungsfaktoren

- Umgebungsdruck ↓ (ca. 25 – 30 %)
  → Hypoxie (pO_2 ↓, SO_2 ↓) → leichte Hypoxämie
  → Volumen eingeschlossener Gase ↑: bei fehlendem Druckausgleich → Barotrauma
- Lufttrockenheit (rel. Luftfeuchtigkeit ca. 5 – 15 %)
- eingeschränkte Mobilität
- Zeitverschiebung
- reisebedingter Stress
- Flugangst
- dreidimensionale Schwingungen

25.2 Flugreisetauglichkeit

Bei zunehmend älteren Flugreisenden, Reisenden mit chronischen Vorerkrankungen oder akuten gesundheitlichen Störungen auf der Reise stellt sich vor geplanten Flügen immer häufiger die Frage nach der Flugreisetauglichkeit, also ob der Gesundheitszustand einen Flug zulässt. Der Begriff Flugreisetauglichkeit umschreibt die gesundheitliche Eignung des Flugpassagiers, eine Flugreise anzutreten.

Nach Vorgaben der International Air Transport Association IATA (IATA-Resolution, Section 2 – Medical Clearance, 2.2) ist eine sog. **Medical Clearance** – also die Freigabe des Transports durch einen von der Fluggesellschaft beauftragten Flugmediziner – nötig, wenn relevante Vorerkrankungen vorliegen, eventuell eine medizinische Behandlung oder spezielle Ausrüstung erfordern oder sich während oder durch den Flug verschlimmern können. Vor der Reise muss deshalb abgeklärt werden, ob der Patient überhaupt flugreisetauglich ist. Bei bestimmten Vorerkrankungen liegt die Entscheidung letztendlich bei einem von der Fluggesellschaft beauftragten Arzt, oft beim **medizinischen Dienst** der jeweiligen Airline. Die Lufthansa hat außerdem ein weltweites Netz von **Vertragsärzten** aufgebaut. Weiterhin wird über eventuelle Zusatzmaßnahmen wie etwa liegender Transport, Gabe von Zusatzsauerstoff etc. entschieden. Solche Maßnahmen werden dann von der Airline organisiert [1]. Ob bei Sauerstoffbedarf die eigene Ausrüstung benutzt werden darf, ist wiederum mit der jeweiligen Fluggesellschaft abzuklären. Allgemeine Hinweise sind im Internet verfügbar (www.de.european-lung-foundation.org/index.php?id=12409).

Das international einheitliche **MEDA**-Formblatt erfasst die für die Beurteilung der Flugreisetauglichkeit wichtigen Angaben. Es ist beim Reisebüro erhältlich. Die Vorderseite des Formulars wird vom Reisebüro ausgefüllt und enthält die Flugdaten, die Rückseite enthält die relevanten medizinischen Informationen und wird vom behandelnden Arzt ausgefüllt. Der medizinische Dienst der Airline oder deren Vertragsarzt, an die diese Informationen weitergeleitet werden, entscheidet, ob der jeweilige Patient transportiert werden kann. Bei chronischen oder langfristigen Behinderungen und häufigeren Flugreisen kann eine sog. **FREMEC**-Karte (Frequent Traveller's Medical Card) ausgestellt werden. Diese bescheinigt durch Vorlage bei der Buchung für die Dauer ihrer Gültigkeit bis zu etwa 2 Jahren die Tauglichkeit für alle Flüge, ohne dass jeweils eine erneute Prüfung oder Rückfragen erforderlich wären.

Nach EU-OPS1.260 ist der Luftfahrtunternehmer verpflichtet, Verfahren für den Transport Behinderter (Persons with reduced Mobility, PRMs) zu entwickeln. Fluggesellschaften sind jedoch rechtlich **nicht verpflichtet, jeden Passagier zu transportieren** und sind insofern vom Disability/Discrimination Act befreit, der ansonsten eine Benachteiligung Behinderter verhindern soll. Die Fluggesellschaft sollte rechtzeitig kontaktiert werden, um die Beurteilung der Flugreisetauglichkeit vornehmen und um spezielle Maßnahmen wie Hilfe beim Boarding und Verlassen des Flugzeuges und auf dem Flughafen, Zusatzsauerstoff etc. rechtzeitig ordern zu können [2].

Entsprechend der aktuellen europäischen Rechtslage (Regulation (EC) 1007 (2006) – veröffentlicht am 05.06.2006, in Kraft ab Juli 2007 und spätestens 2008), müssen Flughäfen und Fluggesellschaften neuerdings Vorkehrungen schaffen, die nötige Ausrüstung und das Personal zur Verfügung stellen, um Behinderten das An- und Von-Bord-Gehen, Erreichen des Sitzplatzes etc. zu ermöglichen. Dies gilt für Flüge innerhalb, in die und aus der EU – außer, wenn dies Sicherheitsanforderungen verletzen und aus technischen Gründen nicht möglich sein sollte. Für die persönliche Unterstützung müssen die Betroffenen ggf. von einer zweiten Person begleitet werden [1].

Beurteilung der Flugreisetauglichkeit

Als praktische Orientierungshilfe für die Flugreisetauglichkeit kann die Frage gelten, ob der betreffende Patient 50 m gehen oder mindestens über ein Stockwerk Treppen steigen kann. Bei der Beurteilung gilt es, eventuellen Gesundheitsschäden oder der Verschlechterung einer Vorerkrankung aufgrund der Flugreise und des besonderen flugphysiologischen Milieus an Bord vorzubeugen. Daneben sind eventuell Infektionsrisiko und Gefährdung Mitreisender und der Crew auszuschließen. Ferner ist zu berücksichtigen, ob der Patient den Passagiersitz mit aufrechter Rückenlehne, wie es bei Start und Landung unabdingbar ist, benutzen und sich an Bord selbst versorgen kann (Essen und Trinken, Toilette, Erreichen des Sitzplatzes). Ferner muss geklärt werden, ob für die Evakuierung im Notfall eine Begleitperson erforderlich ist. Außerdem können durch eine vorherige Beurteilung außerplanmäßige Zwischenlandungen (Diversions) vermieden werden. Anhaltspunkte zur Beurteilung der Flugreisetauglichkeit gibt Tab. 25.**1**.

Je nach der Art und Ausprägung der Vorerkrankung können besondere Vorkehrungen und Zusatzmaßnahmen erforderlich sein. Es kommen sitzender Transport mit oder ohne Begleitung, eventuell mit einem Zusatzsitz, liegender Transport mit qualifizierter Begleitung oder – bei Schwerkranken – ein Transport mit dem PTC (Patient Transport Compartment) infrage. Außerdem können Zusatzsauerstoff aus Sauerstoffflaschen (kontinuierlicher Fluss mit 4 l/min bei Kurz- und Mittelstreckenflügen oder über ein Demand-Ventil bei Langstreckenflügen) erforderlich sein. Auch ein Transport auf dem Flughafen, zum Flugzeug oder gar zum Sitzplatz kann mit dem Rollstuhl ebenso organisiert werden wie ein Liegendtransport mit Weitertransport in eine weiterbehandelnde Klinik.

Tab. 25.**1** Flugreisetauglichkeit bei häufigen Krankheitsbildern (keine Flugreisetauglichkeit für die nachfolgend genannten Zeiträume bzw. zu beachtende Gesichtspunkte) [1].

Erkrankung/Eingriff	
operative Eingriffe	
Bauchraum	i. Allg. flugreisetauglichkeit, wenn • Umstellung auf orale Ernährung erfolgreich • Mobilisierung • geregelte Darmtätigkeit (Stuhl und Winde) • unkomplizierte Wundheilung • mindestens 10 d postoperativ
• Appendektomie	10 d
• Herniotomie	10 d
• CHE (Cholezystektomie)	6 Wochen
• Gastrektomie	6 Wochen
• Darmresektion	6 Wochen
• sonstige viszeralchirurgische Eingriffe	10 d
• laparoskopische Diagnostik und Eingriffe	10d, kein Restgas intraabdominell (sonografische Kontrolle)
• endoskopische Polypektomie	1 Woche
Schädel	Cave „trapped gases" bei intrakraniellen Eingriffen
• SDH/EDH (subdurales oder epidurales Hämatom), intrazerebrale Blutung	6 Wochen (danach Arztbegleitung bis 3 Monate)
• SAB (subarachnoidale Blutung)	10 d (Coiling) bzw. 6 Wochen (Trepanation) (danach Arztbegleitung bis 3 Monate)
HNO	i. Allg. Flugreisetauglichkeit bei • intaktem Druckausgleich (Valsalva) • ausreichender Belüftung NNH
• Operationen im Mittelohrbereich	10 d
• Tonsillektomie	2–3 Wochen (Kinder evtl. bereits nach 7 d)
Frakturen	
(ggf. individuelle Abwägung je nach Lokalisation und Art der Ruhigstellung)	i. Allg. ggf. Stretcher oder Extrasitz bei Ruhigstellung der unteren Extremität; cave Thromboseneigung (niedermolekulares Heparin), Hb (nach Becken- oder Femurfraktur)
• Flüge < 2 h	24 h, bei gespaltenem Gips oder Gipsschiene
• Flüge > 2 h	48 h, bei gespaltenem Gips oder Gipsschiene
Anämie	
• Hb < 9–10	nicht flugreisetauglich, evtl. Auftransfusion oder O_2-Gabe während Flug
• Sichelzellanämie, Sichelkrise	10 d
Infektionskrankheiten	
allgemein	im akuten Stadium nicht flugreisetauglich, bei akuter Kontagiosität nicht flugreisetauglich (z. B. Varizellen, Meningitis, Hepatitis A)

(Fortsetzung nächste Seite)

Tab. 25.1 Flugreisetauglichkeit bei häufigen Krankheitsbildern (keine Flugreisetauglichkeit für die nachfolgend genannten Zeiträume bzw. zu beachtende Gesichtspunkte) [1]. *(Fortsetzung)*

Erkrankung/Eingriff	
Herz-Kreislauf-Erkrankungen	
• KHK	
– CCS I (keine Beschwerden)	keine Einschränkung
– CCS II (Beschwerden bei 30 – 100 W)	i. Allg. flugreisetauglich
– CCS III (Beschwerden bei 50 W über 1 min)	bedingt flugreisetauglich, O_2
– CCS IV (Beschwerden in Ruhe)	ausnahmsweise flugreisetauglich, ärztl. Begleitung, O_2
– instabile Angina pectoris	keine Flugreisetauglichkeit
• Myokardinfarkt	6 Wochen
– unkompliziert/leicht	ggf. 10 d (nach Rücksprache mit behandelndem Kardiologen)
– schwer	10 Wochen (wenn ohne Begleitung)
• Herzinsuffizienz	
– NYHA I (keine Beschwerden)	keine Einschränkung
– NYHA II (Beschwerden bei stärkerer körperlicher Belastung)	i. Allg. flugreisetauglich
– NYHA III (Beschwerden bei leichter körperlicher Belastung)	bedingt flugreisetauglich, O_2
– NYHA IV (Beschwerden in Ruhe)	nur ausnahmsweise flugreisetauglich, sofern ärztl. Begleitung und O_2
– dekompensiert	keine Flugreisetauglichkeit
• Cor pulmonale	nur bedingt flugreisetauglich, ggf. O_2
• Schrittmacher	flugreisetauglich nach vorheriger Kontrolle, Schrittmacherausweis wg. Sicherheitskontrolle mitführen
• arterieller Hypertonus	je nach Sekundärkomplikationen, stabile RR-Einstellung
– RR > 200/120 mmHg	keine Flugreisetauglichkeit
• Myokarditis, Endokarditis	bedingt flugreisetauglich je nach Klinik und kardiologischer Beurteilung
pulmonale Erkrankungen	
(Mindestanforderungen: VK = 3 l, FEV1 = 70%, SO_2 = 85%, pO_2 = 70 mmHg, bei Unterschreiten ggf. unter O_2 möglich)	
• respiratorische Partial- oder Globalinsuffizienz, schwere COLD, Cor pulmonale, Emphysem (Ruhe-Dyspnoe, -Zyanose)	nicht flugreisetauglich, wenn • während des Fluges O_2-Gabe > 4 l/min erforderlich • unter 4 l/min O_2 pO_2 < 70 mmHg • bei path. pCO_2 (> 45 mmHg) unter O_2-Gabe Zunahme des pCO_2 > 5 mmHg • O_2-Dauertherapie > 3 l bereits am Boden
• Asthma bronchiale	je nach Klinik, Med. im Handgepäck; 48 h nach Anfall
• Infektexazerbation	nicht flugreisetauglich
• Pneu	6 Wochen (Lunge vollständig entfaltet?)
• rez. Spontanpneu	6 – 8 Wochen (Lunge vollständig entfaltet?)
• Pneumonie	nicht flugreisetauglich, bis Fieberfreiheit und CRP-Normalisierung

(Fortsetzung nächste Seite)

Tab. 25.1 Flugreisetauglichkeit bei häufigen Krankheitsbildern (keine Flugreisetauglichkeit für die nachfolgend genannten Zeiträume bzw. zu beachtende Gesichtspunkte) [1]. *(Fortsetzung)*

Erkrankung/Eingriff	
neurologische Erkrankungen	
• schwere Commotio	neurolog. Beurteilung
• Zerebralsklerose	nur mit Begleitperson (cave Ischämie-Reaktion, Desorientiertheit)
• apoplektischer Insult (ischämisch)	10 d – 6 Wochen nach Primärereignis, je nach Klinik
– rezidivierend	keine Flugreisetauglichkeit
• apoplektischer Insult (hämorrhagisch)	i. d. R. keine Flugreisetauglichkeit
• Subarachnoidalblutung	10 d (Coiling) bzw. 6 Wochen (Trepanation) (danach Arztbegleitung bis 3 Monate)
• zerebrales Anfallsleiden	Attest des behandelnden Arztes nötig, evtl. Sedierung vor Flug, evtl. antiepileptische Medikation steigern
– nach Grand-Mal-Anfall	24 h
psychiatrische Erkrankungen	
• Psychose	Arztbegleitung, möglichst Facharzt, ggf. nötige Medikation griffbereit zur Injektion, zusätzlich erfahrenes Pflegepersonal
– wenn Entäußerungen nicht auszuschließen	keine Flugreisetauglichkeit
• Neurosen	abhängig von Klinik
– wenn Entäußerungen nicht auszuschließen	keine Flugreisetauglichkeit
Schwangerschaft	
• unkomplizierte Schwangerschaft	bei komplikationslosem Verlauf bis zur 36. SSW Flug ohne Einschränkungen möglich

25.3 Zeitverschiebung

Bei transmeridionalen Reisen – also Reisen nach Osten oder Westen mit Überquerung mehrerer Meridiane – kommt es zu einer Zeitverschiebung von 1 h pro 15° geografischer Länge. Hierbei wird die Uhr bei Reisen nach Osten jeweils vorgestellt (sie zeigt danach eine spätere Uhrzeit an), bei Reisen nach Westen umgekehrt (die Uhr zeigt anschließend eine frühere Zeit an). Insbesondere durch Fernflüge mit dem daraus resultierenden schnellen Transport über mehrere Zeitzonen hat die Zeitverschiebung eine erhebliche flugmedizinische Bedeutung erlangt. Für den Flugpassagier sind insbesondere Jetlag und Auswirkungen auf die Medikamenteneinnahme zu beachten.

Jetlag

Beim Jetlag kommt es nicht nur zur Desynchronisation zwischen der geografischen, äußeren Zeit am Zielort und externen Zeitgebern einerseits und den internen Zeitgebern und zirkadianen Rhythmen andererseits, sondern auch zur Desynchronisation zwischen den zahlreichen verschiedenen, internen zirkadianen Zyklen. Es zeigen sich Störungen von Leistungsfähigkeit und Befindlichkeit. Flüge in westlicher Richtung werden hierbei leichter toleriert als solche in Ostrichtung, da die Verlängerung des Tages bei der Westrichtung der Dauer des natürlichen Zyklus (25 h) eher entgegenkommt. Die Dauer der Resynchronisation ist von der Zahl der überflogenen Zeitzonen abhängig. Im Allgemeinen dauert es etwa 2 Tage, um die Hälfte der Zeitverschiebung auszugleichen bzw. wird jeweils 1 Tag benötigt, um ca. 90 min bei West- und 60 min bei Ostflügen auszugleichen. Hierbei ist zu beachten, dass die verschiedenen zirkadianen Zeitgänge unterschiedlich schnell resynchronisieren. Damit kommt es zu einem weiteren Auseinanderdriften der verschiedenen endogenen Zyklen.

Verschiedene Rezepte gegen den Jetlag bzw. für eine Beschleunigung der Resynchronisation werden empfohlen:

- Ernährung (Kohlenhydrate machen müde [Tryptophan → Serotonin, Melatonin → schlaffördernd], Eiweiß wach [Tyrosin → Adrenalin → Wachheit gefördert])
- bewusster Einsatz externer Zeitgeber (Mahlzeiten, soziale Kontakte, Gespräche, Telefonate, turnusmäßige Aktivitäten während des Tagesablaufs, mentale und physische Aktivitäten, Tageslicht → Spaziergang an der Sonne)
- größere physische Belastungen am Ankunftstag vermeiden, am 2. Tag aber körperlich aktiv sein
- ggf. Voradaptation an Ortszeit des Zielortes bereits zu Hause (z. B. durch „Vorschlafen“ zu Hause)

- auf Flug nach Westen den Tag verlängern und nicht schlafen, auf Flügen nach Osten eine verkürzte Nacht einschieben
- einfache Regeln zu Schlafhygiene und Entspannungstechniken (Autogenes Training, Progressive Muskelrelaxation) anwenden
- Gebrauch von Melatonin kann derzeit nicht allgemein empfohlen werden, soll jedoch die Schlafqualität verbessern (ca. 1–3 mg über 4–5 Tage bei Westflügen ca. 2300, bei Ostflügen ca. 1900, cave Gonadenatresie im Tierversuch!).

Tipp für die Praxis

Tipps für Flugreisende gegen Jetlag

- ausreichend trinken (Dehydration verstärkt Jetlag)
- Alkohol und koffeinhaltige Getränke vermeiden
- wach bleiben, wenn Tag am Zielort
- schlafen, wenn Nacht am Zielort
- leichte Kost (Kohlenhydrate und Fett → müde, Eiweiß → wach)
- am Ankunftstag entspannen

V

Medikamenteneinnahme

Bei der Medikamenteneinnahme sollten langwirksame Präparate bevorzugt werden. Bei Substitutionstherapie mit Glukokortikoiden ist bei Reisen nach Westen die Hälfte der Dosis über 5 Tage zusätzlich zu verordnen.

Bei **oralen Kontrazeptiva** ist der Kontrazeptionsschutz umso sicherer, je höher der Östrogenanteil ist. Heute gebräuchliche Ovulationshemmer enthalten 20–35 µg Ethylen-Östradiol und unterschiedliche Progesteron-Konzentrationen. Der Empfängnisschutz ist bei Kombinationspillen (mit Östrogen und Gestagen) bis zu einem Einnahmeintervall von 36 Stunden noch gegeben. Bei den sehr niedrig dosierten Mikropillen kann es dann allerdings zu Zwischenblutungen kommen, die jedoch nicht die Schutzwirkung beeinträchtigen. Bei den reinen Gestagen-Präparaten (Minipillen) sollte ein Einnahmeintervall von max. 27 Stunden nicht überschritten werden, da ansonsten die Sicherheit verloren gehen kann (Ausnahme: Wirkstoff Desogestrel, hier reicht der Schutz auch über 36 Stunden).

Durch die Zeitverschiebung nicht beeinflusst werden Maßnahmen wie NUVA-Ring oder Hormonimplantate. Diese sind deshalb besonders für Patientinnen zu empfehlen, die oft Interkontinentalreisen absolvieren.

Auch bei **Diabetes mellitus** ist die Zeitverschiebung zu beachten. Bei Westflügen verlängert sich der Tag, der Insulinbedarf steigt, die Dosierung ist entsprechend anzupassen. Hierbei sind vorübergehende Hyperglykämien zu tolerieren. Bei Ostflügen sinkt der Insulinbedarf hingegen. Um eine Hypoglykämie zu vermeiden, müssen Insulindosis oder die Dosierung der oralen Antidiabetika reduziert werden. Umrechnungstabellen und Computerprogramme können bei der Anpassung hilfreich sein. Weniger Probleme haben Patienten mit intensivierter Insulintherapie, die ihre Insulindosierung an den aktuellen Blutzuckerspiegel anpassen können. Diabetiker können bei den meisten Fluggesellschaften eine entsprechende Diät vor dem Flug anfordern. Zu beachten ist, dass Insulin erst dann injiziert werden wollte, wenn das Essen tatsächlich serviert worden ist. Ansonsten könnten bei einer wegen Turbulenzen erforderlichen Einstellung des Servier-Service Hypoglykämien drohen.

Ganz allgemein gilt, dass Medikamente in ausreichender Menge auf Reisen mitgeführt werden sollten, wobei sowohl im Handgepäck als auch im aufgegebenen Gepäck jeweils eine ausreichende Menge vorhanden sein sollte, um auch einem eventuellen Gepäckverlust vorzubeugen.

Tipp für die Praxis

Zeitverschiebung

bei Reisen in Richtung Osten bzw. Westen:
je 15° Länge:

- nach Osten lokale Uhrzeit 1 h später
- nach Westen lokale Uhrzeit 1 h früher

Jetlag: Störung von Wohlbefinden und Leistungsfähigkeit durch Desynchronisation (zwischen Ortszeit und „innerer Uhr" sowie zwischen verschiedenen inneren zirkadianen Zyklen)

bei **Medikamenteneinnahme** beachten:

- bei Ostflügen wird Tag kürzer: Bedarf ↓
- bei Westflügen wird Tag länger: Bedarf ↑

25.4 Enge, Immobilität, Reisethrombose

Das naturgemäß an Bord von Flugzeugen und anderen Verkehrsmitteln eingeschränkte Raumangebot führt zu mangelnder körperlicher Bewegung mit der Folge eines reduzierten venösen Rückstromes und Ödemen der abhängigen Körperpartien sowie zu einem gering erhöhten Risiko einer Reisethrombose für entsprechende Risikogruppen (Tab. 25.**2**).

Reisethrombosen sind als tiefe Beinvenenthrombosen definiert, die im Anschluss an eine mindestens 5 h andauernde, nicht länger als 2 Wochen zurückliegende Reise diagnostiziert werden. Das freie Intervall beträgt 2–7–14 Tage [3]. Hierbei weisen ältere Patienten aufgrund chronischer Veränderungen oder akuter Krankheiten meist eine Kombination mehrerer Risikofaktoren, jüngere hingegen oft eine Kombination aus erworbenen (z. B. orale Kontrazeptiva) und möglicherweise angeborenen Risikofaktoren auf. Das Risiko älterer Reisender ist, analog zum Spontanrisiko thromboembolischer Ereignisse, höher als das jüngerer Reisender. Begünstigend für Reisethrombosen können enge Sitzreihen mit daraus resultierender, mangelnder Bewegung der unteren Extremitäten sein, lang anhaltende Flexion im Knie- und Hüftgelenk und fehlende Wadenmuskel-Pumpe mit reduziertem venösem Fluss, Kompression der V. poplitea durch die Sitzkante (Abkni-

Tab. 25.2 Prophylaxe der Reisethrombose (Quelle: [7]).

Risiko	Kennzeichen	Prophylaxe
niedrig	mehrstündiges Sitzen	Bewegung, Übungen untere Extremitäten, Trinkmenge
mittel	Alter > 40, Adipositas (BMI > 30), akute Entzündung, Polyzythämie, kleinere OP (≤ 3 d), Varizen, klinisch manifeste Herzinsuffizienz, kürzl. HI, Hormontherapie, Ovulationshemmer, Schwangerschaft/Wöchnerin, Lähmung untere Extremität, Verletzung untere Extremität (≤ 6 Wochen)	zusätzlich Kompressionsstrümpfe oder -strumpfhose
hoch	Anamnese: Thromboembolie in Eigen- oder Familienanamnese, bek. thrombophile Diathese, größere Op (≤ 6 Wochen), vorangegangener apopl. Insult, Malignom, Alter > 70 Jahre	zusätzlich niedermolekulares Heparin

cken, Stauchung und Einfaltung der dorsalen Wand des Gefäßes), Dehydrierung durch trockene Kabinenluft bei zu geringer Trinkmenge oder Trinken diuretisch wirkender (z. B. koffeinhaltiger) Getränke sowie Flüssigkeitsverschiebungen (Unterschenkelödem aufgrund des reduzierten Luftdrucks und erhöhten hydrostatischen Drucks bei reduziertem venösem und lymphatischem Abfluss.

Prophylaktisch wirksam – auch für Reisende ohne Disposition – sind **Allgemeinmaßnahmen** wie Aufstehen und Umhergehen (stündlich für ca. 5 min) und Sitzgymnastik (stündlich Betätigung der Wadenpumpe, Dorsal- und Plantarflexion im oberen Sprunggelenk etc.), ausreichende Trinkmenge, Verzicht auf diuretisch wirkende Getränke (Tee, Kaffee, Cola, Alkohol) und Verzicht auf Sedativa oder Hypnotika (verminderter Muskeltonus kann venöse Stase begünstigen). Geeignete und nicht einengende Kleidung und Schuhe sind zu empfehlen. Das Sitzen mit übereinander geschlagenen Beinen (venöser Abstrom behindert) sollte vermieden werden. Prädisponierte Patienten sollten **Kompressionsstrümpfe oder -strumpfhosen** (Dreizug-Kurzzug, Kompressionsklasse I) tragen und sich ggf. **niedermolekulares Heparin** (2 h vor Reiseantritt in Hochrisikodosierung, nach anderen Autoren eine zusätzliche Injektion 24 h nach Reisebeginn bzw. erster Applikation) applizieren. Bei anschließenden Rundreisen ist die Applikation in 24-stündigen Abständen zu wiederholen [4]. Zu beachten ist, dass keines der verfügbaren Präparate für die Indikation „Reisethrombose" zugelassen ist. Über den „Off-Label"-Gebrauch sollte der Patient aufgeklärt werden. Die Gabe von ASS ist für die Thromboseprophylaxe unwirksam, es wurde kein thromboseprophylaktischer Effekt nachgewiesen [5]. Alle Studien deuten hingegen auf eine Risikoreduktion durch Kompressionsmaßnahmen und Gabe von NMH [6].

Die Beratung über die durchzuführenden Prophylaxemaßnahmen muss individuell auf den zu beratenden Patienten zugeschnitten sein. Eine Risikostratifizierung ist durchzuführen. Neuere Empfehlungen orientieren sich an den Empfehlungen einer deutsch-österreichisch-schweizerischen Konsensus-Empfehlung [7].

25.5 Flugangst

Flugangst ist ein häufiges Phänomen. Verschiedene Grunddispositionen werden durch Nachrichten und Schlagzeilen von Flugunfällen etc. verstärkt. Ausgehend hiervon finden sich fließende Übergänge zu manifester Angst. Wenn die Flugangst die Schwere einer psychischen Störung angenommen hat, spricht man von einer Aviophobie. In der Praxis ist zu beobachten, dass bei beruflich obligaten Flugreisen oftmals versucht wird, die Flugangst durch Sedativa oder Alkoholgenuss zu „betäuben", was letztlich nur zu erneuten Frustrationserlebnissen und Perpetuierung der Flugangst führt. **Verhaltenstherapeutische Ansätze** mit Konfrontationstherapie, rationalen Ansätzen, Coaching, Entspannungs- und Desensibilisierungstechniken sind dagegen meist erfolgreich. Neben der Bewältigung der Flugangst durch das Training ist auch das Erlernen von **Bewältigungsstrategien** wichtig, die bei akuten Angstzuständen angewandt werden können. Flugangstseminare werden von verschiedenen Anbietern angeboten, die Angebote können im Internet recherchiert werden. Auch das Durcharbeiten entsprechender Selbsthilfe-Bücher kann bei Flugangst helfen (Bibliotherapie).

25.6 Notfälle an Bord

Weltweit sind die Zahlen medizinischer Notfälle an Bord von Passagierflugzeugen insgesamt gering und liegen zwischen 8 und 100 : 1 Mio. Passagiere [8 – 11]. Schwerere Notfälle, die zu einer außerplanmäßigen Landung oder gar zum Tode führen, treten mit einer Häufigkeit von 1 : 1 Mio. bzw. 0,107 – 0,5 : 1 Mio. auf [8, 12, 13]. In Industrieländern sind Herz-Kreislauf-Erkrankungen die führende Todesursache und betreffen in Deutschland jeden 2. Verstorbenen, wobei wiederum 8 % durch Herzinfarkte bedingt sind [14]. So betrifft auch der größte Anteil der Notfälle an Bord mit ca. 60 % das Herz-Kreislauf-System, 11 – 16 % den Magen-Darm-Trakt oder Harnwege, ca. 10 % das neurologisch-psychiatrische Fachgebiet [12]. Bei über 10 000 ausgewerteten Notfällen während des Fluges in den Jahren 2002 – 2007 hatte sich bei 2 europäischen Fluggesellschaften gezeigt, dass 53,5% der Notfälle durch Synkopen, 8,9% durch gastrointestinale Beschwerden, 4,9% durch Herzbeschwerden bedingt waren, also das Herz-Kreislauf-System wiederum zu knapp 60% beteiligt war. In 86% der Notfälle war ein Arzt unter den Passagieren zur Stelle, in 2,8% kam es zu einer außerplanmäßigen Landung [15]. Notfälle sind im Wesentlichen durch vorbestehende Risikofaktoren bedingt, die physiologischen Bedingungen an Bord von Flugzeugen spielen neben Reisestress etc. eine begünstigende Rolle. Es wurde mit Notfallausrüstung und Ausbildung des Kabinenpersonals in Nothilfe reagiert. Trainierte Ersthelfer sind also unmittelbar einsatzbereit.

Die meisten der renommierten europäischen Fluggesellschaften, insbesondere die deutschen, führen weit über die gesetzlichen Anforderungen hinausgehende **Notfallausrüstungen** an Bord mit und verfügen z.T. über ausgefeilte Notfallkonzepte mit Integration von Telemedizin usw. Dem wird in den Entwürfen zukünftiger, europäischer Richtlinien mit der Empfehlung Rechnung getragen, dass die betroffenen Fluggesellschaft den Inhalt von First Aid (Erste Hilfe-Kästen) und Emergency Medical Kits (Notarztkoffer) an ihre spezifischen Bedürfnisse anpassen und ergänzen sollte. Diese sind u.a. abhängig von der Art des Flugbetriebs, Flugdauer, Anzahl und Altersverteilung der Passagiere. Seit Ende der 1990er-Jahre führten die größeren Fluggesellschaften das Prinzip der **Defibrillation mit AEDs** (Automated external Defibrillator, halbautomatische, biphasische Defibrillatoren) durch ausgebildete Ersthelfer (Flugbegleiterinnen) und Laien ein.

Im Notfall beginnen die Flugbegleiter nach entsprechender Lagerung des Patienten mit der Reanimation, der Defibrillator wird herangeschafft und parallel ein Arzt ausgerufen. Bei der Lufthansa ist der Arzt, der einem solchen Aufruf folgt, gegen eventuelle Haftungsansprüche versichert. Unter Rückgriff auf die zur Verfügung stehende Ausrüstung werden die von den Flugbegleitern begonnenen Wiederbelebungsmaßnahmen fortgeführt und ergänzt. Diese erweiterten Maßnahmen (ACLS, Advanced cardiac Life Support) wie Legen eines venösen Zugangs, Applikation von Suprarenin, Intubation, Beatmung etc. sollten wie die Basismaßnahmen bei Bedarf so frühzeitig wie möglich erfolgen. Das weitere Vorgehen hängt vom Einzelfall und vom klinischen Verlauf ab. Weitere Gesichtspunkte in diesem Zusammenhang sind voraussichtliche Rest-Flugdauer und momentane Position und Höhe. Je nach Verlauf ist die Notwendigkeit einer außerplanmäßigen Zwischenlandung (Diversion) zu diskutieren. Bei dieser Entscheidung sollten Informationen über die nächst erreichbaren Flughäfen sowie die in dessen Nähe verfügbaren medizinischen Ressourcen berücksichtigt werden. Eine Diversion kann z.B. bei einem instabilen Patienten erforderlich sein, wenn ein geeigneter Flughafen in der Nähe ist, von dem aus eine Intensivstation schnell erreicht werden könnte. Eine Vielzahl von Informationen fließt also neben der medizinischen Einschätzung durch einen Arzt, der den Notfallpatienten behandelt, in diese Entscheidung ein. Die letztendliche Entscheidung und Verantwortung trägt nach der geltenden Rechtslage der Flugkapitän. Die relevanten Informationen können über Funk erfragt werden [12]. Viele Fluggesellschaften nehmen die Dienste von medizinischen Notrufzentralen in Anspruch, die weltweit rund um die Uhr verfügbar sind. Sie können sowohl entsprechende Informationen zeitnah zur Verfügung stellen als auch im konkreten Fall Unterstützung bei Diagnosestellung oder durch Therapieempfehlungen geben. In der Entwicklung sind auch Telemedizin-Konzepte.

Tipp für die Praxis

Notfälle an Bord

- häufigstes Ereignis: Kollaps
- häufige ernsthafte und gefährliche Notfälle: kardiale Ereignisse

→ umfangreiche Notfallausrüstung steht zur Verfügung (Defi, Notarztkoffer)

→ trainierte Ersthelfer (Flugbegleiterinnen)

Weblinks

www.asma.org/publications/index.php

- Medical Guidelines for Airline Passengers
- Medical Guidelines for Airline Travel
- Useful Tipps for Airline Travel

www.who.int/ith/ITH2010chapter2.pdf

- Chapter 2: Mode of Travel: Health Considerations
  → Travel by Air

Literatur

[1] Siedenburg J. Kompendium Flug- und Reisemedizin. BOD, Norderstedt: BOD; 2010

[2] House of Lords, 5th Report of select Committee on Science and Technology. November 2000

[3] Landgraf H. Economy Class Syndrom: Fiktion oder Faktum? Zae FQ 1999; 93: 503–507

[4] Partsch H. Reisethrombose. FlugReiseMed 2000; 2

[5] Cesarone et al. LONFLIT-III-Studie; 2002

[6] Schwarz T, Schellong M. Thromboserisiko nach Fernflügen. Flug- und Reisemed 2006; 47: 4–35

[7] Konsensuspapier Reisethrombose 2001. Phlebologie 2001; 4

[8] de John CA, Véronneau SJH, Wolbrink AM et al. The evaluation of in-flight medical care aboard selected U.S. air carriers: 1996 to 1997. Final report. Washington DC: U.S. Department of Transportation, Federal Aviation Administration, Office of Aviation Medicine; 2000

[9] Davis GR, Degotardi PR. In-flight medical emergencies. Aviat Space Environ Med 1982; 53: 694–700

[10] Harding RM, Mills FJ. Medical emergencies in the air. Aviat Med 1993: 7–24

[11] Rose DM. Flugreisen und Herz-Kreislauf-Erkrankungen. Flug u. Reisemed 1997; 2: 8–10

[12] Siedenburg J. Notfälle auf Langstreckenflügen. Der Internist 2002; 43: 1518–1528

[13] Donaldson E, Pearn J. First aid in the air. Aust NZ J Surg 1996; 66: 431–434

[14] Statist. Bundesamt. Herz-Kreislauf-Erkrankung bleibt häufigste Todesursache. Wiesbaden; 2006. www.destatis.de

[15] Sand M, Bechara FG, Sand D et al. Surgical and medical emergencies on board European aircraft a retrospective study on 10.189 cases. Critical Care 2009; 13: R3; doi: 10.1186/cc7690

26 Schifffahrtsmedizin

R.-M. Schulte

Editorial
Bedingt durch populäre Fernsehserien erinnern sich sowohl die Ärzteschaft als auch die Allgemeinheit an Mediziner, die auf Schiffen tätig sind. Die Realität an Bord eines Schiffes als Schiffsarzt hat allerdings mit dem Image des „Traumschiffarztes" wenig gemeinsam. Eine Notoperation auf schwankenden Bohlen eines Kreuzfahrtschiffes unter spektakulären Bedingungen stellt eine echte Rarität dar. Damit eine Urlaubsreise weder für den Passagier noch für den Mediziner auf einem „Traumschiff" zu einem Albtraum wird, wird die aktuelle Situation unter medizinischen Aspekten zusammenfassend dargestellt.

Das Wichtigste in Kürze

- Kreuzfahrten sind eine sichere und medizinisch empfehlenswerte Reiseform, wenn die Reiseberatung kompetent und bezogen auf den Einzelfall durchgeführt wird.
- Sowohl der beratende Mediziner als auch der zukünftige Kreuzfahrtpassagier sollten die umfangreichen Informationsquellen über das Schiff und die medizinischen Gegebenheiten und Besonderheiten wahrnehmen, um sich auf die Reise unter medizinischen Aspekten optimal vorzubereiten.
- Der Schiffsarzt sollte unabhängig von seiner fachärztlichen, klinischen Qualifikation über gute allgemein- und sozialmedizinische Kenntnisse, Erfahrungen in Hygiene, Teamfähigkeit, Anpassungsfähigkeit, soziale Kontakt- und Beziehungsfähigkeit sowie Konfliktfähigkeit, Stress- und Frustrationstoleranz und über die Bereitschaft verfügen, sich in die Struktur eines Schiffsbetriebes einzufügen und kooperativ mitzuarbeiten.
- Neben der Allgemeinmedizin stehen Notfall- und Intensivmedizin, Betriebsmedizin und Fragestellungen im Bereich der Hygiene im Vordergrund einer ärztlichen Tätigkeit an Bord von Schiffen.
- Kardiologische, rheumatologische, traumatologische, infektiologische und neurologisch-psychiatrische Krankheitsbilder stellen den Schwerpunkt einer schiffsärztlichen Tätigkeit dar.

26.1 Einführung

Unter reisemedizinischen Aspekten spielt sich die Schifffahrtsmedizin vorrangig bei Hochsee-Kreuzfahrten einschließlich Frachtschiffreisen und nachrangig auch bei Fluss-Kreuzfahrten ab. Auf allen Passagierschiffen bei Hochsee-Kreuzfahrten werden Schiffsärzte eingesetzt, nur in Ausnahmefällen auch bei Fluss-Kreuzfahrten. In diesem speziellen Fall handelt es sich vorrangig um russische, ukrainische, rumänische und chinesische Reedereien, die auf ihren Fluss-Kreuzfahrtschiffen einen Bordarzt beschäftigen.

Zukünftige Entwicklung des Kreuzfahrttourismus

Der Bedarf an Schiffsärzten wird in Zukunft weltweit dadurch steigen, dass immer mehr und größere Schiffe in Betrieb gestellt werden. Im Jahr 2009 gab es in der Bundesrepublik Deutschland mehr als 1 Mio. Hochseekreuzfahrt-Passagiere und ca. 400 000 Flusskreuzfahrt-Passagiere, die jährlichen Steigerungsraten sind weiterhin zweistellig. Der Kreuzfahrttourismus hat in den letzten 10 Jahren eine erhebliche Steigerung der sozialen Akzeptanz erfahren – insbesondere, nachdem es Komplex-Angebote mit bequemeren Anreisebedingungen in Kooperation mit Busunternehmen, auf den Schiffen zahlreiche Wellness-, Event- und Themenangebote gibt und auch die Preise durch die Konkurrenzsituation und Erhöhung von Marketingaktivitäten der Reiseveranstalter relativ gesenkt wurden. Das Ganze hat aber auch zur Folge, dass sich die Sozialstruktur der Passagiere ändert und inzwischen z. T. andere soziale Schichten Kreuzfahrten buchen. Neben der traditionellen Kreuzfahrt gibt es zunehmende und häufigere Angebote im Bereich der sog. Clubschiffe, die durch Wellness-, Sport- und Spa-Angebote auf den Schiffen geprägt sind. Diese Art der Kreuzfahrten wird von eher jüngeren Passagieren in Anspruch genommen, während erwartungsgemäß die traditionelle Kreuzfahrt relativ abnehmen wird. Im Vordergrund stehen heute eher große Schiffe mit mehreren Tausenden Passagieren und entsprechenden Mitarbeiterzahlen, die dann auch größere Schiffshospitäler mit mehreren Schiffsärzten und einer höheren Zahl von Krankenpflegepersonal und Physiotherapeuten voraussetzen.

! „Kreuzfahrertypen“

- Der aktive, sportliche, kommunikative, dynamische Passagier mit ausgeprägtem Interesse an Abwechslung, Events, Animation, Spaß und Entspannung tendiert eindeutig in Richtung von Clubschiffen.
- Der v. a. kulturell anspruchsvolle Passagier, der sich selbst als weltoffen und multikulturell erfahren erlebt und beschreibt, mit ausgeprägtem Interesse an Kultur, aber auch an Lektoraten, Bequemlichkeit und weitgehend ruhiger Atmosphäre, bevorzugt wahrscheinlich kleinere, überschaubare Schiffe, die am ehesten der traditionellen Kreuzfahrttradition zugeordnet werden.
- Der abenteuerorientierte Passagier, der als ruhig, zurückhaltend und bescheiden mit Interesse an Naturerlebnissen, neuen Eindrücken und Erkenntnissen erlebt wird, bevorzugt beispielsweise Frachtschiffreisen, Reisen auf der sog. Hurtigroute oder auf Expeditionsschiffen.
- Den als Genießer einzustufenden Passagier findet man vornehmlich auf 5-Sterne-Schiffen, wo dessen hohe Ansprüche und Erwartungen, ausgefallene Wünsche und außergewöhnliche Forderungen nach perfektem Service, Verwöhnung, Lebensgenuss und Distanz zum Alltag am ehesten befriedigt werden können.

V

26.2 Hochsee-Kreuzfahrt

Ausstattung der medizinischen Abteilung auf Kreuzfahrtschiffen

In Abhängig von der Größe der Schiffe, der dort untergebrachten Passagiere und beschäftigten Crew-Mitglieder sowie der Fahrgebiete finden sich auf den jeweiligen Kreuzfahrtschiffen differente medizinische Einrichtungen wie Arztzimmer, Bordambulanzen, Schiffshospitäler oder Medical Center, die von einer minimalen Ausstattung – im günstigsten Fall noch mit Notarztkoffer, Defibrillator, Notfallmedikamenten und limitierter allgemeinmedizinischer Apotheke ohne Krankenpflegepersonal – bis zu optimal ausgestatteten größeren Schiffshospitälern reichen, die nicht nur über ein Arztzimmer und ein Dienstzimmer für die Krankenschwestern, mehrere Bettenzimmer, eine Intensiv-Behandlungseinheit ICU, einen Operationsbereich mit Verbands- und Gipsraum, eine sehr umfangreiche Bordapotheke, eine Röntgenanlage, ein Labor inkl. Mikroskop und Alcomaten, eine odontologische Therapieeinheit und eine Sonografie verfügen, sondern auch über Krankenschwestern und ein assoziiertes Medical/Infirmary Team, die bei Notfällen die medizinischen Mitarbeiter tatkräftig unterstützen.

Arbeitsbereich und Aufgabengebiet des Schiffsarztes

Die Berufstätigkeit des Bordarztes wird einerseits durch die rechtlichen Bestimmungen des Flaggenstaates des Schiffes, andererseits durch das Berufsrecht der eigenen Nationalität, durch internationale Gesetze und Verordnungen, beispielsweise der IMO (Internationale Maritime Organisation) und USPH (US Public Health) und die Vorgaben des angelaufenen Hafens und Staates bestimmt. Insofern ist jeder Arzt im Bereich der Schifffahrtsmedizin in einem von zahlreichen Verordnungen reglementierten Arbeitsbereich tätig, wobei alle Schiffe aufgrund ihrer inneren Führungsstruktur militärisch organisiert sind.

Das Aufgabengebiet eines Schiffsarztes umfasst vorrangig die notfallmedizinische Versorgung von Passagieren, die notfall-, allgemein- und arbeitsmedizinische Versorgung und Betreuung der Crew inkl. der Konzessionäre und Künstler, umfangreiche Hygiene-Aufgaben, Aufgaben als Teil der Schiffsleitung inkl. Schulungen und Drills, in seltenen Fällen auch eine notfallmedizinische Tätigkeit auf anderen Schiffen, eine Vortragstätigkeit und gesellschaftliche Repräsentationen. Statusgemäß ist der Schiffsarzt in die Schiffsorganisation eingebunden, er ist meistens Abteilungsleiter der ärztlichen oder medizinischen Abteilung, die oft nur noch 1 oder 2 weitere Krankenschwestern umfasst.

Zur Schiffsstruktur ist auszuführen, dass ein modernes Kreuzfahrtschiff aus mehreren Departments besteht, die z. T. auch von verschiedenen Unternehmern getragen werden: Nautik und Deck-Department, Technik und Engine mit Broadcasting, IT-Manager, Hotel-Engineer und Electrician, der Hotel- und Catering-Bereich mit Galley und Housekeeping sowie Laundry, das Department Touristik, Bord-Reisebüro, Reiseleitung, Entertainment und Wellness sowie der medizinische Bereich. Auf Kreuzfahrtschiffen bilden die Mitarbeiter des Hotel-Departments mit 75–80% den größten Bereich. Der Frauenanteil in der Crew variiert durchschnittlich von 20–40%, wobei auf einzelnen Schiffen auch das Housekeeping vorrangig von männlichen Mitarbeitern getragen wird.

Voraussetzungen für die Tätigkeit als Bordarzt

Persönliche Voraussetzungen

Wichtig sind neben Interesse an Seefahrt und Meer Seefestigkeit, Teamfähigkeit und eine psychophysische Belastbarkeit einschließlich Stress- und Frustrationstoleranz, soziale Kontakt- und Beziehungsfähigkeit sowie psychosoziale Konfliktfähigkeit, Kenntnisse der englischen Sprache und die Bereitschaft, nicht ärztliche Aufgaben zu übernehmen und auch kompetent zu erfüllen.

Fachliche Voraussetzungen

Hier sind eine klinische Facharztanerkennung mit intensivmedizinischer Erfahrung, die Zusatzbezeichnung „Notfallmedizin", ggf. mit der Qualifikation „Leitender Notarzt", allgemeinmedizinische Kenntnisse und Erfahrungen, eine Röntgenbefähigung mit gesetzlich gültigem Nachweis, Kenntnisse in Sozial- und Betriebsmedizin, die Qualifikation „Reise- und Touristik-Medizin", ferner Kenntnisse und Erfahrungen in Alternativmedizin, in der Geriatrie und in der Sportmedizin notwendig und wünschenswert. Einzelne Reedereien verlangen z. B. auch die Zusatzbezeichnung „klinische Geriatrie", da es sich bei den Passagieren größtenteils um Personen im fortgeschrittenen Lebensalter handelt; das Durchschnittsalter der Passagiere liegt je nach Reederei, Reiseveranstalter, Fahrgebiet und Jahreszeit bei 50 – 70 Jahren; im Gegensatz dazu beträgt das Durchschnittsalter der Crew 30 – 35 Jahre. Für die Crew typisch ist eine Multiprofessionalität und Multinationalität; auf größeren Passagierschiffen sind oft 20 – 30 Nationen nebeneinander beschäftigt, wobei Mitarbeiter insbesondere aus südostasiatischen Ländern überwiegen.

Reise- und schiffsbetriebsbezogene Voraussetzungen

Hierzu gehören die Eingliederung in den hierarchisch organisierten Schiffsbetrieb, die Bereitschaft der Aneignung von Kenntnissen des Schiffsbetriebes und -betriebsablaufes, Kenntnisse der internationalen Vorschriften zur Gesundheitspflege an Bord, Grundkenntnisse der Gesundheitsversorgungssysteme der besuchten und bereisten Länder, die Beherrschung des schiffstypischen Safety-Konzeptes und -systems einschließlich des Codeplanes und wünschenswerterweise auch der Besitz von Motorbootführerschein und Segelschein.

Tätigkeit auf deutschen Schiffen

Bei einer Schiffsarzttätigkeit auf deutschen Schiffen bestimmen die Verordnung über die Seediensttauglichkeit, das Seemannsgesetz und die Verordnung über die Krankenfürsorge auf Kauffahrteischiffen in der jeweils geltenden Fassung die jeweilige Berufstätigkeit. Weitere Voraussetzungen sind neben den fachlichen Qualifikationen die darauf basierende Zulassung vom Hafenärztlichen Dienst als Schiffsarzt und die Teilnahme an einem Sicherheitslehrgang gemäß STCW-95-Code. Auf dieser Basis wird dann von dem zuständigen Seemannsamt ein deutsches Seefahrtsbuch ausgestellt.

Tätigkeit auf ausländischen Schiffen

Die Situation ist auf ausländischen Schiffen in Abhängigkeit von deren gesetzlichen Bestimmungen anders; internationale Reedereien stellen ein Seefahrtsbuch des jeweiligen Flaggenstaates aus, vorausgesetzt werden ein sog. Medical zur Feststellung der seeberuflichen Leistungsbeurteilung und – wie auf deutschen Schiffen – ein erfolgreich absolvierter Sicherheitslehrgang gemäß STCW-95-Code. Vorzulegen sind neben Facharztanerkennungen (Board Certified Specialist in ...) das Medical Registration Document, das der Approbationsurkunde entspricht. Die jeweiligen Reedereien fordern in Abhängigkeit von den gesetzlichen Bestimmungen ggf. weitere Qualifikationsnachweise an.

Besonderheiten der schiffsärztlichen Tätigkeit

Die ärztliche Tätigkeit an Bord ist geprägt durch
- eine permanent vorhandene 7-Tage-Woche mit Absolvierung regelmäßiger Sprechstundenzeiten für Passagiere und Crew von mindestens 3 h täglich,
- eine andauernde Rufbereitschaft im Sinne eines 24-stündigen Stand-by,
- eine kontinuierliche Einsatzbereitschaft und uneingeschränkte Ansprechbarkeit für alle Crew-Mitglieder und Passagiere,
- eine Wohnung in unmittelbarer Nähe des Hospitals,
- die Unterordnung und Anpassung der eigenen Arbeitszeit an Vorgaben des Hotels Schiff und an Bedingungen des Schiffsbetriebes.

Die Befunde werden in entsprechenden Krankenbüchern oder im sog. Medlog-System dokumentiert; elektronische Krankenakten oder eigentliche Karteikarten bzw. Krankengeschichten wie in dem Bereich ambulanter oder stationärer Tätigkeit stehen nicht zur Verfügung.

Im Hinblick auf die relative Arbeitszeitverteilung stehen allgemeinmedizinische Fragestellungen und Tätigkeiten mit ungefähr 60 % der Arbeitszeit im Vordergrund, gefolgt von notfallmedizinischen Einsätzen und intensivmedizinischer Betreuung und Therapie, umfangreichen Aufgaben in der Administration, im Bereich Hygiene und Betriebsmedizin sowie bei gesellschaftlichen Repräsentationen, ohne die eine schiffsärztliche Tätigkeit nicht auskommt. Häufig werden Schiffsärzte auch als Referenten zu einzelnen medizinischen oder paramedizinischen Themen angefordert.

Diagnosespektrum von Passagieren und Crew

Das Diagnosespektrum der Passagiere einerseits und der Crew-Mitglieder andererseits differiert z. T. sehr deutlich.

Im Vordergrund stehen nach der statistischen Auswertung einer größeren Anzahl von Kreuzfahrten Krankheitsbilder der internmedizinischen Infektiologie mit ca. ¼ der Konsultationen, gefolgt von Rheumatologie, Orthopädie und Neuro-Orthopädie, Traumatologie, Kardiologie, Psychiatrie und Psychosomatik, Dermatologie und HNO sowie Neurologie. Ophthalmologische, urologische, odontologische, endokrinologische und gynäkologische Fragestellungen sind selten. Bei der Crew überwiegen im Gegensatz zu den Passagieren rheumatologische, orthopädische und neuro-orthopädische, psychiatrisch-psychosomatische und infektiologische Fragestellungen, gefolgt von Traumatologie, Dermatologie und HNO.

Das Spektrum der ausgewerteten 161 notfallmedizinischen Interventionen ergab ein Überwiegen kardiologischer Notfälle, gefolgt von höhergradigen Traumen inkl. Schädel-Hirn-Traumata, von psychiatrisch-psychosomatisch-sozialen Notfällen, neurologischen Notfällen, respiratorischen und dermatologischen Notfällen. Insgesamt sind notfallmedizinische Situationen bei der Crew im Vergleich zu den Passagieren sehr selten. Der Prozentsatz der Crewmitglieder an notfallmedizinischen Interventionen liegt unter 10%.

Ein besonderes und z.T. auch arbeitsintensives Einsatzgebiet von Schiffsärzten bilden teilweise auch die an Bord tätigen Künstler wie Show-Ensembles, Musiker, Sänger, Tänzer und Schauspieler, die den Schiffsarzt wegen sehr spezieller Fragestellungen konsultieren können. Ansonsten entspricht es der langjährigen Erfahrung des Autors, dass sich die Führungsstruktur der Departments auf einem Schiff in dem Krankheitsspektrum der jeweiligen Mitarbeiter darstellt.

Ausgewählte Krankheitsbilder

Folgende Krankheitsbilder können relativ die schiffsärztliche Tätigkeit bestimmen:

See-Kinetosen

Die sog. Seekrankheit beginnt mit Unwohlsein, Gähnen, Müdigkeit, innerer Unruhe, körperlicher Unsicherheit und Hyperhidrosis, gefolgt von Nausea, Vomitus, einer Neigung zur Diarrhoe, Vertigo, Tinnitus, Gang- und Koordinationsunsicherheit, Blutdruckveränderungen, einer Neigung zu kardiovaskulären Synkopen und letztendlich zu Depression, Interesseverlust, Apathie und Lebensüberdruss. Die See-Kinetosen beruhen auf einem Ungleichgewicht zwischen optischem und vestibulärem System.

Prophylaxe. Folgende Präparate stehen zur Prophylaxe der gefürchteten See-Kinetose zur Verfügung: Ingwer-Präparate (Zintona), das homöopathische Präparat Vertigo Hevert SL-Tabletten, Vitamin B_6, Cinnarizin, das Antihistaminikum Dimenhydrinat, Anticholinergika im Sinne eines transdermalen therapeutischen Systems (Scopoderm), die Kombination von Dimenhydrinat, Vitamin B_6 und Coffein sowie die Kombination Cinnarizin und Dihydroergocristin (die letzten beiden Präparate im Ausland).

Nicht medikamentöse Therapie. Hier sind körperliche Ruhe, Frischluft und ein konstanter Blick zum Horizont, das Aufsuchen des mittleren und unteren Schiffsbereiches, eine Nahrungsumstellung und das Meiden von Geruchsbelästigungen empfehlenswert. Auf Alkohol, Fruchtsäfte und Kaffee sollte verzichtet werden, stattdessen sind colahaltige Getränke, Tee, kleine kohlenhydrathaltige Mahlzeiten und eine insgesamt reichliche Flüssigkeitszufuhr zu bevorzugen. Als Geheimtipp gilt auf vielen Schiffen Wodka mit Pfeffer.

Medikamentöse Therapie. Wirkungsvoll sind insbesondere die intramuskuläre Injektion von 10 mg Metoclopramid und 100 mg Dimenhydrinat, die intravenöse Injektion von Metoclopramid und Dimenhydrinat eventuell per Infusion, die intramuskuläre Injektion von Metoclopramid und Promethazin sowie Dimenhydrinat-Suppositorien. Zu meiden sind aber insbesondere bei älteren Patienten Benzodiazepine und auch Anticholinergika, da dadurch paradoxe Reaktionen und amentiell-delirante Syndrome hervorgerufen werden können. Als alternative Behandlungsmethoden sind Akupressur-Bänder (Sea-Band) mit dem Akupunkturpunkt Perikard 6, Ohr- und Laserakupunktur zu empfehlen.

Diarrhoe

Immer wieder kommt es auf Kreuzfahrtschiffen wie auch in anderen Institutionen, in denen Menschen sehr eng beieinander leben, zu Ausbrüchen von Diarrhoen und akuten Gastroenteritiden, die im Sinne von Endemien auftreten können; häufiger sind dagegen Fälle einer sog. Reise-Diarrhoe bei einzelnen Patienten. Auf Schiffen sind Diarrhoen auf einem speziellen Formblatt zu dokumentieren, inkl. der Symptome Fieber, Nausea, Vomitus, abdominelle Schmerzen, Frequenz, Zeitpunkt und Dauer der Diarrhoen, rektale Blutungen, Myalgien und Cephalgien. Sowohl bei Einzelfällen einer Diarrhoe als auch bei einer Endemie steht die Isolation und konsequente Desinfektion im Vordergrund.

Therapie. Es bestehen mehrere pharmakologische Therapiemöglichkeiten neben Nahrungsadaption und suffizienter Flüssigkeitszufuhr; beispielhaft genannt seien Loperamid, Carbo Medicinalis, Metoclopramid, einmalig 500–1000 mg Ciprofloxacin bzw. 1000–1500 mg Azithromycin oder 600 mg Rifaximin für 3 Tage, eine Infusionstherapie, die Kombination von Ethacridinlactat und Tanninalbuminat. In den meisten Fällen gelingt es innerhalb weniger Tage, dieses Krankheitsbild zu verbessern und auszuheilen.

Sturzsyndrom

Dem sog. Sturzsyndrom liegen zahlreiche interne und externe Ursachen – einer multifaktoriellen Genese entsprechend – mit Einschränkung von Mobilität, Flexibilität, Schnelligkeit, Koordination, Kraft und Ausdauer zugrunde, sehr häufig bestehen Vertigo-Beschwerden. Im Hinblick auf verkehrsmitteltypische Besonderheiten eines Schiffes mit Seegang, Gangway, steileren Treppen und der Benutzung von Tender-Booten zum Landgang sind entsprechende Risikopatienten besonders gefährdet, einen Sturz zu erleiden. Zur Abklärung und prognostischen Einschätzung eines Sturzsyndroms empfiehlt sich der **Timed-up-and-go-Test**: Die Patienten, die in einem Stuhl mit Lehne sitzen, sollen bei einer Zeitmessung aufstehen, 3 m weit gehen, sich um 180° drehen, zum Stuhl zurückgehen, vor dem Stuhl stehend erneut eine Wendung um 180° vornehmen und sich hinsetzen. Im Hinblick auf die Teilnahme an Schiffsreisen wird ein Cut-Off-Wert von 12 s empfohlen; Untersuchungen im geriatrischen Assessment sprechen von einem Normbereich bis zu 20 s. Zur Verbesserung dieses Risikofaktors bieten sich die Verordnung von Hüftschutzhosen und Rollatoren, die therapeutische Optimierung der Grundkrankheiten, eine spezifische Reiseberatung und Reisevorbereitung, eine relative Genussmittelabstinenz, ein Gleichgewichts- und ein Schwindeltraining an.

Chronische Infektionskrankheiten

Einen wesentlichen Arbeitsschwerpunkt von Bordärzten bilden Infektionen der oberen Luftwege, des Urogenitaltraktes mit Pyelonephritis und Urozystitis sowie seltener die Keratokonjunktivitis. In Abhängigkeit von den klimatischen Verhältnissen stehen mit mehr als 90 % Sinu-Laryngo-Tracheo-Bronchitiden im Vordergrund. Neben Klimawechsel und Aircondition sind Vorerkrankungen und Dispositionen als ursächliche Faktoren zu berücksichtigen. Falls es therapeutische Vorerfahrungen gibt, sollten die jeweiligen Passagiere Befunde und – falls vorhanden – auch Antibiogramme mit Erregernachweisen und Sensibilität auf Antibiotika mitbringen, durch die die Therapie auf einem Schiff verbessert werden kann.

Metabolische Erkrankungen

Im Vordergrund stehen Hypoglykämien, Hyperglykämien und Gichtanfälle. Die Nahrungsumstellungen in Qualität und Quantität, der modifizierte Tagesablauf, eine Gleichgültigkeit, eine Überforderung, aber auch Zeitverschiebungen im Hinblick auf An- und Abflug können zu Dekompensationen einer vorher stabilen diabetischen Situation führen. Insbesondere diesen Patienten ist auch zu empfehlen, ausreichende, weit überdurchschnittliche Mengen an Insulin und anderer Pharmaka mitzunehmen. Im Hinblick auf eindeutige Kontrollen und Bestimmungen der Grenzbehörden sollten die jeweiligen Passagiere auch Atteste bei sich führen, aus denen die Diagnose und die Notwendigkeit einer entsprechenden parenteral zu applizierenden Medikation belegt wird. Bei einer instabilen metabolischen Einstellung des Diabetes mellitus in dem Zeitraum vor der Kreuzfahrt ist eine intensivierte Reiseberatung und Optimierung der metabolischen Situation notwendig.

Psychiatrisch-psychosomatische Krankheiten

Auffällig ist bei einer wie auch immer veranlassten Konsultation beim Schiffsarzt die überdurchschnittliche Frequenz der Einnahme von Antidepressiva oder anderen Psychopharmaka. Zahlenmäßig am häufigsten treten depressive Syndrome auf, die z.T. Anpassungsstörungen, teilweise aber auch leicht- bis mittelgradigen depressiven Episoden entsprechen. Das Auftreten manischer oder paranoid-halluzinatorischer Syndrome ist selten, ebenso wie eine akute Suizidalität. Häufiger sind organische Störungen im Sinne zerebral-organischer Beeinträchtigungen (akute und chronische organische Psychosyndrome), Angststörungen, vorrangig im Sinne von Panikattacken, und somatoforme Störungen. Ein Abusus alkoholischer Getränke, nicht dagegen von illegalen Drogen, ist auf Kreuzfahrtschiffen anzutreffen, ebenso wie die frustranen Versuche, den Alkoholkonsum während einer Kreuzfahrt zu verringern bzw. vollständig zu vermeiden. Nicht zu entsprechen ist dagegen dem Wunsch einzelner abhängiger Passagiere von stoffgebundenen Substanzen, während der Kreuzfahrt einen Alkoholentzug durchzuführen. Im Hinblick auf das Risiko amentiell-deliranter Syndrome sollte eine entsprechende Entzugsbehandlung ausschließlich unter stationären Bedingungen durchgeführt werden. Ausgeprägte Alkohol- oder Mischintoxikationen stellen absolute Raritäten dar.

26.3 Fluss-Kreuzfahrt

Im Gegensatz zu Hochseeschiffen bilden auf Flusskreuzfahrten Crew-Mitglieder das wesentliche Klientel mit im Vordergrund stehenden psychosozialen und psychosomatischen, rheumatologischen und neuro-orthopädischen sowie traumatologischen Erkrankungen. Passagiere suchen nur bei Traumen, kardiovaskulären akuten Erkrankungen, rheumatologischen und neuro-orthopädischen Erkrankungen den jeweiligen Bordarzt in der Funktion als Notfallmediziner auf. Crew-Mitglieder bilden ca. ¾ der ärztlichen Konsultationen, wobei ergänzend zu berücksichtigen ist, dass die Relation Crew-Mitglied zu Passagieren auf Fluss-Kreuzfahrtschiffen 1 : 2,5 bis 1 : 6 beträgt, auf Hochsee-Kreuzfahrtschiffen in Abhängigkeit von deren touristischer Bewertung 1 : 1,5 bis 1 : 2. Die Länge der Arbeitsverträge auf Fluss-Kreuzfahrtschiffen, die Enge und die im Gegensatz zu Hochseeschiffen noch mehr eingeschränkte Privatsphäre sowie ggf. darauf zurückzuführende persönliche Schwierigkeiten können als Ursache einer Häufung psychosomatischer Erkrankungen gewertet werden, wobei im Hinblick auf begrenzte Mitarbeiterzahlen vorübergehend Crew-Mitglieder auf Fluss-Kreuzfahrtschiffen, beispielsweise an Tagen der Ein- und Ausschiffung, auch fachfremde Aufgaben übernehmen müssen. Insgesamt ist aber die medizinische Betreuung auf Fluss-Kreuzfahrtschiffen dadurch leichter, dass durch die Ufernähe in den meisten Fällen relativ schnell der Rettungsdienst der jeweiligen Region informiert werden kann und auch fachärztliche Konsultationen eher als auf Hochsee-Kreuzfahrten realisiert werden können.

Immer wieder werden spontan von Reiseveranstaltern, Reedereien oder beauftragten Kollegen an der Begleitung einer Fluss-Kreuzfahrt als Bordarzt interessierte Ärzte gesucht. In diesem speziellen Fall ist zu berücksichtigen, dass insbesondere Fluss-Kreuzfahrtschiffe – wenn überhaupt – nur über sehr wenig medizinische, diagnostische und therapeutische Möglichkeiten verfügen, wobei oft auch die Schiffsbesatzung keine plausiblen Informationen abgeben kann. Insofern ist es empfehlenswert, das für notwendig erachtete Ausstattungsmaterial mit an Bord zu bringen. Sinnvoll sind

- Einfachschreiber eines EKGs und AED – automatischer externer Defibrillator, Pulsoxymeter, Sauerstoff- und Absauggerät,
- ein chirurgisches Besteck zur Wundversorgung inkl. Naht- und Verbandsmaterial,
- Troponintest, Drogenscreening, Urin-Sticks, Glucometer, Dimer-Test und Noroviren-Schnelltest,
- Notfallmedikamente inkl. Infusionslösungen und -bestecke,
- Tape-Material und Akupunktur-Nadeln, wenn man dieses Material therapeutisch einsetzen möchte.

V

26.4 Frachtschiff-Kreuzfahrten

Eine besondere ärztliche Fragestellung betrifft die Teilnahme von Passagieren an sog. Frachtschiff-Kreuzfahrten. Hier ist zu bemerken, dass

- eine Bequemlichkeit und ein außergewöhnlicher Komfort wie auf den meisten Kreuzfahrtschiffen nicht gegeben ist,
- dass beim Bau der Schiffe im Gegensatz zu Kreuzfahrtschiffen bewusst nicht auf die Beseitigung oder Minimierung störender Einflüsse wie Vibrationen, Lärm, Abgase, Seegang und steile Treppenhäuser verzichtet wird,
- eine Hotelatmosphäre fehlt,
- Schlechtwetterzonen nicht umfahren und vermieden werden.

Vorrang haben bei Cargo-Schiffen der Handelsbetrieb, der Warentransport, ein ungestörter Betriebsablauf, Fahrplantreue und ein geringer Kraftstoffverbrauch.

Medizinische Versorgung

Auf Frachtschiffen wird die medizinische Versorgung durch einen nautischen Offizier, auf deutschen Schiffen durch den 2. Nautischen Offizier wahrgenommen, der während seines Fachhochschulstudiums eine medizinische Grundausbildung, ergänzt durch ein mehrwöchiges Praktikum in einem Krankenhaus, erfährt. Die Crew-Stärken auf modernen Cargo-Schiffen variieren zwischen 15 und 20, wobei die dortigen Mitarbeiter eine hohe berufliche Spezialisierung aufweisen. Entsprechend den gesetzlichen Bestimmungen besteht eine sehr limitierte Ausstattung mit Pharmaka, Hilfsmitteln und Medizinprodukten, die die Therapie akuter, lebensbedrohlicher Erkrankungen gewährleisten soll. Daneben gibt es die Möglichkeit einer funkärztlichen Beratung durch Krankenhäuser, in Deutschland durch das Krankenhaus Cuxhaven (Medico Cuxhaven) und durch telemedizinische Service-Einheiten (TMAS: **T**elemedical **M**aritime **A**ssistance **S**ervice), um so einen Facharztstandard der Beratung zu erreichen. Für Gäste auf Frachtschiffen besteht im Vergleich zu Hochseeschiffen eine erhöhte Infektionsgefahr bei Hafenaufenthalten und Ausflügen, die im Einzelfall selbst organisiert werden müssen und in Abhängigkeit von den jeweiligen Liegezeiten dann auch gelingen.

Reisebedingungen aus medizinischer Sicht

Fast alle Reedereien und Reiseveranstalter, die entsprechende Frachtschiffreisen anbieten, haben im Hinblick auf medizinische Überlegungen eindeutige Ausschlusskriterien und Vorgaben. In den meisten Fällen ist eine Gravidität auszuschließen, die Altersgrenze liegt bei 5 bzw. 6 und 70 bzw. 75 Lebensjahre, vorausgesetzt wird, dass ein Betreuungs- und Beaufsichtigungsbedarf durch die Crew auf keinen Fall erforderlich ist und auch an Bord eine uneingeschränkte Mobilität ohne Rollatoren, Rollstühle und Gehstützen vorliegt. Als relative Kontraindikation sehen im Hinblick auf die Vibration der Frachtschiffe einzelne Reedereien Endoprothesen. Die meisten Reedereien verlangen ein ärztliches Unbedenklichkeitszeugnis, durch das akute und chronische Erkrankungen auszuschließen sind. Eine gutachtliche Hilfestellung bietet die Anlage 1 zu § 2 Abs. 1 der Seediensttauglichkeitsverordnung, durch die für deutsche Schiffe eine Seedienstuntauglichkeit eindeutig krankheitsbezogen definiert ist. Angestrebt wird, dass kein wesentlicher Unterschied zwischen der Crew von Cargo-Schiffen und deren Passagieren unter prognostischen Aspekten besteht. Sobald bei potenziellen Passagieren Erkrankungen vorliegen, die auch bei Crew-Mitgliedern Seedienstuntauglichkeit zur Folge hätten, sind diese für Frachtschiffreisen nach ärztlicher Einschätzung ungeeignet.

Bei Frachtschiffreisen kommt dem Impfstatus einerseits und der Versorgung durch eigene Medikamente andererseits eine noch höhere Bedeutung zu als bei Hochsee-Kreuzfahrten, wobei auch berücksichtigt werden muss, dass die Medikamente bis Ende der Reise gültig sind, da bei gelegentlichen Hafeninspektionen auch die Verfallsdaten an Bord vorhandener Pharmaka überprüft werden; eine Überschreitung des Verfallsdatums kann Sanktionen zur Folge haben.

26.5 Besonderheiten der Crew

Der Schiffsarzt ist für die komplette medizinische und oft auch psychosoziale Betreuung der gesamten Crew aus zahlreichen Nationen verantwortlich. Crew-Mitglieder sind durchschnittlich 6–8 Monate an Bord und kontinuierlich in einer 7-Tage-Woche tätig. In Abhängigkeit von der Dauer des persönlichen Arbeitseinsatzes, der Arbeitsplatzsituation, der spezifischen Arbeitsbelastungen, der nationalen Zugehörigkeit unter Berücksichtigung transkultureller Aspekte, der Bordatmosphäre einschließlich der Verhaltensweisen der Vorgesetzten, der partnerschaftlichen Beziehungssituation an Bord, der familiären Lebenssituation, der Persönlichkeitsstruktur, von Vorerkrankungen und Dispositionen können unterschiedliche Störungen und Erkrankungen in Erscheinung treten, die weitergehende Beratungen und Hilfestellungen vonseiten des Bordarztes erfordern.

Oft fällt in den Funktionsbereich der Schiffsärzte auch die Überbringung schlechter Nachrichten. Schiffsarzt und Schiffskrankenschwester stellen oft wesentliche Vertrauenspersonen im Hinblick auf gesundheitliche Probleme einerseits und zwischenmenschliche Beziehungsprobleme andererseits dar, insbesondere wenn die Crew erkennt, dass Schiffsarzt wie auch Schiffskrankenschwester die ärztliche Schweigepflicht uneingeschränkt wahren und trotz Einbindung in die Schiffshierarchie unparteilich gegenüber Vorgesetzten, Reederei und Catering-Unternehmen bleiben. Die hohe Akzeptanz sowohl von Schiffskrankenschwester als auch von Schiffsarzt basiert auch auf der Überlegung, unabhängig von dem persönlichen Umgang mit Crew-Mitgliedern, dass diese darauf angewiesen sind, durch ihr Arbeitseinkommen die eigene und die erweiterte Familie zu ernähren und zu unterstützen, und sie auf eine Berufstätigkeit auf einem Schiff angewiesen sind, die eine uneingeschränkte Funktionsfähigkeit in psychophysischer Hinsicht voraussetzt. Als Besonderheit ist diesbezüglich zu sagen, dass Arbeitsunfähigkeiten von 3 Tagen oder länger in den meisten Fällen eine Vertragsbeendigung und eine Rücksendung in das Heimatland zur Folge haben, nicht zuletzt, weil auf den meisten Schiffen unter betriebswirtschaftlichen Aspekten eine sehr knappe Personalkalkulation besteht.

26.6 Reiseberatung

Insbesondere bei mehrwöchigen Kreuzfahrten und im Hinblick auf das höhere Lebensalter von Kreuzfahrtpassagieren, deren Vorerkrankungen, Therapiearten, therapeutischer Beeinflussbarkeit und Patienten-Compliance ist eine intensive reisemedizinische Beratung unbedingt notwendig, in welcher Reiseziele, -dauer und -art, die An- und Abreise zum und vom Schiff, die Besonderheiten des Verkehrsmittels und des Hotels Schiff, das Thromboserisiko, der Impfstatus und die medizinische Versicherungssituation besprochen werden sollten. Jeder Reiseveranstalter und die mit ihm kooperierende Reederei ist zur Auskunft über die medizinische Grundausstattung bereit, bei speziellen Krankheitsbildern empfiehlt sich eine Voranfrage. Allen Patienten mitzugeben ist in jedem Fall ein ausführlicher Therapieplan mit den Generic Names der Medikamente (INN), eine Kopie der aktuellen und relevanten Vorbefunde und die in Relation zur geplanten Urlaubsdauer übermäßige Verordnung eines Medikamentenvorrats der regelmäßig einzunehmenden Pharmaka, da es im Einzelfall zu Verzögerungen im Reiseverlauf und zu der Notwendigkeit kommen kann, die Medikation krankheits- und urlaubsbedingt zu erhöhen. Selbst sehr umfangreiche Apotheken in Schiffshospitälern verfügen nur über einen begrenzten Medikamentenvorrat und nur einzelne Substanzen, meistens eine Substanz aus einer erforderlichen chemischen Wirkgruppe.

Sinnvoll ist des Weiteren die Mitgabe einer Reiseapotheke, die Medikamente für wesentliche Erkrankungen wie Infektionen der oberen Luftwege, Diarrhoe, Dermatitis solaris, Stichreaktionen, leichtere oberflächliche Verletzungen und akute Schmerzzustände umfassen sollte.

Die Reiseberatung bei Kreuzfahrtpassagieren ist insbesondere dann, wenn diese längerfristig auf einem Kreuzfahrtschiff weilen wollen – beispielsweise bei einer Weltreise –, sehr umfangreich, da in diesen Fällen oft mehrmonatige Zeiträume, der Besuch einer Vielzahl von Ländern mit unterschiedlichsten Klimazonen und Impfbestimmungen berücksichtigt werden müssen. In diesem Fall ist auch konkret zu planen, wie regelmäßig vorzunehmende Kontrolluntersuchungen unter therapeutischen Aspekten gewährleistet werden können; das bekannteste Beispiel sind INR-Bestimmungen bei einer Therapie mit Antikoagulanzien. Fast alle größeren Schiffshospitäler verfügen über entsprechende Koagolumeter. Diabetische Patienten sollten in jedem Fall ihre Blutzuckermessgeräte mit einer entsprechenden Anzahl von Tests mitnehmen, um entsprechend der metabolischen Einstellung eigenverantwortlich die metabolische Situation zu überprüfen.

26.7 Besondere Einsätze als Schiffsarzt

Alternative Heilverfahren – paramedizinischer Bereich

Bei einzelnen Kreuzfahrten werden immer wieder alternative Heilverfahren vonseiten der Passagiere nachgefragt – wie ein Wunsch nach Akupunktur, Homöopathie, Ayurveda, Naturheilverfahren, Yoga, Tuina, Meditation, die Stellung der Indikation von auf dem Schiff verfügbaren Wellness-Angeboten, Bachblütentherapie, Neuraltherapie, Osteopathie und Kineosologie. Entsprechende Grundkenntnisse sind für eine Schiffsarzttätigkeit vorteilhaft. In Abhängigkeit von der eigenen Fortbildung und beruflichen Vorerfahrung werden auch als Ergänzung zu dem z.T. sehr umfangreichen Vortrags- und Freizeitangebot auf größeren Kreuzfahrtschiffen vonseiten der Schiffsärzte Vorträge zu unterschiedlichsten Themen gerne gesehen und oft auch konkret nachgefragt, die in den paramedizinischen Bereich gehen und am ehesten Themenbereiche der Psychohygiene wie Stressbewältigung, Gehirnjogging, Zeitmanagement, alternative Heilmethoden, Körpersprache, TCM oder Anti-Aging betreffen können.

Notfallsituationen

Auf allen Kreuzfahrten treten in regelmäßigen Abständen notfallmedizinische Situationen auf, die längerfristig an Bord von Kreuzfahrtschiffen nicht beherrscht und behandelt werden können, sodass die Verlegung in ein externes Hospital einer Hafenstadt erforderlich ist (sog. Medical Disembarcation). Sinnvoll und angemessen sind Kenntnisse der jeweiligen medizinischen und Krankenhausversorgungsstruktur der Reiseländer – wobei jeweils das nächst gelegene optimale spezifische Hospital ausgewählt werden sollte –, und die Kenntnis der Versicherungssituation, da fast alle Patienten im Ausland in sog. Vorkasse treten müssen, und die Verbindung zum Medizinischen Dienst der jeweiligen Reiseauslandskrankenversicherung und Rücktransportversicherung (Assistance) hergestellt werden muss. Alles Weitere wird dann von diesen spezialisierten Versicherungsunternehmen geleistet. In diesem Zusammenhang ist aber auch vonseiten der Schiffsärzte häufig die Illusion zu beseitigen, dass bei einem Notfall Hilfe aus der Luft, z.B. durch einen Rettungshubschrauber, jederzeit möglich ist; diese Unterstützungsmöglichkeit gelingt nur in wenigen europäischen und außereuropäischen Ländern bei einer Fahrt des jeweiligen Schiffes in relativer Landnähe.

Genauso wenig ist es einerseits organisierbar und andererseits medizinisch indiziert und wünschenswert, dass lebensbedrohlich erkrankte Patienten unmittelbar nach der Verlegung in ein Hospital nach Deutschland transportiert werden; Grundvoraussetzung eines Rücktransportes bilden das Erreichen einer gesundheitlichen Stabilität und Transportfähigkeit nach einer suffizienten Differenzialdiagnostik und -therapie in dem jeweiligen aufnehmenden Hospital des angefahrenen Landes. Neben Rücktransportmöglichkeiten durch Assistance-Unternehmen per Ambulanz-Jet gibt es auch die Möglichkeit eines Rückfluges in spezialisierten Einheiten (PTC: **P**atienten-**T**ransport-**C**ompartment), beispielsweise an Bord von Lufthansa-Maschinen.

Tipp für die Praxis

Nach langjähriger Erfahrung des Autors ergeben sich für potenzielle **Kreuzfahrtgäste mit chronischen Krankheiten** 5 wesentliche medizinische Problemfelder:

- Zahlreiche Krankheitsbilder sind vor Beginn einer Kreuzfahrt unzureichend therapeutisch eingestellt.
- Die abstrakte und konkrete Unfallgefährdung einer Kreuzfahrt wird in Relation zu den bestehenden Erkrankungen in einigen wenigen Fällen unzureichend bewertet.
- Es gibt verkehrsmittelbezogene medizinische Risiken, die vor einer Kreuzfahrt konkret bestimmt werden sollten.
- Die Prävention allgemeiner und spezieller reisetypischer Risiken, wie erhöhte Infektionsgefahr und Dekompensationen metabolischer Erkrankungen, erfolgt mangelhaft.
- Eine vorhandene eingeschränkte psychophysische Belastbarkeit wird unzureichend in Relation zu den reisespezifischen Anforderungen und subjektiven Erwartungen und Ansprüchen bewertet.

27 Medizintourismus

R. Gerzer

Editorial

Von uns Europäern bisher weitgehend unbemerkt, hat sich im Rahmen der Globalisierung ein globaler Milliardenmarkt „Medizintourismus" etabliert und expandiert weiter mit atemberaubendem Zuwachs. Wir kennen zwar traditionell den Medizintourismus aus Schwellenländern an große international renommierte Universitätskliniken. Dass aber Medizintourismus von uns in Schwellenländer aufgrund einer strategischen Aufholjagd zu einem großen Geschäft geworden ist, haben wir kaum bemerkt. Für 2010 wird der weltweite Medizintourismusmarkt auf 50 – 100 Mrd. US-Dollar geschätzt. Gerade in vielen Schwellenländern ist die ärztliche Ausbildung häufig exzellent oder Studenten gehen zur Ausbildung in weltweit führende Kliniken im Ausland und kehren dann in ihre Heimat zurück. Dort entstehen modernste Kliniken, in denen Spitzenmedizin praktiziert wird und in denen aufgrund der Gehaltsstrukturen die Preise für Behandlungen international sehr konkurrenzfähig sind.

Das Wichtigste in Kürze

- Medizintouristen suchen nach fortschrittlichsten Behandlungsmethoden, geringeren Behandlungskosten oder kürzeren Wartezeiten.
- Ziele des Medizin-/Gesundheitstourismus sind hochentwickelte Länder (z. B. USA, Deutschland) und Metropolen, aber auch zunehmend sog. Schwellenländer.
- Spezifische Therapien (z. B. in der Reproduktionsmedizin, kosmetischen Chirurgie oder bei Transplantationen) locken viele zahlungskräftige Patienten ins Ausland.
- Gesundheitliche Risiken sollten nicht unterschätzt werden: Multiresistente Krankenhauskeime breiten sich weltweit aus; Thromboembolierisiko nach Operation im Ausland nimmt zu.

27.1 Definition

Als **Medizintourismus** bezeichnet man die gezielte Inanspruchnahme ärztlicher Behandlungen und Operationen im Ausland, wobei der Aufenthalt im Zielland i. d. R. die Dauer eines Urlaubs nicht übersteigt. In größeren Staaten spricht man auch dann von Medizintourismus, wenn man zu einer Behandlung in weiter entfernte Regionen des eigenen Landes reist.

Als **Gesundheitstourismus** bezeichnet man eine Reise zu einem Kuraufenthalt oder zu einem Wellness-Aufenthalt inner- oder außerhalb des eigenen Landes.

Typisches Ziel eines Kuraufenthalts ist nicht die Behandlung einer akuten Erkrankung, sondern die Prävention von Erkrankungen, die Rehabilitation nach Unfällen und medizinischen Eingriffen oder die Behandlung chronischer Erkrankungen wie Asthma, rheumatoide Erkrankungen oder Psoriasis.

Wellnesstourismus ist eine Form des Gesundheitstourismus, die als gesundheitsorientierte Urlaubsform Erholung und Genuss miteinander verbindet.

27.2 Gründe für Medizintourismus

Laut einer Studie von McKinsey [3] gibt es 5 Hauptgründe für Medizintourismus:

- Etwa 40 % aller Medizintouristen wollen mit der auf ihrem Gebiet fortschrittlichsten Behandlungsmethode therapiert werden. Dabei spielen die Behandlungskosten eine nur untergeordnete Rolle. Die höchste Attraktivität für diesen Markt besitzen die USA. Dort lassen sich v. a. Patienten aus Südamerika, dem Mittleren Osten, aus Kanada und Europa behandeln.
- Weitere 32 % aller Medizintouristen reisen, weil sie im Zielland eine insgesamt höhere Behandlungsqualität als in der Heimat erwarten. Zu diesen Medizintouristen zählen v. a. Personen aus Schwellen- und Entwicklungsländern, die es sich leisten können, im Ausland medizinische Behandlung zu bezahlen. Medizintouristen, die aus dem arabischen Subkontinent oder der ehemaligen Sowjetunion zu deutschen Universitätskliniken zur Behandlung fliegen, sind typische Vertreter dieser Klientel.
- In einigen Ländern, wie z. B. in Großbritannien, gibt es für einige Operationsarten wie Herz- oder orthopädische Operationen mit Gelenkersatz sehr lange Wartezeiten. Um diese Wartezeiten zu verkürzen, kann man sogar auf Kosten des nationalen Gesundheitssystems eine entsprechende Operation im Ausland durchführen lassen. Bei uns wird diese Art des Gesundheitstourismus nur in seltenen Ausnahmefällen von der entsprechenden Kasse vergütet. Der weltweite Markt auf diesem Gebiet beträgt etwa 15 %.

- Nur 9% der Medizintouristen reisen wegen geringerer Behandlungskosten in das Ausland. Allerdings dürfte dieses Segment die Mehrzahl der aus Deutschland zur Behandlung ins Ausland reisenden Patienten ausmachen. International ist dieses Segment auch das Segment mit dem weitaus höchsten Wachstumspotenzial, weil die Qualität der ärztlichen Behandlung in Schwellenländern inzwischen oft der in hoch entwickelten Ländern mindestens gleichzusetzen ist, die Kosten aber i. d. R. deutlich geringer sind (weniger als die Hälfte ist eher die Regel als die Ausnahme).
- Schließlich reisen Patienten (4%) auch dann zur Behandlung in das Ausland, wenn sie im eigenen Land nicht zugelassene oder nicht verfügbare Therapien an sich durchführen lassen wollen.

V

27.3 Medizintourismus-Destinationen

Medizintourismus nach Deutschland

Deutschland zählt zu den 10 führenden Medizintourismus-Destinationen weltweit. Im Unterschied zur landläufigen Meinung stellen auch nach deutschen Statistiken [11] nicht reiche Araber oder Russen, sondern Personen aus der Mittelschicht den Hauptanteil der Medizintouristen nach Deutschland. Diese suchen nach modernen Therapien, die im Heimatland nicht oder kaum erhältlich sind und vertrauen auf das international bekannte hohe Qualitätsniveau der deutschen Medizin. Entsprechend konzentriert sich die Nachfrage auf Kliniken mit modernster Ausstattung, in denen ein breites Spektrum hochqualitativer Medizin angeboten wird. Daneben haben sich spezialisierte Zentren etabliert, die sich – fast exklusiv – auf den internationalen Markt konzentrieren und neben erstklassiger Medizin auch ein umfangreiches Hotel- und Wellnessangebot im Portfolio haben, um sowohl den Therapie-Aufenthalt als auch den Aufenthalt für mitreisende Angehörige möglichst angenehm zu gestalten.

Neben Patienten aus benachbarten europäischen Ländern nutzen häufig Patienten aus dem arabischen Subkontinent die für sie in Deutschland klimatisch angenehmen Sommermonate für anstehende Therapien, die gleichzeitig mit einem Familienurlaub verbunden werden.

Ein weiterer großer Patientenstrom kommt aus den Nachfolgestaaten der ehemaligen Sowjetunion mit ähnlichen Motiven.

Da Gesundheit eine sehr persönliche Angelegenheit ist, sind nicht automatisch diejenigen Krankenhäuser auf dem Gesundheitstourismusmarkt sehr erfolgreich, die ein beeindruckendes Leistungsspektrum haben, sondern die, die ihren Patienten einen möglichst umfangreichen, auf deren Bedürfnisse abgestimmten zusätzlichen Service bieten [7]. In den letzten Jahren ist es deshalb auf dem deutschen Medizintourismusmarkt üblich geworden, „International Welcome-Centers" einzurichten, die auf die Bedürfnisse ausländischer Patienten eingehen. Solche Zentren werden sowohl in einzelnen Kliniken eingerichtet als auch als Privatunternehmen oder als Initiativen von Regionen, die sich auf dem weltweiten Gesundheitsmarkt vermarkten wollen. Diese Zentren bieten oft einen Rund-um-Service an, der von der Planung des Therapieaufenthaltes inkl. Flugtickets, Hotelbuchungen mit Planung touristischer Aktivitäten von Familienangehörigen und der Klärung eventueller Vor- und Nachsorgefragen bis hin zur eigentlichen Organisation des Aufenthalts in den entsprechenden Krankenhäusern geht. Beteiligte Häuser verpflichten sich dann beispielsweise, Informationen in entsprechenden Landessprachen und einen Dolmetscherservice bereitzuhalten, Ausschilderungen mehrsprachig vorzunehmen, entsprechende landestypische Menüs zu kochen, landestypische Radio- und Fernsehprogramme anzubieten, entsprechende Gebetsräume bereitzustellen und das Personal interkulturell so zu schulen, dass peinliche interkulturelle Missverständnisse möglichst vermieden werden.

Perspektivisch kann man davon ausgehen, dass das Wachstumspotenzial dieser Form des Medizintourismus eher beschränkt ist. So haben verschiedene Länder auf dem arabischen Subkontinent begonnen, modernste eigene Klinikumskomplexe und Universitäten zu bauen und versuchen, eher renommierte Spezialisten aus dem Westen mit hoch dotierten Verträgen an solche Zentren zu verpflichten, als wie bisher ihren Landsleuten eine teure Behandlung im Ausland zu finanzieren.

Medizintourismus aus Deutschland

Aufgrund der bestehenden hervorragenden Behandlungsmöglichkeiten in Deutschland muss sich der Medizintourismus nicht von hier in andere Länder verlegen.

Dagegen wächst in den letzten Jahren der kostengetriebene Medizintourismus ins Ausland, da aufgrund der Steigerungen der Gesundheitskosten Kassenleistungen zunehmend eingeschränkt werden. So ist im letzten Jahrzehnt in den östlichen Nachbarstaaten Deutschlands ein großer Markt für Zahnersatzbehandlungen entstanden. In dortigen Praxen und Kliniken werden Zahnbehandlungen angeboten, die häufig mit mehrjähriger Garantie und zusätzlich im Preis enthaltenen Hotel- und Wellnessangeboten verbunden sind und trotzdem deutlich kostengünstiger sind als eine entsprechende Behandlung – ohne zusätzlichen Wellnessaufenthalt – in Deutschland. Weil dieser Markt in den entsprechenden Ländern zu hohem Konkurrenzdruck führt, kann man inzwischen i. d. R. davon ausgehen, dass das entsprechende Preis-Leistungs-Verhältnis sehr gut ist und hier eine durchaus ernst zu nehmende Konkurrenz für deutsche Anbieter besteht.

Entsprechende Märkte sind inzwischen auch in Heimatländern von Gastarbeitern entstanden. Leistungen, die im deutschen Gesundheitssystem von der Kasse übernommen werden, werden zwar in Deutschland ausgeführt, zusätzliche Leistungen, für die man aber Selbstzahler ist, werden häufig im Heimatland während des

Sommerurlaubs in Anspruch genommen. Das ist leicht erklärlich: Es kostet weniger und man ist bei der Behandlung im eigenen kulturellen Umfeld.

Viele Deutsche fliegen auch zu einer Behandlung mit alternativer oder traditioneller Medizin in das Ausland. Klassische Destinationen für solche Behandlungen sind Indien und China. In beiden Ländern gibt es auch eigene Universitäten, in denen die jeweiligen Therapieformen mit modernen wissenschaftlichen Methoden auf ihre Wirksamkeit hin untersucht werden. In China ist es üblich, dass auch an modernsten Krankenhäusern Einrichtungen mit traditioneller chinesischer Medizin bestehen, deren Dienstleistungen auch ausländischen Patienten angeboten werden. Sogar im chinesischen Raumfahrtprogramm werden die Taikonauten mit traditioneller chinesischer Medizin betreut.

Weitere Medizintourismus-Destinationen

Hoch entwickelte Länder und Metropolen

Die klassische Medizintourismus-Destination ist sicher die Mayo-Klinik in Rochester, Minnesota, USA, mit inzwischen verschiedenen Niederlassungen in unterschiedlichen Ländern.

Zunächst als Arztpraxis vom britischen Immigranten W.M. Mayo um 1860 gegründet und später in eine Non-Profit-Organisation umgewandelt, behandeln die Mayo-Kliniken heute mit etwa 60 000 Angestellten jährlich etwa 600 000 stationäre Patienten.

Neben der Mayo-Klinik und weiteren größeren Institutionen sind weit über die USA hinaus bekannte Medizintourismuszentren das TEXAS Medical Center in Houston – das einen ganzen Stadtteil von Houston einnimmt, mit fast 100 000 Mitarbeitern das weltweit größte Klinikumszentrum umfasst und jährlich über 6 Mio. Patienten betreut (davon knapp 20 000 aus dem Ausland) – und die Harvard Medical School in Boston.

In Europa hat sicherlich England und speziell London traditionell wegen der historischen weltweiten Vernetzung mit den Commonwealth-Staaten eine große Geschichte im Medizintourismus. Auch nach Frankreich, speziell nach Paris, gibt es aus französischsprachigen Ländern bzw. ehemaligen Kolonien einen historisch gewachsenen Medizintourismus.

Gerade im letzten Jahrzehnt ist der Medizintourismus nach Deutschland stark gewachsen. Geht man im Sommer durch das Zentrum von München, dann sind die Straßen voller Touristen aus dem arabischen Subkontinent. In den großen Kliniken herrscht zu diesen Zeiten Hochbetrieb, weil sich parallel zum Urlaub Familienangehörige dort medizinisch betreuen lassen. Ähnliches ist auch an anderen Zentren in Deutschland zu beobachten.

Schwellenländer

Die Infrastruktur für moderne Medizin in verschiedensten Schwellenländern holt in den letzten Jahren gewaltig auf. Dabei sind häufig private Klinikgruppen und nicht so sehr staatliche Institutionen die Initiatoren. In vielen Ländern, so in Indien oder China, war bis vor 2 Jahrzehnten die Medizin strikt unter staatlicher Kontrolle und richtete sich eher nach dem Bedarf der Grundversorgung armer Einheimischer als nach den Bedürfnissen selbst zahlender Kunden. Mit der generellen Liberalisierung in vielen Schwellenländern konnten sich in den letzten Jahren exzellente Kliniken etablieren, die sich auf die Bedürfnisse selbst zahlender Kunden einrichteten. Beispielsweise leben in Indien von den über 1 Mrd. Einwohnern noch etwa 60% unter der Armutsgrenze, aber über 400 Mio. Inder können sich medizinische Versorgung nach westlichen Standards heute leisten und fordern sie auch ein. Deshalb gab es in den letzten Jahren in Indien und analog auch weltweit in Schwellenländern einen großen Boom der Etablierung von exzellenten Privatkliniken und privat geführten Universitäten, die in der Behandlungsqualität bereits heute vielen deutschen Häusern weit voraus sind.

Solche Krankenhausgruppen expandieren aggressiv auch international. So herrscht, von uns weitgehend unbemerkt, derzeit ein großer Wettbewerb bei der Errichtung von Kliniken in Afrika – nicht, um Entwicklungshilfe zu betreiben, sondern, um im nächsten boomenden Markt auf dem Gebiet der Medizin die Führung zu übernehmen. Hier sind einige Krankenhausketten aus Indien und Thailand konkurrenzmäßig aktiv. Medizinische Ethik spielt bei diesen strategischen Zielen eine auf den ersten Blick überraschend große Rolle, aber nicht, weil Medizin v.a. ethischen Prinzipien unterliegt, sondern weil man bei Einhaltung ethischer Prinzipien auch seine Leistungen besser verkaufen kann und damit schneller seine Konkurrenz überholt. Aufgrund dieser Entwicklungen wird sich voraussichtlich in den nächsten Jahren weltweit medizinisches Handeln immer mehr Marktmechanismen unterordnen.

In Thailand beispielsweise ist die medizinische Versorgung – so man dafür zahlen kann – exzellent. Dies haben wir Europäer spätestens dann begriffen, als die medizinische Versorgung der Tsunami-Opfer in Thailand i.d.R. hervorragend erfolgte. Einer der großen medizinischen Versorger in Thailand ist das Bangkok Hospital mit etwa 20 Häusern in Thailand und weiteren in Nachbarländern. Diese Krankenhausgruppe expandiert zurzeit nach Afrika. Ein anderes berühmtes Zentrum mit modernster Medizin in Thailand ist die Gruppe Bumrumgrad, die ebenfalls in Zukunft eine international führende Rolle spielen will.

Von Indien aus expandieren derzeit v.a. die Apollo- und die Fortis-Gruppe.

Das chinesische Krankenhauswesen ist momentan noch weitgehend in staatlicher Hand, einige Krankenhäuser in Peking oder Shanghai konzentrieren sich ebenfalls auf Therapien von Medizintouristen und bieten erstklassige moderne Medizin.

Auch in Indonesien, den Philippinen, in Malaysia und Singapur wächst das Gebiet Medizintourismus mit hohen jährlichen Zuwachsraten.

In der Türkei – so man dieses Land noch als Schwellenland bezeichnen kann – gibt es inzwischen ebenfalls exzellente Krankenhausketten. Wegen der jahrzehntelangen Verbindung zwischen Deutschland und der Türkei trifft man dort häufig auf ehemalige Gastarbeiterkinder, die in Deutschland aufgewachsen sind und dort ihre Ausbildung in einer ärztlichen oder pflegedienstlichen Fachrichtung absolviert haben und jetzt, bestens geschult, in der Türkei modernste Medizin anbieten.

Südamerika holt auf dem Gebiet der medizinischen Versorgung ebenfalls rasant auf und bietet Spitzenmedizin auch für Medizintouristen an.

27.4 Spezifische Therapien

■ Moderne Medizin

Führende Behandlungszentren weltweit sind für Patienten attraktiv, wenn Behandlungsmethoden angeboten werden, die einen Vorteil gegenüber einer Behandlung zu Hause versprechen. Neueste Krebstherapien, komplizierte Operationsverfahren, Organtransplantationen etc. gehören deshalb zu den Aushängeschildern des Medizintourismus. Die EU plant in Zukunft eine gemeinsame Politik für die Behandlung von Patienten innerhalb der EU und sieht vor, dass man sich im EU-Ausland auf Kassenkosten behandeln lassen kann [2].

Im Folgenden sollen spezielle Verfahren kurz skizziert werden, die in Deutschland z. B. aus legalen Gründen nicht angeboten werden, oder bei denen international führende Zentren auch aus Deutschland viele Patienten anziehen.

Reproduktionsmedizin

Aufgrund international sehr unterschiedlicher Gesetzgebung gibt es weltweit einen florierenden Medizintourismus auf dem Gebiet der Reproduktionsmedizin. Dies beinhaltet die Thematiken Präimplantationsdiagnostik, In-vitro-Fertilisationsverfahren oder Schwangerschaftsabbrüche.

Von Deutschland aus fahren mit dem Ziel der Reproduktionsmedizin ca. 80% aus solchen juristischen Gründen in benachbarte EU-Länder, um z. B. eine Oozytenimplantation durchführen zu lassen [10].

Kosmetische Chirurgie

Weltweit boomt das Geschäft der kosmetischen Chirurgie. Für medizinisch notwendige Eingriffe aufgrund von angeborenen Defekten oder entstellenden Erkrankungen, Verletzungen oder Narbenbildungen ist hohe Spezialisierung erforderlich und Patienten reisen an entsprechende Expertenzentren. Dies schließt auch Operationen von Kriegsverletzten oder Opfern von Landminen ein. Für diese wird auch in weltweiten Spendenaktionen gesammelt, damit solche Operationen für die oft mittellosen Opfer durchführbar werden und diese wieder etwas Lebensqualität zurückerhalten.

Von einzelnen hochspezialisierten Zentren aus reisen in regelmäßigen Abständen Operationsteams in das Ausland, um z. B. vor Ort angeborene oder erworbene Defekte zu behandeln.

Die zweite Form der kosmetischen Chirurgie betrifft medizinisch eigentlich nicht notwendige Eingriffe, die aber die äußere Erscheinung der entsprechenden Person im Sinne eines spezifischen Schönheitsideals verändern und somit hauptsächlich eine psychische Wirkung (Wohlbefinden) ausüben. Der Wunsch, eine solche Therapie mit einem Wellnessaufenthalt und gleichzeitig einem Urlaub zu verbinden, ist ein Grund dafür, dass sich entsprechende Behandlungszentren häufig in oder in der Nähe von mondänen Urlaubsorten befinden. Man kommt dann eben aus dem Urlaub so erholt zurück, dass man auch noch jünger und attraktiver aussieht. Weltweit gibt es eine Vielzahl von Einrichtungen, die sich auf diese Form des Medizintourismus konzentrieren.

Eine Sonderform der kosmetischen Chirurgie stellt die Geschlechtsumwandlung dar. Weltweit gibt es hierfür bekannte Zentren, zu denen Patienten aus anderen Ländern anreisen. Einige Kliniken in Deutschland haben sich auf diese Thematik konzentriert. Weltweit gelten einige Kliniken in Thailand oder in Brasilien zu den international führenden Zentren auf diesem Gebiet.

Stammzelltherapie

Stammzelltherapie ist zu einem Modewort geworden. Da bisher bei verschiedensten theoretisch bedeutsamen Anwendungen Stammzelltherapie noch keine nachweisbare Wirkung bringt, wird sie an modernen Kliniken nur unter strengen Studienbedingungen angewandt und auch nur bedingt von Krankenkassen übernommen. Auf dem freien Markt, v. a. in aufstrebenden Kliniken in Schwellenländern, wird Stammzelltherapie heute angeboten und dient sogar vielen Kliniken als Aushängeschild für den Beweis, dass man weltweit an der Spitze der modernen Medizin arbeitet. Entsprechend gibt es sehr viele Anbieter von z. T. sehr teurer Stammzelltherapie, die unterschiedliche ethische Prinzipien anwenden. Die Spannweite reicht von weltweit führenden Kliniken bis zu Scharlatanerie.

Für Patienten mit chronischen Leiden, für die es bisher keine Therapie gibt, wie Multiple Sklerose, Querschnittslähmung, verschiedene Tumoren, amyotrophe Lateralsklerose oder Diabetes, ist es verführerisch, wenn ihnen versprochen wird, dass ihnen Stammzelltherapie helfen wird. Entsprechend groß und weiter wachsend ist der Markt auf diesem Gebiet. Man sollte aber Patienten vor solchen teuren Behandlungen [1,9] speziell in aufstrebenden Ländern warnen, da bisher nur wenige Stammzelltherapien (Knochenmarktransplantationen bei Leukämien, seltene Immunerkrankungen und möglicher Weise Herz-Kreislauf-Erkrankungen) erfolgreich oder vielversprechend sind und auch in Deutschland durchgeführt werden, wenn sie ethisch und moralisch vertretbar sind und wissenschaftlich begleitet werden.

Transplantation

Einige Transplantationsarten sind kompliziert und noch nicht voll etabliert. Deshalb ziehen weltweit führende Transplantationszentren, darunter auch einige Kliniken in Deutschland, Patienten aus dem Ausland an, die ggf. hoch riskante Transplantationen in einem weltweiten Spitzenzentrum durchführen lassen wollen.

Andere Transplantationsarten, wie Nierentransplantationen, sind inzwischen schon fast Routineverfahren und mit geringem direktem Risiko verbunden. Allerdings gibt es weltweit zu wenige Spender und deshalb sehr lange Wartelisten. In den letzten Jahrzehnten hat sich deshalb ein spezieller Transplantationstourismus aus reichen in ärmere Länder etabliert. Viele Kliniken, speziell in Asien, werben mit ihrer hohen Erfahrung mit Organtransplantationen und mit der schnelleren Verfügbarkeit von Spenderorganen. Als weltweit führende Länder auf dem Medizintourismusmarkt für Nierentransplantationen gelten Indien, Pakistan und die Türkei. Leider gibt es viele Berichte, dass in solchen Ländern als Spender immer wieder Lebendspender gewonnen werden, die eine Niere gegen Geld spenden, oder dass – wie China immer wieder vorgeworfen wird – Exekutierte als Organbanken missbraucht werden.

Weltweit stammten 2004 etwa 10% der transplantierten Nieren von Lebendspendern, die nicht mit dem Empfänger verwandt waren; diese Transplantationen wurden also nach unserer Auffassung illegal durchgeführt [6]. Es gibt nur wenige Studien über Komplikationsraten bei Nierentransplantationen in Drittländern. Einige kürzlich durchgeführte Studien berichteten allerdings über eine Vielzahl von Komplikationen, von erhöhten Abstoßungsraten über Infektionen mit Hepatitiden und HIV beim Empfänger bis zu erhöhter Mortalität oder gesundheitlichen und psychischen Problemen beim Spender (z.B. [5]).

Augenheilkunde

Für Laserbehandlungen bei Fehlsichtigkeit werden in verschiedenste Länder medizintouristische Reisen angeboten. Da die Behandlung inzwischen weitgehend ausgereift ist, kann man davon ausgehen, dass Zentren, die viele Behandlungen durchführen, auch eine hervorragende Technik besitzen und internationale Qualitätsstandards anwenden. International besonders bekannte Zentren im Ausland sind z.B. in Istanbul, Moskau oder Prag.

Zahnbehandlung

Weltweit wird heute Zahn- und Zahnersatzbehandlung auf hohem Niveau angeboten, häufig in Verbindung mit einem Urlaubs- inkl. Wellnessangebot. Viele Deutsche nutzen die z.T. erheblich niedrigeren Preise in den östlichen Nachbarländern, um Behandlungen durchführen zu lassen, die durch ihre Krankenkasse nicht abgedeckt sind und für die sie in Deutschland erheblich höhere Preise zahlen müssten als im Ausland. Die Qualität dieser Behandlungen ist i.d.R. durchaus sehr hoch. Auslandszahnbehandlung stellt deshalb eine ernst zu nehmende Konkurrenz insbesondere für grenznah arbeitende deutsche Praxen dar.

Alternative Therapieverfahren

Viele Patienten aus westlichen Ländern reisen für Behandlungen in Länder, in denen sie sich mit traditionellen und/oder alternativen Behandlungsmethoden behandeln lassen.

Bei Behandlung von Erkrankungen, die nicht lebensbedrohend sind oder deren Symptomatik mit modernen Methoden nicht zu lindern ist, ist gegen diese Form des Medizintourismus nichts einzuwenden, zählt zur Gesundheit ja nicht nur das körperliche, sondern auch das seelische Wohlbefinden. Unter den traditionellen Behandlungsmethoden sind mit hoher Wahrscheinlichkeit auch solche, die, nur ist es i.d.R. sehr schwierig herauszufinden, ob und warum eine spezifische Therapie einer Placebobehandlung überlegen ist. Speziell China unternimmt große Anstrengungen, dies bei traditioneller chinesischer Medizin nachzuweisen.

Leider tummeln sich unter den Anbietern lokaler Heilverfahren auch viele Scharlatane, die mittels traditioneller Methoden Heilung verschiedenster aggressiver Krankheiten inkl. Krebsleiden versprechen, was immer wieder dazu führt, dass eigentlich nötige „moderne" Therapien zu spät angewandt werden. Eigene Erfahrung des Autors zeigt, dass etwa in Indien Anhänger traditioneller ajurvedischer oder tibetanischer Heilungsmethoden dann letztlich doch Hilfe in mit westlichen Methoden arbeitenden Krankenhäusern suchen, wenn eine ernst zu nehmende Gefahr aufgrund einer schweren Krankheit droht.

Eine Untergruppe von Medizintouristen reist dann, wenn sie aufgrund einer sehr schweren Krankheit, etwa einer multipel metastasierenden Krebserkrankung, nur mehr eine geringe Lebensspanne vor sich hat, um sich bei einem Wunderheiler mit tibetanischer Medizin etc. im letzten Augenblick noch „retten" zu lassen. Leider führt das immer wieder dazu, dass der Patient in einer Gegend mit völlig unzureichender medizinischer Infrastruktur, fern von zu Hause und von seinem persönlichen Umfeld jämmerlich stirbt, oder dass ihn eine Assistance-Firma, u.U. auf Kosten des Patienten, im letzten Augenblick nach Hause zurückholen muss. Deshalb ist in solchen Fällen dringend von einer entsprechenden „Therapiereise" abzuraten.

Religiös motivierte Reisen Kranker (z. B. nach Lourdes) sind nicht dem Medizintourismus zuzuschreiben, weil es sich hier ja nicht um eine gezielte Behandlung handelt. Aufgrund der im Vergleich mit „normalen" Spontanheilungen nicht erhöhten Rate von „Wunderheilungen" bei solchen Reisen kann nach Meinung des Autors zu solchen Reisen nur geraten werden, wenn im Rahmen der Reise keine Verschlechterung der Grundkrankheit zu erwarten ist und der Reisende voraussichtlich von einer solchen Reise psychisch profitiert.

27.5 Qualität von Krankenhäusern

Weltweit werben immer mehr Krankenhäuser mit den modernsten Therapien und modernster medizinischer Ausstattung. Herauszufinden, wer nun gute oder schlechte Medizin, wer zu viel und wer zu wenig Therapie durchführt, ist extrem schwierig. Weltweit gibt es aber Qualitätskriterien für Krankenhäuser. Deshalb sollte man sich bei der Abschätzung der Qualität von Krankenhäusern informieren, ob ein Krankenhaus sich internationalen Qualitätsmaßstäben unterwirft und entsprechend zertifiziert ist. Das weltweit bekannteste internationale Zertifizierungssystem für Krankenhäuser ist das System Joint Commission. Die „Joint Commission of Hospital Accreditation" wurde bereits 1952 in den USA gegründet und zertifiziert innerhalb der USA 18000 Einrichtungen. Seit 1997 überprüft der internationale Zweig dieser gemeinnützigen Einrichtung „Joint Commission International" (JCI) auch Krankenhäuser außerhalb der USA und ist in über 80 Ländern aktiv. Auch das System TRENT aus Großbritannien überprüft weltweit Krankenhäuser und vergibt Qualitätssiegel. Darüber hinaus lassen sich viele Krankenhäuser weltweit ISO-zertifizieren.

Das in den letzten Jahren von Deutschland aus etablierte System TEMOS ist kein eigentliches Zertifizierungssystem, sondern geht davon aus, dass ein international tätiges Krankenhaus bereits in einem System zertifiziert ist oder seine eigenen Qualitätskriterien etabliert hat. TEMOS versucht, vom Blickwinkel des internationalen Medizintouristen, der aus Westeuropa kommt, zu beurteilen, ob das jeweilige Krankenhaus seinen Vorstellungen entspricht. Dazu zählt natürlich v. a. die medizinische Qualität, aber auch andere Aspekte – wie Eingehen auf kulturelle Besonderheiten – spielen eine große Rolle. TEMOS hält auch enge Beziehungen zu Krankenversicherern, die mit der Rückholung von Patienten zu tun haben, da die echte Betreuungsqualität inkl. eventueller Überdiagnostik oder Übertherapie aus finanziellen Gründen durch direkte Begutachtung eines Krankenhauses nicht zu beurteilen und eine große Schwachstelle von Zertifizierungssystemen ist. Versicherer, die im Ausland Erkrankte zurückholen, haben aber einen direkten Einblick in das Preis-Leistungs-Verhältnis von Krankenhäusern.

Viel Wissen über die Behandlungsqualität von Krankenhäusern im jeweiligen Land haben Botschaften oder Krankenversicherer bzw. assistancemedizinische Zentren, die mit der Rückholung von Patienten aus dem Ausland befasst sind. Beide mögliche Quellen scheiden aber als Informationsquellen für Ärzte oder Reisende weitgehend aus. Botschaften sind aus diplomatischen Gründen gehalten, keine Beurteilungen oder Empfehlungen über Krankenhäuser publik zu machen, um nicht in den Markt eines Gastlandes einzugreifen. Versicherer und Assistancezentralen hingegen halten ihr Wissen über die Betreuungsqualität von Krankenhäusern i. d. R. aus Konkurrenzgründen geheim.

Im Internet finden sich viele Quellen über Krankenhäuser weltweit. TEMOS versucht, aktuelle Daten über international arbeitende Krankenhäuser auf aktuellem Stand zu halten und zu veröffentlichen.

27.6 Gesundheitliche Risiken durch Gesundheitstourismus

In den letzten Jahren breiten sich in Krankenhäusern weltweit multiresistente Keime aus. Der Medizintourismus trägt leider auch zur Verbreitung dieser Keime bei. So berichteten Kumarasamy et al., dass 37 britische Touristen, die sich in Indien oder Pakistan aufgehalten hatten, einen β-Lactamase-resistenten Stamm (NDM-1) gramnegativer Bakterien mitgebracht haben [8]. Dieser Stamm wurde in der Zwischenzeit auch in den USA, Kanada und verschiedenen weiteren Ländern gefunden und breitet sich leider rasch weiter aus. Medizintouristen sollten auch vor dieser Gefahr gewarnt werden. Krankenhausaufenthalt in einem anderen, insbesondere ausländischen Krankenhaus wird in Zukunft weltweit zu einem zunehmenden Problem, das leider durch Medizintourismus beschleunigt wird.

Eine weitgehend unbekannte Komplikation des Gesundheitstourismus stellt die Reisevenenthrombose dar. Operationen erhöhen häufig das Risiko für Reisevenenthrombose. Auf dieses deutlich erhöhte Risiko wird häufig bei einer Rückreise nach einer gut verlaufenen Operation im Ausland nicht geachtet. Patienten, die im Ausland eine Operation planen, sollten deshalb speziell darauf hingewiesen werden, dass ihr Thromboembolierisiko nach einem Behandlungsaufenthalt im Ausland deutlich ansteigt.

Weblinks

www.bangkokhospital.com
www.deloitte.com/us/medicaltourism
www.jointcommission.org
www.mayoclinic.com
www.texasmedicalcenter.org
www.temos-worldwide.com

Literatur

[1] Barclay E. Stem-cell experts raise concerns about medical tourism. Lancet 2009; 373: 883 – 884

[2] Commission of the European Communities. Proposal for a Directive of the European Parliament and of the Council on the application of patients' rights in cross-border healthcare. Presented by the European Commission on 2 July 2008. Copyright: European Communities, 2008; Directorate-General for Health and Consumers, European Commission–B-1049Brussels. ec.europa.eu/dgs/health_consumer/index_en.htm

[3] Ehrbeck T, Guevara C, Mango PD. Mapping the market for medical travel. McKinsey Quarterly May 2008; 1 – 11

[4] The Declaration of Istanbul on Organ Trafficking and Transplant Tourism. Nephrol Dial Transplant 2008; 23: 3375 – 3380

[5] Inston NG, Gill D, Al-Hakim A et al. Living paid organ transplantation results in unacceptably high recipient morbidity and mortality. Transplant Proc 2005; 37: 560 – 562

[6] Jafar TH. Organ Trafficking: Global solutions for a global problem. Amer J Kidney Dis 2009; 54: 1145 – 1157

[7] Juszczak J, Zangerle N. Patienten aus dem Ausland – Attraktives Geschäftsfeld für Krankenhäuser. Dt Ärztebl 2004; 101: A1148 – A1151

[8] Kumarasamy KK, Toleman MA, Walsh TR et al. Emergence of a new antibiotic resistance mechanism in India, Pakistan, and the UK: a molecular, biological, and epidemiological study. Lancet Infectious Diseases 2010; 10: 597 – 602

[9] Lindvall O, Hyun I. Medical innovation versus stem cell tourism. Science 2009; 324: 1664 – 1665

[10] Shenfield F, de Mouzon J, Pennings G et al. Cross border reproductive care in six European countries. Human Reproduction 2010; 25: 1361 – 1368

[11] Weiß J. Medizintourismus in Deutschland: Die Reise ins Krankenhaus. Dtsch med Wochenschr 2010; 135: 1

27

28 Tauchmedizin

U. van Laak

Editorial

Sporttauchen ist ein gesättigter Wachstumsmarkt mit einer über die kommenden Dekaden prognostisch leicht absinkenden Tendenz. Gleichzeitig ist mit einer Aufspreizung zu rechnen: Es wird immer mehr junge und ältere Taucher geben, die nachhaltig ihrer Lieblingsbeschäftigung mit viel Engagement nachgehen. Zwei Drittel sind männlich; Frauen beenden ihre Sporttaucherkarriere oft nach einer Schwangerschaft. Auch behinderte Menschen finden im Unterwassersport ihre Erfüllung. Für sie alle stehen die weltweiten Destinationen für Sporttaucher auf der Reisewunschliste. Diese beschränkt sich längst nicht mehr auf das Rote Meer, die Malediven, Thailand oder die Philippinen, um nur einige der klassischen Tauchreiseländer zu nennen. Und für alle Taucher gilt: Tauchunfälle können durch gewissenhafte Vorsorgeuntersuchungen reduziert werden. Gleichwohl gibt es ein Grundrisiko.

Das Wichtigste in Kürze

- Im Tauchurlaub stehen typische Tauchunfälle nicht im Vordergrund. Sie sind eher selten, können aber im Einzelfall immense Kosten verursachen. Sportauchen ist bislang nicht als besonders risikobehaftet bekannt.
- Eine Tendenz zu tieferen und längeren Tauchgängen mit speziellen Atemgasgemischen führt in Einzelfällen zu deutlich erhöhten Risiken.
- Tauchunfälle sind nicht grundsätzlich zu vermeiden. Es ist daher von größter Bedeutung, dass Ärzte, die Sporttaucher auf Tauglichkeit untersuchen, genau wissen, auf welche möglichen Ereignisse ihre Vorsorgeuntersuchung abzielt. Dabei müssen sie auch im individuellen Fall die entscheidenden Handlungsanweisungen zur Erhöhung der Tauchsicherheit vermitteln können.
- Wenn es zu einem Tauchunfall kommt, ist die sofortige spezifische Erste Hilfe durch Mittaucher oder Ausbilder essenziell.
- Tauchunfälle müssen i. d. R. zügig in einer Druckkammer behandelt werden. In den meisten Tauchdestinationen stellt das kein Problem dar – vorausgesetzt, der Sporttaucher besitzt eine entsprechende Versicherung.
- Eine spezielle Tauchunfallabsicherung für Sporttaucher wird im In- und im Ausland unbedingt benötigt.
- Die Untersuchung auf Tauchtauglichkeit ist bisweilen sehr anspruchsvoll. Sie erfordert in aller Regel eine spezielle Ausbildung. Ein tauchmedizinisch tätiger Arzt sollte selbst Taucher sein.

28.1 Einführung

In diesem Kapitel wird auf Freizeittauchen und nicht auf berufliches Tauchen eingegangen. Letzteres ist über Gesetze und Vorschriften in Deutschland genau geregelt, u. a. auch über die Verordnung zur arbeitsmedizinischen Vorsorge (ArbMedVV). Es ist eine Besonderheit des Freizeittauchens, dass i. d. R. auch kommerziell tätige Tauchlehrer als „Freizeittaucher" angesehen werden. Zumeist jüngere Taucher verdingen sich häufig über den Großteil eines Jahres als Tauchguides oder -lehrer in (sub-)tropischen Tauchgebieten. Im Grunde genommen werden sie eher als Dauerurlauber angesehen. Sie haben oft überhaupt keine berufliche oder soziale Absicherung.

Die Definitionen sind im Freizeittauchen nicht einheitlich. Oft wird überbegrifflich auch von „Sporttauchern" gesprochen. Zur eindeutigen Klarstellung gilt das hier Gesagte für jeden Taucher, der die Tätigkeit unter Wasser nicht mit berufsgenossenschaftlicher Absicherung – und damit rein professionell – ausübt.

Besonders deutlich wird der Unterschied beim Thema Tauchtauglichkeit. Hier sind ganz andere Möglichkeiten der Ausnahmegenehmigung denkbar als beim beruflichen Tauchen.

28.2 Wie viele Sporttaucher sind aktiv?

Sporttauchen in der Gesamtbevölkerung ab 14 Jahre wurde 2008 in Deutschland mit rund 600 000 häufig aktiven und rund 4,5 Mio. nur gelegentlich aktiven Tauchern beziffert [1]. Eine weitere Untersuchung aus 2010 [2] hat vor dem Hintergrund von 1,2 Mio. ausgestellten Tauchzertifikaten 420 000 häufig aktive Sporttaucher berechnet. Die Studie geht von 40 000 Neuzertifizierungen pro Jahr aus. Ein Drittel der Sporttaucher sind weiblichen Geschlechts, mit einem Durchschnittsalter von 35 Jahren (größte Gruppe 25 – 50 Jahre). Das Durchschnittsalter der Männer beträgt 40 Jahre (größte Gruppe 35 – 55 Jahre).

Der Forschungsreport [2] kommt zu dem Schluss, dass „Freizeittauchen" nach wie vor ein voll etablierter Sport ist, zukünftig wegen demografischer Entwicklungen aber mit einem Rückgang von rund 10 % pro Dekade zu rechnen ist. Die jetzige Situation der Häufung im mittleren Lebensalter wird sich nach dieser Prognose in Richtung jüngerer Menschen entwickeln. Zum derzeitigen Ausstiegsverhalten aus dem Sporttauchen führt der Report aus, dass die Hälfte der Frauen nach einer Geburt und die überwiegende Mehrzahl der Männer vor dem 60. Lebensjahr das Sporttauchen aufgeben.

Gleichwohl gibt es eine konstante Gruppe von über 60-Jährigen und deutlich älteren, zumeist männlichen Tauchern [3]. Und die Sehnsucht der Kinder und Jugendlichen nach dem frühen Abenteuer unter Wasser nimmt stetig zu – ebenso die Erfahrungen, die im Großen und Ganzen rundum positiv sind.

28.3 Prinzip des Sporttauchens mit Gerät

Die limitierenden Größen beim Freitauchen – die Kompressibilität der Atmungsorgane und der O_2/CO_2-Haushalt – fallen beim Gerätetauchen weg: Komprimiertes Atemgas wird in Druckflaschen mitgeführt und über einen sog. „Lungenautomaten" eingeatmet. Dieser Regler passt dabei den Druck des Atemgases automatisch dem Umgebungsdruck an, sodass in den Lungen der gleiche Druck herrscht wie in der jeweiligen Wassertiefe.

Als Atemgase werden vorwiegend Luft, seltener Gemische aus Stickstoff/Sauerstoff („Nitrox") oder Helium/Sauerstoff/Stickstoff („Trimix") verwendet. Die Mischung von Sauerstoff mit einem Trägergas bzw. mehreren Trägergasen ist erforderlich, um den Partialdruck des Sauerstoffs gering zu halten. Expositionszeitabhängig ist reiner Sauerstoff ab mindestens 1,6 bar potenziell toxisch. Dieser Partialdruck darf unter Wasser nicht überschritten werden.

28.4 Formen des Sporttauchens

Nach wie vor nutzen die meisten Sporttaucher komprimierte Luft als Atemgas. Das Verfahren ist international als SCUBA-Diving (**S**elf **C**ontaining **U**nderwater **B**reathing **A**pparatus) bekannt (Abb. 28.**1**). Die Tauchtiefe beträgt i. d. R. maximal 40 m.

Sporttauchen mit einem sauerstoffangereichertem O_2/N_2-Gemisch (Nitrox) kann unter bestimmten Bedingungen einen zusätzlichen Sicherheitsaspekt darstellen. Das Verfahren ist unter Sporttauchern mittlerweile voll etabliert.

Mit sog. Sonderbrevets ausgestattet, können Sporttaucher Wrack-, Höhlen-, Eis- und Bergseetauchgänge unternehmen. Technische und Verfahrensanleihen aus dem beruflichen Tief- und Sättigungstauchen bringen die „Technical Diver" tief unter Wasser. So erreichen auch diese Sport- und Freizeittaucher „mühelos" 150 m Tauchtiefe und mehr, allerdings um den Preis von oft 4 oder mehr Stunden Austauchzeit für einen Aufenthalt in der Tiefe von nur 10 – 15 min. Auch das Risiko für einen Tauchunfall steigt aufgrund der massiven Belastung mit Inertgasen, die kaum je genau berechnet werden kann, mit zunehmender Tiefe stark an.

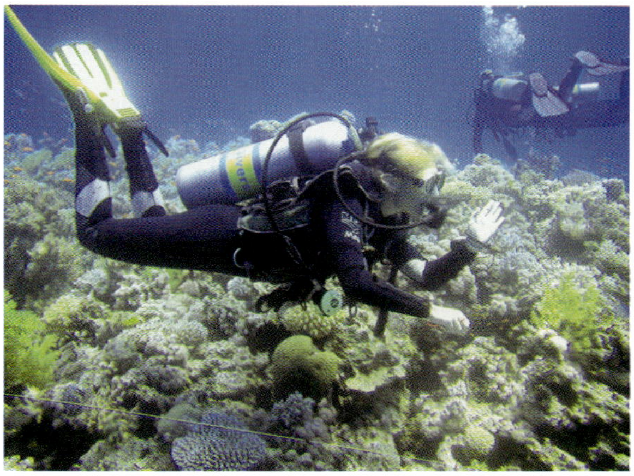

Abb. 28.1 SCUBA-Taucherin mit sporttauchertypischer Ausrüstung über einem Riff.

28.5 Gesundheitliche Probleme im Tauchurlaub

Es ist keineswegs so, dass typische schwere Tauchunfälle im Tauchurlaub, beispielsweise im Süd-Sinai-Gebiet [4], den häufigsten Grund zur Arztkonsultation vor Ort darstellen.

Die typische Rangliste bei Sporttauchern mit Gesundheitsproblemen sieht wie folgt aus:

- Barotrauma Hals-Nasen-Ohren-Bereich
- Otitis externa durch permanenten Wasserkontakt („Swimmer's Ear")
- übliche Diarrhoen
- mechanische Verletzungen
- Rückfragen zur Tauchtauglichkeit
- Tauchunfall im engeren Sinn
- Verletzungen durch Meereslebewesen

28.6 Tauchunfälle Abtauchphase – Barotrauma und Blackout

Barotrauma

In allen luftgefüllten, knöchern-starren Hohlräumen des Körpers können Barotraumen durch Druckwechsel beim Abtauchen (gelegentlich auch beim Auftauchen) auftreten. Anfänger vergessen gelegentlich die Tauchermaske beim Abtauchen zu belüften. Als Folge kommt es dann zum eindrucksvollen Masken-Barotrauma (Augen, Gesicht).

In der Regel sind aber besonders Nasennebenhöhlen, Mittel- und Innenohren betroffen. Als Symptomatik stehen starke Schmerzen, sanguinolentes Exsudat oder Menière-ähnliche Ausfälle im Vordergrund. Halten HNO-Symptome an oder sind sie schwerwiegend, ist die rasche Diagnostik durch einen möglichst tauchmedizinisch erfahrenen HNO-Arzt erforderlich.

Ein Schwerpunkt der Tauchtauglichkeitsuntersuchung ist der Nachweis der Fähigkeit des problemlosen Druckausgleichs zur Vermeidung von Barotraumen.

Blackout

Ein Blackout unter Wasser hat eine ganz andere Qualität. Beim Tauchen ist er mit einem hohen Ertrinkungsrisiko verbunden. Mögliche Ursachen können vom technischen Versagen über menschliches Fehlverhalten bis zu druckbedingten Beeinträchtigungen durch die Atemgase reichen. Im Vordergrund stehen die narkotische Wirkung hoher Stickstoff-Partialdrücke, die Retention von CO_2 unter Überdruckbedingungen, Intoxikationen durch Sauerstoff bei zu tiefen Tauchgängen sowie Hypoxie durch Aufbrauchen des Atemgases.

In Paniksituationen oder bei Überanstrengung kann es oberflächennah zum Blackout nach Hyperventilation kommen.

Nach einem Blackout beim Tauchen ist das allgemeine medizinische Notfallmanagement gefordert. Eine Lungenschädigung durch begleitendes Beinahe-Ertrinken ist möglich.

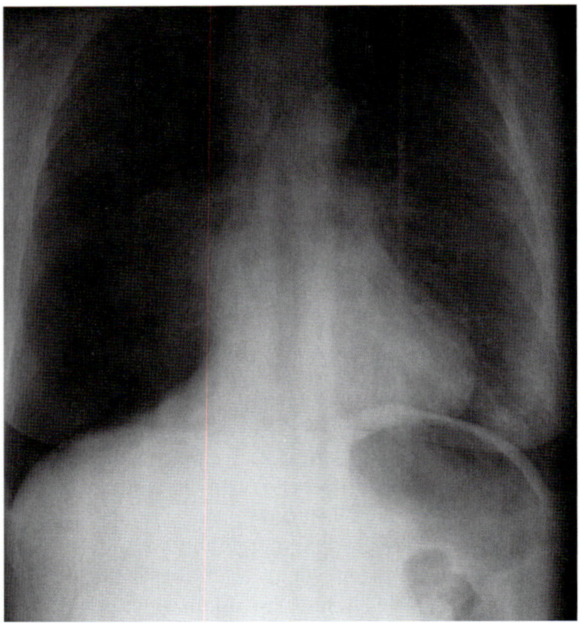

Abb. 28.2 Röntgen-Thorax am Urlaubsort – Taucherin mit rechtsseitigem Pneumothorax nach Überdehnung der Lungen.

28.7 Tauchunfälle Auftauchphase

Die typischen „schweren“ Tauchunfälle sind Zwischenfälle der Auftauchphase, der Dekompression – die **Überdehnung der Lunge** (**A**rterial **G**as **E**mbolism, AGE) und die **Dekompressionskrankheit** (**Dec**ompression **S**ickness, DCS).

Beide Unfallsmechanismen führen zu Gasbläschen im Gefäßsystem und werden unter dem Begriff „Dekompressionserkrankung“ (**Dec**ompression **I**llness, DCI) zusammengefasst.

> *Tipp für die Praxis*
>
> Bei einem **Tauchunfall** wäre der Versuch, bereits am Unfallort eine genaue Diagnose zu stellen, reine Zeitverschwendung. Die Erstmaßnahmen bei „Unfall im Wasser“ sind identisch. Der alles entscheidende Faktor ist die Verfügbarkeit einer **qualifizierten Ersten Hilfe** und **Herz-Lungen-Wiederbelebung** durch ausgebildete Mittaucher, da nur selten medizinisches Fachpersonal vor Ort ist.

Überdehnung der Lungen (pulmonales Barotrauma, Arterial Gas Embolism, AGE)

Die Überdehnung der Lungen ist die gefährlichste tauchtypische Unfallsituation. Sie entsteht, wenn das beim Auftauchen sich in der Lunge ausdehnende Atemgas nicht ausreichend abgeatmet wird, oder – was häufiger vorkommt – nicht abgeatmet werden kann. Tauchgangsbedingte Ursachen dafür sind Notaufstiege und Panikreaktionen. Aber auch ein „Air Trapping“, also peripher gefangenes Atemgas, verursacht durch zähen Schleim oder andere Hindernisse in den kleinen Atemwegen, ist pathophysiologisch in einem hohen Prozentsatz als Ursache für fokale Überdehnungen der Lunge verantwortlich.

Symptome einer AGE treten auch nach völlig unauffällig verlaufenen Tauchgängen und bei offensichtlich gesunden Tauchern auf.

Durch eine ausführliche Tauchtauglichkeitsuntersuchung müssen Lungenerkrankungen, wie z. B. Emphysembläschen, als Risikofaktoren auf jeden Fall ausgeschlossen werden. Damit wird die Bedeutung der Tauchtauglichkeitsuntersuchung für Sporttaucher nachdrücklich unterstrichen.

Bereits bei einem relativ geringen Überdruck von weniger als 40 mbar sind mikroskopische Lungenrisse möglich. Anders ausgedrückt besteht die Gefahr für einen derartigen Tauchunfall bereits bei Aufstiegen aus weniger als 2 m Wassertiefe nach Atmung komprimierter Gase.

Bei der Überdehnung der Lungen kommt es in Abhängigkeit von der Lokalisation des entweichenden Atemgases zur Ausbildung eines Mediastinal- oder Hautemphysems sowie zu einer Luftembolie. Ein Pneumothorax ist ebenso möglich, wenngleich selten (Abb. 28.**2**).

Alle diese Ereignisse können einzeln oder auch kombiniert in Erscheinung treten. Wenn neurologische Ausfälle, wie z. B. eine Halbseitenlähmung, im Vordergrund stehen, werden andere Symptome aufgrund der eindrucksvollen Primärsituation i. d. R. leicht übersehen!

Spezifische Notfallsituationen im Detail

Pneumothorax. Tritt er bereits unter Wasser auf, dehnt sich die in die betroffene Pleurahöhle eingetretene Luft beim weiteren Auftauchen aus und kann zum lebensbedrohlichen **Spannungspneumothorax** führen.

Als wichtigste **Notfallmaßnahmen** müssen 100% Sauerstoff über eine dichte Maske appliziert und eine entlastende Thorakozentese durchgeführt werden.

Mediastinalemphysem. Der Austritt von Luft ins Mediastinum führt dort zur Luftansammlung und in weiterer Folge zum subkutanen Emphysem im Hals- und Gesichtsbereich. Schwellung mit Hautknistern im Schulter-, Hals- und Nackenbereich, Kreislaufbeeinträchtigungen, selten Schock und eine heisere, metallische Stimme sind typische Symptome.

Vorrangige **Erste-Hilfe-Maßnahme** ist die (Be-)Atmung mit/von 100% Sauerstoff, in schweren Fällen ist eine Druckkammerbehandlung indiziert.

Luftembolie. Bei den mikroskopisch kleinen Alveolarrupturen kann die Atemluft direkt in pulmonale Venolen übertreten. Die Bläschen gelangen über das linke Herz in den arteriellen Kreislaufschenkel. Je nachdem, in welche Zielorgane die Bläschen transportiert werden, sind mehr oder weniger deutliche Ausfälle von Körperfunktionen zu erwarten.

Die Symptome können vielfältig sein, treten i.d.R. sehr schnell, d.h. kurz vor oder innerhalb weniger Minuten nach dem Erreichen der Wasseroberfläche auf. Eine u.U. nur kurzzeitige Bewusstlosigkeit ist möglich. Unterschiedliche neurologische Ausfälle kennzeichnen den Befall des ZNS.

Fast immer liegt ein **schwerer Notfall** vor. Die Symptome erinnern oft an einen apoplektischen Insult. Der Zeitpunkt ihres Auftretens beim oder sehr zeitnah nach dem Aufstieg kann dabei helfen die Diagnose zu stellen.

Vorrangige **Erste-Hilfe-Maßnahme** ist die (Be-)Atmung mit/von 100% Sauerstoff. Immer ist unmittelbar eine Druckkammerbehandlung indiziert.

Wenn Bläschen ins arterielle Gefäßsystem eintreten, müssen aber keineswegs immer Symptome folgen. Es gibt nachgewiesene asymptomatische Luftembolien, die aber dennoch Veränderungen im Gehirn und in anderen Organen nach sich ziehen können.

> ***Tipp für die Praxis***
> Selbst mildeste Symptome nach Tauchgängen müssen ernst genommen werden. Im Zweifel ist immer so zu handeln, als würde ein Tauchunfall vorliegen!

Vermeidungsstrategie

In der Tauchtauglichkeitsuntersuchung muss der sichere Ausschluss eingeschränkter Lungenfunktionsparameter gelingen. Bei Verdacht auf obstruktive und/oder restriktive Lungenfunktionsstörung muss eine Bodyplethysmografie weitere funktionelle Erkenntnisse bringen.

Folgende Maßnahmen dienen wirkungsvoll der Vermeidung einer Lungenüberdehnung beim Tauchen:

- relativ großzügiger Ausschluss von Kandidaten mit auffälliger Lungenfunktion, insbesondere bei Neigung zum „Air Trapping“
- bewusstes Ausatmen beim Auftauchen
- Einhalten der maximal erlaubten Aufstiegsgeschwindigkeit von 10 m/min, innerhalb der letzten 10 m sogar noch langsamer
- konsequentes Beachten eines „Sicherheitsstopps“ von mindestens 3 min in 3–5 m am Ende jedes Tauchganges

Dekompressionskrankheit (Decompression Sickness, DCS)

28

Beim Abtauchen löst sich der als inertes Trägergas eingeatmete Stickstoff proportional dem Umgebungsdruck in den Körperflüssigkeiten und -geweben. Gleiches gilt für andere inerte Gase, die beim Tauchen Verwendung finden, wie z.B. das Inertgas Helium.

Je länger und je tiefer getaucht wird, desto mehr Inertgas wird in den Geweben gelöst. Die Löslichkeit ist dabei in den verschiedenen Geweben unterschiedlich, z.B. ist sie in lipoiden Geweben hoch. Beim Auftauchen kehrt sich der Prozess um, d.h. die Gewebe geben Stickstoff aus der dann bestehenden Übersättigung ins Blut ab.

Aufnahme und Abgabe des Stickstoffs sind in erster Linie abhängig von Tauchtiefe und -zeit. Durchblutungs- und Diffusionsverhältnisse, körperliche Aktivität, Körper- und Umgebungstemperatur sowie Zusammensetzung der Gewebe sind einflussnehmende Parameter. Je nach Wasser- bzw. Fettgehalt werden „langsame“ von „schnellen“ Geweben unterschieden, die sich hinsichtlich der Gaskinetik unterschiedlich verhalten. „Schnelle“ Gewebe nehmen Stickstoff rascher auf als „langsame“, geben ihn aber auch schneller wieder ab.

Vereinfacht ausgedrückt dürfen Sättigungs- und Entsättigungshalbwertszeiten der einzelnen Gewebe in etwa gleichgesetzt werden. Der beim Auftauchen ins Blut diffundierende Stickstoff wird zur Lunge transportiert und dort abgeatmet. Soweit das so passiert, ist das gleichsam der Idealzustand.

Da ein Taucher aber keine vollständige Entsättigung erreicht und immer mit einer „erlaubten“ Stickstoff-Übersättigung das Wasser verlässt, besteht – auch trotz genauer Einhaltung der Dekompressionsvorschriften – grundsätzlich immer ein Restrisiko Symptome zu entwickeln. Das gilt sogar besonders für sog. „Nullzeittauchgänge“! Derartige Tauchprofile bewegen sich oft ganz knapp an der Grenze des „noch Erlaubten“, weswegen gerade solche Randprofile zur Überraschung vieler Sporttaucher besonderes Risikopotenzial besitzen.

Die gebräuchlichen Tauchtabellen und -computer berücksichtigen die erwähnten Vorgänge in Form von mathematischen Modellen weitgehend. Werden die angegebenen Verweilzeiten in den verschiedenen Tiefen nicht überschritten und wird regulär aufgetaucht, ist das Restrisiko eines Unfalls auf der Basis einer DCS gering.

Wird jedoch zu rasch aufgetaucht oder werden erforderliche Dekompressionsstufen nicht oder nur unzureichend beachtet, kann der Stickstoff nicht mehr in Lösung gehalten werden, perlt in Form kleinster Gasbläschen aus, die denn ubiquitär im Gefäßsystem nachweisbar sind.

Die Gasbläschen nehmen durch weiteren Einstrom von Stickstoff an Größe zu und führen zu Embolien oder Raumforderungen. Die Bläschen sind anfangs noch relativ instabil, aber bereits nach 1 h aufgrund entzündlicher Veränderungen mit Proteinhüllen und Thrombozytenaggregaten umgeben. Sie werden zu stabilen Bläschenkomplexen umgewandelt. Im ZNS kommt es über eine Blut-Hirn-Schranken-Leckage zu ausgedehnten Ödemen – dem eigentlichen Problem bei der sich progredient entwickelnden neurologischen DCS.

Das erste Symptom tritt oft verzögert, i. d. R. aber innerhalb der ersten Stunde nach dem Tauchgang auf.

! Stickstoffbläschen

Stickstoffbläschen entstehen im venösen Blut in winzigen Mengen selbst bei unauffälligen Tauchgängen. Ob ein Taucher Symptome entwickelt, hängt nicht von der Bläschenentstehung als solcher, sondern von der Menge und den vulnerablen Zielorganen dieser Bläschen ab. Die Lungen sind dazu in der Lage, selbst größere Blasenmengen folgenlos aus dem Körper „herauszufiltern“. Venöse Gasblasen führen also nicht notwendigerweise zu einem Unfallereignis.

Kleinste Gasformationen können aber den Lungenfilter überwinden und in das arterielle System geraten („Shunts“). Auch ein offenes Foramen ovale kann zum Übertritt von Gasbläschen ins arterielle System beitragen. Es ist aber i. d. R. kein Ausschlussgrund für die Tauchtauglichkeit von Sporttauchern!

Die Einteilung der verschiedenen Formen der Dekompressionskrankheit orientiert sich an der Symptomatik. Sie bedeutet zugleich eine Gradation nach der Schwere des Tauchunfalls.

Dekompressionskrankheit mild (Schmerztyp; früher: Typ I)

Der Schmerztyp ist durch starke Schmerzen gekennzeichnet, die bevorzugt im Bereich von Gelenken und Muskulatur („Bends“) auftreten und deutliche Bewegungseinschränkungen verursachen. Auch Lymphbahnen und Haut sind betroffen. Sie reagieren mit einer urtikariaartigen Symptomatik (Cutis marmorata, Abb. 28.**3**).

Da es sich i. d. R. um die Beteiligung von langsameren Geweben handelt, treten die Beschwerden üblicherweise zeitverzögert innerhalb von 1 – 24 h nach dem Tauchgang auf.

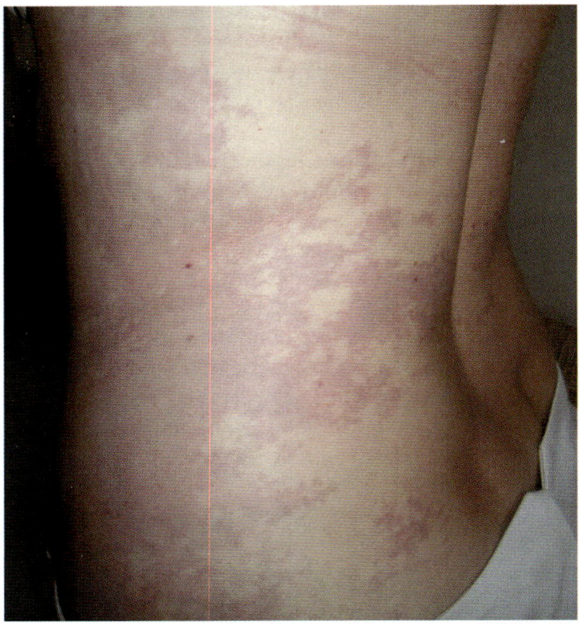

Abb. 28.3 Haut-Dekompressionskrankheit: Cutis marmorata.

Die Erscheinungen sind taucherärztlich behandlungsbedürftig. Übergänge in den schweren DCS-Typ sind möglich.

Dekompressionskrankheit schwer (Ausfälle; früher: Typ II)

Der DCS-Typ „Ausfälle“ zeichnet sich durch Beteiligung von ZNS, Herz, Lungen und Innenohr aus. Beim Tauchen tritt das Problem „Dekompressionskrankheit“ bevorzugt als Befall des ZNS auf. Ursachen sind Embolien durch die Bläschenbildung. Es kommt zu verstreuten Infarktbereichen im gesamten ZNS.

Bei Beteiligung des Gehirns zeigen sich Seh- und Sprachstörungen, migräneartiger Kopfschmerz, extreme Müdigkeit, psychische Auffälligkeit, Bewusstseinsstörungen, Gangunsicherheiten und Koordinationsstörungen.

Der deutlich häufigere Befall der Medulla spinalis – dort befindet sich eine anatomische Prädilektionsstelle – beginnt mit dumpfen Rückenschmerzen, gefolgt von sensiblen und motorischen Ausfällen, bis hin zur kompletten Querschnittssymptomatik. Am häufigsten sind strumpfhosenförmige Sensibilitätsstörungen und Plegien der Beine sowie Lähmungen von Blase, Mastdarm und Sexualfunktionen zu diagnostizieren.

Beim Lungenbefall treten zunächst stechende Schmerzen bei tiefer Inspiration, flache Atmung, Atemnot und Hustenattacken, in schweren Fällen auch Blutdruck- und Herzfrequenzabfall bis hin zum Herzversagen auf. Isolierter Befall des Herzens, der klinisch wie ein Myokardinfarkt aussieht, ist selten. Herzrhythmusstörungen werden aber

Tab. 28.**1** Gegenüberstellung der beiden Formen des schweren Tauchunfalls.

Dekompressionsunfall (DCI) – Übersicht	Dekompressionskrankheit (DCS)	pulmonales Barotrauma (AGE)
Mechanismus	Gasausperlen	Gasausdehnung
Abhängigkeit von Tauchzeit	ja	nein
Abhängigkeit von Tauchtiefe	ja	nein
Abhängigkeit vom Atemgas	ja	nein
Hauptursache	Tauchmodus	anatomisch/funktionell
Symptombeginn	95 % innerhalb von 3 h	spätestens an der Oberfläche
Bends	ja	nein
Organrisse	nein	ja
Gasembolie	ja	ja
Therapie	O_2/hyperbare Sauerstofftherapie in der Druckkammer	O_2/hyperbare Sauerstofftherapie in der Druckkammer

häufiger beobachtet. Sehr oft liegen Mischformen einer schweren DCS vor.

Die seltene isolierte Innenohrsymptomatik geht mit Vertigo, Tinnitus, Hypakusis, Nausea und Emesis einher. Dabei handelt es sich immer um einen bedrohlichen Notfall, der eine schnellstmögliche spezifische tauchmedizinische Therapie erfordert.

Eine Gegenüberstellung der beiden Formen des schweren Tauchunfalls gibt Tab. 28.**1**.

Gefährliche Mischform

Die Kombination von AGE und schwerer neurologischer Form der DCS Typ II hat eine besondere Brisanz. Die Symptome entsprechen denen anderer schwerster Dekompressionsunfälle. Sie treten üblicherweise sehr rasch auf – zumeist noch während des Aufstieges oder unmittelbar nach dem Erreichen der Wasseroberfläche.

Auch hier kommt es auf schnellstmögliche spezifische tauchmedizinische Therapie in einem Druckkammerzentrum an!

Tipp für die Praxis

Bei einem **Dekompressionsunfall** ist es nahezu unmöglich, vor Ort die genaue Diagnose zu stellen. Das Notfallereignis „Unfall im Wasser“ erfordert die **sofortige Hilfeleistung** durch den/die Tauchpartner. Dabei bestimmen die ungünstigsten denkbaren Diagnosen jedes Vorgehen. Sollte der verunfallte Taucher eine andere Gesundheitsstörung haben, z. B. einen Myokardinfarkt oder einen apoplektischen Insult, ist das typische Management des schweren Tauchunfalls in keiner Weise falsch!

Stumme Schäden

Es ist bekannt, dass auch bei Sporttauchern, die niemals einen Dekompressionsunfall erlitten, symptomlose Schädigungen des Gehirns und des Rückenmarks vorliegen können. Solche „stummen“ Gasembolien sind häufiger als bislang angenommen. Sie sind indes zumeist ein radiologischer (MRT-) Befund ohne feststellbares klinisches Korrelat.

28.8 Notfallmanagement bei Dekompressionsunfällen

Selbst der Verdacht auf Vorliegen eines Dekompressionsunfalls erfordert unmittelbare tauchmedizinische Therapie. In den meisten Fällen ist eine Rekompression des verunfallten Tauchers in einer Behandlungsdruckkammer unter Sauerstoff(be)atmung (hyperbare Oxygenierung, HBOT) erforderlich.

Da derartige Behandlungseinrichtungen weltweit nur in den seltensten Fällen in der Nähe des Unfallortes zur Verfügung stehen, kommt der richtigen Ersten Hilfe, der Alarmierung des lokalen Rettungsdienstes und dem schnellen Transport des Tauchers zur Druckkammer entscheidende Bedeutung zu.

Sporttaucher müssen sich vor einem Tauchgang über die zur Verfügung stehenden Rettungsmittel informieren (Tab. 28.**2**).

Tab. 28.2 Sicherheitsplan für Tauchunfälle.

wichtige Maßnahmen
• Telefonstandort bestimmen – Vorsicht! Einsatz von Mobiltelefonen in entlegenen Gegenden?
• Erreichbarkeit des Rettungsdienstes abklären
• Notfallkoffer mit Sauerstoff mitführen!
• Ausbildungsstand Erste Hilfe/CPR der Tauchergruppe sicherstellen!
• Einholen von Informationen über das nächste Krankenhaus mit Notaufnahme
• Kenntnis des nächst gelegenen hyperbaren Behandlungszentrums!

V

Sofortmaßnahmen bei Tauchunfall

Bei Hilfeleistung im oder unter Wasser gilt unbedingt:

- selbst Ruhe bewahren
- Betroffenen durch Körperkontakt beruhigen
- Atemgasversorgung für beide Taucher sicherstellen
- langsam zur Wasseroberfläche aufsteigen; dort Auftrieb und Atemluftversorgung sicherstellen, nötigenfalls auch mittels Schnorchel

Bei Tauchunfällen besteht immer die Gefahr der Wasseraspiration und des Beinahe-Ertrinkens!

Die Sofortmaßnahmen bei Tauchunfall entsprechen international anerkannten, aktuellen Leitlinien [5] (Tab. 28.3).

Dekompressionskrankheit im Flugzeug

In der Kabine eines Verkehrsflugzeuges besteht bei Reiseflughöhe aus technischen Gründen ein Innendruck, der einer Höhe von 2000 – 2500 m über NN entspricht. Das bedeutet eine Verminderung des Sauerstoffteildrucks von 0,21 bar auf rund 0,17 bar.

Wenn ein Sporttaucher nach dem Tauchen fliegt, ohne das empfohlene Oberflächenintervall zu beachten, können durch den abnehmenden Umgebungsdruck Stickstoffbläschen entstehen. Da langsamere Körpergewebe noch nicht entsättigt sind, können DCS-Symptome im Flugzeug auftreten. Der verringerte O_2-Partialdruck der Atemluft begünstigt die Entstehung der Symptome. In einem solchen Fall muss unverzüglich Sauerstoff geatmet werden, der an Bord immer vorhanden ist.

Das Gleiche gilt sinngemäß auch für Passüberquerungen oder etwa Bergsteigen nach Tauchgängen.

Tab. 28.3 Durchzuführende Maßnahmen bei einem Tauchunfall gemäß Leitlinie [5].

Sofortmaßnahmen bei Tauchunfall
1. Rettung aus dem Wasser
2. Falls erforderlich, kardiopulmonale Reanimation
3. Flachlagerung – bei Bewusstlosigkeit stabile Seitenlagerung, sonst Rückenlagerung
4. Rettungskette aktivieren
5. Normobaren Sauerstoff kontinuierlich über Maske/Tubus (Atmung/Beatmung)
6. Volumensubstitution mit 500 ml kolloidaler Lösung i. v. oder orale Flüssigkeitszufuhr: 1 l Wasser schluckweise in der ersten Stunde bei nicht bewusstlosen Tauchern
7. Eventuell Thoraxdrainage(n)
8. Analgetika, Sedativa und andere Notfallmedikamente
9. Keine nasse Rekompression!
10. Schneller, ärztlich begleiteter Transport zur nächsten Notfalleinrichtung und rascher Weitertransport zur Therapiedruckkammer. Bodengebundener Transport bei kurzem Transportweg; sonst Helikopter (Flughöhe maximal 300 m, wenn möglich)

Tipp für die Praxis

Fliegen nach dem Tauchen (kein Tauchunfall!)

- Sicherheitsintervall 24 h: nach jedem Einzeltauchgang
- Sicherheitsintervall 36 h: nach Mehrfachtauchgängen über mehrere Tage
- Sicherheitsintervall 48 h: nach Vielfachtauchgängen mit wiederholter Dekompressionspflicht über viele Tage

Spätfolgen von Dekompressionsunfällen

Wenn Dekompressionsunfälle nicht erkannt oder negiert werden und deshalb keine Druckkammerbehandlung erfolgt, können sich bleibende Schäden entwickeln. Auch nach der erfolgreichen Behandlung eines Tauchunfalls besteht grundsätzlich diese Möglichkeit. Mitunter nehmen die Beschwerden nach kurzer Besserung auch wieder zu. In derartigen Fällen ist selbst nach Wochen oder Monaten nach Rückkehr aus dem Tauchurlaub eine hyperbare Sauerstofftherapie (Therapieserie) erforderlich!

Neurologische Ausfälle sind die häufigsten Dauerfolgen:

- anhaltende Sensibilitätsstörungen und Plegien der Beine
- Probleme beim Urinieren und beim Stuhlgang
- gestörte Sexualfunktion
- migräneartige Kopfschmerzen
- unangenehme Gefühlswahrnehmungen bei Kälte.

Nach einem Tauchunfall persistierende Symptome können sich nach einem Zeitraum von über 2 Jahren noch langsam bessern.

Dehydrierung als besonderes Risiko beim Sporttauchen

Beim Tauchen fördert Flüssigkeitsmangel nicht nur das Auftreten eines Dekompressionsunfalls, sondern beeinflusst auch dessen Verlauf negativ. Je weniger Flüssigkeit im Körper zirkuliert, desto konzentrierter ist das Blut. Die Organisation der Gasbläschen zu festen Komplexen setzt im konzentrierten Blut schneller ein, weil dieses langsamer strömt, weniger Stickstoff aus den Geweben eliminieren kann und auch verhältnismäßig mehr Thrombozyten an der Blasenoberfläche zur Verfügung stehen.

Bereits die Immersion des Körpers führt tiefenunabhängig – bedingt durch den höheren hydrostatischen Druck – zu einer Flüssigkeitsverlagerung aus den Beinen zum Körperkern von bis zu 700 ml mit der Folge einer ADH-Hemmung, erhöhter Nierenleistung und entsprechender Diurese. Auch das trockene Atemgas entzieht dem Körper noch etwas Flüssigkeit.

Eine Reihe weiterer Faktoren, wie Anpassung an ein Hitzeklima, Seekrankheit, Erbrechen, Diarrhoe, aber auch (unerwünschte) Medikamentenwirkungen, können den Flüssigkeitshaushalt des Sporttauchers erheblich negativ beeinflussen und ein wesentliches Tauchunfallrisiko darstellen.

Tipp für die Praxis

Regeln für Sporttaucher für den ausgeglichenen Flüssigkeitshaushalt

- keine größeren Mengen diuretisch wirksamer Getränke vor dem Tauchen
- Verzicht auf schweißproduzierende körperliche Beanspruchungen
- Adaptation an Hitzeklima abwarten
- kein pralles Sonnenbad vor dem Tauchen
- ausreichende Flüssigkeitszufuhr mit konsequentem Vorab-Ausgleich der durch Taucherdiurese, Atmung trockener Gase und Schweißsekretion bedingten Verluste
- Verzicht auf das Tauchen bei Erbrechen und Durchfall

Normobare Sauerstofftherapie durch andere Sporttaucher

Beim Tauchunfall ist die Gabe von normobarem (100%) Sauerstoff durch den Ersthelfer die wesentlichste Maßnahme für einen positiven Ausgang. Bereits vor Eintreffen professioneller Hilfe können sich dadurch schwere Symptome nahezu vollständig zurückbilden (Tab. 28.**4**).

Voraussetzung ist aber, dass die normobare Sauerstoffapplikation sofort oder zumindest innerhalb weniger Minuten nach dem Tauchunfall qualifiziert einsetzt.

Wenn Sporttaucher als Ersthelfer Sauerstoff verabreichen wollen, müssen sie entsprechend ausgebildet sein. Eine derartige Ausbildung ist jedem engagierten Sporttaucher dringend zu empfehlen!

Tab. 28.**4** Normobare Sauerstofftherapie.

Angriffspunkte
• Volumenreduktion von Gasblasen in Blut und Geweben über Gegendiffusion
• „Auswaschung“ von Stickstoff besonders innerhalb der ersten 30 min nach Auftreten der Symptome
• Verbesserung der Oxygenierung
• Ödemvermeidung über Kapillarabdichtung durch Vasokonstriktion

Hyperbare Sauerstofftherapie (HBOT)

Bei der hyperbaren Sauerstofftherapie in einer Druckkammer (Abb. 28.**4**) treten die sauerstoffbedingten Effekte noch deutlicher auf. Zusätzlich bedingt die physikalische Wirkung des Druckes die Kompression von Gasblasen und die Lösung von bis zu 7 ml Sauerstoff pro dl Blut. Dadurch können selbst Bereiche, in denen kein Sauerstofftransport durch Erythrozyten mehr stattfinden kann, ausreichend mit Sauerstoff versorgt werden. Auch die Eindringtiefe des Sauerstoffs in die Gewebe wird auf das 3- bis 4-Fache gesteigert.

Ist eine HBOT innerhalb von 3 – 4 h nach dem Tauchunfall möglich, ist das Rückbilden der Symptome bereits während der ersten Behandlung wahrscheinlich. Weitere Behandlungen müssen i. d. R. angeschlossen werden. Bei verschleppten Fällen sind immer mehrere Behandlungstage notwendig. Diese „Spätbehandlung“ muss so lange durchgeführt werden, bis keine Verbesserungen mehr zu verzeichnen sind.

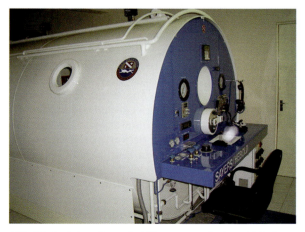

Abb. 28.4 Behandlungsdruckkammer auf einer Malediveninsel.

28

28.9 Ist Sporttauchen gefährlich?

Früher war Tauchen ein exklusiver Sport mit einem stets präsenten Abenteueraspekt. Wohl deswegen ist unter den nicht tauchenden Menschen immer noch eine gewisse Gefährlichkeit des Tauchens bekannt.

Belastbare Statistiken über das Unfallrisiko beim Sporttauchen sind selten. Das Divers Alert Network (DAN) Europe [6] weist auf der Basis seiner Mitgliederstatistik ungefähr einen in der Druckkammer behandlungsbedürftigen Tauchunfall pro 20 000 Tauchgänge nach, wenn nur Tauchgänge bis 40 m Wassertiefe betrachtet werden. Werden sämtliche Sporttauchgänge mit betrachtet, also auch das extreme Tauchen, liegt das Risiko bei etwa 1 : 7000.

Tauchunfälle können zwar erhebliche Kosten verursachen, sie rangieren aber in der Statistik der Freizeitunfälle an hinterster Stelle, wenn als Unfälle jene Ereignisse verstanden werden, die eine Notfallbehandlung erfordern [7]. Sporttauchen ist also nicht als Risikosportart zu bezeichnen! Gleichwohl ist jeder Sporttaucher gut beraten, sich qualitativ hochwertig gegenüber dem Risiko Tauchunfall abzusichern!

Absicherung im Ausland tut not

Im Auslandstauchurlaub benötigt der Sporttaucher in jedem Fall eine spezielle Tauchunfall-Absicherung. Heimische gesetzliche oder private Krankenkassen übernehmen tauchunfallbedingte Kosten nicht oder nur eingeschränkt. Die Kosten für eine erforderliche hyperbare Sauerstofftherapie in der Druckkammer sind erheblich. Sie schwanken überdies von Region zu Region. Die Tendenz der Kosten ist stark steigend. Für eine Erstbehandlung sind in Tauchgebieten, die eher selten aufgesucht werden und wo demzufolge auch weniger behandlungsbedürftige Tauchunfälle anfallen, schon einmal 10 000 Euro und auch sehr viel mehr möglich. Hinzu kommen neben der erforderlichen stationären Grundbehandlung die erheblichen Repatriierungskosten ins Heimatland.

Darüber hinaus ist es keineswegs nur mit der Kostenübernahme getan. Das Management von Tauchunfällen ist eine überaus zeitkritische Angelegenheit. Hier bedarf es der Kenntnis adäquater lokaler Ressourcen und des unmittelbaren Zugriffs auf sie. Die weltweite Tauchsicherheitsorganisation Divers Alert Network (DAN) betreibt intensive Kontaktpflege mit den Leistungserbringern vor Ort, sodass verunfallte Taucher, die Mitglieder der Organisation sind, im Notfall über eine „Guarantee of Payment" bargeldlos, ohne Kreditkarte, unmittelbar ohne Zeitverzug in der Druckkammer behandelt werden können. Über ein spezielles Betreuungsprogramm wird der enge Kontakt zu den Behandlungseinrichtungen gehalten, damit bei Tauchunfällen „stromlinienförmiges Vorgehen" gewährleistet ist.

Absicherung im Inland tut erst recht not

1999 hat der damals zuständige Bundesausschuss der Ärzte und Krankenkassen entschieden, dass es für die Methode der hyperbaren Sauerstofftherapie keine Kostenübernahme durch die Krankenkassen bei ambulanter Behandlung geben darf. Eine ambulante hyperbare Sauerstofftherapie ist bei vielen Tauchunfällen durchaus sinnvoll und angemessen. Sofern der Sporttaucher sich nicht anderweitig privat abgesichert hat, muss er die Kosten für die Therapie selbst tragen. Die Krankenkasse darf sie nicht übernehmen. Viele Sporttaucher können die hohen Rechnungen einfach nicht bewältigen, auch wenn sie formal als „Privatpatienten" zahlungspflichtig sind. Bei privat krankenversicherten Freizeittauchern sieht das im Einzelfall manchmal noch besser aus.

Andererseits sind schwerere Tauchunfälle immer auch auf stationäre Krankenhauspflege angewiesen. Deswegen hat der Gemeinsame Bundesausschuss für die stationäre hyperbare Sauerstofftherapie 2003 festgelegt, dass gesetzliche Krankenkassen die zusätzlichen Kosten dafür zu übernehmen haben. In der Praxis funktioniert das aber nicht. Damit ein Krankenhaus die erheblichen Zusatzkosten für eine hyperbare Sauerstofftherapie auch wirklich abrechnen kann, muss es einen Vertrag mit dem behandelnden Druckkammerzentrum und dem Krankenhausträger geben, sofern dieser nicht zugleich Betreiber der Druckkammer ist. Der Krankenhausträger muss mit den für ihn zuständigen gesetzlichen Krankenkassen seinerseits ein sog. „gesondertes Zusatzentgelt" gemäß § 6, Abs. 2a, Krankenhausentgeltgesetz (KHEntgG), ausgehandelt und vertraglich fixiert haben. Das ist aber nur in wenigen Ausnahmefällen gewährleistet [8].

Insofern muss dem Sporttaucher eine individuelle Absicherung über einen Spezialversicherer sehr nachdrücklich empfohlen werden – und zwar unabhängig davon, ob er im In- oder Ausland taucht. Er ist im Zweifelsfall überall Privatpatient!

28.10 Untersuchung auf Tauchtauglichkeit

Für das Sporttauchen gibt es gegenwärtig im Gegensatz zum Berufstauchen keine gesetzlichen Regelungen und auch keinen Zwang zur ärztlichen Untersuchung auf Tauchtauglichkeit. Aus versicherungs- und haftungsrechtlichen Gründen sollte aber niemand ohne ärztliche Bescheinigung über das Fehlen gesundheitlicher Bedenken tauchen. Überdies verlangen die meisten Tauchschulen und Tauchbasen ein Zertifikat über die Tauchtauglichkeit. Deren Sinn ist es, dem Sporttaucher verständlich zu machen, weswegen ggf. Einwände bestehen und Einschränkungen erforderlich werden. Einschränkungen im ärztlichen Urteil beziehen sich i. d. R. auf bestimmte Tauchbedingungen oder besondere Umstände. Nur in wenigen Fällen macht eine reine Tiefenbeschränkung Sinn.

Die präventivmedizinische Leistung einer Tauchtauglichkeitsuntersuchung bei Sporttauchern darf jeder approbierte Arzt erbringen, der diesbezüglich fachlich ausgebildet worden ist, sich fortbildet und dies nachweisen kann. Es existieren Richtlinien der medizinischen Fachgesellschaften auf nationaler und übergeordnet auf europäischer Ebene. Diese werden im Streitfall vor Gericht als Ersatz für fehlende staatliche oder im Rahmen der Selbstverwaltung bestehende Verordnungen herangezogen; eine Zusatzbezeichnung „Tauchmediziner" gibt es offiziell nicht. Gleichwohl stellen die nationalen Fachgesellschaften, wie z. B. die Gesellschaft für Tauch- und Überdruckmedizin (GTÜM) e. V. teils europäisch abgestimmte Zertifikate aus, die dann zur Bezeichnung „Taucherarzt" führen.

Wenn ein nicht explizit tauchmedizinisch ausgebildeter Arzt Untersuchungen auf Tauchtauglichkeit anbietet, sollte er sich dabei unbedingt streng an den aktuellen Untersuchungsstandards und Empfehlungen der Fachgesellschaften orientieren [9]. Dabei empfiehlt sich aus pragmatischen Gründen die abgestimmte nationale Literatur; vergleichbare internationale Tauchtauglichkeitsmanuale [10] stehen auch zur Verfügung.

Die Untersuchung sollte auf dem Bogen „Medizinische Vorsorgeuntersuchungen von Sporttauchern" dokumentiert und mit dem 4-sprachigen ärztlichen Zeugnis „Tauglichkeit für das Sporttauchen" zertifiziert werden. Beide Vordrucke werden von der Gesellschaft für Tauch- und Überdruckmedizin e. V. im Internet bereitgestellt. Nachdem es sich bei der Untersuchung um eine individuelle Gesundheitsleistung handelt, werden auch Empfehlungen zur Abrechnung der Tauglichkeitsuntersuchung zur Verfügung gestellt. Das Honorar liegt nach Vorgaben der GOÄ bei der Grunduntersuchung eines über 40-jährigen Sporttauchers bei knapp über 80 Euro.

Tipp für die Praxis

Sporttaucher unter 18 und über 40 Jahren sollten sich jährlich, Sporttaucher bis zum 39. Lebensjahr alle 3 Jahre einer Kontrolluntersuchung unterziehen.

Umfang der Tauchtauglichkeitsuntersuchung

Der beurteilende Arzt muss jeden Einzelfall vor dem Hintergrund der absoluten und relativen Kontraindikationen bewerten. Im Ergebnis wird er in der überwiegenden Mehrzahl der Fälle zum positiven Urteil „tauchtauglich" kommen, bei etwa ¼ der Kandidaten wird ein „tauchtauglich mit Einschränkungen" zu vergeben sein und deutlich unter 10 % der Kandidaten werden die Untersuchung als „nicht tauchtauglich" beenden.

Bei Tauchsport-Anfängern disqualifizieren Gesundheitsstörungen jeder Art viel eher als bei Erfahrenen, bei denen der Taucherarzt Ausnahmeregelungen vor dem Hintergrund der bisherigen Lebenstauchzeit trotz der Gesundheitsstörung in vielen Fällen erteilen kann. Ausnahmeregelungen erfordern aber eine deutliche Expertise.

Tab. 28.**5** Untersuchungsgang Tauchtauglichkeit mit GOÄ-Ziffern.

	GOÄ-Ziffer
Beratung, auch mittels Fernsprecher	1
Untersuchung zur Erhebung des Ganzkörperstatus, ggf. einschließlich Dokumentation	8
kurze Bescheinigung oder kurzes Zeugnis, Arbeitsunfähigkeitsbescheinigung	70
ruhespirografische Untersuchung (im geschlossenen oder offenen System) mit fortlaufend registrierenden Methoden	605
Darstellung der Flussvolumenkurve bei spirografischen Untersuchungen inkl. grafischer Registrierung und Dokumentation	605a
elektrokardiografische Untersuchung in Ruhe, auch ggf. nach Belastung mit Extremitäten- und Brustwandableitungen (mindestens 9 Ableitungen) oder	651
elektrokardiografische Untersuchung unter fortschreibender Registrierung (mindestens 9 Ableitungen) in Ruhe und bei physikalisch definierter und reproduzierbarer Belastung (Ergometrie), ggf. auch Belastungsänderung	652

Neben den spezifischen tauchmedizinischen Gesichtspunkten steht dabei im Vordergrund, dass alles, was einem Sporttaucher gesundheitlich passieren kann, im oder unter Wasser geschieht. Unter den tödlichen Tauchunfällen finden sich nur wenige mit der Kausalität „Tauchunfall". Ertrinken infolge körperlicher oder psychischer Probleme steht weit im Vordergrund. Herz-Kreislauf-Probleme sind mit bis zu 20 % der bedeutendste kausale Einzelfaktor [6].

Der Untersuchungsgang setzt eine spezielle tauchmedizinische Anamnese und körperliche Untersuchung voraus, in deren Hellfeld das HNO-System, die Atemwege, das Herz-Kreislauf-System, die Neurologie und die psychische Konstitution stehen (Tab. 28.**5**). Das Standardprogramm wird spätestens ab dem 40. Lebensjahr durch eine Ergometrie mit Ausbelastung ergänzt. Die Spirometrie führt bei jeder Auffälligkeit (VC, FeV1, Flussvolumenkurve) grundsätzlich zur großen Lungenfunktionsdiagnostik (Bodyplethysmografie).

Beurteilung der Tauchtauglichkeit

Typische Beispiele **absoluter Kontraindikationen** für das Sporttauchen sind Zustände nach

- Spontan-Pneumothorax,
- epileptischen Anfällen,
- Myokardinfarkt (Ausnahmen nach 1 Jahr möglich),
- wiederholtem schwerem Tauchunfall.

Da das Gesamtbild jede hier darstellbare Möglichkeit sprengt, wird auf die Checkliste Tauchtauglichkeit [9] verwiesen, die gleichsam als Grundausstattung eines jeden Sporttaucher untersuchenden Arztes zu gelten hat.

Besonderheiten bei der Tauchtauglichkeitsuntersuchung

Kindertauchen. Der Gesetzgeber definiert: „Kind ist, wer noch nicht 14, Jugendlicher, wer 14, aber noch nicht 18 Jahre alt ist" (SGB VII → „junge Menschen").

Für das Sporttauchen kam ein europäischer Workshop zu dem Konsens, dass Kindertauchen (mit Gerät im Rahmen des Sporttauchens) vornehmlich aufgrund der geistigen Reife, der psychischen Stabilität und des Reaktionsmusters bei Notsituationen unter Wasser keinesfalls vor dem abgeschlossenen 8. Lebensjahr erfolgen dürfe [11].

Die meisten Tauchorganisationen haben sich diesen Empfehlungen angeschlossen. Die GTÜM e.V. empfiehlt das „Kindertauchen" regelhaft erst ab dem 14. Lebensjahr und definiert die Phase ab dem 9. Lebensjahr als relative Kontraindikation, nur geführt durch einen erfahrenen Tauchlehrer, u.a. mit Tiefen- und Zeitbegrenzung (Tab. 28.**6**).

Tab. 28.**6** Besonderheiten beim Kindertauchen.

Was beim Kindertauchen zu beachten ist:
• uneingeschränkte Freiwilligkeit
• kein Druck durch Eltern
• tauchsportärztliche Untersuchung ist ein Muss
• nur kurze Tauchzeiten, flache Tiefen < 12 m
• Tauchgänge immer erlebnisorientiert mit Abwechslung
• kindgerechte Tauchausrüstung
• anhaltend Spaß an der Ausbildung
• Ausschluss aller Sonderbrevets
• strenges 1 : 1-Verhältnis Kind – Tauchlehrer

Tab. 28.**7** Sicherheitsplan für ältere Sporttaucher.

Maßnahmen
• Sicherheitsspielraum vergrößern: kürzer, flacher, längere Stopps, langsamere Aufstiege, weniger Wiederholungstauchgänge, Nitrox als Atemgas
• Leistungstoleranz erhalten
• Exsikkose vermeiden
• entspannt und konservativ tauchen: Verzicht auf Stress und Belastungen
• keine Sprünge ins Wasser: gefährliche Immersionseffekte (Preload-Erhöhung), Verletzungsgefahr
• bestmöglicher Kälteschutz

Ältere Taucher. Als empirische Beobachtung nimmt die Zahl älterer Taucher stetig zu. Bei entsprechender Gesundheit verlängern gerade die sehr Engagierten ihre aktive Phase als Taucher mit Hinwendung zu klimatisch angenehmen, tropischen und subtropischen Gewässern. Aber auch ältere Anfänger, z.B. auf Kreuzfahrtschiffen mit Tauchangeboten, sind zu verzeichnen. Es versteht sich von selbst, dass gerade das Kollektiv der älteren Taucher unbedingt die mindestens jährliche Tauchtauglichkeitsuntersuchung absolvieren muss.

Für ältere Taucher gibt es kein definiertes Alter, ab dem mit dem Sporttauchen aufgehört werden muss. Entscheidend sind körperliche Fitness und Taucherfahrung, damit also das biologische Alter. Gleichwohl sollten Sporttaucher ab dem 50. Lebensjahr dazu übergehen, einen konservativeren Tauchstil auf der Basis eines persönlichen Sicherheitsplans anzuwenden (Tab. 28.**7**).

Behinderte Menschen. Weltweit hat sich seit etwa 10 Jahren das „Handicapped Diving" durchgesetzt. Manche chronisch Kranke und behinderte Menschen profitieren vom Sporttauchen, durchaus auch für ihr Grundleiden. Nirgendwo ist der Gewinn an Mobilität und Erfüllung größer, als unter Wasser, wobei Freiwilligkeit und kompromissloses Sich-Wohlfühlen Grundvoraussetzungen sind. Betroffene Gruppen sind körperbehinderte, gehörlose und sehbehinderte Menschen sowie Menschen mit chronischen Erkrankungen und in Rehabilitation, die ansonsten nicht tauchen dürften.

Die Tauchtauglichkeit behinderter Menschen muss von einem zertifizierten Taucherarzt mit Erfahrungen auf diesem Gebiet beurteilt werden!

Weblinks

www.gtuem.org Gesellschaft für Tauch- und Überdruckmedizin e.V. (GTÜM)
www.oegth.org Österreichische Gesellschaft für Tauch- und Hyperbarmedizin e.V.
www.daneurope.org Divers Alert Network Europe

Literatur

[1] Allensbacher Markt- und Werbeträgeranalyse, AWA 2008
[2] Forschungs-Report Nr. 3.1 – „Tauchen in Zukunft". Forschungsvereinigung für die Sport- und Freizeitschifffahrt e.V. (FVSF), Januar 2010. ISSN 1867 – 8058
[3] Divers Alert Network Europe. Mitgliederdatenbank 2010
[4] Dr. A. Taher, Director DAN Egypt. Persönliche Kommunikation 2005
[5] www.awmf.org – Leitlinie Tauchunfall
[6] DAN Europe. Tauchunfallstatistik 1996 – 2008
[7] Accident Facts 2006, National Safety Council, USA
[8] van Laak U, Weslau W. Scheinsicherheit: Zur Situation der HBO-Therapie in Deutschland, nicht nur bei Tauchunfällen. Caisson 2010; 25: 41 – 43
[9] Tetzlaff K et. al., Hrsg. Checkliste Tauchtauglichkeit. Stuttgart: Gentner Verlag; 2009
[10] Bennett PB, Cronjé FJ, Campbell ES, eds. Assessment of Diving medical Fitness for Scuba Divers and Instructors. Flagstaff: Best Publishing Company; 2007
[11] Elliott D, van Hulst R. Introducing Children to Diving. In: Bierens JLM, ed. Handbook on Drowning. Section Breath-Hold, SCUBA and Hose Diving. Berlin, Heidelberg: Springer Verlag; 2006

Weiterführende Literatur

Klingmann C, Tetzlaff K, Hrsg. Moderne Tauchmedizin. Stuttgart: Gentner Verlag; 2007
Tetzlaff et al., Hrsg. Checkliste Tauchtauglichkeit. Stuttgart: Gentner Verlag; 2009
Vann RD, Butler FK, Mitchell SJ et al. Seminar: Decompression illness. Lancet 2011; 377: 153 – 164

29 Höhenmedizin

R. Fischer

V

Editorial

Die Berg- und Höhenmedizin beschreibt medizinische Aspekte, die den Aufenthalt in mittleren, großen und extremen Höhen betreffen.

Immer mehr Menschen halten sich in Höhen über 2500 m auf, sei es aus beruflichen Gründen, sei es aufgrund von Urlaubsreisen. Trekkingreisen in die südamerikanischen Berge, im Himalaja, aber auch in die Alpen finden zunehmend Anhänger. Auch das Besteigen von hohen und höchsten Bergen, z. B. den Achttausendern, bleibt weiter in Mode, wobei hier zahlenmäßig die einheimische Bevölkerung nicht vergessen werden sollte. Diese muss i. d. R. durch Träger- bzw. Bergführertätigkeiten eine im Verhältnis kleinere Zahl von Touristen begleiten.

Das Wichtigste in Kürze

- Der menschliche Organismus kann sich bis zu einer Höhe von etwa 5300 m problemlos der Höhe anpassen. Wesentliche Anpassungsvorgänge sind die steigende Ventilation, eine initiale Hämokonzentration sowie langfristig die Zunahme des Gesamthämoglobins.
- Entscheidend in der Prävention und der Behandlung der akuten Höhenkrankheiten sind neben der Diagnose die Verminderung der Hypoxie – sei es durch Medikation, Zufuhr von Sauerstoff oder am einfachsten durch einen raschen Abstieg [1].
- Die 5 goldenen Regeln der Himalayan Rescue Asssociation (www.himalayanrescue.com) sollten stets beachtet werden:
  - Jeder kann höhenkrank werden, aber niemand muss daran sterben (auch wenn er sich zum Sterben fühlt).
  - Jeder Gesundheitsstörung in der Höhe muss so lange als Höhenkrankheit gelten, solange nicht das Gegenteil bewiesen ist.
  - Bei Symptomen von Höhenkrankheit ist jeder weitere Aufstieg zu vermeiden.
  - Wenn die Symptome zunehmen, muss sofort abgestiegen werden.
  - Personen mit akuter Bergkrankheit dürfen niemals allein gelassen werden.

Üblicherweise werden in der Höhenmedizin folgende **Höhenstufen** unterschieden:

- **mittlere Höhen** (1500 – 2500 m): Bis zu dieser Höhe können sich gesunde Menschen normalerweise ohne weitere Akklimatisation aufhalten, die Leistungsfähigkeit nimmt nur geringfügig ab.
- **große Höhen** (2500 – ca. 5300 m): Ab der Schwellenhöhe von 2500 m ist Akklimatisation zum Erhalt der Leistungsfähigkeit notwendig, die Obergrenze bildet die Höhe, in der sich der Mensch reproduzieren und langfristig ohne gesundheitlichen Schaden leben kann. Diese Höhe ist weltweit etwa identisch.
- **extreme Höhen** (ab 5300 m): Ab dieser Höhe ist eine dauerhafte Akklimatisation i. d. R. nicht mehr möglich, weltweit werden Basecamps oder Dauersiedlungen möglichst niedriger angelegt. Im Einzelfall sind Aufenthalte über 6000 m Höhe von Minenarbeitern bekannt, detaillierte Untersuchungen fehlen hierzu jedoch. Ab einer Höhe von etwa 7500 m wird von der sog. „Todeszone" gesprochen, hier bewegt sich der Organismus am Limit der Sauerstoffversorgung, ein längerer Aufenthalt in dieser Zone ist i. d. R. nicht möglich [20].

29.1 Einfluss der zunehmenden Höhe auf den Organismus

Physikalische Gegebenheiten

Der Luftdruck entsteht über die Atmosphärensäule über der Erdoberfläche. Auf Meereshöhe beträgt der Luftdruck im Mittel etwa 760 mmHg (1013HPa). Dieser Luftdruck ist abhängig vom Breitengrad, von der Jahreszeit und der Temperatur. Der Breitengrad ist insofern entscheidend, als durch die Erdrotation die Atmosphäre im Bereich des Äquators dicker ist und sich mit zunehmender Polnähe abflacht. Entsprechend ist die Luft bei polnahen Bergen „dünner".

Pro 1000 m Höhengewinn verringert sich der Gesamtatmosphärendruck um etwa 60 mmHg. Wenn man hiervon 21 % nimmt, kann man entsprechend die Verringerung des Umgebungs-Sauerstoffpartialdruckes abschätzen. Diese Gesetzmäßigkeit führt dazu, dass der Sauerstoffpartialdruck auf Seehöhe etwa 160 mmHg beträgt, auf 5800 m nur noch etwa die Hälfte davon, nämlich etwa 80 mmHg (Abb. 29.**1**). In Mount-Everest-Höhe liegt der Druck niedriger als 40 mmHg.

Neuere Zahlen scheinen darauf hinzuweisen, dass durch den Klimawandel der Luftdruck in der Atmosphäre allmählich steigt (bedingt durch die wärmeren Luftmassen). So konnte gezeigt werden, dass z. B. für den Mount Everest der mittlere Luftdruck von 348 mbar allmählich auf etwa 353 mbar ansteigen wird [15].

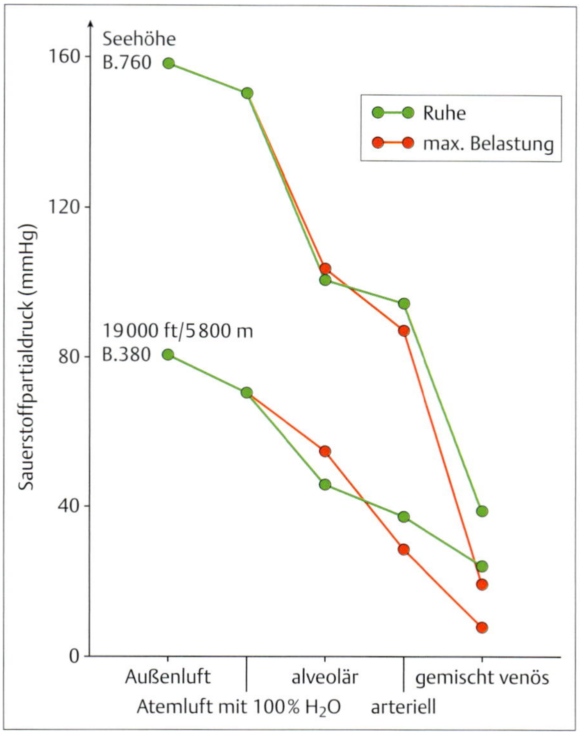

Abb. 29.1 Sauerstoffkaskade. Das Sauerstofftransportsystem: Der Weg von der Atmosphärenluft bis zu den Mitochondrien. Sauerstoffpartialdruck auf Meereshöhe und auf 5800 m Höhe, in Ruhe und bei maximaler Belastung (Quelle: [17]).

Mit zunehmender Höhe nimmt nicht nur der Luftdruck ab, es kommt auch zu einem Temperaturverlust, pro 100 m nimmt die Temperatur im Durchschnitt um etwa 0,5 °C ab. Dies führt dazu, dass in großen und extremen Höhen i.d.R. Minusgrade vorherrschen [6]. Dies führt auch zu einer Verringerung der Luftfeuchtigkeit, da kalte Luft weniger Wasserdampf speichern kann. Schließlich nehmen mit zunehmender Höhe auch die ionische Strahlung sowie die Sonneneinstrahlung zu [7]. Dies ist gerade bei länger dauernden Aufenthalten zu berücksichtigen.

Physiologische Reaktionen des Organismus

Aufgrund der genannten physikalischen Faktoren kommt es zu typischen Reaktionen des menschlichen Organismus. Diese können in Akutreaktionen und langfristige Aklimationsreaktionen unterschieden werden.

Akute physiologische Reaktionen auf Hypoxiebelastung

Ventilation

Der am schnellsten messbare Effekt bei zunehmender Hypoxie ist die zunehmende Hyperventilation. Durch Aktivierung zentraler und peripherer Chemorezeptoren kommt es zu einer Steigerung der Atemfrequenz sowie der Atemtiefe. Dies führt zum Abatmen von CO_2 aus den Alveolen und dadurch zu einem Raumgewinn für den Sauerstoff. Entsprechend steigt durch die Hyperventilation rasch der alveolare Sauerstoffpartialdruck und damit konsekutiv der arterielle Sauerstoffpartialdruck. Die Hyperventilationsantwort auf Hypoxie ist nicht willentlich steigerbar, sondern angeboren. Die sog. „Hypoxic ventilatory Response“ ist genetisch fixiert und nur langsam, möglicherweise durch epigenetische Effekte, veränderbar [10]. Hierauf wird später näher eingegangen.

Die Hyperventilationsantwort auf Hypoxie führt zu einem Basenverlust, da durch die entstehende respiratorische Alkalose Basen vermehrt ausgeschieden werden. Dies kann bei körperlicher Belastung in großen und extremen Höhen zu einer verminderten Pufferkapazität bei anaerober Belastung führen.

Sättigung der Atemluft durch Wasserdampf

Bei jedem Atemzug wird typischerweise die Einatemluft während der Passage durch die Nase und den oberen Atemtrakt vollständig mit Wasserdampf gesättigt. Dies führt zu einer weiteren Verminderung des Sauerstoffpartialdruckes um 10 mmHg (Wasserdampfdruck 47 mmHg × 0,21 % = 10 mmHg). Dieser Verlust an Sauerstoffpartialdruck beträgt auf Seehöhe etwa 6 % (anteilsmäßig), in Höhen über 8000 m bereits 18 %. Zudem verliert der Organismus durch die vermehrte Ventilation mit steigender Höhe zunehmend mehr Wasser, etwa 200 ml/h bei leichter Arbeit auf etwa 5500 m Höhe. Neue Berechnungen haben gezeigt, dass in extremen Höhen die Luft nicht mehr vollständig mit Wasserdampf angereichert werden kann, da zum einen die Ventilation so massiv gesteigert ist, dass die Zeit hierfür nicht ausreichend ist, zum anderen um einen extremen Wasserverlust des Organismus zu vermeiden.

Pulmonalarterielle Drucksteigerung

Durch den sog. Euler-Liljestrand-Reflex kommt es bei zunehmender Hypoxie zu einer pulmonalarteriellen Drucksteigerung. Dies dient ursprünglich dazu, schlecht belüftete Areale der Lunge von der Durchblutung abzuschneiden, indem besser belüftete Arealen mit einem höheren Pulmonalarteriendruck versorgt werden. Mit zunehmender Höhe führt dies physiologischerweise dazu, dass das Messverhältnis von Ventilation und Perfusion verbessert wird, eine verbesserte Oxygenierung ist die Folge. Allerdings kann der physiologische Pulmonalarteriendruckanstieg übersteigert sein; dies führt dann zur Entstehung des **Höhenlungenödems**.

Wasserhaushalt

Unter akuter Hypoxie kommt es typischerweise zur sog. **Höhendiurese**. Es wird vermehrt Wasser ausgeschieden, wobei insbesondere das intrazelluläre Volumen abnimmt [22]. Wesentlicher Faktor der Höhendiurese ist die Verminderung des antidiuretischen Hormons (ADH). Hier kommt es typischerweise zu einer Verringerung, möglicherweise bedingt durch einen Anstieg des Renins. Die Verringerung des ADH hält nur in den ersten Tagen des Höhenaufenthaltes an und normalisiert sich im weiteren Verlauf wieder. Vermutlich dient die Höhendiurese dazu, eine kurzfristige Hämokonzentration und damit eine weitere Verbesserung des Sauerstoffgehaltes pro ml Blut zu erreichen. Wenn die Sekretionshemmung von ADH ausbleibt, besteht eine erhöhte Gefährdung für das Entstehen der **akuten Bergkrankheit** [11].

V

Adrenerges System

Unter akuter Hypoxie kommt es initial zu einem Anstieg von Adrenalin und Noradrenalin, wobei sich der Adrenalinspiegel in den ersten Tagen bei gleich bleibender Höhe normalisiert, Noradrenalin bleibt jedoch geringfügig und chronisch erhöht.

Die Aktivierung des adrenergen Systems führt initial zu einer Zunahme der Herzfrequenz und des Herzminutenvolumens. Nach Akklimatisation normalisiert sich i.d.R. die Herzfrequenz wieder auf Werte wie in Seehöhe, mit zunehmender Höhe ist allerdings eine gesteigerte Schlagzahl des Herzens typisch. Bei länger dauernder Hypoxie kommt es zu einer Vergrößerung der Nebennieren, zugleich zu einer Down-Regulation der Betarezeptoren am Herzen aufgrund der chronischen Noradrenalinstimulation [14].

Weitere hormonelle höhenbedingte Veränderungen

Unter akuter wie chronischer Hypoxie steigt auch das thyroxinstimulierende Hormon (TSH), es kommt zu einer vermehrten Schilddrüsenaktivität. Parallel dazu steigt auch Kortisol an, der Insulinbedarf nimmt ab. Die Steigerung von TSH bzw. Kortisol führt auch zu einer Steigerung des Grundumsatzes, ein erhöhter Energiebedarf in zunehmender Höhe ist daher die Folge. Inwieweit der Verlust des Appetits in großen und größten Höhen auf diese hormonellen Veränderungen zurückgeht, ist bisher nicht geklärt. Bekannt ist jedoch, dass es in großen und größten Höhen zu einem langsamen Körpergewichtsverlust kommt, der vermutlich bedingt ist durch die Kombination von Grundumsatzsteigerung und schwindendem Appetit.

Chronische Effekte vom Höhenaufenthalt

Die Verminderung des Sauerstoffangebotes führt intrazellulär zu einer Stabilisierung von HIF (Hypoxia inducible Factor) und damit zur Akkumulation der HIF1-α-Untereinheit. HIF1-α ist ein Transkriptionsfaktor für eine Vielzahl von Proteinen, darunter Erythropoetin, VEGF, Glukosetransporter, LDH, PFK, NO-Synthase, Dopaminsynthase u.a.

Durch die Stimulation der Erythropoetinspiegel kommt es zu einer Stimulation der Erythroblasten im Knochenmark und konsekutiv zur erwünschten Polyglobulie. Dieser Effekt ist bereits nach wenigen Stunden Hypoxieaufenthalt nachweisbar und ist i.d.R. wirksam bei einem PAO_2 von 65 mmHg oder niedriger. Allerdings sind die Erythropoetinspiegel nicht während des gesamten Höhenaufenthaltes erhöht, es handelt sich hier um ein mehr pulsatiles Hormon. Insbesondere in den ersten Tagen nach Höhenaufenthalt ist ein erhöhter Wert nachweisbar, im Verlauf normalisiert er sich wieder. Der Anstieg des Hämoglobins, der durch Erythropoetin bedingt ist, ist erst nach 3 – 4 Tagen erkennbar. Frühere Hämoglobinanstiege sind i.d.R. auf die oben besprochene Höhendiurese zurückzuführen. Die Steigerung des Hämoglobingehaltes im Blut führt dazu, dass bis zu einer Höhe von 5300 m der Sauerstoffgehalt (Produkt von der Sauerstoffsättigung und Hämoglobin sowie physikalisch gelöstem Sauerstoff) in etwa stabil bleibt. In neueren Arbeiten wurde sogar eine Zunahme des gesamten Sauerstoffgehaltes durch die Akklimatisation beschrieben. Notwendig ist allerdings insbesondere bei Frauen eine ausreichende Eisensupplementierung, da sonst nicht ausreichend Hämoglobin gebildet werden kann [12].

Akklimatisation

Wie im vorigen Abschnitt ausgeführt, kann der Organismus mittels Hyperventilation und Höhendiurese initial rasch eine Verbesserung der Oxygenierung erreichen, eine langfristige Anpassung an Höhen über 2500 m ist jedoch nur durch eine Zunahme der Sauerstoffverbindungskapazität möglich. Hierfür benötigt der Organismus Zeit.

Wenn dem menschlichen Organismus nicht genügend Zeit zur Akklimatisation gegeben wird, kann es leicht zu höhenbedingten Erkrankungen (siehe dort) kommen. Entsprechend hat sich in der höhenmedizinischen Literatur eine klare Empfehlung für die optimale Akklimatisation herausgebildet.

Akklimatisation ist für gesunde Menschen notwendig ab einer Höhe von 2500 m, darunter reichen die Akutreaktionen wie Hyperventilation zur ausreichenden Oxygenierung aus.

Tipp für die Praxis

Regeln für eine optimale Akklimatisation

- Don't go too high, too fast.
- Don't go up until symptoms go down.
- Climb high, sleep low.

Wesentliches Element der optimalen Akklimatisation ist eine dem Bedarf ausreichende **Oxygenierung**. Entsprechend sollte versucht werden, ab der Schwellenhöhe von 2500 m anaerobe Anstrengungen zu vermeiden. Die Belastung sollte daher immer im deutlich submaximalen Bereich bleiben. Um eine zu rasche Hypoxie zu vermeiden, sollte der tägliche Schlafhöhengewinn (d.h. der Unterschied in Höhenmetern vom letzten Lagerplatz zum nächsten) nicht mehr als 300 – 500 m pro Tag betragen. Es konnte gezeigt werden, dass in Gruppen von Bergsteigern ein täglicher Schlafhöhengewinn von nur 300 m pro Tag mit einer deutlich verminderten Rate von Höhenerkrankungen einhergeht. Weiter wird empfohlen, alle 1000 m Schlafhöhengewinn (d.h. etwa alle 3 – 4 Tage) einen Ruhetag einzulegen, um ausreichend Akklimatisationszeit zu ermöglichen.

Aus diesen einfachen Regeln kann jedoch geschlussfolgert werden, dass viele der höher gelegenen Reiseziele in der häufig nur kurzen Urlaubszeit nicht optimal akklimatisiert erreicht werden. So wäre z.B. das Everest-Basecamp in einer Höhe von 5500 m bei einem Ausgangspunkt von 2800 m (Flughafen Lukla in Nepal) nur nach etwa 12 Tagen zu erreichen. Diese langsame Vorgehensweise hat allerdings den unüberschätzbaren Vorteil, dass die Reise ohne die z.T. schwer beeinträchtigenden Symptome der akuten Bergkrankheit bzw. ohne Entstehen eines Höhenlungen- oder Höhenhirnödems bewältigt werden kann [4].

Vorakklimatisation

Neuere Arbeiten zeigen, dass die Akklimatisation zwar typischerweise mit einem langsamen Anstieg verbunden ist, dass es aber Möglichkeiten zur sog. Prä-Akklimatisation gibt. Durch immer wieder neu gesetzte, kurze Hypoxiereize wird der menschliche Organismus offenbar befähigt, schneller auf Sauerstoffmangel zu reagieren. Dies betrifft zum einen das Ausmaß der Hyperventilation, zum anderen das Ausmaß der Erythropoese. Generelle Empfehlungen zur Prä-Akklimatisation lassen sich aus der bisher zur Verfügung stehenden Literatur nicht herauslesen, allerdings gibt es Arbeiten, die einen Anhalt über ein Mindestmaß einer Prä-Akklimatisation sinnvoll erscheinen lassen. Entscheidend ist vermutlich der zumindest 5-malige Aufenthalt innerhalb von 3 Monaten auf Höhen von über 3000 m über einen Zeitraum von etwa 6 – 8 h, um einen ausreichenden Hypoxiereiz zu setzen [19] oder ein regelmäßiger, länger dauernder Aufenthalt in Höhen über 3500 m [23].

Aus den genannten Arbeiten ergibt sich auch indirekt, dass der Akklimatisationseffekt nicht, wie bisher angenommen, bereits nach 2 – 3 Wochen Tieflandaufenthalt wieder verschwunden ist, sondern möglicherweise doch länger andauert. Allerdings beruht dies dann nicht auf dem Hämoglobinanteil, der sich eben aufgrund der Halbwertszeit der Erythrozyten normalerweise nach etwa 14 Tagen wieder auf Vorniveau normalisiert, sondern auf einer Steigerung der Ventilation. Ob es andere genetische Effekte gibt, wie möglicherweise eine raschere Hämokonzentration oder Effekte auf die Empfindlichkeit der zentralen oder peripheren Chemorezeptoren, ist derzeit nicht bekannt.

In der reisemedizinischen Beratung sollte allerdings immer darauf hingewiesen werden, dass für Höhenaufenthalte über 2500 m Seehöhe ausreichend Zeit eingeplant werden muss.

29.2 Höhenkrankheiten

Definition

Der Begriff Höhenkrankheit stellt den gemeinsamen Nenner dar für Syndrome, welche bei nicht akklimatisierten Reisenden kurz nach dem Aufstieg in Höhen über 2500 m auftreten können. Sie können aber auch bei Reisenden auftreten, die z.B. in einer Höhe von 3500 m akklimatisiert sind und dann rasch in Höhen von über 5000 m aufsteigen.

Der Begriff beinhaltet die mehr zerebralen Syndrome der akuten Bergkrankheit (Acute Mountain Sickness, AMS) sowie des Höhenhirnödems (High Altitude cerebral Edema, HACE) und das mehr pulmonale Syndrom des Höhenlungenödems (High Altitude pulmonary Edema, HAPE). Die Erkrankungen HACE und HAPE kommen wesentlich seltener vor als die akute Bergkrankheit, sind aber mit einer Letalität von 30 – 50% behaftet [5].

Epidemiologie

Wichtigste Ursachen für die Entwicklung der akuten Bergkrankheit sind die Geschwindigkeit des Aufstieges, die erreichte Schlafhöhe sowie die individuelle Empfindlichkeit. Relevante Symptome der akuten Bergkrankheit treten i.d.R. nur in Höhen über 2500 m auf. In Höhen von 1500 – 2500 m kommt es meist zu milderen Symptomen oder zu Symptomen bei Patienten mit entsprechenden, insbesondere pulmonalen Vorerkrankungen. Die Inzidenz der AMS nimmt in Höhen von 2500 m mit einer Häufigkeit von 2% auf über 50% bei Trekkern in der Mount-Everest-Region zu. Wenn die Menschen direkt in Höhen über 3500 m geflogen werden, liegt die AMS-Häufigkeit bei 84%. Weitere Risikofaktoren sind bereits stattgehabte Höhenkrankheiten in der Vorgeschichte, insbesondere ein früher durchgemachtes Höhenlungenödem und das Leben in Höhen unter 900 m Seehöhe. Auch spielt starke Anstrengung bei der Ankunft in neuen Höhen eine wesentliche Rolle; eine höhere Gefährdung in jungen Jahren (20–50 Jahre) besteht ebenfalls. Eine Geschlechtsabhängigkeit wird nicht beobachtet.

Akute Bergkrankheit (AMS) und Höhenhirnödem (HACE)

Symptomatik

AMS. Die AMS ist durch unspezifische Symptome und fehlende klinische Untersuchungsbefunde gekennzeichnet. Sie beginnt etwa 6–12 h nach Ankunft in der Höhe. Die wesentlichen Symptome [8] sind

- Kopfschmerzen,
- Appetitlosigkeit,
- Übelkeit,
- Schlaflosigkeit,
- Schwindel,
- Erbrechen.

Allerdings müssen nicht all diese Symptome vorhanden sein. Das Hauptsymptom sind Kopfschmerzen; eine AMS ohne Kopfschmerzen ist unwahrscheinlich. Sollten bereits pathologische neurologische oder respiratorische Symptome erhebbar sein, wäre dies ein Hinweis auf eine Progression zu HACE oder HAPE.

Durch die unspezifischen Symptome kann eine AMS leicht verkannt werden; daher ist es notwendig, dass in der Höhe primär eine Höhenkrankheit ausgeschlossen wird, bevor die Symptome auf eine andere Ursache zurückgeführt werden.

HACE. Derzeit wird das HACE als ein Endstadium der AMS angesehen, allerdings gibt es derzeit keine sicheren Beweise hierfür. Symptome des HACE sind

- Ataxie,
- schwerste Kopfschmerzen,
- Übelkeit und Erbrechen,
- Halluzinationen,
- vernunftwidriges Verhalten,
- Bewusstseinsstörungen,
- Koma.

Wesentliches Symptom des HACE ist die Ataxie, welche z. B. durch Gehen auf einem geraden Strich überprüft werden kann. Weiterhin kann es zu einem zunehmenden Bewusstseinsverlust, zu Halluzinationen, Wahrnehmungsstörungen und schließlich zum Koma kommen.

Pathophysiologie

Der exakte Mechanismus, der diesen beiden Erkrankungen zugrunde liegt, ist weiterhin unklar, allerdings besteht Einigkeit, dass eine Gehirnschwellung letztlich Ursache der Symptome ist. Möglicherweise kommt es durch die rasch einsetzende Hypoxämie zu einer Zunahme des zerebralen Blutflusses, des zerebralen Blutvolumens und möglicherweise einer zunehmenden Permeabilität der Blut-Hirn-Schranke. Die Folge dieser Veränderungen ist ein Anschwellen des Gehirns und schließlich ein Anstieg der intrakraniellen Drücke. Bei Personen, die diesen Anstieg des Gehirnvolumens nicht durch ausreichend zerebrospinale Flüssigkeit kompensieren können, kommt es zu den AMS-Symptomen. Allerdings besteht hierfür noch keine sichere Beweislage. Relativ wahrscheinlich ist es, dass es bei HACE zu einem vasogenen Ödem kommt, welches typischerweise auf den Einsatz von Kortikosteroiden anspricht. Inwieweit chemische Mediatoren (Trigeminusreizung) oder genetische Faktoren eine Rolle spielen, ist Gegenstand von aktuellen Untersuchungen [18].

Prävention und Therapie

Entscheidend für die Vermeidung der Entstehung von AMS, HACE und HAPE ist eine ausreichende und langsame Akklimatisation an die Höhe [9].

Akklimatisation bedeutet, dem Körper ausreichend Zeit zu geben, mit der Umgebungshypoxie zurechtzukommen. Notwendig für eine optimale Akklimatisation ist ein ausreichend langsames Aufstiegsprofil. Sinnvoll erscheint in Höhen von 2500–3000 m die tägliche Schlafhöhe um nicht mehr als 300 m pro Nacht zu steigern. Weiterhin sollte versucht werden, mit jeweils 1000 m Höhengewinn einen weiteren Ruhetag einzulegen. Allerdings ist diese langsame Form der Akklimatisation häufig nicht mit den kurzen Urlaubszeiten und -wünschen zu vereinbaren. Daher treten insbesondere bei Gruppenreisen in größeren Höhen bei einem hohen Prozentsatz der Teilnehmer Symptome der AMS auf. Wünschenswert ist es daher, wenn die Reiseroute so flexibel gewählt werden kann, dass bei starken Symptomen eine entsprechende Ruhepause möglich ist.

Mit Symptomen der AMS sollte nicht weiter aufgestiegen werden, denn es besteht immer die Möglichkeit, dass sich aus einer AMS entweder ein HACE oder ein HAPE entwickelt.

Medikation. Aufgrund dieses Konfliktes zwischen Urlaubswünschen und notwendiger Akklimatisationszeit wird häufig auf pharmakologische Hilfen zurückgegriffen. Wesentliches Medikament hierfür ist das **Azetazolamid** (Diamox), welches in Dosierungen von 125–500 mg 2 × tgl. eingenommen wird. Empfohlen wird die Einnahme dieser Medikation mindestens 1 Tag vor Beginn des Höhenaufenthaltes. Azetazolamid führt über die Hemmung der Carboanhydrase in der Niere zu einer metabolischen Azidose und in der Folge zu einer zunehmenden Hyperventilation, welche die sonst entstehende Hypoxämie mildert. Da Azetazolamid nur zu einer Hyperventilation führt, solange es eingenommen wird, sollte es während des gesamten Höhenaufenthaltes eingenommen werden, um einen Rebound-Effekt zu vermeiden. Wer bereits nach wenigen Tagen Aufenthalt in der Höhe dieses Medikament absetzt, läuft Gefahr, erneut Symptome der AMS zu erleiden. Allerdings kann dann je nach Symptomatik die Einnahme wieder begonnen werden. Eine Entscheidung darüber muss letztlich jeder selbst fällen.

Ein weiteres wirksames Medikament ist **Dexamethason** in einer Dosis von 8 mg/d in 2–3 Einzeldosen. Allerdings erscheint es aufgrund der typischen Nebenwirkung der Steroidmedikation für eine Prävention aus unserer Sicht nicht geeignet.

Weiterhin ist die Einnahme von **Theophyllin** in einer Dosis von 125–250 mg 2 × tgl. in der Lage, die AMS-Symptomatik zu reduzieren. Allerdings ist Theophyllin im Vergleich zu Azetazolamid schlechter wirksam. Es steht jedoch den Personen zur Verfügung, die z. B. eine Sulfonamidallergie haben. Wesentliche Nebenwirkung der Einnahme von Azetazolamid ist eine Parästhesie in den Extremitäten sowie der unangenehme Geschmack von kohlensäurehaltigen Getränken, da auch die Carboanhydrase im Mund gehemmt wird.

Zur Behandlung der AMS sollte in milden Fällen einfach ein Ruhetag eingelegt oder ein Abstieg um mindestens 500 Höhenmeter vorgenommen werden [9]. Dies ist i. d. R. ausreichend, um die Symptomatik vollständig zum Verschwinden zu bringen. Sollte der Abstieg nicht möglich sein oder nur über einen weiteren Zwischenaufstieg zu erreichen sein, sollte neben der Einnahme von Azetazolamid in einer Dosis von 250 mg 2 × tgl. noch vorsorglich Dexamethason in einer Dosierung von 4 mg alle 6 h eingenommen werden. Dies ist besonders wichtig, da eine Progression in das HACE verhindert werden muss. Wenn vorhanden, sollte zusätzlich Sauerstoff gegeben werden oder mittels eines tragbaren Überdrucksackes (z. B. Certec Bag) eine Erhöhung des Atmosphärendrucks erzielt werden.

Liegt bereits ein HACE vor, muss unbedingt neben dem möglichst passiven Abstieg (zur Vermeidung weiterer Gewebshypoxie) Sauerstoff gegeben werden, Dexamethason und Azetazolamid verabreicht und – wenn möglich – auch der Einsatz der tragbaren hyperbaren Kammer erwogen werden. Man darf nie vergessen, dass das HACE eine potenziell tödliche Erkrankung ist und nur durch eine rasche und suffiziente Therapie das Überleben gewährleistet werden kann.

Höhenlungenödem (HAPE)

Symptomatik

Das HAPE tritt typischerweise in den ersten 2–4 Tagen nach Erreichen von Höhen über 2500 m auf, und typischerweise insbesondere bei raschem Aufstieg. Das HAPE muss nicht immer mit der AMS vergesellschaftet sein. Die Risikofaktoren sind dieselben wie die für die AMS und das HACE, möglicherweise sind auch respiratorische Infekte prädisponierend.

Warnsymptome:
- plötzlicher Leistungsabfall
- Belastungsdyspnoe
- später Ruhedyspnoe
- Zyanose
- initial trockener Husten

Alarmsymptome:
- später Husten mit blutig-schaumigem Auswurf
- feinblasige Rasselgeräusche
- später Distanzrasseln
- Tachykardie

Fieber bis zu einer Temperatur von etwas über 38 °C ist häufig, allerdings nicht diagnostisch [2].

Pathophysiologie

Das HAPE ist ein nicht kardiogenes Lungenödem und durch einen übersteigerten pulmonal-arteriellen Druck als Folge des Hypoxiereizes bedingt. Offenbar kommt es insbesondere bei prädisponierten Patienten durch die Hypoxie zu einem übersteigerten Anstieg im Bereich des pulmonalen Gefäßbettes, letztlich zu einer Zunahme der endothelialen Scherkräfte und schließlich zu einem Leck im Bereich der alveolär-kapillären Membran. Dies führt zur Exsudation von Plasma in die Alveolen. Die dadurch zunehmende Hypoxie führt zu einem weiteren Anstieg des pulmonal-arteriellen Druckes und dadurch letztlich zu einem Teufelskreis. Relativ klar ist inzwischen, dass eine Entzündung keine wesentliche Rolle für die Entstehung eines Höhenlungenödems spielt; allerdings kann ein vorhergehender Infekt der Atemwege die Entstehung eines HAPE triggern [21].

Prävention und Therapie

Analog zu den vorher beschriebenen Akklimatisationsmechanismen besteht die sicherste Methode zur Vermeidung des HAPE in der langsamen Akklimatisation. Patienten mit einem HAPE in der Vorgeschichte können durch die Einnahme von retadiertem **Nifedipin** (oral 20 mg alle 8 h) die Entstehung eines HAPE vermindern [3]. Weiterhin besteht diese Möglichkeit auch durch die Inhalation von retadierten β2-Agonisten (**Salmeterol** 2 × 125 µg), welche die alveoläre Flüssigkeitsclearance verbessern.

Entscheidend in der Therapie des HAPE sind das rasche Erkennen dieser Erkrankung und der sofortige Abstieg um mindestens 1000 m. Wenn möglich, sollte zusätzlich Sauerstoff gegeben werden. Körperliche Anstrengung vermeiden; ein passiver Abtransport ist immer sinnvoll!

Schließlich kann die Gabe von 10 mg Nifedipin, gefolgt von 20–30 mg Nifedipin retardiert akut eine rasche Senkung des pulmonal-arteriellen Druckes bewirken und damit zu einer schnellen klinischen Verbesserung führen.

Auch der Einsatz einer tragbaren hyperbaren Kammer (Certec Bag) ist sinnvoll.

Neuere Untersuchungen weisen darauf hin, dass Acetazolamid auch den pulmonal-arteriellen Druck senken kann und damit vermutlich auch prophylaktisch bei Patienten mit früher stattgehabtem HAPE eingesetzt werden kann.

Das gilt auch für die **Phosphodiesterasehemmer**; **Sildenafil** z.B. vermindert in einer Dosis von 50 mg 1 – 2 × tgl. den hypoxiebedingten pulmonal-arteriellen Druckanstieg und hat in einem Teil der Studien auch zu einer Verbesserung der Leistungsfähigkeit geführt. Allerdings sind Phosphodiesterasehemmer bisher nicht in klinischen Studien zur Therapie des HAPE untersucht worden; eine Empfehlung kann hierfür daher nicht gegeben werden.

Tipp für die Praxis

Prävention und Therapie der Höhenkrankheiten

Für alle Krankheiten gilt:

- langsamer Aufstieg
- bei leichten Beschwerden Rasttag auf gleicher Höhe
- bei starken Beschwerden Abstieg um mindestens 500 m

AMS:

- Prävention
  - Acetazolamid 2 × 125 – 250 mg/d
- Therapie
  - NSAR (z.B. Ibuprofen, Paracetamol)
  - Azetazolamid 2 × 250 mg/d
  - Sauerstoff

HACE:

- Therapie
  - Sauerstoff
  - Überdrucksack
  - Dexamethason initial 8 mg, dann 3 × 4 mg/d
  - Azetazolamid 2 × 250 mg/d

HAPE:

- Prävention
  - Nifedipin 3 × 20 mg/d
  - Salmeterol 2 × 125 µg/d
  - Sildenafil 3 × 20 mg (vermutlich wirksam, nicht systematisch untersucht)
  - Acetazolamid 2 × 250 mg (vermutlich wirksam, nicht systematisch untersucht)
  - Dexametason 2 × 8 mg (vermutlich wirksam, nicht systematisch untersucht)
- Therapie
  - Nifedipin 10 mg akut, dann 3 × 20 mg retard
  - Sauerstoff
  - Überdrucksack

29.3 Weitere typische höhenbedingte Gesundheitsstörungen

Periphere Unterhautödeme

Periphere Unterhautödeme sind in mittleren und großen Höhen häufig, typischerweise eher bei Frauen als bei Männern. An sich ist diese Störung harmlos, kommt jedoch bei Patienten mit AMS i. d. R. 4-mal so häufig vor. Sie gelten daher als Warnzeichen.

Betroffen sind meist das Gesicht, die Augenlider, die Hände, die Knöchelregionen und die Vorfüße. Ursache ist möglicherweise – ähnlich wie beim HACE – eine erhöhte Permeabilität im Bereich der Kapillaren. Wichtig ist die Differenzierung zu einseitig auftretenden Schwellungen wie Erfrierungen, Verletzungen oder einer Thrombose [6]. Therapeutisch wäre die Einnahme von niedrig dosiertem Furosemid möglich. Allerdings stellen periphere Höhenödeme ohne Symptome der AMS kein Hindernis für einen weiteren Aufstieg dar.

Höhenbedinge Retinablutungen

Höhenbedingte Retinablutungen (High Altitude retinal Hemorrhage, HARH) sind in Höhen oberhalb von 5000 m in 50 – 80 % aller Höhenbergsteiger beschrieben. Insbesondere treten sie bei Menschen auf, welche erstmals in große Höhen vorstoßen [16]. Analog zu den peripheren Höhenödemen bzw. zum HACE dürfte auch hier eine vermehrte Permeabilität im Bereich der retinalen Gefäße ursächlich sein. Möglicherweise führt auch der erhöhte intrakranielle bzw. intraokulare Druck durch Anstrengung oder Pressatmung bei Höhenreizhusten zu diesen Blutungen. Sehstörungen werden i. d. R. nicht berichtet, da die Blutungen meist in der Peripherie des Gesichtsfeldes auftreten. In etwa 2 % der Fälle kommt es jedoch zu einer Blutung im Bereich der Makula, dann wird über einen deutlichen Visusverlust (bis auf 10 %) mit einer rötlichen Verschattung des Gesichtsfeldes berichtet.

Höhenreizhusten

Der Höhenreizhusten ist in großen und extremen Höhen ein häufiger Begleiter der Bergsteiger. Ursächlich ist vermutlich neben den häufigen Infekten der oberen Atemwege eine durch die Hypoxie hervorgerufene Ventilationssteigerung und Schleimhautaustrocknung durch die trockene Luft sowie die nicht ausreichende Anfeuchtung der Atemluft [13]. Möglicherweise spielt auch ein subklinisches Lungenödem eine Rolle.

Der Höhenreizhusten ist zwar nicht lebensbedrohlich, kann allerdings durch die gestörte nächtliche Erholung bei Husten und den gesteigerten pulmonal-arteriellen Druck auch zu einem HAPE führen.

Entscheidend für die Therapie des Höhenreizhustens ist die Prophylaxe. Wichtig ist die Vermeidung der Austrocknung der Schleimhäute, z. B. durch ein Tuch oder einen Schal vor dem Mund bzw. der Versuch einer konsequenten Nasenatmung. Therapeutisch ist dann die Verabreichung von Antitussiva sinnvoll. Allerdings sollten keine Medikamente auf Kodeinbasis verwendet werden, da diese die notwendige Hyperventilation verringern. Möglich sind z. B. Noscapin oder Clobutenol. In klinischen Studien wird derzeit die Wirksamkeit der Kombination von inhalativen Steroiden und β2-Mimetika untersucht; Ergebnisse stehen allerdings noch aus.

Literatur

[1] Bartsch P. Treatment of high altitude diseases without drugs. Int J Sports Med 1992; 13 (Suppl 1): S71 – S74

[2] Bartsch P. High altitude pulmonary edema. Respiration 1997; 64 (6): 435 – 443

[3] Bartsch P, Maggiorini M, Ritter M et al. Prevention of high-altitude pulmonary edema by nifedipine [see comments]. N Engl J Med 1991; 325 (18): 1284 – 1289

[4] Bartsch P, Saltin B. General introduction to altitude adaptation and mountain sickness. Scand J Med Sci Sports 2008; 18 (Suppl 1): 1 – 10

[5] Basnyat B, Murdoch DR. High-altitude illness. Lancet 2003; 361: 1967 – 1974

[6] Biem J, Koehncke N, Classen D et al. Out of the cold: management of hypothermia and frostbite. CMAJ 2003; 168 (3): 305 – 311

[7] Daxecker F, Blumthaler M, Ambach W. Keratitis solaris and sunbeds. Ophthalmologica 1995; 209 (6): 329 – 330

[8] Hackett PH, Rennie D. The incidence, importance, and prophylaxis of acute mountain sickness. Lancet 1976; 2 (7996): 1149 – 1155

[9] Hackett PH, Roach RC. High-altitude illness. N Engl J Med 2001; 345 (2): 107 – 114

[10] León-Velarde F, Mejía O. Gene expression in chronic high altitude diseases. High Alt Med Biol 2008; 9(2): 130 – 139

[11] Loeppky JA, Icenogle MV, Maes D et al. Early fluid retention and severe acute mountain sickness. J Appl Physiol 2005; 98 (2): 591 – 597

[12] Martin D, Windsor J. From mountain to bedside: understanding the clinical relevance of human acclimatisation to high-altitude hypoxia. Postgrad Med J 2008; 84 (998): 622 – 627

[13] Mason NP, Petersen M, Melot C et al. Serial changes in nasal potential difference and lung electrical impedance tomography at high altitude. J Appl Physiol 2003; 94 (5): 2043 – 2050

[14] Mazzeo RS, Reeves JT. Adrenergic contribution during acclimatization to high altitude: perspectives from Pikes Peak. Exerc Sport Sci Rev 2003; 31 (1): 13 – 18

[15] Moore GW, Semple JL. The impact of global warming on Mount Everest. High Alt Med Biol 2009; 10 (4): 383 – 385

[16] Mullner-Eidenbock A, Rainer G, Strenn K et al. High-altitude retinopathy and retinal vascular dysregulation. Eye 2000; 14 (Pt 5): 724 – 729

[17] Pugh LGCE. Man at high altitude. Scientific Basis of Medicine, Annual Review 1964: 32 – 54

[18] Roach RC, Hackett PH. Frontiers of hypoxia research: acute mountain sickness. J Exp Biol 2001; 204 (Pt 18): 3161 – 3170

[19] Schneider M, Bernasch D, Weymann J et al. Acute mountain sickness: influence of susceptibility, preexposure, and ascent rate. Med Sci Sports Exerc 2002; 34 (12): 1886 – 1891

[20] West JB. Human limits for hypoxia. The physiological challenge of climbing Mt. Everest. Ann N Y Acad Sci 2000; 899: 15 – 27

[21] West JB, Mathieu Costello O. High altitude pulmonary edema is caused by stress failure of pulmonary capillaries. Int J Sports Med 1992; 13 (Suppl 1): 54 – 58

[22] Williams ES, Ward MP, Milledge JS et al. Effect of the exercise of seven consecutive days hill-walking on fluid homeostasis. Clin Sci (Lond) 1979; 56 (4): 305 – 316

[23] Wu TY, Ding SQ, Liu JL et al. Reduced incidence and severity of acute mountain sickness in Qinghai-Tibet railroad construction workers after repeated 7-month exposures despite 5-month low altitude periods. High Alt Med Biol 2009; 10 (3): 221 – 232

30 Wilderness-Medizin

F. Holst

V

Editorial

„Abenteuer ist eine von der richtigen Seite betrachtete Strapaze."

Gilbert Keith Chesterton;
engl. Kriminalschriftsteller (1874 – 1936)

„Die irregingen in der Wüste, auf ungebahntem Wege, und fanden keine Stadt, in der sie wohnen konnten. Die hungrig und durstig waren und deren Seele verschmachtete."

Altes Testament; Psalm 107, V 4 – 5;
übersetzt nach Martin Luther

Das Wichtigste in Kürze

- Definition des Fachgebietes:
„Wilderness medicine is the unique information that deals with the clinical aspects, basic science, research, and other facets of man's interaction with the natural environment" [2].
- Kerngebiete der Wilderness-Medizin sind
  - improvisierte Versorgung von Traumata in der Wildnis,
  - Hitze- und Kälteerkrankungen,
  - Bergmedizin,
  - Verletzungen durch maritime und terrestrische Gifttiere,
  - Abenteuerreisen,
  - Überlebenstechniken,
  - Expeditionsmedizin,
  - Tauchmedizin.
- Voraussetzungen für Abenteuerreisen in entlegene Gebiete:
  - ausreichende medizinische Voruntersuchungen
  - umfassende Immunprophylaxe
  - intensive Beratung zur notfallmäßigen medikamentösen Therapie
- Wüsten- und Dschungel-Trekking:
  - Kenntnisse der örtlichen klimatischen, geografischen, faunistischen und floristischen Gegebenheiten sind erforderlich.
- Gute körperliche Kondition ist essenziell für Trekking unter schwierigen Bedingungen.

30.1 Einführung

Ursprünglich erwachsen ist die Wilderness-Medizin zur improvisierten Erstversorgung von Unfällen beim Trekking in den touristisch genutzten abgelegenen Naturparks der USA. Ein Meilenstein in der Entwicklung des Faches Wilderness-Medizin war die Gründung der Wilderness Medical Society im Jahr 1983 durch 3 Ärzte in Kalifornien/USA.

Die seit einigen Jahren als gemeinnützig anerkannte Gesellschaft hat mittlerweile über 3000 Mitglieder weltweit und bietet für Studenten und Ärzte unterschiedliche Weiterbildungsmöglichkeiten an, die den gesamten Bereich der Wilderness-Medizin abdecken [1]. Wesentliche Kooperationspartner sind berg- und höhenmedizinische Vereinigungen.

Weiterhin ist die Gesellschaft durch zahlreiche Kongresse bekannt, u. a. durch den alle 4 Jahre stattfindenden Weltkongress, zuletzt 2007 in Aviemore/Schottland. Eine wissenschaftliche Zeitschrift (peer-reviewed) erscheint seit 1987 mit dem Namen „Journal of Wilderness-Medicine", seit 1995 „Wilderness & Environmental Medicine".

Was verstehen Mediziner unter „Wilderness"? Eine kurze Definition für Wilderness (engl.: Wildnis) im medizinischen Sinne lautet: „Abgelegene Gegend, die mehr als 1 h von einer Möglichkeit zur definitiven medizinischen Versorgung entfernt liegt."

Was ist dann „Wilderness-Medizin"? Eine ursprüngliche Definition besagt: „Klinische Diagnostik und improvisierte Therapie von in der Wildnis auftretenden Erkrankungen oder Verletzungen." Im Fokus steht die improvisierte, sofortige, medizinische Versorgung vor Ort. Häufig können Rettungssysteme aufgrund der abgelegenen Lage und/oder fehlenden Kommunikationsfähigkeit den Erkrankten nicht erreichen, sodass nach improvisierter Erstbehandlung ein Transport in Eigenregie durch die mitreisenden Begleiter organisiert werden muss. Im besten Falle ist durch die Fachkompetenz eines mitreisenden Expeditionsmediziners und mitgeführte Medikamente eine Versorgung vor Ort gewährleistet, sodass die Tour fortgesetzt werden kann.

! Eine moderne und alles umfassende **Definition** stammt von Paul S. Auerbach, einem der Mitbegründer der Wilderness Medical Society: „Wilderness-Medizin ist die fachspezifische Lehre, die sich mit den klinischen Aspekten, Grundlagenwissenschaften, Forschung und weiteren Facetten der Interaktion des Menschen mit der Natur beschäftigt" [2].

Ein deutschsprachiger Ausdruck für Wilderness-Medizin hat sich noch nicht durchgesetzt. Die Wilderness-Medizin berührt viele Bereiche der Expeditionsmedizin, ist damit aber nicht deckungsgleich.

Ein wesentlicher Aspekt ist die Informationsvermittlung über Krankheiten, die überwiegend oder ausschließlich an abgelegenen Orten auftreten (Gifttierverletzungen, Tierbisse, Höhenkrankheiten, Intoxikation durch Giftpflanzen, seltene exotische Krankheiten etc.). Dies ist für die Vorbereitung von Abenteuerreisen in abgelegene Gegenden von entscheidender Bedeutung.

Aktuelle Ausdehnung erfährt das Fach Wilderness-Medizin durch Beratungstätigkeit für medizinische Mitarbeiter, die sich kurzfristig auf humanitäre Katastropheneinsätze vorbereiten. Dazu gehören folgende Bereiche: Überblick über Naturkatastrophen, Konstruktion von behelfsmäßigen Massenquartieren, psychosoziale Hilfe bei Desaster, Untersuchung von infektiösen Ausbrüchen, Triage-System bei massenhaft Verletzten etc.

Tab. 30.**1** gibt einen Überblick über die wesentlichen Gebiete, die Wilderness-Medizin beinhalten [3]. Viele Kernaspekte der Wilderness-Medizin sind im vorliegenden Lehrbuch in unterschiedlichen Kapiteln bereits ausführlich behandelt: Klimaaspekte, Mücken- und Zeckenschutz, Tauchmedizin, Höhen- und Expeditionsmedizin, Unfälle auf Reisen, Gifttiere und -pflanzen. Als Ergänzung werden nachfolgend weitere Gebiete der Wilderness-Medizin dargestellt.

Tab. 30.**1** Wesentliche Teilgebiete der Wilderness-Medizin.

Wilderness-Medizin beinhaltet
Höhenmedizin
Tauchmedizin
Improvisation medizinischer Techniken
exotische Erkrankungen
medizinische Aspekte von Naturkatastrophen
Vektorprophylaxe
kälte- und hitzebedingte Erkrankungen
Such- und Bergungstechniken
Überlebenstechniken
Erstversorgung von Unfällen
Ertrinkungsunfälle
Verletzungen beim Wildwassersport
Unfälle bei Höhlenerkundung
Blitz- und Verbrennungsschäden
Tierbisse
Verletzungen durch maritime und terrestrische Gifttiere
Verletzungen und Vergiftungen durch Pflanzentoxine
ernährungsbedingte Vergiftungen durch Muschel- und Fischtoxine
Planung und Vorbereitung von Expeditionen
Navigation
Trinkwasseraufbereitung
Abenteuerreisen
Überleben bei Schiffbruch
Wüsten-Trekking
Dschungel-Trekking

30.2 Abenteuerreisen – Reisen in abgelegene Gegenden

Allgemeines

Verglichen mit einem „normalen" Touristen kommt der Abenteuerreisende schneller in Situationen, in denen eine rasche ärztliche, meist improvisierte Versorgung notwendig wird, bevor die definitive Behandlung eingeleitet werden kann. In der Touristikbranche wird dieser Typ des Urlaubers folgendermaßen charakterisiert: „... durch die Suche nach einem einmaligen Erlebnis, wobei dieses nicht allein und der unkontrollierten Gefahr ausgesetzt erlebt wird, sondern mit kontrolliertem Risiko und häufig in einer Gruppe von Gleichgesinnten" [4].

Meist steht ein Abenteuerurlaub in Zusammenhang mit Natur im Gegensatz zu Zivilisation und Technik. Die unberührte Natur wird am einfachsten und mit Abstand am häufigsten durch Wandern und Trekking erlebt, aber zunehmend auch durch mehr oder weniger risikoreiche Sportarten, wie Tauchen, Mountainbiking, Skitouren, Wildwasserfahrten, Höhlenbegehungen, Klettern, Bergsteigen, Segeln etc. Jede dieser Sportarten besitzt ihr eigenes Verletzungs- und umweltbedingtes spezifisches Krankheitsprofil.

Die Kenntnisse retrospektiver Studien, erhoben an erkrankten oder verunfallten Abenteuerurlaubern, sind für die Expeditionsmedizin, aber auch für die Reiseberatung wichtig, um sich zielgerecht auf die häufigsten Krankheiten bzw. Unfälle vorbereiten zu können. Hinzu kommt ein immer älter werdendes Klientel an Abenteuerurlaubern mit einer Reihe unterschiedlichster chronischer Erkrankungen, die in abgelegenen Gegenden zu erheblichen Problemen führen können.

Das Mortalitätsrisiko einer Abenteuerreise ist nur schwer mit Zahlen belegbar, da nur für wenige Destinationen und Unternehmungen valide Todesfallstatistiken vorliegen. Am oberen Ende der Mortalitätsskala sind Extrembergsteiger einzuordnen [5]. Verschiedene Mortalitätsstudien bei normalen Reisenden aus unterschiedlichen Heimatländern zeigen einen hohen Anteil an Verkehrsunfällen, Ertrinken, Herz-Kreislauf-Erkrankungen und Kriminalität [6, 7].

Der hohe Anteil von Verkehrsunfällen an der Mortalität von Auslandsreisenden sollte sich auch in der Beratungssituation widerspiegeln. Beim Leihen eines Pkw in einem Entwicklungsland muss sich der Fahrer selbst davon überzeugen, dass Sicherheitsgurte, Reifen und Bremsen in Ordnung sind. Nächtliche Fahrten sind gefährlich. Wegen des oft für Touristen nicht einschätzbaren Fahrverhaltens der Einheimischen muss der eigene Fahrstil sehr defensiv geprägt sein. Es ist davon abzuraten, den kleinsten und billigsten Leihwagen zu wählen. Das Motorrad- und Fahrradfahren sollte in Entwicklungsländern (besonders in Afrika) aus Sicherheitsgründen völlig unterbleiben.

Beratung und Voruntersuchungen

Viele Abenteuerreisen führen in abgelegene Gegenden mit sehr unzureichender oder völlig fehlender medizinischer Versorgung. Das Risiko ist in erster Linie abhängig von

- Vorerkrankungen des Reisenden,
- der Art der Unternehmung,
- der Dauer der Reise,
- dem Grad der Abgelegenheit des Reiseziels [8].

Es ergeben sich 2 wesentliche Fragenkomplexe:

- **vor der Reise:**
  - Ist der Reisende ausreichend untersucht, um alle Krankheiten zu erkennen, die möglicherweise während der Reise zu Problemen führen können?
  - Besteht eine ausreichende körperliche und psychische Fitness für die spezifische Unternehmung?
- **während der Reise:**
  - Wenn überhaupt, wo existiert im Reiseland eine medizinische Versorgung außerhalb der Hauptstadt?
  - Wie und mit wem werden medizinische Notfallsituationen nach außen kommuniziert?
  - Welche Medikamente müssen mitgenommen werden, um häufige Erkrankungen im Notfall selbst behandeln zu können?

Prophylaxe. Die reisemedizinische Beratung für Abenteuerreisende muss umfassend sein und beinhaltet eine für das Reiseland angepasste maximale Immunprophylaxe, die alle relevanten endemischen impfpräventablen Krankheiten umfasst (insbesondere Tollwut, evtl. Japanische Enzephalitis) – inkl. der Malariaprophylaxe bei Hochrisikogegenden oder Stand-by-Therapie bei Niedrigrisikogebieten.

Bei saisonal vermehrtem Auftreten von Anopheles-Vektoren (während oder kurz nach der Regenzeit) kann es sinnvoll sein, für abgelegene Gebiete, die sonst als risikoarm bezeichnet werden, eine Dauerprophylaxe zu empfehlen. Eine maximale Vektorprophylaxe ist selbstverständlich, um auch andere vektorassoziierte Erkrankungen vermeiden zu können.

Bei einer Malariaprophylaxe ist Doxycyclin 100 mg/d zu empfehlen, da dies gegen eine Reihe weiterer tropischer Erreger wirksam ist, die insbesondere für den Abenteuerurlauber relevant werden können. Folgende Erreger sind i. d. R. ausreichend sensitiv gegenüber Doxycyclin: Chlamydien, Leptospiren, Rickettsien, Borrelien, Brucella, Legionella, Neisserien und Vibrio cholerae.

Reiseapotheke. Ausführliche Beratung zur Vermeidung und Selbsttherapie von diarrhoeschen Erkrankungen gehören zum Standard. Zusätzlich werden Antibiotika zur Selbsttherapie der Diarrhoe oder anderer fieberhafter Erkrankungen rezeptiert (z. B. Chinolon, Makrolid, Rifaximin, Metronidazol). Dazu gehört eine ausführliche Anweisung, wann welches Medikament bevorzugt eingesetzt werden sollte. Zusätzlich lohnt sich bei längeren Aufenthalten die Mitnahme eines Anthelminthikums gegen die häufigsten intestinalen Wurmerkrankungen.

Die Reiseapotheke enthält ein standardisiertes Spektrum mit eventuell an das jeweilige Reiseland angepasster zusätzlicher Medikation (Tab. 30.**2**).

Zur Trinkwasseraufbereitung haben sich platzsparende Systeme bewährt, wie Filtersysteme und eventuell zusätzlich halogenhaltige Tabletten.

> **!** Wenn möglich, sollte der erkrankte Reisende bei komplexen Krankheitssituationen den Hausarzt oder Reisemediziner telefonisch oder per E-Mail kontaktieren, um die im Reiseland von einheimischen Ärzten gestellten Diagnosen diskutieren zu können und den Einsatz der zur Verfügung stehenden Medikamente zu besprechen. Leider ist dies in den abgelegenen Gegenden oft nur mit teuren Satellitentelefonen möglich, da dort keine Mobilfunkabdeckung besteht.

Repatriierung. Die Vorteile einer Reiserückholversicherung werden häufig überschätzt. Eine Rückholung per Flugzeug ist in Entwicklungsländern oft nur in den Hauptstädten möglich. Viele Kranke sind im Notfall nicht flugtauglich. Ein Heimflug würde sie eventuell stark gefährden, sodass sie vor Ort behandelt werden müssen, bis ihnen eine Flugreise zugemutet werden kann. Innerhalb des Landes kann ein notfallmäßiger Krankentransport von einer abgelegenen Gegend zu einer stationären medizinischen Versorgungseinrichtung tagelang dauern und ist oft wegen der insuffizienten Rettungssysteme sehr beschwerlich oder gar nicht möglich.

Voruntersuchungen. Körperlicher und/oder psychischer Stress im Reiseland führt nicht selten zu einer Demaskierung subklinischer Krankheiten, die durch vorherige ausführliche Diagnostik möglicherweise hätten erkannt wer-

Tab. 30.2 Reiseapotheke für Abenteuerreisen.

Wichtige Utensilien für die Reiseapotheke
Verbandsmaterial
Blasenpflaster
elastische Binden
Fieberthermometer
sterile Handschuhe
antiseptische Wundlösung (Polyvidon-Jod)
Einmalspritzen
Einmalkanülen
Steri-Strips
Nahtmaterial
provisorische Zahnfüllung
Sedativa
Elektrolyte
Loperamid
Antihistaminika
Analgetika
krampflösende Mittel
Kortison
Antibiotika
Malariamittel
Anthelminthika
Antiemetikum
antibakterielle Augentropfen
Antazidum
Kortisoncreme
Pilzcreme
Kompass
Taschenmesser (mit Schere)
Stirnlampe
Feuerzeug
Schnur (5 m lang, 3 – 4 mm Durchmesser)
Mobiltelefon
Repellentien
Insektizide
Moskitonetz
Sonnencreme (hoher LSF)
Sonnenbrille
Biwaksack oder Poncho
Signalpfeife
Klebeband
Filter zur Wasseraufbereitung
halogenhaltige Tabletten
Sicherheitsnadeln

den können. Eine medizinische Untersuchung vor der Reise in abgelegene Gegenden muss daher so umfassend sein, dass Krankheiten schon im Frühstadium erkannt werden können [9].

Eine Studie an 1770 Langzeitmitarbeitern in Entwicklungsländern konnte zeigen, dass durch intensive vorherige Diagnostik die Häufigkeit der medizinischen Notfallversorgung und/oder Notwendigkeit der Repatriierung signifikant gesenkt werden konnte [10].

Bei bereits bekannten chronischen Erkrankungen muss durch vorherige Kontrolluntersuchungen durch den jeweiligen Facharzt – ggf. zusätzlich durch Belastungstests – eine potenzielle noch subklinische Verschlechterung diagnostiziert werden, um das gesundheitliche Risiko der Reise genauer abschätzen zu können. Die medizinische Versorgung in Entwicklungsländern ist nicht ausreichend kompetent für die in Europa prävalenten chronischen und komplexen Krankheitsbilder, wie metabolisches Syndrom, chronisch obstruktive Lungenerkrankung, koronare Herzerkrankung, chronische entzündliche Darmerkrankung, Alkoholabhängigkeit, arterielle Verschlusserkrankung, Autoimmunerkrankungen unter immunsuppressiver Therapie, maligne hämatologische Erkrankungen etc.

Eine umfassende Screening-Diagnostik beinhaltet Untersuchungen beim Internisten, Zahnarzt und ggf. beim Ophtalmologen, Gynäkologen und Urologen. Insbesondere die zahnärztliche Vorsorge muss so umfassend sein, dass ein diesbezügliches Problem innerhalb der nächsten 6 Monate unwahrscheinlich gemacht werden kann.

Schwierig ist die Beurteilung latenter psychischer Erkrankungen, die möglicherweise bei Ausbruch eine vorzeitige Rückreise erfordern können [11]. Hierbei sind strukturierte Fragebögen hilfreich, um z.B. eine subklinische Depression früher zu erkennen und ggf. vor einer Reise psychiatrisch abklären zu lassen.

Der Reisemediziner hat eine große Verantwortung in der Abschätzung der Reisefähigkeit für Abenteuerreisen, wenn Vorerkrankungen bekannt sind. Es spricht für die Qualität einer reisemedizinischen Beratung, wenn die Risiken klar benannt werden. Durch Vorstellung von individuellen „Worst-Case"-Szenarios kann möglicherweise ein Umschwenken auf eine risikoärmere Unternehmung erreicht werden.

30.3 Wüsten-Trekking

Allgemeines

Trockenwüsten besitzen eine sehr niedrige Vegetationsdichte (< 5% der Oberfläche) infolge geringer Regenmengen (< 25 cm/Jahr) und hoher Verdunstung. Zusätzliche

Dies gilt nur als grobe Orientierung. Für Einzelreisende ist die Liste zu umfangreich, für mehrere Personen kann eine Aufstockung angepasst an das Risikoprofil der Reise erfolgen.

Charakteristika sind ein trocken-heißes Klima und eine hohe Tag-Nacht-Temperaturamplitude. Etwa 15% der Erdoberfläche sind Wüsten (Antarktis als Eiswüste nicht mitgerechnet). Die Wüstenbildung nimmt kontinuierlich zu infolge Abholzung der Wälder, globaler Klimaerwärmung und Überweidung [12].

Trekking in der Wüste ist ein spannendes Naturerlebnis, welches sich zunehmender Beliebtheit erfreut. Allerdings besteht ohne sachkundigen Führer das Risiko der Fehlnavigation, da i.d.R. keine markanten Wegpunkte in der Sandwüste existieren. Auch eine Steinwüste mit Bergformationen erscheint für den unkundigen Reisenden relativ gleichförmig. Die unterschiedliche Beleuchtungssituation zu verschiedenen Tageszeiten hat nicht selten dazu geführt, dass Wanderer sich auf dem Rückweg wegen der veränderten Bergansicht nicht mehr orientieren konnten, was gelegentlich fatale Konsequenzen nach sich zog. Zu einer optimalen Vorbereitung gehören daher

- Landkarten in ausreichendem Maßstab,
- perfekte Kenntnisse in der Navigation mit Kompass und Karte (GPS nur als zusätzliche Hilfe),
- Kenntnisse der Wasserstellen,
- Kenntnisse der örtlichen Flora und Fauna,
- Wissen um Kommunikationsmöglichkeiten mit den örtlichen Rettungssystemen (falls vorhanden),
- Kenntnisse der aktuellen Wettervorhersage,
- Informationen zur politischen Sicherheitslage [13, 14].

Gute körperliche Fitness und ausreichende Hitzeakklimatisation über mindestens 5 Tage (optimal sind 10 Tage) erleichtern das Trekking über das häufig schwierige Terrain mit Sanddünen, Felsen, Schluchten und Geröll.

Kleidung

Ideal ist helle und luftige Kleidung aus Baumwolle, die alle Körperpartien vor der Sonne schützt. Wegen den deutlich niedrigeren Nachttemperaturen ist auf zusätzliche warme und winddichte Kleidung zu achten. Kopfbedeckung und Sonnenbrille sind selbstverständliche Utensilien. Trekkingschuhe müssen bis über die Knöchel reichen. Zusätzliche Socken (Mischgewebe aus Polypropylen und Wolle) und Blasenpflaster müssen mitgeführt werden.

Eine Vektorprophylaxe in Form von geeigneter Kleidung, Repellentien und Insektiziden kann in der Wüste erforderlich werden, da je nach Land eine Reihe lästiger und auch krankheitsübertragender Insekten vorkommen können (Sandfliegen, Flöhe, Zecken, Moskitos, Milben).

Wasser

Das Hauptproblem ist die Wasserversorgung. Wasser hat leider ein hohes Gewicht, sodass i.d.R. nur eine begrenzte Wassermenge mitgeführt werden kann, die für ca. 1,5–2 Tage Trekking ausreicht. Die Kalkulation der erforderlichen Wassermenge ist schwierig und von vielen Variablen abhängig (Temperatur, Sonneneinstrahlung, Schatten, Windgeschwindigkeit, Länge und Höhenmeter der Strecke). Eine zusätzliche große Portion muss für Notfälle in jedem Fall hinzugerechnet werden.

Der Flüssigkeitsverlust durch Schwitzen beträgt beim Gehen mit leichtem bis mittelschwerem Rucksack in der Ebene bei einer Außentemperatur von 27 °C ca. 0,4 l/h, bei 43 °C bereits ca. 1,3 l/h [15]. Daran wird schnell ersichtlich, dass Trekkingtouren im Sommer in der Steinwüste mit zusätzlichen Anstiegen in der Mittagshitze nur schwerlich durchführbar sind.

Während des Trekkings sind häufige kurze Pausen zum Trinken notwendig. Ideal sind Schlauchsysteme, die ein Trinken während des Laufens gestatten. Der unerfahrene Wüstentrekker muss zum regelmäßigen Trinken ständig aufgefordert werden. Bei Einsetzen des Durstgefühls liegt bereits eine Dehydration vor mit resultierender reduzierter körperlicher Leistungsfähigkeit. Ein einfaches Monitoring ist möglich durch Beobachtung der Urinfarbe, die bei adäquatem Hydrierungszustand hell ist [16]. Ist doch zu wenig Wasser mitgeführt worden, muss der evaporative Wasserverlust minimiert werden. Dazu muss das Trekking in die frühen Morgen- und späten Nachmittagsstunden verlegt werden.

Die Tour sollte so geplant werden, dass eine größere Mittagspause im Schatten in der Zeit von 10–15 Uhr ermöglicht wird. Ideal sind Höhlen oder Felsüberhänge, die ausreichend Schutz vor der Hitze bieten. Vorsicht ist geboten vor Schlangen, Skorpionen und weiteren Tieren, die ebenfalls an kühlen Orten während der Mittagszeit Schutz suchen. Sind natürliche Schattenspender nicht vorhanden, kann für eine längere Pause mit einem dichten Tarp ein Schutz vor Sonneneinstrahlung konstruiert werden.

Steile Berganstiege in der Steinwüste mit schwerem Gepäck kosten das größte Schweißvolumen (Abb. 30.**1**). Idealerweise wird bei der Planung der Tour die Sonneneinstrahlung einkalkuliert, sodass vor- und nachmittags die zu bewältigenden langen Anstiege noch oder bereits wieder im Schatten liegen.

Eine Wasserersparnis kann auch durch Einschränkung der Kalorienaufnahme oder vorzugsweisen Verzehr kohlenhydrathaltiger Nahrung erreicht werden, da der Metabolismus von Eiweiß und/oder Fett zusätzliches Wasser verbraucht.

Während der Tour sollte nur sauberes, keimfreies Wasser getrunken werden, da eine enterale Infektion durch Erbrechen und/oder Diarrhoe schnell zu einer ausgeprägten Dehydration führt. Daher müssen leichte und platzsparende Wasseraufbereitungssysteme (Keramikfilter, Halogenierung mit entsprechenden Tabletten) mitgenommen werden, wenn die Tour durch Wadis – im Sommer ausgetrocknete Flussbetten – oder andere mögliche Wasserstellen führt.

Im Notfall kann eventuell Wasser gefunden werden, wenn nach entsprechender Flora Ausschau gehalten wird, die in der Nähe von Wasserstellen wächst (Maulbeerfeige, Weidengewächse, Rohrkolben). In gewundenen Wadis kann in der Außenkurve nach Wasser gegraben werden.

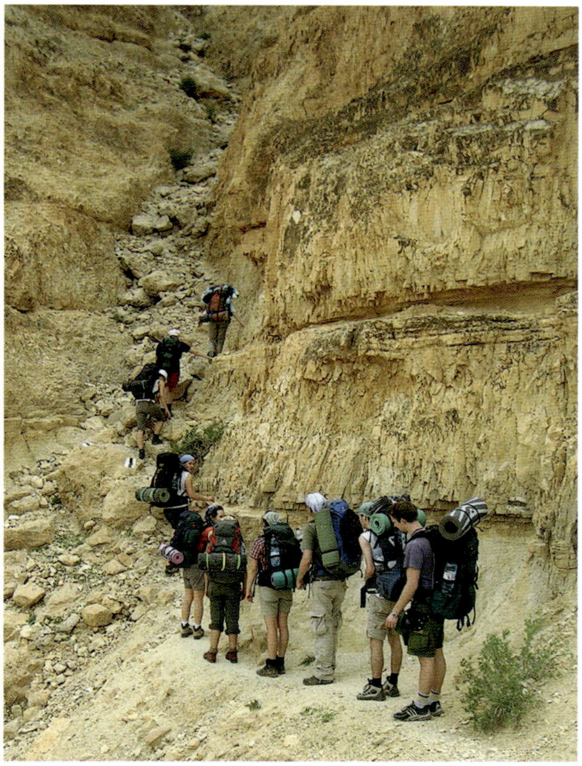

Abb. 30.1 Berganstiege in der Steinwüste mit schwerem Gepäck kosten viel Schweiß – hier in der Judäischen Wüste in Palästina.

Die Menge an Wasser, die einige Pflanzen (Barrel-Kaktus, Ravanela) enthalten, ist viel zu gering, um nutzbar zu sein.

Mit einer durchsichtigen Plastikfolie (ca. 2,5 m²) kann an geeigneten Stellen in der Wüste Wasser gewonnen werden. Der Aufbau ist jedoch aufwendig, kostet Schweiß und Energie, benötigt entsprechendes Gerät und erreicht oft nicht das angestrebte Ergebnis. In jedem Fall muss diese Technik vorher geübt werden. Hierzu wird auf spezielle Survival-Literatur verwiesen [17].

Gefahren in der Wüste

Zusätzlich zur Hitze und Dehydration sind weitere Gefahren in der Wüste zu beachten.

Sandstürme

Sandstürme – z. B. der sog. „Chamzin" im Nahen Osten – dauern nur wenige Tage an, können aber zu erheblichen Reizungen der Haut, Augen und Nase führen, sodass Schutz gesucht und möglicherweise die gesamte Tour abgebrochen werden muss.

Treibsand

Eventuell einbruchgefährdete Stellen in der Wüste entstehen durch **trockenen Treibsand**, der vom Wind aufgehäuft wurde und Hohlräume auskleidet, die von außen als solche nicht erkennbar sind. Eine größere Gefahr stellt dies jedoch i. d. R. nicht da, da die maximale Eintauchtiefe aus physikalischen Gründen bei trockenem Sand nur bis zum Bauch möglich ist.

Feuchter Treibsand hingegen kann ein Problem darstellen, da hier ein tieferes Eintauchen möglich ist, woraus man sich allein nur schwierig befreien kann. Dies kommt jedoch nur in der Nähe von Seen (z. B. Totes Meer in Palästina) oder Flüssen vor – eine eher seltene Konstellation beim Wüsten-Trekking.

Wadis

Wadis können sehr gefährlich werden, wenn sie eine Berggegend drainieren, in der es viele Kilometer entfernt heftig regnet. Besonders in tief eingeschnittenen und engen Flussbetten (Canyons) kann bei schönstem Wetter innerhalb von Sekunden eine Schlammlawine heranrauschen, die ein Entkommen unmöglich macht. Die Wettersituation bis in ca. 30 km Entfernung kann in der Steinwüste daher von erheblicher Bedeutung sein.

Gefährliche Fauna

Eine Reihe gefährlicher Gifttiere kommt in der Wüste vor: Giftschlangen, Skorpione, Spinnen etc. Diesbezüglich wird auf die ausführliche Darstellung in Kap. 46 verwiesen.

Raubkatzen, wie der Leopard, können für Einzelwanderer gefährlich werden. Diese sind jedoch in Nordafrika und im Nahen Osten fast vollständig ausgerottet. Einzelne Tiere werden selten noch in Steinwüsten (z. B. in Palästina) angetroffen.

Hyänen leben im westlichem Asien und Afrika auch in Steinwüsten. In reinen Sandwüsten sind sie nicht anzutreffen. Diese Aasfresser sind i. d. R. für den Menschen nicht gefährlich, können aber nachts am Lagerplatz durchaus einen Rucksack zerbeißen, um an Nahrung heranzukommen.

Hundertfüßer kommen weltweit vom Regenwald bis zur Wüste vor. Große, tropische und subtropische Arten (Scolopendra) können durch den Biss erhebliche Schmerzen, Schwellung, Erythem und regionale Lymphangitis verursachen. Systemische Symptome sind sehr selten. Zur Therapie werden Analgetika und bei Bedarf zusätzlich Lokalanästhetika eingesetzt [18].

Zwei giftige **Eidechsenarten** leben in den Wüsten der Südstaaten der USA und von Mexiko. Dies sind große Krustenechsen der Spezies Heloderma suspectum (bis zu 50 cm lang) und Heloderma horridum (bis zu 1 m lang). Mit kräftigem Biss wird durch große Zähne das Venom in die Haut injiziert. Die klinische Symptomatik ähnelt Giftschlangenbissen mit lokalem Ödem, heftigen Schmerzen und in schweren Fällen mit Kreislaufinsuffizienz [19]. Die Therapie ist symptomatisch. Ein Antivenin existiert nicht. Insgesamt sind Bisse durch Krustenechsen selten, da sie nur beißen, wenn man sie gezielt aufstöbert und zu fangen versucht.

Unterschiedliche **Käferspezies**, die sich vorzugsweise in trockenen Regionen aufhalten (Blasenkäfer, Kurzflügler), versprühen bei Berührung ein toxisches Sekret (Cantharidin). Dies führt innerhalb von 12 – 24 h zu einer vesikulären, z. T. auch pustulären Dermatitis [20]. Eine spezifische Therapie existiert nicht.

Expeditionsmäßige Aspekte beim Wüsten-Trekking

V

Vielleicht werden Sie als Arzt eingeladen, an einer Trekkingtour durch die Wüste teilzunehmen – mit der Bitte sich eventuell um medizinische Belange während der Tour zu kümmern. Damit übernehmen Sie eine große Verantwortung, da im Notfall ein schlechtes Behandlungsergebnis durch eine unzureichende medizinische Ausrüstung, unbekannte Vorerkrankungen, mangelhafte Kenntnisse in Traumatologie, Tropenerkrankungen etc. möglicherweise auf Sie zurückfällt.

Wenn Sie den Job einer medizinischen Begleitung annehmen, sollten Sie zum Leitungsteam gehören – mit entsprechender Autorität in der Auswahl und Vorbereitung der Teilnehmer (Kenntnisse der Vorerkrankungen, Umfang der Reiseapotheke, Beurteilung der mitzuführenden Wassermenge etc.). Selbstverständlich sollte Ihre Fitness vergleichbar oder sogar besser sein als die Ihrer Teilnehmer, da ein Ernstfall für den medizinischen Leiter eine große Anstrengung bedeuten kann (Bergung, Transport, Schlafdeprivation etc.).

Idealerweise erfolgt die Teilnehmerauswahl schon Monate vorher anhand eines Fragebogens, der vom medizinischen Leiter vertraulich behandelt wird. Schon frühzeitig vor Beginn der Tour empfiehlt sich eine körperliche Vorbereitung mit aerobem Lauftraining über > 4 – 6 Monate. Aufschlussreich für die Eignung eines Teilnehmers kann ein anstrengendes ca. 6-stündiges „Probe-Trekking" (inkl. Berganstiege) bereits am Heimatort sein, da bei schlechter Kondition die Notwendigkeit eines strikten Fitnessprogramms oder die Nichtteilnahme nahe gelegt werden kann. Selbstverständlich werden Sie als Reisemediziner die empfohlenen Reiseimpfungen, Malariaprophylaxe und sonst notwendigen prophylaktischen Ratschläge (Reisediarrhoe etc.) mit der Gruppe besprechen.

Verletzungs-/Erkrankungsrisiko

Trekking mit mittelschwerem Gepäck im unwegsamen Gelände birgt spezifische Verletzungsrisiken. Eine große US-amerikanische Studie an 1679 Studenten und 233 Mitarbeitern über einen Zeitraum von 3 Jahren ergab 1940

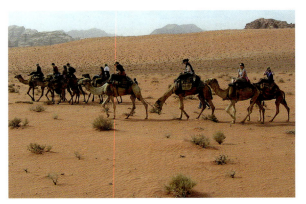

Abb. 30.2 In der Sandwüste sind Kamele das ideale Transportmittel – hier im Wadi Rum in Jordanien.

Verletzungen mit folgender Verteilung: Sportverletzungen (Distorsion, Kontusion etc.) 49,9 %, Weichteilverletzungen 30,8 %, Kopfverletzungen 3,8 %, Frakturen 3,6 %, Luxationen 3,3 % [21].

Für die Wüste müssen zusätzlich lokale Besonderheiten beachtet werden: Hitze- und eventuell auch kältebedingte Erkrankungen, Verletzungen durch Gifttiere, Dehydrierung, infektiöse Diarrhoe, Sonnenbrand und Reitunfälle (Abb. 30.**2**).

Liegt das Alter der Teilnehmer über 45 Jahren, muss eine Reihe weiterer, potenziell möglicher Erkrankungen (metabolisches Syndrom, koronare Herzerkrankung, chronisch obstruktive Lungenerkrankung etc.) berücksichtigt und in der Vorbereitung der Reiseapotheke eingeplant werden.

Voraussetzungen für die Tätigkeit als medizinischer Leiter

Für den medizinischen Leiter einer Trekkingtour ist eine Vorbildung durch entsprechende Kurse in Wilderness-Medizin ideal, wobei ein besonderer Wert auf Improvisation gelegt wird. Am leichtesten fällt der Zugang mit einer bereits vorbestehenden Ausbildung in Allgemeinmedizin, Anästhesie und/oder Tropenmedizin. Eingehende Kenntnisse in folgenden Bereichen sind von Vorteil:

- Therapie von akuten Exazerbationen der häufigsten, chronischen internistischen Erkrankungen (Diabetes, Asthma, chronisch obstruktive Lungenerkrankung, koronare Herzerkrankung etc.)
- kardiopulmonale Reanimation
- Akutversorgung (Taping, Schienung etc.) häufiger orthopädischer Verletzungsmuster
- Beurteilung und Einrichtung von Dislokationen
- provisorische Zahnfüllungen
- Lokaltherapie der Epistaxis
- Wundversorgung
- ophthalmologische Probleme
- Kenntnisse der Transportsysteme
- Diagnostik und Therapie der häufigsten tropenmedizinischen Erkrankungen des jeweiligen Reiselandes [22]

30.4 Dschungel-Trekking

Allgemeines

Tropische Regenwaldregionen erstrecken sich auf beiden Seiten des Äquators bis ungefähr zum 10. Breitengrad, in Südamerika und Ozeanien aber auch darüber hinaus. Die größten zusammenhängenden Regenwaldflächen existieren im Bereich von Amazonasbecken, Kongobecken und in Indonesien. Tropischer Regenwald ist charakterisiert durch > 2000 mm Niederschlag pro Jahr und einer Jahresdurchschnittstemperatur von > 24 °C. Aufgrund der geografischen Lage sind die Tag- und Nachtstunden das ganze Jahr über konstant. In den Tieflandzonen herrscht eine hohe Schwüle mit > 70 % Luftfeuchtigkeit.

Der tropische Regenwald zieht jedes Jahr mehr Urlauber an, die auf Trekkingtouren die faszinierende Vielfalt der Fauna und Flora erleben möchten. Die Touren werden meistens in der Trockenzeit durchgeführt, da viele Wege in der Regenzeit für Touristen unpassierbar werden. Zahlreiche Webseiten informieren mehr oder weniger gut über Klima und Wetter in tropischen Ländern.

Die vorherige Erarbeitung einer ausreichenden Fitness ist essenziell, um dem Trekking mit Gepäck und zusätzlichem Hitzestress im feucht-warmen Klima gewachsen zu sein. Vorheriges Lauftraining über 4 – 6 Monate und Erreichen eines Normalgewichtes sind gute Voraussetzungen zum Gelingen einer Trekkingtour. Nicht selten müssen auf schmalen Stegen kleine Flussläufe überquert werden, sodass ein vorheriges Balancetraining (z. B. mit einer Slackline) hilfreich ist.

Im tropischen Regenwald ist zusätzlich zur Reiseapotheke für Abenteuerreisen (vgl. Tab. 30.**2**) die Mitnahme folgender Medikamente empfehlenswert [23]:

- Lokalanästhetikum: gegen heftige Schmerzen, verursacht durch Stiche von großen schwarzen Ameisen („Conga Ant“) oder Wespen
- Mupirocin-Salbe: wegen der Neigung zur Sekundärinfektion der häufigen Schnittwunden durch scharfkantige Pflanzenteile
- Permethrin-Creme: gegen Läuse und Skabies bei näherem Kontakt zur lokalen Bevölkerung
- Epinephrin-Autoinjektion: wenn eine IgE-vermittelte Atopie gegen Insektenstiche bekannt ist oder vermutet wird

Ein Hauptproblem ist die **ständige Nässe**, die auf Dauer eine erhebliche Einschränkung des Wohlbefindens bedeuten kann. Wegen der zusätzlichen Belastungen durch Insektenbefall, ungewohntem Essen, Gepäcktransport, unbequemen Übernachtungsmöglichkeiten und mangelnder Hygiene wird sich i. d. R. ein touristisches Dschungel-Trekking nur über maximal 2 – 3 Wochen hinziehen.

Hinsichtlich der notwendigen umfangreichen Treckingausrüstung (Moskitonetz, Regenzeug, Hängematte, Machete, Kompass etc.) sei hier nur erwähnt, dass ein besonderes Augenmerk auf **richtiges Schuhwerk** gelegt werden muss. Vorteilhaft sind leichte, über die Knöchel reichende Trekkingschuhe, die in der Sonne rasch trocknen können. Wasserdichte Schuhe mit Goretex-Membran sind nicht notwendig, da man sowieso oftmals bis über die Knie im Wasser steht. Ein zweites Paar leichte Turnschuhe für das Übernachtungscamp ist wichtig, um abends und morgens trockene Füße zu haben. Ohnehin wird man ein wasserdichtes Behältnis für die Trockenwäsche mitnehmen, die man abends anzieht, während die feuchte Wäsche nachts zumindest teilweise trocknen kann.

Die **Wasseraufbereitung** durch Filtersysteme ist bei dem oft trüben Dschungelwasser nur eingeschränkt möglich, da diese durch die Schwebstoffe schnell verstopft werden. Häufig sind die Vorfilter nicht ausreichend bzw. müssen ständig gereinigt werden. Es empfiehlt sich daher die zusätzliche Mitnahme halogenhaltiger Tabletten (Jod oder Chlor), die allerdings bei optisch trübem Wasser nicht die optimale Wirksamkeit entfalten können. Außerdem besteht ohne Filtration die Gefahr der Infektion mit Kryptosporidien, da diese Protozoen im Gegensatz zu den anderen pathogenen Einzellern (Amöben, Lamblien etc.) gegen Halogene resistent sind [24]. Im Zweifelsfall muss daher das Wasser abgekocht werden.

Kontaminationen des Wassers durch toxische organische und anorganische Chemikalien (Schwermetalle, Herbizide, Pestizide) sind in den Tropen ebenfalls nicht selten. Die meisten Filter enthalten kombinierte Systeme mit zusätzlicher Aktivkohle, die einen Großteil dieser Substanzen aus dem Wasser entfernt [25].

Gefahren im Dschungel

Insekten

Fliegen. Haut-Myiasis wird verursacht durch die Fliegenlarve der Spezies Cordylobia anthropophaga (Tumbu-Fliege), die in Regenwaldregionen Afrikas vorkommt. Die Fliege legt ihre Eier meistens auf Kleidungsstücke, die zum Trocknen aufgehängt sind. Nach dem Anziehen der Kleidung schlüpfen die Larven und bohren sich in die intakte Haut ein. Innerhalb von 2 Wochen entwickelt sich eine juckende und schmerzhafte Schwellung mit einer zentralen Atemöffnung, aus der Sekret abgesondert wird.

Eine weitere, in Mittel- und Südamerika vorkommende Fliege gehört zur Spezies Dermatobia hominis (Bot Fly). Die Eier werden direkt auf die intakte Haut abgelegt, woraus die Larven innerhalb von Minuten schlüpfen und sich in die Haut einbohren. Die klinischen Symptome sind von den Larven der Tumbu-Fliege nicht zu unterscheiden.

Die **Therapie** bei beiden Formen der Myiasis besteht im Abdecken der Atemöffnung durch Fettcreme, rohen Schinken, Schweineschmalz, Kaugummi oder ähnliche abdeckende Substanzen. Nach einigen Minuten bis Stunden wird sich die Larve einige Millimeter nach draußen schieben, sodass sie mit der Pinzette gefasst und extrahiert werden kann [26]. Bei Erfolglosigkeit ist eine chirurgische Versorgung notwendig. Vorbeugend wirksam gegen Der-

30

matobia hominis sind Repellentien und gegen Cordylobia anthropophaga das Bügeln der Wäsche zum Abtöten der Larven in den dort abgelegten Eiern.

Sandflöhe. In den Tropen weit verbreitet sind Sandflöhe (Tunga penetrans). Die Eintrittspforten sind meistens kleine Risse in der Haut im Bereich der Fußsohlen, in den Zehenzwischenräumen oder entlang der Zehennägel. Die Weibchen der Sandflöhe kapseln sich in der Haut ein und produzieren Eier. Dabei wachsen sie bis zu einer Größe von 3 mm an. Es entsteht eine papuläre, später pustuläre schmerzhafte und juckende Läsion, aus der im Verlauf von ca. 1 Woche Eier heraustreten. Der Sandfloh sollte sobald als möglich mit einer sterilen Nadel herausgeholt werden. Eventuell ist bei bakterieller Superinfektion eine staphylokokkenwirksame antibiotische Therapie notwendig [27].

Ameisen. Gefürchtete Plagegeister in den südamerikanischen Tropenwäldern sind große schwarze Ameisen der Spezies Paraponera clavata, bekannt als „Conga Ant“. Der Stich kann erhebliche Schmerzen, einschließlich regionaler Lymphadenitis und Fieber verursachen [28]. Die Symptomatik kann bis zu 24 h anhalten. Oft sind starke Schmerzmittel und/oder Injektion von Lokalanästhetika an der Stichstelle notwendig.

Feuerameisen der Spezies Solenopsis kommen von den Südstaaten der USA bis hinunter in die Amazonasregion vor und verursachen pustuläre Hautläsionen mit leichten Schmerzen an den Stichstellen [29]. Bei allen Ameisenstichen kann in ausgeprägten Fällen eine Therapie mit oralen Antihistaminika und/oder Kortison versucht werden. Wegen der Gefahr der bakteriellen Superinfektion ist die lokale antiseptische Behandlung der Stichwunden zu empfehlen.

Schmetterlinge. Haare von vielen Schmetterlingspezies oder deren Raupen enthalten Toxine, die bei Berührung eine Dermatitis auslösen können. Bei starkem Raupenbefall können Haare eingeatmet werden, die zu Bronchitis führen. Im Gegensatz zu diesen lokalen Vergiftungssymptomen enthalten Raupenhaare von Augenspinnern (Lonomia), einer in Südamerika beheimateten Schmetterlingsspezies, ein systemisch wirkendes Toxin. Dies führt kurz nach Berührung der Raupe zu heftigen lokalen Schmerzen ohne weitere Lokalreaktion und in einigen Fällen im Verlauf von Stunden bis Tagen zu einer ausgeprägten plasmatischen Koagulopathie, die zu tödlichen Blutungen führen kann [30].

Milben. Eine in Amerika vorkommende Milbenart (Eutrombicula alfreddugesi), allgemein bekannt unter der Bezeichnung „Chiggers“, kann zu tage- bis wochenlang anhaltenden, entzündlichen und stark juckenden Hautreaktionen führen [31]. Meist werden diese durch das Gehen in kurzen Hosen über weitläufige Grasflächen oder im Sekundärwald erworben.

Hinsichtlich weiterer problematischer Fauna in tropischen Regenwäldern, wie Wespen, Spinnen, Süßwasserrochen, Zitteraal, Candiru, Piranhas, Vampirfledermäuse, Giftschlangen, Riesenschlangen, Krokodile, Pfeilgiftfrösche etc. wird auf Kap. 46 und spezielle Literatur [28, 32] verwiesen.

Flora

Die langen, grasartigen Blätter der sog. **Schneiden** (Cladium mariscus) haben einen sehr scharfen, fein gezähnten Blattrand, an dem man sich leicht verletzen kann. Trotz Versorgung mit antiseptischer Lösung dauert es oft Wochen, bis die Wunden wieder verheilt sind.

Die **Pfirsichpalme** (Bactris gasipaes), häufig vorkommend in Regenwäldern von Mittel- und Südamerika, wird von den Einheimischen wegen ihrer Früchte sehr geschätzt. Der hohe Stamm der Palme ist jedoch mit langen Dornen besetzt, die bei Berührung zu tiefen Hautverletzungen mit Sekundärinfektionen führen können.

Wird man im südamerikanischen Urwald von Einheimischen eingeladen, bekommt man gelegentlich **„Chicha“** angeboten. Dies ist ein bierähnliches Getränk (2 – 4 % Alkohol), hergestellt aus Mais, Maniok und Kochbananen mit Zusatz von Speichelflüssigkeit. Eine Ablehnung dieser Erfrischung ist zwar unhöflich, sollte aber dennoch aufgrund des unhygienischen Herstellungsprozesses und des für Trekking u. U. gefährlichen Alkoholgehaltes erwogen werden.

Eine Reihe von Pflanzen im Dschungel wirken halluzinogen und werden zu diesem Zweck von Einheimischen geraucht. Die bekanntesten und potentesten sind das lianenähnliche Gewächs **Ayahuasca** (Banisteriopsis) und die **Engelstrompete** (Brugmansia). Wegen der u. U. erheblichen und nicht vorhersagbaren Nebenwirkungen muss vor dem Genuss jeglicher tropischer psychoaktiver Pflanzen gewarnt werden [23].

Zur Vorbereitung von Reisen oder Expeditionen, bei denen andere Gegenden (Arktis, Berge, Wasser, Höhlen etc.) oder andere Arten der Fortbewegung im Vordergrund stehen (Tauchen, Skitouren, Wildwassersport, Klettern, Segeln etc.), wird auf Kap. 28, Kap. 29 und auf weitere Literatur ([33 – 36]) verwiesen.

30.5 Körperliche Fitness für die Wildnis

Konditionstraining allgemein

Eine gute körperliche Kondition trägt entscheidend zum Gelingen einer Wilderness-Tour bei. Insbesondere die aerobe Kapazität entscheidet oft darüber, ob man der Letzte der Tour ist oder weiter vorne mitmischen kann. Ein reines Ausdauertraining auf dem Laufband oder dem Ergometer ist suboptimal. Ideal sind unterschiedliche Laufstrecken – womöglich mit Hindernissen –, um dadurch verschiedene Muskelgruppen und Sehnen beanspruchen zu können. Damit kann eine bessere Muskelkräftigung erreicht und Verletzungen vorgebeugt werden, die auf Trekkingtouren durch unvorhergesehene Belastungen mit zusätzlichem Gepäck entstehen können.

Die maximale Sauerstoffaufnahme und konsekutiv die aerobe Kapazität kann gesteigert werden, indem ein gewisser Anteil des Lauftrainings an der anaeroben Schwelle durchgeführt wird. Dieser Anteil des Trainings wird häufig als unangenehm empfunden, weil die erhöhte Atemfrequenz eine Kommunikation mit Laufpartnern erschwert. Die anaerobe Schwelle wird durch das Training im Verlauf von Wochen nach oben verschoben, d.h. die Atemfrequenz sinkt bei gleich bleibender Belastungsstufe. Zusätzlich kann man im Training Bergstrecken und Sprints im Sinne eines Intervalltrainings einbauen, da Laufschnelligkeit zusätzlich zur Ausdauerfähigkeit auf Wilderness-Touren erforderlich werden kann.

Konditionstraining unter Hitzeakklimatisation

Körperliche Anstrengung in der Hitze führt zu einer erheblichen Belastung des Herz-Kreislauf-Systems und kann bei schlechter körperlicher Kondition und unzureichender Akklimatisation rasch zu gefährlichen Hitzeschäden führen (Hitzeerschöpfung, Anstrengungshitzschlag etc.; vgl. Kap. 7). Somit ist es sinnvoll, bereits Monate vor der Reise bei noch normalen Außentemperaturen mit regelmäßigem Lauftraining zu beginnen.

Eine Akklimatisation gelingt in der Hitze schneller, wenn bei Ankunft im Reiseland trotz Hitzebelastung ein vorsichtiges Lauftraining durchgeführt wird. Die ersten 4–5 Tage nach Ankunft in der Hitze bewirken den größten Anteil der Akklimatisation. Eine vollständige Hitzeanpassung wird erst nach 10–14 Tagen erreicht. Ein Aufenthalt in klimatisierten Räumen (auch im Auto) wirkt kontraproduktiv und sollte zu Zwecken der Hitzeadaptation vermieden werden.

Die Hitzeakklimatisation bewirkt eine Expansion des Plasmavolumens mit resultierender besserer Muskel- und Hautdurchblutung. Dadurch werden eine gesteigerte Wärmeabgabe und ein höheres Schweißvolumen ermöglicht. Zusätzlich beginnt das Schwitzen bei adaptierten Personen bereits bei niedrigeren Körpertemperaturen und es erfolgt eine Zunahme der gesamten Schweißdrüsentätigkeit, indem die Schweißdrüsen der unteren Körperpartien zunehmend aktiviert werden. Außerdem wird der Elektrolytgehalt des Schweißes gesenkt, was aus physikalischen Gründen zu einer höheren evaporativen Wärmeabgabe beiträgt [37].

Möglicherweise ist es vorteilhaft bereits zu Hause in einer künstlich hohen Umgebungstemperatur Sport zu treiben; so trainieren z.B. manche Ultramarathonläufer einige Tage vor einem Wettkampf auf dem Laufband in einer Sauna. Größere Studien hierzu existieren jedoch noch nicht.

Tipp für die Praxis

- Vor Abenteuerreisen in abgelegene Gegenden sind ausreichende medizinische Voruntersuchungen (Internist und Zahnarzt; evtl. zusätzlich Ophthalmologe, Gynäkologe und Urologe) erforderlich. Es spricht für die Qualität einer reisemedizinischen Beratung, wenn bei signifikanten Vorerkrankungen die Risiken der Reise klar benannt werden.
- Die Impfprophylaxe muss umfassend sein und je nach Reiseland auch Tollwut und Japanische Enzephalitis enthalten. Für die Malariaprophylaxe ist Doxycyclin gut geeignet aufgrund der Wirkung auf weitere exotische Erkrankungen. Die Reiseapotheke enthält antiparasitäre, anthelminthische und antibakterielle Medikamente. Zur Trinkwasseraufbereitung haben sich kompakte Filtersysteme evtl. kombiniert mit Halogenierung bewährt.
- Gefahren beim Wüsten-Trekking sind: Dehydration, Hitzeschäden, Sandsturm, orthopädische Verletzungen, exotische Fauna und Ertrinken in Wadis. Beim Dschungel-Trekking stehen im Vordergrund: ständige Nässe, Hitzeschäden infolge ineffektiver Evaporation durch hohe Luftfeuchtigkeit, zahlreiche belästigende Insektenspezies und weitere gefährliche Fauna und Flora.
- Wenn Sie als begleitender Arzt eine Trekkingtour mitgehen, sollten Sie zum Leitungsteam gehören – mit entsprechenden Entscheidungsbefugnissen. Ausreichende Kenntnisse in folgenden Bereichen sind wünschenswert: Versorgung häufiger orthopädischer Verletzungsmuster, Wundversorgung, Therapie akuter Exazerbationen häufiger internistischer Krankheitsbilder, Diagnostik und Therapie exotischer Erkrankungen des jeweiligen Reiselandes.

V

Literatur

[1] Wilderness Medical Society. www.wms.org. Zugriff: Februar 2010

[2] Auerbach PS. The relevance and future of wilderness medicine. J Travel Med 2005; 3: 179 – 182

[3] Auerbach PS, ed. Wilderness Medicine. Philadelphia: Mosby Elsevier; 2007

[4] Hahn H, Kagelmann HJ, Hrsg. Tourismuspsychologie und Tourismussoziologie. Ein Handbuch zur Tourismuswissenschaft. München: Profil Verlag; 1993

[5] Firth PG et al. Mortality on Mount Everest, 1921 – 2006: A descriptive study. BMJ 2008; 11; 337: a2654

[6] Lunetta P. Injury deaths among Finnish residents travelling abroad. Int J Inj Contr Saf Promot 2010; 28: 1 – 8

[7] Tonellato DJ et al. Injury deaths of US citizens abroad: new data source, old travel problem. J Travel Med 2009; 16: 304 – 310

[8] Callahan MV et al. Remote destinations. In: Keystone JS et al., eds. Travel Medicine. Philadelphia: Elsevier; 2008: 333 – 341

[9] Gamble KL et al. Expatriates. In: Keystone JS et al., eds. Travel Medicine. Philadelphia: Elsevier; 2008: 299 – 315

[10] Callahan MV et al. Medical emergencies in expatriates: Analysis of 1770 cases. Abstract on 7th Conference of the International Society of Travel Medicine, Innsbruck, Österreich, 2001. FC10.04: 105

[11] Valk TH. Psychiatric disorders and psychiatric emergencies overseas. In: Keystone JS et al., eds. Travel Medicine. Philadelphia: Elsevier; 2008: 367 – 377

[12] Otten EJ. Desert travel and survival. In: Auerbach PS, ed. Wilderness Medicine. Philadelphia: Mosby Elsevier; 2007: 853 – 864

[13] Auswärtiges Amt. www.auswaertiges-amt.de. Zugriff: April 2010

[14] Weather underground. www.wunderground.com. Zugriff: März 2010

[15] Moran DS et al. Dehydration, rehydration, and hyperhydration. In: Auerbach PS, ed. Wilderness Medicine. Philadelphia: Mosby Elsevier; 2007: 1464 – 1476

[16] Armstrong LE et al. Urinary indices of hydration status. Int J Sports Nutr 1994; 4: 265 – 279

[17] Kummerfeldt P, Martinez D. Living off the land. In: Auerbach PS, ed. Wilderness Medicine. Philadelphia: Mosby Elsevier; 2007: 1477 – 1531

[18] Bush SP et al. Centipede envenomation. Wilderness Environ Med 2001; 12: 93 – 99

[19] Strimple PD et al: Report on envenomation by a Gila monster (Heloderma suspectum) with a discussion of venom apparatus, clinical findings and treatment. Wilderness Environ Med 1997; 8: 111 – 116

[20] Dursteler BB et al. Outbreak of rove beetle (Staphylinid) pustular contact dermatitis in Pakistan among deployed U.S. personnel. Mil Med 2004; 169: 57 – 60

[21] Leemon D et al. Wilderness injury, illness, and evacuation: National Outdoor Leadership School's incident profiles, 1999 – 2002. Wilderness Environ Med 2003; 14: 174 – 182

[22] Weiss EL, Batchelor T. Expedition medicine. In: Keystone JS et al., eds. Travel Medicine. Philadelphia: Elsevier; 2008: 317 – 331

[23] Walden J. Jungle travel and survival. In: Auerbach PS, ed. Wilderness Medicine. Philadelphia: Mosby Elsevier; 2007: 826 – 853

[24] Korich DG et al. Effects of ozone, chlorine dioxide, chlorine, and monochloramine on Cryptosporidium parvum oocyst viability. Appl Environ Microbiol 1990; 56: 1423 – 1428

[25] Backer HD. Field water disinfection. In: Auerbach PS, ed. Wilderness Medicine. Philadelphia: Mosby Elsevier; 2007: 1368 – 1417

[26] Boggild AK et al. Furuncular myiasis: a simple and rapid method for extraction of intact Dermatobia hominis larvae. Clin Infect Dis 2002; 35: 336 – 338

[27] Sanusi ID et al. Tungiasis: report of one case and review of the 14 reported cases in the United States. J Am Acad Dermatol 1989; 20: 941 – 944

[28] Mebs D, Hrsg. Gifttiere. Stuttgart: Wissenschaftliche Verlagsgesellschaft mbH; 2010

[29] Stafford CT: Hypersensitivity to fire ant venom. Ann Allergy Asthma Immunol 1996; 77: 87 – 95

[30] Arocha-Pinango CL et al. Six new cases of a caterpillar induced bleeding syndrome. Thromb Haemost 1992; 67: 402 – 407

[31] White GB. Medical acarology and entomology. In: Cook GC, ed. Manson's Tropical Diseases. Philadelphia: WB Saunders; 1996: 1650 – 1763

[32] Erickson TB. Arthropod envenomation and parasitism. In: Auerbach PS, ed. Wilderness Medicine. Philadelphia: Mosby Elsevier; 2007: 947 – 982

[33] Hudson SE, McCurley LH. Caving and cave rescue. In: Auerbach PS, ed. Wilderness Medicine. Philadelphia: Mosby Elsevier; 2007: 880 – 889

[34] Schoen RG et al. Year 2000 whitewater injury survey. Wilderness Environ Med 2002; 13(2): 119 – 124

[35] Klingmann C, Tetzlaff K, Hrsg. Moderne Tauchmedizin. Handbuch für Tauchlehrer, Taucher und Ärzte. Stuttgart: AW Gentner Verlag; 2007

[36] Carlisle B, Davis I. Polar medicine. In: Auerbach PS, ed. Wilderness Medicine. Philadelphia: Mosby Elsevier; 2007: 211 – 227

[37] Hori S. Adaptation to heat. Jap J Physiol 1995; 45: 921 – 946

VI Besondere Reisende

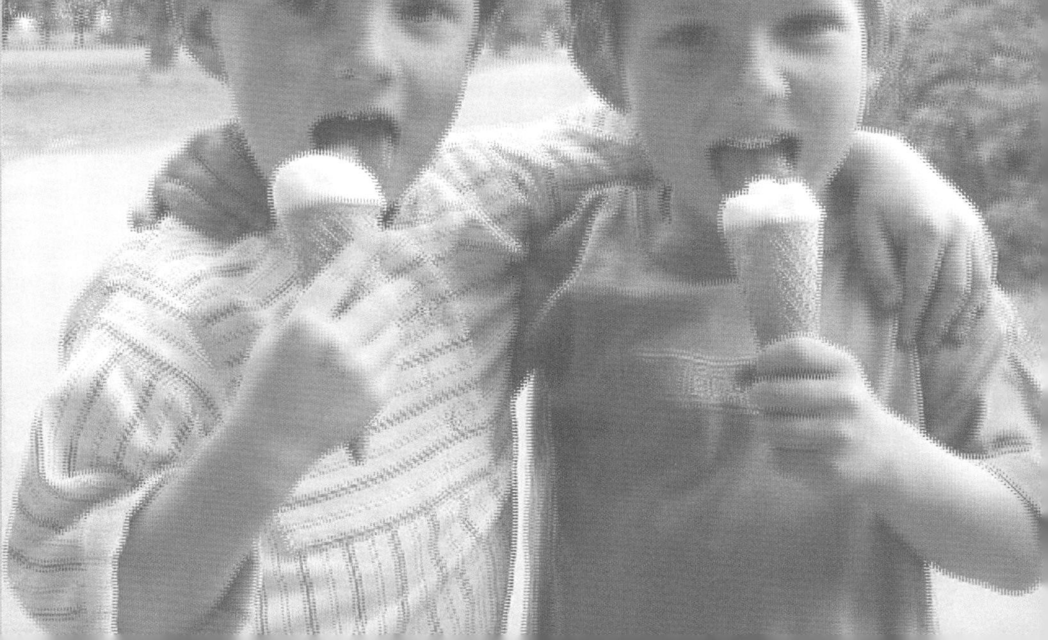

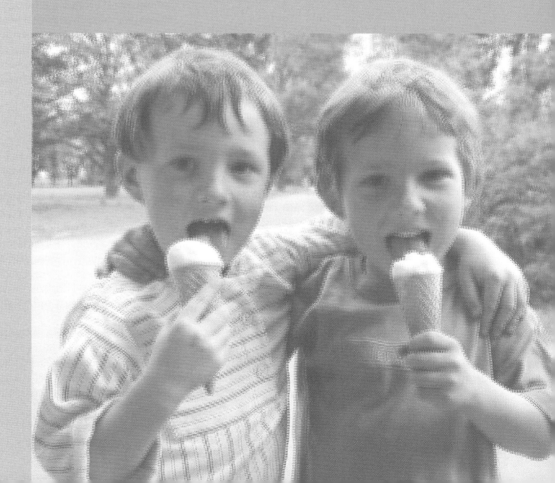

31 Reisen in der Schwangerschaft

B. Flörchinger

Editorial
Schwangerschaft an sich ist ein (für Frauen) physiologischer Zustand und keine Krankheit. Da dieser Zustand i. d. R. monatelang anhält, haben viele Frauen während dieser Zeit den Wunsch, noch einmal ohne die zusätzlichen Belastungen, die ein Kleinstkind mit sich bringen kann, mit dem Partner allein oder zusammen mit größeren Kindern eine Reise zu unternehmen.
Grundsätzlich ist gegen Reisen während der Schwangerschaft nichts einzuwenden. Sie erfordern jedoch eine sorgfältige Planung, da Gesundheitsprobleme eher eintreten und sich gravierender auswirken können. In manchen Fällen kann es durchaus ratsam sein, eine bestimmte Reise auf eine Zeit außerhalb der Gravidität zu verlegen.

Das Wichtigste in Kürze

- Die Reisefähigkeit einer Schwangeren sollte immer in Zusammenarbeit mit dem behandelnden Gynäkologen beurteilt werden. Bei bestehenden Risiken oder Komplikationen sollten insbesondere Fern- und Flugreisen nicht angetreten werden.
- Eine Malaria tropica stellt für Mutter und ungeborenes Kind während der Schwangerschaft eine lebensbedrohliche Gefährdung dar. Von nicht zwingend notwendigen Reisen in Malaria-Endemiegebiete ist deshalb während der Schwangerschaft abzuraten.
- Impfungen mit Tot- und Toxoidimpfstoffen können i. d. R. auch während der Schwangerschaft durchgeführt werden. Lebendimpfungen sind – bis auf bestimmte Ausnahmen – kontraindiziert.
- Zur Vermeidung von für Mutter und/oder Kind besonders gefährlichen Infektionen (Hepatitis E, Toxoplasmose, Listeriose) ist auf Reisen eine äußerst sorgfältige Nahrungsmittelhygiene erforderlich. Hierzu zählt der Verzicht auf rohe bzw. unzureichend durchgegarte Fleisch- und Fischspeisen sowie Rohmilchprodukte.

31.1 Reiseplanung

Der günstigste Zeitraum für eine Reise während der Gravidität reicht von der 14./15. Schwangerschaftswoche (SSW) post menstruationem bis etwa zur 27. SSW. In dieser Phase hat sich der mütterliche Organismus auf die physiologischen körperlichen und seelischen Veränderungen eingestellt und das Risiko für Komplikationen wie Blutungen, Spontanabort oder Frühgeburtsbestrebungen ist am geringsten.

In die Reiseplanung sollten die Termine für die Schwangerschaftsvorsorge und eventuell notwendige Zusatzuntersuchungen einbezogen werden.

Die Vorsorgeuntersuchungen erfolgen regulär bis zur 32. SSW alle 4 Wochen, in den letzten beiden Schwangerschaftsmonaten 2-wöchentlich [1]. Sind zusätzliche Untersuchungen im Rahmen der erweiterten Pränataldiagnostik (z. B. Amniozentese) geplant, sollten vor Reiseantritt die endgültigen Untersuchungsresultate abgewartet werden, um ggf. weitere notwendige Maßnahmen nicht unnötig hinauszuzögern.

31.2 Auswahl des Reiseziels

Wegen der durch die Gravidität veränderten Immunitätslage sind Schwangere in erhöhtem Maße infektionsgefährdet. Deshalb sind Reisen in Regionen mit niedrigem Hygienestandard und/oder erhöhten Infektionsrisiken für Schwangere weniger zu empfehlen. Abzuraten ist von Reisen in Malaria- und Gelbfieber-Endemiegebiete, wenn keine zwingende Notwendigkeit hierfür besteht.

Bei der Planung der Reiseroute und des Reiseziels ist auch die medizinische, speziell geburtshilflich-perinatologische Infrastruktur vor Ort zu berücksichtigen.

31.3 Reisefähigkeit

In der unkomplizierten Schwangerschaft ist eine Reisefähigkeit prinzipiell gegeben, sofern auf der Reise eine adäquate gynäkologisch-geburtshilfliche Versorgung gewährleistet ist. In den letzten 4 SSW vor der Entbindung sollten allerdings wegen der Möglichkeit einsetzender Wehen oder eines vorzeitigen Fruchtblasensprungs größere Reisen nicht mehr angetreten werden.

Bei bestehenden oder drohenden Schwangerschaftskomplikationen und Risikoschwangerschaften muss in vielen Fällen von Reisen vorübergehend oder ganz abgeraten werden.

Beeinträchtigungen der Reisefähigkeit und **Reise-Kontraindikationen** in der Schwangerschaft:

- Blutungen, drohender Abort, habituelle Aborte
- Extrauteringravidität, bei Verdacht bis zum sicheren Ausschluss (grundsätzlich sollte vor Reiseantritt der

intrauterine Sitz einer Schwangerschaft sonografisch verifiziert werden)
- Z. n. invasiver Pränataldiagnostik (Amniozentese, Chorionzottenbiopsie, Nabelschnurpunktion) bis 2 Wochen danach
- ausgeprägte Hyperemesis gravidarum
- Mehrlingsschwangerschaft bei Komplikationen und ab der 33. SSW
- Zervixverschluss-Insuffizienz
- vorzeitige Wehentätigkeit, drohende Frühgeburt
- vorzeitiger Blasensprung
- tiefer Plazentasitz, Placenta praevia marginalis oder totalis
- Präeklampsie
- Gestationsdiabetes
- Plazentainsuffizienz
- Komplikationen in vorangegangener Gravidität

31.4 Berufliche Reisen und Langzeitaufenthalte

Für Schwangere, die im Auftrag eines deutschen Arbeitgebers ins Ausland entsandt werden bzw. Frauen, die während eines beruflichen Auslandaufenthaltes schwanger werden, gilt das deutsche Mutterschutzgesetz:

§ 3 (1): „Werdende Mütter dürfen nicht beschäftigt werden, soweit nach ärztlichem Zeugnis Leben oder Gesundheit von Mutter oder Kind bei Fortdauer der Beschäftigung gefährdet ist." [2]

Dieses kann beispielsweise bedeuten, dass im Falle einer neu eingetretenen Schwangerschaft ein beruflicher Aufenthalt in einem Malaria-Hochrisikogebiet abgebrochen werden muss.

Tipp für die Praxis

- Der (vollständig ausgefüllte) Mutterpass gehört auf allen Reisen in der Schwangerschaft ins Handgepäck.
- Vor Reiseantritt sollten Informationen über die geburtshilflich-neonatologische Versorgung auf der Reiseroute und am Reiseziel eingeholt werden. Eine diesbezügliche Versorgung sollte innerhalb von etwa 2 h erreichbar sein.
- Untersuchungstermine sollten auf die Reise abgestimmt, im Zweifel vor den Reiseantritt gelegt werden.
- Dringend zu empfehlen ist der Abschluss einer Reisekranken- und Rücktransportversicherung, die bei fortgeschrittener Schwangerschaft auch die Behandlung und den Transport des Kindes im Falle einer unerwartet eingetretenen Frühgeburt einschließen sollte.
- Da viele Medikamente in Schwangerschaft und Stillzeit nicht oder nur mit Einschränkungen eingenommen werden dürfen, sollte die reisemedizinische Beratung Schwangerer auch die Zusammenstellung der Reiseapotheke beinhalten.

Bei Langzeitaufenthalten muss nicht nur die medizinische Versorgung während der Schwangerschaft gesichert sein. Bei geplanter Entbindung im Heimatland sollte der Rückflug bereits etwa 6 Wochen vor dem erwarteten Entbindungstermin terminiert werden. Soll die Entbindung im Gastland stattfinden, müssen frühzeitig Informationen über die medizinischen Möglichkeiten der Geburtsklinik eingeholt werden. Diese sollten die Möglichkeiten zur Durchführung einer Sectio caesarea, einer sicheren Bluttransfusion und zur Versorgung kranker Neugeborener und Frühgeborener umfassen.

31.5 Transportmittel

Pkw

Autoreisen haben den Vorteil, dass Reiseverlauf und eingelegte Pausen selbst bestimmt werden können. Auf regelmäßige Pausen (etwa alle 1½ – 2 h) mit Bewegung an der frischen Luft sollte geachtet werden. Unbedingt notwendig ist auch für Schwangere das Anlegen des Sicherheitsgurtes.

Besonders risikoträchtige Fahrten wie Nachtfahrten in Dritte-Welt-Ländern, mit technisch suspekten Vehikeln oder fraglich vertrauenswürdigen Fahrern sollten möglichst vermieden werden. Im Falle eines Unfalls sind Mutter und Kind nicht nur durch direkte Verletzungen bedroht. Auch im Zusammenhang mit Unfallverletzungen eventuell nötige Röntgen-Untersuchungen, Narkosen oder Medikamentengaben können zu einer Gefährdung des Fetus führen.

Bahn

Zugreisen sind für Schwangere eine günstige Fortbewegungsmethode, da die Möglichkeit des Umhergehens besteht und Unfälle sehr selten sind.

Flugzeug

Die IATA (International Air Transport Association) empfiehlt, bei unkomplizierter Einlingsschwangerschaft Schwangere jenseits der 36. SSW, bei Mehrlingsschwangerschaft jenseits der 32. SSW nicht mehr zu transportieren. Weiterhin sollte jenseits der 28. SSW eine Unbedenklichkeitsbescheinigung des behandelnden Arztes vorgelegt werden [3, 4].

Diese Empfehlungen werden von den einzelnen Fluggesellschaften jedoch teilweise abweichend umgesetzt, sodass anzuraten ist, schon bei der Flugbuchung Informationen über die Handhabung im Einzelfall einzuholen.

Bestehende oder drohende Schwangerschaftskomplikationen wie Blutungen, vorzeitige Wehentätigkeit, ausgeprägte Anämie oder Plazentainsuffizienz können die Flugreisefähigkeit beeinträchtigen. Diese sollte individuell durch den Gynäkologen, im Zweifelsfall in Zusammenarbeit mit dem medizinischen Dienst der Fluggesellschaft, beurteilt werden.

Eine häufige Frage betrifft die Möglichkeit der Strahlenschädigung des Ungeborenen auf Flugreisen. Hier konnten in Studien fetale Schädigungen im Rahmen touristischer Flugreisen bisher nicht nachgewiesen werden. Deshalb muss von gelegentlichen Flugreisen bei gesunden Schwangeren auch im 1. Trimenon nicht abgeraten werden. Bei Vielfliegern oder fliegendem Personal kann, je nach Flughäufigkeit, -dauer und -route, eine höhere Strahlenbelastung auftreten. Aus diesem Grunde versetzen viele Fluggesellschaften ihre fliegenden Mitarbeiterinnen für die Dauer der Schwangerschaft in den Bodendienst.

Bezüglich der auf Magnetbasis arbeitenden Metalldetektoren bei der Sicherheitskontrolle bestehen für Schwangere keine Bedenken.

Kontovers wird der Einsatz von Body-Scannern beurteilt, v.a. beim Einsatz von Niedrigdosis-Röntgenstrahlen. Ob und inwieweit die alternativ verwendeten Terahertz-Geräte zu Störungen der Fetalentwicklung führen können, ist nicht bekannt.

Der Mutterpass gehört bei Flugreisen ins Handgepäck, da beim Check-in seine Vorlage verlangt werden kann.

! Reisethrombose

Während der Schwangerschaft besteht eine erhöhte Thromboseneigung. Deshalb sollten Schwangere besonders vor geplanten Langstreckenflügen und auf Reisen, die mit mehrstündigem Sitzen verbunden sind, auf geeignete Thromboseprophylaxe-Maßnahmen hingewiesen werden. Für alle Schwangeren gilt auf solchen Reisen die Empfehlung zum Tragen von Kompressionskniestrümpfen (Kompressionsklasse 1 oder je nach weiteren Indikationen), reichlichem Trinken und Bewegungsübungen der unteren Extremitäten. Bei zusätzlichen Thromboserisiken sollte die Anwendung niedrigmolekularer Heparine in Erwägung gezogen werden (siehe Kap. 9).

Schiff

Viele Schwangere leiden v.a. im 1. Trimenon unter Übelkeit oder Schwangerschaftserbrechen. Diese können sich bei Schiffsreisen weiter verstärken, zumal durch den veränderten Hormonhaushalt auch eine erhöhte Anfälligkeit für Seekrankheit besteht.

Im Falle unerwartet eintretender Schwangerschaftskomplikationen besteht auf Schiffen meist nicht die Möglichkeit einer kurzfristig erreichbaren, geburtshilflichen Diagnostik und Behandlung.

Deshalb sind längere Schiffsreisen und Kreuzfahrten für Schwangere nur eingeschränkt zu empfehlen.

31.6 Aktivitäten

Sport

Generell ist gegen sportliche Betätigung in der unkomplizierten Schwangerschaft nichts einzuwenden. Empfohlen werden insbesondere leichte bis mittelgradige, aerobe Belastungen mit einer Pulsfrequenz bis zu 140 Schlägen/min. Vermieden werden sollten Sportarten, bei denen ein erhöhtes Sturzrisiko besteht (z.B. Steilwandklettern), abrupte Abbremsbewegungen ausgeführt werden (z.B. Squash) oder es zu Stößen im Bauchbereich kommen kann (Mannschafts- und Kampfsportarten) (Tab. 31.1).

Das **Geräte-Tauchen** ist während der gesamten Schwangerschaft kontraindiziert, da die Auswirkungen von Stickstoffblasen, wie sie bei einer Dekompressionskrankheit auftreten, im fetalen Organismus nicht abgeschätzt werden können. Eine „sichere Tiefe", bei der eine mögliche Schädigung des Embryos/Fetus ausgeschlossen ist, gibt es nach bisherigen Erkenntnissen nicht. Nach der Entbindung und in der Stillzeit kann nach Abheilung von Geburtsverletzungen und Sistieren des Wochenflusses wieder getaucht werden. Auf reichliches Trinken ist dabei wegen des erhöhten Flüssigkeitsbedarfs beim Stillen besonders zu achten [5].

Höhenaufenthalte

Für Schwangere, die nicht permanent in großen Höhenlagen leben, wird eine Höhe bis 2000 m als unproblematisch angesehen. Liegen keine Schwangerschaftsrisiken vor, können auch Höhen bis 2500 m aufgesucht werden, allerdings sollten oberhalb von 2000 m stärkere körperliche Belastungen vermieden werden. Bestehen Störungen, die

Tab. 31.**1** Beurteilung verschiedener Sportarten für die Schwangerschaft.

empfehlenswert	akzeptabel	nicht empfehlenswert
Schwimmen/Schnorcheln	Jogging (1. und 2. Trimenon)	Leistungssport
Wassergymnastik	Aerobic	Mannschaftssportarten, z.B. Fußball, Handball, Volleyball, Basketball
Radfahren/Ergometer	Gymnastik	Inline-Skaten
Tanzen	Ski-Langlauf	Kampfsportarten
Nordic Walking		Kraftsport
Wandern		Geräte-Tauchen
Stepper-Training		Ski-Abfahrtslauf
		Tennis, Squash
		Klettern

zu einer Verminderung der fetalen Sauerstoffversorgung führen können, wie Plazentainsuffizienz, Präeklampsie, Rauchen oder eine ausgeprägte Anämie, ist von Höhenaufenthalten oberhalb von 2000 m abzuraten [6].

Hitzeexposition

Schon im gemäßigten Klima stellt die Schwangerschaft erhöhte Anforderungen an den mütterlichen Kreislauf. Bei Reisen in wärme Klimazonen sollte deshalb auf reichliche Flüssigkeitszufuhr und ausreichende Ruhepausen geachtet werden. Von starken körperlichen Anstrengungen in der Hitze ist abzuraten. Mütterliche Dehydrierung und Hämokonzentration können zu einem „Fetal Distress" führen.

Eine Hyperthermie über 38,5 °C in der Frühschwangerschaft wurde mit fetalen Fehlbildungen (Neuralrohrdefekte) in Zusammenhang gebracht. Deshalb sollten Aktivitäten, die zu einem deutlichen Anstieg der mütterlichen Kerntemperatur führen können, wie sehr heiße Bäder oder Saunabesuche, während der ersten 3 Schwangerschaftsmonate vermieden werden [7].

In der fortgeschrittenen Gravidität können Fieber oder eine Hyperthermie anderer Ursache zur Auslösung von Wehen führen.

31.7 Impfungen

Für die Unbedenklichkeits-Beurteilung von Impfungen während der Schwangerschaft (Tab. 31.**2**) existieren bisher nur wenige Studien. Als Faustregel gilt: **Tot- und Toxoidimpfstoffe** können nach sorgfältiger Nutzen-Risiko-Abwägung und bei konkreter Infektionsgefahr verabreicht werden. **Lebendimpfstoffe** sind bis auf bestimmte Ausnahmen (Gelbfieberimpfung, Typhus-Schluckimpfung, s. u.), kontraindiziert.

Generell empfiehlt sich bei geplanter Schwangerschaft, die empfohlenen Standard-Impfungen vor Schwangerschaftsbeginn aufzufrischen bzw. zu vervollständigen. Besteht bereits eine Schwangerschaft, liegt der günstigste Zeitpunkt für Impfungen nach Ende des 1. Trimenons, wenn die Organogenese abgeschlossen ist.

Lebendimpfungen können für das Ungeborene durch den Gehalt an noch vermehrungsfähigen Erregern ein theoretisches Risiko darstellen, obwohl bisher keine fetalen Schädigungen bei versehentlicher Impfung während der Schwangerschaft beobachtet wurden. Für einen Schwangerschaftsabbruch besteht in diesem Fall keine Indikation. Aus Sicherheitsgründen ist aber eine erweiterte sonografische Pränataldiagnostik sinnvoll.

Einen Sonderfall stellt die **Gelbfieberimpfung** dar. Hierbei handelt es sich um eine Lebendimpfung, die aber im Falle eines unvermeidbaren, hohen Risikos, möglichst ab dem 2. Trimenon, verabreicht werden kann. Fetale Schädigungen sind bisher nicht bekannt. Bei reiner Einreise-Vorschrift ohne konkrete Infektionsgefährdung ist die Ausstellung eines Impfbefreiungszeugnisses zu erwägen.

Bei der **Typhus-Schluckimpfung** handelt es sich zwar auch um eine Lebendimpfung, die aber in der Schwangerschaft nicht kontraindiziert ist, da die Impfkeime das Darmlumen nicht verlassen und somit eine Infektion des Ungeborenen nicht erfolgen kann.

31.8 Malaria

Etwa die Hälfte der Weltbevölkerung lebt in Malaria-Risikogebieten. Jährlich werden etwa 50 Mio. Frauen in den Endemiegebieten schwanger, mehr als die Hälfte davon im tropischen Afrika mit einer hohen Transmissionsrate von Plasmodium falciparum als Erreger der Malaria tropica. Nach Schätzungen der WHO versterben pro Jahr weltweit etwa 10 000 Frauen während der Schwangerschaft und 200 000 Kinder perinatal an den Folgen einer Malaria [10].

In der Schwangerschaft ist die Anfälligkeit für eine Malaria-Erkrankung erhöht, die Krankheit zeigt einen schwereren Verlauf und eine erhöhte Mortalitätsrate. Als Komplikationen treten bei Schwangeren besonders häufig eine schwere Anämie, ein Lungenödem und Hypoglykämien auf.

Da die Malaria-Plasmodien zu einer Minderperfusion der Plazenta führen, ist das ungeborene Kind einer malariakranken Mutter v. a. durch Fehl-, Tot- und Frühgeburt sowie eine intrauterine Mangelversorgung bedroht. Eine direkte transplazentare Infektion des Kindes mit Malaria-Plasmodien tritt allerdings nur in < 5 % der Fälle auf [11].

> **!** Aus den beschriebenen Gründen wird Schwangeren von Reisen in Malaria-Endemiegebiete dringend abgeraten.
> Lässt sich eine Reise in ein Malaria-Endemiegebiet nicht vermeiden, steht an erster Stelle die Beratung über eine sorgfältige **Expositionsprophylaxe** (siehe Kap. 12). Hierdurch kann sich die Schwangere auch vor anderen arthropodenübertragenen Krankheiten wie Dengue-Fieber, Chikungunya, Leishmaniasisn etc. schützen.

Repellentien

Es stehen sowohl chemische als auch pflanzliche Substanzen zur Verfügung. Die beste Effektivität gegen Mückenstiche zeigten DEET (N,N-Diethyl-m-toluamid) 30 – 50 % und Icaridin. Die Anwendung von DEET im 1. Schwangerschaftsdrittel wird kontrovers beurteilt, deutsche Hersteller empfehlen eine Anwendung erst ab dem 2. Trimenon. Icaridin kann während der ganzen Gravidität eingesetzt werden. Pflanzliche Repellentien werden als besonders nebenwirkungsarm angesehen, haben aber oft nur eine sehr kurze Schutzwirkung (< 60 min) [12]. Permethrinhaltige Mittel zur Imprägnierung von Moskitonetzen oder Kleidung sind auch für die Anwendung während der Schwangerschaft geeignet.

Tab. 31.2 Impfungen in der Schwangerschaft ([8, 9]).

Impfstoff	Mens I–III	Mens IV–X	Stillzeit	Bemerkungen
Tot-/Toxoidimpfstoffe				
Diphtherie	(+)	+	+	Impfung vorzugsweise im 2. u. 3 Trimenon
Tetanus	+	+	+	
Poliomyelitis IPV	(+)	(+)	+	unzureichende Daten
Tetanus-Diphtherie-Pertussis Kombinationsimpfung	(+)	(+)	(+)	unzureichende Daten
Influenza	(+)	+	+	STIKO-Empfehlung ab 2. Trimenon; Empfehlung bei erhöhtem Komplikationsrisiko unabhängig von der Schwangerschaftsdauer
FSME	(+)	(+)	(+)	unzureichende Daten
Cholera (oraler Totimpfstoff)	(+)	(+)	(+)	unzureichende Daten
Hepatitis A	(+)	(+)	(+)	unzureichende Daten
Hepatitis B	(+)	(+)	(+)	unzureichende Daten
Human Papilloma Virus	–	–	+	nach Datenlage keine fetale Schädigung erkennbar; Impfung sollte erst nach Ende der Schwangerschaft verabreicht werden
Jap. Enzephalitis (Ixario)	–	–	–	unzureichende Daten; im Tierversuch Ossifikationsstörungen, klin. Bedeutung unklar
Meningokokken A, AC, ACW135Y	(+)	(+)	(+)	unzureichende Daten
Pneumokokken	(+)	(+)	(+)	unzureichende Daten
Tollwut prä- und postexpositionell	+	+	+	präexpositionell: Nutzen-Risiko-Abwägung
Typhus, parenteral	(+)	(+)	(+)	
Typhus-Hepatitis-A-Kombinationsimpfung	(+)	(+)	(+)	Wird nur gegen eine der Krankheiten eine Impfung benötigt, sollte monovalenter Impfstoff verabreicht werden.
Lebendimpfstoffe				
Gelbfieber	(+)	(+)	(+)	Gabe nur bei unvermeidbarem, hohem Risiko; möglichst ab 2. Trimenon
Masern	–	–	(+)	sichere Schwangerschaftsverhütung für 3 Mon. nach Impfung erforderlich!
Mumps	–	–	(+)	sichere Schwangerschaftsverhütung für 3 Mon. nach Impfung erforderlich!
Röteln	–	–	(+)	sichere Schwangerschaftsverhütung für 3 Mon. nach Impfung erforderlich!
Varizellen/Zoster	–	–	–	sichere Schwangerschaftsverhütung für 3 Mon. nach Impfung erforderlich! Theoretisch Übertragung des Impfvirus durch Muttermilch auf den Säugling möglich
Typhus oral	(+)	(+)	+	unzureichende Daten
Immunglobuline/Antitoxine				
	+	+	+	Lange klinische Erfahrungen mit Immunglobulinen haben keine Schädigungen erkennen lassen.

+: unbedenklich; (+): bei erhöhtem Infektionsrisiko, sorgfältige Nutzen-Risiko-Abwägung notwendig; –: Kontraindikation

Chemoprophylaxe der Malaria

Als unbedenklich während der gesamten Schwangerschaft gilt die Einnahme von **Chloroquin allein oder in Kombination mit Proguanil** zur Malariaprophylaxe. Allerdings ist die Wirksamkeit dieser Mittel aufgrund inzwischen fast weltweit verbreiteter Resistenzen gegen Chloroquin unsicher.

Mefloquin kann nach den Empfehlungen der DTG ab dem 1. Trimenon zur Prophylaxe eingesetzt werden. Wegen unzureichender Daten wird in der deutschen Fachinformation von der Gabe im 1. Trimenon und während der Stillzeit abgeraten. Für einen Zeitraum von 3 Monaten nach letzter Mefloquin-Einnahme sollte eine Schwangerschaft verhütet werden. Aufgrund inzwischen vorliegender Erfahrungen bei mehreren tausend Frauen wird jedoch nicht von einem signifikant erhöhten Abort- oder Fehlbildungsrisiko bei Einnahme im 1. Schwangerschaftsdrittel ausgegangen. Bei hohem Malariarisiko kann im Einzelfall nach entsprechender Aufklärung der Einsatz von Mefloquin auch in der Frühgravidität sinnvoll sein [13].

Für **Atovaquon/Proguanil** liegen bisher keine ausreichenden Daten zur Anwendung in der Schwangerschaft und Stillzeit vor. Deshalb ist der prophylaktische Einsatz während der gesamten Gravidität und des Stillens nicht zu empfehlen.

Doxycyclin, welches in Deutschland für die Malaria-Prophylaxe nicht zugelassen ist, von der WHO aber für viele Weltregionen empfohlen wird, ist während der gesamten Schwangerschaft kontraindiziert, da es beim Fetus zu Wachstumsstörungen der Knochen und Zahnschmelzverfärbungen führen kann.

Stand-by-Therapie

Grundsätzlich sollten Schwangere bei unklarem Fieber in Malariagebieten oder malariaverdächtigen Symptomen umgehend ein Krankenhaus mit Diagnose- und Behandlungsmöglichkeit für Malaria aufsuchen. Ist dies innerhalb von 24 h nicht zu erreichen, ist eine Notfall-Therapie angezeigt. Für die Anwendung o.g. Medikamente gelten im Rahmen der Stand-by-Therapie die gleichen Einschränkungen wie für die Prophylaxe. **Artemether/Lumefantrin**, welches ausschließlich zur (Notfall-)Therapie angewandt wird, zeigte in Tierversuchen teratogene Effekte bei Anwendung in der Frühschwangerschaft. Deshalb sollte es im 1. Trimenon nicht, im 2. und 3. nur nach strenger Nutzen-Risiko-Abwägung angewandt werden. Von der Einnahme während der Stillzeit wird ebenfalls abgeraten.

Malariabehandlung

Die Behandlung einer Malaria tertiana und quartana kann während der Gravidität mit **Chloroquin** erfolgen. Die Nachbehandlung mit **Primaquin** zur Eradikation der Hypnozoiten bei der Malaria tertiana ist in der Schwangerschaft und Stillperiode kontraindiziert, sollte aber nach dem Abstillen und nach Ausschluss eines mütterlichen Glukose-6-Phosphat-Dehydrogenase-Mangels nachgeholt werden.

Eine unkomplizierte Malaria tropica kann bei Chloroquin-Resistenz mit **Mefloquin** behandelt werden. Für die komplizierte Malaria wird in der Schwangerschaft **Chinin** ggf. in Kombination mit **Clindamycin** oder **Azithromycin** eingesetzt. Bei Unwirksamkeit dieser Wirkstoffe wird allerdings im Interesse der Mutter ein potenzielles Medikamentenrisiko für das Ungeborene in Kauf genommen.

Kontraindiziert sind **Artemether-Lumefantrin** im 1. Trimenon, **Atovaquon/Proguanil**, **Primaquin** und **Kombinationen mit Doxycyclin.**

Wegen des Risikos schwerer und fulminanter Komplikationen sollte generell jede Malaria tropica in der Schwangerschaft stationär, möglichst in einer tropenmedizinisch erfahrenen Klinik behandelt werden [14, 15].

31.9 Spezielle Infektionen in der Schwangerschaft

Toxoplasmose

Die Erstinfektion einer Schwangeren mit Toxoplasma gondii, einem weltweit verbreiteten Einzeller, kann je nach Infektionszeitpunkt zu Aborten, Hydrozephalus, intrakraniellen Verkalkungen oder Chorioretinitis beim Kind führen. Übertragen wird die Toxoplasmose durch den Genuss von rohem oder unzureichend gegartem Fleisch sowie Kontakt mit Katzenkot oder kontaminiertem Erdreich.

Bei immunkompetenten Erwachsenen verläuft die Infektion meist asymptomatisch oder unspezifisch. Ergibt sich mittels einer serologischen Untersuchung der Mutter eine bereits vor der Schwangerschaft durchgemachte Infektion, ist eine Erkrankung des Fetus nicht zu befürchten. Ein zu Schwangerschaftsbeginn negativer Antikörpertest sollte im Verlauf der Gravidität mehrfach kontrolliert werden, um eine Neuinfektion nicht zu übersehen. Eine Toxoplasmose-Behandlung erfolgt während der Schwangerschaft je nach Stadium mit Spiramycin, Sulfadiazin, Pyrimethamin und Folinsäure.

Listeriose

Wichtigster Erreger der Listeriose ist das Bakterium Listeria monozytogenes, welches weltweit vorkommt und vorwiegend durch den Verzehr tierischer, aber auch pflanzlicher Lebensmittel übertragen wird. Vor allem Fleisch, Fisch und Rohmilchprodukte stellen ein Risiko für die Übertragung dar. Erfolgt die Infektion während der Schwangerschaft, verläuft sie bei der Mutter meist grippeähnlich. Eine transplazentare Infektion des Kindes kann zu einer Früh- oder Totgeburt führen. Infizierte Neugeborenen entwickeln ein septisches Krankheitsbild (Granulomatosis infantiseptica), eine Pneumonie oder eine Meningitis.

Hepatitis E

Das Hepatitis-E-Virus ist v.a. in Afrika, dem indischen Subkontinent und Südostasien verbreitet. Autochthone Infektionen kommen aber auch in Deutschland in zunehmender Zahl vor. Die Übertragung erfolgt in tropischen Ländern vorwiegend fäkal-oral, in Mitteleuropa durch Verzehr von (Wild-)Schweinefleisch oder Innereien. Der Krankheitsverlauf ähnelt dem der Hepatitis A. Bei Schwangeren, v.a. im 3. Trimenon, nimmt die Krankheit in bis zu 30% der Fälle einen fulminanten Verlauf, oft mit letalem Ausgang [9, 16, 17].

Weitere Infektionsrisiken

Häufigste Infektion auf Reisen ist auch bei Schwangeren die **Reisediarrhoe**, gefolgt von Atemwegsinfektionen.

Bei der Behandlung des Reisedurchfalls steht die Flüssigkeits- und Elektrolytsubstitution im Vordergrund. Loperamidhaltige Mittel sollten wegen unzureichender Erfahrungen in der Schwangerschaft nicht angewandt werden.

Bei **oberen Atemwegsinfektionen** sind pflanzliche Mukolytika, Lutschtabletten mit einem Oberflächenanästhetikum und Dampfinhalationen symptomatisch wirksam und können auch in der Gravidität eingesetzt werden.

Harnwegsinfekte treten bei Schwangeren häufig auf und sollten antibiotisch behandelt werden.

Auch für **Vaginalmykosen** besteht, besonders in warmen Regionen, eine erhöhte Anfälligkeit. Deshalb wird die Mitnahme eines lokal wirksamen Antimykotikums empfohlen. Auf die Benutzung von Vaginalapplikatoren für Cremes und Vaginaltabletten sollte wegen der möglichen Verletzung der Fruchtblase verzichtet werden.

31.10 Nahrungsmittel- und Trinkwasserhygiene

Im Rahmen der reisemedizinischen Beratung sollten schwangere Frauen besonders auf o.g. Risiken hingewiesen und über Maßnahmen zur Infektionsvermeidung informiert werden.

Insbesondere sollte auf den Genuss von rohen oder unzureichend durchgegarten Fleisch- und Fischprodukten verzichtet werden. Auch von nicht pasteurisierter Milch und Rohmilchkäsen ist abzuraten.

Vorsicht ist bei Kontakt mit frei laufenden Katzen geboten. Nach Kontakt mit Katzen oder Katzenkot sollten die Hände sehr sorgfältig gewaschen werden. Dies gilt auch für Freilandgemüse und -salate, die mit Katzenkot verunreinigt sein können.

Jodhaltige Trinkwasserdesinfektionsmittel können bei längerer Anwendung zu Störungen der fetalen Schilddrüsenfunktion führen und sollten deshalb nur über maximal 2 Wochen benutzt werden.

31.11 Reiseapotheke in der Schwangerschaft

Generell sollten Medikamente in Schwangerschaft und Stillzeit (Tab. 31.**3**) nur in dringenden Fällen und möglichst nach ärztlicher Rücksprache eingenommen werden. Dies ist auf Reisen jedoch nicht immer ohne Weiteres praktikabel.

Einige Medikamente können zu unerwünschten Komplikationen im Schwangerschaftsverlauf führen (z.B. erhöhte Blutungsneigung, Wehenauslösung) oder die fetale Entwicklung stören. Bei vielen anderen liegen nur unzureichende Daten über die Unbedenklichkeit während der Schwangerschaft und Stillzeit vor.

Gegen Schmerzen und zur Fiebersenkung ist Paracetamol das Medikament der Wahl. Es kann während der gesamten Schwangerschaft und (bei gelegentlicher Einnahme) auch in der Stillzeit eingesetzt werden.

Ist zur Infektionsbehandlung ein Antibiotikum erforderlich, können, sofern keine Allergien dagegen bestehen, Penicillin G, V, Ampicillin, Amoxycillin, Cephalosporine, Makrolide und Clindamycin in der Schwangerschaft angewendet werden.

Sulfonamide sind im 1. und 3. Trimenon, Tetra-, Doxycyclin und Chinolone während der ganzen Gravidität kontraindiziert.

Empfohlen wird die prophylaktische Einnahme von Jodid-Tabletten (200 µg/d) während der gesamten Schwangerschaft und Stillzeit und von 400 µg Folsäure schon in der Planungsphase der Gravidität bis zum Ende des 1. Trimenons. Die Einnahme dieser Substanzen sollte auch auf Reisen fortgesetzt werden.

Tab. 31.**3** Reiseapotheke in der Schwangerschaft und Stillzeit [18, 19].

Medikament	Bemerkungen
Schmerz-, Fiebermittel	
Paracetamol	Mittel der Wahl in der gesamten Schwangerschaft, gelegentliche Anwendung in niedriger Dosierung während der Stillzeit unbedenklich
Azetylsalizylsäure	strenge Indikationsstellung im 1. u. 2. Trimenon, kontraindiziert im 3. Trimenon, gelegentliche Anwendung in niedriger Dosierung während der Stillperiode möglich
Metamizol	strenge Indikationsstellung im 1. u. 2. Trimenon, kontraindiziert im 3. Trimenon und in der Stillperiode
Ibuprofen, Diclofenac	strenge Indikationsstellung im 1. u. 2. Trimenon, kontraindiziert im 3. Trimenon; gelegentliche Anwendung in niedriger Dosierung während der Stillperiode möglich
Durchfallmittel	
Elektrolytpräparate	keine Kontraindikation
Probiotika	keine Kontraindikation
Loperamid	strenge Indikationsstellung, keine ausreichenden Erfahrungen
Rifaximin	wegen nicht ausreichender Erfahrung keine Anwendung in Schwangerschaft und Stillzeit
Erkältungsmittel	
pflanzliche Mukolytika	kein Hinweis auf Schädigung bei Anwendung in Schwangerschaft oder Stillperiode
Azetylzystein	strenge Indikationsstellung, keine ausreichenden Erfahrungen
vasokonstringierende Nasentropfen	Kontraindikation in Schwangerschaft und Stillzeit
Meerwasser-Nasentropfen	keine Kontraindikation
Hals-Lutschtabletten (Desinfizienz, Oberflächenanästhetikum)	keine Kontraindikation
Antibiotika	
Penicillin G, V, Ampicillin, Amoxycillin	Mittel der 1. Wahl bei gegebener Erregerempfindlichkeit
Cephalosporine	keine Kontraindikation
Erythro-, Azithromycin	keine Kontraindikation
Clindamycin	keine Kontraindikation
Tetra-, Doxycyclin	kontraindiziert in Schwangerschaft und Stillzeit
Cotrimoxazol	Kontraindikation im 1. u. 3. Trimenon; strenge Indikationsstellung im 2. Trimenon und in der Stillperiode (kontraindiziert bei Frühgeborenen und G6PD-Mangel des Säuglings)
Chinolone	kontraindiziert in Schwangerschaft und Stillzeit
Antimykotika	
Nystatin, Clotrimazol und andere Imidazole (lokale Anwendung)	keine Kontraindikation in Schwangerschaft und Stillzeit, keine Anwendung von Vaginalapplikatoren in der Gravidität!
systemische Imidazole	kontraindiziert in Schwangerschaft und Stillzeit

Literatur

[1] Richtlinien des Bundesausschusses der Ärzte und Krankenkassen über die ärztliche Betreuung während der Schwangerschaft und nach der Entbindung („Mutterschafts-Richtlinien") in der Fassung vom 10. Dezember 1985, zuletzt geändert am 6. August 2009. www.g-ba.de/downloads/62-492-389/RL_Mutter-2009-08-06.pdf (Zugriff 3. 3. 2010)

[2] Gesetz zum Schutz der erwerbstätigen Mutter. http://bundesrecht.juris.de/muschg/index.html (Zugriff 3. 3. 2010)

[3] ACOG Committee Opinion No. 443: Air Travel During Pregnancy. Obstetrics&Gynecology 2009; 114 (4): 954

[4] IATA, Medical Manual, January 2009, 2nd ed. www.iata.org/NR/rdonlyres/8CC0A1D9-8B33-4A35-BA68-5A44F9F8EFDC/0/58380_Medical_Manual_Jan21_2009_cover.pdf

[5] Tetzlaff K, Klingmann C, Muth CM et al. Checkliste Tauchtauglichkeit. 1. Aufl. Stuttgart: Gentner Verlag; 2009

[6] Jean D, Leal C, Meijer H. Empfehlungen der medizinischen Kommission der UIAA Nr. 12: Medizinische Aspekte beim Aufenthalt von Frauen in großer Höhe. Union Internationale des Associations d' Alpinisme 2008. www.theuiaa.org/medical_advice.html (Zugriff 8. 3. 2010)

[7] Milunsky A, Ulcickas M, Rothman KJ et al. Maternal heat exposure and neural tube defects. JAMA 1992; 268 (7): 882 – 885

[8] CDC. Guidelines for vaccinating pregnant women. New ACIP Guidelines. May 5, 2008. www.cdc.gov/vaccines/pubs/preg-guide.htm (Zugriff 10. 3. 2010)

[9] Enders G. Infektionen und Impfungen in der Schwangerschaft. 1. Aufl. München, Wien, Baltimore: Urban 1988

[10] WHO. Malaria in pregnancy. www.who.int/malaria/high_risk_groups/pregnancy/en/index.html

[11] Kakkilaya S. www.malariasite.com/malaria/Pregnancy.htm (Zugriff 10. 3. 2010)

[12] Fradin, MS, Day, JF. Comparative efficacy of insect repellents against mosquito bites. N Engl J Med 2002; 347: 13 – 18

[13] Empfehlungen zur Malariavorbeugung. Deutsche Gesellschaft Tropenmedizin und Internationale Gesundheit (DTG). Stand April 2011. http://dtg.org/uploads/media/Malaria_2011.pdf

[14] Leitlinien der Deutschen Gesellschaft für Tropenmedizin und Internationale Gesundheit (DTG). Diagnostik und Therapie der Malaria. http://leitlinien.net/042-001.htm (Zugriff 12. 3. 2010)

[15] Pharmakovigilanz- und Beratungszentrum für Embryonaltoxikologie. Arzneimittelsicherheit in Schwangerschaft und Stillzeit. Malaria und Malariaprophylaxe. www.embryotox.de/malaria_und_malariaprophylaxe.html (Zugriff 12. 3. 2010)

[16] Walentiny C. Schwangerschaft und Reisen. Dtsch Med Wochenschr 2009; 134: 594 – 598

[17] Niedrig M et al. Steckbriefe seltener und importierter Infektionskrankheiten. Berlin: Robert Koch-Institut; 2006

[18] Rote Liste Online. www.rote-liste.de/Online/jumpsearch (Zugriff 16. 3. 2010)

[19] Bertsche T, Haas M, Oberwittler H et al. Arzneimittel in Schwangerschaft und Stillzeit. Neue Risikokategorien – dargestellt am Beispiel von Antibiotika. Dtsch Med Wochenschr 2006; 131: 1061 – 1022

32 Reisen mit Kindern

C.-M. Kitz

Editorial

Vor dem geplanten Familienurlaub steht die Frage, wohin die Reise gehen soll. Günstiger Pauschaltourismus lockt auch Familien mit kleinen Kindern in weite Ferne. Selten wird dann noch gefragt, ob das Reiseziel den Kindern zumutbar ist, wenn der Erlebnishunger der Eltern erst geweckt ist. Ärzte sollen in kürzester Zeit die medizinische Vorsorge treffen, möglichst zum „Nulltarif", und eine Unbedenklichkeitserklärung für die Reise mit Kindern abgeben.

Das Wichtigste in Kürze

- Reiseziel und Reiseart sollte sich am jüngsten Reisenden orientieren.
- Auslandskrankenversicherung und Sicherung eines Rücktransportes sind ein **Muss** für Reisen mit Kindern.
- Bei Erbrechen/Durchfall auf ausreichende orale Rehydrierung achten.
- UVA- und UVB-Sonnenschutzmittel auf die sonnenexponierte Haut.
- Mit Kleinkindern sind Reisen in Malariagebiete zu vermeiden.

32.1 Reisevorbereitung

Mit der Auswahl des Reisezieles steht und fällt ein geeigneter Urlaub für die ganze Familie. Eine erholsame Reise mit Kindern braucht gute Vorbereitung und umfassende Maßnahmen zur Unfall- bzw. Krankheitsvorbeugung.

Insbesondere Familien mit Kindern, die durch Berufstätigkeit länger ins Ausland gehen, benötigen eine umfassende reisemedizinische Vorbereitung. Für normalen Ferntourismus gilt es, den Erlebnishunger der Eltern dem Wohl des Kindes unterzuordnen. So ist die Notwendigkeit für Aufenthalte von Säuglingen und Kleinkindern in tropische Länder zu hinterfragen. Ausdauerbelastungen für Kinder sind aufgrund der geringeren glykolytischen Kapazität nur kurz möglich. Wenn diese in tropischen Regionen (Trekkingtour) geplant sind, besteht ein erhöhtes Risiko für Hitzeschäden, verminderte Kältetoleranz und vermehrte Exposition von UV-Strahlen. Bei Eintreten einer Notsituation ist dann durch mangelnde Infrastruktur möglicherweise keine Hilfe möglich für sonst leicht zu behandelnde Komplikationen.

Ebenso ist die Unfallgefährdung von Kindern auf Reisen (Verkehrsunfälle) deutlich erhöht.

32.2 Impfungen

Bei jedem reisenden Kind sollte der Impfschutz (Abb. 32.**1**) auf die nationalen Empfehlungen überprüft und komplettiert werden. Es stehen immer mehr Konjugatimpfstoffe zur Verfügung, die eine effektive Immunisierung auch für den jungen Säugling ermöglichen. Bei der Anwendbarkeit reisemedizinischer Impfungen gilt es diverse Mindestalter zu beachten (Abb. 32.**2**).

Das Impfprogramm sollte möglichst 10 – 14 Tage vor Reiseantritt abgeschlossen sein. Diese Zeit wird zum Aufbau des Impfschutzes benötigt.

Außerdem sind eventuelle Impfreaktionen in aller Regel auf diesen Zeitraum begrenzt.

Bei der Aufstellung des Impfplanes ist neben dem Reiseziel immer die Reiseroute zu berücksichtigen; Zwischenaufenthalte, auch im Transit, können die Impfpflicht ändern.

In der Reisemedizin ist die Tollwutimpfung unterrepräsentiert. Gerade Kinder sollten jedoch sehr viel großzügiger als Erwachsene gegen Tollwut geimpft werden. Die kindliche Unerschrockenheit, geringe Einschätzung von Gefahr und die besondere Affinität zu Tieren führt zur erhöhten Tollwutgefahr bei Kindern. Allein durch die Größenverhältnisse kommen kopfnahe (ZNS-nahe) Bisse häufiger vor und die Inkubationszeit der Erkrankung ist durch die kürzeren axonalen Distanzen verkürzt. Für die Tollwutimpfung besteht keine Altersbegrenzung.

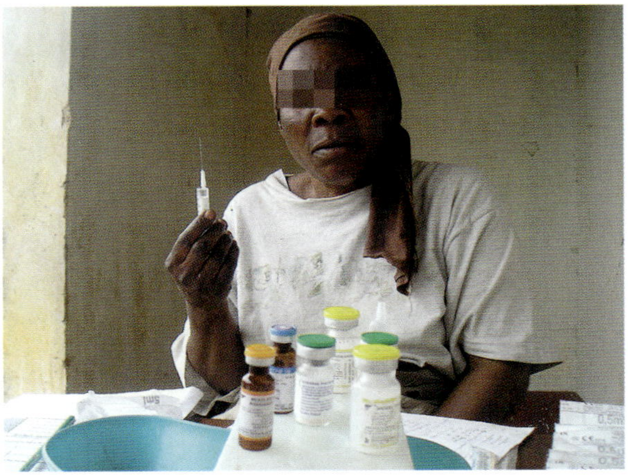

Abb. 32.1 Impfungen sind die wirksamste Maßnahme zur Steigerung des Bruttosozialproduktes eines Landes (Weltbank Studie 2006).

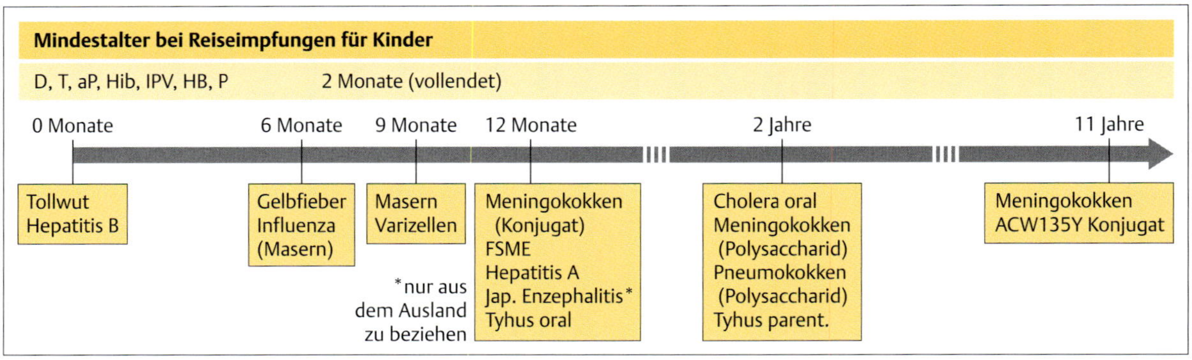

Abb. 32.2 Mindestalter bei Reiseimpfungen für Kinder.

32.3 Durchfall und Erbrechen bei Kindern

Kinder sind bezüglich ihrer Ernährung nicht besonders experimentierfreudig. Gewohnte Kost schützt vor unerwünschten Nebenwirkungen und trägt zum Wohlbefinden des Kindes auf Reisen bei.

Es ist empfehlenswert für Babys und Kleinkinder die gewohnten Fertigbreie und -gerichte mitzunehmen.

Durchfall ist die häufigste Infektionskrankheit bei Reisen in tropische und subtropische Länder. Reisediarrhoen treten im frühen Kleinkindesalter häufiger als bei älteren Kindern und Erwachsenen auf und können rasch zu einer lebensbedrohlichen Dehydrierung führen. Fäkal-oral übertragene bakterielle Erreger sind bei Kindern und Erwachsenen die häufigste Ursache von Reisediarrhoe (Abb. 32.**3**).

Im Falle von Durchfall beim Kind ist zu beachten, dass kleine Kinder einen anderen Wasserhaushalt als Erwachsene haben. Sie setzten etwa 20 % ihres Körperwassers täglich um, der Erwachsene nur 5 %.

Der Verlust an Flüssigkeit bei Säuglingen und Kleinkindern beim Schwitzen, Erbrechen und Durchfall macht sich wesentlich schneller bemerkbar als bei Erwachsenen. Schon innerhalb weniger Stunden können Flüssigkeits- und Elektrolytverluste bei Kindern zu lebensbedrohlichen Zuständen führen. Bessert sich Erbrechen oder Durchfall nicht innerhalb weniger Stunden, oder treten zusätzlich Bauchschmerzen, Fieber oder Apathie auf, ist sofortige ärztliche Hilfe notwendig.

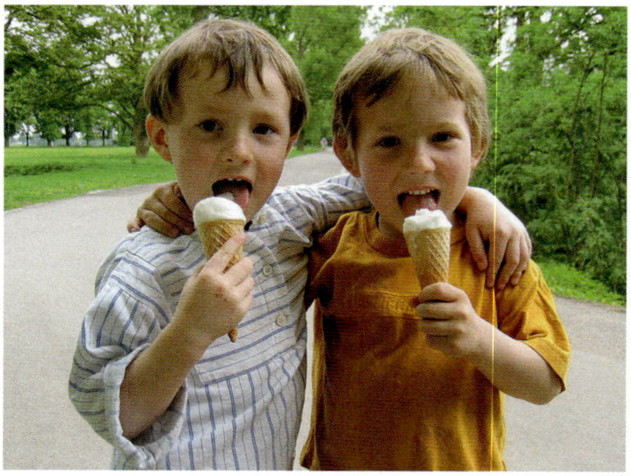

Abb. 32.3 Reisediarrhoe: Kleinkinder sind besonders gefährdet. Auch im Eis können sich bakterielle Erreger befinden.

! **Cave:** Durchfall ist im Kindesalter in entsprechenden Endemiegebieten ein häufiges Symptom einer Malariaerkrankung, die immer sicher ausgeschlossen werden muss.

In der Regel sistiert die gastrointestinale Infektion mit Gabe von oraler Rehydrierungslösung (ORS) auch ohne zusätzliche Medikamente nach 2–3 Tagen (Tab. 32.**1**). Orale Rehydrierung mit Tee/Elektrolytlösung in sehr kleinen und häufigen Portionen (löffelweise) hilft rasch den Flüssigkeitsverlust auszugleichen.

Eine Nahrungspause sollte nicht eingehalten werden! Generell gilt: Sobald Kinder wieder wach sind und trinken können, sollen sie schnell wieder gewohnte Kost zu sich nehmen oder wieder gestillt werden, damit die geschädigten Darmzellen sich rasch regenerieren können. Ungeeignet sind Cola und Salzstangen, sie enthalten zuviel Zucker/Salz und entziehen dadurch osmotisch dem Körper noch mehr Flüssigkeit.

Tab. 32.**1** Orale Rehydrierungslösung (ORS).

	ORS nach WHO-/UNICEF-Standard	**ORS selbst hergestellt**
Inhaltstoff	**g/l**	**... auf 1 l abgekochtes Wasser**
Glukose	20	8 Teelöffel Zucker (möglichst Traubenzucker)
Natriumchlorid	3,5	1 gestr. Teelöffel Kochsalz
Natriumbikarbonat	2,9	ggf. ¾ Teelöffel Backpulver
Kalium	1,5	ggf. Banane essen
		100 ml Fruchtsaft ggf. zur Geschmacksverbesserung

Bei unaufhaltsamem Erbrechen, Bewusstlosigkeit oder Schock ist eine intravenöse Rehydrierung im Krankenhaus erforderlich. Diese sollte noch im Gastland erfolgen, bevor die Familie mit dem betroffenen Kind ggf. den Heimflug antritt.

Bei anhaltendem Durchfall ist an einen parasitären Befall (Lamblien, Amöben) zu denken, der ggf. in einem lokalen Labor nachgewiesen und entsprechend behandelt werden kann.

Treten zusätzlich zu dem Durchfall noch hohes Fieber, krampfartige Bauchschmerzen und blutige Durchfälle auf, liegt eine bakterielle Enteritis mit Schädigung der Darmwand vor. Zusätzlich zur oralen Rehydrierung muss ein Antibiotikum gegeben werden. Geeignet ist eine kalkulierte Therapie mit Cotrimoxazol (Trimethoprim/Sulfamethoxazol), oder auch mit einem Cephalosporin der 3. Generation. Ciprofloxacin ist für das Kindesalter nicht zugelassen.

Bei wässrigem oder blutigem Durchfall dürfen im Kindesalter keinesfalls „Durchfallstopper" (Loperamid) gegeben werden. Sonst bleibt der Erreger weiter im Darm. Es könnte sich dadurch ein lebensbedrohlicher Ileus/Darmperforation entwickeln.

Tipp für die Praxis

Qualitätstest: Selbst hergestellte orale Rehydrierungslösung soll so salzig wie Tränen schmecken.

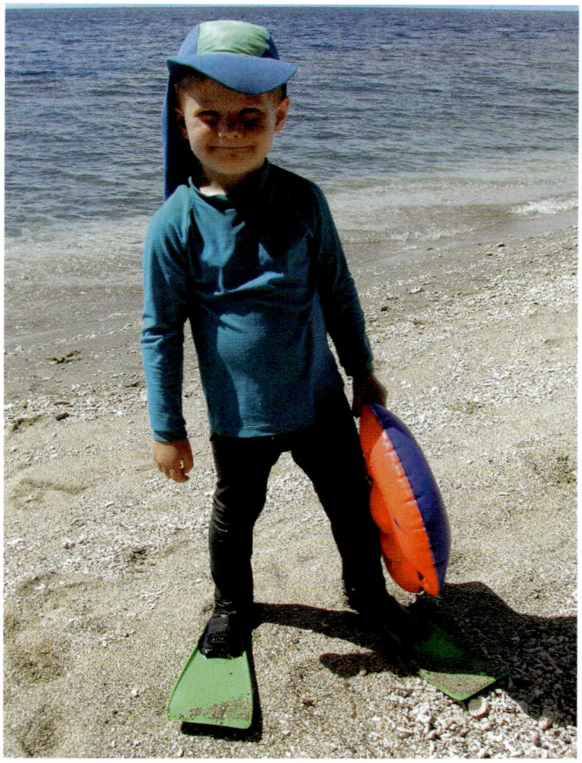

Abb. 32.4 Gerade bei (Klein-)Kindern spielt der richtige Sonnenschutz eine wichtige Rolle.

32.4 Sonnenschutz

Die Haut von Kindern ist gegenüber Sonnenschäden wesentlich empfindlicher als die von Erwachsenen. Die Melanozyten von Neugeborenen sind erst spärlich und wenig aktiv und erlangen erst im Kindes- und Jugendalter ihre volle Funktion. 50 % der kumulativen Lebenszeitexposition gegenüber UV-Licht findet aber vor dem 20. Lebensjahr statt.

Hautkrebs ist die Krebsart mit den höchsten Zuwachsraten in der weißen Bevölkerung. Sonnenbrände, insbesondere wenn sie in der Kindheit erworben werden, erhöhen das Risiko für die Ausbildung von malignen Melanomen.

Die Neigung zu Sonnenbränden und chronischen UV-Schädigungen der Haut ist genetisch vorgegeben und beruht auf Menge und Art des Melanins der Haut. So bietet die dunkle Haut von Afrikanern einen natürlichen Lichtschutzfaktor von 13.

Topische Sonnenschutzmittel sollen immer sowohl UVA- als auch UVB-Schutz bieten. Der Lichtschutzfaktor steht immer für den UVB-Schutz, da UVB-Licht 1000-fach erythemogener ist als UVA-Licht.

Der exogene Sonnenschutz, also das Vermeiden von Sonne, ist am effektivsten. Hierbei gilt: Vermeiden der Mittagssonne (2 h vor bis 2 h nach Erreichen des Sonnenhöchststandes) verringert die Tages-UV-Strahlung um 50 %. Ein weiterer Sonnenschutz ist die geeignete Kleidung. So verlängert z. B. das Tragen eines weißen T-Shirts aus Baumwolle den Eigenschutz der Haut um das 10-Fache.

Tipp für die Praxis

Sonnenschutz bei Kindern

- UV-Eigenschutz ist in den ersten Lebensjahren nicht entwickelt.
- Für Babys ist die Sonne tabu!
- Es kommt zu Schäden mit jahrzehntelanger Latenz.
- Topischer Sonnenschutz muss UVA- und UVB-Schutz umfassen.
- „Nach-Einreiben" nach dem Baden
- geeignete Kleidung, Kopfbedeckung (Abb. 32.**4**)
- „Zwischen 11 und 3 ist sonnenfrei."

32.5 Malaria

Reisen in Malaria-Endemiegebiete stellen insgesamt ein hohes Erkrankungsrisiko dar für alle Reisenden. Nicht nur wegen der gefürchteten Malaria tropica, sondern weil in diesen Breitengraden auch andere tropenmedizinisch relevante Erkrankungen gehäuft vorkommen und die hygienischen Verhältnisse auch für die Reisenden oft eingeschränkt sind.

Tab. 32.2 Malariaprophylaxe für Kinder (Quelle: DTG 2010).

		Tabletten pro Woche		Tabletten pro Tag			
Gewicht (kg)	Alter	Chloroquin 50 mg Base/ Tbl.	Chloroquin 155 mg Base/ Tbl.	Mefloquin 250 mg/ Tbl.	Proguanil 100 mg/ Tbl.	Doxycyclin 100 mg/ Tbl.	Atovaquon/ Proguanil 62,5/25 mg/ Junior-Tbl.
5–7	< 4 Mon.	0,5		0,125	0,25		½
8–10	4–11 Mon.	1		0,25	0,25		¾
11–14	1–2 J	1,5	0,5	0,25	0,5		1
15–18	3–4 J	2	0,75	0,5	0,5		1
19–24	5–7J	2,5	1	0,5	0,75		1 (> 20 kg KG: 2)
25–35	8–10 J	3,0–3,5	1	0,75	1	0,5	2 (> 30 kg KG: 3)
36–50	11–13 J	3,5–5	1,5–2	1,0	1–1,5	0,75	3 (> 40 kg KG: 1 Erw.tbl.)
> 50	> 13 J	5–6	2	1,0	2	1	1 Erw.tbl.

VI

! Für die reisemedizinische Beratung mit Kindern gilt der **Leitsatz der WHO:** Kinder unter 5 Jahren sollen generell nicht in Gebiete reisen mit chloroquinresistenter Malaria tropica.

Malariaprophylaxe

Der wichtigste Schutz vor Malaria ist die Expositionsprophylaxe. Lange, helle Kleidung (und Socken) in der Dämmerung sowie geeignete Repellentien für die unbedeckte Haut bieten in den Abendstunden Schutz vor Mückenstichen. Noch entscheidender ist aber der vor den Mücken geschützte Schlaf unter einem mit Insektizid behandelten Moskitonetz. Dadurch entstehen keine toxischen oder allergischen Nebenwirkungen für das Kind.

Bei Reisen in Malariagebiete mit hohem Übertragungsrisiko ist eine gewichtsadaptierte Chemoprophylaxe grundsätzlich empfehlenswert (Tab. 32.2). In Gebieten mit niedrigem oder mittlerem Malariarisiko kann eine notfallmäßige Selbsttherapie („Stand-by") mitgeführt werden. Es gilt jedoch zu bedenken, dass Eltern als Laien nicht sicher erkennen können, ob eine Malaria-Infektion vorliegt oder nicht. Zudem können Erbrechen oder Fieberkrämpfe die orale Anwendung solcher Präparate erheblich erschweren.

Bei möglicher Malaria-Infektion sollte daher immer ärztliche Hilfe vor Ort in Anspruch genommen werden.

Jedes unklare Fieber in Malariagebieten und auch nach Rückkehr aus solchen ist so lange verdächtig, bis das Gegenteil bewiesen ist. Bedingt durch den Zyklus des Parasiten im Menschen ist dies ab dem 6. Tag nach Einreise in Malariagebiete möglich bis hin zu Monaten nach Rückkehr aus solchen.

! **Regeldosierung zur Prophylaxe**

Chloroquin-Base:	5 mg/kg KG/Woche
Proguanil:	3 mg/kg KG/d
Mefloquin (ab 5 kg KG):	5 mg/kg KG/Woche
Atovaquon/Proguanil (ab 11–40 kg KG): 1 Junior-Tbl. (62,5/25 mg) pro 10 kg KG/d	
Doxycyclin (ab 8 Jahre):	1,5 mg/kg KG/d

Tipp für die Praxis

Prophylaxe bei Langzeitaufenthalten in Malaria-Endemiegebieten

- Einreisen mit suffizienter Chemoprophylaxe
- Lebensraum einrichten (imprägniertes Moskitonetz, Fliegengitter etc.)
- Informationen sammeln (Intensität und Saisonalität der lokalen Malariatransmission, Resistenzlage)
- sich auf Krankheitsfall vorbereiten (Möglichkeit der lokalen Diagnostik und Therapie)
- Säuglinge und Kleinkinder sollen nicht mit der Chemoprophylaxe aufhören.

Malariatherapie bei Kindern

Die Auswahl der Malaria Stand-by-Therapie muss vor der Reise ausführlich besprochen werden und für jedes Kind individualisiert in schriftlicher Form vorliegen. Hierbei ist sowohl die Wahl der Chemoprophylaxe als auch die Resistenzlage der Malaria im Gastland sowie Alter und Gewicht des Kindes zu berücksichtigen (Tab. 32.3).

Die Malaria-Erkrankung im Kindesalter (Abb. 32.5) unterscheidet sich von der im Erwachsenenalter. Fieber (< 38,5 °C) ist auch hier das Leitsymptom; Durchfall und Erbrechen kommen aber ebenfalls häufig vor.

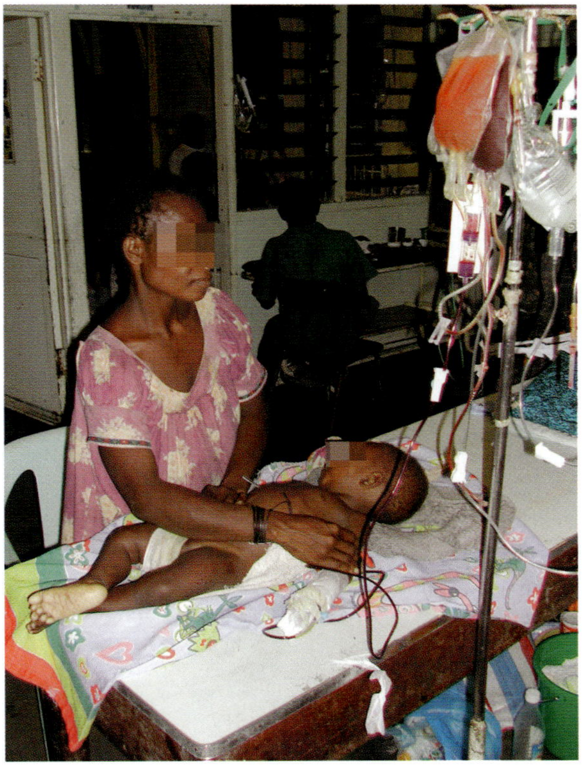

Abb. 32.5 Eine Malaria-Infektion verläuft bei Kindern anders als bei Erwachsenen.

Auf eine komplizierte (schwere) Malaria-Infektion können folgende Symptome hinweisen:

- Fieber > 40 °C
- schwacher Puls, Blutdruckabfall
- geringe Urinproduktion
- dunkel gefärbter, brauner Urin
- Bewusstseinstrübung
- Krampfanfälle
- blasse Haut, blasse Schleimhaut
- Auftreten von Ikterus
- Hämorrhagien

Treten eines oder mehrere dieser Symptome auf, ist unmittelbar ein Arzt im Gastland aufzusuchen und ggf. auch eine stationäre Aufnahme erforderlich.

Wenn bei oder nach dem Einnehmen der Stand-by-Medikation **Erbrechen** auftritt, gilt folgendes Vorgehen:

- Bei Erbrechen der Medikamente innerhalb von 30 min nach Gabe muss die komplette Dosis erneut gegeben werden.
- Erbricht das Kind 30 – 60 min nach Medikamenteneinnahme, ist die halbe Dosis nachzugeben.
- Erbricht das Kind später als 1 h nach Medikamenteneinnahme, gilt die Dosis als resorbiert; eine wiederholte Gabe ist nicht mehr erforderlich.

Tab. 32.**3** Malariatherapie („Stand-by") bei Kindern.

Medikament	Gewicht (kg)	Dosierung
Chloroquin		initial: 10 mg Chloroquin-Base/kg KG
Resochin		nach 6 h: 5 mg/kg KG Tag 2 u. 3: 5 mg/kg KG
Mefloquin	ab 3. Lebensmonat	
Lariam		initial: 15 mg/kg KG
nach 6 – 24 h: 10 mg/kg KG		
Atovaquon	5 – 8	je 2 Tbl. an 3 Tagen (Malarone junior)
+Proguanil	9 – 10	je 3 Tbl. an 3 Tagen (Malarone junior)
Malarone	11 – 20	je 1 Tbl. an 3 Tagen
	21 – 30	je 2 Tbl. an 3 Tagen
	31 – 40	je 3 Tbl. an 3 d
	> 40	je 4 Tbl. an 3 d
Artemether	ab 5 kg KG Zulassung	
+ Lumefantrin		insgesamt 6 Dosen: initial, nach 8, 24, 36, 48 und 60 h
Riamet	5 – 14	1 Tbl. pro Dosis
	15 – 24	2 Tbl. pro Dosis
	25 – 35	3 Tbl. pro Dosis
	> 35	4 Tbl. pro Dosis

Zur Therapie der (unkomplizierten) Malaria tropica und Stand-by-Therapie steht ein neues Medikament zur Verfügung: die Kombination aus Dihydroartemisinin und Piperaquinphosphat (Eurartesim). Dieses Kombinationspräparat ist seit November 2011 von der EMA zugelassen und ab Mitte 2012 in Deutschland verfügbar. Das Medikament dient der Behandlung der unkomplizierten Plasmodium falciparum-Malaria bei Erwachsenen, Kindern und Säuglingen ab 6 Monaten (ab 5 kg KG), es dient nicht zur Behandlung der schweren Falciparum-Malaria und nicht zur Behandlung von Malariaerkrankungen, die durch Pl. vivax, Pl. malariae oder Pl. ovale hervorgerufen werden.

32.6 Reiseapotheke

Nehmen Sie Medikamente, die Sie täglich einnehmen müssen, in ausreichender Menge im Handgepäck mit. Denken Sie bei chronischen Erkrankungen an ausreichende Medikamente für den Behandlungsfall bei Krankheit.

Wählen Sie Arzneimittel aus, die sich bei Ihnen bewährt haben und die Sie und ihre Kinder gut vertragen. Stellen Sie die Apotheke bereits vor der Reise zusammen

Tab. 32.**4** Reiseapotheke für Kinder (Vorschlag).

Art der Erkrankung	Medikamente/Bemerkungen
Reiseübelkeit, Erbrechen	ggf. Scopolamin-Kaugummi, Vomex-Zäpfchen/Saft (40, 70, 150 mg)
	Traubenzucker
Durchfall	„keine Durchfallstopper"
	Elektrolytlösung (Elotrans, Oralpädon)
Verstopfung	z. B. Glycilax-Zäpfchen, Babylax, Practoclyss
Schmerzen, Fieber	Fieberthermometer
	Paracetamol-Zäpfchen/-Saft, Ibuprofen
Schnupfen, Ohrenschmerzen	Nasentropfen, z. B. Otriven, 0,9 % NaCl
	Paracetamol, ggf. Antibiotikum (Amoxycillin)
Verletzungen	Hautdesinfektionsmittel, Pflaster, Pinzette, sterile Tupfer, Mullbinde, elastische Binde, Schere, Antiseptikum
Juckreiz, Insektenstiche	imprägniertes Moskitonetz, Repellentien, Fenestil-Tropfen, Malaria-Chemoprophylaxe, Infektopedikul, Soorsalbe
Sonnenschutz	LSF 10 – 50 Creme, Lotion, Gel
Dauermedikamente	ausreichend mitnehmen! Handgepäck!
	sterile Spritzen, Injektionsnadeln, Infusionskanüle
	ggf. Antibiotikum (z. B.Cephalosporin)

(Vorschlag: Tab. 32.**4**). In einigen Ländern sind Arzneimittel zwar günstiger als in Deutschland, da die Qualitätsanforderungen im Ausland jedoch nicht so hoch sind, kommt es zu gefährlichen Medikamentenfälschungen.

Bei Reisen in warme Länder müssen die Lagerungshinweise für Medikamente beachtet werden – ein geschmolzenes Schmerz- oder Fieberzäpfchen nützt im Bedarfsfall nicht!

Weiterführende Literatur

Deutsche Gesellschaft für Tropenmedizin und internationale Gesundheit (DTG). Empfehlung zur Malariavorbeugung. Stand April 2009

Deutsche Gesellschaft für Tropenmedizin und internationale Gesundheit (DTG). Hinweise und Empfehlungen zu Reiseimpfungen. Stand März 2010

Heinrich N, Löscher T. Neue Seuchen, alte Seuchen – Gefahr für Kinder während Tropenreisen? Kinder- und Jugendmedizin 2010; 5: 255 – 262

Krawinkel M. Reisen mit chronisch kranken Kindern. Monatsschrift Kinderheilkunde 2006; 3: 271 – 281

Kretschmer H, Husch G, Schwerbaum H. Reisemedizin. Beratung in der ärztlichen Praxis. München: Urban&Fischer Verlag; 2005: 220 – 236

v. Mülmann M. Flugreisen mit Kindern. Flugmedizin, Tropenmedizin, Reisemedizin 2009; 4: 164 – 166

Rieke B, Küpper T, Muth CM. Moderne Reisemedizin – Handbuch Apotheker, Ärzte, Reisende. Besondere Personengruppen Kinder. Stuttgart: Gentner Verlag; 2009: 477 – 483

Schuler-Thuirner B, Schliep S, Erdmann M. Sonnenschutz bei Kindern. Kinder- und Jugendmedizin 2010; 5: 276 – 281

Zinke M, Goubeaud A. Impfungen gegen Meningokokken im Wandel. Kinder- und Jugendmedizin 2010; 3: 152 – 158

33 Reisen im Alter

U. Klinsing

Editorial

Die Reisebranche hat sie schon längst als krisenfeste Kunden entdeckt: die sog. „Best Ager", die „55 plus"-, „60 plus"-Kunden, die „Senioren". Immer mehr ältere Personen reisen. Und das nicht nur in die traditionellen Urlaubsgebiete Bayern, Österreich, Italien und Spanien. Die Senioren steuern immer häufiger weltweite Fernreiseziele an. Dort findet nicht nur ein Strand- oder Kultururlaub statt, sondern es werden vielfach auch Abenteuer-, Sport- und Erlebnisreisen durchgeführt. Dies hat natürlich Konsequenzen für die reisemedizinische Betreuung dieser Patientengruppe, was eine sehr komplexe und anspruchsvolle Herausforderung für den reisemedizinisch tätigen Arzt darstellt.

Das Wichtigste in Kürze

- Bei den älteren Reisenden handelt es sich um eine hinsichtlich der medizinischen Voraussetzungen, der Art des Reisevorhabens und der Motivation sehr heterogene Gruppe.
- Die gesundheitlichen Risiken ergeben sich durch die im Alter vermehrt auftretenden Krankheiten und durch individuell unterschiedlich ausgeprägte physiologische Alterungsprozesse.
- Impfungen sind bei dieser Personengruppe von ganz besonderer Bedeutung.
- Aufgrund des Alters alleine ergeben sich keine Kontraindikationen gegen Reiseaktivitäten wie Fliegen, Tauchen und Höhenexposition, es bedarf aber eines risikoangepassten Verhaltens.
- Reisen im Alter ist aus reisemedizinischer Sicht aufgrund der vielen positiven Aspekte grundsätzlich zu befürworten und zu unterstützen.

33.1 Einführung

Im Wesentlichen gelten die in anderen Kapiteln für erwachsene Reisende beschriebenen Problemfelder auch für die älteren Reisenden. Dies betrifft insbesondere das Reisen mit chronischen Erkrankungen und Behinderungen. Bei der Beurteilung von Reisen älterer Personen kommen aber einige wesentliche Gesichtspunkte hinzu. Um Redundanzen zu vermeiden, wird im Folgenden v.a. auf die speziell für das Reisen älterer Personen wichtigen Aspekte eingegangen.

Bei den älteren Reisenden handelt es sich um eine in vieler Hinsicht heteroge Gruppe. Zur Differenzierung hilft die WHO-Definition für „Fortgeschrittenes Lebensalter", die den normalen physiologischen Alterungsprozess berücksichtigt. Danach wird eingeteilt in „Senioren" (über 60-Jährige), ältere Menschen (60–75 Jahre), alte Menschen (75–90 Jahre), sehr alte Menschen (über 90 Jahre). Grundsätzlich ist zu beobachten, dass die Senioren heute sehr viel jünger erscheinen und mental und physisch leistungsfähiger sind, als das kalendarische Alter vorgibt. Der größte Teil der älteren Bevölkerung ist dabei erst ca. 15–20 Jahre nach dem Austritt aus dem Erwerbsleben auf Hilfe in nennenswertem Umfang angewiesen. Die Jahre davor sind für die meisten von weitgehender Unabhängigkeit gekennzeichnet und stehen somit relativ uneingeschränkt auch für Reiseaktivitäten zur Verfügung.

Wir haben es mit Personen zu tun, die sich unabhängig vom kalendarischen Alter teilweise erheblich voneinander unterscheiden durch

- die individuellen physiologischen Altersveränderungen (biologisches Alter),
- die Gesundheitsvoraussetzungen (Vorliegen von chronischen Erkrankungen),
- die Motivation, die dem Reisevorhaben zugrunde liegt (Tab. 33.**1**),
- das geografische Ziel und die Art des geplanten Reisevorhabens.

Tab. 33.**1** Motive für Reisen im Alter (Beispiele).

Motivation älterer Reisender
Erlebnishunger bei noch guter Gesundheit
Verwirklichung eines Traumes
Anschluss an frühere „Reisezeiten"
Reisen durch die Vergangenheit
Versäumtes nachholen
Reisen aus kulturellem Interesse
Langeweile
Einsamkeit nach Partnerverlust
genügend finanzielle Möglichkeiten
nach Berentung endlich Zeit
letztes Erlebnis bei schwerer Erkrankung
Wiedersehen mit Freunden/Verwandten

Hieraus ergeben sich sehr unterschiedliche Anforderungen an die reisemedizinische Beratung und Betreuung der jeweiligen Patienten.

Risiken für ältere Reisende ergeben sich durch im Alter vermehrt auftretende Gesundheitsstörungen einerseits und durch physiologische Alterungsprozesse andererseits, die darüber hinaus häufig in Kombination zu einer Einschränkung der reiserelevanten Leistungsfähigkeit führen.

Im Folgenden wird auf die Besonderheiten eingegangen, die Erkrankungen im Alter aufweisen und die somit bei der Betreuung älterer Reisender eine besondere Rolle spielen müssen. Alter ist zwar nicht mit Krankheit gleichzusetzen, die Häufigkeit von chronischen Erkrankungen nimmt aber mit steigendem Lebensalter zu. Weiterhin sind auch häufig mehrere chronische Erkrankungen gleichzeitig vorhanden (Altersmultimorbidität), die sich im Hinblick auf eine reiserelevante Einschränkung gegenseitig negativ beeinflussen können. Die Abnahme der funktionellen Reserve ist i. d. R. damit nicht auf ein Organ beschränkt, sondern betrifft gleichzeitig verschiedene Organe oder Organsysteme. Als Beispiel sei das gleichzeitige Bestehen einer COPD und einer koronaren Herzerkrankung angeführt, die den Ablauf einer Fernreise nach Südamerika (z. B. „Auf den Spuren der Inkas") mit hohen Anforderungen an die körperliche Leistungsfähigkeit erheblich beeinflussen. Dies gilt insbesondere auch dann, wenn noch wie so häufig degenerative Veränderungen des Bewegungsapparates, Seh- und Hörstörungen und eine Inkontinenzproblematik hinzukommen. Weiterhin prädestiniert eine chronische Krankheit zu akuten Erkrankungen (COPD – akuter Atemwegsinfekt; chronische Gonarthrose – akute Überlastungsarthritis; Morbus Parkinson – Fraktur als Sturzfolge). Andererseits verlaufen Erkrankungen im Alter häufiger symptomärmer und es werden trotz fortgeschrittener Organveränderung nur geringe Beschwerden empfunden (man hat sich an die Behinderung gewöhnt), sodass trotz schwerer Erkrankung durchaus eine Reisetauglichkeit bestehen kann. Allerdings ist die Kompensationsbreite, die funktionelle Reserve, bei den teilweise unvorhersehbaren Belastungen unterwegs gering und die Komplikationsrate ist dann – besonders bei unzureichender Reisevorbereitung und nicht adäquater Reisedurchführung – beträchtlich.

33.2 Physiologische Altersveränderungen

Auch bei „gesunden" älteren Reisenden ist mit reiserelevanten Abbauprozessen zu rechnen. Die Grenze zu pathologischen Entwicklungen ist fließend. Das Voranschreiten unterliegt großen individuellen Schwankungen, betrifft die Organsysteme in unterschiedlichem Ausmaß und wird von den Senioren aufgrund des meist schleichenden Beginns häufig gar nicht in der vorhandenen Ausprägung wahrgenommen. Zum Tragen kommen diese Veränderungen vielfach erst in psychophysischen Grenzbelastungssituationen. Sie sind dann für die auch bei „gesunden" Senioren typische geringere Kompensationsbreite mit verantwortlich und leistungslimitierend. Wesentlich ist hierbei die funktionelle Auswirkung durch die Kombination altersbedingter Organveränderungen, wie z. B. Hörstörung, Reaktionsverlangsamung, Verlust an Knochen- und Muskelmasse bei der Unfallentstehung und den häufig gravierenden Unfallfolgen. Für das Reisen wichtige physiologische Altersveränderungen sind in Tab. 33.**2** dargestellt.

Die komplexen Anforderungen an den Reisemediziner bei der Reisevorbereitung älterer Reisender sollen an 2 Beispielen erläutert werden:

Beispiel 1. Ein 84-jähriger Patient möchte gemeinsam mit seiner Ehefrau die in Kapstadt lebende Tochter und deren Familie besuchen. Bei ihm ist eine vor 4 Jahren diagnostizierte koronare Herzerkrankung (damals konservatives Vorgehen empfohlen), ein Hypertonus sowie eine Belastungsherzinsuffizienz bekannt. Er stellt sich bei schlechter Compliance nur sporadisch in der Praxis vor und lässt die verordneten Medikamente häufig von seiner Frau abholen. Jetzt gibt er auf Befragen seit mehreren Monaten gleichförmig reproduzierbaren präkordialen Druck beim Treppensteigen an, die Beine seien abends angeschwollen, insbesondere dann, wenn er die Einnahme der Medikamente vergesse.

Beispiel 2. Ein 71-jähriger, „gesunder" Patient wird sportmedizinisch und bei akuten Gesundheitsstörungen in der Praxis betreut. Er läuft 2-mal im Jahr einen Marathon. Es werden engmaschig körperliche und technische Untersuchungen durchgeführt. Der Leistungsstand wird 2-mal jährlich durch eine Ergometrie mit Laktatmessung überprüft. Dieser Patient äußert jetzt den Wunsch, an einem Marathonlauf in Kenia teilzunehmen und bittet um medizinische Unterstützung.

Bewertung. In Beispiel 1 wird eine „leichte Reise" (Anforderungsprofil der Reise) bei erheblicher Gesundheitsstörung (Leistungsprofil des Reisenden), in Beispiel 2 eine sehr anspruchsvolle Reise bei relativer Gesundheit, jedoch mit altersphysiologischen Veränderungen geplant. Das Diagramm (Abb. 33.**1**) verdeutlicht das Spannungsfeld,

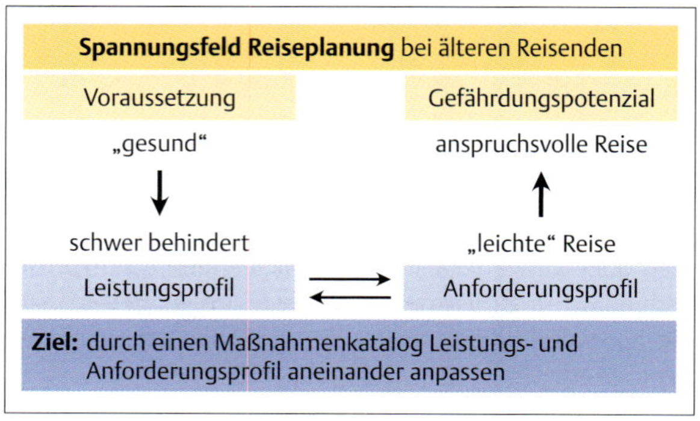

Abb. 33.1 Spannungsfeld Reiseplanung.

Tab. 33.**2** Physiologische Altersveränderungen.

Organ/Funktion	physiologische Veränderung im Alter
Gesamtkörper	Fettanteil ++, Wasseranteil – –, Muskelmasse – –, Energiestoffwechsel –
kognitive Funktion	Kurzzeitgedächtnis – –, geistige Flexibilität – –, Auffassungsgabe – –, Orientierungsfähigkeit – –, Reaktionsfähigkeit – –, Lernfähigkeit –
Sinnesorgane	Hören – –, Sehen –, Schmecken –, Riechen –, Vestibularfunktion –
Herz-Kreislauf-System	Herzminutenvolumen –, Frequenzanpassung –, Gefäßelastizität –, Gefäß-/Herzwanddicke ++
pulmonales System	Elastizität Lungengerüst – –, Vitalkapazität – –, Atemwegswiderstand +, Gefäßwiderstand +, Atemmuskulatur –, Hypoxie/Hyperkapnieantwort –
Niere/Flüssigkeits-, Elektrolythaushalt	Nierenfunktion – –, Filtrationsrate – –, Elektrolytstörung ++, Durstgefühl – –, hormonelle Wasserregulation – –
ableitende Harnwege	Harnblasentonus ++, Sphinkter-/Detrusorkraft – –, Inkontinenzsymptome ++
Bewegungsapparat	Knochenmasse – –, Muskelmasse – –, Mineralgehalt – –, Sehnenelastizität – –
sportmotorische Funktionen	Kraft – –, Schnelligkeit – –, Flexibilität – –, Koordination – –, Ausdauer –
Haut	Hautschichtendicke – –, Unterhautfettgewebe – –, Elastizität – –, Rissfestigkeit – –, Talgdrüsenfunktion – –, Feuchtigkeit – –
Temperaturregelung	Hitze-/Kältetoleranz – –, thermoregulatorische Mechanismen – –, Schweißsekretion – –, periphere Vasodilatation – –, Kältezittern – –
gastrointestinale Funktion	Magensaftsekretion – –, Magenentleerung –, Enzymfunktion – –, Resorptionskinetik – –, Leberclearance, Neigung zu Obstipation ++
Immunsystem	T-Zellaktivität – –, Antikörperantwort – –, Effizienz – –, Infektneigung ++

+/++: Zunahme; –/– –: Abnahme

das es durch einen individuellen Maßnahmenkatalog abzubauen gilt. Im Rahmen der Reisevorbereitung geht es in beiden Beispielen darum, das Anforderungsprofil und das Leistungsprofil anzugleichen.

In Beispiel 1 wird der Schwerpunkt bei der Veränderung des Leistungsprofis liegen. Weitere diagnostische Abklärung, Verbesserung der medikamentösen Einstellung und ein leichtes körperliches Aufbauprogramm werden neben den ansonsten bei allen Erwachsenen üblichen reisemedizinischen Maßnahmen im Mittelpunkt stehen. Daneben sollte auch eine adäquate Reiseplanung mit möglichst geringen körperlichen Belastungen vorgeschlagen werden.

In Beispiel 2 muss der Reiseplan optimiert werden. Dazu gehören Einplanung einer ausreichenden Akklimatisationszeit, Zeit für genügend Trainingseinheiten vor Ort und Besprechen des Verhaltens bei hoher körperlicher Belastung unter extremen Bedingungen. Besonders die altersbedingten Schwachpunkte, mit denen auch bei einem Patienten mit derart guter Konstitution zu rechnen ist, müssen mit dem Reisenden erörtert werden. Hier gilt es, das notwendige Risikobewusstsein zu schaffen. Es muss dem Reisenden nahegelegt werden, bei Problemen eventuell auch sehr kurzfristig auf den Lauf zu verzichten.

Aus beiden Beispielen wird klar, dass der Zeitraum für die Reisevorbereitung bei älteren Reisenden von Faktoren wie Zeitbedarf für weitere diagnostische Abklärung, Therapieoptimierung insbesondere der medikamentösen Einstellung und Durchführung eines aufbauenden Trainingsprogrammes vorgegeben ist und die üblichen 6 Wochen, die sich i. d. R. am Impfplan orientieren, meist überschreitet. Deutlich wird auch, dass die Schwerpunkte der Beratung bei älteren Reisenden anders gewichtetet werden müssen, sodass der Wahl der geeigneten Reisezeit, des geeigneten Verkehrsmittels, der Reiseart als Gruppen-, Individual- oder Spezialreise, den geografischen und klimatischen Besonderheiten im Reiseland sowie einem möglichen Notfallmanagement unterwegs eine besondere Bedeutung zukommt.

33.3 Impfungen von älteren Reisenden

Eine häufig gestellte Frage älterer Reisender ist: „Ich bin doch schon so alt, brauche ich denn überhaupt Impfungen?"

Grundsätzlich besteht gerade bei älteren Reisenden eine besonders dringliche Impfindikation.

Durch die geringere Leistungsfähigkeit des Immunsystems im Alter ist zum einen von einem erhöhten Risiko auszugehen, die impfpräventable Erkrankung auch tatsächlich zu bekommen. Weiterhin ist aufgrund der häufig vorhandenen chronischen Erkrankungen und der im Alter geringeren Kompensationsbreite mit längeren und schwereren Verläufen zu rechnen. Die mit den Krankheiten oft assoziierten Komplikationen treten häufiger auf. Zum anderen muss mit einer abgeschwächten Reaktion auf die Impfstoffe und mit einer verzögerten Impfreaktion gerechnet werden.

Besonderheiten bei Indikation, Impfintervallen und Kontraindikationen

- Eine „besondere Impfindikation Alter" besteht für die saisonale **Influenza-Impfung** und für die **Pneumokokken-Impfung**. Beide Impfungen sind als Standardimpfung ab dem 60. Lebensjahr auch für zu Hause empfohlen, sind aber aufgrund der meist höheren Gefährdung im Kontext der Reise von besonderer Wichtigkeit. Hierbei ist auf saisonale Unterschiede aufgrund geografischer Gegebenheiten zu achten. Es bedarf keiner besonderen Impfstoffe für jüngere und ältere Erwachsene. Gegen die Influenza wurde ein adjuvierter Impfstoff mit erhöhter antigener Wirkung entwickelt, der erst ab dem 65. Lebensjahr zugelassen ist. Es ist davon auszugehen, dass trotz der im Alter nachlassenden Immunabwehr i. d. R. ein ausreichender Impfschutz aufgebaut wird. Booster-Impfungen kommt allerdings eine besondere Bedeutung zu, da sie meist bessere Resultate erzielen (z. B. bei einer jährlichen Influenza-Impfung) als die Erstimpfungen.
- Besondere altersbezogene Impfintervalle werden für die **FSME-Impfung** vorgeschrieben, wobei der Abstand nach der ersten Auffrischungsimpfung 5 Jahre für unter 50-Jährige und 3 Jahre ab dem 50. Lebensjahr beträgt. Es gelten die Herstellerangaben, dies betrifft auch unterschiedliche Impfstoffe gegen die gleiche Erkrankung.
- Eine aufgrund des Alters eingeschränkte Indikation besteht für die **Gelbfieber-Impfung**. Nach Herstellerhinweis „scheinen Personen ab 60 Jahren ein erhöhtes Risiko für das Auftreten von einigen schweren, jedoch seltenen Nebenwirkungen nach Verabreichen des Gelbfieberimpfstoffes zu haben ... deshalb sollten Personen über 60 Jahre nur geimpft werden, wenn ein erhebliches und unvermeidbares Risiko einer Infektion mit dem Virus vorliegt." Bei der individuellen Impfentscheidung ist zu berücksichtigen, dass es sich bei den indikationseinschränkenden Nebenwirkungen um äußerst seltene Ereignisse handelt.

Zusammenfassend ist festzustellen, dass das Alter – abgesehen von den Einschränkungen bei der Gelbfieberimpfung – sicher kein Grund ist, auf Impfungen zu verzichten, ganz im Gegenteil: Aus dem oben Beschriebenen wird deutlich, dass die Impfindikationen eher weit ausgelegt werden sollten.

33.4 Malariaprophylaxe

Eine Malaria-Erkrankung verläuft bei älteren Reisenden schwerer, das Mortalitätsrisiko ist höher und es kommt häufiger zu zerebralen Komplikationen als bei jüngeren Erwachsenen. Demzufolge sollte im Zweifelsfall die Empfehlung eher in Richtung einer prophylaktischen Einnahme eines Malariapräparates gehen. Bei der Empfehlung des optimalen Medikamentes ist zu berücksichtigen, dass wesentliche die Auswahl beeinflussende Erkrankungen vorliegen können und möglicherweise interferierende Medikamente eingenommen werden. Größtes Augenmerk ist auf die Mückenprophylaxe zu legen, zumal hierdurch auch andere, gerade für ältere Reisende besonders gefährliche Erkrankungen wie etwa das Dengue-Fieber vermieden werden können.

33.5 Aktivitäten unterwegs

Tauchen

Das Alter an sich ist keine Kontraindikation gegen das Tauchen, es gibt kein Maximalalter für den Tauchsport. Allerdings haben bei den Umgebungsbedingungen unter Wasser bereits alterstypische physiologische Veränderungen Einfluss auf die Leistungsfähigkeit des älteren Tauchers. Kommen dann noch beginnende oder bereits manifeste Funktionseinschränkungen durch Erkrankungen hinzu, muss sehr sorgfältig abgewogen werden, ob und ggf. mit welchen Einschränkungen die Ausübung des Tauchsportes möglich ist. Der Tauchtauglichkeitsuntersuchung kommt deshalb eine ganz besondere Bedeutung zu, die ab dem 40. Lebensjahr bereits in jährlichen Abständen stattzufinden hat. Neben dem für alle Altersgruppen vorgesehenen Untersuchungsgang mit tauchspezifischer Anamnese und körperlicher Untersuchung, Lungenfunktionsprüfung, Urinuntersuchung und Ruhe-EKG ist ab dem 40. Lebensjahr ein Test unter körperlicher Belastung (Ergometrie) obligat. Auf die Möglichkeit, bei Hinweisen auf tauchrelevante Veränderungen die Diagnostik entsprechend zu erweitern oder weitere Fachspezialisten hinzuzuziehen, sollte großzügig zurückgegriffen werden.

Einige grundsätzliche Regeln zum Tauchverhalten im höheren Lebensalter sollten Berücksichtigung finden:

- Das Tauchen sollte sich an den aktuellen geistigen und körperlichen Fähigkeiten orientieren.
- Tauchgänge, die zu großer körperlichen Belastung führen können, sollten vermieden werden.
- Tauchzeit- und Tauchtiefe sollten aufgrund der erhöhten Gefahr eines Dekompressionsunfalles limitiert werden.
- Wegen des hohen Flüssigkeitsverlustes beim Tauchen und der im Alter häufig bestehenden Dehydrierung ist besonderes Augenmerk auf eine ausreichende Flüssigkeitszufuhr zu legen.
- Da viele der im Alter gehäuft eingenommene Medikamente Einfluss auf das Tauchen haben, müssen pharmakologische Auswirkung und Interferenzen besonders sorgfältig bewertet werden.

Fliegen

Das Alter an sich und die damit einhergehenden physiologischen Veränderungen schränken die Tauglichkeit nicht ein, mittels Langstreckenflügen das Urlaubsziel zu erreichen. Durch die physiologischen Alterungsvorgänge können zwar die Mindestanforderungen für die Flugtauglichkeit beispielsweise in Bezug auf das pulmonale System (Vorgabe Vitalkapazität über 3 l, der Normwert einer 160 cm großen, 70-jährigen Frau ist 2,58 l) unterschritten werden, hier kommt es aber auf die Beurteilung des individuellen Gesamtzusammenhanges an. Einschränkend sind krankheitsbedingte Funktionsstörungen, die in den entsprechenden Kapiteln abgehandelt werden. Grob gesagt gilt derjenige als flugtauglich, der 50 m weit gehen und ein Stockwerk Treppen steigen kann.

Dennoch sind beim Fliegen von älteren Reisenden grundsätzlich einige Punkte zu beachten:

- Das Kabinenklima mit sehr trockener Luft, der damit einhergehende Flüssigkeitsverlust in Verbindung mit der Neigung zur Exsikkose und das mangelnde Durstgefühl machen es erforderlich, bewusst auf eine ausreichende Trinkmenge zu achten, also mindestens 150 ml pro Flugstunde zu trinken.
- Das Alter an sich ist bereits ein eigenständiger Risikofaktor für eine tiefe Beinvenenthrombose mit nachfolgender Lungenembolie. Hinzu kommt die über viele Stunden anhaltende Immobilität bei meist sehr beengten Platzverhältnissen. Neben der ausreichenden Flüssigkeitszufuhr ist daher unbedingt für eine ausreichende Bewegung zu sorgen. Regelmäßiges Aufstehen und entsprechende gymnastische Übungen sind hierzu erforderlich. Die richtige Sitzplatzwahl (Gangplatz!), eine lockere Kleidung, leichte, nicht zu üppigen Mahlzeiten und Alkoholkarenz während des Fluges sind hierfür Voraussetzung. Ältere Reisende sollten in Erwägung ziehen, durch die Flugklassenwahl für eine bessere Mobilität zu sorgen.
- Senioren sind verstärkt vom Jetlag betroffen; auch hier spielen Trinkmenge, Essgewohnheiten, aber auch die richtige Reisevorbereitung und ein adäquates Verhalten nach der Ankunft im Zielland eine wichtige Rolle.
- Ein großes, häufig nicht vorhergesehenes Problem stellen die teilweise sehr langen Wege und die Unübersichtlichkeit auf vielen Flughäfen dar. Die Flugplanung sollte genügend Transferzeit vorsehen, um nicht durch Zeitdruck zusätzliche Schwierigkeiten zu schaffen. Bei Mobilitätseinschränkungen sollte auf jeden Fall die Fluggesellschaft (MEDA-Formular) kontaktiert werden. Die Reisenden sollten sich frühzeitig über die lokalen Flughafengegebenheiten informieren.

Höhenexposition

Das Auftreten der akuten Bergkrankheit (AMS) mit ihren verschiedenen Erscheinungsformen ist trotz der physiologischen Alterungsvorgänge nicht altersabhängig. Die Höhentauglichkeit wird meist durch das Vorliegen von Grunderkrankungen begrenzt. Unabhängig davon ist es besonders für ältere Reisende sehr wichtig, für eine ausreichende Trinkmenge zu sorgen. Der höhen- und anstrengungsbedingte Flüssigkeitsverlust verbunden mit altersbedingter Neigung zur Exsikkose können zu schwerwiegenden Problemen wie Verwirrtheitszuständen, Trittunsicherheit mit Unfällen und unterschiedlichen internistischen, neurologischen und urologischen Notfallsituationen führen. Ungewohnte körperliche Anstrengungen in der Höhe können kardiale und pulmonale Komplikationen nach sich ziehen, zumal die Ausdauerleistungsfähigkeit mit steigender Höhe abnimmt (10% pro 1000 Höhenmeter), die Kompensationsbreite insbesondere des pulmonalen Systems im Alter eingeschränkt ist und unerkannte Grunderkrankungen im Grenzbelastungsbereich eher zutage treten können. Präventiv sind eine gute körperliche Vorbereitung mit kardiopulmonaler Leistungsdiagnostik und entsprechender Trainingsplanung, eine vernünftige Zeitplanung mit ausreichenden Akklimatisationsmöglichkeiten, eine auf die körperliche Belastbarkeit abgestimmte Routenwahl mit orts- und fachkundiger Begleitung und auch die Bereitschaft erforderlich, die Unternehmung bei Komplikationen abzubrechen und ggf. auch die Reiseziele umzudefinieren.

33.6 Reiseapotheke

Selbstverständlich gehören die Medikamente, die auch zu Hause eingenommen werden, in ausreichender Menge in die Reiseapotheke. Bei der Zusammenstellung ist zu beachten, dass es im Alter bezüglich Medikamentenwirkungen, unerwünschten Wirkungen und Nebenwirkungen, der gegenseitigen Beeinflussung verschiedener Substanzen und bei Resorption, Verteilung und Elimination pharmakologischer Stoffe erhebliche Unsicherheiten und Risiken gibt. Medikamente zur Selbstmedikation gegen schwerere Erkrankungen sollten daher zurückhaltend und wenn, dann mit ausführlicher Instruktion verordnet werden. Besser ist bei schwerwiegenderen medizinischen Problemen die Konsultation eines guten Arztes oder einer guten Klinik. Dem Reisenden sollte eine Hilfestellung dazu gegeben werden, entsprechende Adressen schon vorab in Erfahrung zu bringen.

Unbedingt erforderlich ist der Abschluss einer **Reisekrankenversicherung**, die Rücktransport und Beistand unterwegs auch bei den möglicherweise erhöhten Risiken des älteren Reisenden einschließt.

33.7 Schlussbetrachtung

Der Reisemediziner befasst sich naturgemäß hauptsächlich mit den Gesundheitsgefährdungen und damit eher mit den negativen Aspekten des Reisens. Dabei dürfen die positiven Effekte, die das Reisen bei älteren Menschen mit sich bringt, nicht vergessen werden. „Reisen im Alter, das beste Mittel gegen Vereinsamung und für die Gesundheit. Nirgends werden körperliche Bewegung und geistige Beweglichkeit besser kombiniert und zu einem fruchtbaren Synergismus geführt wie beim Reisen. Die körperliche Bewegung von einem Ort zum anderen ist die Voraussetzung für neue geistige und kulturelle Eindrücke, verbunden mit neuen sozialen Kontakten zu anderen Menschen…“ heißt es in einer Pressemitteilung der Deutschen Fachgesellschaft Reisemedizin. Das primäre Ziel von uns Reisemedizinern sollte es sein, den älteren Reisenden bei der Verwirklichung ihrer Reisepläne zu helfen, ggf. auch durch kompetentes modifizierendes Eingreifen.

Tipp für die Praxis

Ablaufplan zur Reisevorbereitung von Senioren

Abklärung

- Charakteristika der geplanten Reise
- medizinische Ausgangssituation des Reisenden
  → Verbesserung der gesundheitlichen Ausgangssituation/ggf. Modifikation des Reisevorhabens

Vorbereitungsphase

- Impfungen
- Diagnostik/Einstellungen chronischer Erkrankungen
- körperliches/mentales Training
- Abschluss geeigneter Reiseversicherungen
  → ggf. erneute Anpassung des Reisevorhabens

vor der Abreise

- Besprechen von Verhaltensstrategien während der Reise
- Zusammenstellung für unterwegs:
  - Reiseapotheke
  - Dokumente, Bescheinigungen, Krankheitsberichte
  - Notfalladressen

VI

Weiterführende Literatur

Braun RW, Burchard GD, Fröhlich E, Nothdurft HD. Reise und Tropenmedizin. Stuttgart: Schattauer; 2005

Hansen W. Medizin des Alterns und des alten Menschen. Stuttgart: Schattauer; 2007

Hinkelbein J, Glaser E. Flugmedizin. Bremen: UNI-Med. Verlag; 2007

Hollmann W, Stüder HK. Sportmedizin: Grundlagen von körperlicher Aktivität, Training und Präventivmedizin. Stuttgart: Schattauer; 2009

Jelinek T, Schulte-Hillen J, Knappik M, Flörchinger B. CRM-Handbuch Reisen mit Vorerkrankungen. Düsseldorf: CRM Centrum für Reisemedizin; 2008

Krappitz N. Handbuch Reisemedizinische Gesundheitsberatung. Köln: Deutscher Ärzteverlag; 2010

Kretschmer H, Kusch G, Scherbaum H. Reisemedizin. 2. Aufl. München, Stuttgart, Jena, Lübeck, Ulm: Urban & Fischer Verlag; 2005

Lindenberg U, Smith, J, Mayer KU, Baltes P, Hrsg. Die Berliner Altersstudie. 3. Aufl. Berlin: Akademie-Verlag; 2009

Rieke B, Küpper T, Muth CM, Hrsg. Moderne Reisemedizin. Stuttgart: Gentner Verlag; 2010

Robert-Koch-Institut. Epidemiologisches Bulletin 2009; 30: 280–297

Schmidt RF, Lang F, Thews G. Physiologie des Menschen. 29. Aufl. Heidelberg: Springer Verlag; 2005

Tetzlaff K, Klingmann C, Muth CM, Piepho T, Welslau W, Hrsg. Checkliste Tauchtauglichkeit. Stuttgart: Gentner Verlag; 2009

34 Migranten

A. Stich

Editorial

Migration ist ein globales Phänomen. Man unterscheidet zwischen freiwilliger Migration, z. B. im Rahmen der Suche nach Arbeit und Ausbildung, und erzwungener Migration durch Flucht und Vertreibung. Globale Migration hat in den vergangenen 3 Jahrzehnten rapide zugenommen. 5 % aller Menschen leben außerhalb ihres Geburtslandes.

*Der Begriff „Ausländer" wurde seit Ende der 1990er-Jahre von der Bezeichnung „Mitbürger mit Migrationshintergrund" abgelöst. Migranten gehören zu keiner einheitlichen und leicht zu definierenden Gruppe. Den Versuch einer Gliederung zeigt Tab. 34.**1**.*

Das Gesicht der Migranten hat sich wesentlich verändert: Bestimmten in den 1960er-Jahren die bekannten „Gastarbeiter" – v. a. aus der Türkei und Südeuropa – das Bild der Ausländer in Deutschland, herrscht jetzt eine große Heterogenität und Vielfalt der Kulturen, Herkunftsländer und Migrationsgründe. Damit verbunden ist eine große Diversität im rechtlichen Status der Migranten.

Migration ist ein vielschichtiges Phänomen, das zahlreiche Aspekte unserer Gesellschaft wesentlich beeinflusst.

Das Wichtigste in Kürze

- Die medizinische Versorgung von Migranten befindet sich im Schnittfeld zwischen Medizin, Sozialarbeit und Politik.
- Flüchtlinge und Asylbewerber sind in Deutschland ungenügend medizinisch versorgt.
- Krankheiten von Migranten können im Heimatland, während der Migration und im Rahmen der Integration erworben sein.
- Das Spektrum möglicher Differenzialdiagnosen ist größer als bei der einheimischen Bevölkerung.
- Gesundheitsversorgung von Migranten erfordert neben einem erweiterten medizinischen Fachwissen vom Arzt sprachliche und v. a. interkulturelle Kompetenz.
- Reisemedizin bei Migranten ist ein vernachlässigtes Feld.

Tab. 34.**1** Heterogenität von Migranten in Deutschland.

„Mitbürger mit Migrationshintergrund"
ohne deutsche Staatsangehörigkeit
nach der Geburt zugewandert • Asylbewerber im Verfahren, Flüchtlinge (anerkannt), Geduldete (abgelehnte Asylbewerber) • Arbeitsmigranten: Gastarbeiter, Pendelmigranten (Saisonarbeiter), Wissenschaftler, Studenten, Werkvertragsnehmer • Familiennachzug aus Drittstaaten (nur bei unbefristeter Aufenthaltserlaubnis eines Partners und für Kinder bis zum 16. Lebensjahr möglich) • Menschen ohne geregelten Aufenthaltsstatus: „Papierlose" (fälschlich als „Illegale" bezeichnet)
in Deutschland geboren: Kinder der oben genannten Personen • einseitig: nur ein Elternteil nach der Geburt zugewandert • beidseitig: beide Elternteile nach der Geburt zugewandert
deutsche Staatsbürger mit Migrationshintergrund
Eingebürgerte
Spätaussiedler
jüdische Zuwanderer aus der ehemaligen UdSSR
zugewanderte Eheleute von deutschen Staatsbürgern
EU-Binnenmigranten
(wegen des anderen rechtlichen Status' sinnvollerweise als eigene Gruppe)

34.1 Asyl in Deutschland

Das deutsche Aufenthaltsgesetz (AufenthG), bis 2005 „Ausländergesetz" genannt, bestimmt den juristischen Rahmen für Aufenthalt, Erwerbstätigkeit und Integration von Ausländern im Bundesgebiet. Es ist als Art.1 Hauptbestandteil des Zuwanderungsgesetzes. In diesem Rahmen werden auch die Rechte für Asylbewerber (Asylverfahrensgesetz) festgelegt.

Der erste Schritt in einem manchmal Jahrzehnte dauernden Verfahren ist die Beantragung von Asyl durch den Betroffenen bei Ankunft in Deutschland. Der Antrag muss persönlich beim Bundesamt für Migration und Flüchtlinge (BAMF) gestellt werden. Der Betroffene hat bis zum Entscheid über seinen Asylantrag Aufenthaltsgestattung. Seine Rechte werden über das Asylbewerberleistungsgesetz (AsylbLG) geregelt.

Nur ein sehr geringer Anteil der Asylsuchenden hat je die Chance, nach dem Art.16a des Grundgesetzes (GG) als Asylberechtigter anerkannt zu werden („Großes Asyl"). Voraussetzung ist die **Anerkennung der politischen Verfolgung** basierend auf den Bestimmungen der Genfer Flüchtlingskommission (GFK), nach der „Politisch Verfolgte Asylrecht genießen". Bereits ausgeschlossen sind Flüchtlinge, die über „sichere Drittstaaten" einreisen. Diese werden ohne Prüfung ihres Asylantrags in den ersten „sicheren Drittstaat" zurückgebracht, in dem sie sich auf dem langen Weg ihrer Flucht nach Deutschland aufgehalten haben. Zu den „sicheren Drittstaaten" gehören die Länder der Europäischen Union, Norwegen und die Schweiz, d.h. Länder, in denen die GFK und die Europäische Menschenrechtskonvention eingehalten werden.

Die meisten Asylsuchenden werden als Asylberechtigte nach Art.16a GG abgelehnt. Sie streben dann die Anerkennung ihrer Flüchtlingseigenschaft nach § 60.1 AufenthG, das sog. „Kleine Asyl", an. Ihre Verfolgung im Heimatland wird als „nicht staatlich" festgelegt, stellt die Betroffenen aber dennoch unter den Schutz der GFK, wenn der „Staat oder staatsähnliche Akteure einschließlich internationaler Organisationen erwiesenermaßen nicht in der Lage oder nicht willens sind, Schutz vor Verfolgung wegen Religion, Nationalität, Geschlecht oder Zugehörigkeit zu einer bestimmten Rasse zu bieten". Gelingt die Gewährung des „Kleinen Asyls", ist das Ergebnis eine befristete Aufenthaltserlaubnis für 3 Jahre. Danach überprüft das BAMF, ob sich die Situation im Heimatland inzwischen grundlegend geändert hat. Falls keine Voraussetzungen für einen Widerruf oder Rücknahme der Anerkennung vorliegen, besteht „Rechtsanspruch auf Niederlassungserlaubnis". In der Realität darf nur ein kleiner Teil der Asylsuchenden nach Ablehnung als Asylberechtigter tatsächlich auf das „Kleine Asyl", die Anerkennung ihrer Flüchtlingseigenschaft, hoffen.

Die meisten Antragsteller werden als Asylbewerber zunächst abgelehnt. Damit sind sie „widerrechtlich" in Deutschland und i.d.R. innerhalb eines Monats ausreisepflichtig. Betroffene haben das Recht innerhalb einer Woche gegen die Ablehnung des BAMF beim zuständigen Verwaltungsgericht zu klagen und einen „Antrag auf aufschiebende Wirkung" nach § 80 V VwGO zu stellen. Wird diesem Antrag stattgegeben, findet – oft erst nach Jahren – beim zuständigen Verwaltungsgericht eine mündliche Verhandlung statt, in der über den Aufenthalt des Klägers entschieden wird. Dabei besteht die Chance, die zunächst abgelehnte Anerkennung der Flüchtlingseigenschaft nach § 60.1 noch zu erlangen, wenn ausreichende Beweise nachgereicht werden können.

Häufiger jedoch besteht lediglich die Chance auf die Zubilligung eines **Abschiebungsverbots** nach § 60 Abs. II – V und VII AufenthG. Abschiebungsverbot wird gewährt bei Gefahr von Folter oder Todesstrafe, einer unmenschlichen oder erniedrigenden Behandlung oder einer individuellen, konkreten und erheblichen Gefahr für Leib, Leben oder Freiheit.

Wird ein Abschiebungsverbot ausgesprochen, bedeutet dies eine befristete Aufenthaltserlaubnis nach § 25 III AufenthG. Das Abschiebungsverbot erlischt, sobald sich die Bedingungen im Heimatland ändern. Wird am Ende dieses Verfahrens die Bewilligung auf Abschiebungsverbot abgelehnt, besteht erneut Ausreisepflicht, die – wenn sie nicht freiwillig wahrgenommen wird – zur **Abschiebung** führt.

Eine Abschiebung kann nur dann durchgeführt werden, wenn dies rechtlich und tatsächlich möglich ist. Ist dies nicht der Fall – beispielsweise, wenn durch die zuständige Botschaft kein Pass ausgestellt werden kann –, muss die Abschiebung ausgesetzt werden. Für diesen Zeitraum wird eine Duldung (Aussetzung der Abschiebung) ausgesprochen, die für den abgelehnten Asylbewerber die schlechteste rechtliche Stellung darstellt. Der Betroffene ist „vollziehbar ausreisepflichtig", sein Aufenthalt ist nicht ordnungsmäßig, sondern wird lediglich „geduldet". Duldungen werden häufig nur wochenweise verlängert. Lässt ein Herkunftsstaat Flüchtlinge auch ohne gültigen Pass die Grenze passieren, verliert die Duldung faktisch ihre Gültigkeit, und das Abschiebeverfahren wird eingeleitet.

Bei Abschiebungen endet die Verantwortlichkeit des deutschen Staates mit der Ankunft des Flüchtlings am Flughafen seines Heimatlandes. Das Verantwortungsgefühl der meisten Ärzte für ihre Patienten geht hingegen darüber hinaus. Die Tragödien, die entstehen, wenn Menschen nach ihrer Abschiebung aus Deutschland wieder in ihrem Heimatland überleben müssen, finden allerdings bei der Abwicklung des Asylverfahrens keine Berücksichtigung in den juristischen Entscheidungsprozessen.

Asylbewerberleistungsgesetz

Das Asylbewerberleistungsgesetz (AsylbLG) regelt die Leistungsberechtigung von Asylbewerbern, Flüchtlingen im Flughafenverfahren und Geduldeten. Im § 3 werden die Deckung der Grundleistungen, d.h. der notwendige Bedarf an Ernährung, Unterkunft, Heizung, Kleidung, Gesundheits- und Körperpflege sowie Gebrauchs- und Verbrauchsgütern des Haushalts, durch Sachleistungen festgelegt. Zusätzlich ist ein monatliches Taschengeld von 40 Euro für Erwachsene und 20 Euro für Kinder vorgesehen.

Der für Ärzte wichtige § 4 des AsylbLG regelt die Leistungen bei Krankheit, Schwangerschaft und Geburt. Nur bei akuten Erkrankungen und Schmerzzuständen ist die erforderliche ärztliche und zahnärztliche Behandlung einschließlich der Versorgung mit Arznei- und Verbandsmitteln sowie „sonstiger zur Genesung, zur Besserung oder zur Linderung von Krankheiten oder Krankheitsfolgen erforderlichen Leistungen" zu gewähren. Eine Versorgung mit Zahnersatz erfolgt nur, soweit dies im Einzelfall aus medizinischen Gründen unaufschiebbar ist. Werdenden Müttern und Wöchnerinnen sind ärztliche und pflegerische Hilfe und Betreuung, Hebammenhilfe, Arznei-, Verband- und Heilmittel zu gewähren. Die regional zuständige Behörde hat die ärztliche und zahnärztliche Versorgung einschließlich der amtlich empfohlenen Schutzimpfungen und medizinisch gebotenen Vorsorgeuntersuchungen sicherzustellen.

Im ebenfalls wichtigen § 6 wird u.a. auf Personen mit besonderer Schutzbedürftigkeit (Aufenthaltsgewährung zum vorübergehenden Schutz nach § 24 AufenthG) eingegangen. So soll z.B. unbegleiteten Minderjährigen oder Personen, die Folter, Vergewaltigung oder sonstige schwere Formen psychischer, physischer oder sexueller Gewalt erlitten haben, die erforderliche medizinische oder sonstige Hilfe gewährt werden („Verhinderung von Behinderung").

Arbeitsverhältnisse im Sinne des Arbeitsrechts und ein Beschäftigungsverhältnis als Voraussetzung für den Eintritt in eine gesetzliche Kranken- und Rentenversicherung werden nicht gestattet. Allerdings können Asylbewerber zu Arbeitsleistungen, speziell zur Aufrechterhaltung und Betreibung der bewohnten Einrichtung, mit einer Aufwandsentschädigung von 1,05 Euro pro Stunde hinzugezogen werden.

Konsequenzen für die medizinische Versorgung von Asylbewerbern

Die gesetzlichen Rahmenbedingungen haben eine Reihe von konkreten Konsequenzen für die medizinische Versorgung von Flüchtlingen und Asylbewerbern. Aufgrund der reduzierten Leistungen, die über das AsylbLG vorgesehen sind, beschränkt sich die medizinische Hilfe genau genommen nur auf Erkrankungen mit akuten Schmerzzuständen und Lebensgefahr, wenn man von Schutzimpfungen und Vorsorgeuntersuchungen von Kindern und Schwangeren absieht. Für Ärzte, die sich um eine Versorgung bemühen, die über dieses allernotwendigste Maß hinausgehen soll, ist dieser Zustand oft nicht akzeptabel.

Eine besondere Verschärfung entsteht durch die in manchen Bundesländern (insbesondere in Bayern) praktizierte Zwangsunterbringung von Asylbewerbern in Gemeinschaftsunterkünften. Die räumliche Enge des Zusammenlebens mit fremden Mitbewohnern, manchmal aus verfeindeten Bevölkerungsgruppen, die Lebensbedingungen in einer lagerähnlichen Einrichtung und die Entmündigung in Alltagssituationen, wie bei der Wahl von Essen, Kleidung und Hygieneartikeln, führt bei den Betroffenen zur Entstehung und Verschlimmerung von Krankheiten. Der behandelnde Arzt sieht sich in der Realität oft mit einer Fülle von somatischen Problemstellungen konfrontiert, die über Kopfdruck, Rückenschmerzen, Schlafstörungen, Herzproblemen bis hin zu völlig unklaren Beschwerdebildern reichen. Das Dilemma besteht in der Unmöglichkeit, alle geschilderten Symptome organmedizinisch suffizient abklären zu können, und der Einsicht, dass die wahren Ursachen meist nicht in einer organisch fassbaren Erkrankung, sondern in den Lebensbedingungen, der Perspektivlosigkeit und den vergangenen Traumatisierungen der Patienten zu suchen sind.

Bei der Versorgung von Patienten, die unter das AsylbLG fallen, empfiehlt sich der Versuch einer engen Kooperation im Sinne eines Netzwerkes mit

- Ausländerbehörden, die als Durchführungsorgane des AufenthG die direkten Ansprechpartner sind,
- Sozialämtern, die für die Umsetzung der Leistungsansprüche des AsylbLG verantwortlich sind,
- Wohlfahrtsverbänden, Nichtregierungs- und Freiwilligenorganisationen, die sich um eine konkrete Verbesserung der Lebensumstände der Betroffenen bemühen.

> **!** Die Migrantenmedizin befindet sich an der Schnittstelle von Medizin, Politik und sozialer Arbeit. Sie verlangt von den betroffenen Ärzten Kenntnisse und Engagement, die weit über die klassische medizinische Fachkompetenz hinausgehen.

Häufig werden Tropenmediziner im Rahmen von Gutachten angefragt, eine Stellungnahme für die Entscheidung zu Abschiebungen nach § 60 Abs.VII AufenthG abzugeben. Ein Flüchtling darf nicht abgeschoben werden, wenn konkrete Gefahren für Leib und Leben bestehen. In der Praxis trifft dies bei schwerer körperlicher oder seelischer Erkrankung zu, die nachweislich (!) im Heimatland nicht ausreichend behandelt werden kann und somit bei Abschiebung zu einer „erheblichen Verschlechterung des Gesundheitszustandes" führen würde. Bei der Erstellung dieser Gutachten ist es wichtig, neben der eigenen Fachkompetenz, d.h. der Fähigkeit, die medizinische Fragestellung beantworten zu können, auch die Länderkompetenz, d.h. die Kenntnis von Möglichkeiten der medizinischen Versorgung im Heimatland des Betroffenen, zu belegen. Beide Aspekte sind in einem Gutachtentext in ausreichender Weise darzustellen. Die Länderkompetenz wird i.d.R. nur anerkannt, wenn „die Aussagen auf eigenen und persönlichen Erfahrungen beruhen". Es ist daher empfehlenswert, diese innerhalb der gutachterlichen Stellungnahme detailliert zu erläutern.

Immer wieder kommt es vor, dass sich im Krankenhaus oder in der Arztpraxis ausländische Patienten ohne geregelten Aufenthaltsstatus (oft fälschlich als „Illegale", im Französischen als „Les Sans-Papiers" bezeichnet) und/oder ohne Krankenversicherung vorstellen. Ärzte haben die Pflicht medizinische Hilfe zu leisten, müssen aber keine Daten an Polizei- oder Ausländerbehörde weitergeben. In vielen Großstädten gibt es Netzwerke, die versuchen Versorgungsstrukturen für Patienten ohne geregelten Aufenthaltsstatus aufzubauen.

34.2 Kultur und Krankheit

Krankheit ist kulturell überformt. Kranksein wird im Bedeutungssystem einer Kultur kodiert. In unserer Gesellschaft stellt die naturwissenschaftlich orientierte Medizin dafür die Grundlage dar. Für Menschen anderer Kulturen kann Krankheit eine völlig andere Realität darstellen. Diese baut auf unterschiedlichen Krankheitstaxonomien und Nosologien auf. Im angelsächsischen Sprachraum findet dies mit den Begriffen **Illness**, dem Krank**sein** als die persönliche, soziale und kulturelle Antwort auf **Disease**, die Krank**heit**, Berücksichtigung.

Durch Migration von einer Kultur in eine andere wird die gegenseitige Verständigung über die Bedeutungssysteme von Krankheit und ihre Verschlüsselung erschwert. Es kommt zu einer „kulturellen Dissoziation". Krankheitskonstruktionen und deren Wahrnehmung können so unterschiedlich sein, dass sich Arzt und Patient trotz Wahl der gleichen Kommunikationssprache nicht mehr verstehen.

Gesundheits- und Krankheitsmuster zwischen Migranten und den Bevölkerungen des Ziellandes können sich erheblich unterscheiden. Medizinische Besonderheiten bei Migranten haben ihre Ursachen in Unterschieden von Krankheitsprävalenzen zwischen Herkunfts- und Zielland, im Prozess der Migration selbst und in den sich daran anschließenden Integrationsdefiziten.

Tipp für die Praxis

Gesundheitsprobleme von Migranten in Deutschland
- importierte Erkrankungen aus dem Herkunftsland
- Krankheiten durch Migration und Flucht
- körperliche und seelische Gesundheitsstörungen, die nach der Übersiedlung nach Deutschland entstehen

VI

Kommunikationsschwierigkeiten

Kommunikationsprobleme entstehen nicht nur durch unzureichende Deutschkenntnisse von Migranten. Hinweise und Informationen zu Gesundheitsleistungen sind häufig in einer nicht nur für Migranten unverständlichen Sprache und Form abgefasst. Es ist einleuchtend, dass Sprache und Verstehen entscheidend für das Arzt-Patient-Verhältnis sind. Form und Qualität der verbalen Kommunikation bestimmen stark Ablauf und Resultat einer Arzt-Patient-Beziehung.

Doch sind Wörter zweier Sprachen, die laut Wörterbuch dasselbe bedeuten, in unterschiedlichen Kulturen in Wirklichkeit nicht kongruent. Deshalb hilft bei komplexen Sachverhalten ein schlecht ausgebildeter Übersetzter auch nicht unbedingt sehr viel weiter. Die medizinische Betreuung fremdsprachiger Patienten bedarf Dolmetscher sowohl mit kulturspezifischem als auch medizinischem Vorwissen.

In der Praxis bringen Patienten häufig selbst Angehörige zum Übersetzen mit, was für ein orientierendes Erstgespräch hilfreich sein kann. Im weiteren Verlauf und abhängig von der zu behandelnden Erkrankung muss aber über einen nicht verwandten Dolmetscher nachgedacht werden.

Tipp für die Praxis

Familienangehörige, insbesondere Kinder von Patienten, sollten grundsätzlich als Übersetzer abgelehnt werden, wenn das Gespräch über die Erfassung von Basisdaten hinausgeht. Bei einer Psychotherapie, insbesondere einer Traumatherapie, sind Angehörige oder Freunde als Übersetzer nicht akzeptabel.

Verständnis von Krankheit und Gesundheit

Jeder Patient hat bezüglich Wahrnehmung und Erklärung von Gesundheit und Krankheit seine eigenen Vorstellungen und Modelle. Wie sich ein Kranker im Zustand seines Krankseins verhält, kann dementsprechend von Gesellschaft zu Gesellschaft äußerst verschieden sein. In Deutschland ist die Gesundheitsversorgung v. a. an ein naturwissenschaftlich fundiertes medizinisches Wissen geknüpft. Gesundheitskonzepte anderer Kulturen sind häufig an religiöse Ansätze gebunden, Krankheit kann als das Wirken übernatürlicher Kräfte oder den fortbestehenden Einfluss verstorbener Vorfahren gesehen werden. Außerhalb des jeweiligen Systems stoßen solche Vorstellungen auf Unverständnis.

Ebenso sind die Erwartungen an eine ärztliche Untersuchung in den verschiedenen Kulturen unterschiedlich: Schon bei der Erhebung der Anamnese sollte daher bedacht werden, dass Untersucher und Patient häufig von unterschiedlichen Krankheits- und Verursachungskonzepten ausgehen. Probleme können auch bei der körperlichen Untersuchung auftreten – umso mehr, je größer die soziale, kulturelle und kommunikative Distanz ist. So ist bei muslimischen Patienten die Gleichgeschlechtlichkeit von Arzt und Patient – auch des Dolmetschers – von großer Bedeutung. Die Entnahme von Blut als dem Saft des Lebens, die Untersuchung von Stuhl und Urin, Venenpunktionen während der Menstruation oder eine rektale Untersuchung können bei Patienten aus anderen Kulturen auf große Schwierigkeiten stoßen. Die Selbstverständlichkeit, mit der dies von deutschen Patienten akzeptiert wird, kann nicht vorausgesetzt werden.

34.3 Medizinische Versorgung von Migranten

Screening-Untersuchungen

Häufig wird eine routinemäßige Untersuchung von allen Mitbürgern mit Migrationshintergrund gefordert (Tab. 34.**2**). Screening dient 2 Zielen:
- Erfassung der Verbreitung von Infektionen als wichtige Voraussetzung für Krankheitskontrolle (Epidemiologie)
- frühzeitige Diagnose von Erkrankungen als Voraussetzung für eine zielgerichtete Therapie (Individualmedizin)

Screening-Programme variieren stark zwischen verschiedenen Ländern und leiten sich mehr aus historischen, z. T. protektionistischen Prinzipien ab, als dass sie evidenzbasiert wären. Die Strategien sind oft irrational. Grundsätzlich ist die Einbindung der betroffenen Migranten in Gesundheitsfürsorgeprogramme wichtiger als ein obligatorisches Screening. Entscheidend für deren Gesundheit sind eine Verbesserung der Wohn- und Lebensbedingungen sowie eine rasche Klärung des jeweiligen juristischen Status im Aufnahmeland.

Tab. 34.2 Sinnvolle mögliche Screening-Untersuchungen.

Maßnahme
• allgemeine klinische Untersuchung: Verletzungen, Folterfolgen, medizinische Risikofaktoren
• serologische Untersuchung auf HIV, Hepatitis B und C, Lues
• Serologie auf Schistosomiasis (bei Herkunft aus Endemiegebieten) und Strongyloidiasis
• Röntgenbild des Thorax
• parasitologische Stuhluntersuchung

Differenzialdiagnostisches Spektrum

Das Spektrum möglicher Diagnosen bei Patienten mit Migrationshintergrund übersteigt das der einheimischen Bevölkerung. Es wird erweitert durch die Möglichkeit importierter Infektionen und hereditärer, in Mitteleuropa sonst kaum vorkommender Erkrankungen. Ferner gibt es eine Reihe von Infektionen, die bei bestimmten Migrantengruppen mit einer wesentlich höheren Prävalenz auftreten. Beispiele zeigt Tab. 34.3.

Kinder mit Migrationshintergrund

Kinder stellen immer eine besonders vulnerable Gruppe dar. Ein „Flüchtlingskind" hat ungewollt seine Heimat verlassen müssen und häufig direkt oder indirekt (durch die Erlebnisse der Eltern) Krieg und Gewalt erfahren. Die Mehrzahl von ihnen hat die Zerstörung ihres Elternhauses und den Tod naher Verwandter miterlebt. Viele fühlen sich verantwortlich für den Tod eines Menschen. Bei bis zu 20% aller Flüchtlingskinder kann die Diagnose einer posttraumatischen Belastungsstörung (PTBS) gestellt werden.

34.4 Migranten auf Reisen

Wahrscheinlich sind die Defizite bei Beratung und Versorgung von Mitbürgern mit Migrationshintergrund das in der Reisemedizin am meisten vernachlässigte Thema. Der typische Malariapatient in Deutschland ist heute nicht mehr der Tourist, sondern der Afrikaner, der sich auf einem Heimatbesuch infiziert hat (sog. VFR, „Visiting Friends and Relatives"). Die reisemedizinische Beratung, wie sie derzeit von Fachgesellschaften durchgeführt und von der pharmazeutischen Industrie gefördert wird, hat die Zielgruppe der Migantenbevölkerung in unserem Land bisher ungenügend wahrgenommen.

Tab. 34.3 Beispiele für ein erweitertes differenzialdiagnostisches Spektrum bei Erkrankungen von Migranten.

Krankheiten mit hoher Prävalenz bei bestimmten Gruppen	
Infektionskrankheiten	
virale Erkrankungen	• HIV: ⅓ aller Menschen, die mit HIV/AIDS in Deutschland leben, haben einen Migrationshintergrund • Hepatitis B: Prävalenz chronischer HBsAg-Träger in manchen ausländischen Bevölkerungsgruppen > 20% • Hepatitis C: chronische HCV-Infektion bei bis zu 12% von Immigranten aus Osteuropa • HTLV-1: zu bedenken bei unklaren neurologischen Krankheitsbildern
bakterielle Erkrankungen	• Tuberkulose: Nahezu 50% aller neu diagnostizierten Tb-Infektionen und ¾ aller MDR-Tb-Fälle in Deutschland treten bei Patienten mit Migrationshintergrund auf. • Lepra: in Europa fast ausschließlich bei Migranten; Zeit zwischen Auftreten der ersten Symptome und definitiver Diagnose im Schnitt 5 Jahre
parasitäre Erkrankungen	• Malaria: Jede fieberhafte Erkrankung bei Migranten aus südlichen Ländern erfordert auch noch nach Jahren den aktiven Ausschluss einer Malaria. • Chagas-Krankheit: Migranten aus Lateinamerika können über Bluttransfusionen, Organspenden und vertikal auch noch nach Jahrzehnten Trypanosoma cruzi übertragen. • Strongyloidiasis: Aufgrund von lebenslang möglicher Autoinfektion muss bei Patienten aus Endemieregionen vor Beginn einer immunsuppressiven Therapie aktiv eine Strongyloides-Infektion ausgeschlossen werden. • Echinokokkose: Eine zystische Raumforderung der Leber sollte bei Patienten mit Migrationshintergrund niemals vor dem Ausschluss einer Echinokokken-Infektion punktiert werden.
hereditäre Erkrankungen	
Hämoglobinopathien	Chronische Anämie und hämolytische Krisen bei Patienten mit Migrationshintergrund erfordern eine hämatologische Diagnostik (z. B. Sichelzell-Krankheit, Thalassämien, Glukose-6-Phosphat-dehydrogenase-Mangel).
familiäre Fiebersymptome	Bei Patienten aus dem Mittelmeerraum und Mittleren Osten ist als Ursache rezidivierender abdominaler Beschwerden, Pleuraergüsse oder fieberhafter Krisen das Familiäre Mittelmeerfieber zu bedenken.

Wenn ausländische Mitbürger ihr Heimatland besuchen, sind sie – meist entgegen ihrer eigenen Einschätzung – gesundheitlich mehr gefährdet als klassische Touristen. Sie werden nicht die relative Abschirmung von Hotelanlagen und organisierten Touren in Anspruch nehmen, sondern mit lokalen Verkehrsmitteln ihre Heimatdörfer besuchen und engen Kontakt zu ihrer Verwandtschaft aufnehmen. Umso wichtiger ist es, sie vor Antritt ihrer Reise von der Notwendigkeit präventiver Maßnahmen zu überzeugen.

Jeder, mit und ohne Migrantenstatus, sollte nach den allgemeinen Empfehlungen der Deutschen Gesellschaft für Tropenmedizin und Internationale Gesundheit (www.dtg.org) vor einer Fernreise auf seinen Impfstatus überprüft werden. Jede nicht dokumentierte Impfung zählt als nicht gegeben. Wird über Impfungen im Kindesalter berichtet, kann man sich nicht darauf verlassen, dass ein allgemein empfohlener Impfkalender auch wirklich lückenlos eingehalten wurde. In solchen Fällen ist es i. d. R. kostengünstiger, Impfungen durchzuführen und so den Impfpass auf den neuesten Stand zu bringen, als für alle infrage kommenden Krankheiten serologische Titer zu bestimmen. Die Grundimmunisierungen fallen sowieso in die Übernahmepflicht der Leistungen gesetzlicher Krankenkassen.

Eine Malariaprophylaxe sollte den VFRs, die hochendemische Gebiete besuchen, immer angeboten werden. Man kennt keinen sicheren Parameter, der eine Semi-Immunität der Malaria feststellen ließe. Deshalb benötigt auch der Afrikaner, der im Dorf aufgewachsen ist und dort früher eine Teilimmunität erworben hatte, bei einem Heimatbesuch eine suffiziente Chemoprophylaxe. Der Schutz vor Moskitos, im Beratungsgespräch gerade von Afrikanern häufig belächelt, gewinnt angesichts der Gefahren insektenübertragener Erkrankungen eine hohe Bedeutung und sollte den ausländischen Reisenden beharrlich nahe gebracht werden.

Weblinks

www.infodienst.bzga.de Infodienst der Bundeszentrale für gesundheitliche Aufklärung: Migration und öffentliche Gesundheit

www.bamf.de Bundesamt für Migration und Flüchtlinge

Weiterführende Literatur

Ambatielos D, Neuland-Kitzerow D, Noack K, Hrsg. Medizin im kulturellen Vergleich. Münster: Waxmann Verlag; 1997

Burchard G, Stich A. Gesundheitsversorgung von Migranten. In: Löscher T, Burchard G-D. Tropenmedizin in Klinik und Praxis. Stuttgart: Thieme Verlag; 2010

Krämer A, Prüfer-Krämer L, Hrsg. Gesundheit von Migranten. Internationale Bestandsaufnahme und Perspektiven. Weinheim: Juventa Verlag; 2004

Sich D, Diesfeld HJ. Medizin und Kultur. Frankfurt/M.: Verlag Peter Lang; 1995

Tießler-Marenda E, Hrsg. Ausländerrecht mit dem neuen Zuwanderungsrecht 2007. 2. Aufl. Freiburg: Lambertus Verlag; 2008

Zimmermann E, Hrsg. Kulturelle Missverständnisse in der Medizin – ausländische Patienten besser versorgen. Bern: Verlag Hans Huber; 2000

VII Reisen mit Vorerkrankungen

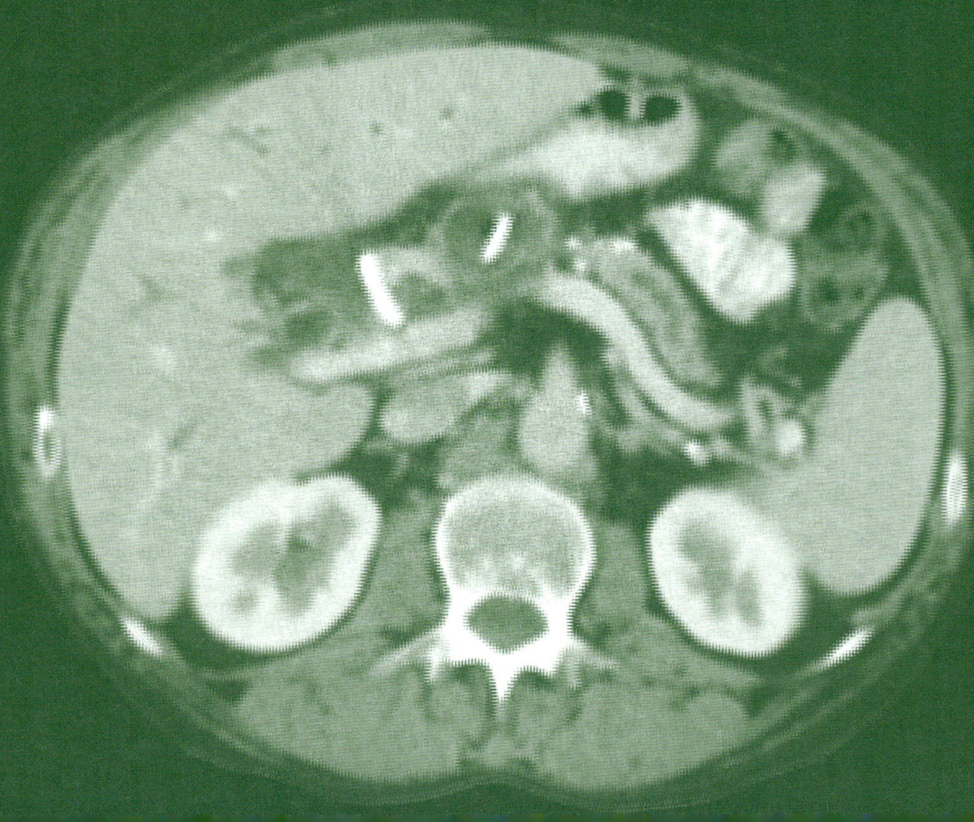

35 Herz-Kreislauf-Erkrankungen

I. Janicke

VII

Editorial

Bei guter und rechtzeitiger Reisevorbereitung gilt heute für die meisten Patienten: Fernreisen auch für Herzkranke kein Tabu mehr – das Klima über den Wolken ist prima – ein „Hoch auf die Höhe“.

Bei der großen Reiselust der Deutschen reisen auch immer mehr ältere Menschen mit chronischen Krankheiten zu immer entfernteren Zielen. Bei Herzerkrankungen (Z. n. Herzinfarkt, Herzinsuffizienz, Herzrhythmusstörungen, Schrittmacher-/Defibrillator-Träger) steht unabhängig von Flugangst oft die Angst vor dem Reisen und Fliegen im Vordergrund, und das kann z. B. Arrhythmien und Angina pectoris auslösen.

Die Mehrzahl der medizinischen Probleme auf Reisen geht auf bekannte oder latente Erkrankungen zurück. Kardiovaskuläre Ereignisse (Herzinfarkt, zerebrovaskulärer Insult) sind mit Abstand der häufigste Grund für Todesfälle im Zusammenhang mit Reisen (35 – 68 %), gefolgt von Unfällen (20 – 26 %) [1].

Während es in der Verkehrsluftfahrt ca. 900 Tote pro Jahr durch Unfälle gibt, versterben an Bord von Verkehrsflugzeugen doppelt so viele Menschen pro Jahr aufgrund eines medizinischen Problems (DLH, Prof. Dr. Stüben). 20 – 40 % der sehr teuren Zwischenlandungen sind durch vermutete Herz-Kreislauf-Erkrankungen bedingt.

Das Wichtigste in Kürze

- Der bestimmende Faktor für die Reisetauglichkeit ist heute meist die Flug- oder Höhenreisetauglichkeit.
- Bei folgenden Diagnosen sollte eine Reise 6 Wochen im Voraus mit spezieller reisemedizinischer Beratung geplant werden:
  - koronare Herzkrankheit, Z. n. Intervention oder Bypass-OP
  - Herzinsuffizienz, Kardiomyopathie, Myokarditis
  - Herzklappenfehler, Antikoagulation
  - Herzrhythmusstörungen
  - Schrittmacher (PM)-/Defibrillatorträger (ICD)
  - arterielle Hypertonie
  - pulmonale Hypertonie
  - angeborene Herzfehler
  - Z. n. Herztransplantation
  - periphere AVK
- Bei allen Herzerkrankungen sollte die Akklimatisation am Urlaubsort langsam über 3 – 4 Tage erfolgen.

35.1 Einführung

Spezielle Empfehlungen für Herzpatienten [2] hängen von der **Reiseart**, dem **Klima** (Höhe: niedrig: MSL (Mean Sea Level) bis 1500 m, moderat: 1500 – 2500 m, hoch > 2500 m, Hitze, Feuchte etc.), der **Aktivität** (Sport, Tauchen, Safari, Bergsteigen etc.), der **Aufenthaltsdauer** und den speziellen **Risiken des Reiselandes** ab.

Das **Auto** als vertrautes Transportmittel ermöglicht die Fahrt von Tür zu Tür, ist aber stressreich. Risikopatienten sollten weniger belastende Reisearten bevorzugen.

Reisen per **Bahn/Bus** ist stressarm, die Beine können hoch gelegt werden und die Toiletten sind nah – günstig für Herzinsuffiziente unter Diuretika. Bei einem ernsten medizinischen Problem kann jedoch nicht sofort angehalten werden.

Das Reisen per **Flugzeug** ist die schnellste Reiseart für weite Entfernungen. Mit spezieller Reisevorbereitung kann fast jeder Herzpatient fliegen.

Schiffsreisen mit einem Arzt an Bord sind ideal für Herzpatienten, sofern sie nicht seekrank werden und die nötige Medikation einnehmen können. Lange Seereisen sind nicht empfehlenswert, wenn das kurzfristige Risiko schwerer kardialer Ereignisse deutlich erhöht ist.

! Mangels kontrollierter Studien zum Einfluss des Reisens auf Herzerkrankungen beruhen die Empfehlungen mehr auf allgemeinen Erfahrungen als auf wissenschaftlicher Evidenz.

35.2 Allgemeine Empfehlungen bei Herz-Kreislauf-Erkrankungen

Ein kardiologischer Check-up inkl. Ergometrie ist 3 – 6 Wochen vor Reiseantritt durchzuführen, eventuell mit Lungenfunktion und Blutgasanalyse (BGA) bei respiratorischer Insuffizienz. Medikamente für die gesamte Reisedauer sollten im Handgepäck und eine Wirkstoffliste mit Dosierung separat, z. B. im Koffer, mitgeführt werden. Die Kontaktdaten des behandelnden Arztes sollten dabei sein. Je nach Aufenthaltsdauer sind Krankenunterlagen (ggf. mehrsprachiges Attest) mit letztem EKG mitzuführen; immer müssen der Schrittmacher-/ICD-Ausweis, Marcumar-Ausweis und Herzklappen-Pass mitgeführt werden. Informationen über das Gesundheitswesen am Zielort (nächster Kardiologe, Krankenhaus, Herzkatheterplatz etc.) sollten bekannt sein und ausreichende Reiseversicherungen mit Repatriierungsmöglichkeit abgeschlossen sein. Falls bei fortgeschrittenen Herzerkrankungen spezielle Hilfsmittel wie Sauerstoff, Rollstuhl, Gepäcktransport, spezieller Sitz toilettennah etc. erforderlich sind, können diese mit dem **MEDA-Formular** bei der Fluggesellschaft beantragt werden.

Weblinks

www.herzstiftung.de „Praktische Reisetipps für Herzpatienten" der Deutschen Herzstiftung

www.iata.org/medical-manual International Guidelines der International Air Transport Association

www.asma.org International Guidelines der Aerospace Medical Association

Sauerstoff-Bindungskurve

Siehe hierzu Abb. 35.**1**.

Bei einem Luftdruck in MSL von 760 mmHg hat ein Gesunder einen arteriellen PO_2 (Sauerstoff-Partialdruck) von 97 mmHg entsprechend einer SO_2 (Sauerstoff-Sättigung) von 97%. Mit zunehmender Höhe auf z.B. 2400 m oder 8000 ft (max. erlaubte Kabinendruckhöhe, Vail in Colorado) sinkt der Luftdruck auf 567 mmHg. Beim Gesunden sinkt der PO_2 auf 68 mmHg und die O_2-Sättigung auf 91%. Diese milde hypobare Hypoxie kompensiert ein Gesunder vollständig durch leichte Hyperventilation und leichte Tachykardie zur Aufrechterhaltung des Herzzeitvolumens (HZV). Bei 3600 m (La Paz in Bolivien, 4000 m) liegt die Störschwelle und bei 6600 m die kritische Zone, ab der Lebensgefahr besteht.

Beispiele (Abb. 35.**1**)

- Wenn der PO_2 von 80 mmHg in MSL auf 60 mmHg fällt, sinkt die SO_2 nur um 5% (von 95 auf 90%). Der flache Verlauf der O_2-Bindungskurve im höheren Druckbereich schützt vor arterieller Untersättigung (A).
- Bei respiratorischer Insuffizienz und z.B. einem PO_2 von 50 mmHg in MSL bewirkt ein PO_2-Abfall um wieder 20 mmHg eine kritische Senkung der SO_2 unter 60% (B). Eine in Meereshöhe kompensierte respiratorische Insuffizienz kann im Flugzeug (2400 m Höhe) dekompensieren. Sauerstoffgabe ist während des Fluges nötig.

! Folgende Mindestwerte in der Lungenfunktionsanalyse werden für Flüge oder Höhenaufenthalte gefordert: Vitalkapazität 3 l, FEV1 70%, PO_2 70 mmHg und SO_2 > 90%.

Tipp für die Praxis

Für alle Herzerkrankungen gilt: Wenn 50 m (nach IATA, International Air Transport Association [3]) ohne Hilfe beschwerdefrei in der Ebene gegangen oder 10–12 Stufen symptomfrei gestiegen werden können und eine Herzerkrankung sich stabilisiert hat, besteht (Flug-)Reisetauglichkeit.

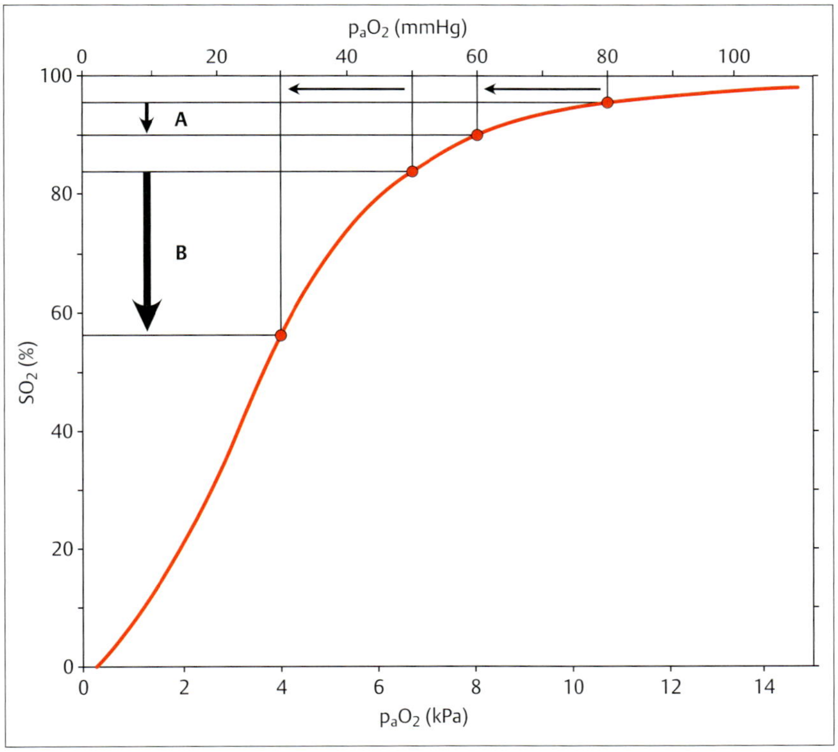

Abb. 35.1 Sauerstoff-Bindungskurve.

35.3 Koronare Herzkrankheit (KHK), Z. n. perkutaner Koronar-Intervention (PCI) oder aortokoronarer Bypass-OP (ACB-OP)

! Abnahme der individuellen Leistungsfähigkeit und Koronarreserve in der Höhe; im Ruhezustand verbesserte myokardiale Perfusion in der Höhe. Ergometrie durchführen. Puls-Selbstmessung oder Pulsuhr.

Die KHK mit den Folgen Angina pectoris (AP), Herzinfarkt, Herzinsuffizienz, Herzrhythmusstörungen und plötzlicher Herztod ist die häufigste Todesursache in den Industrieländern. In Europa gibt es ca. 20 Mio. Koronarkranke, Tendenz steigend. Die KHK ist oft unzureichend therapiert und verläuft bis zu 25% mit stummen Ischämien.

Die bei Flugreisen/Höhenaufenthalten vorhandene Hypoxie führt über eine Sympathikusaktivierung zum Anstieg von Herzfrequenz (HF), Blutdruck und myokardialem O_2-Verbrauch. Aufgrund einer allerdings in Ruhe verbesserten myokardialen Perfusion sind „Low-Risk"-Patienten durch die Höhe an sich nicht gefährdet. Problem ist die Abnahme der Koronarreserve (15% pro 1000 Höhenmeter) und damit der individuellen Leistungsfähigkeit in einer Höhe ab etwa 2500 m.

Vier kleinere Studien zur Frage des Effekts der Höhe bei KHK-Patienten schlossen Patienten nach Herzinfarkt, Revaskularisation, mit stabiler AP und reduzierter Ejektionsfraktion (EF) ein und führten in verschiedenen Höhen bis 3454 m (Jungfraujoch) Stresstests durch. Alle Serien zeigten in Höhen > 2500 m eine reduziertere Belastbarkeit und Auftreten von AP und/oder ST-Strecken-Senkungen bei niedrigerer Belastungsstufe. Bei mäßigen Höhen von 1500 – 2500 m zeigte sich bei stabiler KHK und mäßig reduzierter EF (39%) eine gute Belastungstoleranz [4].

Ist die individuelle symptomlimitierte Belastungsgrenze vor Reiseantritt bestimmt worden, kann der Reisende die Anpassung seiner Belastung in der Höhe anhand der selbst gemessenen Herzfrequenz (HF) z.B mit einer Pulsuhr selbst steuern:

- Zeigt sich bei der Ergometrie in MSL keine Ischämie, kann der Reisende sich in der Höhe bis 80% der maximal in MSL erreichten HF belasten.
- Zeigt sich bei der Ergometrie in MSL Ischämie, ist in der Höhe eine Belastbarkeit bis 80% derjenigen HF möglich, bei der Ischämie im EKG in MSL aufgetreten ist.

Zur Risikoabschätzung bezüglich der Höhe ist die Bestimmung der links- und rechtsventrikulären Funktion sowie Abschätzung des pulmonalarteriellen Druckes per transthorakaler **Echokardiografie** sehr hilfreich. Angaben zur (Flug-)Reisetauglichkeit sind Tab. 35.**1** zu entnehmen.

Z. n. Herzinfarkt, PCI, ACB-OP. Die in Tab. 35.**1** genannten Intervalle bis zur (Flug-)Reisetauglichkeit sind notwendig: Nach PCI kann es besonders in der 1. Woche zur akuten Stent-Trombose, zu Gefäßkomplikationen in der Leiste (auch nach Verschlusssystemen) und zu kontrastmittelinduzierter Nephropathie kommen. In den ersten 30 Tagen nach ACB-OP kann es in bis 15% zu Problemen wie Herzinsuffizienz, Infektion, Rhythmusstörungen, Thrombose oder Lungenembolie kommen. Bis postoperativ ausreichende Sternumstabilität vorliegt und sämtliche Luft im Pleuraspalt resorbiert ist (cave: Pneumothorax), vergehen mindestens 2 Wochen. Eventuell ist ein Röntgen-Thorax vor Reisebeginn durchzuführen.

Tab. 35.**1** Angaben zur (Flug-)Reisetauglichkeit bei KHK und Z. n. Herzinfarkt, PCI, ACB-OP.

(Flug)-Reise-Tauglichkeit [5, 6]	
bei KHK	
CCS I (beschwerdefrei)	tauglich ohne Einschränkung
CCS II (Beschwerden ab 75 W)	tauglich
CCS III (Beschwerden unter 50 W)	bedingt tauglich, O_2, evtl. mit Arzt
CCS IV (Ruhebeschwerden)	nicht tauglich (nur Repatriierung)
bei Z. n. Herzinfarkt, PCI, ACB-OP	
unkomplizierter (kleiner) Infarkt	nach 1 – 2 Wochen tauglich (unterschiedliche Angaben in der Literatur [7])
komplizierter Infarkt (groß, Rhythmusstörungen)	nach 6 – 12 Wochen
diagnostische Angiografie	nach 24 h, wenn klinisch stabil
Angioplastie mit/ohne Stent	nach 3 Tagen, wenn asymptomatisch
ACB-OP	frühestens nach 2 – 4 Wochen (IATA) [3]
Anämie < 9 g/dl	untauglich

CCS: Canadian Cardiovascular Society-Klassifikation der AP.

Medikation. In der Höhe wirken Nitropräparate aufgrund der zusätzlichen hypoxiebedingten Vasodilatation stärker, im Anfall reicht ein Hub Nitro aus. Unter Standardtherapie mit ASS 100 kann es höhenbedingt zu punktförmigen Netzhauteinblutungen kommen. Für einige Vasodilatatoren, Alpha1- und β-Blocker (z. B. Carvedilol) ist belegt, dass sie die höhenbedingte Hyperventilation beeinträchtigen und dadurch zu geringerer Belastbarkeit führen können.

Klima. Sehr hohe Temperaturen (Wüste/Tropen) bedeuten eine starke Kreislaufbelastung, sodass akute kardiale Ereignisse plötzlich auftreten können. Starke Kälte induziert einen Anstieg des peripher vaskulären Widerstandes, der zu steigendem myokardialen O_2-Verbrauch führt, wodurch die Ischämieschwelle früher erreicht wird. Ebenso kann Kälte durch Spasmus der atherosklerotischen Gefäße AP auslösen.

Tipp für die Praxis

Bei asymptomatischer KHK, guter Belastbarkeit (> 1,5 W/kg) ohne Ischämienachweis und mit einer EF von mindestens 50% sind Höhen bis 3000 m und Belastungen ohne Risiko möglich [8]. Auch rasche Seilbahnaufstiege bis z. B. 3454 m sind unproblematisch [9]. Eine langsame Akklimatisation mit reduzierter Belastung in den ersten 4 Tagen ist ratsam.

35.4 Herzinsuffizienz

! Ursache und Schweregrad der Herzinsuffizienz vor Reise abklären; PA-Druck per Echo abschätzen; Schulung bzgl. Medikation; Gewicht in kardial kompensiertem Zustand kennen.

Ursächlich für das Syndrom Herzinsuffizienz [4, 10] sind am häufigsten die KHK (70%), gefolgt von Kardiomyopathien (15%), Vitien, arterieller Hypertonie, Herzrhythmusstörungen (Tachy-/Bradymyopathie) sowie Myokarditis und Behinderungen der Ventrikelfüllung (z. B. konstriktive Perikarditis).

Die NYHA-Klassifikation (NYHA: New York Heart Association) ist nützlich hinsichtlich der Einschätzung der Reisetauglichkeit (Tab. 35.**2**).

Die Voruntersuchungen sollten eine Gewichtskontrolle, Ergometrie (Minimum 100 W), EKG und eventuell eine BGA in Ruhe/Belastung beinhalten. In der Höhe steigt der Ruhepuls um 10% pro1000 Höhenmeter, gleichzeitig sinkt die Leistungsreserve um 10 – 15% und damit die Belastbarkeit.

Höhenaufenthalt. Limitierend sind die LV-/RV-Funktion (EF<40%), das Vorbestehen und der Schweregrad einer PA-Hypertonie (PAH) und die Lungenfunktion. Höhenexposition verursacht über den Euler-Liljestrand-Reflex (alveoläre Hypoxie führt kompensatorisch zur Drosselung der Perfusion) eine Erhöhung des PA-Widerstandes. Bei vorbestehender PAH kann bereits eine geringe Höhenexposition eine schwere PAH bis hin zur Rechtsherzdekompensation verursachen, sodass insbesondere bei zusätzlicher Ruhehypoxie und/oder Herzinsuffizienz Höhen > 2000 m vermieden werden sollten.

Reiseunabhängig ist eine Impfung gegen Influenza und Pneumokokken zu empfehlen.

Bei zusätzlich bestehender Rechtsherzinsuffizienz ist bei längerem Sitzen eine TVT-Prophylaxe ratsam.

Klima. Reisen in heiße Länder sind sehr kreislaufbelastend: Auch nachts wird dem Herzen wegen fehlender Abkühlung ein konstant hohes HZV abverlangt, welches ein insuffizientes Herz eventuell nicht leisten kann (Anstieg der Herzarbeit in Ruhe bis 20%).

Medikation. Die übliche Herzinsuffizienz-Medikation besteht in ACE-Hemmern, AT-Blockern (Sartane), β-Blockern, Diuretika und Digitalis. Dehydrierung kann durch gastrointestinale Infekte (bis 50% in den Tropen) schnell entstehen, während Schwitzen in heißem Klima durch Salz-/Wasserverlust langsamer zur Dehydration führt. Folgen sind Hypotonie und Kollaps, besonders bei gleichzeitiger ACEI-Einnahme oder progrediente Niereninsuffizienz bei Herzinsuffizienz. Eine ACE-Hemmer-Pause kann sinnvoll sein. Bei Ankunft sollte sich der Reisende sofort wiegen, bei > 3 kg Abnahme reagieren – durch Flüssigkeitsaufnahme oder Reduktion der Medikation (Schulung des Reisenden nötig!), bis das Zielgewicht erreicht ist.

Bei Erbrechen können die herzwirksamen Medikamente eventuell nicht mehr richtig aufgenommen werden und es kann zur kardialen Dekompensation kommen.

Bei Kardiomyopathie, Endokarditis oder Myokarditis ist die Reisetauglichkeit abhängig von der Schwere der Erkrankung und bedarf der individuellen Beurteilung des Kardiologen.

Tipp für die Praxis

Bei kompensierter Herzinsuffizienz mindestens bis NYHA II besteht Reise- und Höhentauglichkeit. Jede Verschlechterung der Herzinsuffizienz-Symptome – wie Dyspnoe, Ödeme, AP oder Rhythmusstörungen in den letzten Wochen – macht reiseuntauglich.

Tab. 35.**2** Reisetauglichkeit bei Herzinsuffizienz: NYHA-Klassifikation.

NYHA I (150 W, > 1,5 – 2 W/kg)	NYHA II (bis 100 W, > 1 – 1,5 W/kg)	NYHA III (bis 50 W, 1 W/kg)	NYHA IV (keine Belastbarkeit)
• keine Symptome, keine Einschränkung der körperlichen Aktivität • voll (flug-)reisetauglich und belastbar	• leichte Einschränkung der körperl. Leistungsfähigkeit; stärkere Belastung verursacht Erschöpfung, Rhythmusstörungen, Dyspnoe, AP • (flug-)reisetauglich bis ca. 3000 m ohne max. Belastung; Kälteexposition möglich	• höhergradige Einschränkung der körperl. Leistungsfähigkeit; geringe Belastung verursacht Symptome; dauerhaft Medikamente • reisetauglich in Ruhe, niedrige Höhen < 1500 m, kein heißes Klima, Fliegen mit O_2 und evtl. in Arztbegleitung	• Herzinsuffizienzsymptome in Ruhe • nicht reisetauglich; Repatriierung

35.5 Herzklappenfehler/-ersatz, Antikoagulation

! Ist die kardiopulmonale Leistungsfähigkeit normal (s. o.), gibt es keine Einschränkungen bzgl. Höhe, Flugreise, Hitze und Kälte. Ein symptomatischer Klappenfehler ist eine relative Kontraindikation für (Flug-)Reisen.

Der Schweregrad der Symptomatik, die Leistungsfähigkeit, die linksventrikuläre EF und das Fehlen/Vorhandensein einer PA-Hypertonie sind per Echokardiografie zu evaluieren [11]. Vor längerer Reise sollten CRP/BSG bestimmt werden, ein Herzklappen-Pass ist mitzuführen.

Bei Fieber während der Reise oder nach Rückkehr sollte differenzialdiagnostisch an Endokarditis und je nach Reisegebiet an Malaria gedacht werden!

Medikation. Die Marcumar-Einstellung bei Fernreisen ist häufig unzuverlässig (INR zu niedrig/Quick zu hoch) durch veränderte Nahrungsaufnahme (Vitamin-K-reiche Gemüse/Früchte) und Änderung der Darmflora. Die Nahrungsgewohnheiten sollten sich möglichst nicht drastisch ändern. Moderate Höhe kann zu etwas niedrigeren INR-Werten führen [12].

Vor Reiseantritt sollte der INR bestimmt und die Wochendosis festgelegt werden. Ein Zeitzonenwechsel spielt keine Rolle. Bei längerem Aufenthalt (> 2 – 3 Wochen) sollte eine Kontrolle vor Ort erfolgen. Besser ist die INR-Selbstmessung, auch wenn Fernreisen (Tropen/Wüste) geplant sind. Die INR-Selbstmessung ist allerdings nur bei Temperaturen von 18 – 32 °C möglich (vorher prüfen).

Mefloquin wird wie orale Antidiabetika an Körpereiweiße gebunden und kann zu extrem verlängerter Halbwertszeit von Marcumar und damit zu gefährlichen Blutungen führen.

35.6 Herzrhythmusstörungen (HRST), Schrittmacher- (PM) und Defibrillatorträger (ICD)

! HRST und besondere Aktivitäten; Reisen und Fliegen mit PM/ICD ist sicher mit Vorkehrungen; Höhe ist prinzipiell kein Problem; Sicherheitschecks an Flughäfen beachten; Interaktion mit Malariamedikamenten.

Bei HRST, PM- oder ICD-Trägern (und auch bei manchen Ärzten) steht häufig die Angst vor dem Reisen, der Höhe und vor externen Störquellen mit möglichen Systembeeinträchtigungen im Vordergrund. Supraventrikuläre und ventrikuläre HRST sind häufig, auch bei Gesunden, ansteigend mit dem Alter und der Höhe.

Studienlage. Bei moderater (1350 m) und größerer Höhe (2632 m) steigt die Inzidenz von supraventrikulären Extrasystolen (SVES) und ventrikulären Extrasystolen (VES) zwar an, aber es kommt nicht zum Anstieg von relevanten, anhaltenden, ventrikulären HRST (Holter-Studie) [13, 14].

In mehreren kleinen Serien bei Patienten mit stabiler KHK, moderat reduzierter EF (39 %) und nach Herzinfarkt konnte gezeigt werden, dass symptomlimitierte Stresstests in verschiedenen Höhen keinen Anstieg von komplexen supraventrikulären und ventrikulären HRST > LOWN III b oder AV-Blockierungen zeigten [4]. 18 Tage nach Myokardinfarkt (n = 38) zeigte kein Patient im Flugzeug anhaltende ventrikuläre HRST, nur Extrasystolien. Die Gabe von 2 l O_2 beeinflusste diese Arrhythmien nicht [15].

(Flug-)Reisetauglichkeit mit Herzrhythmusstörungen

Die Reisetauglichkeit (Tab. 35.**3**) hängt von der zugrunde liegenden Erkrankung und der Einschätzung des Kardiologen ab. Das Risiko eines Kollapses oder einer Synkope ist abzuschätzen, wenn der Reisende bestimmte Aktivitäten wie Schwimmen, Tauchen, Klettern, Drachenfliegen etc. plant. Die PM-Funktion zeigt bis 4000 m Höhe keine Veränderungen (größere Höhen und ICD nicht getestet). ICD-Träger dürfen nicht selbst fliegen oder tauchen, Auto und Boot fahren sind eingeschränkt möglich. In jüngerer Vergangenheit sollte der Reisende keine häufigen Entladungen gehabt haben.

Vorkehrungen bei HRST

Vor Reiseantritt werden ein Ruhe- und ein Langzeit-EKG empfohlen. Eine bestehende antiarrhythmische Therapie sollte möglichst nicht innerhalb der vorangegangenen 4 Wochen verändert werden, um Nebenwirkungen oder proarrhythmische Effekte auf der Reise zu vermeiden.

Tab. 35.**3** Herzrhythmusstörungen: Einschätzung der (Flug-)Reisetauglichkeit.

Herzrhythmusstörungen	
keine lebensbedrohlichen Arrhythmien	uneingeschränkt tauglich
Vorhofrhythmusstörungen (supraventrikuläre Tachykardien, symptomat. WPW)	bedingt tauglich, anfallskupierende Med. im Handgepäck (β-Blocker, Verapamil), Vagusmanöver!
komplexe VES > LOWN III b (ab ventr. Bigeminus, ventrikuläre Couplets, Salven)	bedingt tauglich, kardiologische Beratung
rhythmusbedingte Synkope, z. B. höhergradiger AV-Block II oder III	nicht reisetauglich

Reisestress und hypobare Hypoxie können gelegentlich HRST triggern, die ausgewählte Airline sollte möglichst einen automatischen externen Defibrillator (AED) an Bord haben. Bei Flugangst und bekannten HRST ist die zusätzliche Einnahme eines β-Blockers (z. B. 25 – 50 mg Atenolol) 1 h vor Abflug ratsam. Durchfälle und Erbrechen in tropischen Ländern führen zu Elektrolytstörungen und diese können HRST triggern.

Vorkehrungen bei PM- und ICD-Trägern

Vor Reiseantritt sollte das System kontrolliert und ggf. eine Kopie des letzten EKGs mitgenommen werden. Der Internationale PM-/ICD-Ausweis ist an der Sicherheitskontrolle am Flughafen vorzuzeigen. Die heute eingesetzten bipolaren Systeme (Anode und Kathode eng beieinander an der Spitze des Kabels) werden wesentlich weniger von elektromagnetischen Störfeldern beeinflusst als unipolare Schrittmacher. Durch die üblichen Schleusen am Flughafen (sofern kein PM-Verbotsschild am Sensorbogen ist) werden die meisten PM und ICD wegen des schwachen Magnetfeldes nicht anhaltend gestört. Trotzdem sollte man nicht in der Schleuse stehen bleiben, sondern zügig hindurchgehen. Kommt es doch einmal zu Schwindel, Herzrasen oder Schockauslösung, muss die Schleuse sofort verlassen werden. Die Aggregate arbeiten danach ganz normal weiter.

PM-/ICD-Träger sollten sich möglichst nicht mit einem Metallsuchgerät (starkes Magnetfeld, Gerät muss gekennzeichnet sein), sondern manuell untersuchen lassen. Sofern ein Handgerät unumgänglich ist, sollte es nicht mehr als 5 s am Aggregat gehalten werden (kann PM hemmen oder Schock auslösen) [16, 17].

Sehr selten (3 Fallberichte in 2 Jahren) erfuhren ICD-Träger einen Programm-Reset während transkontinentaler Flüge, wobei hochenergetische kosmische Strahlung als Ursache vermutet wird. In keinem Fall wurde die potenziell lebensrettende Therapie beeinflusst [18].

Empfehlenswert ist es, die Telefonnummer der Herstellerfirma mitzuführen und eine Kontaktadresse (Klinik, Kardiologe, Firma) am Urlaubsort zu kennen, die ggf. eine Abfrage oder Umprogrammierung vornehmen kann. Auf der Website von z. B. Medtronic (www.medtronic.com/traveling), weltweit an 120 Destinationen vertreten, gibt es Tipps für Reisende.

Antiarrhythmika – Interaktionen mit Malariamitteln

Amiodaron kann bei monate- bis jahrelanger Therapie zu Lichtempfindlichkeit bis hin zum akuten Sonnenbrand führen. Kopf, Arme und Beine sind zu bedecken. Standard Sunblocker sind meist ineffektiv. Spezielle „Sunblocker", die das gesamte Spektrum des sichtbaren Lichts abdecken, sind anzuwenden.

Der beratende Arzt sollte ein Ruhe-EKG schreiben (QTc-Zeit), bevor eine Malariaprophylaxe empfohlen wird. Falls eine antiarrhythmische Dauertherapie besteht, sollte nach Testdosis eines Malariamittels ein 24 h-Langzeit-EKG geschrieben werden.

Gängige Malariamittel und Wechselwirkungen mit Antiarrhythmika sind in Tab. 35.**4** dargestellt.

35.7 Arterielle Hypertonie

! Bei adäquater RR-Einstellung gibt es keine Einschränkungen für (Flug-)Reisen und Höhenaufenthalte.

Untauglichkeit besteht bei RR-Werten > 200/120 mmHg. RR-Anstiege gibt es bei Reisen in kalte Länder (Vasokonstriktion). In heißen Klimazonen kann es durch Vasodilatation und Schwitzen (Dehydration) zu RR-Abfällen kommen, sodass die Medikation eventuell zu reduzieren ist [19]. In der Höhe kann es in den ersten Tagen zu Anstiegen (Sympathikusaktivierung) und Abfällen kommen (hypoxieinduzierte Vasodilatation), die Medikation muss ggf. angepasst werden, RR-Selbstmessung ist empfehlenswert. Bei stärkeren körperlichen Anstrengungen kann beson-

Tab. 35.**4** Antiarrhythmika: Interaktionen mit Malariamitteln.

Malariamittel	
Artemether/Lumefantrin (Riamet)	nicht bei Herzrhythmusstörungen, QTc-Verlängerung, plötzlichem Herztod in der Familie
	nicht mit β-Blocker oder Grapefruitsaft (gefährliche Bradykardie)
Mefloquin (Lariam)	nicht bei bekannten Leitungsstörungen im EKG, QT-Verlängerung, Torsaden
	nie zusammen mit Ajmalin, Propafenon, Amiodaron, β-Blockern, Ca-Antagonisten
Chloroquin (Resochin)	erhöht Digoxin-/Digitoxin-/Amiodaronspiegel; QTc-Verlängerung
	nicht zusammen mit Amiodaron, β-Blockern, Ca-Antagonisten
Quinine	QT-Verlängerung, Torsaden, Kammerflimmern; Wirkungsverstärkung von Marcumar
Halofantrin (Halfan)	QT-Verlängerung, schwere HRST, Torsades de Pointes-Tachykardie
Atovaquon/Proguanil (Malarone)	keine Interaktionen mit Herzmedikamenten bekannt

ders in der Höhe Angina pectoris ausgelöst werden; die Akklimatisation sollte langsam erfolgen.

Tipp für die Praxis

Vor Reiseantritt sollten insbesondere bei schlechter Einstellung und langjähriger Hypertonie eine 24 h-RR-Messung und eine Fundoskopie zur Frage der hypertensiven Retinopathie erfolgen. Durch hypoxieinduzierte Dilatation der Netz- und Aderhautgefäße kann es zu Netzhauteinblutungen kommen. An weitere Folgeschäden bei langjähriger Hypertonie (Nieren, Koronararterien, Myokard) ist zu denken.

35.8 Pulmonale Hypertonie

! Lungenfunktion, BGA, Echokardiografie; eventuell O_2-Gabe bei Flügen; TVT-Prophylaxe.

Ursachen für eine pulmonale Hypertonie sind neben den häufigen chronischen Lungenerkrankungen oft auch Herzerkrankungen wie Cor hypertensivum, Vitien, Kardiomyopathien, angeborene Herzfehler sowie primäre pulmonale Hypertonie, Morbus embolicus und Kollagenosen.

Hauptproblem ist der bekannte Euler-Liljestrand-Reflex, d. h. alveoläre Hypoxie führt kompensatorisch zur Drosselung der Perfusion und damit zum Anstieg des PA-Druckes (hypoxische Vasokonstriktion). Bei vorbestehender und vielleicht gar nicht bekannter PA-Hypertonie kann bereits eine geringe Höhenexposition eine schwere PA-Hypertonie auslösen, sodass es zur Rechtsherzdekompensation kommen kann.

Bei klinischem Verdacht oder o. g. zugrunde liegender Erkrankung kann per Echokardiografie über das Trikuspidalinsuffizienz-Signal der PA-Druck abgeschätzt werden. Sofern eine Rechtsherzinsuffizienz besteht, ist an die Thromboseprophylaxe zu denken (siehe dort).

O_2-Gabe während des Fluges, 48 h vorher per MEDA-Formular zu beantragen (meist 2 – 4 l/h), ist für die meisten Herz-Kreislauf-Patienten nicht erforderlich.

Indikationen für zusätzlichen Sauerstoff während des Fluges sind:

- O_2-Notwendigkeit bereits in Meereshöhe,
- Herzinsuffizienz NYHA III – IV oder AP CCS III – IV,
- kardiovaskuläre Erkrankungen mit einem PO_2 unter 70 mmHg in Meereshöhe,
- primäre pulmonale Hypertonie,
- abgeschätzter PO_2 in der Höhe<55 mmHg.

Mit dem anspruchsvollen „Hypoxia Altitude Simulation Test“ kann die Kabinendruckhöhe von 2400 m und die eventuelle Notwendigkeit von O_2 simuliert werden, indem ein Gasgemisch mit nur 15 % O_2 über 20 min geatmet wird und eine BGA vorher und nachher durchgeführt wird.Viel einfacher und praktikabler ist der PO_2-Rechner, der z. B. auf folgender Website zu finden ist: www.bergmannsheil.de/203.0.html.

$$PO_2\,(3000) = (0{,}238 \times PO_2\ \text{MSL}) + 20{,}098 \times (\text{FEV1/VC}) + 22{,}258$$

Die Werte einer BGA und Lungenfunktion werden eingetragen und der vorhergesagte PO_2 in 3000 m Höhe berechnet [20, 21].

35.9 Angeborene Herzfehler

! Patienten mit angeborenen Herzfehlern dürfen reisen und fliegen; bei zyanotischen Vitien ist nicht unbedingt O_2-Gabe während des Fluges nötig, auch wenn ein PO_2 < 55 mmHg erwartet wird.

Etwa jedes 100. Kind in Deutschland kommt mit einem angeborenen Herzfehler zur Welt. Aufgrund der großen medizinischen Fortschritte erreichen heute 85 % das Erwachsenenalter und wollen auch reisen. Das Reiseziel sollte mit entsprechend ausgebildeten Kardiologen besprochen werden.

Azyanotische Herzfehler. Einfache azyanotische Herzfehler wie Vorhofseptumdefekt, Ventrikelseptumdefekt und offener Ductus arteriosus, wie man sie häufiger beim Down-Syndrom findet, gehen normalerweise mit einem Links-Rechts-Shunt einher. Sofern keine PA-Hypertonie besteht, sind moderate Höhen bis 2500 m unproblematisch. Zu bedenken ist, dass auch nach Korrektur-OP ein erhöhtes Risiko besteht, nach kurzen Aufenthalten in Höhen von 1700 – 3200 m ein Höhenlungenödem (HAPE) zu entwickeln. Die einst geschädigte Lungenstrombahn scheint anfälliger für Stimuli wie Hypoxie zu sein. Dies ist bei der reisemedizinischen Beratung zu beachten [22].

Zyanotische Vitien und Eisenmenger-Syndrom. Eisenmenger-Syndrom bedeutet, dass die chronische PA-Druckerhöhung zu bidirektionalem Shunt oder sogar Shuntumkehr von rechts nach links mit zentraler Zyanose geführt hat.

Aufgrund des niedrigeren PO_2 in der Kabine eines modernen Großraumflugzeuges wurde diesen Patienten in der Vergangenheit meist verboten zu fliegen. 1996 veröffentlichte Harinck [23], dass Patienten (n = 12) mit zyanotischen Rechts-Links-Shunt-Vitien nicht durch zusätzlichen O_2-Mangel in der Flugzeugkabine gefährdet sind und der mittlere kapilläre PO_2 bei diesen Patienten sogar weniger sinkt als bei gesunden Kontrollen (n = 27). Ursache dürfte eine Rechts-Verschiebung der O_2-Bindungskurve mit verbesserter O_2-Abgabe an die Gewebe sein.

In einer neueren retrospektiven Studie [32] anhand umfangreicher medizinischer und Reise-Anamnese (über 10 Jahre) zeigten 53 Patienten mit Eisenmenger-Syndrom (SO_2 63 – 92 %) und 48 Patienten mit azyanotischen kongenitalen Vitien keine relevanten Komplikationen oder Nebenwirkungen einer kommerziellen Flugreise.

Tipp für die Praxis

Diese Patienten sollten wegen des erhöhten Hämatokrits und niedriger Luftfeuchte viel trinken, mobil bleiben und eine Thromboseprophylaxe erhalten. Probleme können außerdem auf dem Weg zum und vom Flughafen liegen, insbesondere bei unkontrollierbaren HRST oder Herzinsuffizienz. Stress durch lange Wege und Gepäcktransport sind zu vermeiden, nötige Unterstützung per MEDA-Formular ist zu beantragen.

35.10 Economy Class Stroke Syndrom

Vergleichbar einem Economy Class Syndrom (Reisethrombose, siehe Kap. 9) ist auch ein Economy Class Stroke Syndrom beschrieben.

Ein offenes Foramen ovale (PFO) haben als Normvariante 20–30% der gesunden Population. Die Assoziation zwischen PFO und – nach Ausschluss anderer Schlaganfallursachen – kryptogenem Schlaganfall ist gut belegt. In einer größeren Schlaganfall-Studie zeigten signifikant mehr Patienten mit positiver Reiseanamnese (lange Sitzdauer, lange Flugreisen) ein offenes Foramen ovale als mögliche kardiale Emboliequelle als Patienten ohne Reiseanamnese. Das sog. Economy Class Stroke Syndrom bezeichnet also eine Assoziation zwischen Langstreckenreisen und Schlaganfall durch eine paradoxe Embolie. Wenn andere Ursachen wie Vorhofflimmern, Gerinnungsstörungen etc. ausgeschlossen sind, muss zusammen mit einem Kardiologen entschieden werden, ob mit Plättchenhemmern konservativ oder per interventionellem Verschluss behandelt werden soll [24].

35.11 Zustand nach Herztransplantation (HTX)

Das Reisen ist heute auch für Transplantierte kein Problem, wenn sie klinisch stabil sind und bestimmte Vorkehrungen getroffen werden.

Die Überlebensrate Herztransplantierter liegt heute nach 1 Jahr bei 85% und nach 5 Jahren bei ca. 70%. Ab dem 2. Jahr nach HTX beträgt das Risiko für den plötzlichen Herztod ca. 1,4% pro Jahr. Spezielle Probleme sind die Abstoßung, koronare Graft Arteriopathie, Herzinsuffizienz, Malignome, Infektion, Diabetes und Niereninsuffizienz.

Reisemedizinisch relevant ist besonders die Immunsuppression. Sechs Wochen vor Reiseantritt sollten in Abhängigkeit vom Reiseziel die notwendigen Impfungen geplant werden und mögliche Interaktionen mit der immunsuppressiven Therapie, z. B. bei der Malariaprophylaxe, überprüft werden [25]. Eine konsequente Expositionsprophylaxe ist deshalb für Transplantierte von besonderer Bedeutung.

Als Antibiotika für die Reiseapotheke sind Gyrasehemmer empfohlen. Ein Attest über Diagnosen und Medikamente in der Sprache des Ziellandes sollte mitgeführt werden. Im Reiseland sollte es die Möglichkeit zur Spiegelbestimmung von Cyclosporin/Tacrolimus geben; die Medikamente müssen mit einer Kühltasche ins Handgepäck.

35.12 Periphere AVK

Die Reisefähigkeit hängt vom AVK-Stadium (Tab. 35.**5**), der Mobilität und dem Vorliegen einer eventuell noch nicht entdeckten KHK ab (hohe Koinzidenz!).

Tropenklima erhöht das Risiko von Hautinfektionen, bei Kälte ist die Erfrierungsgefahr höher bei pAVK. Bei Bergwanderungen in der Höhe schützt optimales Schuhwerk vor zusätzlichen Druckschäden.

35.13 Spezifische Probleme bei sportlichen Aktivitäten

Schwimmen bei Herz-Kreislauf-Erkrankungen

Will man seinen Patienten zu mehr Bewegung motivieren, schickt man ihn gern schwimmen. Was passiert beim Eintauchen oder wenn „einem das Wasser bis zum Hals steht" [26,27]?

Die **Pathophysiologie** ist für die Beratung wichtig: Blut fließt vermehrt in den Brustraum, die Vorlasterhöhung mit Dehnung des Vorhofes und reduzierte sympathische Aktivität (autonomer Regelkreis) führen beim Gesunden zur Erhöhung des Schlagvolumens (SV) und Abnahme der Herzfrequenz (HF; Frank-Starling-Mechanismus). Außerdem steigt der PA-Druck an und die Vitalkapazität sinkt.

Bei Patienten mit Z. n. transmuralem Herzinfarkt und Herzinsuffizienz zeigten Messungen mit dem Rechtsherzkatheter einen deutlichen Anstieg des Druckes im linken Vorhof, beim Untertauchen 5-mal so hoch. Während lang-

Tab. 35.**5** (Flug-)Reisetauglichkeit in Abhängigkeit vom AVK-Stadium.

AVK-Stadium	
pAVK ST I und II bei < 50 m Gehstrecke	uneingeschränkt (flug-) reisetauglich bei akuter Verschlechterung in letzter Zeit zunächst Therapie
pAVK ST III (Ruheschmerz)	nicht reisetauglich
pAVK ST IV (Gewebsdefekt)	nicht reisetauglich
Bauchaortenaneurysma	tauglich 6 Wochen nach OP, RR sollte gut eingestellt sein
Gefäß-OP peripher	tauglich nach ca. 2 Wochen
Ballondilatation peripher	nach 3 Tagen tauglich, wenn asymptomatisch

samen Schwimmens (20–25 m/min) waren die Druckwerte höher als bei einer Ergometrie mit 100 W. Bei Patienten mit akinetischer Infarktzone vermindert der Wasserdruck das Schlagvolumen und eine vorher akinetische Infarktzone wird zum Aneurysma, eine kardiale Dekompensation kann die Folge sein.

Tipp für die Praxis

Bei NYHA II ist Schwimmen erlaubt, bei NYHA III ist die Schwimmerlaubnis abhängig davon, wie sich das Schlagvolumen beim Eintauchen verhält: bei Zunahme grünes Licht. Der Patient sollte seinen Puls messen – in Ruhe vor dem Schwimmen und nach dem Eintauchen. Wenn die HF wegen des vergrößerten Schlagvolumens abfällt, sind Unterwasserübungen erlaubt, bei Zunahme der HF sollte das Übungsprogramm besser an Land durchgeführt werden. NYHA-IV-Patienten dürfen nicht in den Pool.

Tauchen bei Herz-Kreislauf-Erkrankungen

Tauchen ist heute ein Trend- und Breitensport, das hochtechnische Equipment bezahlbar. Jeder 4.–5. tödliche Tauchunfall hat kardiale Ursachen (> 30. LJ KHK, < 30. LJ Kardiomyopathie) [28, 29].

Beim Abtauchen kommt es zur Zunahme des SV und Abnahme der HF, Steigerung der myokardialen Wandspannung und der Kontraktilität mit Gefahr der akuten kardialen Dekompensation. Auskühlung führt zur peripheren Vasokonstriktion und Erhöhung der Nachlast, es resultiert ein Anstieg von RR und O_2-Bedarf des Myokards mit Gefahr des Lungenödems. Kälte führt zur Vagotonie und Bradykardie mit Gefahr der Synkope (cave: β-Blockertherapie). Je ausgeprägter die Bradykardie ist, desto häufiger entstehen Rhythmusstörungen [30].

! Die Empfehlungen zur Untersuchung von Sporttauchern erfolgen gemäß der GTÜM e. V., wobei die Eigenverantwortlichkeit hervorzuheben ist.

KHK. Tauchen ist möglich bei normaler LV-Funktion und guter Belastbarkeit ohne Zeichen von Ischämie, Rhythmusstörungen oder Insuffizienz. Nach einem Infarkt darf frühestens nach 1 Jahr getaucht werden, nach PCI oder ACB-OP frühestens nach 3 Monaten. Kälte, Anstrengung, Strömung und Tiefe sind verboten.

Hypertonie. Bei RR-Werten>160/100 mmHg und sekundärer Hypertonie ist Tauchen eine absolute Kontraindikation, bis die Grunderkrankung behandelt ist. Bei LV-Hypertrophie mit diastolischer Dysfunktion sollte wegen Gefahr der Dekompensation durch Vorlasterhöhung nicht getaucht werden.

Bei guter RR-Einstellung ohne Spätschäden und guter Belastbarkeit auch unter Medikation besteht Tauchtauglichkeit (cave: Betablocker, Diuretika [zusätzliche Taucherdiurese], Alphablocker; keine Bedenken bei Ca-Antagonisten, ACE-Hemmern oder AT-Blockern).

Klappen-Vitien und Shuntvitien. Hämodynamisch relevante Vitien sind mit dem Tauchsport nicht vereinbar, bei leichtgradigen Vitien ist Tauchen möglich. Eine PA-Druckerhöhung ist i. d. R. mit dem Tauchen nicht vereinbar.

Bei Shuntvitien besteht aufgrund der PA-Druckerhöhung das Risiko paradoxer Embolien von N_2-Bläschen.

Auch beim an sich harmlosen offenen Foramen ovale (PFO), das keine absolute Kontraindikation zum Tauchen darstellt, besteht ein bis zu 2,5-fach erhöhtes Risiko für Tauchunfälle bzgl. multipler zerebraler Ischämien. Tauchverbot besteht nur bei stattgehabtem Deko-Unfall **und** nachgewiesenem PFO. Nach interventionellem Verschluss sind Mikroshunts noch möglich. Nitrox-Tauchen und Tauchdisziplin bzgl. Tauchtiefen und -zeiten reduzieren das Risiko von Shunts.

HRST. Absolutes Tauchverbot besteht bei hämodynamisch relevanten HRST mit Leistungsminderung, Schwindel und/oder Synkopen, Bradykardie, besonders im Zusammenhang mit struktureller Herzerkrankung: symptomatisches WPW, hochsymptomatisches VH-Flimmern, höhergradige ventrikuläre HRST > III b, long Qtc-Syndrom, arrhythmogener rechtsventrikulärer Dysplasie, AV-Block II–III und Sick-Sinus-Syndrom. Nach Ablationsbehandlung von supraventrikulären HRST sollte man 6 Monate warten bis zum nächsten Tauchgang.

Marcumar-Therapie gilt als relative Kontraindikation wegen der Gefahr von Einblutungen beim Druckausgleich (Barotrauma der NNH etc.).

PM/ICD-Träger. ICD-Träger und CRT/ICD-Träger bei schwerer Herzinsuffizienz haben absolutes Tauchverbot, auch bei prophylaktischer ICD-Indikation [31] (www.spums.org.au).

Gehäuseverformungen durch den erhöhten Umgebungsdruck sind heute kein Problem mehr. Die Dichtungen an den Elektroden und Konnektorschrauben können sich ab 20 m Wassertiefe möglicherweise verformen, sodass ein Komplettausfall resultieren kann. Die Aktivitätssensoren adaptieren nicht optimal an die Belastung unter Wasser, Atem-Zeit-Volumen-gesteuerte und Akzelerometer- (Beschleunigung) gesteuerte PM sind eher unproblematisch.

Da die verschiedenen Hersteller i. d. R. keine schriftliche und verbindliche Garantie zu genannten Problemen geben, wird meist bei Schrittmacherträgern ein Tauchverbot ausgesprochen. Dennoch geben einige Hersteller auf Befragen Tiefenlimits für ihre PM an (z. B. Guidant, SJM, Medtronic, Intermedics, Vitatron). Der Hersteller sollte vor geplanter Tauchreise individuell befragt werden.

Literatur

[1] Amsler L, Steffen R. Fernreisen und Gesundheitsrisiken. Internist 1999; 40: 1127 – 1131

[2] Spira AM. Preparing the traveller. Lancet 2003; 361 (9366): 1368 – 1381

[3] IATA Medical Manual 2nd ed. Montreal, Geneva: 2009; Section 6: 51 – 61

[4] Higgins JP, Tuttle T, Higgins JA. Altitude and the heart: Is going high safe for your cardiac patient? Am Heart J 2010; 159: 25 – 32

[5] Joy M. Cardiovascular disease and airline travel. Heart 2007; 93 (12): 1507 – 1509

[6] Medical Guidelines for Airline Travel, 2nd ed. Alexandria, VA. Aviat Space Environ Med 2003; 74(5): A1 – A18

[7] Essebag V, Halabi AR, Churchill-Smith M et al. Air medical transport of cardiac patients. Chest 2003; 124 (5): 1636 – 1637

[8] Allemann Y, Saner H, Meier B. Höhenaufenthalte und Flüge bei koronarer Herzkrankheit. Schweiz Med Wochenschr 1998; 128(17): 671 – 678

[9] Schmid JP, Noveanu M, Gaillet R et al. Safety and exercise tolerance of acute high altitude exposure (3454 m) among patients with coronary artery disease. Heart 2006; 92: 921 – 925

[10] Joy M. Cardiovascular disease and airline travel. Heart 2007; 93 (12): 1507 – 1509

[11] Medical Guidelines for Airline Travel, 2nd ed. Alexandria, VA. Aviat Space Environ Med 2003; 74 (5) A1 – A18

[12] Patot MC, Hill A, Dingmann C et al. Risk of impaired coagulation in warfarin patients ascending to altitude (> 2400). High Alt Med Biol 2006; 7 (1): 39 – 46

[13] Kujanik S et al. Periodicity of arrhythmias in healthy elderly men at the moderate altitude. Physiol Res 2000; 49: 285 – 287

[14] Kujanik S, Snincak M, Galajdova K et al. Cardiovascular changes during sudden ascent in a cable cabin to the moderate altitude. Physiol Res 2000; 49 (6): 729 – 731

[15] Roby H, Lee A, Hopkins A. Safety of air travel following acute myocardial infarction. Aviat Space Environ Med 2002; 73: 91 – 96

[16] Kolb C, Schmieder S, Lehmann G et al. Do airport metal detectors interfere with implantable pacemakers or cardioverter-defibrillators? J Am Coll Cardiol 2003; 41 (11): 2054 – 2059

[17] Paulter N. Hand-held metal detectors for use in concealed weapon and contraband detection. NIJ Standard 2000

[18] Bhakta D, Foremann LD. Cosmic radiation: Not science fiction, but clinical reality. Heart Rhythm 2008; 5: 1202 – 1203

[19] Jansen PM, Leineweber MJ, Thien T. The effect of a change in ambient temperature on blood pressure in normotensives. J Hum Hypertens 2001; 15: 113 – 117

[20] Balkissoon R, Fernandez E. COPD 2004; 1 (1): 97 – 100

[21] Silvermann D, Gendreau M. Medical issues associated with commercial flights. Lancet 2009; 373 (9680): 2067 – 2077

[22] Durmowicz AG. Pulmonary edema in 6 children with DS during travel to moderate altitude. Pediatrics 2001; 108: 443 – 447

[23] Harinck E, Hutter PA, Hoorntje TM et al. Air travel and patients with cyanotic congenital heart disease. Circulation 1996; 93 (2): 272 – 276

[24] Heckmann JG, Stadter M, Reulbach U et al. Increased frequency of cardioembolism and patent foramen ovale in patients with stroke and a positive travel history suggesting economy class stroke syndrome. Heart 2006; 92 (9): 1265 – 1268

[25] Lütkes P, Witzke O, Philipp T et al. Impfungen und reisemedizinische Empfehlungen für Organtransplantierte. Dtsch Med Wschr 2000; 125: 1011 – 1016

[26] Mey K, Bückung J. Exercise in heart failure: Should aqua therapy and swimming be allowed? Medicine & Science in Sports & Exercise 2004: 36 (12): 2017 – 2023

[27] Pendergast DR, Lundgren CE The underwater environment: cardiopulmonary, thermal, and energetic demands. J Appl Physiol 2009; 106 (1): 276 – 283

[28] Divers Alert Network Europe DAN 2000 – 2002

[29] Wilks J. Scuba diving safety, Med J Aust 1992; 156: 580

[30] Bonneau A, Friemel F. Arrhythmia and vago-sympathetic equilibrium in athletic divers. Arch Mal Coeur Vaiss 1989; 82: 99 – 105

[31] Bove F. Cardiovascular problems and diving. SPUMS (South Pacific Underwater Medicine Society) J 2006; 26: 178 – 186

[32] Broberg CS, Uebing A, Cuomo L et al. Adult patients with Eisenmenger sydrome report flying safely on commercial airlines. Heart 2007; 93: 1599 – 1603

36 Diabetes und andere endokrine Erkrankungen

R. Landgraf

36.1 Diabetes mellitus und Reisen

Editorial

Die zunehmende Mobilität der Menschen in unserer Gesellschaft, die Zunahme von Prävalenz und Inzidenz der verschiedenen Formen des Diabetes mellitus und die höhere Lebenserwartung (auch der Menschen mit Diabetes) machen es dringend erforderlich, Diabetiker auf Reisen und Urlaub entsprechend vorzubereiten. Immer häufiger erkranken jüngere Erwachsene an einem Typ-2-Diabetes [11], und allein in Deutschland kommt auf jeden klinisch diagnostizierten Diabetiker ein nicht diagnostizierter und damit nicht erkannter Typ-2-Diabetes [18, 23]. In der Bundesrepublik sind ca. 10 Mio. Menschen zuckerkrank, wobei die allermeisten dieser Betroffenen einen Typ-2-Diabetes haben. Mindestens die Hälfte der Menschen mit Typ-2-Diabetes sind älter als 60 Jahre und haben eine Reihe weiterer Krankheiten, darunter diabetesspezifische (Retinopathie, Nephropathie, Neuropathie) bzw. diabetesassoziierte (Makroangiopathie mit kardialer, zerebraler oder peripherer Beteiligung). Dazu kommen degenerative Gelenkserkrankungen, Adipositas, chronisch-obstruktive Lungenerkrankungen, obstruktives Schlaf-Apnoe-Syndrom, Depression u. a. (Abb. 36.1). Viele dieser multimorbiden Betroffenen benötigen daher komplexe Behandlungsstrategien einschließlich der Notwendigkeit einer Insulinbehandlung. Darüber hinaus existieren einige Millionen nicht erkannter Diabetiker, deren Gesundheitszustand sich unvorbereitet im Rahmen eines Urlaubs/einer Reise verschlechtern kann oder akute Komplikationen die Krankheit zur klinischen Diagnose führen [1]. Weiterhin gibt es Menschen, die eine gestörte Glukosetoleranz (Prädiabetes) haben (~ 16% der Bevölkerung), die durch akute Probleme während der Reise (akute Infektion, Unfall, extreme Stresssituation [6] eine manifeste Hyperglykämie entwickeln können.

Das Wichtigste in Kürze

- Diabetiker sind gefährdet durch metabolische Entgleisungen.
- Schlecht eingestellte Diabetiker neigen zu erhöhter Infektanfälligkeit.
- Vor einer längeren (Flug-)Reise muss ein Diabetiker optimal geschult und die Insulintherapie individuell angepasst werden.

■ Allgemeine Risiken

Risiken für Menschen mit Diabetes sind bedingt durch **akute Stoffwechselentgleisungen**, wie Hypoglykämien, aber auch Hyperglykämien bis hin zu hyperosmolaren, ketoazidotischen oder lactazidotischen Entgleisungen (Tab. 36.**1**).

Insbesondere bei schlecht eingestellten Diabetikern besteht eine **erhöhte Infektneigung** mit typischer Manifestation an Haut, Schleimhäuten, Füßen, Urogenitaltrakt, Bronchial- und Lungensystem.

Neben diesen akuten Komplikationen ergeben sich mögliche **Komplikationen durch bekannte oder bisher nicht bekannte Krankheiten**, die in engem Zusammenhang mit dem Diabetes stehen, wie Bluthochdruck, koronare Herzerkrankung, Herzinsuffizienz, zerebrale Durchblutungsstörungen, Neuropathie (peripheres und

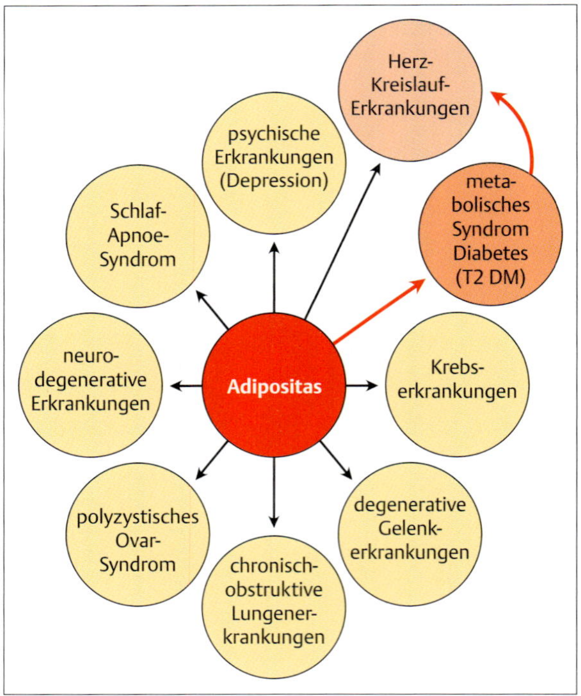

Abb. 36.1 Assoziation von Adipositas mit metabolisch-vaskulärem Syndrom und vielen anderen schwerwiegenden Erkrankungen.

Tab. 36.**1** Akute Risiken für Diabetiker auf Reisen.

akute Komplikationen
bis dahin nicht erkannter Diabetes!
metabolische Entgleisungen • Hypoglykämien • schwere Hyperglykämien (Ketose, Ketoazidose, hyperosmolare Entgleisung)
erhöhte Infektionsgefahr (schlecht eingestellter Diabetes) • Haut, Schleimhäute • Urogenitaltrakt • Bronchialsystem • Füße
Thromboembolien (schlecht eingestellter Diabetes)

autonomes Nervensystem), diabetisches Fußsyndrom [12], periphere arterielle Verschlusskrankheit, Augenerkrankungen (Retinopathie, Katarakt etc.; [13]) und Nierenfunktionsstörungen (Abb. 36.**2**).

Ursachen möglicher Komplikationen

Komplikationen bei Diabetikern auf Reisen beruhen ganz überwiegend auf mangelnder Schulung zur frühzeitigen Erkennung von Komplikationen durch entsprechende Selbstkontrollen (Blutglukose, Blutdruck, Füße) und den sich daraus ergebenden Konsequenzen. Voraussetzung dafür ist jedoch bei Diabetikern ein regelmäßiges und gezieltes Suchen nach Komplikationen (siehe Gesundheitspass Diabetes), die Besprechung mit dem Betroffenen und die Einleitung der notwendigen Therapien (Tab. 36.**2**).

Klima. Extreme Temperaturen wie große Hitze in südlichen Ländern können zu akuten Stoffwechselentgleisungen durch Änderung der Wirkkinetik des gespritzten Insulins führen (raschere Absorption des Insulin durch starke Hautdurchblutung). Bei übermäßigem Flüssigkeitsverlust infolge Schwitzen, Erbrechen oder Durchfall kann es zu Problemen mit einer häufig ohnehin eingeschränkten Nierenfunktion kommen – dies gilt insbesondere für ältere Menschen mit Diabetes. Extrem niedrige Temperaturen können z. B. zu einem Wirkverlust des mitgeführten Insulins führen.

Nahrung. Änderungen der Nahrungszusammensetzung, insbesondere in fremden Ländern, und auch des Essverhaltens (Auslassen von Mahlzeiten, Zeitverschiebungen in der Nahrungsaufnahme, Alkoholkonsum, andere nicht bekannte Nahrungsmittel und -zubereitungen) sind häufig Ursache nicht nur für akute Stoffwechselentgleisungen, sondern auch für eine Entgleisung einer Hypertonie oder Manifestation von kardialen Durchblutungsstörungen.

Aktivitäten/Stress. Vermehrte oder ungewohnte körperliche Aktivitäten und Stresssituationen können ebenfalls zu Stoffwechselentgleisungen führen, die die Gefahr für Verletzungen und Infektionen (z. B. der Füße bei peripherer sensomotorischer Neuropathie und peripherer autonomer Neuropathie) oder kardiovaskuläre Komplikationen begünstigen.

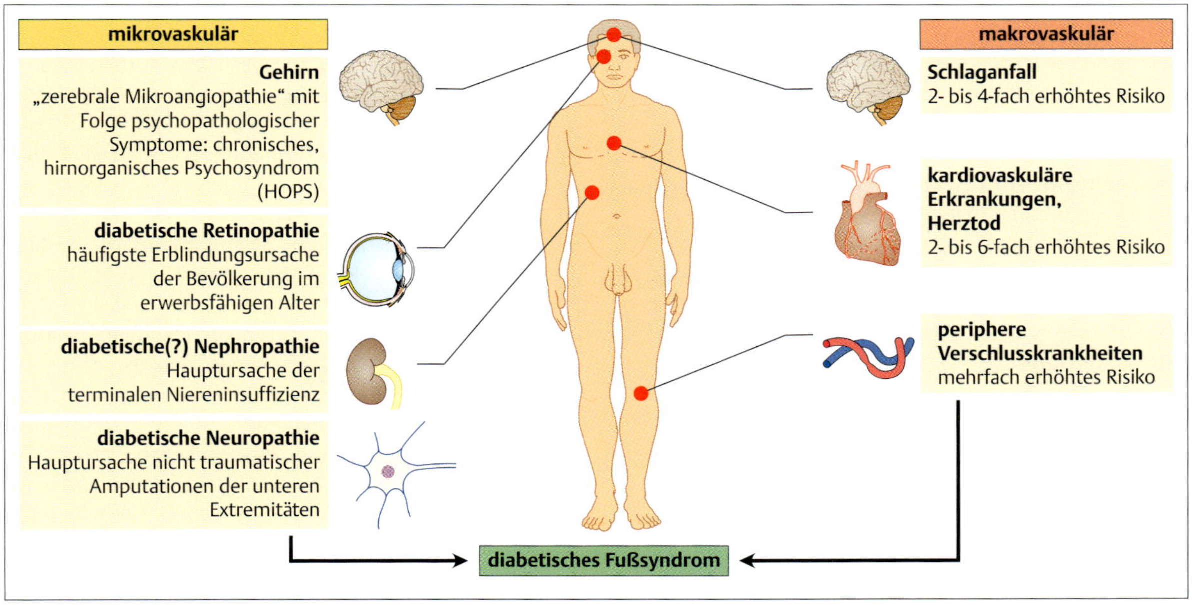

Abb. 36.2 Mögliche Folgen einer chronischen Hyperglykämie.

Tab. 36.2 Diabetiker auf Reisen: Durch vorbestehende Krankheiten oder/und durch mangelnde Aufklärung können Komplikationen auftreten.

Mögliche Ursachen für Komplikationen
Bluthochdruck
koronare Herzerkrankung
Herzinsuffizienz
zerebrale Durchblutungsstörungen
periphere arterielle Verschlusskrankheit
Adipositas
• Diabetische Augenveränderungen
Neuropathie • autonom: Pupillenmotorik (Hell-Dunkel-Adaptation), orthostatische Dysregulation; Störung der Sudomotorik • peripher: sensomotorische Störungen: Verletzungsgefahr (z. B. diabetisches Fußsyndrom)
Nierenfunktionsstörungen: eGFR!
mangelnde Schulung auf frühzeitige Erkennung einer Komplikation und unzureichender Umgang mit dem Diabetes in „brenzligen" und ungewöhnlichen Situationen
Selbstüberschätzung
keine Selbstkontrollen
extreme Temperaturen
Durchfallerkrankungen, Erbrechen, Infektionen, Traumata
schlechte Stoffwechseleinstellung bereits vor Reiseantritt
Nahrungszusammenzusetzung am Urlaubsort
ungewöhnliche körperliche Aktivitäten und Stresssituationen
extreme Reisen (Hochgebirge, Wüste, Urwald, Tauchen, Hochwinter, Trekking etc.)
endemische Erkrankungen am Urlaubsort
mangelnde medizinische Möglichkeiten vor Ort
Hygiene vor Ort

Gegebenheiten am Urlaubsort. Endemische Erkrankungen am Urlaubsort, mangelhafte Hygiene und medizinische Betreuung vor Ort können darüber hinaus nicht nur die Diabeteseinstellung verschlechtern, sondern auch zu weiteren medizinischen Problemen (z. B. Infektionen) führen. Es gibt geschlechtsspezifische Häufungen von Reisekrankheiten [26].

Therapie-Adhärenz

Die Therapietreue ist eines der größten Probleme bei der Betreuung eines chronisch kranken Patienten [5, 9, 21]. Sie ist besonders wichtig, wenn sich die gewohnte Umgebung des Menschen beim Reisen (geschäftlich, privat) verändert und sich die gegenseitige Verpflichtung zwischen Patient und Therapeuten vorübergehend „lockert". Das bewusste Weglassen von Medikamenten oder das Vergessen der Einnahme kann zu erheblichen gesundheitlichen Problemen führen [15, 29, 30].

Reise- und Urlaubsempfehlungen

Aus dem oben Ausgeführten ergeben sich Empfehlungen ganz allgemeiner Art wie optimale Schulung des Diabetikers vor Antritt einer Reise, wobei auf Besonderheiten des Zielortes und auf ein problemorientiertes spezielles Training (Länge und Art der Reise, Insulindosis-Anpassung etc.) eingegangen werden sollte. Insbesondere der junge Diabetiker soll sein „eigener" Arzt werden. Der Mensch mit Diabetes sollte jedoch längere Reisen und Auslandsfahrten möglichst nicht allein antreten, sondern eine geschulte Begleitperson dabei haben. Je älter und je weniger geschult der Diabetiker ist, um so mehr ist die Teilnahme an einer organisierten Reise anzuraten.

Wichtige Punkte zur Vermeidung kritischer Situationen

- Vor Reiseantritt sollte eine gründliche ärztliche Untersuchung erfolgen, die eine zahnärztliche, augenärztliche und internistisch-diabetologische Überprüfung wichtiger Organfunktionen beinhaltet (Abb. 36.1). Dokumentation der Untersuchungsergebnisse im Gesundheitspass Diabetes und anderen Dokumentationsinstrumenten, die dem Patienten ausgehändigt werden sollten (z. B. Diabetiker Travel Card).
- rechtzeitige Planung der notwendigen und empfohlenen Impfungen (siehe Kap. 15)
- Ausstellung eines lesbaren, internationalen Notfallausweises in mehreren Sprachen
- offizielles englisch verfasstes Schreiben für Grenz- und Zollbehörden mit einer namentlichen Auflistung aller für die Therapie und Selbstkontrolle notwendigen Medikamente (Wirksubstanz-Namen!) und Geräte wie z. B. Spritzen, Pens, Insulinpumpe, Teststreifen und Blutglukose-Messgeräte (z. B. Medical Certificate for Airline Passengers)
- Mitnahme von Adressen, Telefonnummern, E-Mail-Adressen für den Notfall (Hausarzt, Klinik, Apotheker, Konsulat, Botschaft) in der jeweiligen Stadt oder dem Land. Wenn möglich, nach entsprechendem Training ein am Reiseziel funktionierendes mobiles Telefon (3-Band- oder Satelliten-Handy) mit den eingespeicherten Telefonnummern mitnehmen.
  Die meisten Mobiltelefone besitzen heute auch eine **Digitalkamera**. Diese kann sehr hilfreich sein, wenn es zu Problemen an Haut oder Füßen kommt. Die Bilder der erkrankten Stellen können an den betreuenden Spezialisten im Heimatort, -land geschickt werden. Auch das Internet ist bei der Beratung und Beurteilung von Komplikationen hilfreich (www.Skype.com).

- Die Reisebegleitung ist über Diabetes, die Art der Erkrankung und mögliche Komplikationen sowie die Therapie zu informieren. Die Begleitperson ist für Notfallsituationen zu schulen (z. B. Erkennen und Management von Hypoglykämien, Umgang mit der Fertigspritze, Glukagon bei schwerer insulininduzierter Hypoglykämie).
- Abschluss einer umfassenden Krankenversicherung, die nicht nur Unfälle, sondern auch den Diabetes und dessen Komplikationen sowie andere präexistierende Krankheiten umfasst. Falls notwendig, sind auch besondere sportliche Aktivitäten und potenzielle, damit zusammenhängende Komplikationen (z. B. Fußverletzungen, durch Hypoglykämien induzierte Probleme etc.) mit zu versichern.

Tipp für die Praxis

Die meisten EU-Länder bieten für Bürger anderer EU-Mitgliedsstaaten notfallmedizinische Maßnahmen entweder kostenlos oder zu reduzierten Preisen an. Entsprechende Antragsformulare sind im Heimatland, z. B. über Reisebüros erhältlich (Formblatt E 111). In Frankreich sind die entstandenen Kosten für eine Notfallversorgung an Ort und Stelle zu begleichen. Menschen, die länger als 6 Monate in einem EU-Land bleiben, benötigen ein entsprechendes Formular (Formblatt E 112). Einige Nicht-EU-Länder (z. B. Russland, Australien) bieten freie oder eine billigere medizinische Versorgung für EU-Bürger an. Das Faltblatt SA 30 gibt nähere Auskünfte. In den USA kann die medizinische Versorgung extrem teuer werden. Daher sollte man sich vor Antritt eines USA-Aufenthaltes schriftlich über die Bedingungen der medizinischen Versorgung von Menschen mit Diabetes erkundigen (American Diabetes Association, Versicherungsgesellschaft(en) im Heimatland, Reisebüros).

- Eine Reiserücktritts- und Reisegepäckversicherung sollten auf jeden Fall abgeschlossen werden. Unabhängig von einer umfassenden Krankenversicherung sind die Bedingungen für eine adäquate Diabetikerbetreuung in vielen Ländern suboptimal oder sogar potenziell gefährlich (z. B. Hygienestandards, Nichtverfügbarkeit von Infusionslösungen und wichtigen Medikamenten). Bei der Auswahl des Urlaubslandes sollte dies unbedingt berücksichtigt werden. Darüber hinaus ist zu empfehlen, sich zusätzlich vorzubereiten, speziell beraten zu lassen und sich während der Reise rund um die Uhr abzusichern (z. B.[17]).
- Zusammenstellung einer individuell angepassten kompletten Reiseapotheke, die unbedingt im Handgepäck mitgeführt werden sollte, sowie genügend schnell resorbierbare Kohlenhydrate und Flüssigkeit (Mineralwasser) (Tab. 36.**3**).
- Zusammenstellung einer optimalen Ausrüstung, was Kleidung und Schuhwerk anbelangt. Insbesondere keine neuen, bisher nicht oder kaum getragenen Schuhe mitnehmen (cave: diabetisches Fußsyndrom bei peripherer Polyneuropathie und/oder Vaskulopathie). Wegen der Gefahr von akuten Fußverletzungen keine Sandalen tragen, nicht barfuß laufen. Badeschuhe mitnehmen.

Tab. 36.**3** Vorschlag für eine individuell zusammengestellte Reiseapotheke.

Inhalt
Dokumente
• Diabetiker-Tagebuch
• Gesundheitspass Diabetes
• mehrsprachiger Diabetikerausweis oder Diabetiker Travel Card
• ärztliche, in Englisch verfasste Bescheinigung über die mitgeführten Medikamente (Wirkstoffnamen) und Hilfsmittel zur Selbstkontrolle
• Impfausweis
Utensilien zur Selbstkontrolle
• Stechhilfe und Lanzetten in ausreichender Menge
• Teststreifen zur Blutglukosemessung; Testgerät (Ersatzbatterien), evtl. Ersatzgerät(e)
• Blutdruckmessgerät bei Menschen mit Hypertonie
Medikamente
• Insulin und/oder orale Antidiabetika
• Pens, Pumpe und die passenden Spritzen und Ampullen
• Magen-Darm-Präparate (Reisekrankheit, Erbrechen, Durchfall)
• Antibiotikum (Breitbandantibiotikum, z. B. Ciprofloxacin, Levofloxacin)
• Antiseptikum und steriles Verbandsmaterial (Pflaster, Kompressen) und Binden
Hypoglykämie-Behandlung
• Glukagon-Notfallset bei insulinspritzenden Patienten (GlucaGen Hypokit)
• schnell resorbierbare Kohlenhydrate (z. B. Dextro-Energen), Gels oder Sprays
• glukosehaltige Säfte
• komplexe Kohlenhydrate (z. B. Biskuits)
Exsikkose-Behandlung
• Mineralwasser, Elekrolytersatz (z. B. Elotrans)
weitere Ausrüstung
• Thermosflasche, -tasche

Interkurrente Erkrankungen

Jede fieberhafte oder nicht mit Fieber einhergehende Erkrankung erfordert dringend eine adäquate Flüssigkeitszufuhr und eine Anpassung der blutglukosesenkenden Therapie an die dann häufig zu messende Blutglukose (alle 3 – 4 h). Keinesfalls bei insulinspritzenden Patienten (insbesondere Typ-1-Diabetiker!) die Insulinzufuhr vollständig unterbrechen (cave: Ketoazidose innerhalb weniger Stunden [29]). Daher entsprechende Teststreifen mitnehmen, häufig Blutglukose messen und eventuell mehr Insulin applizieren (Insulinresistenz!).

Freizeitaktivitäten

Körperliche Bewegung (z. B. Tanzen, Disko-Besuch, Wandern) und Sport im Urlaub bedürfen vor Antritt einer Reise eines individuellen Trainings zur Dosisanpassung der blutglukosesenkenden Therapie an vermehrte körperliche Aktivität. Auf die Gefahr einer alkoholinduzierten Hypoglykämie insbesondere bei Antidiabetika-Therapie (Sulfonylharnstoffe, Glinide, Insuline) muss immer wieder hingewiesen werden. Aber auch sog. „Recreational Drugs" wie Amphetamine oder Ecstasy führen zu einem gesteigerten Stoffwechsel mit der Gefahr von Hypoglykämien. Die Wesensveränderungen durch Alkohol oder Drogen können klinisch schwierig von einer Hypoglykämie zu unterscheiden sein.

VII

Flugreisen

Mahlzeiten. Sog. Diabetes-Diäten (Vorbestellung notwendig!) sind meist nicht besonders geeignet, da die Portionen klein sind und wenige Kohlenhydrate enthalten. Deshalb ist es meist besser eine vegetarische Kost zu bestellen (enthält meist genügend komplexe Kohlenhydrate). Der Fluggast sollte auch damit rechnen, dass die Zeit des Servierens stark verzögert sein kann (verspäteter Abflug, Turbulenzen in der Luft) oder wegen Reisekrankheit und/oder Flugangst [19] Appetitlosigkeit besteht, was bei der blutglukosesenkenden Therapie berücksichtigt werden muss.

Alkohol. Vor oder während des Fluges sollte Alkohol möglichst vermieden werden: Es besteht Hypoglykämie-Gefahr und durch gesteigerte Diurese mit Neigung zur Exsikkose Gefahr thrombembolischer Komplikationen, insbesondere bei sehr langen Flügen. Ausreichende Flüssigkeitszufuhr ist daher wichtig [4, 14, 16].

Insulintherapie. Die Insulintherapie während Transatlantikflügen oder Reisen über Zeitzonen ist Gegenstand zahlreicher unterschiedlicher Empfehlungen [8]. Es gibt keine evidenzbasierten Algorithmen für diese speziellen Situationen, sodass die Insulintherapie individuell angepasst werden muss.

Einige generelle Gesichtspunkte sind wichtig:

- Blutglukose-Monitoring sollte während und nach dem Flug alle 2 – 3 h erfolgen.
- Es ist oft sicherer, die Blutglukosespiegel etwas höher einzustellen (140 – 200 mg/dl), um die Gefahr von Unterzuckerungen zu minimieren.
- Zeitverschiebungen von weniger als 4 h in beide Richtungen bedürfen keiner wesentlichen Adjustierung der Insulintherapie.
- **Flug nach Westen**: Vor dem Flug normale Insulindosis; während des Fluges kann zusätzlich schnell wirkendes Insulin (Normalinsulin, schnell wirkende Insulinanaloga) notwendig werden (hohe Blutglukosewerte, vermehrte Kalorienzufuhr, wenig Bewegung, > 8 h Tagesverlängerung); nach Ankunft Injektion des Insulins zur gewöhnlichen Zeit (neue Zeitzone!)
- **Flug nach Osten**: Vor dem Flug Reduktion der Insulindosis; wenn der Tag mehr als 8 h verkürzt wird, während des Fluges Adjustierung der Dosis entsprechend der gemessenen Blutglukose; nach dem Flug Injektion des Insulin zur gewöhnlichen Zeit (neue Zeitzone!)
- Orale Antidiabetika mit langer Halbwertszeit wie Glibenclamid und Glimepirid können bei größeren Zeitverschiebungen, unregelmäßigem und ungewohntem Essen zu erheblichen Problemen führen (Hypo- und Hyperglykämien). Daher sind für diese Situationen flexiblere Therapiestrategien wie kurz wirkende und damit besser steuerbare Insulinsekretionsförderer wie Repaglinide und Nateglinide vorzuziehen.
- Bei schwerwiegenden chronischen Erkrankungen sollte bei der Vorbereitung der Reise die Luftfahrtgesellschaft informiert werden. So hat die Lufthansa mit dem Fragebogen MEDA für Patient und Arzt die Möglichkeit, sich auf den kranken Fluggast vorzubereiten und ihn dann entsprechend in der Luft und am Boden zu betreuen.

Autofahrten

Alle 2 h Reiseunterbrechung (Blutglukose messen, eventuelle Zwischenmahlzeit, genügend trinken, körperliche Bewegung). Vorsicht vor Unterzuckerungen, daher Blutglukose nicht zu tief einstellen/fallen lassen (Traubenzucker immer griffbereit im Fahrgastraum halten), Ereignisse einplanen (Stau, Unfall, Grenzaufenthalt). Besondere Vorsicht bei Nacht- und/oder Tunnelfahrten wegen eventuell vorhandener verzögerter Hell-Dunkel-Adaptation bei Retinopathie und autonomer Neuropathie des N. oculomotorius mit gestörter Pupillenmotorik.

Bahnfahrten

Für Menschen mit Diabetes besonders geeignet, da regelmäßige Mahlzeiten und genügend Bewegung möglich sind. Verpasste Züge, Verspätungen und Stornierungen berücksichtigen!

Insulin auf Reisen

Haltbarkeitsdaten auf den Insulinampullen beachten.

Unbedingt Temperaturen unter + 2 °C und über + 40 °C sowie direkte Sonneneinstrahlung vermeiden [3]. Deshalb kleinere Mengen Insulin am Körper tragen, bei längeren Reisen größere Mengen in Styroporbehälter oder Thermostäschchen oder -kanne transportieren. Insulin, das Farbe und Aussehen verändert, ist unbrauchbar. Genügend „eigenes“ Insulin mitnehmen. Für den **Notfall** und zum Ausgleich bei hohen Blutglukosewerten Normalinsulin oder schnell wirkendes Insulinanalogon zur Verfügung halten. Im Ausland gibt es nicht unbedingt die gleichen Insulinpräparationen. Injektionshilfen (Fertigspitzen, Pens) erleichtern die Applikation. Genügend adäquate Insulinspritzen mitnehmen (auf die Insulinkonzentration achten – üblicherweise U100 und die dazu passenden Spritzen oder Pens).

Bei **Insulinpumpen**: Pumpenausweis, Ersatzbatterien, genügend Pumpenmaterial (Katheter, Pflaster, Desinfektionsmittel, Gewindestangen, Spritzen, Ampullen…) mitnehmen. Im Falle von Pumpenversagen alles für eine intensivierte Insulintherapie mitnehmen (Pens und Insulinampullen mit lang wirkendem [NPH-Insulin, Insulin detemir oder Insulin glargine] und Normal-Insulin).

Essen auf Reisen

Eigenen Reiseproviant mitnehmen (Traubenzucker, Not-BE, genügend Trinkbares in verschließbaren Plastikflaschen).

Essen im Restaurant. Bei unbekannten Speisen vorher und 1 – 2 h nach dem Essen Blutglukose messen (Kohlenhydrat-Austauschtabellen und die Broschüre „Kalorien mundgerecht“ können hilfreich sein). Bei Flugreisen eventuell spezielle Kostformen vorbestellen (s. o.).

! Eine internationale Kohlenhydrat-Austauscheinheit ist 10 g Carbohydrate Exchange (CE). Eine deutsche Berechnungseinheit ist 10 – 12 g Kohlenhydrate (1 Broteinheit = 1 BE).

Hypoglykämien

Unterzuckerungen sind potenziell lebensbedrohlich und daher unbedingt zu verhindern [7]. Bei optimaler Schulung des Patienten sind schwere Hypoglykämien selten und meist vermeidbar. Die klassischen Symptome einer Hypoglykämie sind in Tab. 36.**4** aufgelistet. Diese treten jedoch nur selten in der typischen Form auf, denn abhängig von der Schwere der Unterzuckerung, der Schnelligkeit des Blutglukoseabfalls, der Art der blutglukosesenkenden Therapie (Insuline, Sulfonylharnstoffe, Glinide), der Begleitmedikation (z. B. β-Blocker, Psychopharmaka) und den Umständen (bei hoher Außentemperatur oder körperlichen Anstrengungen) ist die Kaskade der Symptome atypisch. Bei Patienten, die immer wieder Hypoglykämien haben oder eine autonome Gegenregulationsstörung, kann es zu schweren Unterzuckerungen ohne wesentliche Ankündigung kommen (Hypoglykämie-Wahrnehmungsstörung). Darüber hinaus können die Symptome kaschiert werden bei sportlicher Aktivität, anderen Stressreaktionen, bei vermehrtem Alkoholkonsum und im Hochgebirge (die Höhenkrankheit zeigt ähnliche Symptome wie eine Hypoglykämie).

Tab. 36.**4** Symptome einer Hypoglykämie.

allgemeine Symptome	neuroglykopenische Symptome
Übelkeit	Konzentrationsschwäche
Schwindel	Denkverlangsamung
Kopfschmerzen	Sprachstörungen
adrenerge Symptome	Sehstörungen
• Schwitzen, Herzklopfen, Herzrasen	Gleichgewichtsveränderungen
• Rhythmusstörungen	atypische Verhalten
• Angst	Wesensveränderung
• Zittern	Verwirrtheit
• Hunger	psychotische und delirante Zustände
	lokale oder generalisierte Krampfanfälle
	Bewusstseinsverlust

Aber auch bei Wissen um die Ursachen der Hypoglykämie, deren Gefährlichkeit sowie Art und Umfang der therapeutischen Interventionen sind Unterzuckerungen insbesondere bei der Insulin- und Sulfonylharnstofftherapie (insbesondere Glibenclamid und Glimepirid) bei schweren akuten gastrointestinalen Erkrankungen und unvorhersehbaren Stresssituationen auf Reisen nicht völlig vermeidbar. Wichtig ist die Schulung des sozialen Umfeldes des Patienten (Partner, Reisebegleiter, Freunde, Reiseleitung), wie der Patient bei Hypoglykämien reagieren kann und was akut zu tun ist. Sich auf einen Notarzt zu verlassen ist unverantwortlich. Daher muss der Patient für seine Begleitung ein Hypoglykämie-Notfallset dabei haben, in das die Begleitung eingewiesen wurde (siehe auch Tab. 36.**3**). Bei schwerer insulininduzierter Hypoglykämie hat sich Glukagon i. m. oder s. c. als „Antidot“ bewährt. Die Glukagoninjektion bei sulfonylharnstoffinduzierter Hypoglykämie ist kontraindiziert, da Glukagon die Insulinsekretion zusätzlich stimuliert. Schnell resorbierbare Kohlenhydrate sollten als Glukose verabreicht werden. Die Rohrzuckergabe bei Patienten, die α-Glukosidasehemmer (z. B. Acarbose) einnehmen, ist ineffizient, da Acarbose die Aufspaltung des Disaccharids hemmt. Traubenzucker in Tablettenform ist meist schwierig zu verabreichen und löst sich relativ schlecht auf. Günstiger sind Glukose-Gels.

Tipp für die Praxis

Beispiele für Glukose-Gels

Carrero: Glucose-Gel 10 × 1 Beutel, 1 Beutel = 1 BE

Jubin (Glucosesirup, Saccharose, Wasser, Aroma): 10 × 40 g, 1 Tube = 2,6 BE

Glukose RapidSpray: Glukose 10 g in 10 ml

Glukose in flüssiger Form (traubenzuckerhaltiges Wasser oder Fruchtsäfte, Cola) ist empfehlenswert, da diese rasch resorbiert wird, hat aber den Nachteil einer möglichen Aspiration bei Bewusstseinsstörung.

Maßnahmen bei akuten Erkrankungen

Wenn es bei Diabetikern zu akuten zusätzlichen Erkrankungen kommt, ist eine adäquate Insulinzufuhr und/oder Tabletteneinnahme notwendig. Bei Menschen mit Diabetes mellitus Typ 1 darf keine vollständige Unterbrechung der Insulinzufuhr (Basalinsulinsubstitution!) erfolgen. Stresssituationen sind meist mit einer Insulinresistenz verbunden. Dies bedeutet eine Eskalation der blutglukosesenkenden Therapie mit Intensivierung des Blutglukose-Monitorings. Bei Blutglukosewerten über 250 mg/dl (insbesondere bei Typ-1-Diabetes) ist eine Ketonurie (entsprechende Teststreifen mitnehmen!) auszuschließen. Eine den Blutglukosewerten angepasster Kohlenhydratverzehr ist neben einer ausreichenden Flüssigkeits- und Mineralsalzzufuhr sehr wichtig, um eine akute Stoffwechseldekompensation zu vermeiden. Lieber den Blutzucker höher einstellen (um 200 mg/dl).

Reise-Diarrhoen. Diese Infektionen durch verunreinigtes Wasser oder infizierte Lebensmittel sind extrem häufig und durch Vorbeugung weitgehend zu vermeiden. Die meisten pathogenen Erreger sind enterotoxische E. coli, enteroaggressive E. coli (EAEC) und enteroinvasive Erreger. Bei gastrointestinalen Problemen, die bei Menschen mit Diabetes besonders kompliziert sein können, bedarf es einer Reihe von Maßnahmen, die in Tab. 36.**5** zusammengefasst sind.

Spezielle reisemedizinische Beratung

Besondere Beratung und Betreuung muss bei den Patienten erfolgen, die neben einem Diabetes weitere chronische Erkrankungen haben und daher spezielle Therapien absolvieren, wie z.B. Chemotherapie, Immunsuppressiva, HIV-Therapien oder Dialysebehandlung. Weiterer besonderer Beratung bedürfen schwangere Diabetikerinnen, Kinder und Jugendliche sowie ungenügend oder nicht geimpfte Personen [27].

Tab. 36.**5** Maßnahmen bei gastrointestinalen Problemen.

Maßnahme
Adaptation der Medikamente
• evtl. Blutdruckmittel reduzieren
• evtl. Diuretika reduzieren oder vorübergehend stoppen
• blutglukosesenkende Therapie mit Blutglukose-Monitoring anpassen
• Kohlekompretten (Vorsicht: absorbieren auch Medikamente)
• Loperamid
• Metoclopramid (MCP-Tropfen, -Suppositorien)
Prävention und Therapie
• bei Hitze 3 – 4 l trinken (häufig unmöglich)
• Lebensmittel: geschält, gekocht, gegrillt
• mineralienhaltiges (Na, K, Mg, Ca), gereinigtes Wasser (Elotrans); keine Eiswürfel!
• Elektrolyt-Glukose-Pulver, z. B. **Trekking-Mahlzeiten** mit wichtigen Mineralien und Kohlenhydraten (Glukose)
Antibiotika
• enterotoxische E. coli
– nicht resorbierbares Antibiotikum Rifaximin (Xifaxam)
• enteroaggressive E. coli/enteroinvasive Erreger
– Chinolone; Ciprofloxacin oder bei chinolon-resistenten Campylobacter-jejuni-Stämmen (Südostasien): Azithromycin (Zithromax)

36.2 Endokrine Erkrankungen und Reisen

Editorial

*Endokrine Krisen sind besonders dann schwer zu erkennen und zu behandeln, wenn sie gepaart mit anderen lebensbedrohlichen Zuständen, wie etwa Herz- oder Hirninfarkten, schweren Infektionen oder Traumata auftreten. Umgekehrt wird der auch heute noch leider allzu häufig deletäre Ausgang solcher Krisen wesentlich von sekundären Komplikationen, wie Aspirationspneumonie und Kreislaufversagen etc. mitbestimmt. Mögliche kritische Entgleisungen von endokrinen Erkrankungen sind in Tab. 36.**6** zusammengefasst. Viele dieser hormonellen kritischen Entgleisungen sind selten. Im Rahmen dieses Kapitels sollen daher nur die häufigsten Krankheiten besprochen werden, die auch bei Reisen Bedeutung haben können.*

Das Wichtigste in Kürze

- Endokrine Über- und Unterfunktionen können kritisch entgleisen.
- Betroffen sein können Organe wie Schilddrüse oder Nebenniere, aber auch die Serumosmolalität bzw. der Serumkalziumspiegel.

Tab. 36.**6** Endokrine Über- oder Unterfunktionen, die kritisch entgleisen können.

Überfunktion	Unterfunktion
thyreotoxische Krise	diabetische Komata (ketoazidotisches, hyperosmolares nicht ketotisches Koma, Laktatazidose)
akutes Cushing-Syndrom	Hypothyreose
hyperkalziämische Krise	Addison-Krise
hypertone Krise	akute Hypophysenvorderlappen-Insuffizienz
Hypoglykämie-Syndrom	kritischer Diabetes insipidus
Apudome (z. B. Vipoma)	akuter Hypoparathyreoidismus
Tetanie (DD!)	

Hyperthyreose

Eine **Schilddrüsenüberfunktion** mit und ohne Orbitopathie (Morbus Basedow oder autonomes Adenom) ist nicht selten [25]. Die Erkrankung ist bei Frauen 5- bis 10-mal häufiger. Bei undiagnostizierter Erkrankung, schlechter Patienten-Compliance (Weglassen der Thyreostatika), chirurgischen Eingriffen, Traumata und Infektionen oder der Gabe von jodhaltigen Röntgenkontrastmitteln kann eine Schilddrüsenfunktion kritisch und damit lebensbedrohlich entgleisen. Typische Symptome sind Myopathie, Hypotonie, Tachkardie mit und ohne Rhythmusstörungen, Erbrechen, schlechte orale Aufnahme von Kalorien und Flüssigkeit, Durchfall, Verwirrtheit bis hin zum Koma. Differenzialdiagnosen sind ein Delirium tremens, Opiatentzug, Amphetamin-Überdosierung, Panikattacken, Manie oder sehr selten ein Phäochromozytom.

Bei einer thyreotoxischen Krise handelt es sich um einen echten Notfall, der die Einweisung möglichst in eine Spezialklinik oder den raschen Rücktransport erfordert. Intravenöse Flüssigkeitszufuhr, Kühlung des Körpers, Propylthiouracil i.v., Glukokortikoide i.v. und Propranolol sind die ersten Maßnahmen [25].

Hypothyreose

Eine **Schilddrüsenunterfunktion** ist nicht selten [24]. Die häufigste Ursache der Hypothyreose in Deutschland ist eine Autoimmunthyreoiditis, deren Prävalenz bei Menschen mit Typ-1-Diabetes 3- bis 5-mal höher ist als bei Menschen, die keine Autoimmunendokrinopathie, insbesondere keinen Typ-1-Diabetes, haben. Die Autoimmunthyreoiditis ist bei Frauen 5- bis 10-mal häufiger als bei Männern – d. h. dass nicht nur Menschen mit Typ-1-, sondern auch mit Typ-2-Diabetes und hier vermehrt Frauen mit einem Erkrankungsgipfel ab dem 50. – 60. Lebensjahr ein deutlich erhöhtes Risiko für eine Hypothyreose haben.

Darüber hinaus ist davon auszugehen, dass bereits in der subklinischen Hypothyreose nicht nur die Unterzuckerungsneigung bei Menschen mit Diabetes signifikant ansteigt, sondern auch das kardiovaskuläre Risikoprofil erhöht ist [10], ebenso wie im Zusammenhang mit anderen Risikofaktoren (Dyslipidämie, Adipositas, Nikotinabusus etc.). Insbesondere eine subklinische Hypothyreose beim älteren Menschen schafft potenzielle Probleme auf Reisen: u. a. verminderte Stressfähigkeit, rasche Ermüdbarkeit, Temperaturintoleranz und gastrointestinale Beschwerden. Bei schwerer Hypothyreose ist eine sofortige, in den ersten Tagen intravenöse Schilddrüsenhormon-Substitution notwendig (L-Thyroxin 500 µg i. v. am 1. Tag, dann 100 µg i. v. an den folgenden Tagen).

Nebennierenrinden-Insuffizienz

Eine **primäre** (**adrenale**) oder **sekundäre** (**hypophysäre**) **Nebennierenrinden-Insuffizienz** ist entweder vor Antritt der Reise bekannt und entsprechend substituiert oder manifestiert sich schleichend bis zur Addison-Krise im Rahmen interkurrenter Erkrankungen oder stressreicher Ereignisse [20]. Die Symptome sind chronische und progrediente Müdigkeit, Hypotonie, Muskelschwäche, Appetitverlust, Übelkeit und Erbrechen, Bauchschmerzen, Durchfall und eine rasche Braunfärbung der Haut insbesondere bei intensiver Sonneneinstrahlung (nur bei der primären Nebennierenrinden-Insuffizienz!). Die Patienten sind häufig dehydriert, im (Prä-)Schock, und man kann eine Hyponatriämie und Hyperkaliämie, eine Azidose und Hypoglykämie messen.

An einen Kortisolmangel (auch nach akutem Weglassen einer hochdosierten Glukokortikoid-Therapie wegen anderer Therapieindikationen!) wird bei diesen schwerkranken Patienten selten gedacht. Daher ist im Zweifel neben einer Infusionstherapie (Kochsalz, Glukose) immer eine Glukokortikoid-Substitution i. v. notwendig. Bei bekannter Nebennieren-Insuffizienz mit einer üblichen Substitutionstherapie mit 25 – 30 mg Hydrokortison über den Tag verteilt, sollte unter Stressbedingungen (z. B. während einer Reise oder am Zielort) die Hydrokortisondosis auf das 5- bis 10-fache gesteigert werden (bis 200 mg Hydrokortison über 24 h als Infusion; dies bedeutet ca. 50 mg Prednisolon-Äquivalente). Die Anpassung der Hydrokortison-Substitution sollte der Patient spätestens vor Antritt der Reise gelernt und bereits zu Hause getestet haben. Ein entsprechender Notfallausweis sollte mitgeführt werden.

Wenn der Patient eine primäre Nebennierenrinden-Insuffizienz hat, besteht nicht nur ein Kortisol-, sondern auch ein Mineralokortikoidmangel, der häufig substituiert ist. Bei einer Addison-Krise kann daher das Kochsalzdefizit besonders ausgeprägt sein.

Die Verbindung eines Morbus Addison mit einer primären Hypothyreose im Rahmen eines polyglandulären Autoimmunsyndroms (PAS) ist eher selten, die eines Typ-1-Diabetes mit einer Schilddrüsenerkrankung (meist Hypothyreose) häufiger [2]. Daher können die klinischen Symptome einer Polyendokrinopathie für den Notarzt sehr komplex und schwierig einzuordnen sein.

Diabetes insipidus

Die Plasma-Osmolalität wird in engen Grenzen konstant gehalten. Eine Steigerung der Serum-Osmolalität (Diabetes insipidus) kann u. a. zentrale, renale oder psychogen/habituelle Ursachen haben [28]. Bei Menschen mit exzessiver Flüssigkeitszufuhr wird die physiologische Regulation der Wasserbilanz „überfahren". Die Folge ist eine Polyurie bei niedriger Plasma-Osmolalität. Kommt es zu einer Urinproduktion von > 3 l/d, besteht der Verdacht auf eine Störung des Wasserhaushalts.

Zentrale Ursachen können u. a. Autoimmunerkrankungen, Schädel-Hirn-Traumata, Tumoren oder Infektionen des ZNS, Medikamente wie Phenytoin und v. a. Alkohol sein.

Renale Ursachen können Elektrolytstörungen (Hyperkalzämie, Hyperkaliämie), Antibiotika, chronische Nierenerkrankung und eine Reihe anderer Erkrankungen sein sowie Medikamente (z. B. Lithium). Schwere Störungen des Wasser- und Elektrolythaushaltes finden sich insbesondere auf Reisen bei gastrointestinalen Erkrankungen mit Übelkeit, Erbrechen und hohem Fieber mit gefährlichem Flüssigkeits- und Mineralsalzverlust.

Bei bekanntem Diabetes insipidus centralis ist die Substitution bei unzureichender oder fehlender Sekretion von Arginin-Vasopressin in Form von DDAVP (Desmopressin) vom Patienten selbst zu steuern. DDAVP wird in einer oralen Gabe von 300 – 600 µg/d in 3 aufgeteilten Dosen eingenommen. Falls die orale Gabe nicht möglich ist, kann DDAVP als Nasenspray (10 – 40 µg/d in 1 – 2 Einzeldosen) eingesetzt werden. Unter DDAVP-Substitution ist dafür zu sorgen, dass die tägliche Flüssigkeitszufuhr ca. 1,5 – 2 l beträgt (bei starkem Schwitzen mehr). Eine Überdosierung von DDAVP ist wegen der Gefahr eine Wasserintoxikation zu vermeiden.

Patienten mit Diabetes insipidus sollen gut geschult sein, bevor sie eine Reise, insbesondere in Länder mit der Gefahr von Infektionen (mangelnde Hygiene), antreten. Ein entsprechender Notfallausweis sollte immer mitgeführt werden.

Hypokalzämien

Zeichen eines (akut) erniedrigten Serumkalziums sind

- kardiovaskuläre Symptome: Hypotonie, Herzinsuffizienz, EKG-Veränderungen wie QT-Verlängerung oder Tachyarrhythmien,
- neurologisch-psychiatrische Zeichen: Müdigkeit, Muskelschwäche, eine neuromuskuläre Übererregbarkeit mit typischerweise anfallsartigen Parästhesien und Verkrampfungen der Muskulatur von Gesicht (Chvostek-Zeichen; Fischmaulstellung des Mundes), der Extremitäten (Pfötchenstellung der Hände; Spitzfußstellung), des Larynx,
- Verwirrung,
- Depression,
- Halluzinationen.

Tab. 36.**7** Übersicht über Differenzialdiagnosen einer Hypokalzämie.

Differenzialdiagnose
Hypoparathyreoidismus mit niedrigem Parathormon (PTH) • nach chirurgischen und radiotherapeutischen Interventionen im Bereich der Schilddrüse • metabolische Störungen wie Hypomagnesiämie und Hyperphosphatämie
Pseudohypoparathyreoidismus mit erhöhtem PTH (PTH-Resistenz)
Vitamin-D-Mangel • exogene Ursachen • endogene Ursachen
verminderte Knochenresorption
renaler Kalziumverlust
Andere
(Pseudohypokalzämie; Hyperventilations-Tetanie)

Die Zeichen einer Tetanie sind extrem häufig, wobei jüngere Frauen wesentlich stärker betroffen sind als Männer [22].

Ursachen

Man unterscheidet zwischen einer hypokalzämischen Tetanie, bei welcher der Serumkalziumspiegel erniedrigt ist (Serumkalzium < 2,1 mmol/l) und einer normokalzämischen Tetanie. Bei ihr ist der Blutkalziumspiegel im Normbereich, allerdings ist das Kalzium verstärkt an Plasmaproteine gebunden (Tab. 36.**7**).

Die Ursachen für einen Kalziummangel bei **hypokalzämischer Tetanie** sind vielfältig und können für Menschen auf Reisen relevant sein: Vitamin-D-Mangel, Bauchspeicheldrüsenentzündung, progrediente Niereninsuffizienz, primärer Hypoparathyroidismus, Sprue (Nahrungsmittelunverträglichkeit gegen Gluten) oder Kalziumresorptionsstörungen. Die **normokalzämischen Tetanie** wird am häufigsten ausgelöst durch eine akute psychogene Hyperventilation (d. h. unbewusstes verstärktes Atmen), Erbrechen, Schädel-Hirn-Trauma oder ein Magnesiummangelsyndrom. Hier wird Kalzium durch Verschiebung des Blut-pH (respiratorische Alkalose) verstärkt gebunden und die Konzentration des freien Serumkalziums sinkt. Die Symptome der beiden Tetanieformen sind meist gleich.

Klinisch abgrenzen muss man diese Formen von der sekundären Hyperventilation im Rahmen der Kompensation einer metabolischen Azidose.

Therapie

Bei einer milden Form der Hypokalzämie (Gesamtkalzium im Serum < 2,0 mmol/l) ist eine orale Kalziumsubstitution von 1000 mg/d notwendig. Bei akuter symptomatischer Hypokalziämie ist eine intravenöse Kalziumgabe erforderlich (10 – 20 ml einer 10%igen Kalziumglukonat-Lösung). Bei Vitamin-D-Mangel ist eine entsprechende Substitution angezeigt (bei renaler Ursache soll eine 1,25$(OH)_2$ Vitamin-D-Substitution erfolgen). Wenn eine Hypomagnesiämie vermutet wird, ist meist eine orale Magnesiumgabe ausreichend, bei schwerem Magnesiummangel muss die Substitution intravenös erfolgen (16 mmol Magnesiumsulfat über 10 min, gefolgt von 8 mmol in 100 ml NaCl-Lösung über 1 h).

Die häufige, klinisch z. T. dramatisch verlaufende Hyperventilations-Tetanie ist primär mit Plastikbeutelrückatmung zu behandeln.

Literatur

[1] Bartnik M, Rydén L, Ferrari R et al. Euro Heart Survey Investigators. The prevalence of abnormal glucose regulation in patients with coronary artery disease across Europe. The Euro Heart Survey on diabetes and the heart. Eur Heart J 2004; 25: 1880 – 1890

[2] Betterle C, Dal Pra C, Mantero F et al. Autoimmune adrenal insufficiency and autoimmune polyendocrine syndromes: autoantibodies, autoantigens, and their applicability in diagnosis and disease prediction. Endocr Rev 2002; 23: 327 – 364

[3] Blakeman K. The characteristics and storage requirements of modern insulins. Pharmaceut J 1983; 253: 711 – 713

[4] Chandra D, Parisini E, Mozaffarian D. Meta-analysis: travel and risk for venous thromboembolism. Ann Intern Med 2009; 151: 180 – 190

[5] Cramer JA. A systematic review of adherence with medications for diabetes. Diabetes Care 2004; 27: 1218 – 1224

[6] Dungan KM, Braithwaite SS, Preiser JC. Stress hyperglycaemia. Review. Lancet 2009; 373: 1798 – 1807

[7] Frier BM. How hypoglycaemia can affect the life of a person with diabetes. Diabetes Metab Res Rev 2008; 24: 87 – 92

[8] Gill GV, Redmond S. Insulin treatment, time-zones and air travel: a survey of current advice from British diabetic clinics. Diabet Med 1993; 10: 764 – 767

[9] Gonzalez JS, Peyrot M, McCarl LA et al. Depression and diabetes treatment nonadherence: a meta-analysis. Diabetes Care 2008; 31: 2398 – 2403

[10] Hak AE, Pols AP, Visser TJ et al. Subclinical hypothyroidism is an independent risk factor for atherosclerosis and myocardial infarction in elderly women: The Rotterdam Study. Ann Intern Med 2000; 132: 270 – 278

[11] Hauner H, Köster I, Schubert I. Trends in der Prävalenz und ambulanten Versorgung von Menschen mit Diabetes mellitus. Eine Analyse der Versichertenstichprobe AOK Hessen/ KV Hessen im Zeitraum von 1998 bis 2004. Dtsch Ärztebl 2007; 104: A2799 – A2805

[12] www.versorgungsleitlinien.de/themen/diabetes2/ dm2_fuss/index_html

[13] www.versorgungsleitlinien.de/themen/diabetes2/ dm2_netzhaut/index_html

[14] Lapostolle F, Surget V, Borron SW et al. Severe pulmonary embolism associated with air travel. New Engl J Med 2001; 345: 779 – 783

[15] Littenberg B, Strauss K, MacLean CD et al. The use of insulin declines as patients live farther from their source of care: results of a survey of adults with type 2 diabetes. BMC Public Health 2006; 27 (6): 198

[16] Martinelli I, Bucciarelli P, Mannucci PM. Thrombotic risk factors: basic pathophysiology. Crit Care Med 2010; 38 (Suppl 2): S3 – 9

[17] Medical Helpline Worldwide. www.medical-helpline.com

[18] Meisinger C, Strassburger K, Heier M et al. Prevalence of undiagnosed diabetes and impaired glucose regulation in 35–59-year-old individuals in Southern Germany: the KORA F4 Study. Diabet Med 2010; 27: 360 – 362

[19] Nousi A, van Gerwen L, Spinhoven P. The flight anxiety situations questionnaire and the flight anxiety modality questionnaire: norms for people with fear of flying. Travel Med Infect Dis 2008; 6: 305 – 310

[20] Omori K, Nomura K, Shimizu S et al. Risk factors for adrenal crisis in patients with adrenal insufficiency. Endocrine J 2003; 50: 745 – 752

[21] Osterberg L, Blaschke T. Adherence to medication. N Engl J Med 2005; 353: 487 – 497

[22] Peacock M. Calcium metabolism in health and disease. Clin J Am Soc Nephrol 2010; 5: S23 – S30

[23] Rathmann W, Haastert B, Icks A et al. High prevalence of undiagnosed diabetes mellitus in Southern Germany: target populations for efficient screening. The KORA survey 2000. Diabetologia 2003; 46: 182 – 189

[24] Roberts CG, Ladenson PW. Hypothyroidism. Lancet 2004; 363: 793 – 803

[25] Sarlis NJ, Gourgiotis L. Thyroid emergencies. Rev Endocr Metab Disord 2003; 4: 129 – 136

[26] Schlagenhauf P, Chen LH, Wilson ME et al. GeoSentinel Surveillance Network. Sex and gender differences in travel-associated disease. Clin Infect Dis 2010; 50: 826 – 832

[27] Schubert S, Grimm M. Reisemedizin. Internist (Berl) 2009; 50: 841 – 851

[28] Siegenthaler W. Differenzialdiagnose. Innere Krankheiten – vom Symptom zur Diagnose. Stuttgart: Thieme Verlag, 2005

[29] Strauss K, MacLean C, Troy A et al. Driving distance as a barrier to glycemic control in diabetes. J Gen Intern Med 2006; 21: 378 – 380

[30] Weber C, Kocher S, Neeser K et al. Prevention of diabetic ketoacidosis and self-monitoring of ketone bodies: an overview. Curr Med Res Opin 2009; 25: 1197 – 1207

37 Immunschwäche und Autoimmunerkrankungen

F. Holst

Editorial

Stellen Sie sich vor, Ihre reisemedizinische Sprechstunde ist voll besetzt und Ihre Arzthelferin schreibt auf die elektronische Wartezimmerliste: „Kenia – 4 Wochen". Noch während des Aufrufens stellen Sie sich einen kerngesunden Reisewilligen vor, der vermutlich Impfungen gegen Gelbfieber, Typhus, Hepatitis A sowie weiteren vorbeugenden Ratschlägen aufgeschlossen gegenübersteht.

Schnell ergibt sich jedoch ein anderes Bild. Es handelt sich um einen Kenianer, der aufgrund eines Morbus Werlhof splenektomiert wurde und noch vor 3 Monaten hochdosiert Immunglobulinpräparate bekommen hat. Inzwischen wird er mit 15 mg Kortison täglich behandelt und zeigt Ihnen einen aktuellen Laborbefund mit einem Thrombozytenwert von 30 000/µl. In 2 Wochen ginge sein bereits gebuchter Flug nach Kenia und er möchte aus Kostengründen nur das Allernötigste an prophylaktischen Maßnahmen vornehmen lassen.

Nun wird es kompliziert ...

VII

Das Wichtigste in Kürze

- erhöhtes Risiko von Reisen unter hygienisch bedenklichen Umständen, in feucht-warme Tropen oder in abgelegene Gegenden
- fehlende oder reduzierte Antikörperantwort nach Impfungen
- Lebendimpfungen in Abhängigkeit des Immundefektes relativ oder absolut kontraindiziert
- Gefahr eines schweren oder atypischen Verlaufes bei vielen Infektionskrankheiten
- mögliche Interaktionen einer immunsuppressiven Medikation mit der Malariaprophylaxe

37.1 Allgemeines

Zwei grundsätzliche Probleme gilt es bei Reisenden mit Immundefekt zu bedenken [1–3]:

- Es besteht eine erhöhte Infektgefährdung.
- Impfungen sind weniger oder gar nicht wirksam und im Falle von Lebendimpfungen (Gelbfieber) u. U. lebensgefährlich.

Reisen unter schlechten hygienischen Bedingungen, in feucht-warme Gegenden mit erhöhter Inzidenz exotischer Tropenerkrankungen oder in abgelegene Gebiete mit unzureichender medizinischer Versorgung müssen für immunschwache Menschen als bedenklich eingestuft werden.

Generell sind daher bei Patienten mit ausgeprägtem Immundefekt eher Reisen in Länder mit sehr guter medizinischer Versorgung (Mitteleuropa, USA, Kanada etc.) empfehlenswert. Bereits in Südeuropa sind Krankenhäuser außerhalb universitärer Einrichtungen zur kompetenten Diagnostik und Therapie fieberhaft erkrankter, immunsupprimierter Patienten häufig nicht ausreichend ausgestattet.

Ein signifikanter Anteil von Reisenden ist mehr oder weniger immunsupprimiert. In einer großen belgischen reisemedizinischen Ambulanz werden pro Woche durchschnittlich 3 immunsupprimierte Reisende beraten [4]. Die Ursachen für diese Immundefekte sind vielfältig. In den überwiegenden Fällen können immunsuppressive Therapien, HIV und Z. n. Chemotherapie bösartiger Erkrankungen dafür verantwortlich gemacht werden. Aber auch eine vorhergegangene Transplantation, Hyposplenismus oder angeborene Immundefektsyndrome spielen eine zunehmende Rolle. Maligne Lymphome führen auch ohne spezifische Chemotherapie zu ausgeprägten Störungen der humoralen und auch zellvermittelten Immunität [5].

Nicht selten stellt sich die Frage, ob eine Immunschwäche vorliegen könnte, erst bei der Konsultation des Reisemediziners anlässlich der reisemedizinischen Beratung. Hierzu sind Fragen hilfreich, die eine erste Abschätzung bzgl. eines eventuellen Vorliegens einer angeborenen Immunschwäche erlauben (Tab. 37.**1**) [6]. Wird bereits eine dieser Fragen positiv beantwortet, sollte abgewogen werden, ob vor der Durchführung von Reiseimpfungen spezielle hämatologische/immunologische Untersuchungen zum sicheren Ausschluss eines Immundefektes notwendig sind.

37.2 Impfungen

Eines der zentralen Probleme bei Immunschwäche sind die Impfungen. Viele Impfstoffe sind aufgrund der reduzierten Immunantwort nicht oder nur unzureichend wirksam [7]. Im Zweifelsfall sollten kürzere Boosteri-Intervalle gewählt werden und die Antikörperantwort ca. 4 Wochen

Tab. 37.1 Anamnese: Einschätzung des möglichen Vorliegens einer angeborenen Immunschwäche.

Hinweise auf einen Immundefekt
positive Familienanamnese
gehäufte Infektionen (pro Jahr ≥ 8 eitrige Otitis media, ≥ 2 Sinusitis oder ≥ 2 Pneumonie) bei Ausschluss lokaler, anatomischer Ursachen
unzureichender Effekt einer antibiotischen Therapie
Impfkomplikation bei Lebendimpfung
rezidivierende, tiefe Haut- oder Organabszesse
≥ 2 viszerale Infektionen (Meningitis, Osteomyelitis, Sepsis, Empyem, eitrige Arthritis)
persistierende Candida-Infektionen
Infektion durch opportunistische Erreger

nach der Impfung gemessen werden. Bei der Hepatitis-B-Impfung kann mit einer höheren Antigenkonzentration eine bessere Immunisierung erreicht werden [8]. Bei sehr ausgeprägtem Immundefekt oder kurzem zeitlichem Abstand zur Reise wird u.U. die parenterale Verabreichung von Immunglobulin notwendig (z.B. als Prophylaxe gegen Hepatitis A). Eine erhöhte Inzidenz von schweren Nebenwirkungen durch die Verabreichung von Totimpfstoffen bei immungeschwächten Patienten ist nicht bekannt.

Die Indikation zur Verabreichung der Reiseimpfungen kann demnach großzügig gestellt werden, solange es sich nicht um einen Lebendimpfstoff handelt. Unabhängig vom geplanten Auslandsaufenthalt sollte auch der bei Immunschwäche im Regelfall empfohlene Impfschutz (insbesondere gegen Pneumokokken und Influenza) komplettiert werden.

Tollwutimpfung. Eine postexpositionelle Tollwutimpfung eines immunsupprimierten Patienten kann problematisch werden, da möglicherweise ein ausreichend schützender Antikörpertiter nicht gebildet werden kann. Wenn der Patient unter einer immunsuppressiven Therapie steht, wird empfohlen diese während des Zeitraumes der postexpositionellen Impfungen zu reduzieren oder abzusetzen. Zusätzlich wird eine Verdopplung der Impfdosis der aktiven Immunisierung und eine regelmäßige Kontrolle des Antikörperspiegels empfohlen [9]. Bei einem Abfall der Impftiter unter den schützenden Bereich ist ein erneuter Impfzyklus mit aktiver und passiver Impfung notwendig [10]. Die sonstigen Empfehlungen für die postexpositionelle Tollwutimpfung (Wundhygiene etc.) entsprechen den Richtlinien für normale immunkompetente Reisende.

Präexpositionell geimpfte immungeschwächte Personen müssen im Falle einer möglichen Tollwutexposition zunächst so behandelt werden, als wären sie bisher nicht geimpft worden, da ein ausreichend hoher Antikörpertiter durch eine präexpositionelle Impfung nicht garantiert werden kann.

Lebendimpfstoffe. Lebendimpfstoffe (z.B. gegen Gelbfieber, Masern, Varizellen, Pocken etc.) können bei ausgeprägtem Immundefekt eine fulminante Impfkrankheit auslösen. Diese kann sich bei der Gelbfieberimpfung als ein akute Enzephalopathie oder ein Multiorganversagen mit letalem Ausgang manifestieren [11]. Alle Lebendimpfungen sind daher bei schwerem Immundefekt **kontraindiziert**. Auch schon bei leichtem Immundefekt sollten Lebendimpfstoffe grundsätzlich nicht angewendet werden, wenn ein Totimpfstoff für die zu verhindernde Krankheit zur Verfügung steht.

! Folgende **Lebendimpfstoffe**, die z.T. im Ausland noch verfügbar sind, sollten bei Immundefekt **nicht mehr verwendet** werden: oraler Typhusimpfstoff, orale Poliovakzine, BCG-Impfstoff.

Bei leicht- bis mittelgradigem Immundefekt (asymptomatische HIV-Patienten mit einer CD4-Zellzahl > 200/µl, Asplenie, Kortisondauertherapie < 20 mg/d, mäßiggradige Verminderung des IgG etc.) kann eine Gelbfieberimpfung jedoch unter Abwägung der Risiken durchgeführt werden, da bisher keine schweren Impfkrankheiten in solchen Fällen beschrieben wurden.

Es muss jedoch stets sichergestellt werden, ob überhaupt ein signifikant erhöhtes Gelbfieberrisiko in der jeweiligen Region besteht. Möglicherweise sind nach genauer Analyse des Reiseziels ein Impfbefreiungszeugnis und eine maximale Vektorprophylaxe die bessere Entscheidung. Das Impfbefreiungszeugnis wird jedoch von einigen Ländern bei der Einreise nicht anerkannt. In Zweifelsfällen muss man die aktuellen Einreisebestimmungen vorher bei der Botschaft erfragen. Bei schwerem Immundefekt sollte von der Reise in ein exotisches Land mit schlechter medizinischer Versorgung abgeraten werden.

Zusätzlich zur Gefahr der Impfkrankheit besteht, wie bei den Totimpfstoffen, auch bei einer Lebendimpfung die Unsicherheit, ob ein schützender Antikörpertiter aufgebaut wird. Bei HIV-Patienten wurden im Vergleich zu einem Normalkollektiv niedrigere Antikörpertiter nach Gelbfieberimpfung gemessen [12]. Leider ist die Messung von Impftitern bei vielen Erkrankungen nicht praktikabel und zusätzlich kostenintensiv, sodass vor Ausreise oftmals gar nicht bekannt ist, ob schützende Antikörpertiter vorliegen.

37.3 Malariaprophylaxe

Die Malaria tropica führt bei HIV-Patienten mit niedrigen CD4-Zellen (< 350/µl) im Vergleich zu gesunden Menschen zu höheren Parasitämien und schwereren Krankheitsverläufen [13]. Es ist anzunehmen, dass dies mehr oder weniger auch für andere Erkrankungen mit Immundefekt gilt. Es muss bei diesem Patientenkollektiv daher umso mehr auf die korrekte Durchführung der Malariavorbeugung einschließlich Vektorprophylaxe geachtet werden, sofern diese für das zu bereisende Gebiet relevant ist.

Die notfallmäßige Selbstbehandlung (Stand-by-Therapie) von Malaria in Endemiegebieten mit niedrigem Malariarisiko wird komplizierter, da in Abhängigkeit der Schwere des Immundefektes eventuell auch Stand-by-Therapien gegen bakterielle, fungale oder virale Infektionen mitgeführt werden sollen, um schwere Krankheitsverläufe abzuwehren.

Grundsätzlich sollte bei Immundefizenz jede fieberhafte Erkrankung vermieden werden, da im Ausland schlecht abgeschätzt werden kann, welcher infektiöse Infekt vorliegen könnte. Man wird daher bei Ländern mit mittelgradiger Wahrscheinlichkeit an Malaria zu erkranken (z. B. Indien) bei längerem Aufenthalt eher eine medikamentöse Prophylaxe anstatt der sonst üblichen Stand-by-Therapie diskutieren.

Für Risikoländer mit niedrigem Malariarisiko (z. B. Mittel- und Südamerika außerhalb der Hochendemiegebiete der Amazonasregion) ist jedoch auch bei Immunschwäche eine Stand-by-Therapie in den meisten Fällen ausreichend. Zu beachten sind bei der Malariaprophylaxe Arzneimittelinteraktionen mit der eventuell gleichzeitig verabreichten immunsuppressiven Therapie oder mit den antiretroviralen Medikamenten.

37.4 Reisediarrhoe

Immungeschwächte Reisende sind besonders anfällig gegenüber Reisediarrhoe. Insbesondere HIV-Patienten mit signifikant erniedrigten T-Helferzellen haben zusätzlich zu den geläufigen Verursachern einer Reisediarrhoe (ETEC etc.) auch ein erhöhtes Risiko gegenüber einer Vielzahl unterschiedlicher Erreger, die man bei immunkompetenten Personen nur selten nachweisen kann (Cryptosporidium, Microsporidium, Cyclospora, Isospora etc.) [14].

Insbesondere bei Kurzzeitreisenden wird in Abhängigkeit des Risikos eher eine medikamentöse Prophylaxe mit Fluorchinolonen oder Rifaximin empfohlen. Zusätzlich zur o. g. Prophylaxe sollte immer ein Antibiotikum für die empirische Selbsttherapie mitgenommen werden, welches in der Prophylaxe nicht zur Anwendung gekommen ist (z. B. Azithromycin).

Wenn nur ein leichter bis mäßiger Immundefekt vorliegt, kann bei Ländern mit erhöhtem ETEC-Risiko eine orale Choleraimpfung mit Totimpfstoff empfohlen werden, da durch die Impfung eine signifikante Reduktion der Reisediarrhoe nachgewiesen wurde [15]. Der Nachteil daran ist, dass bei einem immungeschwächten Reisenden im Einzelfall nicht bekannt ist, ob überhaupt schützende Antikörpertiter gebildet werden können.

Bei längerem Aufenthalt wird bei Auftreten einer Reisediarrhoe auch bei Immundefekt daher eher eine empirische Selbsttherapie empfohlen. Zusätzlich zur oralen Rehydration kann Loperamid bei erwachsenen Patienten unter den bekannten Vorbehalten (nicht bei Fieber oder blutiger Diarrhoe) angewendet werden. Zusätzlich kann eine antibiotische Therapie frühzeitiger zum Einsatz kommen, als es bei immunkompetenten Reisenden der Fall sein würde. Es werden dann Antibiotika verwendet, die auch gegen invasive Darmerreger eine ausreichende Wirkung besitzen (z. B. Ciprofloxacin oder Azithromycin). Tritt die Reisediarrhoe nach der Rückreise auf, wird man bereits bei Vorliegen von nicht fieberhaften, wässrigen Durchfällen eine Stuhldiagnostik veranlassen, um bei der Vielzahl der möglichen Erreger rechtzeitig eine gezielte Therapie einleiten zu können.

Nicht selten sind Diarrhoe und Fieber die einzigen Symptome einer **Malaria**. Daher gehört bei diesen Beschwerden nach Rückkehr aus einem Malariaendemiegebiet auch eine zügige **Malariadiagnostik** (dicker Tropfen) zum Standard der initialen Abklärung. Steht der Patient unter einer immunsuppressiven Therapie, kann es sein, dass das Kardinalsymptom „Fieber" ausbleibt und fälschlicherweise nur eine Reisediarrhoe statt einer Malaria angenommen wird, was eventuell fatale Folgen für den Patienten haben wird [16]. Generell gilt daher, die Malariadiagnostik bei immunschwachen Patienten eher großzügig durchzuführen.

37.5 Spezielle Erkrankungen mit Immundefekt

Autoimmunerkrankungen und immunsuppressive Therapie

Eine Vielzahl von Autoimmunerkrankungen bedarf einer kontinuierlichen medikamentösen Immunsuppression. Davon sind in einer durchschnittlichen Reisesprechstunde am häufigsten folgende Erkrankungen anzutreffen: Lupus erythematodes und andere Kollagenosen, Multiple Sklerose, Rheumatoide Arthritis, chronisch entzündliche Darmerkrankung, chronische Glomerulonephritis, autoimmune Thrombozytopenie etc.

Patienten unter chronischer Kortisontherapie besitzen ein deutlich erhöhtes Infektionsrisiko [17]. Lebendimpfstoffe sind kontraindiziert ab einer Dosis von > 20 mg/d (beim Erwachsenen) wegen der Gefahr einer schwer verlaufenden Impfkrankheit. Bei niedrigeren Kortisondosen, physiologischer Dosierung im Rahmen einer Substitution, höheren Dosen über einen kurzen Zeitraum (< 2 Wochen) oder bei dermaler/intraartikulärer Kortisontherapie dürfen Lebendimpfungen aber verabreicht werden.

Eine Reihe weiterer Medikamente führt in Abhängigkeit der Dosis zu einer mehr oder weniger starken Immunsuppression: Azathioprin, Methotrexat, Cyclophosphamid, Ciclosporin A, Leflunomid, Rituximab, Tacrolimus, Mycophenolat-Mofetil etc. Lebendimpfungen unter dieser Medikation sind kontraindiziert. Zu beachten ist, dass nach Absetzen dieser Medikamente noch bis zu 3 Monate später mit einer signifikanten immunsuppressiven Wirkung gerechnet werden muss. Eine Gelbfieberimpfung oder andere Lebendimpfungen können also erst frühestens 3 Monate nach dem Absetzen des Medikaments relativ gefahrlos durchgeführt werden. Es muss dringend darauf geachtet werden, im Einzelfalle vor einer geplanten Lebendimpfung die Fachinformation von dem jeweiligen Medikament zurate zu ziehen. Ob die Notwendigkeit einer Tropenreise das Risiko einer Aggravation der Erkrankung durch längere Pausierung der Immunsuppression rechtfertigt, muss mit dem jeweiligen Spezialisten diskutiert werden.

Therapien mit Antikörpern gegen Tumornekrosefaktor α (Infliximab, Etanercept, Adalimumab) führen bereits unabhängig von einer Reise zu erhöhter Inzidenz einer Tuberkulose oder invasiven Pilzinfektion [18]. Von einer Vakzination mit Lebendimpfstoffen wird auch hier abgeraten, solange nicht genügend Daten zur Unbedenklichkeit zur Verfügung stehen.

Nach der Verabreichung von homologen Immunglobulinen (z. B. bei idiopathischer thrombozytopenischer Purpura oder bei Antikörpermangelsyndrom) und nach Bluttransfusionen kann die Wirksamkeit von parenteralen Lebendimpfstoffen eingeschränkt sein. Nach Verabreichung von Immunglobulinen oder Bluttransfusionen ist daher ein Mindestabstand zu der parenteralen Vakzination von 3 Monaten einzuhalten. Bei umgekehrter Reihenfolge reichen 2 Wochen aus (bei Gelbfieber 1 Woche).

Antikörper gegen membranständige Lymphozytenepitope (z. B. CD-20-Antikörper Rituximab) werden eingesetzt zur Therapie von Non-Hodgkin-Lymphomen und zunehmend bei unterschiedlichsten Autoimmunerkrankungen. Nach einer Impfung mit Lebendimpfstoff sollte sicherheitshalber ein Abstand von 4 Wochen zum Therapiebeginn mit Rituximab eingehalten werden. Daten zur Sicherheit einer Lebendvakzine während oder nach einer Therapie mit Rituximab liegen nicht vor. Deshalb wird eine Impfung mit Lebendimpfstoffen während der Behandlung mit Rituximab oder bei deutlich verringerten B-Zellen nicht empfohlen [19].

Tipp für die Praxis

Es muss noch einmal betont werden, dass nur durch enge Kooperation mit dem Kollegen, der die immunsuppressive Therapie verordnet und der zusätzlichen Konsultation der aktuellen Fachinformationen die richtige Entscheidung gewählt und Schaden für den Reisenden abgewehrt werden kann.

Zytostatische Therapie

Auch ohne Chemotherapie liegt bei malignen hämatologischen Erkrankungen ein Immundefekt vor, der zu einer höheren Rate an Infektionen führt. Auch ist die postvakzinale Antikörperantwort – insbesondere bei chronisch lymphatischer Leukämie und multiplem Myelom – deutlich vermindert, sodass die Reisenden zusätzlich mit einer Stand-by-Therapie gegen bakterielle Infektionen ausgerüstet werden sollten. Eine zusätzliche Mitnahme antiviraler und/oder fungizider Medikamente macht bei Urlaubsreisen < 4 Wochen das Vorgehen sehr kompliziert, ist für medizinische Laien nicht mehr überschaubar und daher eher nicht zu empfehlen.

Bei zusätzlich vorliegendem sekundären Antikörpermangelsyndroms kann direkt vor der Reise eine Substitution mit einem parenteralen Immunglobulinpräparat erfolgen. Hierbei müssen eventuell Zeitabstände zu Lebendimpfungen eingehalten werden.

Karzinome solider Organe führen i. d. R. nur zu einem geringfügigen Immundefekt, der üblicherweise bzgl. der Reiseimpfungen oder sonstigen Reiseprophylaxe nur eine untergeordnete Rolle spielt. Anders ist es mit einer zytostatischen Therapie bei der Behandlung von Organtumoren oder malignen hämatologischen Erkrankungen. Während und bis zu 3 Monate nach Chemotherapie liegt in Abhängigkeit des Regimes ein mehr oder weniger ausgeprägter Immundefekt vor, sodass Lebendimpfungen kontraindiziert sind und Totimpfungen keine vorhersagbare Wirkung entfalten [20]. Für diesen Zeitraum wird man demnach von Reisen außerhalb Zentraleuropas abraten.

Hyposplenismus

Die Milz spielt eine zentrale Rolle zur Abwehr bekapselter Bakterien (Streptococcus pneumoniae, Haemophilus influenzae, Neisseria meningitides) und der Babesiose. Außer einer operativen Milzentfernung nach Trauma oder hämatologischen Erkrankungen (Morbus Werlhof, maligne Lymphome etc.) kann eine unzureichende Milzfunktion außerdem assoziiert sein mit Hämoglobinopathien, Amyloidose oder Lupus erythematodes.

Das Risiko einer rasant verlaufenden Sepsis bei fehlender Milzfunktion liegt bei 5 % für die gesamte Lebensspanne und ist am höchsten bei Splenektomie aus hämatologischer Indikation im Kindesalter (bis zu 25 %) [21].

Bei geplanter Splenektomie ist daher eine präoperative Impfung gegen Pneumokokken, Meningokokken und Haemophilus influenzae notwendig. Ist dies wegen akut erforderlicher Splenektomie nach Trauma nicht möglich, können die Impfungen mit allerdings geringerer Wirksamkeit postoperativ nachgeholt werden.

Für anstehende Tropenreisen sollte zusätzlich ein **Stand-by-Antibiotikum** mitgenommen werden. Der Reisende muss darüber aufgeklärt werden, dass bei Auftreten von Fieber eventuell ein stationärer Klinikaufenthalt im Reiseland notwendig wird, da im Falle einer Sepsis eine zügige parenterale antibiotische Therapie erforderlich sein kann. Ist eine Aufnahme in die Klinik nicht schnell genug möglich, kommt die notfallmäßige (Stand-by-)Therapie mit Fluorchinolonen mit erweitertem grampositivem Spektrum (Moxifloxacin) oder mit einem Makrolid (Azithromycin) infrage. Wegen der zunehmenden Resistenzlage der Pneumokokken gegen Breitspektrum-Penicilline (z. B. Amoxicillin) ist diese Stoffgruppe für viele Länder (USA, Südeuropa, Südamerika, Südostasien, Südafrika) bei Hyposplenismus nicht mehr als Stand-by-Antibiotikum geeignet.

Eine klinisch manifeste Babesiose mit eventuell fulminantem Verlauf ist eine seltene Erkrankung und kommt praktisch nur bei Patienten mit Immundefekt insbesondere durch Hyposplenismus vor [22]. Babesia spec. sind malariaähnliche Erreger, die an der Ost- und Westküste der USA und in einigen osteuropäischen Ländern vorkommen. Die Diagnostik entspricht der der Malaria (Dicker Tropfen, Blutausstrich). Die Babesiose wird von Zecken übertragen. Auf eine entsprechende Vektorprophylaxe in den o.g. Ländern ist zu achten.

Transplantation

Patienten nach Knochenmarktransplantation (allogen und autolog) besitzen eine deutlich erhöhte Infektgefährdung durch endogene und exogene Erreger. Allogen knochenmarktransplantierte Patienten erreichen frühestens nach 2 Jahren eine ausreichende Immunkompetenz, wenn keine Graft-versus-Host-Erkrankung (GVHD) vorliegt und keine Immunsuppressiva mehr verabreicht werden. Eine Reise in Risikogebiete sollten daher frühestens 2 Jahre nach Transplantation durchgeführt werden (frühestens 1 Jahr nach autologer Transplantation).

Eine erneute Grundimmuniserung mit Totimpfstoffen kann schon 12 Monate nach der Transplantation begonnen werden. Alle Reiseimpfungen können nach 12 Monaten verabreicht werden, solange es Totimpfstoffe sind. Es wird jedoch empfohlen, den Impferfolg durch Messung der Antikörpertiter zu kontrollieren. Impfungen gegen Gelbfieber oder Masern (Lebendimpfstoffe) können frühestens nach > 24 Monaten (> 12 Monate bei autologer Transplantation) durchgeführt werden, solange keine GVHD vorliegt und keine Immunsuppressiva verabreicht werden [23].

Innerhalb der ersten 6 Monate nach der Transplantation solider Organe sind Reisen in Risikogebiete sehr bedenklich, da die Gefahr von Infektionen besonders in diesem Zeitraum erheblich erhöht ist und mögliche Komplikationen, die das transplantierte Organ betreffen, medizinisch nur unzureichend versorgt werden können. Es sollte darauf geachtet werden, dass bereits vor der Transplantation ein kompletter Impfschutz vorliegt. Hier muss u.U. langfristig geplant werden; für eventuell spätere Reisen müssen die Impfungen (insbesondere Lebendimpfungen) vorgezogen und – sofern sich dies noch mit der aktuellen Medikation vereinbaren lässt – spätestens 4 Wochen vor der Transplantation durchgeführt werden.

In der Regel ist nach der Transplantation solider Organe eine jahrelange Immunsuppression notwendig, sodass die Verabreichung von Lebendimpfungen kontraindiziert ist und Totimpfstoffe möglicherweise nur einen suboptimalen Antikörperanstieg bewirken. Insgesamt existieren unterschiedliche Empfehlungen bzgl. der Verabreichung von Impfungen nach der Transplantation, sodass in jedem Fall die Absprache mit dem Zentrum erforderlich ist.

Transplantationspatienten haben ein erhöhtes Risiko für Hautkarzinome, welches durch Sonnenexposition während einer Reise noch verstärkt wird [24]. Auf vermehrten Schutz gegen Sonneneinstrahlung mithilfe von Kleidung und Sonnencreme ist daher zu achten.

HIV-Infektion

Ein Einreiseverbot für Urlaubsreisen < 4 Wochen besteht nur noch in wenigen Ländern. Bei längeren Urlaubsreisen > 3 Monate oder beruflichen Aufenthalten bestehen allerdings noch in vielen Ländern die Pflicht zur Vorlage eines aktuellen HIV-negativen Testergebnisses, obwohl diese Vorschrift aus epidemiologischer Sicht nutzlos ist [25].

Angesprochen werden sollte die potenzielle sexuelle Übertragung der HIV-Infektion, auch wenn durch die effektive antiretrovirale Therapie die Viruslast unterhalb der Nachweisgrenze liegt. Die Übertragungswahrscheinlichkeit ist in diesem Falle zwar deutlich geringer, kann aber nie ganz ausgeschlossen werden und hängt von zusätzlichen Faktoren ab (sexuelle Praktiken, zusätzliche ulzeröse Genitalerkrankungen etc.) [26]. Außerdem muss über die eventuell vorliegende, hohe HIV-Prävalenz des Reiselandes gesprochen werden, damit eine zusätzliche Infektion mit einer anderen HIV-Variante bei dem Reisenden vermieden wird. Nicht zuletzt muss bedacht werden, dass weitere sexuell übertragbare Erkrankungen, die in den Tropen gehäuft auftreten, bei HIV-Patienten einen schwereren Verlauf nehmen können (Hepatitis A, B, C, Skabies etc.) [27].

Der Grad des Immundefektes korreliert mit der Zahl der T-Helferzellen. Ab einem Absolutwert von > 500 CD4-Zellen/µl kann der Patient als immunkompetent angesehen werden. Es muss aber beachtet werden, dass erst bei kürzlicher Einleitung einer antiretroviralen Therapie und dabei im Verlauf normalisierten CD4-Zellen zusätzliche 3 – 6 Monate vergehen müssen, bis diese neuen CD4-Zellen ihre Immunfunktion vollständig aufgenommen haben. Erst nach diesem Zeitraum ist es sinnvoll, die Impfungen vorzunehmen.

Beim HIV-Patienten mit normalen CD4-Zellen entspricht die Beratung bzgl. der empfohlenen Impfungen der eines normalen Reisenden. Hinsichtlich der Reisediarrhoe wird empfohlen, die Hinweise zur Vermeidung bedenklicher Lebensmittel oder verschmutzten Trinkwassers strikt zu handhaben. Dadurch kann die latente Infektion mit opportunistischen Erregern verhindert werden, die eventuell bei späterer Verschlechterung der T-Zell-vermittelten Immunität zum manifesten Ausbruch kommen kann.

Tipp für die Praxis

Patienten unter einer antiretroviralen Therapie müssen auf effektiven Sonnenschutz hingewiesen werden, da bei einigen HIV-Medikamenten fotosensitive Reaktionen bekannt sind.

Die Indikation zu Impfungen ist großzügig zu stellen und sollte auch die bei chronisch Kranken empfohlenen Impfungen (Pneumokokken, Influenza etc.) beinhalten. Der noch gute Immunstatus des Patienten muss ausgenutzt werden, da noch mit einer guten Antikörperantwort gerechnet werden kann. Dies ist möglicherweise Jahre später infolge gefallener CD4-Zellen nur noch unzureichend der Fall.

Alle Totimpfstoffe können unabhängig von der CD4-Zellzahl verabreicht werden. Mit vermehrten Nebenwirkungen ist nicht zu rechnen, dafür aber mit reduzierten Antikörperspiegeln. Lebendimpfstoffe sind bei CD4-Zellen < 200/µl kontraindiziert. Somit muss ein Befreiungszeugnis ausgestellt werden und der Reisende auf ein eventuell erhöhtes Gelbfieberrisiko mit Darstellung der hohen Mortalität der Erkrankung hingewiesen werden. Bei einer Zellzahl oberhalb dieser Grenze können Lebendimpfungen (inkl. Gelbfieber) verabreicht werden. Es muss jedoch mit reduzierten Antikörperspiegeln gerechnet werden [12].

HIV-Patienten mit niedrigen CD4-Zellzahlen sind bei einer Malaria-Infektion durch höhere Parasitämieraten und schwerere Verläufe im Vergleich zu Gesunden gefährdet [13]. Die Empfehlungen zur Malaria- (inkl. Vektor-) prophylaxe gehen jedoch nicht über die für gesunde Reisende hinaus.

Jedes zusätzliche Medikament zur antiretroviralen Therapie muss daraufhin geprüft werden, ob es relevante Interaktionen induziert, die zu einer klinisch bedeutsamen gegenseitigen Wirkungsverstärkung oder -abschwächung führen können [28].

Vom Doxycyclin sind keine Interaktionen beschrieben, sodass es gleichzeitig mit nicht nukleosidischen Reverse-Transkriptase-Inhibitoren (NNRTI) und Proteinase-Inhibitoren (PI) eingesetzt werden kann. Vom Mefloquin und Atovaquon/Proguanil sind Interaktionen mit PI bekannt, sodass eine enge Überwachung erforderlich ist. NNRTI können gleichzeitig mit Mefloquin oder Atovaquon/Proguanil verabreicht werden. Die Therapie mit Artemether/Lumefantrin gleichzeitig mit PI oder NNRTI erfordert eine Überwachung. Tipranavir zusammen mit niedrig dosiertem Ritonavir sollte nicht gleichzeitig mit Artemether/Lumefantrin verabreicht werden. Von den neueren Substanzen (CCR5- und Integrase-Inhibitoren) liegen bezüglich Interaktion mit Antimalariamitteln noch zu wenige Daten vor.

HIV-Patienten mit CD4-Zellzahlen < 200/µl sollten generell keine Risikoreisen (hygienisch bedenkliche Umstände, feucht-warme Tropen, abgelegene Orte) unternehmen. Ist dies nicht zu vermeiden, müssen die Empfehlungen zur Vektorprophylaxe und zur Vermeidung der Reisediarrhoe maximal eingehalten werden.

Baden im Pool oder Süßwasser erhöht das Risiko von bakteriellen und mykotischen Hautinfektionen zusätzlich zu helminthären Infektionen (Strongyloides). Enger Kontakt zur lokalen Bevölkerung ist wegen des erhöhten Risikos einer TB-Infektion zu vermeiden.

Bei schlechtem Immunstatus des HIV-Patienten ist bereits am Heimatort eine primäre medikamentöse Prophylaxe gegen opportunistische Erreger notwendig. Diese muss in den Tropen fortgeführt werden. Zusätzlich muss überlegt werden, ob bei niedrigen CD4-Zellzahlen eine Stand-by-Therapie gegen bakterielle und mykotische Erkrankungen mitgenommen werden sollte. Die Entscheidung, welches Medikament im Falle von Fieber ohne die Möglichkeit einer ärztlichen Untersuchung im Reiseland eingesetzt werden soll, kann sich als kompliziert herausstellen, sodass im Notfall die Kommunikation mit dem Reisemediziner und/oder HIV-Therapeuten unumgänglich ist.

37.6 Reiseapotheke

Diese kann je nach Ausmaß des Immundefektes relativ umfangreich sein, sodass ein Begleitschreiben erforderlich sein kann, um Probleme bei der Einreise abzumildern. Ein zusammenfassender Arztbrief sollte – in einer im jeweiligen Land für die Ärzte verständlichen Sprache – mitgenommen werden. Empfohlen werden zusätzlich zur Stand-by-Therapie der Reisediarrhoe und der Malaria folgende Medikamente: Antibiotika gegen invasive Darmerreger, bakterielle Pneumonie und bakterielle Hautinfektionen; zusätzlich ein lokales und ein systemisches Antimykotikum, eventuell auch ein Mittel gegen Influenza.

Zusätzlich zu Medikamenten muss an Folgendes gedacht werden: Wunddesinfektionsmittel, Fieberthermometer, Kanülen, Spritzen, Vorrichtungen zur Trinkwasseraufbereitung, Repellentien, Sonnenschutzmittel.

37.7 Längerer Aufenthalt

Die meisten immungeschwächten Patienten bedürfen – abhängig vom Grad des Immundefektes – regelmäßiger Kontrolluntersuchungen, die v. a. bei HIV- oder immunsuppressiv behandelten Patienten umfangreich ausfallen können (Viruslast, CD4-Zellen, internistisches Laborpanel, sonografische Untersuchungen).

Entscheidend ist das Ausmaß des Immundefektes, die Güte der medizinischen Versorgung vor Ort und die Erreichbarkeit der behandelnden Therapeuten im Heimatland. Somit ist ein längerer Aufenthalt in abgelegenen Gegenden, womöglich unter bedenklichen hygienischen Umständen und im außerdem feucht-warmen Klima als zu riskant einzustufen.

37.8 Diagnostik nach Rückreise

Bei fieberhaften Erkrankungen nach Rückreise kann die Diagnostik kompliziert werden, da eine Vielzahl in Europa wenig geläufiger Erkrankungen infrage kommt und/oder sich einige Krankheiten bei Patienten mit Immundefekten atypisch (kein Fieber, keine Entzündungsreaktion, keine Splenomegalie) präsentieren. Serologische Untersuchun-

Tab. 37.**2** Tropische Erkrankungen (Erreger), die bei Immundefekt einen schweren und/oder atypischen Verlauf nehmen können (Auswahl).

Infektion (Erreger)
vizerale Leishmaniasis
Chagas-Erkrankung
Salmonellose
Kokzidiose
invasive Pilzinfektionen
Pyomyositis
Skabies
Vibrio vulnificus
Listeriose
Legionellose
Bartonella henselae
Mycobacterium marinae
Tuberkulose
Rhodococcus equii
Toxoplasmose

gen sind weniger hilfreich, da eine spezifische Antikörperantwort im Falle einer Immunschwäche ausbleiben kann. Auch die Anamnese der bisher verabreichten Impfungen ist bei schwerem Immundefekt eventuell irreführend, da nicht bekannt ist, ob schützende Antikörpertiter gebildet worden sind.

Bei Reisen in Küstennähe hat eine Infektion mit Vibrio vulnificus wegen der Möglichkeit einer Sekundärprophylaxe in der Reisemedizin eine besondere Bedeutung. Schwimmen im warmen Salzwasser kann bei immunschwachen Personen zu einer Infektion mit dem frei lebenden Bakterium Vibrio vulnificus führen. Die Infektion wird durch Salzwasserkontamination über vorbestehende Hautdefekte, aber auch durch Verzehr von rohen oder unzureichend gekochten kontaminierten Muscheln oder Fisch erworben [29].

Krankheitsbilder sind progrediente bullöse Hautinfektion, rasch fortschreitende Fasziitis mit Myositis und nicht selten eine Sepsis mit resultierendem Multiorganversagen. Wegen der hohen Mortalität bei immungeschwächten Patienten wird nach Hautverletzung und Kontamination durch Salzwasser eine umgehende orale Sekundärprophylaxe mit Ciprofloxacin oder Co-Trimoxazol empfohlen.

Tab. 37.**2** gibt einen Überblick über tropische Erkrankungen, die bei Patienten mit Immunschwäche einen schweren Verlauf nehmen können.

Der immungeschwächte und erkrankte Tropenrückkehrer muss zügig einem Tropenmediziner oder einem in Tropenerkrankungen erfahrenen Kollegen vorgestellt werden, damit zumindest eine Verdachtsdiagnose gestellt und, schon bevor die endgültige Diagnose feststeht, eine vorläufige Therapie eingeleitet werden kann [30].

Tab. 37.**3** Tropische Infektionserkrankungen, die latent erworben und Jahre später unter Immunsuppression reaktiviert werden können.

Infektion
Tuberkulose
Chagas-Erkrankung
viszerale Leishmaniasis
Kokzidioidomykose
Strongyloidiasis
Rickettsiose
Toxoplasmose
Mycobacterium avium
Penicillinose
Melioidose
Hepatitis B
Histoplasmose

Bei der Anamnese fieberhafter immungeschwächter Patienten müssen auch eventuell weit zurückliegende Auslandsaufenthalte eruiert werden. In seltenen Fällen wurde vor Jahren im Ausland eine Infektionserkrankung erworben, die aber klinisch nicht evident war oder als „Virusinfekt" abgetan wurde. Erst Jahre später wird der Patient aufgrund einer malignen oder autoimmunen Erkrankung in erheblichem Umfang immunsupprimiert behandelt. Die vorher erworbene Infektionserkrankung wird reaktiviert und kann zu erheblichen diagnostischen Problemen führen, da der Auslandsaufenthalt Jahre zurückliegt. Eine Reihe tropischer Infektionserkrankungen können während der Reise latent erworben und erst Jahre später unter einer Immunsuppression reaktiviert werden (Tab. 37.**3**) [31].

Tipp für die Praxis

Die Frage nach einer bestehenden Immunschwäche gehört zum pflichtmäßigen Standardprogramm in der reisemedizinischen Beratung. Bei diesbezüglich unklarer Situation müssen vor der Reise weiterführende hämatologische/immunologische Untersuchungen durchgeführt werden. Der akut erkrankte, immungeschwächte Tropenrückkehrer kann erhebliche diagnostische Probleme bereiten, da viele Infektionserkrankungen einen schweren und/oder atypischen Verlauf nehmen können.

Die Reise sollte bei immungeschwächten Patienten so gestaltet sein, dass ein ausgewogenes Verhältnis zwischen dem Ausmaß des Immundefektes und dem Gefährdungsgrad durch das Reiseland besteht.

Literatur

[1] Suh KN et al. Callenging scenarios in a travel clinic: Advising the complex traveler. Infect Dis Clin N Am 2005; 19: 15 – 47

[2] Mileno MD et al. The compromised traveler. Infect Dis Clin N Am 1998; 12: 369 – 412

[3] Hicks LA et al. Preparation of immunocompromised travelers. In: Keystone JS et al., eds. Travel Medicine. Philadelphia: Elsevier; 2008: 257 – 264

[4] Winkel K et al. Factors influencing standard pretravel health advice – A study in Belgium. J Travel Med 2007; 14: 288 – 296

[5] Kavanaugh DY et al. Immunologic dysfunction in cancer. Hematol Oncol Clin North Am 1996; 10: 927 – 951

[6] Wahn V et al. Infektanfälligkeit – Versuch einer Definition. Berlin: Immundefektzentrum der Charité. www.immundefekt.de. Accessed Jan. 2010

[7] Schreibmann T et al. Travel immunizations for special risk groups. In: Zuckerman J, ed. Travellers' Vaccines. London: BC Decker; 2004: 387 – 407

[8] Peces R et al. Prospective analysis of the factors influencing the antibody response to hepatitis B vaccine in hemodialysis patients. Am J Kidney Dis 1997; 29: 239 – 245

[9] Manning SE et al. Human rabies prevention. United States 2008. MMWR 2008; 28: 1 – 26

[10] Hay E et al. Postexposure rabies prophylaxis in a patient with lymphoma. JAMA 2001; 285: 166 – 167

[11] Kengsakul K et al. Fatal myeloencephalitis following yellow fever vaccination in a case with HIV infection. J Med Assoc Thai 2002; 85: 131 – 134

[12] Veit O et al. Immunogenicity and safety of yellow fever vaccination for 102 HIV-infected patients. Clin Infect Dis 2009; 48: 659 – 664

[13] Mouala C et al. Impact of HIV infection on severity of imported malaria is restricted to patients with CD4 cell counts < 350 cells/microl. AIDS2009; 23: 1997 – 2004

[14] Castelli F et al. The traveler with HIV. In: Keystone JS et al., eds. Travel Medicine. Philadelphia: Elsevier; 2008: 265 – 276

[15] Hill DR et al. Oral cholera vaccines: use in clinical practice. Lancet Infect Dis 2006; 6: 361 – 373

[16] Genton B et al. Clinical features of Malaria in travelers and migrants. In: Schlagenhauf-Lawlor P, ed. Traveler's Malaria. Hamilton: BC Decker; 2008: 148 – 154

[17] Chatham WW. Glucocorticoid effects on the immune system. www.uptodate.com. Accessed Febr. 2010

[18] Wallis RS et al. Granulomatous infectious diseases associated with tumor necrosis factor antagonists. Clin Infect Dis 2004; 38: 1261 – 1265

[19] Rituximab. www.fachinfo.de. Accessed April 2010

[20] Hibberd. PL. Immunizations in patients with cancer. www.uptodate.com. Accessed March 2010

[21] Kyaw MH et al. Evaluation of severe infection and survival after splenectomy. Am J Med 2006; 119: 276 – 280

[22] Vannier E et al. Human Babesiosis. Infect Dis Clin North Am 2008; 22: 469 – 473

[23] Ljungman P et al. Vaccination of stem cell transplant recipients: recommendations of the Infectious Diseases Working Party of the EBMT. Bone Marrow Transplant 2005; 35: 737 – 740

[24] Kotton CN et al. Prevention of infection in adult travelers after solid organ transplantation. Am J Transpl 2005; 5: 8 – 14

[25] The Global Database on HIV related travel restrictions. www.hivtravel.org. Accessed April 2010

[26] Varghese B et al. Reducing the risk of sexual HIV transmission: quantifying the per-act risk for HIV on the basis of choice of partner, sex act, and condom use. Sex Transm Dis 2002; 29: 38 – 43

[27] Bhadelia N et al. The HIV-positive traveler. Am J Med 2007; 120: 574 – 580

[28] Liverpool HIV Pharmacology Group. www.hiv-druginteractions.org; accessed January 2010

[29] Dechet AM et al. Nonfoodborne Vibrio infections: An important cause of morbidity and mortality in the United States, 1997 – 2006. Clin Infect Dis 2008; 46: 970 – 976

[30] Karp CL et al. Approach to the patient with HIV and coinfecting tropical infectious diseases. In: Guerrant RL et al., eds. Tropical infectious Diseases. Philadelphia: Elsevier; 2006: 1642 – 1684

[31] Wilson ME et al. Fever and systemic symptoms. In: Guerrant RL et al., eds. Tropical infectious Diseases. Philadelphia: Elsevier; 2006: 1459 – 1477

38 Reisen mit Allergien

H.-W. Baenkler

Editorial

Allergien sind Erkrankungen auf Abruf: Nur die Begegnung mit dem Allergen führt zu Symptomen. Im Folgenden geht es um plötzliche Episoden auf dem Boden eines unerwarteten, unvermeidlichen Kontaktes oder einer bislang unbekannten Allergie. Routinediagnostik und -therapie entfallen daher.

Das Wichtigste in Kürze

- Bei bekannter Allergie und guter medikamentöser Versorgung besteht uneingeschränkte Reisefähigkeit.
- Häufige und anhaltende Symptome bedingen Einschränkungen in Abhängigkeit von der Belastung unterwegs (Anstrengung, Höhe), dem Manifestationsmuster (Haut, Atemwege) und funktionellen Defiziten (Lungenfunktion).
- Wichtigste Maßnahme (v. a. zur Prophylaxe) ist das Meiden und Verhindern des Allergenkontaktes (Nahrungsmittel, Kosmetika, Medikamente, Insektenstiche).
- Allergien unbekannter Herkunft und fehlende Möglichkeit einer Karenz („versteckte“ Allergene) erfordern das ständige Mitführen geeigneter Medikamente und die Beherrschung ggf. notwendiger Maßnahmen (etwa Adrenalinapplikation bei Schockgefahr).
- Allergieunabhängige Besonderheiten (Krampfleiden, Schwangerschaft), Krankheiten am Manifestationsorgan (COPD, Infektion, Mastozytose) und interagierende Medikamente (v. a. β-Blocker; ACE-Hemmer) verstärken Symptomatik und Risiken bei allergischen Attacken.

38.1 Einschränkungen der Reisefähigkeit im Rahmen einer Allergie

Allergisch Reagierende sind grundsätzlich reisefähig. Einige Einschränkungen sind zu beachten.

- **Allergiebedingte Einschränkungen** beruhen auf irreversiblen Organschäden, etwa als reduzierte Lungenfunktion bei Asthma oder Alveolitis. Analoge Veränderungen in Nase und Nebenhöhlen sind eher lästig als beeinträchtigend. Betroffen ist die Belastbarkeit (Sport), Aufenthalt in großer Höhe verstärkt die Symptome durch ungünstige Umgebungsverhältnisse (Kälte, Sauerstoffmangel).
- **Behandlungsbedingte Einschränkungen** beruhen auf Nebenwirkungen von Medikamenten wie Müdigkeit oder Austrocknung der Schleimhäute. Dauermedikation mit Kortikoiden oder Immunsuppression hat erhebliche Nebenwirkungen zur Folge und bedarf besonderer Maßnahmen, die ärztlicherseits geplant, vermittelt und vorgenommen werden müssen.
- **Einschränkungen durch weitere Krankheiten und Sondersituationen** beruhen auf lokalen infektiösen Prozessen, v. a. im Respirationstrakt, weil die angegriffene und reizbare Schleimhaut heftiger reagiert. Weiterhin werden Hyperthyreose, Neuropathien mit unterschiedlichem Hintergrund (z. B. Epilepsie, Multiple Sklerose) und gelegentlich Arrhythmien verschlimmert.

Unbedeutend sind diesbezüglich Diabetes mellitus, Bluthochdruck oder Abwehrschwäche. Hier kommt es allenfalls im akuten Notfall bei hoher Dosierung zu kurzzeitigen Entgleisungen.

Auch die Therapie einer Vorerkrankung kann sich ungünstig auswirken. So verschlimmern β-Blocker die Situation. Daher sind andere Antihypertensiva zu bevorzugen.

Eine Sonderstellung nehmen Neurodermitis und atopisches Ekzem ein. Hier kann jeder Stress – auch eine Reise – zur Exazerbation führen.

Schließlich sind noch hohes Alter, Mastozytose, Schwangerschaft und körperliche Erschöpfung als Komplikationsquellen anzusehen – teils kommt es zu verstärkter Reaktion (Mastozytose, körperliche Aktivität), teils bedeuten sie ein erhöhtes Risiko (hohes Alter, Schwangerschaft).

Tipp für die Praxis

Nur Reaktionen mit **Beeinträchtigung von Vitalfunktionen** oder **nicht einschätzbare** Reaktionen bzgl. der weiteren Entwicklung zwingen zur Verschiebung oder Unterbrechung einer Reise.

38.2 Allergische Episoden ohne unmittelbare Bedrohung

Die Mehrzahl allergischer Vorkommnisse verläuft harmlos. Selbst IgE-vermittelte Reaktionen (Typ 1 nach Gell und Coombs; Immediate Type, Soforttyp) betreffen überwiegend Haut (Nesselsucht ohne Hinweise auf Beteiligung anderer Bereiche wie Rachen und Kehlkopf) oder Mukosa

(Rhinitis, Konjunktivitis, Enteritis). Zum Problem werden sie bei Larynx-/Pharynx-Beteiligung und anaphylaktischem Schock.

Harmlos sind auch zellvermittelte Reaktionen (Typ 4 nach Gell und Coombs; Delayed-Type-Hypersensitivity, Spätreaktion) wie Ekzem oder Dermatitis, und durch IgG- oder IgM-vermittelte Reaktionen (Typ 2 und 3 nach Gell und Coombs; Intermediate Type) wie Exanthem oder Artus-Phänomen (lokale sterile Entzündung). Potenziell gefährlich ist die Serumkrankheit nach Applikation etwa eines vom Tier stammenden Antiserums nach Schlangenbiss.

Wegen der versteckten Beteiligung innerer Organe ist die Purpura anaphylactica (Schönlein-Henoch) schwer einschätzbar. Bei manifester Nierenbeteiligung (Hämaturie, Proteinurie) sind Antritt und Fortsetzung einer Reise gefährdet.

38.3 Ernster und bedrohlicher Zwischenfall

Bei Auftreten ernsthafter oder bedrohlicher Formen einer Allergie darf eine Reise erst nach voller Rückbildung der Symptome angetreten oder fortgesetzt werden. Dazu zählen Bronchialasthma (insbesondere als Status asthmaticus), Alveolitis und anaphylaktischer Schock.

Gefährliche Raritäten sind anfangs symptomlose Arzneimittelallergien mit Zytopenie (etwa als Panzytopenie, Agranulozytose, Thrombopenie) oder die heparininduzierte Thrombopenie (hier HIT Typ 2) mit multiplen schweren Thrombosen.

38.4 Allergieähnliche Reaktionen

Pseudo-Allergie (Lichturtikaria etc.) und **Intoleranz** (gegenüber Salizylaten etc.) sind nicht sofort von echten Allergien zu unterscheiden. Es wird hier analog den echten Allergien verfahren und nach späterer Diagnostik krankheitsbezogen behandelt.

38.5 Hinweise auf eine bedrohliche Entwicklung der Allergie

Jede starke Reaktion beginnt mit geringen Symptomen. Heftigkeit und Befallsmuster werden von Individualfaktoren mitbestimmt. Insofern dient der **Verlauf früherer Attacken als wertvolles Einschätzungsmerkmal** bzgl. der weiteren Entwicklung einer Reaktion.

Warnhinweise auf eine bedrohliche Verstärkung der Gesamtsituation sind Symptome in Hand- und Fußflächen, Genitalregion, Zunge, Rachen und Kehlkopf (Tab. 38.**1**).

Alarmsignale sind Harn- oder Stuhldrang, Übelkeit, Sprachverlust, Sehstörungen und Arrhythmie (Tab. 38.**1**).

38.6 Selbsthilfe

Harmlose Allergien an Haut und Schleimhäuten werden mittels Antihistaminika und Kälte behandelt. Hartnäckige und heftige Symptome erfordern den Einsatz von Kortikoiden.

Bedrohliche Allergien mit Zusammenbruch des Kreislaufs und der Atmung benötigen zusätzlich Epinephrin/Adrenalin. Ohne Fremdhilfe sind vorbereitete Injektoren (Anapen, Fastject, TwinJect) geeignet. InfectoKrupp zur Inhalation wird gelegentlich aus individuellen Gründen eingesetzt (anstatt parenteraler Applikation).

Kälte (Dusche, Eis lutschen), Verhinderung der Allergenverteilung (Kälte, Abbinden der Extremität) sind wertvolle zusätzliche Maßnahmen.

Vorgehen im Notfall (anaphylaktischer Schock)

In Notfällen (Tab. 38.**2**) muss sofort mit einfach zu handhabenden Mitteln gehandelt werden. Eine kalte Dusche oder Lutschen von Eis können als lokale Hilfe dienen. Bei bekannter höchstgradiger Allergie sollen Medikamente griffbereit mitgeführt werden. Zur richtigen Anwendung bedarf es vorausgehender Erläuterung und Übung, wozu Trainer-Injektoren dienen. Aufgrund der Mitreaktion des Vagus und des Unvermögens, im akuten Fall Tabletten zu schlucken, sind Antihistaminika und Kortikoide in flüssiger Form in der Notfallapotheke bereitzuhalten (ohne Ein-

Tab. 38.**1** Bedrohliche Entwicklung einer Allergie.

Warnsignale	
Zeichen aufkommender Gefahr	**Zeichen hoher Gefahr**
Symptome an verschiedenen Stellen: Haut, Schleimhaut; Lunge	Harnabgang
Juckreiz an Hand- und Fußflächen, Genitalregion, Gaumen	Arrhythmie
erschwertes Atmen, Beklemmung	Stimmverlust
Übelkeit	Sehstörungen

Tab. 38.2 Anaphylaktischer Schock: Selbsthilfe im Notfall.

allergisch-anaphylaktischer Schock	
im Voraus (bei zu erwartender schwerer Reaktion etwa nach Insektenstich, entsprechender Vorgeschichte und ohne erfolgreiche SIT)	
• Antihistaminika	z. B. Cetirizin: Zyrtec Saft
• Kortikoide	z. B. Betamethason: Celestamine liquidum
bei rasch aufkommenden ernsten Symptomen	
• Adrenalin/Epinephrin	i. m. zum Soforteinsatz (AnaPen, EpiPen, Fastject, TwinJect)
	0,15 mg für Kinder; 0,3 mg für Erwachsene
	wenn erforderlich, nach 5 – 10 min wiederholen
	zur lokalen Unterstützung ggf. InfectoKrupp Inhal
• Begrenzung der Zufuhr und Ausbreitung des Allergens	Entfernen des Stachels
	Abbinden
	Kälte
• weiteres Vorgehen	Flachlagerung, Beine senkrecht anheben
	körperliche Ruhe, keine Aufregung
• sofern verfügbar	Infusion
	Sauerstoff

VII

satz in der Öffnung, um aus den Fläschchen trinken zu können). Eine Überdosierung gibt es hier nicht! Bei Unvermögen sich eine i. m. Injektion zu setzen, kann Inhalation mit InfectoKrupp zumindest lokale Wirkung erzielen.

Vorbeugende Maßnahmen

Allergen-Vermeidung ist die beste Form der Prävention. Hier gibt es insbesondere für Nahrungsmittel- und Insektengiftallergie einschlägige Empfehlungen (Tab. 38.3).

Pharmaka (Antihistaminika wie Desloratidin, Cetirizin, in ausgesuchten Fällen kurzzeitig Kortikoide) unterdrücken oder schwächen in Sondersituationen (Wandern, Radfahren, Bergsteigen etc.) durch präventive Einnahme eine Allergie ab.

Tab. 38.3 Empfehlungen zur Prävention.

vorbeugende Maßnahmen
Nahrungsmittelallergie
• vor dem Essen nach Zusätzen fragen
• Gewürze, Farbstoffe, Aromasubstanzen meiden
• Gekochtes, Gebackenes, Gegrilltes, Gebratenes bevorzugen
• von Verschiedenem jeweils kleine Mengen nehmen
Insektengiftallergie
• Kleidung mit Farben, Blumen, Taschen, Falten meiden
• Parfüm, Fruchtbonbons, Haarspray meiden
• nicht schwitzen oder zappeln
• nach Sport kalt duschen und sorgfältig abtrocknen
• nicht aus Dosen trinken, dünnen Strohhalm verwenden
• Essen zudecken oder entfernen
• nicht barfuß herumlaufen; Sitzplatz prüfen

Weiterführende Literatur

Grevers G, Röcken M. Taschenatlas Allergologie. Stuttgart: Thieme; 2008

Merk HF, Ott H. Allergie-Taschenbuch. Berlin: ABW Wissenschaftsverlag; 2008

Müller A. Allergologie. München: Urban 2006

39 Reisen mit Lungenerkrankungen

R. Fischer

Editorial

Patienten mit Lungenerkrankungen können unter Berücksichtigung ihrer spezifischen Probleme sehr wohl Reisen verschiedenster Art unternehmen. Dazu zählen Flugreisen wie auch Reisen in Gebiete ohne optimale medizinische Versorgung. In der reisemedizinischen Beratung sollte man jedoch berücksichtigen, dass nicht alle Lungenerkrankungen gleich sind. Lungeninfektionen werden unterteilt in

- *Erkrankungen, die*
  - *vorwiegend eine Verengung der Bronchien auslösen (Asthma, COPD),*
  - *den interstitiellen Bereich bzw. den Alveolarbereich betreffen (Fibrosen),*
  - *die pulmonalarteriellen Gefäße betreffen (pulmonale Hypertonie),*
  - *die Atemmuskulatur beeinträchtigen (Kyphoskoliosen),*
- *Tumorerkrankungen der Lunge.*

Das Wichtigste in Kürze

- Patienten mit chronischen Lungenerkrankungen sind besonders gefährdet durch
  - alveoläre Hypoxie bei Höhenaufenthalt,
  - Exazerbationen, z. B. durch Luftverschmutzung und schwierige klimatische Verhältnisse.
- Durch eine frühzeitige Untersuchung der Lungenfunktion (mit Diffusionsmessung und Belastungsblutgasen) und umsichtiges Verhalten während der Reise (Regulierung von Klimaanlagen, Vermeidung von großen Anstrengungen) können Gesundheitsrisiken unterwegs deutlich verringert werden.
- Alle wichtigen medizinischen Dinge gehören ins Handgepäck.
- Bei der Einnahme der Medikation muss auf eine eventuelle Zeitverschiebung geachtet werden.
- Notfallmedikamente sollen immer griffbereit sein.

Da die Hauptaufgabe der Lunge der Gasaustausch ist, ist es auch diese Funktion, die bei Reisen mit Lungenerkrankungen am ehesten beeinträchtigt sein kann. Bei Reisen in Gebiete mit hoher Luftverschmutzung ist darauf hinzuweisen, dass gerade Großstädte wie z. B. Mexiko City, Los Angeles oder La Paz durch eine hohe Konzentration an Stickoxiden und Ozon (Sommer-Smog von Los Angeles-Typ) ungünstig sein können. Auch klimatische Verhältnisse wie z. B. der Winter-Smog (London-Typ) mit einer Mischung aus Schwefeldioxid, Schwebstoffen und Nebel sind problematisch. Die Reise in heiße und trockene Gebiete kann ebenfalls gefährlich werden, da bei Patienten mit COPD eine erhöhte Mortalität bei hohen Temperaturen beschrieben worden ist [4, 8].

Trotzdem können natürlich auch bestimmte Gegenden für Patienten mit Lungenerkrankungen günstig sein, wie z. B. für Asthmatiker, die von hoch gelegenen Luftkurorten profitieren, da dort der Allergengehalt häufig deutlich verringert ist. Dies gilt auch für den Aufenthalt an Küsten, der von den meisten Patienten mit obstruktiven Lungenerkrankungen als angenehm empfunden wird, da dort eine feuchte, salzhaltige Luft herrscht. Weiter zu nennen ist auch der Aufenthalt in besonders tief gelegenen Orten der Erde, wie z. B. am Toten Meer, wo der Sauerstoffpartialdruck besonders hoch ist.

39.1 Höhenaufenthalte bei Lungenerkrankungen

Der wichtigste physiologische Effekt von zunehmender Höhe ist der abnehmende Atmosphärendruck und damit zunehmende Hypoxie. Bei nicht ausreichend langsamer Akklimatisation können Höhenkrankheiten auftreten; diesen Aspekt müssen auch Patienten mit Lungenerkrankungen berücksichtigen [6].

Die wichtigste physiologische Reaktion zur Akklimatisation ist die Zunahme der Ventilation, welche bereits ab Höhen von etwa 1500 m zunimmt. Entscheidend für die Höhentauglichkeit ist daher insbesondere die Fähigkeit zur Hyperventilation, welche bei Patienten mit Lungenerkrankungen eingeschränkt sein kann. Darüber hinaus besteht bei Patienten mit Diffusionseinschränkungen (z. B. interstitielle Lungenerkrankungen) das Problem, dass auch eine verstärkte Hyperventilation nicht zwingend zu einer Verbesserung des Sauerstoffpartialdruckes führt. Auch Patienten mit einem Obesitas-Hypoventilationssyndrom oder neuromuskulären Erkrankungen können möglicherweise auf eine Hypoxiebelastung nicht ausreichend mit Hyperventilation reagieren.

Außerdem ist zu beachten, dass bei Patienten mit obstruktiven Atemwegserkrankungen eine dynamische Überblähung entstehen kann, welche zu einer Erhöhung des intrathorakalen Gasvolumens führt und einem optimalen Gasaustausch damit entgegensteht. Zudem erhöht sich auch die Atemarbeit und eine erhöhte Auslastung der Atempumpe kann ggf. zu einer Erschöpfung derselben führen.

Üblicherweise wird empfohlen, dass zur Beurteilung der Höhentauglichkeit von Patienten mit Lungenerkrankungen entweder eine echte Exposition in der gewünschten Höhe erfolgt oder mittels eines sog. „Hypoxia-Inhalation-Tests“ (Hypoxie-Inhalationstest) die mögliche Exposition empirisch überprüft wird. Dabei muss der Patient ein Gasgemisch inhalieren, welches der geplanten Höhe entspricht (etwa 15% FiO_2 für 2500 m, etwa 13% FiO_2 für 3500 m und 10% FiO_2 für 4500 m Höhe). Je nach Ergebnis der Blutgasanalyse nach etwa 20 – 30 min Expositionsdauer (ggf. verbunden mit Belastung) können dann Angaben zur Höhentauglichkeit erfolgen. Allerdings ist die Korrelation dieses Hypoxia-Inhalation-Tests mit den in Wirklichkeit gemessenen Werten nicht besonders gut, sodass letztlich eine echte Exposition immer noch die beste Lösung darstellt.

Prinzipiell sollte ein PaO_2 von 50 mmHg während des Höhenaufenthaltes dauerhaft nicht unterschritten werden. Dieser Wert wird allerdings von vielen Patienten gerade mit obstruktiven Lungenerkrankungen nicht erreicht bzw. leicht unterschritten. Inwieweit dies bei insbesondere kürzerer Expositionsdauer ein wirkliches Problem darstellt, ist nicht klar. Vermutlich sind auch Werte über 40 mmHg durchaus tolerabel, insbesondere, wenn ein ausreichend langer Akklimatisationsprozess vorangeht. Medikamentöse Akklimatisationshilfen, wie z. B. das Azetazolamid, sind bei Patienten mit obstruktiven Atemwegserkrankungen bei Höhenaufenthalt bisher nicht untersucht worden [7].

39.2 Vorbereitungen für Reisen mit Lungenerkrankungen

Meist bestehen bei einem medikamentös gut eingestellten Asthma bronchiale, bei der chronischen Bronchitis oder bei Emphysempatienten keine Bedenken hinsichtlich der Reisefähigkeit (abgesehen von einer möglichen Höhenuntauglichkeit).

- Allgemein wichtig ist, dass vorbeugend versucht werden sollte, einen möglichen Nikotinabusus zu beenden.
- Weiterhin sollten Patienten mit Lungenerkrankungen sich immer in einer stabilen Phase ihrer Erkrankung befinden, eine Exazerbation muss während der Reise wenn möglich vermieden werden.
- Außerdem sollten Patienten eine Grippe- und Pneumokokkenimpfung durchführen lassen.
- Während der Reise sollte in wärmeren Klimazonen die Klimaanlage nicht auf unangemessene Werte gestellt werden, da dies leicht Atemwegsinfektionen hervorrufen kann.
- Da sich in Wasserleitungen gelegentlich Legionellen halten, sollte man beim Bezug des Hotelzimmers das Wasser für etwa 10 min laufen lassen, sich dabei allerdings nicht im Zimmer befinden.
- Auch Patienten mit Lungenerkrankungen sollten eine Bescheinigung ihres Arztes über die Notwendigkeit der Medikation und – was noch besser wäre – Empfehlungen für die Therapie einer Exazerbation mit sich führen.

39.3 Empfehlungen für Reisen mit bestimmten Lungenerkrankungen

Asthma bronchiale

Asthmatiker sollten unbedingt bezüglich ihrer Erkrankung gut aufgeklärt sein. Sie sollten informiert sein, welche Notfallmedikamente (insbesondere orale Kortisonpräparate, β2-Mimetika) sie in welcher Dosierung bei Verschlechterungen verwenden können. Darüber hinaus müssen sie ihre Medikamente in ausreichender Menge mitführen, die Verwendung eines Peak-Flow-Meters sollte geschult werden. Allerdings muss darauf hingewiesen werden, dass Peak-Flow-Meter mit zunehmender Höhe falsch-hohe Werte anzeigen und daher besser Geräte mit einer turbinometrischen Messung verwendet werden (z. B. Asthmamonitor).

Bei Aufenthalten in größeren Höhen bestehen zwar für die Asthmatiker Vorteile, da die Luft i. d. R. allergenärmer ist, allerdings besteht durch die trockene Luft und die Kältebelastung die Gefahr der vermehrten bronchialen Hyperreagibilität. Die inhalative Therapie sollte daher auch in größeren Höhen fortgeführt werden. Dies kann auch eine gewisse Prävention des Höhenreizhustens bewirken. Bei einer akuten Verschlechterung sollten insbesondere orale Steroide verwendet werden.

Da Asthmaexazerbationen potenziell lebensbedrohlich sein können, sollten Patienten auf mögliche Trigger hingewiesen werden: besondere Anstrengungen, Kälte, trockene Luft, plötzlicher Temperaturwechsel.

Schließlich sollten Patienten mit Asthma bronchiale darauf achten, dass sie in Hotels nach Allergikerzimmern fragen, in denen weder geraucht noch Tiere gehalten werden dürfen [3].

Chronisch-obstruktive Lungenerkrankungen (COPD, Mukoviszidose, Bronchiektasien)

Bei Patienten mit chronisch-obstruktiven Atemwegserkrankungen ist das Hauptproblem sicherlich die Reise in größere Höhen, entsprechende Reisen müssen daher sorgfältig mit dem Reisemediziner zu Hause geplant werden. Besondere Vorsicht ist geboten bei Reisen mit zusätzlicher körperlicher Anstrengung. Auch COPD-Patienten reisen am besten in einer stabilen Phase ihrer Erkrankung mit einer optimalen medikamentösen Therapie, entsprechend den international gültigen Richtlinien. Ausreichend Medikation muss mitgeführt werden. Auch diese Patienten müssen geschult werden, was bei einer möglichen Exazerbation der COPD zu tun ist, insbesondere in der Verwendung von Antibiotika (empfehlenswert Amoxicillin oder Trimethoprim/Sulfamethoxazol) und von oralem Kortison sowie der Reduktion der Steroidmedikation über einen längeren Zeitraum.

Bei Patienten, bei denen eine Sauerstoffgabe während des Fluges oder der Reise notwendig wird oder bei Patienten, die bereits dauerhaft eine Langzeitsauerstofftherapie durchführen, muss die Reise besonders sorgfältig geplant werden. Für Flugreisen hilfreich ist die Internetadresse www.de.european-lung-foundation.org. Auf dieser Seite wird detailliert für alle Fluggesellschaften die Möglichkeit von Sauerstoffmitnahme beschrieben, z.T. sogar mit aktuellen Preisen. Darüber hinaus müssen sich Patienten unter Sauerstofflangzeittherapie mit ihrem Sauerstofflieferanten in Verbindung setzen und klären, inwieweit eine Sauerstoffversorgung im Zielland möglich ist [2].

Interstitielle Lungenerkrankungen, restriktive Lungenerkrankungen, pulmonale Hypertonie

Patienten mit interstitiellen oder restriktiven Lungenerkrankungen sind insbesondere bei Höhenaufenthalten gefährdet, da sie auch durch vermehrte Ventilation keine Besserung der Oxygenierung erreichen können. Hier ist bei messbarer Diffusionseinschränkung Vorsicht geboten, diese Untersuchung ist daher als Voruntersuchung sehr notwendig. Diese Patienten sollten eine Höhe von 3000 m nicht überschreiten, da hier der alveoläre pO_2 bei 65 mmHg liegt. Weiterhin sollten Patienten mit einem erhöhten Pulmonalarteriendruck darauf hingewiesen werden, dass sie leicht ein Höhenlungenödem bekommen können [5].

Klimatische Belastungen können diese Patienten ebenfalls während einer Reise beeinträchtigen, allerdings neigen sie nicht zu akuten Exazerbationen, sondern eher zu langsamen Verschlechterungen. Daher sollte versucht werden, dass auch diese Patienten nur in einer stabilen Phase ihrer Erkrankung verreisen.

Auch bei den Patienten mit Tumorerkrankungen sollte daran gedacht werden, dass stattgehabte Chemotherapien eine Diffusionseinschränkung mit bewirken und damit auch einer Höhentauglichkeit entgegenstehen können.

Pneumothorax

Flugreisen mit einem stattgehabten Pneumothorax sollten nur durchgeführt werden, wenn das Ereignis mindestens 6 Wochen zurückliegt und mindestens 14 Tage radiologisch kein Restpneumothorax mehr vorhanden ist. Wenn ein solcher noch erkennbar ist, besteht bei rascher Druckänderung die Gefahr eines Spannungspneumothorax'. Gegebenenfalls und je nach Umständen muss eine Drainage erfolgen, ggf. mit einem Heimlich-Ventil [1].

Obstruktive Schlafapnoe, Hypoventilationssyndrome, neuromuskuläre Erkrankungen

Patienten mit obstruktiver Schlafapnoe oder neuromuskulären Erkrankungen, welche eine intermittierende oder chronische nicht invasive Beatmung erfordern, stellen bei Reisen eine besondere Gruppe dar. Diese Patienten müssen ihre Geräte während der gesamten Reise mitführen, da sie sonst durch eine erhöhte Tagesmüdigkeit in ihren Aktivitäten eingeschränkt sind und ggf. auch zu vermehrten Unfällen neigen. Dies gilt auch für den Aufenthalt in mittleren und großen Höhen, wobei viele CPAP-Geräte nur bis in Höhen von etwa 3000 m zugelassen sind. Höhen, die darüber liegen, müssen mit dem Hersteller extra besprochen werden. Darüber hinaus sind nur einzelne Fabrikate in den USA bekannt, welche mittels Akkubetrieb funktionieren. Die meisten Geräte in Mitteleuropa funktionieren nur mit Netzstrom und sind daher für Schlaforte, die keinen elektrischen Strom bieten, ungeeignet.

Patienten mit chronischer intermittierender Beatmung, wie z.B. bei neuromuskulären Erkrankungen, sind auf einer Reise aus unserer Sicht unbedingt zu begleiten; allein können sich diese Patienten nicht gut fortbewegen. Wichtig sind die Schulung der Begleitperson und die Verwendung von ausreichend Ersatzmaterial.

Tipp für die Praxis

Tipps für Kurzaufenthalte

Auch wenn der Aufenthalt nur kurz ist, können unerwartete Dinge passieren. Eine gute Vorbereitung für Notfälle ist auch hier wichtig – gerade, wenn man Langzeitsauerstoff braucht.

- immer ausreichend Medikamente mitnehmen, insbesondere Inhalatoren
- Flüssigkeit mitnehmen, um Medikamente einnehmen zu können
- genügend Pausen einplanen, um der eingeschränkten Leistungsfähigkeit Rechnung zu tragen

Tipps für längere Aufenthalte

- Eine Abklärung mit dem behandelnden Arzt sollte immer erfolgen. Auch die Namen der behandelnden Ärzte sollten mitgeführt werden.
- Die Sauerstoffversorgung muss abgesichert sein, am besten mit dem Sauerstofflieferanten. Günstig sind insbesondere Sauerstoffkonzentratoren. Diese sollen auch einen Adapter für Fahrzeuge haben.
- Da die Fluglinien häufig pro Flugstrecke einen Aufschlag für die Sauerstoffversorgung verlangen, ist die Aufteilung in möglichst wenige Abschnitte sinnvoll.
- Der Höhenaufenthalt sollte möglichst kurz gewählt werden; bei längeren Aufenthalten muss unbedingt eine Vorabklärung erfolgen.
- Bei Aufenthalten in Hotels sollte vorab geklärt werden, ob eine Reservierung in den unteren Stockwerken oder im Erdgeschoss möglich ist.
- Auch für längere Reisen gilt: genügend Pausen einplanen, um der eingeschränkten Leistungsfähigkeit Rechnung zu tragen.

Literatur

[1] Baumann MH. Pneumothorax and air travel: lessons learned from a bag of chips. Chest 2009; 136 (3): 655 – 656

[2] British Thoracic Society, Standards of Care Committee. Managing passengers with respiratory disease planning air travel: British Thoracic Society recommendations. Thorax 2002; 57 (4): 289 – 304

[3] Cogo A, Fiorenzano G. Bronchial asthma: advice for patients traveling to high altitude. High Alt Med Biol 2009; 10 (2): 117 – 121

[4] Donaldson GC, Seemungal T, Jeffries DJ et al. Effect of temperature on lung function and symptoms in chronic obstructive pulmonary disease. Eur Respir J 1999; 13 (4): 844 – 849

[5] Luks AM. Can patients with pulmonary hypertension travel to high altitude? High Alt Med Biol 2009; 10 (3): 215 – 219

[6] Luks AM, Swenson ER. Travel to high altitude with pre-existing lung disease. Eur Respir J 2007; 29 (4): 770 – 792

[7] Martin SE, Bradley JM, Buick JB et al. Flight assessment in patients with respiratory disease: hypoxic challenge testing vs. predictive equations. QJM 2007; 100 (6): 361 – 367

[8] Sunyer J, Schwartz J, Tobías A et al. Patients with chronic obstructive pulmonary disease are at increased risk of death associated with urban particle air pollution: a case-crossover analysis. Am J Epidemiol 2000; 151 (1): 50 – 56

40 Reisen mit Nierenerkrankungen

M. K. Riedel

Editorial

Reisen (und gerade Fernreisen) mit vorbestehender Niereninsuffizienz sind immer ein Wagnis. Hier gilt der Satz von J. W. von Goethe (aus „Wilhelm Meisters Wanderjahre"): „Unvorbereitetes Wegeilen bringt unglückliche Wiederkehr" ganz besonders. Andererseits werden der Verlust an Mobilität durch die Dialyse und der mögliche Verzicht auf Reisen gerade von Dialysepatienten als herber Einschnitt wahrgenommen. Eine vorbestehende Niereninsuffizienz zu haben oder gar Dialyse- oder nierentransplantierter Patient zu sein, heißt aber nur, sich besser auf Reisen vorzubereiten. Hier ist die genaue und ausführliche Beratung im Zusammenspiel Hausarzt – reisemedizinisch beratender Arzt – Nephrologe sehr wichtig. So kann die Reise gelingen und dem Patienten ein großes Stück Lebensqualität zurückgegeben werden.

Das Wichtigste in Kürze

- Reisen mit Niereninsuffizienz bedürfen ausführlicher Reiseberatung und -planung.
- Die Beratung muss auch Folgen der Grunderkrankung und aufgrund der Aufgabenvielfalt der Niere auch Störungen in verschiedenen Regulationsmechanismen einbeziehen; ein besonderes Augenmerk ist hierbei auf eine genaue Kontrolle des Flüssigkeits- und Elektrolythaushalts zu legen.
- Bei Nierenfunktionsstörungen sind viele Medikamente kontraindiziert bzw. in der Dosis zu reduzieren; dies gilt auch für die Malariamedikation.
- Der Impferfolg ist bei nephrologischen Patienten unsicher, dennoch sollte aufgrund der erhöhten Infektionsgefahr wegen der bestehenden Immunsuppression die Impfindikation – zumindest für Totimpfstoffe – großzügig gestellt werden
- Trotz optimaler Vorbereitung birgt eine Reise für Nierentransplantierte immer ein Risiko durch behandlungsbedürftige Infektionskrankheiten oder eine Abstoßungsreaktion mit Verschlechterung der Transplantatfunktion.

40.1 Einführung

Chronische Nierenerkrankungen werden durch eine Reihe von Grunderkrankungen ausgelöst. Die **glomeruläre Filtrationsrate** (**GFR**) ist für die Abschätzung der Nierenfunktion die wichtigste Größe und gibt das Gesamtvolumen an, das von allen Glomeruli beider Nieren zusammen in einer definierten Zeiteinheit gefiltert wird. Die GFR sinkt physiologisch mit zunehmendem Alter. Gemäß der Empfehlung der Kidney Disease Outcome Quality Initiative (KDOQI) werden Nierenerkrankungen anhand der GFR in 5 Schweregrade unterteilt [1] (Tab. 40.**1**).

Tab. 40.**1** Unterteilung der Nierenerkrankungen in Schweregrade.

Stadium	GFR (ml/min)	Nierenerkrankung ...
1	> 90	... mit normaler Nierenfunktion
2	60 – 89	... mit milder Funktionseinschränkung
3	30 – 59	... mit moderater Funktionseinschränkung
4	15 – 29	... mit schwerer Funktionseinschränkung
5	< 15	chronische (terminale) Niereninsuffizienz

Reisemedizinisch relevant sind je nach Grunderkrankung alle Schweregrade, wobei der Schwerpunkt sicherlich auf Reisenden nach Nierentransplantation, Reisenden mit fortgeschrittener Niereninsuffizienz wegen der drohenden Dialysepflichtigkeit und auf Patienten mit eingetretener terminaler Niereninsuffizienz aufgrund der Limitierung durch das Vorhandensein einer Dialysemöglichkeit vor Ort liegt. Letztgenannte reisen deshalb nach Erhebungen eher seltener (und häufiger im Inland) als der Durchschnitt der Bundesbürger, dafür dann aber meist länger. Fernreisen oder Kreuzfahrten sind auch hier möglich und werden durchgeführt.

Natürlich sind bei der Beratung auch immer Folgen der Grunderkrankung (z. B. Diabetes, Hypertonie) und aufgrund der Aufgabenvielfalt der Niere auch Störungen in verschiedenen Regulationsmechanismen (u. a. Ausscheidungsfunktion, Mineralhaushalt, Blutbildung, Blutdruckregulation, Kalzium-Phosphat-Haushalt) zu bedenken.

40.2 Messung der Nierenfunktion

Die Abschätzung der Nierenfunktion erfolgt i. d. R. über die Kreatinin-Clearance als Schätzmaß für die GFR.

Neben der Möglichkeit der aufwendigen und fehlerbehafteten Sammelurinmessung existieren Möglichkeiten von rechnerischen Schätzwerten (Cockcroft-Gault, MDRD) als Messparameter für die GFR [2,3].

Im Rahmen der „Modification of Diet in Renal Diseases Study Group"-Studie (MDRD-Studie) wurde eine Formel zur Abschätzung der GFR validiert und von den Europäischen Guidelines zur Bestimmung der GFR bei Patienten mit Niereninsuffizienz empfohlen. Die kurze **Vier-Variablen-MDRD-Formel**, in die Alter, Geschlecht, Hautfarbe und Serum-Kreatinin eingehen, hat sich durchgesetzt; sie verzichtet auf Albumin und Harnstoff, schätzt aber die GFR vergleichbar gut ein wie die lange Formel [4].

Die MDRD-Formel ist bei Menschen mit moderater bis schwerer chronischer Nierenfunktionseinschränkung genauer als Cockcroft-Gault und Kreatinin-Clearance mittels Sammelurin und im Bereich einer Kreatinin-Clearance von 20 – 70 ml/min am besten für die Bestimmung der Schätzclearance (eGFR) im Alltag geeignet [3,5 – 7]. Aufgrund der teilweise dünnen Datenlage ist Vorsicht geboten bei Werten außerhalb dieses Bereiches und bei Personen unter 18 und über 70 Jahren.

Allgemein sollte ein Reiseantritt nur bei stabiler Nierenfunktion erfolgen (Verlaufskontrolle der GFR, eine einmalige Messung vor Reiseantritt ist hier nicht ausreichend).

40.3 Beratungsfelder

Medikamente

Bei Nierenfunktionsstörungen sind viele Medikamente **kontraindiziert** bzw. in der Dosis zu reduzieren; auch deswegen ist die Kenntnis der aktuellen Nierenfunktion notwendig. Weiterhin ist auf **Interaktionen** mit den meist umfangreichen, bestehenden Medikamenten zu achten, insbesondere Kalium-Austauschharze und Phosphatbinder (Einnahme mit dem Essen, Abstand zu anderen Medikamenten [8,9]) und Immunsuppressiva (z. B. Ciclosporin), v. a. nach Nierentransplantation [10,11]. Auch an **Resorptionsverzögerung**, v. a. durch die oft vorherrschende chronische Obstipation, muss gedacht werden.

Sonderfall **Insulin**: Da durch die abnehmende renale Metabolisierung der Insulinbedarf bei Diabetikern mit zunehmender Niereninsuffizienz paradoxerweise oft abnimmt, gleichzeitig aber durch die zunehmende Insulinresistenz auch zunehmen kann, ist die Insulinwirkung oft schwer vorhersehbar und sollte stabil eingestellt sein [12].

Reiseapotheke:

- Bei zunehmender Niereninsuffizienz sollte unbedingt auf die **Nephrotoxizität von bestimmten Medikamenten** hingewiesen und diese unbedingt gemieden werden (u. a. nicht steroidale Antiphlogistika, Aminoglykoside, Cotrimoxazol).
- Ausdrücklich zu empfehlen ist das Mitführen eines **Antidiarrhoikums** wegen der Gefahr der akuten Verschlechterung der Nierenfunktion bei Hypovolämie infolge eines massiven Flüssigkeitsverlustes bei gastrointestinalen Infekten.
- Bei fortgeschrittener Niereninsuffizienz sollte wegen der Gefahr einer lebensbedrohlichen Hyperkaliämie ein **Kalium-Austauschharz** mitgenommen werden.
- Auch ein **Antibiotikum** zur frühzeitigen Behandlung insbesondere eines Harnwegsinfektes sollte in der Reiseapotheke vorhanden sein.

Malariamedikation

Auf die grundlegenden Indikationen der Malariaprophylaxe inkl. Zulassung der Präparate in Deutschland wird an anderer Stelle dieses Buches eingegangen; hier einige spezielle Anmerkungen – die Datenlage zu den einzelnen Medikamenten bei Niereninsuffizienz ist jedoch spärlich und nicht immer einheitlich [13].

- Atovaquon/Proguanil (Malarone)
  - überwiegend renale Ausscheidung
  - keine Dosisreduktion bei leichter Niereninsuffizienz
  - Kontraindikation GFR < 30 ml/min
- Mefloquin (Lariam) [14]
  - nur 7 – 10 % renale Ausscheidung
  - bei GFR 10 – 25 ml/min Dosisreduktion auf 75 %, darunter auf 50 % erwägen
- Chloroquin (Resochin)
  - relative Kontraindikation Dialyse (nicht dialysabel)
  - bei GFR 20 – 30 ml/min Dosisreduktion (Hälfte) erwägen
  - erhöht Ciclosporin-Spiegel [10]
- Proguanil (Paludrine)
  - relative Kontraindikation Dialyse (keine sicheren Daten)
  - bei GFR 20 – 30 ml/min Dosisreduktion (Hälfte) erwägen
- Sonderfall Doxycyclin
  - Tetracycline können nephrotoxische Schäden verursachen oder eine schon vorher bestehende Nierenfunktionseinschränkung verschlimmern.
  - Da die Proteinbindung mit abnehmender Nierenfunktion ebenfalls abnimmt, kann der Q_0-Wert (extrarenal ausgeschiedener bioverfügbarer Dosisanteil bei normaler Nierenfunktion) nicht ausreichend genau berechnet werden.
  - Im Allgemeinen muss bei Patienten mit eingeschränkter Nierenfunktion die Doxycyclindosis nicht verringert werden (Plasma-Eliminationshalbwertszeit bis zu 23 h).
  - bei gleichzeitiger Phosphattherapie mit kalziumhaltigen Medikamenten (verminderte Resorption und damit verminderte Wirksamkeit) Abstand zwischen der Einnahme beider Medikamente mindestens 2 h [15]

Impfungen

Der Impferfolg von Totimpfstoffen ist bei nephrologischen Patienten unsicher; dies gilt v. a. für die Stadien 3 – 5. Dennoch sollte aufgrund der erhöhten Infektionsgefahr wegen der bestehenden Immunsuppression die Impfindikation großzügig gestellt werden. Als Beispiel sei hier die Hepatitis-B-Impfung genannt (bei starker Nierenfunktionseinschränkung/Dialysepflichtigkeit maximales anti-HBs niedriger, schnellerer Abfall anti-HBs, deswegen häufiger boostern, 4-fache Dosis [HBVAXPRO 40] oder adjuvantierten Impfstoff [FENDRIX] verwenden, Simultanimpfungen).

Impfungen mit viralen Lebendimpfstoffen sind wegen wesentlicher Defekte der zellvermittelten Immunantwort i. d. R. kontraindiziert (bei Gelbfieber „Exemption Certificate").

Auf die Impfungen bei Nierentransplantation wird später eingegangen.

Ernährung

Bei chronischer Niereninsuffizienz führen sowohl die Grunderkrankung (z. B. Diabetes mellitus), Begleit- und Folgeerkrankungen (z. B. metabolische Azidose) als auch Medikamente zu Veränderungen des Stoffwechsels (Tab. 40.**2**).

Spätestens ab Stadium 3 der Nierenfunktionseinschränkung kann durch eine eiweißreduzierte Ernährung die Konzentration der harnpflichtigen Substanzen und damit auch die Progression der Niereninsuffizienz verhindert werden, andererseits birgt die zu beschränkende Eiweißzufuhr immer die Gefahr der Unterversorgung mit den lebensnotwendigen Aminosäuren. Deshalb sollte Reisenden eine **eiweißnormalisierte Kost** (0,8 g/kg KG) mit leicht vermehrter Zufuhr von Kohlenhydraten und Fett empfohlen werden [16, 17], die Kochsalzzufuhr sollte unbedingt minimiert werden, wobei eine konsequente salzarme Diät wegen häufiger Beimischung von Kochsalz zum Essen in Restaurants und fehlender Deklaration extrem schwierig einzuhalten ist.

Tab. 40.**2** Stoffwechsel bei chronischer Niereninsuffizienz (Quelle: [23]).

chronische Niereninsuffizienz: Stoffwechsel	
Erhöhung des Energieverbrauchs in Ruhe	8 – 16 % höher als bei Menschen mit gesunder Niere
Verlust von Aminosäuren	Hämodialyse: 5 – 18 g
	Peritonealdialyse: 2 – 4 g
Verlust von Protein	Peritonealdialyse: 5 – 15 g
metabolische Azidose	
endokrine Störungen	
Mikroinflammation	
Malnutrition	

Insbesondere bei hochgradig eingeschränkter Niereninsuffizienz oder Dialysepflichtigkeit gilt zusätzlich auch die Empfehlung phosphat- und kaliumarmer Ernährung; insbesondere eine inkonsequente Kaliumrestriktion (kein frisches Obst, keine Gemüse- und Obstsäfte, kein Trockenobst) kann aufgrund von Hyperkaliämien lebensbedrohlich werden.

Abweichend von dieser Empfehlung sollte beim nephrotischen Syndrom mit hohem Eiweißverlust eine protein**reduzierte** Kost empfohlen werden. Als Minimum des Nahrungseiweißes darf jedoch 0,5 g Eiweiß pro kg KG nicht unterschritten werden, damit es nicht zum Abbau der Körpersubstanz kommt.

Da eine Dialysebehandlung dem Körper wertvolle Aminosäuren entzieht, sollte die Nahrung bei Dialysepatienten 1,2 – 1,5 g Eiweiß/kg KG enthalten [18].

Patienten mit chronischer Niereninsuffizienz haben einen erhöhten Energiebedarf [19]; um einer Katabolie vorzubeugen, sollte die Energiezufuhr für Patienten unter 60 Jahren 35 kcal/kg KG/d nicht unterschreiten, für über 60-Jährige wird eine Energieaufnahme von 30 – 35 kcal/kg KG/d empfohlen. Der Energiebedarf kann durch Urlaubsaktivitäten vor Ort noch deutlich gesteigert sein [20 – 22].

40

Flüssigkeitszufuhr

Insbesondere bei Reisen in warme Länder besteht die Gefahr einer akuten Verschlechterung der Nierenfunktion durch Hypovolämie bei nicht ausreichender Flüssigkeitszufuhr (2 – 2,5 l), die bei vermehrtem Flüssigkeitsverlust durch hohe Temperaturen deutlich gesteigert sein werden muss (dies gilt auch bei Diarrhoen). Eine regelmäßige Kontrolle der Harnausscheidungsmenge und der Harnfarbe ist deshalb unbedingt notwendig. Auch sollten Blutdruck, Körpertemperatur und -gewicht regelmäßig kontrolliert werden.
Bei Dialysepatienten gilt im Allgemeinen:
Trinkmenge = Restharnausscheidung + 500 – 800 ml,
aber auch hier müssen Flüssigkeitsverluste durch Schwitzen oder Diarrhoen mitbedacht werden.

Organbeteiligung bei chronischer Niereninsuffizienz

Wie schon eingangs erwähnt, müssen auch aufgrund der Aufgabenvielfalt der Niere bedingte Krankheitsbilder in die Beratung eingebunden werden, hier insbesondere Myopathie, Neuropathie, Hauterkrankungen, Immunsuppression, Anämie, Hypertonie, Osteopathie und Gerinnungsstörungen (Abb. 40.**1**).

Auf die Genese der einzelnen Krankheitsbilder kann hier nur unvollständig mit wenigen Stichpunkten eingegangen werden (Tab. 40.**3**); hier wird auf die Lehrbücher der Nephrologie verwiesen.

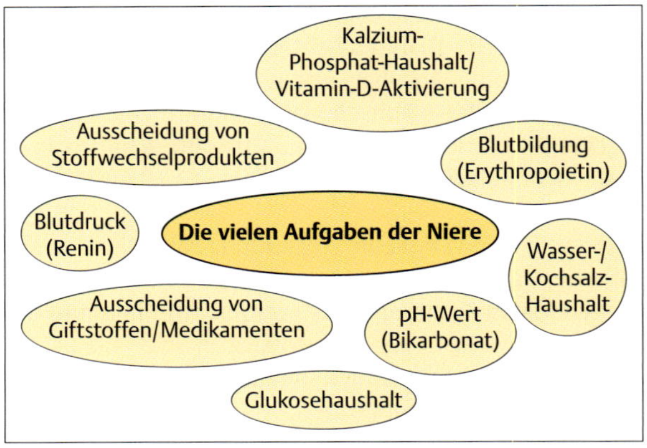

Abb. 40.1 Aufgaben der Niere.

Weitere Beratungsinhalte

Bei hochgradig eingeschränkter Nierenfunktion sollte vor einer langen Auslandsreise ggf. eine rechtzeitige, prophylaktische Shuntanlage erwogen werden. Bei reizlosen Wundverhältnissen ist dann eine Reise möglich; wegen der weiter bestehenden Gefahr der Urämie und Überwässerung sollte überprüft werden, ob eine Andialyse vor Ort möglich ist.

Urlaubsaktivitäten mit geringer bis mittlerer Belastung sind i. d. R. uneingeschränkt zu empfehlen – hierzu zählen Flugreisen, Bergwandern in Höhen unter 2500 (– 3000) m, Kreuzfahrten, Radtouren, Schwimmen/Schnorcheln.

Abzuraten ist in aller Regel von Aktivitäten mit hoher Belastung, insbesondere bei hochgradig eingeschränkter Nierenfunktion. Hierzu zählen Bergsteigen/Trekking/Aufenthalt in Höhen > 3000 m, schwere Mountainbike-Touren, Tauchen.

Problematisch sind auch Langzeitaufenthalte in tropischen Ländern und Fahrten in entlegene Gebiete.

Weblinks

www.dosing.de Liste nierenrelevanter Arzneimittel mit Dosierungshinweisen des Universitätsklinikums Heidelberg
www.zct-berlin.de/niereninsuff und www.uni-ulm.de/nephrologie Dosierung von Antiinfektiva bei Patienten mit eingeschränkter und aufgehobener Nierenfunktion
www.nierenportal.de Internetseite der Deutschen Gesellschaft für Nephrologie
www.ddnae.de Verband Deutsche Nierenzentren
www.nephro.at Österreichische Gesellschaft für Nephrologie
www.nephro.ch Schweizerische Gesellschaft für Nephrologie
www.kdoqi.org The National Kidney Foundation Kidney Disease Outcomes Quality Initiative (NKF KDOQI)
www.bundesverband-niere.de Ferienführer „Dialyse International“
www.dialyse-online.de Dialysezentren weltweit
www.eurodial.org Dialysezentren weltweit
www.dialysiscenters.org Dialysezentren weltweit
www.schiffsdialyse.de und http://dialysekreuzfahrten.de Schiffsdialysen
www.travelsafe.de Reiserücktrittsversicherung für Dialysepatienten
http://hilfsfonds-dialyseferien.bv-niere.de finanzielle Hilfen für Dialysepatienten

Tab. 40.**3** Checkliste Organbeteiligung/Gefährdungen/Beratungsinhalte bei chronischer Niereninsuffizienz.

Krankheitsbild	Genese (stichpunktartig)	Gefährdungen/Beratungsinhalt
Myopathie/ Osteopathie	Vitamin D_3, Parathormon, Azidose, Hypokalzämie, Hyperphosphatämie, …	Muskelschwäche, besonders der Körperstamm- und körpernahen Beinmuskulatur (Achtung bei körperlicher Anstrengung); Sehnenrisse, Frakturgefahr
Polyneuropathie	Urämie	strumpfförmige Sensibilitätsstörungen und Parästhesien mit Unfallgefahr, „Burning Feet“
Hauterkrankungen	Urämie, Immunsuppression	vermehrte Hautvulnerabilität, Hauttrockenheit durch Atrophie der Schweißdrüsen, Hautmalignome bei Transplantierten und Immunsupprimierten
Immun-suppression	Urämie, Proteinurie, Medikamente	erhöhte Infektanfälligkeit
Anämie	Erythropoietinmangel	Hypoxie (bei Hb < 9 – 10 g/dl Auftransfusion vor dem Flug erwägen); Vorsicht bei körperlicher Anstrengung; zusätzliche Blutverluste (Nasenbluten, virale hämorrhagische Fieber); Schwierigkeit bei der Durchführung „Dicker Tropfen“
Hypertonie	primär, sekundär Renin-Angiotensin-Aldosteron-System	linksventrikuläre Hypertrophie und diastolische Funktionsstörungen
Gerinnungs-störungen	urämische Thrombozyten-Funktionsbeeinträchtigung, Teleangiektasien und erhöhte Gefäßfragilität, Störungen in den Thrombozyten-Gefäßwandinteraktionen, Reduktion plasmatischer Gerinnungsfaktoren durch gesteigerte glomeruläre Filtration im Rahmen der Proteinurie	Hämorrhagien, prophylaktische Antikoagulation beim nephrotischen Syndrom

40.4 Krankheitsbild Glomerulonephritis

Die Glomerulonephritis ist eine immunpathogenetisch vermittelte Entzündung beider Nieren mit primärem Befall des Glomerulums und sekundärer Erkrankung des gesamten Nephrons.

Eine Reisefähigkeit ist hier erst nach abgeschlossener Diagnostik und stabilen Verhältnissen nach Einleitung einer teilweise sehr eingreifenden, immunsuppressiven Therapie gegeben. Wegen möglicher Komplikation während der Reise sollte eine nephrologische Betreuung vor Ort gewährleistet sein.

Insbesondere bei der nephrotischen Verlaufsform ist eine regelmäßige Selbstmessung des Eiweißgehalts im Urin mittels Stix zu empfehlen. Zu beachten sind insbesondere bei ausgeprägter Proteinurie folgende **Beratungsinhalte**:

- frühzeitige antibiotische Behandlung bei Infektzeichen wegen Immunglobulinmangel
- prophylaktische Antikoagulation bei Plasma-Albumin < 25 – 30 g/l wegen der Gefahr von Thromboembolien
- proteinreduzierte Kost (s. o.)
- ggf. Anpassung der Medikation wegen herabgesetzter Eiweißbindung von Medikamenten

40.5 Nierentransplantation

Trotz optimaler Vorbereitung birgt eine Reise für Nierentransplantierte immer ein Risiko durch behandlungsbedürftige Infektionskrankheiten oder eine Abstoßungsreaktion mit Verschlechterung der Transplantatfunktion.

Beratungsinhalte

Über die allgemeinen Beratungsinhalte hinaus sollten folgende Inhalte Gegenstand der Beratung sein:

- Die Immunsuppression sollte stabil eingestellt sein, wofür mindestens ein Zeitraum von 3 Monaten nach Transplantation erforderlich ist.
- Es darf vor Reisebeginn kein interkurrenter Infekt vorliegen.
- Äußerste Vorsicht ist geboten bei der Therapie mit nephrotoxischen Substanzen.
- Festlegung der erforderlichen Kontrollintervalle der Immunsuppression
- Alle Medikamente (besonders die Immunsuppressiva) müssen in ausreichender Menge mitgenommen werden (2 getrennte Gepäckstücke).
- Zollerklärung über die Notwendigkeit der Mitnahme von Medikamenten mitführen
- Übersetzung des Arztberichts, internationaler Patientenausweis
- Direkte Sonneneinstrahlung sollte wegen der deutlich erhöhten Tumorgefahr gemieden werden
- Bei Durchfallerkrankungen kann es durch die Dehydration schnell zur Verschlechterung der Nierenfunktion kommen; zusätzlich ist ein ansteigender Tacrolimusspiegel oder abfallender Ciclosporinspiegel möglich bei entzündeter Darmschleimhaut [24]

Malariaprophylaxe

- Chloroquin ist bei Transplantierten möglich
  - Dosisreduktion bei Niereninsuffizienz
  - Spiegel von Ciclosporin/Tacrolimus überwachen
- Proguanil
  - Dosisreduktion bei Niereninsuffizienz
  - Spiegel von Ciclosporin/Tacrolimus überwachen
- Risikoabwägung bei Mefloquin v. a. wegen des Nebenwirkungsspektrums
- Atovaquon/Proguanil
  - möglich bei GFR>30 ml/min
  - Spiegelkontrolle von Ciclosporin

Impfungen

Da Studien bzgl. der Wirksamkeit von Impfstoffen bei niereninsuffizienten Patienten einer Reihe von Limitierungen unterliegen und insbesondere randomisierte Studien mit großen Patientenzahlen fehlen, sind die Daten oft aus Studien mit sehr kleinen Fallzahlen gewonnen oder berechnet aus Studien mit Immunkompetenten [25 – 27]. Auch der beste Zeitpunkt ist unklar; da der Erfolg der Impfantwort durch die Höhe der Immunsuppression beeinflusst wird, ist als Richtwert 1 Jahr nach Transplantation anzunehmen. Die Wirksamkeit ist schlecht vorhersehbar, ein serologisches Monitoring wünschenswert [28].

Für die empfohlenen Impfstoffe ist eine Induktion von Abstoßungsreaktionen nicht nachgewiesen. Auch vermehrte Impfschäden bei Totimpfstoffen sind nicht nachgewiesen [26, 29].

- Wegen der erhöhten Infektionsgefährdung aufgrund der Immunsuppression und der Gefahr der Transplantatabstoßung durch Infektionen, insbesondere durch Virusinfektionen, Impfindikation für die nicht kontraindizierten Impfungen (s. u.) großzügig stellen (Tab. 40.**4**)
- Auch Transplantierte sollten generell gegen Tetanus und Diphtherie geimpft sein.
- Aufgrund der Infektanfälligkeit ist eine jährliche Grippeimpfung (Okt./Nov.) dringend zu empfehlen.
- Patienten mit häufigen Atemwegsinfekten können von der gut wirksamen Pneumokokkenimpfung profitieren.
- Eine Reihe von Spezialimpfungen für Patienten mit Expositionsrisiko, z. B. durch geplante Fernreisen, können ohne Risiko durchgeführt werden.
- Da das Ansprechen auf Impfungen unter der immunsuppressiven Therapie reduziert ist, sollten Grundimmunisierungen – wenn immer möglich – vor Transplantation durchgeführt werden.

Tab. 40.**4** Impfindikationen und Erfolgsaussichten nach Organtransplantation (Quelle: [31]).

Impfung	Ansprechen (%)	Antikörpertiter	Indikation	Dosis
Tetanus	85	ca. ⅓	indiziert	Grundimmunisierung: 0, 1, 6 Monate; Auffrischung nach (2–)5 Jahren
Diphtherie	82	ca. ⅓	indiziert	0, 1, 6 Monate; Standarddosis
Influenza	8–36	vermindert	indiziert	jährlich; Standarddosis
Pneumokokken	94	ca. ½	indiziert	Standarddosis
Hepatitis A	72	vermindert	Expositionsrisiko	0, 6 Monate
Hepatitis B	40	vermindert	Expositionsrisiko	0, 1, 6 Monate; doppelte Impfdosis
Polio	91	normal	indiziert	0, 1, 6 Monate; Standarddosis

Tab. 40.**5** Kontraindizierte Impfungen nach Nierentransplantation (Quelle: [31]).

Kontraindizierte Impfungen
Masern/Mumps/Röteln (MMR)
Poliomyelitis (oral)
Typhus Lebendimpfstoff
Gelbfieber
Tuberkulose BCG
Varicella (Neuere Studien zeigen, dass ein sicherer Einsatz auch bei Transplantierten möglich ist.)

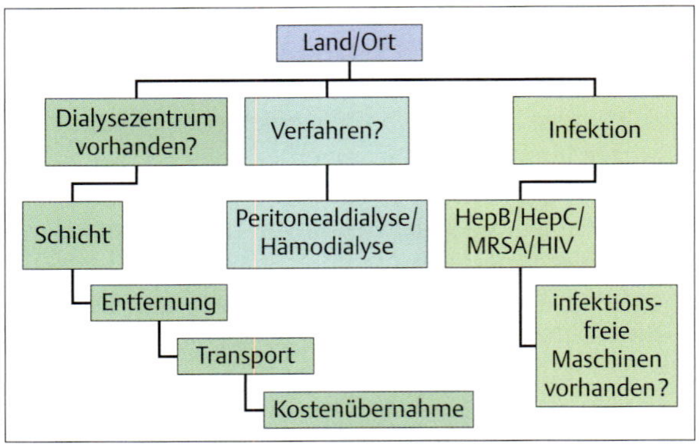

Abb. 40.2 Ablauf zur Planung der Dialyse vor Ort.

- Nach Organtransplantation bleibt ein vorbestehender Impfschutz i. d. R. weitgehend erhalten [25].
- Da auch die Dialyse zu einem reduzierten Titeranstieg führt, ist ein möglichst frühes Boostern der Impfungen sinnvoll.
- Das zusätzliche Impfen von Angehörigen kann bei einigen Indikationen sinnvoll sein.

Lebendimpfstoffe sind unter Immunsuppression i. d. R. kontraindiziert (Bescheinigung über Kontraindikation zur Gelbfieberimpfung) – so könnte eine prolongierte Virämie bei Gelbfieber zu Neuroinvasion und Enzephalitis führen [30]. Es gilt hier aber, dass im Einzelfall in Kenntnis der eventuell vorhandenen immunologischen Restfunktion einerseits und des Infektionsrisikos andererseits individuell entschieden werden muss (Tab. 40.**5**).

Passive Impfungen (z. B. Tetanus) nach Exposition sind unbedenklich.

40.6 Dialyse

Im Gegensatz zu Reisenden mit eingeschränkter Nierenfunktion oder nach Nierentransplantation sind Dialysepatienten allein durch das zwingende Vorhandensein einer Dialysemöglichkeit am Urlaubsort in der Wahl ihrer Urlaubsmöglichkeiten deutlich eingeschränkt. Dies gilt v. a. für die zahlenmäßig deutlich größere Gruppe an Hämodialyse-Patienten. Aber auch für Peritonealdialyse-Patienten ist ein hoher logistischer Aufwand notwendig, um eine ausreichende Dialysatmenge am Urlaubsort vorrätig zu haben.

Dennoch sind im Zusammenspiel mit der betreuenden Dialysepraxis auch Reisen in ferne Länder oder sogar Kreuzfahrten möglich, was von den Reisenden sehr dankbar aufgenommen wird.

Für die Beratung gilt Vieles des unter 40.3 Gesagten.

Beim formalen Ablauf zur Planung der Dialyse vor Ort ist insbesondere das Verfahren (Peritonealdialyse, Hämodialyse – zu den Einzelheiten der Verfahren wird auf Lehrbücher der Nephrologie verwiesen) zu beachten, ein vereinfachtes Schema zeigt Abb. 40.**2**.

Geklärt sein muss nicht nur die Möglichkeit zur Dialysebehandlung am Urlaubsort, sondern auch die Kostenübernahme (Antrag auf Übernahme der Behandlungskosten vor Reiseantritt bei der deutschen Krankenkasse, Erstattung der Dialysebehandlungskosten gesetzlich geregelt in § 18 Abs. 3 SGB V; Voraussetzung ist jedoch, dass die alternativen privaten Versicherungsmöglichkeiten geprüft worden sind und die Krankenkasse dies vor Beginn des Auslandsaufenthalts ausdrücklich festgestellt haben muss).

Hämodialyse. Folgende Punkte sind bei der Hämodialyse zusätzlich zu den allgemeinen Maßnahmen zu beachten:
- schriftliche Bestätigung des Urlaubsdialysezentrums
- ggf. Hinweis an das Transplantationszentrum
- bei Flugreisen letzte Dialyse kurz vor Abflug, ggf. Zwischendialyse
- Flüssigkeitsbilanzierung, Gewichtskontrollen, Diätpläne, Laborkontrollen planen
- Arztbrief vom Heimatdialysearzt erstellen lassen
  - an das Urlaubsdialysezentrum senden
  - Kopie mitnehmen

Peritonealdialyse. Bei der Peritonealdialyse sollte noch an Folgendes gedacht werden:
- Lieferung der Dialysematerialien an den Urlaubsort (Vorlaufzeit!)
- Urlaubs-(Hotel-)Adresse (wichtig für Lieferung)
- vor Urlaubsantritt sicherstellen, dass Dialysematerialien am Urlaubsort angekommen sind
- Arztbericht vom Heimatdialysearzt erstellen lassen
- Auswahl einer geeigneten Unterkunft
  - Hygiene
  - Lagerungsmöglichkeit Dialysat
- örtliche Kontaktadressen für medizinische Notfälle notieren
  - Dialysezentrum
  - Nephrologe
- ggf. Dialysatwechsel bei Zwischenlandung
- ggf. Hinweis an das Transplantationszentrum

Tipp für die Praxis

Reisen mit Niereninsuffizienz müssen immer ausführlich und genau geplant werden. Der Reisende muss umfangreich beraten und aufgeklärt werden; dies gelingt i. d. R. nur im Zusammenspiel mit dem behandelnden nephrologischen Facharzt. Trotz optimaler Vorbereitung wird dennoch ein Restrisiko bestehen bleiben, weshalb auch **Maßnahmen für den Notfall** unbedingt angesprochen werden müssen. Eine Reihe von Aspekten ist zu beachten und sollte Inhalt der Beratung sein:
- **Flüssigkeitshaushalt**
  - Messung der Harnausscheidung
  - Bilanzierung
  - Trinkmenge
  - Diuretikaeinsatz
  - Maßnahmen zur Rehydrierung
- **Impfungen**
  - entsprechend dem Stadium der Niereninsuffizienz höhere Impfdosen
  - häufigere Boosterung
  - Kontraindikationen für Lebendimpfungen
- **Medikation**
  - Therapieplan
  - Anpassung der Medikation an die Nierenfunktion
  - Medikamenteninteraktion
  - richtige Auswahl und Dosierung der Malariaprophylaxe
- **Notfallplan**
  - Adressen von Kliniken/Fachärzten
  - Kostenübernahme (insbesondere bei der Dialyse)
- **Kontrolle der Körperfunktionen**
  - Blutdruck
  - Körpergewicht
  - Körpertemperatur
- **Planung der Dialyse**
  - letzte Dialyse vor Abflug
  - Dialyseplanung am Urlaubsort
  - Kostenübernahme
- **Reiseaktivitäten**
  - Vermeiden von Bergsteigen, Trekking, Aufenthalt in Höhen > 3000 m, Tauchen
- **Flugreise**
  - bei Hb < 9 – 10 g/dl Auftransfusion vor dem Flug erwägen
- **Transplantation**
  - Infektzeichen
  - stabile Nierenfunktion und Immunsuppression
  - Medikamenteninteraktionen
- **Begleiterkrankungen**

Literatur

[1] KDOQI clinical practice guidelines for chronic kidney disease: evaluation, classification, and stratification. Am J Kidney Dis 2002; 39: S1 – 266

[2] Cockcroft DW, Gault MH. Prediction of creatinine clearance from serum creatinine. Nephron 1976; 16: 31 – 41

[3] Levey AS, Greene T, Kusek J et al. A simplified equation to predict GFR from serum creatinine. J Am Soc Nephrol 2000; 11: 155A

[4] Levey AS, Coresh J, Greene T et al. Expressing the modification of diet in renal disease study equation for estimating glomerular filtration rate with standardized serum creatinine value. Clin Chem 2007: 766 – 772

[5] Levey AS, Bosch JP, Lewis JB et al. A more accurate method to estimate glomerular filtration rate from serum creatinine: a new prediction equation. Modification of Diet in Renal Disease Study Group. Ann Intern Med 1999; 130: 461 – 470

[6] Soares AA, Eyff TF, Campani RB et al. Glomerular filtration rate measurement and prediction equations. Clin Chem Lab Med 2009; 47: 1023 – 1032

[7] Kuan Y, Hossain M, Surman J. GFR prediction using the MDRD and Cockcroft and Gault equations in patients with end-stage renal disease. Nephrol Dial Transplant 2005; 20: 2394 – 2401

[8] Mohammed I, Hutchison AJ. Oral phosphate binders for the management of serum phosphate levels in dialysis patients. J Ren Care 2009; 35 Suppl 1: 65 – 70

[9] Hutchison AJ. Oral phosphate binders. Kidney Int 2009; 75: 906 – 914

[10] Nampoory MR, Nessim J, Gupta RK et al. Drug interaction of chloroquine with ciclosporin. Nephron 1992; 62: 108 – 109

[11] Kuypers DR. Immunotherapy in elderly transplant recipients: a guide to clinically significant drug interactions. Drugs Aging 2009; 26: 715 – 737

[12] Hasslacher C, Vogt C, Raupp D et al. Insulin requirement in patients with type 1 diabetes with reduced renal function: human insulin versus analogue insulin. Dtsch Med Wochenschr 2007; 132: 2500 – 2504

[13] Thorogood N, Atwal S, Mills W et al. The risk of antimalarials in patients with renal failure. Postgrad Med J 2007; 83: e8

[14] Crevoisier CA, Joseph I, Fischer M et al. Influence of hemodialysis on plasma concentration-time profiles of mefloquine in two patients with end-stage renal disease: a prophylactic drug monitoring study. Antimicrob Agents Chemother 1995: 39: 1892 – 1895

[15] Sadowski DC. Drug interactions with antacids. Mechanisms and clinical significance. Drug Saf 1994; 11: 395 – 407

[16] Kopple JD. National kidney foundation KDOQI clinical practice guidelines for nutrition in chronic renal failure. Am J Kidney Dis 2001; 37: S66 – 70

[17] Wiggins KL, Harvey KS. A review of guidelines for nutrition care of renal patients. J Ren Nutr 2002; 12: 190 – 196

[18] Vergili JM, Wolf RL. Nutrition practices of renal dietitians in hemodialysis centers throughout the United States: a descriptive study. J Ren Nutr 2010; 20: 8.e1–8.e16

[19] Ikizler TA, Hakim RM. Nutrition in end-stage renal disease. Kidney Int 1996; 50: 343 – 357

[20] Meloni C, Tatangelo P, Cipriani S et al. Adequate protein dietary restriction in diabetic and nondiabetic patients with chronic renal failure. J Ren Nutr 2004; 14: 208 – 213

[21] Rigalleau V, Gin H, Combe C. Nutrition of patients with diabetes and chronic kidney disease. Nephrol Ther 2010; 6: S19 – S24

[22] Ruperto López M, Barril Cuadrado G, Lorenzo Sellares V. Nutrition guidelines for advanced chronic kidney disease. Nefrologia 2008; 28: 79 – 86

[23] Jehle PM, Rehm K, Jentzsch M. Ernährung bei Niereninsuffizienz. Spagat zwischen Nephroprotektion und Vermeidung einer Malnutrition. Nephrologe 2008; 3: 108 – 117

[24] Asano T, Nishimoto K, Hayakawa M. Increased tacrolimus trough levels in association with severe diarrhea, a case report. Transplant Proc 2004; 36: 2096 – 2097

[25] Huzly D, Neifer S, Reinke P et al. Routine immunizations in adult renal transplant recipients. Transplantation 1997; 63: 839 – 845

[26] Scharpé J, Evenepoel P, Maes B et al. Influenza vaccination is efficacious and safe in renal transplant recipients. Am J Transplant 2008; 8: 332 – 337

[27] Girndt M, Pietsch M, Köhler H. Tetanus immunization and its association to hepatitis B vaccination in patients with chronic renal failure. Am J Kidney Dis 1995; 26: 454 – 460

[28] Girndt M, Köhler H: Impfempfehlungen für Patienten nach Nierentransplantation. Mitt Klin Nephrologie XXXIV/2005: 37 – 46

[29] Blumberg EA, Fitzpatrick J, Stutman PC et al. Safety of influenza vaccine in heart transplant recipients. J Heart Lung Transplant 1998: 1075 – 1080

[30] Cetron MS, Marfin AA, Julian KG et al. Yellow fever vaccine. Recommendations of the Advisory Committee on Immunization Practices (ACIP), 2002. MMWR Recomm Rep 2002; 51: 1 – 11

[31] Sester M, Gärtner BC, Girndt M et al. Vaccination of the solid organ transplant recipient. Transplant Rev 2008; 22: 274 – 284

Weiterführende Literatur

Avery RK, Michaels M. Update on immunizations in solid organ transplant recipients: what clinicians need to know. Am J Transplant 2008; 8: 9 – 14

Harrison's Principles of Internal Medicine. 18th ed. McGraw-Hill Professional; 2011

Jehle PM, Rehm K, Jentzsch M. Ernährung bei Niereninsuffizienz. Spagat zwischen Nephroprotektion und Vermeidung einer Malnutrition. Nephrologe 2008; 3: 108 – 117

Kent PS. Integrating clinical nutrition practice guidelines in chronic kidney disease. Nutrition in Clinical Practice 2005; 20, No. 2: 213 – 217

Kuhlmann U, Walb D, Böhler J, Luft F, Hrsg. Nephrologie: Pathophysiologie – Klinik – Nierenersatzverfahren. 5. überarb. u. erw. Aufl. Stuttgart: Thieme; 2008

National Kidney Foundation. Pocket guide to nutritional assessment of the patient with chronic kidney disease (CKD). 4th ed. The National Kidney Foundation; 2009

Nissenson AR, Berns JS, Lerma E. Current Diagnosis & Treatment: Nephrology & Hypertension. McGraw-Hill Professional; 2009

Robert Koch-Institut (RKI). Empfehlungen der Ständigen Impfkommission (STIKO) am RKI: Hinweise zu Impfungen für Patienten mit Immundefizienz. Epidemiologisches Bulletin, 10. November 2005

41 Tumorerkrankungen

A. H. Leischker

Editorial

Auch Patienten mit Tumorerkrankungen müssen auf längere Reisen nicht verzichten. Allerdings sind gewisse Vorkehrungen zu treffen – u. a. hinsichtlich Zeitpunkt der Impfungen und Art der Impfstoffe, Vorbeugung und Behandlung einer Reisediarrhoe oder Auswahl der Reisegebiete.

Das Wichtigste in Kürze

- Bei Patienten, die eine kurative Strahlen- oder Chemotherapie erhalten, sollten die geplanten Zyklen wenn irgend möglich nicht verschoben werden.
- Bei Tumorpatienten mit abgeschlossener Chemotherapie besteht i. d. R. Reisefähigkeit.
- Alle erforderlichen Impfungen sollten nach Möglichkeit vor Beginn einer Chemotherapie erfolgen.
- Zwischen den Chemotherapiezyklen und bis 1 Jahr nach einer Chemotherapie sind Lebendimpfungen kontraindiziert. Impfungen mit Totimpfstoffen sind möglich, der Impferfolg ist aber unsicher.
- Während und nach einer hochdosierten (> 2 mg/kgKG/d) Kortikoiddauertherapie dürfen keine Lebendimpfungen durchgeführt werden.
- Die Impfung mit Totimpfstoffen ist auch bei hochdosierter Kortikoiddauertherapie möglich. Der Impferfolg kann aber eingeschränkt sein.
- Bei Auftreten einer Reisediarrhoe bis zu 1 Jahr nach einer Chemotherapie sollte eine Kurztherapie mit einem systemisch wirksamen Antibiotikum erfolgen.

41.1 Reisefähigkeit

Grundsätzlich müssen folgende Gruppen von Patienten unterschieden werden:

- Chemotherapie oder Strahlentherapie mit kurativem Ansatz
- Chemotherapie oder Strahlentherapie mit palliativem Ansatz
- Nachsorgephase nach kurativer Therapie
- Patienten mit palliativem Therapieansatz, bei denen keine Chemo- oder Strahlentherapie durchgeführt wird

Reisefähigkeit bei kurativem Therapieansatz

Eine Verschiebung der Chemo- oder Strahlentherapie sollte unter allen Umständen vermieden werden. Nach einer Chemotherapie kann es zu einem Abfall der Leukozyten kommen. Der Nadir (niedrigste Leukozytenzahl) liegt etwa 10 Tage nach der Chemotherapie. Bei einer **Leukopenie** kann es zu schweren Infektionen kommen, die eine umgehende stationäre Aufnahme und intravenöse antibiotische, ggf. auch eine antimykotische Therapie erfordern. Sofern eine Reise zwischen den Chemotherapiezyklen geplant wird, muss eine **Kontrolle des Blutbildes** in diesem Zeitraum sichergestellt sein. Eine Klinik mit einer hämatologisch-onkologischen Abteilung muss innerhalb angemessener Zeit erreichbar sein. Sofern es zu einer schweren Neutropenie mit Fieber kommt, kann ein Rücktransport nicht möglich sein. Bei Reisen außerhalb der EU sollte die Übernahme der Behandlungskosten vorher geklärt werden – viele private Reiseversicherungen schließen Komplikationen von vorbestehenden Erkrankungen aus. **Lebendimpfungen** sind zwischen den Chemotherapiezyklen **kontraindiziert**; wenn sie indiziert sind und nicht bereits vor der Therapie durchgeführt wurden, besteht deshalb ebenfalls eine eingeschränkte Reisefähigkeit.

Reisefähigkeit bei palliativem Therapieansatz

Chemo- und Strahlentherapiezyklen können anlässlich einer geplanten Reise verschoben werden. Es muss jedoch sichergestellt sein, dass im Notfall am Urlaubsort palliative Maßnahmen durchgeführt werden können. Bei Patienten mit palliativem Therapieansatz bestehen meist erhebliche Einschränkungen der körperlichen Leistungsfähigkeit. Diese können sich während der Reise noch weiter verschlechtern, was bei der Reiseplanung zu berücksichtigen ist.

Bei Patienten in der Nachsorgephase nach einer kurativen Therapie besteht i. d. R. Reisefähigkeit. Funktionelle Defizite sind zu beachten.

Bei Patienten mit palliativem Therapieansatz, bei denen keine tumorspezifische Therapie durchgeführt wird, richtet sich die Reisefähigkeit in erster Linie nach der körperlichen Leistungsfähigkeit. Zusätzlich muss bedacht werden, dass sich die Leistungsfähigkeit kurzfristig weiter verschlechtern kann. Eine ärztliche Bescheinigung über die Notwendigkeit einer Opiatbehandlung sollte mitgegeben werden. Wenn ein Patient während einer Auslandsreise verstirbt, ist eine Überführung der Leiche nach Deutschland notwendig, die erhebliche Kosten nach sich ziehen kann. Eine spezielle Situation stellen Migranten dar, die in ihr Heimatland reisen wollen, um dort zu sterben. Hier sollte die Reisefähigkeit großzügig beurteilt werden.

! Alle Patienten mit Tumorerkrankungen sollten einen aktuellen Arztbrief – bei Auslandsreisen auch in englischer Sprache – sowie ggf. den Chemotherapiepass mitnehmen.

Flugreisetauglichkeit

Der Hämoglobinwert sollte über 9 g/dl liegen. Der Patient sollte 12 Stufen ohne Pause und ohne Luftnot steigen können. Bei Patienten mit Bronchialkarzinom sollte die Sauerstoffsättigung in Ruhe über 85 % liegen. Falls eine kapilläre oder venöse Blutgasanalyse vorliegt, soll der Sauerstoffpartialdruck (pO_2) über 70 mmHg liegen. Sind diese Voraussetzungen nicht erfüllt, muss der Patient während des Fluges Sauerstoff inhalieren. Dieser muss zusätzlich zu dem für Notfälle vorgesehenen Vorrat bereitgestellt und deshalb rechtzeitig vor dem Flug bei der Fluggesellschaft bestellt werden.

Bei Tumorerkrankungen besteht ein erhöhtes Thromboserisiko. Auf Langstreckenflügen sollten Kompressionsstrümpfe getragen werden. Bei zusätzlichen Risikofaktoren sollte die subkutane Injektion eines niedermolekularen Heparins vor dem Flug in Erwägung gezogen werden.

Tropenklima

Bei kurativer Chemotherapie, die noch nicht abgeschlossen ist, sollten Tropenreisen wenn möglich verschoben werden, da ein erhöhtes Risiko für opportunistische Infektionen besteht. Durch das feucht-warme Klima ist insbesondere das Risiko für Mykosen erhöht.

Nach abgeschlossener kurativer Therapie bestehen – ausreichende körperliche Leistungsfähigkeit vorausgesetzt – keine Einschränkungen.

Höhenaufenthalte

Es gibt keine Hinweise darauf, dass ein Höhenaufenthalt maligne Erkrankungen oder deren Therapie ungünstig beeinflusst. Im Tierversuch hat sich sogar das Wachstum einiger Tumore unter Hypoxie verlangsamt.

Bis 1500 m Höhe bestehen i. d. R. keine Einschränkungen. Bei gutem Hämoglobinwert und guter Herz-Lungen-Funktion bestehen üblicherweise auch zwischen den Chemotherapiezyklen keine Einschränkungen. Gegebenenfalls sollte der Patient vor dem Aufenthalt auftransfundiert werden.

Eine Bestrahlungstherapie im Kopf-Hals-Bereich erhöht das Risiko für das Auftreten einer Akuten Bergkrankheit (AMS). Die Patienten sollten hierüber aufgeklärt werden.

Reiseapotheke

Patienten mit/nach Chemo- oder Strahlentherapie sollten ein orales, breit wirksames Antibiotikum (z. B. Ciprofloxazin oder Azithromycin) und für den Fall einer schweren Neutropenie ein Medikament zur Granulozytenstimulation (z. B. G-CSF) mitnehmen.

Wegen des erhöhten Risikos für Wundinfektionen sollten Wunden desinfiziert und mittels Pflasterverband abgedeckt werden.

Tipp für die Praxis

- Bei kurativem Therapieansatz sollten die Chemotherapie- und Bestrahlungszyklen nicht verschoben werden. Bei einer Reise zwischen den Therapiezyklen muss eine fachonkologische Betreuung am Urlaubsort sichergestellt sein.
- Nach abgeschlossener kurativer Chemotherapie besteht i. d. R. Reisefähigkeit.
- Die Flugreisetauglichkeit von Tumorpatienten richtet sich nach der kardiopulmonalen Leistungsfähigkeit. Wer ohne Pause 12 Stufen steigen kann, ist i. d. R. flugreisetauglich.
- Tropenreisen sollten wegen der erhöhten Gefahr für Infektionen nach Möglichkeit verschoben werden
- Höhenaufenthalte sind bei Tumorerkrankungen grundsätzlich möglich. Nach Strahlentherapie im Kopf-Hals-Bereich ist das Risiko für eine Akute Bergkrankheit (AMS) erhöht.
- Sofern ein erhöhtes Risiko für eine schwere Neutropenie nach Chemotherapie besteht, sollte eine Dosis granulozytenstimulierender Faktor (z. B. G-CSF) mitgegeben werden.

41.2 Impfungen bei Patienten mit hämatologisch-onkologischen Erkrankungen

Chemotherapie

Alle Chemotherapien führen zu einer Immunsuppression, insbesondere Alkylanzien und Antimetabolite. Das genaue Zeitintervall, nach dem die volle Funktionsfähigkeit des Immunsystems nach einer immunsuppressiven Therapie wiederhergestellt ist, ist nicht genau bekannt. Es liegt je nach Präparat und Dosierung zwischen 3 Monaten und 1 Jahr. Wegen der genauen Dauer der zu erwartenden Immunsuppression sollte mit dem behandelnden Onkologen

Tab. 41.**1** Impfungen, die während und bis zu 1 Jahr nach einer Chemotherapie kontraindiziert sind.

Lebendimpfung
orale Typhusimpfung
Gelbfieberimpfung
Masern-Mumps-Röteln-Impfung (MMR)
Varizellen-/Herpes-zoster-Impfung

Rücksprache gehalten werden. Die Therapie mit Fludarabin führt z. B. zu einer lang anhaltenden Suppression der T-Zell-vermittelten Immunität. Grundsätzlich sollte deshalb vor einer geplanten Chemotherapie der Impfstatus einschließlich der Impfungen für nach Abschluss der Chemotherapie geplante Reisen komplettiert werden.

Wird nach einer Chemotherapie eine Impfung mit Totimpfstoffen durchgeführt, besteht zwar kein erhöhtes Risiko für Nebenwirkungen, es kommt allerdings zu einer suboptimalen Immunantwort, sodass eventuell kein schützender Antikörpertiter aufgebaut werden kann. Eine Therapie mit Rituximab führt zum Beispiel dazu, dass die Antikörperbildung auf eine Influenza-Impfung für bis zu 10 Monate ausbleibt. Sofern eine Impfindikation besteht und die Impfung nicht bereits vor der Chemotherapie durchgeführt wurde, sollte die Impfung mit Totimpfstoffen trotzdem durchgeführt werden. Bei Impfungen, für die die schützenden Impftiter standardisiert sind (z. B. Hepatitis A, Hepatitis B und Tollwut) sollte der Antikörpertiter zur Überprüfung des Impferfolges bestimmt werden. Gegebenenfalls ist eine 2. Dosis des Impfstoffs zu verabreichen.

Wird in der Phase einer Immunsuppression nach Chemotherapie eine Lebendimpfung durchgeführt, kann es durch eine ungebremste Vermehrung des Impfvirus zu einer schweren Impfkrankheit mit Enzephalitis und Multiorganversagen kommen. Lebendimpfungen sind deshalb zwischen den Chemotherapiezyklen und bis zu 1 Jahr nach Abschluss der Chemotherapie kontraindiziert (Tab. 41.**1**).

Knochenmarktransplantation

Vor einer Knochenmarktransplantation (KMT) sollte gegen Hepatitis B, Haemophilus influenzae B und gegen Pneumokokken geimpft werden. Dies ist wichtig, da vor der KMT eine Hochdosis-Chemotherapie durchgeführt wird, die die Anfälligkeit für Pneumonien erhöht.

Durch die KMT verliert der Patient seinen gesamten bisherigen Impfschutz. Bei einer Verletzung muss unbedingt eine passive Tetanusimpfung erfolgen. 1 – 2 Jahre nach der Transplantation (der genaue Zeitpunkt sollte mit dem jeweiligen Transplantationszentrum abgesprochen werden) kann mit einer neuen Grundimmunisierung begonnen werden. Vor der Transplantation durchgeführte Impfungen zählen dabei nicht.

Lebendimpfungen sollten frühestens 2 Jahre nach einer KMT und frühestens 6 Monate nach Beendigung einer immunsuppressiven Therapie durchgeführt werden. Voraussetzung ist, dass keine aktive chronische Graft-versus-Host-Disease vorliegt, und die Lymphozytenzahl über 1500/µl liegt.

Konkret werden folgende Impfungen empfohlen:

- Diphterie (d), Tetanus, Pertussis und Polio (IPV): 3 Impfungen 1 Jahr nach KMT
- Haemophilus influenzae Typ B (Hib): 3 Impfungen 12, 14 und 12 Monate nach KMT
- Pneumokokken: 1 – 2 × Konjugatimpfstoff, danach Polysaccharidimpfstoff
- Meningokokken: Die CDC empfiehlt eine Impfung mit Konjugatimpfstoff. Es existieren allerdings keine Daten zur Wirksamkeit nach KMT.
- Masern-Mumps-Röteln (MMR): als Lebendimpfung frühestens 2 Jahre nach KMT, frühestens 6 Monate nach Beendigung der immunsuppressiven Therapie; nicht bei chronischer Graft-versus-Host-Disease.
- Influenza (jährlich)

Die Varizellenimpfung ist nach KMT kontraindiziert.

Leukämien inkl. Non-Hodgkin-Lymphome

Impfungen sollten wenn möglich mindestens 14 Tage vor Beginn einer Chemotherapie erfolgen.

Empfohlen werden Folgende (unabhängig von einer Reise):

- Diphterie (d), Tetanus, Pertussis, Polio (IPV), Hepatitis B
- Haemophilus influenzae Typ B
- Pneumokokken
- Meningokokken
- Influenza (jährlich)
- Masern-Mumps-Röteln- und Varizellen-Impfung: Da es sich um Lebendimpfungen handelt, dürfen sie nur vor oder frühestens 3 – 12 Monate nach Abschluss der Chemotherapie verabreicht werden.

Morbus Hodgkin

Patienten mit Morbus Hodgkin haben ein erhöhtes Risiko, invasive Erkrankungen durch Pneumokokken und Haemophilus influenzae Typ B zu erwerben. Die Impfung gegen Haemophilus influenzae Typ B (HiB) sollte spätestens 14 Tage vor Beginn der Chemotherapie erfolgen. Wenn dies nicht möglich war oder versäumt wurde, sollte die HiB-Impfung 3 Monate nach der Chemotherapie durchgeführt werden. Die Pneumokokkenimpfung sollte nach Möglichkeit ebenfalls vor der Chemotherapie erfolgen. Bei Impfung nach der Chemotherapie sollte eine Titerkontrolle erfolgen. Weiterhin sollten Patienten mit Morbus Hodgkin gegen Meningokokken und gegen Influenza (jährlich) geimpft werden. Lebendimpfungen sind wegen der Immunsuppression kontraindiziert.

41.3 Impfungen bei immunsupprimierten Patienten

Kortikoidtherapie

Die American Academy of Pediatrics (AAP) gibt folgende empirische Empfehlungen zu Impfungen unter Kortikoidtherapie:

Bei einer topischen Steroidtherapie und bei einer physiologischen Kortisonerhaltungsdosis (z. B. bei Patienten mit Nebenniereninsuffizienz) können Lebendimpfstoffe ohne Bedenken appliziert werden, mit einer Beeinträchtigung des Impferfolges bei Impfungen ist nicht zu rechnen. Das Gleiche gilt für niedrige (< 2 mg/kgKG/d Prednisolon) systemische Kortikoidgaben.

Während einer systemischen Kortikoidtherapie mit hohen (> 2 mg/kgKG/d Prednisolon) Dosen sollten während der Therapie grundsätzlich keine Lebendimpfungen durchgeführt werden.

Bei einer Behandlungsdauer von weniger als 14 Tagen sind Impfungen mit Lebendimpfstoffen unmittelbar nach Beendigung der Kortikoidtherapie möglich. Wurden die hochdosierten Kortikoide über mehr als 14 Tage gegeben, sollten Lebendimpfstoffe frühestens 1 Monat nach Absetzen der Kortikoidtherapie verabreicht werden.

Die Impfung mit Totimpfstoffen ist möglich. Der Impferfolg ist jedoch bei Kortikoiddosen von > 2 mg/kg/d eingeschränkt. Bei standardisierten Titern (z. B. Hepatitis A und B, Tollwut) sollte der Antikörpertiter nach der Impfung kontrolliert werden.

Patienten mit Kortikoiddauertherapie sollten unabhängig von Alter und Grundkrankheit gegen Pneumokokken, Haemophilus influenzae B und gegen Meningokokken geimpft werden.

Wird eine hochdosierte Kortikoidtherapie über mehr als 14 Tage durchgeführt, ist der endogene Regelkreis gestört. Kortikoide dürfen dann nicht abrupt abgesetzt werden. Die Dosis muss in wöchentlichen Abständen langsam reduziert werden. Bei Stresssituationen (akute Erkrankung, Operationen) muss die Kortikoiddosis erhöht werden. Wird dies nicht beachtet, kann sich eine lebensbedrohliche Nebenniereninsuffizienz entwickeln. Patienten unter Kortikoiddauertherapie sollten einen entsprechenden mehrsprachigen Ausweis mit sich führen.

Varizellenimpfung

Bei der Varizellenimpfung handelt es sich um eine Lebendimpfung. Erforderlich sind 2 Impfungen im Abstand von mindestens 6 Wochen. Seronegative Patienten sollten vor Beginn einer immunsuppressiven Therapie gegen Varizellen geimpft werden. Während einer immunsuppressiven Therapie darf die Varizellenimpfung nur unter folgenden Voraussetzungen durchgeführt werden: klinische Remission von mehr als 12 Monaten und Gesamtlymphozytenzahl > 1200/ml. Die immunsuppressive Erhaltungstherapie sollte 1 Woche vor und 1 Woche nach der Varizellenimpfung unterbrochen werden.

Wird eine ungeimpfte Person exponiert („Face-to-Face"-Kontakt oder mehr als 1 h mit einer infektiösen Person in einem Raum), sollte innerhalb von 96 h Varizellen-Immunglobulin (VZIG) gegeben werden (s. u.).

Postexpositionelle Prophylaxe

Eine postexpositionelle Prophylaxe ist auch unter Immunsuppression wirksam. Sie wird bei Personen, die nicht oder nicht vollständig geimpft sind oder die keinen ausreichenden Titer aufgebaut haben, durchgeführt, wenn Kontakt mit einer infektiösen Person stattgefunden hat. Für einige Erkrankungen sind spezifische Immunglobuline verfügbar, für andere besteht die Möglichkeit einer medikamentösen Prophylaxe (Tab. 41.**2**). Die postexpositionelle Prophylaxe sollte so schnell wie möglich durchgeführt werden.

Postexpositionelle Tollwutimpfung

Nach Biss durch ein mit Tollwut infiziertesTier besteht auch unter Immunsuppression eine vitale und damit absolute Impfindikation. Es wird grundsätzlich – auch wenn eine präexpositionelle Impfung durchgeführt wurde – einmalig Immunglobulin gegeben. Gleichzeitig wird eine aktive Impfung durchgeführt, bei vollständiger präexpositioneller Impfung an den Tagen 0 und 3, bei fehlender oder unvollständiger präexpositioneller Impfung an den Tagen 0, 3, 7, 14 und 28. Die erste aktive Impfung sollte bei immunsupprimierten Patienten in doppelter Dosierung erfolgen. Eine bestehende immunsuppressive Therapie ist sofort abzusetzen. Zwei Wochen nach der 1. Impfung wird eine Titerkontrolle durchgeführt. In Abhängigkeit vom Titer ist über zusätzliche, über die Standardschemata hinausgehende Impfdosen zu entscheiden. Hierbei empfiehlt sich die Rücksprache mit einem Zentrum mit besonderer Erfahrung.

Tab. 41.**2** Postexpositionelle Prophylaxe.

mit Immunglobulinen		mit antiviraler Medikation	
Hepatitis A (innerhalb von 2 Wochen)	Immunglobulin, gleichzeitig aktive Impfung	Influenza A	Oseltamivir über 5 Tage
Masern (innerhalb von 6 Tagen)	Immunglobulin		
Varizellen (innerhalb von 96 h)	Varizella-zoster-Immunglobulin	Meningokokken	Rifampicin über 2 Tage

Tipp für die Praxis

- Lebendimpfungen sind bis zu 1 Jahr nach einer Chemotherapie kontraindiziert. Impfungen mit Totimpfstoffen sind möglich, aber weniger wirksam. Deshalb sollte nach der Impfung eine Kontrolle des Antikörpertiters erfolgen.
- Bei einer hochdosierten (> 2 mg/kgKG/d Prednisolon) Kortikoidtherapie sind Lebendimpfungen kontraindiziert.
- Nach KMT sollten Impfungen grundsätzlich mit dem betreuenden Transplantationszentrum abgesprochen werden.
- Eine postexpositionelle Prophylaxe mit spezifischen Immunglobulinen oder mit Medikamenten ist auch zwischen den Chemotherapiezyklen wirksam und sollte bei nicht oder nicht ausreichend geimpften Tumorpatienten und anderen immunsupprimierten Patienten großzügig eingesetzt werden.

41.4 Reisediarrhoe

Patienten sind durch die Immunsuppression zwischen den Chemotherapiezyklen und 3–12 Monate nach einer Chemotherapie besonders anfällig, eine Reisediarrhoe zu entwickeln. Da Protonenpumpenhemmer durch die Säuresuppression das Risiko für eine Reisediarrhoe weiter erhöhen, sollte die Indikation für die Dauermedikation vor einer Auslandsreise kritisch geprüft werden.

Tumorpatienten sollten die Nahrungsmittelhygiene besonders sorgfältig beachten.

Sofern es zu einer Reisediarrhoe kommt, sollten in der Akutphase komplexe Kohlenhydrate wie Reis, Brot, Kartoffeln, Bananen und Salzstangen sowie klare, salzhaltige Suppen gegessen werden. Sehr fette Speisen sollten gemieden werden.

Bei ausgeprägten Durchfällen hat die Rehydrierung von allen Therapiemaßnahmen die höchste Priorität. Die meisten kommerziellen Rehydrierungslösungen enthalten Glukose, Kochsalz und weitere Elektrolyte. Im Dünndarm ist der aktive Glukosetransport in die Zellen mit dem Natriumtransport – und damit auch mit der Flüssigkeitsaufnahme – gekoppelt. Dadurch wird eine Lösung mit Glukose besser resorbiert als eine reine Elektrolytlösung.

Paradoxerweise kann Glukose im Dünndarm die Sekretion verstärken. Orale Rehydrierungslösungen mit komplexen Zuckern („reisbasiert“) sind deshalb noch günstiger als glukosehaltige Lösungen.

Tipp für die Praxis

Rehydrierungslösung

Sofern keine kommerziellen Rehydrierungslösungen zur Verfügung stehen, kann eine Lösung wie folgt hergestellt werden:

1 Teelöffel Kochsalz, 8 Teelöffel Zucker und eine zerdrückte Banane in 1 l Wasser auflösen.

Als Getränke eignen sich neben der Rehydrierungslösung koffeinfreie Softdrinks, Fruchtsäfte (mit Ausnahme von Apfelsaft) und schwarzer Tee. Süßstoffe und Fruktose sollten nicht verwendet werden, da diese selbst Diarrhoe auslösen können. Koffein erhöht die Flüssigkeitssekretion des Magen-Darm-Traktes. Auf koffeinhaltige Getränke sollte deshalb in der Akutphase verzichtet werden. Da im Rahmen einer Magen Darm-Infektion eine Laktoseintoleranz besteht, sollte während und in den Tagen nach dem Infekt auch auf Milch und Milchprodukte verzichtet werden. Säuglinge sollten allerdings weiter gestillt werden.

Bewährt – wenngleich auch hierzu keine randomisierten Studien existieren – hat sich auch die „BRAT-Diät“: Bananen, Reis, Apfelmus, Toastbrot.

Tipp für die Praxis

BRAT-Diät

- Bananen
- Reis
- Apfelmus
- Toastbrot

Nach dem Sistieren der akuten Symptome kann kurzfristig wieder auf eine normale Ernährung umgestellt werden.

Bei der Reisediarrhoe handelt es sich in über 90 % der Fälle um Bakterien als Erreger; in Deutschland sind die meisten Gastroenteritiden dagegen viral verursacht. Wegen der Immunsuppression nach einer Chemotherapie besteht das Risiko einer systemischen Infektion. Bei diesen Patienten sollte eine Reisediarrhoe deshalb immer mit einem systemisch wirksamen Antibiotikum behandelt werden. Standardpräparat ist Ciprofloxazin in einer Dosierung von 2 × 250 mg über 1 bis 3 Tage. Der Hersteller empfiehlt zu empirischer Therapie der Reisediarrhoe eine Behandlungsdauer von einem Tag.

In Südostasien, insbesondere in Thailand und Nepal, ist eine Reisediarrhoe häufig durch Camphylobacter jejuni bedingt, der in diesen Regionen häufig eine Chinolonresistenz aufweist. Das Makrolidantibiotikum Azithromycin ist auch bei Camphylobacter jejuni mit Fluochinolonresistenz wirksam. Es wird deshalb für Südostasien als First-Line-Therapie empfohlen. Azithromycin kann auch bei Kindern im Alter von über 2 Jahren und bei Schwangeren gegeben werden. Da das Enzym Cytochrom p450 durch Azithromycin gehemmt wird, sind Arzneimittelinteraktionen zu beachten. Die Dosierung beträgt 1 × tgl. 500 mg über 3 Tage.

Probiotika mit vermehrungsfähigen Erregern (z. B. Saccharomyces boulandii, Perenterol, Perocur) sind bei Immunsuppression und damit in den ersten 3 – 12 Monaten nach einer Chemotherapie kontraindiziert.

Tipp für die Praxis

Therapie der Reisediarrhoe

Wenn zwischen den Chemotherapiezyklen eine Reisediarrhoe auftritt, sollte eine systemische Antibiotikatherapie erfolgen. Standardtherapie ist Ciprofloxazin 2 × 500 mg über 3 Tage. Bei Reisen nach Südostasien: Azithromycin 1 × 500 mg über 1 bis 3 Tage. Probiotika mit vermehrungsfähigen Erregern sind wegen der Immunsuppression bis 1 Jahr nach einer Chemotherapie kontraindiziert.

Weiterführende Literatur

Cobelns RGJ, Leentjvaar-Kuijpers A, Kleinjnen J et al. Incidence and risk factors of diarrhea in Dutch travelers: consequences and priorities in pre-travel health advice. Trop Med Int Health 1998; 11: 896 – 903

Hill DR, Ryan ET. Management of travellers' diarrhea. BMJ 2008; 337: a1746

Hoge CW, Gambel JM, Srijan A et al. Trends in antibiotic resistance among diarrheal pathogens isolated in Thailand over 15 years. Clin Infect Dis 1998; 26: 341 – 345

Holt P. Severe salmonella infection in patients with reduced gastric acidity. Practitioner 1985; 229: 1027 – 1030

MMWR 42, RR-4. Recommendations of the Immunization Practices Advisory Committee (ACIP): Use of vaccines and immunoglobulines in persons with altered immunocompetence. 1993

Neal KR, Scott HM, Slack RC et al. Omeprazole as a risk factor for campylobacter gastroenteritis: case-control study. BMJ 1998; 312: 414 – 415

Steffen RF, van der Linde K, Schar M: Epidemiology of diarrhea in travelers JAMA 1983; 249: 1176 – 1180

Yates J. Traveler's diarrhea. American Family Physician 2005; 71: 2095 – 2100

VII

42 Reisen mit neurologischen Erkrankungen

M. Rösener

Editorial

Mobilität ist ein beherrschendes Thema unserer Zeit. Mobilität wird verlangt und gewünscht. Die schönste Form der Mobilität ist das Reisen. Auch Menschen mit körperlichen Einschränkungen aufgrund von Krankheiten wollen daran teilhaben. Erkrankungen auf dem neurologischen Fachgebiet verlaufen meist chronisch, sind nicht heilbar im engeren Sinne und begleiten die Patienten über viele Jahre. Durch medizinischen Fortschritt in Diagnostik und Therapie kommen viele Patienten mit ihren Erkrankungen gut zurecht und sind mobil. Diese Patienten haben einen besonderen Beratungsbedarf, wenn sie auf Reisen gehen.

Das Wichtigste in Kürze

- Patienten mit Migräne behandeln Attacken vorzugsweise mit Schmerztabletten, wenn kein oder wenig sauberes Wasser zur Verfügung steht.
- Patienten mit Restless-Legs-Syndrom kann L-Dopa vor einer Langstreckenreise helfen.
- Menschen, die an Epilepsie, Morbus Parkinson, Multipler Sklerose oder Myasthenia gravis erkrankt sind oder einen Schlaganfall erlitten haben, müssen besondere Vorsichtsmaßnahmen vor langen Reisen ergreifen. Die Beratung muss individuell auf Patient und Reiseziel abgestimmt sein.

42.1 Migräne

Die Migräne ist eine häufige Erkrankung, unter der etwa 18% der Frauen und 6% der Männer leiden. Die Migräneattacken können auch durch Änderungen des Lebensrhythmus und ungewöhnliche Belastungen ausgelöst werden. Auf Reisen kommt es oft zu Zeitverschiebung, Schlafmangel und Ernährungsumstellung, die als Auslöser für Migräneattacken infrage kommen. Die Patienten mit Migräne müssen darüber informiert werden und sollten die Medikamente zur wirksamen Behandlung der Attacken immer bei sich tragen. Schmelztabletten bewähren sich dabei in Situationen, in denen kein ausreichend sauberes Wasser oder Getränk zur Verfügung steht.

42.2 Restless-Legs-Syndrom

Etwa 3 – 10% der Bevölkerung leiden unter einem Restless-Legs-Syndrom (RLS); die Erkrankungshäufigkeit steigt mit zunehmendem Alter, Frauen sind häufiger betroffen als Männer. Die Patienten empfinden hauptsächlich nachts auftretende, kribbelnde, ziehende oder als Spannung empfundene Missempfindungen in den Beinen, die von einem Bewegungsdrang begleitet werden. Längst nicht alle Betroffenen müssen im Alltag behandelt werden. Bei langen Reisen mit der Notwendigkeit ruhig zu sitzen kann die Störung allerdings bei Patienten, die sonst gut zurechtkommen, sehr unangenehm sein. Bei Patienten, die nicht sowieso schon eine dopaminerge Therapie einnehmen, kann die Verordnung einer solchen Behandlung vor einer Langstreckenreise hilfreich sein.

42.3 Anfallserkrankungen

Epilepsien gehören mit einer Prävalenz von 1% auch zu den häufigsten chronischen Erkrankungen des zentralen Nervensystems. Nicht nur die Anfälle selbst sind für die Betroffenen von Bedeutung, auch die psychosozialen Folgen der Epilepsie bringen erhebliche Einschränkungen mit sich.

Notfallausweis. Damit im Falle eines Anfalls Helfer Hinweise für den Umgang mit dem Patienten bekommen, sollten alle Patienten mit epileptischen Anfällen einen Notfallausweis mit sich führen (Ausweise unter www.epilepsie-online.de).

Weil ein plötzliches Absetzen der antikonvulsiven Medikation zum Wiederauftreten von Anfällen führen kann, sollten die Patienten eine ausreichende Medikamentenmenge immer mit sich führen (im Handgepäck!).

Vagusnervstimulator. Selten werden Epilepsiepatienten mit einem Vagusnervstimulator behandelt. Die Stimulatoren werden ebenso wie auch Herzschrittmacher von Metallsuchgeräten detektiert. Auf Flugreisen müssen diese Patienten deshalb eine ärztliche Bescheinigung mit sich führen.

Notfallmedikation. Als anfallsbeendende Notfallmedikation ist Lorazepam als Schmelztablette (z. B. Tavor Expidet, 1 mg, ggf. 1 – 2 × innerhalb von 10 min wiederholen) Diazepam als rektal zu gebender Lösung (z.B. Diazepam Rectiole, 5 mg, ggf. 1–2× innerhalb von 10 min wiederholen) aus praktischen Gründen vorzuziehen. Eine Benzodiazepinprophylaxe (z.B. Clobazam 10 mg) kommt für vor der Reise sehr aufgeregte Patienten oder Reisen in der Nacht infrage.

Regelungen bei Flugreisen. Trotz des bei Fernflügen häufig auftretenden Schlafmangels sind Anfälle während Flügen selten. Dennoch haben einige Fluggesellschaften spezielle Regeln zur Beförderung von Epilepsiepatienten [9]. Bei einem relevanten Risiko während des Fluges einen generalisierten tonisch-klonischen Anfall zu erleiden, sollte vor dem Flug die Fluggesellschaft informiert und dort die Flugtauglichkeit überprüft werden. Dazu fasst der behandelnde Arzt die medizinischen Daten in freier Form oder einem MEDA1-Formular zusammen und leitet sie an den flugmedizinischen Dienst der Fluggesellschaft weiter. Dort wird über die Flugtauglichkeit entschieden und es werden ggf. Hinweise zur Betreuung des Kranken an Bord gegeben (MEDA2).

Teilnahme am Straßenverkehr. Anfallspatienten, die in Deutschland nach den „Begutachtungsleitlinien zur Kraftfahrereignung" Auto fahren dürfen und planen dies auch im Ausland zu tun, müssen darauf hingewiesen werden, dass die Regelungen zur Teilnahme von Anfallskranken am motorisierten Straßenverkehr international sehr unterschiedlich sind [11]. Die Patienten können vor der Reise entsprechende Informationen bei der Botschaft oder dem Konsulat des Reiselandes bekommen.

Impfschutz. Grundsätzlich sollten Epilepsiepatienten den gleichen Impfschutz wie Menschen ohne Epilepsie erhalten. Bei Kindern mit epileptischen Fieberanfällen (**Fieberkrämpfen**) in der Vorgeschichte kann eine vorsorgliche Gabe fiebersenkender Medikamente erforderlich sein.

Malariaprophylaxe. Mefloquin (Lariam) zur Malariaprophylaxe ist wegen möglicher anfallsauslösender Wirkung bei Patienten mit Anfällen kontraindiziert. Auch Verwandten 1. Grades von Patienten mit idiopathischer Epilepsie sollte Mefloquin nicht verordnet werden. Erfahrungen zur notfallmäßigen Selbstbehandlung und zur Prophylaxe mit Atovaquon/Proguanil (Malarone) sowie die Erfahrungen zur Behandlung mit Artemether/Lumefantrin (Riamet) sind bei Epilepsiekranken bisher nicht ausreichend. Die Indikation dazu sollte deshalb zurückhaltend gestellt werden. Eine Malariaprophylaxe mit Doxycyclin ist möglich [3]. Mit diesen Einschränkungen kann man sich dann an die Empfehlungen der Tropenmedizinischen Gesellschaften halten.

Zeitverschiebung. Bei einer größeren Zeitverschiebung auf der Reise sind die Einnahmeintervalle der Antiepileptika anzupassen. Bei Reisen in den Westen ist ggf. eine Dosis zusätzlich zu nehmen, bei Reisen in den Osten kann die Dosierung der Antiepileptika gesenkt werden.

> *Tipp für die Praxis*
>
> **Berechnung zur Dosisanpassung**
>
> **Reise nach Westen:**
> zusätzlich benötigte Dosis = Anzahl der „gewonnenen" Stunden/24 h × Tagesdosis
>
> **Reise nach Osten:**
> verringerte Tagesdosis = (24 minus „wegfallende" Stunden)/24 h × Tagesdosis

Durchfallerkrankungen. Reisediarrhoen sind konsequent zu behandeln, weil bei Anfallskranken die Resorption von Medikamenten vermindert werden kann und Elektrolytverschiebungen die Krampfschwelle weiter senken können. Auf Kohletabletten sollte verzichtet werden, da die Resorption der Antikonvulsiva dadurch behindert werden kann. Die Einnahme von Loperamid ist unproblematisch. Da 80% der Reisediarrhoen durch Enterobakterien (enterotoxinproduzierende E. coli, Shigellen, Campylobacter jejuni u.a.) verursacht werden [5], kann eine Stand-by-Medikation von Cotrimoxazol mitgeführt werden. Im Krankheitsfall sind 2 Tbl./d über 3 Tage einzunehmen.

42.4 Zustand nach Schlaganfall

Die flächendeckende Versorgung von Schlaganfallpatienten auf speziellen Schlaganfall-Behandlungseinheiten – sog. Stroke-Units – hat zu einer deutlichen Erhöhung der Zahl der Patienten geführt, die nach einem Schlaganfall noch selbstbestimmt leben können.

> *Tipp für die Praxis*
>
> Flugreisen sind für Patienten mit einem neurologischen Defizit bis 3 Monate nach dem Schlaganfall nicht empfohlen. Der Umgang mit dem Defizit sollte auf jeden Fall vor der Reise gelernt sein.

Sauerstoffsättigung. In Flugzeugkabinen herrscht konstruktionsbedingt ein Luftdruck wie in 2500 m Höhe. Es kommt dadurch zu einer Absenkung der Sauerstoffsättigung um ca. 6% und einer Verringerung des Sauerstoffpartialdrucks von 25%. Mindestvoraussetzung für eine Flugreise sind eine Sauerstoffsättigung von 85%, ein pO_2 von 70 mmHg, eine Vitalkapazität von 3 l und ein FEV_1 von 70%. Diese Werte sind sicher eher bei Patienten mit internistischen Erkrankungen, wie z.B. einer ausgeprägten chronisch-obstruktiven Lungenerkrankung, relevant. Aber auch Patienten mit zerebralen Durchblutungsstörungen an der Grenze der Dekompensation können durch eine Absenkung der Sauerstoffsättigung gefährdet sein.

Notfallausweis/Medikation. Bei einer notwendigen sekundärprophylaktischen Antikoagulation sollten ein Notfallausweis in der Landessprache des Urlaubslandes mitgeführt und Verletzungen sorgfältig vermieden werden. Wenn die Bestimmung der Gerinnungsparameter und die

Anpassung der Medikation nicht durch den Patienten selbst vorgenommen werden kann (z. B. www.coaguchek.com/de), ist vor der Reise die Möglichkeit der Bestimmung von Gerinnungswerten am Urlaubsort zu klären.

Hemiparese. Patienten mit einer Hemiparese nach Schlaganfall sollten darauf achten, während der Reise den paretischen Arm immer im Blickfeld zu haben und ihn, falls möglich, auf einem Tisch oder einem entsprechenden Kissen hochzulagern. Darauf kann bei der Sitzplatzreservierung geachtet werden. Ein paretisches Bein ist zur Vermeidung von Thrombosen regelmäßig zu bewegen. Die Einrichtungen am Urlaubsort sollten der Behinderung angemessen sein.

42.5 Morbus Parkinson

Die Zahl der Patienten mit Morbus Parkinson und Parkinsonsyndromen wird bei einer zunehmend älter werdenden Bevölkerung größer werden. Die Patienten sind besonders durch die Immobilität geplagt. Komorbidität mit anderen typischen Alterserkrankungen ist häufig.

Radioisotope. Die Diagnose der Erkrankungen wird i. d. R. klinisch gestellt. Zusätzlich werden Radioisotopenverfahren wie die I^{123} β-CIT und die I^{123} IBZM SPECT eingesetzt. Die Halbwertszeit von I^{123} beträgt 13,2 h. Flughäfen sind zur Abwehr terroristischer Angriffe mit Radioisotopendetektoren ausgestattet, mit denen bis zu 5 Halbwertszeiten nach Applikation des Radioisotops noch Radioaktivität detektiert werden kann. Patienten, die nach Untersuchung oder Therapie mit Radioisotopen fliegen wollen, sollten einen Ausweis darüber mitführen [7].

Tiefe Hirnstimulation. Auch Patienten, deren Parkinsonerkrankung mit einem Stimulator zur tiefen Hirnstimulation behandelt wird, benötigen einen Ausweis, wenn sie fliegen wollen. Die Stimulatoren werden von den üblichen Metallsuchgeräten detektiert. Eine Gefahr besteht dadurch nicht, der Ausweis kann aber die Untersuchungen und Diskussionen abkürzen.

Medikation. Ein plötzliches Absetzen der Parkinsonmedikation kann eine lebensbedrohliche, akinetische Krise auslösen. Anti-Parkinsonmedikamente sind in vielen Ländern verfügbar, die Handelsnamen jedoch häufig unterschiedlich. Ein internationaler Medikamentenführer kann hilfreich sein [10], im Zweifel ist es jedoch sicherer alle benötigten Medikamente im Bordgepäck mitzuführen.

Zeitverschiebung. Die Einnahmeintervalle der Medikamente sind sorgfältig zu beachten und im Falle einer Zeitverschiebung anzupassen. Dabei ist bei einem Flug nach Westen ggf. eine Dosis zusätzlich zu nehmen, bei einem Flug nach Osten ggf. eine Dosis auszulassen.

Hyperthermie. Hyperkinesen und Tremor erhöhen die Körpertemperatur durch vermehrte Muskelarbeit. Anticholinergika und Amantadin reduzieren die Schweißsekretion. Sind dann die Außentemperaturen hoch, kann es zu einer gefährlichen Hyperthermie kommen.

Dehydrierung. Durch Hyperhidrosis und Schluckstörung besteht bei den Patienten Dehydrationsgefahr. Die niedrige relative Luftfeuchtigkeit in einer Flugzeugkabine von 6 – 15 % verstärkt ebenso wie das Trinken von Alkohol den Flüssigkeitsverlust. An Bord von Flugzeugen und in warmen Urlaubsländern ist deshalb ganz besonders auf eine ausreichende Flüssigkeitszufuhr mit nicht alkoholischen Getränken zu achten. Für die Flugreisen wird als Faustregel 0,2 l pro Flugstunde empfohlen.

Thrombose. Jede Stunde sollten zur Prophylaxe von Thrombosen bei Langstreckenflügen die Beine bewegt und gestreckt werden. Bei besonderem Risiko, z. B. vorausgegangenen Thrombosen, kann prophylaktisch ein subkutan zu verabreichendes, niedermolekulares Heparin verordnet werden (z. B. Fraxiparin 0,3 duo, 2 Fertigspritzen, jeweils eine für Hin- und Rückflug).

Magen-Darm-Erkrankungen. Gastrointestinale Infektionen sind durch eine strikte persönliche Hygiene und Vorbeugung („Boil it, peel it or leave it“) möglichst zu vermeiden, weil sie die Resorption von Parkinsonmedikamenten behindern und so neben den Gefahren durch die Dehydration wiederum zu einer akinetischen Krise führen können. Ist bereits ein gastrointestinaler Infekt aufgetreten, sollte konsequent behandelt werden. Tritt Erbrechen zusätzlich auf, ist Metoclopramid als liquorgängiger D2-Rezeptorantagonist kontraindiziert. Möglich ist eine Behandlung mit Domperidon (z. B. 3 × 10 mg), welches auch zur Behandlung der Übelkeit durch die dopaminerge Medikation eingesetzt wird. Als Stand-by-Medikation einer gastrointestialen Infektion kommen für Parkinsonpatienten Fluochinolone (z. B. Ciprofloxacin 2 × 500 mg für 3 Tage) infrage.

Malariaprophylaxe. Mefloquin (Lariam) zur Malariaprophylaxe kann psychotische Episoden auslösen. Bei Patienten mit Morbus Parkinson an der Grenze zur psychotischen Dekompensation besteht deshalb dafür eine Kontraindikation. Im Zweifel sollte die Prophylaxe rechtzeitig zu Hause begonnen werden, um Nebenwirkungen zu erkennen und ggf. ein anderes Prophylaktikum einsetzen zu können.

42.6 Multiple Sklerose

Die Multiple Sklerose ist die häufigste neurologische Erkrankung junger Menschen, die zu einem neurologischen Defizit führt. Eine wesentliche Reduktion der Lebenserwartung resultiert nicht, sodass die Patienten über sehr lange Zeit mit ihrer Krankheit leben.

Behandlungsbedürftige Schübe. Hierbei handelt es sich um neue neurologische Störungen, die länger als 24 h anhalten und nicht durch Infektionen oder eine Temperaturerhöhung erklärt werden können. Schubförmige Verschlechterungen lassen sich nicht vorhersehen und können damit auch auf Reisen auftreten. Sie sind auf Reisen, wie sonst auch, mit hochdosierten intravenösen Kortisongaben zu behandeln. Die Leitlinien der Deutschen Gesellschaft für Neurologie empfehlen die intravenöse Applikation von 1000 mg Methylprednisolon an 3 aufeinander folgenden Tagen (www.dgn.org/images/stories/dgn/leitlinien/LL2008/ll08kap_034.pdf). Zum oralen Ausschleichen (maximal über 14 Tage) liegen keine evidenzbasierten Daten vor, sodass hier individuell vorgegangen werden sollte. In vielen europäischen Urlaubsländern (z. B. Spanien, Italien, Frankreich) wird diese Therapie so oder ähnlich durchgeführt und entsprechend kann sich der Reisende am Urlaubsort im Falle eines Schubes an einen Neurologen vor Ort wenden. Nur ausnahmsweise ist eine orale Stand-by-Medikation von Methylprednisolon-Tabletten mitzuführen und bei Bedarf und ggf. nach telefonischer Rücksprache mit dem behandelnden Neurologen unter begleitender Magenschutzmedikation vom Patienten einzunehmen. Bei guter Vorbereitung ist ein leichter Schub kein Grund den Urlaub abzubrechen.

VII

Tipp für die Praxis

Die Versicherungsbedingungen der meisten Reiseversicherer schließen Verschlechterungen bereits bestehender Erkrankungen von der Leistungspflicht aus. Die Behandlungskosten einer schubförmigen Verschlechterung werden deshalb i. d. R. von diesen Versicherungen nicht übernommen.

Erkältung. In warmen Klimazonen besteht erhöhte Erkältungsgefahr, wenn man sich verschwitzt in klimatisierten oder durch starken Luftzug gekühlten Fahrzeugen oder Räumen aufhält. Da Erkältungskrankheiten das Risiko eines akuten Schubes vergrößern [2, 14], sollten sich Patienten mit Multipler Sklerose davor schützen.

Medikation. Die immunmodulatorische Basistherapie erfolgt i. d. R. mit β-Interferon 1b (Betaferon, Extavia), 1a (Rebif, Avonex) oder Glatirameracetat (Copaxone). Die Behandlung sollte auch im Urlaub nicht unterbrochen werden. Weil alle diese Medikamente injiziert werden müssen, sind besondere Anforderungen an die Hygiene zu stellen. Während die saubere Injektion zu Hause am Küchentisch leicht gewährleistet werden kann, sind die Bedingungen dafür z. B. an einem wackligen Campingtisch schon deutlich schwieriger. Weil Spritzen und Kanülen mitgeführt werden müssen und die Medikamente einen hohen wirtschaftlichen Wert haben, ist den Patienten eine (Zoll-)Bescheinigung in mehreren Sprachen über die bestehende Erkrankung und die medizinische Notwendigkeit der Behandlung mit den Medikamenten während der Reise mitzugeben. Die meisten Hersteller bieten solche Bescheinigungen an, sie müssen vom behandelnden Arzt nur noch ausgefüllt zu werden.

Tab. 42.**1** Lagerungsbedingungen der immunmodulatorischen Medikamente (Quelle: Fachinformationen der Hersteller).

Medikament	Lagerungsbedingung
Betaferon	unter 25 °C
Extavia	unter 25 °C
Avonex Fertigspritze	2 – 8 °C, für 7 Tage unter 30 °C
Avonex Lyo	unter 25 °C
Rebif	2 – 8 °C, für 14 Tage unter 25 °C
Copaxone Fertigspritze	2 – 8 °C, für 30 Tage unter 25 °C

Die Lagerungsbedingungen der immunmodulatorischen Medikamente sind in Tab. 42.**1** zusammengefasst. Sie spielen auf Reisen und im Urlaub eine deutlich größere Rolle als zu Hause. Für den Transport der Medikamente stellen die Hersteller Kühltaschen zur Verfügung. Der Patient muss sich vor der Reise erkundigen, ob am Urlaubsort eine Kühlmöglichkeit besteht (z. B. Minibar).

Impfungen. Impfungen mit Totimpfstoffen lösen bei Patienten mit Multipler Sklerose keine Schübe aus [4]; diese Impfungen sollten deshalb entsprechend den Empfehlungen der Ständigen Impfkommission am Robert Koch-Institut (STIKO) (www.rki.de) auch bei Patienten mit Multipler Sklerose vorgenommen werden. Auch die Impfung gegen die von Zecken übertragene Frühsommer-Meningoenzephalitis löst keine Schübe bei Patienten mit Multipler Sklerose aus [1]. Weil nicht auszuschließen ist, dass Impfungen mit lebenden Erregern zu einer Verschlechterung der Erkrankung führen, sollten diese Impfungen nur bei eindeutiger Notwendigkeit gegeben werden.

Unter immunsuppressiver Therapie, z. B. mit Kortikosteroiden, Azathioprin oder Mitoxantron, bieten Impfungen möglicherweise keinen ausreichenden Schutz vor den entsprechenden Infektionen. Hier sind Titerkontrollen erforderlich. Über den Impferfolg unter einer immunmodulatorischen Therapie mit Glatirameracetat, Fingolimod oder Natalizumab (Tysabri) gibt es bislang keine Erkenntnisse. Für β-Interferon 1a wurde bei der Grippeimpfung eine im Vergleich zu nicht behandelten Patienten gleiche Häufigkeit und Stärke eines HI-Titeranstiegs gezeigt. Für Patienten unter β-Interferonen ist deshalb ein zuverlässiger Impfschutz anzunehmen [12].

Fatigue-Syndrom. Hierbei handelt es sich um die abnorme Empfindung von Müdigkeit oder Energiemangel in Relation zur Tagesanstrengung oder zum Grad der Behinderung, die mit den Aktivitäten des täglichen Lebens interferiert. Das Fatigue-Syndrom ist häufig bei Patienten mit Multipler Sklerose und wird von vielen Patienten als besonders belastend empfunden. Bei der Vorbereitung einer

Reise sind die verminderte Belastbarkeit zu berücksichtigen und Ruhepausen von vorneherein einzuplanen. Straff geführte Kulturreisen mit festgelegtem Tagesablauf sind ausdrücklich nicht geeignet für Patienten mit einer Fatigue-Symptomatik. Die Patienten sollten selbstbestimmt reisen und, wenn nötig, ausruhen können.

Temperaturempfindlichkeit.. Wärmeintoleranz, die Verschlechterung der neurologischen Funktionen durch Erhöhung der Körpertemperatur durch körperliche Anstrengung, Fieber oder erhöhte Außentemperatur sind häufig bei Patienten mit Multipler Sklerose. Deshalb sollten Patienten, die davon betroffen sind, subtropische und tropische Reiseziele meiden. Es ist auf das Vorhandensein einer Klimaanlage am Urlaubsort zu achten. Direkte Sonnenexposition ist konsequent zu vermeiden [6]. Saunabesuche sind gefährlich, weil die Patienten u. U. die Sauna nicht mehr verlassen können. Bei nur leichten Erhöhungen der Außentemperaturen können Kühlwesten oder Kühlbekleidung hilfreich sein [8, 13].

Weblinks

Kühlwesten/-bekleidung:
www.arcticheat.eu
www.cooline.info
www.personenkuehlung.de/entrak
www.unico-swiss-tex.ch
Einmalurinflaschen:
www.roadbag.de
www.ladybag.de
www.cbf-da.de Club Behinderter und ihrer Freunde in Darmstadt und Umgebung e. V.: Verzeichnis/Schlüssel für behindertengerechte Toiletten

Blasenprobleme. Die Häufigkeit von Blasenstörungen nimmt mit dem Schweregrad der Erkrankung zu. Auf langen Reisen können sich Männer mit einer Pollakisurie oder einem imperativen Harndrang mit Kondomurinal und Beinbeutel helfen. Bei z. B. durch Stau unvorhersehbar langen Autofahrten kann eine Einmalurinflasche von großem Nutzen sein. Ein Verzeichnis der öffentlich zugänglichen Toiletten („Der Locus") ist beim Club Behinderter und ihrer Freunde in Darmstadt und Umgebung e. V. beziehbar. Dort kann auch ein Schlüssel für die EUROPA-Schließanlage von behindertengerechten Toiletten erworben werden.

Rollstuhl. Der Rollstuhl fliegt im Reisegepäck; Flughafen oder Fluggesellschaft stellen einen Ersatzrollstuhl.

Tipp für die Praxis

Vor der Reise ist zu klären, ob die Einrichtungen am Urlaubsort der Behinderung angemessen sind (barrierefreies Hotel, rollstuhlgerechte Toiletten u. a.). Mit einem Strandrollstuhl können auch Rollstuhlfahrer an den Strand und ins Meer gelangen. In Urlaubsregionen werden solche Rollstühle vermietet.

42.7 Myasthenia gravis

Durch einen Autoimmunprozess entsteht bei der Myasthenia gravis eine belastungsabhängige Muskelschwäche. Ist die Atemmuskulatur betroffen, können lebensbedrohliche Zustände resultieren. Wegen einer besonderen Empfindlichkeit gegenüber der Gabe von Medikamenten können einige Medikamente die myasthene Symptomatik krisenhaft verschlechtern. Die Patienten sollten immer einen **Notfallausweis** mit sich führen. Ein „Leitfaden für Myasthenia-gravis-Patienten" listet zu meidende Medikamente und die entsprechenden Alternativen auf (Beides zu beziehen unter www.dmg-online.de). Zur Behandlung der Myasthenie wird bei jungen Patienten oft eine Thymektomie vorgenommen. Diese stellt – wegen des Risikos lebensbedrohlicher Komplikationen – eine Kontraindikation für eine Gelbfieberimpfung dar. Wenn eine solche für einen Grenzübertritt erforderlich ist, kann von einer Gelbfieberimpfstelle ein „Exemption Certificate" ausgestellt werden.

Literatur

[1] Baumhackl U, Franta C, Retzl J et al. A controlled trial of tick-borne encephalitis vaccination in patients with multiple sclerosis. Vaccine 2003; 21, Suppl 1: S56 – 61
[2] Buljevac D, Flach HZ, Hop WC et al. Prospective study on the relationship between infections and multiple sclerosis exacerbations. Brain 2002; 125: 952 – 960
[3] Burchard GD, Bauer J. Recommendations for prevention of malaria in patients with epilepsy. Nervenarzt 2001; 72: 460 – 465
[4] Confavreux C, Suissa S, Saddier P et al. Vaccines in Multiple Sclerosis Study Group.Vaccinations and the risk of relapse in multiple sclerosis. N Engl J Med 2001; 344: 319 – 326
[5] de Las Casas C, Adachi J, Dupont H. Review article: travellers' diarrhoea. Aliment Pharmacol Ther 1999; 13: 1373 – 1378
[6] Henke AF, Cohle SD, Cottingham SL. Fatal hyperthermia secondary to sunbathing in a patient with multiple sclerosis. Am J Forensic Med Pathol 2000; 21: 204 – 206
[7] Iqbal MB, Sharma R, Underwood SR et al. Radioisotopes and airport security. Lancet 2005; 366: 342
[8] Meyer-Heim A, Rothmaier M, Weder M et al. Advanced lightweight cooling-garment technology: functional improvements in thermosensitive patients with multiple sclerosis. Mult Scler 2007; 13: 232 – 237
[9] Mumford CJ, Warlow CP. Airline policy relating to passengers with epilepsy. Arch Neurol 1995; 52: 1215 – 1218
[10] Oertel WH, Dodel RC. International guide to drugs for Parkinson's disease. Mov Disord. 1995; 10: 121 – 131.
[11] Ooi WW, Gutrecht JA. International regulations for automobile driving and epilepsy. J Travel Med 2000; 7: 1 – 4
[12] Schwid SR, Decker MD, Lopez-Bresnahan M. Rebif-Influenza Vaccine Study Investigators. Immune response to influenza vaccine is maintained in patients with multiple sclerosis receiving interferon beta-1a. Neurology 2005; 65: 1964 – 1946
[13] Schwid SR, Petrie MD, Murray R et al. NASA/MS Cooling Study Group. A randomized controlled study of the acute and chronic effects of cooling therapy for MS. Neurology 2003; 60: 1955 – 1960
[14] Sibley WA, Bamford CR, Clark K. Clinical viral infections and multiple sclerosis. Lancet 1985; 1: 1313 – 1315

43 Blutgerinnungsstörungen

J. Ringwald

Editorial
*Personen mit Blutgerinnungsstörungen haben ein erhöhtes angeborenes oder erworbenes Blutungs- oder Thromboserisiko. Eine mögliche klinische Einteilung zeigt Abb. 43.**1**. Generell ist die Reisetauglichkeit des Patienten nach Art und Schwere der Gerinnungsstörung und der jeweiligen Grundkrankheit im Hinblick auf die beabsichtigte Reise zu beurteilen. Alle Patienten sollten stets einen internationalen Notfallausweis mit genauer Diagnose und Therapieempfehlung mitführen.*

Das Wichtigste in Kürze

- Neben der Art der Blutgerinnungsstörung und der eventuell bestehenden Grundkrankheit ist zur Beurteilung der Reisetauglichkeit die **individuelle Schwere der Blutungs- und/oder Thromboseneigung** in Betracht zu ziehen. Weiter ist besonders zu beachten, dass **Menschen mit erhöhter Thromboseneigung** durch eine Primär- oder Sekundärprävention mit Gerinnungshemmern zusätzlich eine **erhöhte Blutungsneigung** haben können.
- Für blutungsgefährdete Patienten ist die **Verfügbarkeit sicherer Blutprodukte** im Reiseland von großer Bedeutung.
- Für Patienten mit schwerer Hämophilie sollten vor der Reise **mögliche Anlaufstellen im Reiseland** (z. B. Hämophiliezentren) ermittelt werden.
- Je **besser** der Patient im Umgang mit seiner Krankheit **geschult** ist (z. B. Selbstapplikation von Gerinnungsfaktorenpräparaten bei Hämophilen oder Gerinnungsselbstmanagement bei Patienten unter oraler Antikoagulation mit Vitamin-K-Antagonisten), **desto mehr Länder** – auch in kritischen Regionen – kann der Patient mit gutem und ruhigem Gewissen **bereisen**.
- Neben einer **gut bestückten Reiseapotheke** (z. B. ausreichende Menge an Gerinnungsfaktoren bei Hämophilen, Schmerzmittel ohne Wirkung auf die Hämostase, INR-Testgerät) sind dem Patienten die spezifischen **Auswirkungen reisebedingter Veränderungen** (z. B. Klima, Zeitzonen, Ernährung) auf die Gerinnungsstörung zu erklären und Sorge zu tragen, dass **alle notwendigen Unterlagen** (z. B. Internationaler Notfallausweis, Zollbescheinigungen, Adressenlisten) mitgenommen werden. Ebenso sind **reisespezifische Präventionsmaßnahmen** (z. B. Impfungen, Malariaprophylaxe) für diese zumeist chronisch Kranken **unbedingt**, ggf. unter besonderen Vorsichtsmaßnahmen, durchzuführen.

43.1 Reisende mit erhöhtem Blutungsrisiko

Neben den Gegebenheiten im Reiseland ist die individuelle Blutungsneigung aufgrund des jeweiligen Blutungsübels für die Beurteilung der Reisetauglichkeit von zentraler Bedeutung. Vereinfacht gilt, dass für Patienten mit bereits im Alltag bestehender erheblicher Blutungsneigung die Reisetauglichkeit für Regionen mit minderer medizinischer Versorgung eingeschränkt ist bzw. gar von einer Reise abgeraten werden sollte. Letzteres insbesondere dann, wenn die ggf. notwendige Therapie im Reiseland nicht oder nur eingeschränkt zur Verfügung steht. Daher sind gerade Reisen in Länder mit erhöhten Risiken und Prävalenzen für Infektionskrankheiten, die vornehmlich durch Blut und Blutprodukte übertragen werden (z. B. HIV, HCV oder HBV), kritisch zu betrachten. Die Sicherheit, Qualität und Verfügbarkeit von Blutprodukten ist in weniger entwickelten Ländern oft eingeschränkt. Auf riskante und verletzungsträchtige Unternehmungen sollte verzichtet werden. Ein Impfschutz gegen HBV ist dringend anzuraten. Ebenso kann eine Blutungsneigung durch Infektionskrankheiten bzw. deren spezielle Auswirkungen auf die Hämostase (z. B. Thrombozytopenie bei Dengue-Fieber oder Malaria) oder wärmebedingte Vasodilatation verstärkt werden.

Vor Einnahme „fremder" Medikamente im Reiseland ist zu warnen. Einige Schmerzmittel hemmen beispielsweise die Thrombozytenfunktion und verstärken eine Blutungsneigung. Blutungsgefährdete Reisende sollten daher Schmerzmittel mitführen, die keine Auswirkung auf die Hämostase haben (z. B. Paracetamol, Tramadol).

Blutungsneigung durch angeborene Störungen des plasmatischen Gerinnungssystems

Für jeden Gerinnungsfaktor (GF) gibt es angeborene Mangelzustände. Da deren Prävalenz mit Ausnahme der Hämophilien A und B sowie des Von-Willebrand-Syndroms (VWS) jedoch sehr gering ist, wird primär auf die genannten Blutungsübel eingegangen. Aufgrund verbesserter Betreuungs- und Therapiemöglichkeiten sind die Lebenserwartung und die Mobilität hämophiler Personen in den letzten Jahrzehnten deutlich gestiegen. Die Betreuung dieser Patienten erfolgt i. d. R. in speziellen Hämophiliezen-

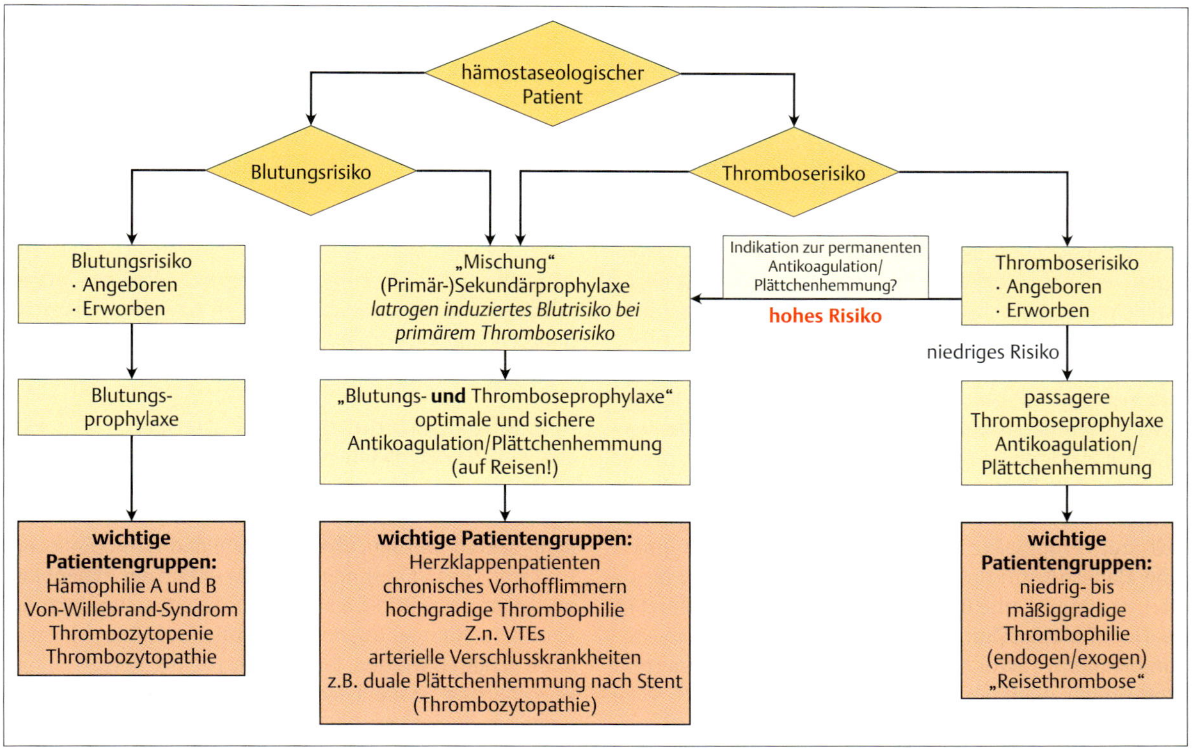

Abb. 43.1 Mögliche klinische Einteilung von Patienten mit Blutgerinnungsstörungen. VTEs = venöse Thromboembolien.

43

Tab. 43.**1** Hämophilie: Einteilung des Schweregrades.

Schweregrad der Hämophilie	GF-Aktivität (%)	Klinik
Subhämophilie	16–50	meist beschwerdefrei
mild	6–15	Hämatome nach schwereren Traumen
mittelschwer	1–5	Hämatome nach leichten Traumen
schwer	< 1	Spontanblutungen, chronische Hämarthrose

tren. Jedoch können sie zur spezifischen Beratung anlässlich einer Reise bei einem Reisemediziner vorstellig werden.

Hämophilie A und B

Die Prävalenz der angeborenen, X-chromosomal rezessiv vererbten Mangelzustände der GF VIII (Hämophilie A) bzw. IX (Hämophilie B) beträgt ca. 1 : 5000 bzw. 1 : 30 000 [1]. Der Schweregrad wird nach der GF-Restaktivität und der Klinik eingeteilt (Tab. 43.**1**). Eine Sonderform ist die sog. Hemmkörperhämophilie, die bei Hämophilen durch **Allo**antikörper (mittlere Inzidenz 25%) oder, sehr viel seltener, bei Nichthämophilen spontan durch **Auto**antikörper gegen den jeweiligen GF auftreten kann [1].

Von-Willebrand-Syndrom (VWS)

Diesem autosomal vererbten Blutungsübel (Prävalenz ca. 0,1–1,0%) liegen Störungen des Von-Willebrand-Faktors (VWF) zugrunde. Dessen Hauptfunktionen sind die Thrombozytenadhäsion und der Schutz des GF VIII vor proteolytischem Abbau. Dies führt zu einer Störung der Thrombozytenfunktion **und** der Fibrinbildung durch Mangel an GF VIII. Beim häufigen VWS Typ I (70–80%) liegt eine quantitative Störung des VWF vor, wogegen sich bei den heterogenen Formen des Typs II (15–20%) qualitative Veränderungen finden. Beim schweren Typ III (1–3%) fehlt VWF fast ganz. Selten, z. B. unter Einnahme von Valproinat oder bei hochgradiger Aortenstenose, findet sich ein erworbenes VWS mit meist defektem VWF.

Therapie bei Hämophilie oder VWS

Bei milden Formen von Hämophilie A oder VWS kann das Vasopressinanalogon Desamino-D-Arginin-Vasopressin (DDAVP; Minirin) intravenös, subkutan und auch intranasal eingesetzt werden. Durch endotheliale Freisetzung kommt es zur zeitlich begrenzten Steigerung der Konzentration des VWF und des GF VIII um das 2- bis 5-Fache. Die ausreichende Wirkung von DDAVP sollte aber stets durch einen Test bei jedem Patienten individuell einmal abgeklärt werden. Bei schweren Formen und einer länger notwendigen Therapie müssen GF-Präparate substituiert werden. Während bei Hämophilie A reine humane oder rekombinante GF-VIII-Präparate indiziert sind, dürfen bei VWS nur Präparate mit GF VIII **und** VWF eingesetzt werden. Die Hämophilie B wird mit humanen oder rekombinanten GF-IX-Präparaten therapiert. Bei Patienten mit schwerer Hämophilie bzw. VWS Typ III wird in der Kindheit zur Prophylaxe rezidivierender Gelenkblutungen eine Dauersubstitution durchgeführt. Im Erwachsenenalter ist zumeist eine Bedarfssubstitution ausreichend [1]. Bei Hemmkörperhämophilie kann im Blutungsfall mit rekombinantem Faktor VII a (NovoSeven) oder aktiviertem Prothrombin-Komplexpräparat (FEIBA) behandelt werden.

Neben der spezifischen Therapie werden auch adjuvante Maßnahmen, beispielsweise die lokale oder systemische Anwendung von Tranexamsäure zur Hemmung der Fibrinolyse oder die Gabe von Thrombozytenkonzentraten (bei schwerem VWS), erfolgreich eingesetzt. Patientinnen mit VWS und Menorrhagie werden bei fehlendem Kinderwunsch auch mit Östrogenen behandelt, um hierdurch eine Erhöhung des VWF zu erreichen.

Reisetauglichkeit von Patienten mit Hämophilie und VWS

Während bei Hämophilie A und B die klinische Symptomatik recht konstant ist, zeigen Patienten mit VWS auch innerhalb betroffener Familien eine starke Variabilität der individuellen Blutungsneigung. Viele Patienten mit milden Formen des VWS haben im normalen Alltag keine erhöhte Blutungsneigung. Eventuell kann eine verstärkte Neigung zu „blauen Flecken“ bei Bagatelltraumen oder ein etwas längeres Nachbluten bei Schnittverletzungen beobachtet werden. Deutlicher wird die verstärkte Blutungsneigung zumeist bei invasiven Eingriffen. Die meist erhebliche und oft spontane Blutungsneigung bei schwerem VWS ist kaum von der bei schwerer Hämophilie A oder B zu unterscheiden.

Zusammenfassend kann Patienten mit **milden** Formen der Hämophilien A/B oder des VWS, die im Alltag keine wesentliche Blutungsneigung aufzeigen, eine weitgehend normale Reisetauglichkeit bescheinigt werden. Im Falle der Hämophilie A und des VWS wird diese Einschätzung noch unterstützt, wenn im Bedarfsfall mit DDAVP behandelt werden kann. Durch die mögliche Anwendbarkeit als Nasenspray (Octostim) eignet sich DDAVP zur Anwendung auf Reisen bei Blutungen (auch Menstruation), Verletzungen oder vor eventuell notwendigen Eingriffen. Da auch Tranexamsäure (Cyklokapron) oral anwendbar ist, sollten nach entsprechender Schulung beide Medikamente zur Reiseapotheke eines Patienten mit mildem VWS und milder Hämophilie A gehören, die er bei Bedarf im Reiseland auch ohne ärztliche Unterstützung anwenden kann. Bei stärkerer Blutungsneigung ist die Reisetauglichkeit in Abhängigkeit des jeweiligen Reiseziels allerdings eingeschränkt und weitere Überlegungen bzw. Vorsichtsmaßnahmen sind anzuraten.

Spezielle Überlegungen bei Patienten mit schwerer/m Hämophilie bzw. VWS

Über die World Federation of Hemophilia (www.WFH.org) kann geklärt werden, ob es im Reiseland Hämophiliezentren gibt. Dies ist besonders wichtig, wenn der Patient keine Selbstsubstitution durchführt. Zudem sollte auch auf Reisen der Kontakt mit dem heimatlichen Hämophiliezentrum gehalten werden. Bei Abschluss einer Reisekrankenversicherung ist zu beachten, dass das Blutungsleiden nicht als Ausschluss bei der Versicherungsleistung gilt! Im Blutungsfall können die Kosten insbesondere durch die teueren GF-Präparate erheblich sein! Da u. U. im Reiseland Barzahlung verlangt wird, muss der Zugang zu Bargeld sichergestellt oder das Verfügungsvolumen der Kreditkarte entsprechend hoch sein.

Bei bewegungseingeschränkten Patienten ist der Zusatzbedarf an Gepäck (Rollstuhl) und Zeit (Umsteigen) in der Reiseplanung zu berücksichtigen. Zudem können Verkehrsmittel oder Hotels in weniger entwickelten Reiseländern nicht behindertengerecht eingerichtet sein.

Aktivitäten im Reiseland, die eine Substitution von Faktorenpräparaten notwendig machen, sollten vorab geplant werden; ebenso ist an Ruhetage zu denken. Für die Substitution von GF-Präparaten ist ein ruhiger und hygienisch sicherer Ort zu wählen. Es sollte das Vorgehen bei Diebstahl/Verlust mitgenommener GF-Präparate besprochen werden.

Bei einer Individualreise kann der Hämophile den Reisetakt zwar selbst bestimmen, ist aber auf sich alleine gestellt. Eine Begleitperson oder Kontaktperson im Reiseland ist zu empfehlen. Bei Gruppenreisen mit Gesunden kann der Hämophile u. U. das Reisetempo nicht mithalten. Durch ihn verursachte Verzögerungen auf der Reise können bei Mitreisenden für Missstimmung sorgen. Einige Patientenverbände bieten spezielle Reiseangebote an.

In Tab. 43.**2** sind die Dokumente aufgeführt, die ein Reisender mit schwerer/m Hämophilie/VWS mitführen sollte.

Tab. 43.2 Notwendige Unterlagen für Reisen.

Dokumente
• internationaler Hämophilie(notfall)ausweis/Sprachenführer (www.haemophilie.org)
• ärztliche Bescheinigung, dass GF-Präparate mitgeführt werden müssen
• Zollbestätigung für Faktorenpräparate und Spritzbesteck (größere Mengen!)
• ggf. Schwerbehindertenausweis
• aktueller Arztbrief (ggf. in Englisch)
• Information für mögliche Erstversorger
• Substitutionstagebuch
• Liste mit Adressen von Behandlungszentren und evtl. Hämophiliegesellschaft im Reiseland (Notfallnummern)
• Adressen Heimbehandler und Krankenkasse

Reiseapotheke des Hämophilen

Nach Empfehlungen von reiseerfahrenen Hämophilen sollten ca. 30 – 50 % mehr an GF-Präparaten mitgenommen werden, als man im gleichen Zeitraum im ungünstigsten Fall zu Hause benötigen würde. Für den Transport gibt es spezielle Rucksäcke oder Taschen zur Kühlung der Trockensubstanz. Die Lagerung am Urlaubsort sollte in einem funktionierenden (!) Kühlschrank im Hotelzimmer durchgeführt werden. Die Lagerung in einem zentralen Kühlschrank in der Hotelküche wäre ggf. eine (schlechtere) Alternative. Einige GF-Präparate können bis zu 12 Monaten bei Raumtemperatur gelagert werden. Dies gilt auch für das bei Patienten mit Hemmkörperhämophilie einzusetzende NovoSeven. Vor zu starker Wärmebelastung (direkte Insolation) sind aber auch diese Präparate zu schützen. Bei schwierigen Transportbedingungen (Bruchgefahr!) ist eine hochwertige Thermoskanne aus Edelstahl nützlich.

Für die Einfuhr der GF-Präparate sollte neben Zollbescheinigung und Beipackzettel mindestens eine Originalverpackung mitgeführt werden. Alternativ kann zumindest ein Teil der GF-Präparate vorab versendet werden. Die Logistik des beauftragten Unternehmens sollte überprüft werden. Um sich über die Verfügbarkeit des verwendeten GF-Präparats im Reiseland zu informieren, ist die direkte Rücksprache mit dem Hersteller sinnvoll. Gegebenenfalls kann dieser an einer Versorgungsstelle im Reiseland GF-Präparate bereitstellen.

Da Präparate zur Therapie einer eventuell bestehenden HIV-, HBV- und/oder HCV-Erkrankung in manchen Ländern nicht verfügbar sein können, sollte eine ausreichende Menge mitgenommen werden.

Weblinks

Patientenbroschüren:

www.dhg.de Sonderdruck 1/2007 „Hämophilie und Reisen" der Deutschen Hämophiliegesellschaft

www.haemophilie.org Fa. Baxter: „Hämophilie & Reisen – Grenzen überschreiten"

Fa. Baxter: „Travelguide for people with hemophilia"

www.info-von-willebrand.de Fa. Octapharma: „Das Von-Willebrand-Syndrom"

Weitere Internetadressen:

www.wfh.org World Federation of Hemophilia

www.igh-ev.de Interessengemeinschaft Hämophiler

www.shg.ch Schweizerische Hämophiliegesellschaft

www.bluter.at Österreichische Hämophiliegesellschaft

www.hemophilia.org National Hemophilia Foundation

www.hemophiliafed.org Hemophilia Federation of America

www.travelfactor.co.uk Fa. Baxter

Blutungsneigung durch Störungen der Thrombozyten

Thrombozytopenie

Für die reisemedizinische Beratung sind v. a. Patienten mit chronischer Thrombozytopenie aufgrund hämatoonkologischer Erkrankungen von Relevanz. Neben der Grunderkrankung ist wiederum die Blutungsneigung im Alltag für die Einschätzung der Reisetauglichkeit von Bedeutung! Da spezifische Untersuchungen nicht vorliegen, ist es schwierig, eindeutige Empfehlungen zu geben. Bei stabilen Thrombozytenkonzentrationen über 40 000 – 50 000 Thrombozyten pro µl ist im Allgemeinen eine relevante Blutungsneigung im Alltag nicht zu erwarten und es können prinzipiell Reisen – auch in ferne Länder – angetreten werden [2]. Bei Thrombozytenzahlen unter dem o. g. Wert oder starken Schwankungen sollte eine Reise in Länder mit minderer medizinischer Versorgung nicht angetreten werden. Gegebenenfalls ist die Verfügbarkeit sicherer Thrombozytenkonzentrate im Reiseland vorab zu prüfen.

Sonderfall: Chronische Autoimmunthrombozytopenie (ITP) – Morbus Werlhof

„Im Großen und Ganzen sollte man mit ITP versuchen, so 'normal' wie möglich zu leben, wenn die Thrombozytenwerte über 30 000 pro µl liegen und man keine Blutungsneigung hat" [3]. Diese Einschätzung wird von wissenschaftlicher Seite überwiegend bestätigt, wenngleich ein genauer Thrombozytengrenzwert für die „normale" Lebensführung, zu der auch Reisen gehören, schwer zu ermitteln ist [4]. Eine Hilfe zur Einschätzung der Reisetauglichkeit dieser Patienten findet sich in Tab. 43.3. Um primär nicht reisetauglichen Patienten mit ITP eine dringende oder unvermeidliche Reise zu ermöglichen, kann in Zusammenarbeit mit dem betreuenden Hämatologen eine Therapie mit Immunglobulinen erwogen werden [4].

Tab. 43.3 Thrombozytenkonzentration bei ITP und Reisetauglichkeit.

Thrombozytenkonzentration (Thrombozyten/µl)	Empfehlung zur Reisetauglichkeit
> 100 000	reisetauglich (Blutungsrisiko nicht erhöht!)
50 000 – 100 000	relativ eingeschränkt (Blutungsrisiko leicht erhöht)
20/30 000 – 50 000	nur „sichere" Reisen (Blutungsrisiko stärker erhöht) – Länder, Gegebenheiten, med. Versorgung unbedingt beachten
< 20/30 000	nicht reisetauglich – Blutungsrisiko deutlich erhöht

Aufgrund der erhöhten Infektanfälligkeit erscheint die Gabe von Glukokortikoiden oder Immunsuppressiva vor einer Reise insbesondere in Länder mit erhöhtem Infektionsrisiko ungünstig.

Zu beachten ist, dass die Thrombozytopenie bei ITP-Patienten durch Immunstimuli oder durch direkte Effekte einiger Infektionskrankheiten (z. B. Malaria, Dengue-Fieber) verstärkt werden kann. In Reiseländern mit deutlich erhöhtem Infektionsrisiko sollten bei längeren Aufenthalten Kontrollen der Thrombozytenzahl organisiert werden.

VII

Thrombozytopathien

Angeborene Thrombozytopathien wie die Thrombasthenie Glanzmann-Naegeli (TGN), das Bernard-Soulier-Syndrom (BSS) oder die sog. Storage Pool Disease sind sehr selten und spielen im klinischen Alltag kaum eine Rolle. Die individuelle Blutungsneigung kann sehr unterschiedlich sein. Probleme treten zumeist nach Verletzungen oder Operationen auf. Die Therapie ist neben einer sorgfältigen Blutstillung die Gabe von Thrombozytenkonzentraten, wobei dies bei den Formen mit Mangel oder Defekt von Thrombozyten-Oberflächenrezeptoren (z. B. TGN, BSS) mit der Bildung von Thrombozytenantikörpern einhergehen kann. Dies erschwert die zukünftige Therapie, da die Wirkung transfundierter Thrombozytenkonzentrate vermindert ist. Alternativ kann hier NovoSeven eingesetzt werden. Insbesondere aufgrund dieser Problematik sind für diese Patienten Reisen in Regionen mit minderer medizinischer Versorgung ungünstig. Generell sollten auch Patienten mit milden Formen angeborener Thrombozytopathien nur Länder bereisen, in denen im Bedarfsfall die Versorgung mit sicheren Thrombozytenkonzentraten möglich ist.

Die weitaus häufigste Ursache für eine Thrombozytenfunktionsstörung ist die erworbene Thrombozytopathie durch Einnahme von Thrombozytenfunktionshemmern (TFH). Dies kann einerseits beabsichtigt zur primären oder sekundären Prophylaxe arterieller Thromboembolien geschehen. Andererseits kann die Thrombozytenfunktionshemmung nicht selten auch als unerwünschte Nebenwirkung von Medikamenten auftreten, die aus anderen Gründen eingenommen werden, z. B. Schmerzmittel wie Azetylsalizylsäure oder nicht steroidale Antirheumatika. Erworbene Thrombozytopathien finden sich zudem im Rahmen anderer Grunderkrankungen, wie Niereninsuffizienz, Plasmozytom oder essenzieller Thrombozythämie. Gerade bei letztgenannter Ursache geht die Thrombozytenfunktionsstörung nicht nur mit einer normalen, sondern typischerweise mit einer erhöhten Thrombozytenzahl einher. Für die Beurteilung der Reisetauglichkeit steht bei diesen Patienten die Grunderkrankung sicher im Vordergrund. Im Blutungsnotfall, insbesondere bei medikamentös oder urämisch bedingter Thrombozytopathie kann die Gabe von Minirin erfolgreich sein. Ansonsten bleibt nur die Gabe von Thrombozytenpräparaten, was wiederum bei der Reiseplanung berücksichtigt werden sollte. Einige Besonderheiten beim Einsatz von TFH zur sekundären Prophylaxe arterieller Thromboembolien werden in einem späteren Absatz besprochen.

Tipp für die Praxis

Primär blutungsgefährdete Reisende

generell:

- Beurteile die individuelle Blutungsneigung (bes. bei VWS, ITP)!
- Prüfe die Versorgung im Blutungsfall im Reiseland! (Hämophiliezentren, sichere und verfügbare Blutprodukte!)
- Prüfe, ob der Patient die beabsichtigte Reise überhaupt bewältigen kann (z. B. körperliche Behinderungen, zeitlicher Ablauf)!
- Schmerzmittel ohne Auswirkungen auf die Hämostase sollten mitgenommen werden!

speziell für Reisende mit Hämophilie A oder B bzw. VWS:

- milde Formen: Mitnahme/Anwendung von DDAP oder Tranexamsäure nach Schulung!
- Prüfe, ob der Patient eine Selbstapplikation mit GF-Präparaten durchführen kann!
- Eine ausreichende Menge an GF-Präparaten, die sicher transportiert und gelagert werden sollte, ist mitzugeben!
- Neben internationalem Notfallausweis auch an Zollbescheinigungen für die problemlose Einfuhr von GF-Präparaten denken!

43.2 Reisende mit erhöhtem Thromboserisiko

Hinsichtlich der praktischen Konsequenzen für eine Reise erscheint es sinnvoll, Patienten zu unterscheiden, die eine

- dauerhafte bzw. längerfristige,
- zeitlich befristete oder
- risikoadaptierte Antikoagulation

zur Primär- oder Sekundärprophylaxe thromboembolischer Ereignisse durchführen.

Zur ersten Gruppe gehören z. B. Träger mechanischer Herzklappen, Patienten mit chronischem Vorhofflimmern oder hochgradiger angeborener oder erworbener Thrombophilie. Diese Patienten werden derzeit zumeist mit Vitamin-K-Antagonisten (VKA) oral antikoaguliert. Neue orale Antikoagulantien, direkte und sofort wirkende Thrombin- (Pradaxa) oder Faktor-Xa-Inhibitoren (Xarelto, Eliquis), haben die Zulassung für eine oder mehrere der o. g. Indikationen bereits erhalten bzw. werden diese in naher Zukunft erhalten.

Bei Patienten mit zeitlich befristeter Antikoagulation (z. B. nach akuter Thrombose oder Träger biologischer Herzklappen) ist anzusprechen, ob eine längere Reise in kritische Regionen mit schlechter medizinischer Versorgung nicht verschoben werden kann. Neben Art und Schweregrad eines eventuell thrombotischen Ereignisses ist auch der zeitliche Abstand zu diesem von Bedeutung. Nach Vorgabe der International Air Transport Association (IATA) kann 5 Tage nach einer tiefen Beinvenenthrombose mit oder ohne Lungenembolie bei stabiler Antikoagulation und normalem arteriellem Sauerstoffpartialdruck bei eingeatmeter Raumluft nach Rücksprache mit dem zuständigen medizinischen Dienst der Fluglinie eine Flugreise angetreten werden [5]. Nach anderen Quellen können Patienten mit tiefen Unterschenkelvenenthrombosen auch im akuten Stadium Flüge bis zu 2 h Dauer antreten. Patienten mit anderen Beinvenenthrombosen sollten 2 Wochen warten, ehe unter stabiler Antikoagulation eine Flugreise angetreten werden kann [6].

Für Patienten der dritten Gruppe muss hinsichtlich des reiseassoziierten Thromboserisikos (z. B. Langstreckenflug) die Notwendigkeit einer Thromboseprophylaxe geprüft werden (vgl. Kap. 9).

Orale Antikoagulation (OAK) mit VKA

„Antikoagulierte Patienten leben zwischen Scylla und Charybdis“ [7]. Einerseits sind sie blutungsgefährdet, andererseits drohen – bei ungenügender Antikoagulation – thromboembolische Ereignisse.

Prinzip der OAK

Um die GF II, VII, IX und X aktivierbar zu machen, wird fettlösliches Vitamin K (VK) benötigt. Da es vom Körper nicht selbst gebildet werden kann, ist der Mensch auf Zufuhr durch die Ernährung (VK1) und die Produktion durch die Darmbakterien (VK2) angewiesen. Durch die Hemmung eines zentralen Enzyms im VK-Stoffwechsel verhindern VKA die ausreichende Bereitstellung von VK. Die beiden in Deutschland zugelassenen VKA Phenprocoumon und Warfarin unterscheiden sich in der Halbwertszeit (HWZ) mit 105 – 144 h bzw. 35 – 45 h. Die HWZ des in einigen Ländern verfügbaren Acenocoumarol ist mit ca. 9 h deutlich kürzer. Neben der Dosis des VKA gibt es viele exogene und endogene Einflüsse auf den VK-Haushalt und die Wirkung der VKA (z. B. Ernährung, Komedikation, Antibiose, Enzymvarianten). VKA haben ein sehr enges therapeutisches Fenster [8]. Zur Überwachung der antikoagulatorischen Wirkung der VKA wird die Gewebsthromboplastinzeit (Quicktest) verwendet. Der Quickwert in Prozent ist jedoch bei unterschiedlichen Gewebsthromboplastinen nicht vergleichbar! Dies gilt nur für die sog. International Normalized Ratio (INR)! Insbesondere reisende Patienten unter VKA müssen ihren individuellen INR-Zielbereich kennen!

Reiseassoziierte Einflüsse auf die OAK

Ernährung

Eine verminderte Aufnahme von VK kann zur erhöhten Blutungs-, eine erhöhte Aufnahme zur erhöhten Thrombosegefahr führen. Insbesondere in exotischen Gebieten wird der Reisende mit Nahrungsmitteln mit unbekanntem VK-Gehalt konfrontiert. Patienten unter VKA-Therapie sollten vor allzu mutigem Ausprobieren neuer und exotischer Nahrungsmittel auf Reisen gewarnt werden. Auch ein vermehrter Alkoholgenuss kann zur INR-Erhöhung führen [8].

43

Medikamenteninteraktionen

Aufgrund der hohen Plasmaeiweißbindung und dem Abbau über Cytochrom P450 kann es durch Interaktionen mit zahlreichen Medikamenten zur Wirkungsverstärkung oder -abschwächung der VKA kommen. Bei Einnahme neuer Medikamente muss die INR häufiger kontrolliert werden. Da Melatonin zur Wirkungsverstärkung der VKA führen kann, sollte auf dessen Gabe zur Prophylaxe des Jetlag bei Patienten unter VKA verzichtet werden [9].

Antibiotika können die Wirkung der VKA durch o. g. Interaktionen und die Zerstörung der VK-produzierenden Darmbakterien verstärken [10, 11]. Doxycyclin erhöht das Blutungsrisiko 3- bis 5-fach und ist darum für Patienten unter VKA nicht das bevorzugte Medikament zur Malariaprophylaxe [10]. Auch die sehr hohe Plasmaeiweißbindung von Mefloquin kann zu einer Wirkungsverstärkung der VKA führen [12]. Zu Malarone (Atovaquon/Proguanil) gibt es derzeit keine spezifische Literatur bzgl. Interaktionen mit VKA. Atovaquon besitzt jedoch auch eine sehr hohe Plasmaeiweißbindung, womit Wechselwirkungen mit VKA denkbar sind. Nach Herstellerinformation seien aber bedeutsame Arzneimittelwechselwirkungen nicht zu erwarten, da in vitro andere Arzneimittel mit hoher Plasmaproteinbindung durch Atovaquon nicht verdrängt wurden [13]. Für Proguanil ist eine Wirkungsverstärkung der VKA beschrieben [14]. Somit sollten Patienten unter VKA eine medikamentöse Malariaprophylaxe stets mindestens 1 – 2 Wochen vor Abreise beginnen, um ggf. die Dosis des VKA anpassen zu können.

Infektionskrankheiten

Während der akuten Phase finden sich erhöhte Aktivitäten einiger GF, besonders Fibrinogen und GF VIII. Trotz unveränderter INR kann somit das Thromboserisiko erhöht und der klinische Effekt der OAK vermindert werden. Andererseits kann bei hypermetabolischen Zuständen mit Fieber durch vermehrten Katabolismus der VK-abhängigen GF eine Wirkungsverstärkung der VKA auftreten [8]. Die verminderte VK-Aufnahme bei Appetitlosigkeit wirkt unterstützend. Eine Diarrhoe kann zur INR-Instabilität durch reduzierte Aufnahme des VK und VKA führen! Eine Antibiotikatherapie kann diese weiter verstärken.

Veränderungen des Lebensstils, klimatische Einflüsse und Zeitumstellung

Vermehrte oder verminderte körperliche Aktivität kann über hormonelle Veränderungen Auswirkungen auf die Hämostase haben und zu Wirkungsabschwächung oder -verstärkung der VKA führen. Reisen bedeutet oft einen Wechsel zwischen verschiedenen Zeit- und Klimazonen bzw. Jahreszeiten. So konnten im Frühjahr und Sommer gegenüber Herbst und Winter erniedrigte INR-Werte beobachtet werden [15, 16]. Bei Reisen in andere Zeitzonen ist die lange HWZ der in Deutschland verfügbaren Präparate vorteilhaft. Zeitverschiebungen bis zu ca. 6 h dürften keinen wesentlichen Einfluss auf die INR haben. Bei Zeitverschiebungen über 6 Stunden kann bei Reisen nach Westen zusätzlich ¼–½ Dosis nach der Ankunft eingenommen werden; bei Reisen gen Osten kann die 1. Dosis nach dem Ankommen um 25–50% verringert werden. Bei Aufenthalt in Höhen über 2000 m scheint es zur Absenkung der INR zu kommen. Die Gründe hierfür sind jedoch unbekannt [17].

Gerinnungsselbstmanagement (GSM)

Die reiseassoziierten Einflüsse haben die Konsequenz vermehrter INR-Kontrollen und ggf. Anpassung der VKA-Dosis! Daher ist die Mobilität von Patienten, die ein GSM mit selbstständiger INR-Kontrolle und Dosisanpassung durchführen, gegenüber Patienten unter konventioneller Therapie (Kontrolle und Dosierungsanpassung durch den Hausarzt) deutlich gesteigert. Die Therapieeinstellung und -sicherheit ist unter GSM ebenfalls verbessert [18, 19]. Für Patienten mit GSM muss die Mitnahme des INR-Testgerätes mit einer ausreichenden Menge an Teststreifen (cave: nicht in allen Ländern erhältlich!) und Lanzetten im Handgepäck selbstverständlich sein. Die Gerätehersteller stellen kostenlos eine mehrsprachige Zollerklärung mit Verweis auf die medizinisch begründete Notwendigkeit der Mitnahme des Gerätes und des Zubehörs zur Verfügung. Die Funktion der Geräte soll durch das Durchleuchten bei der Gepäckkontrolle nicht gestört werden. Die beiden in Deutschland hauptsächlich verwendeten Geräte CoagucheckXS und INRatio2 können bei 15–32 °C bzw. 10–35 °C Umgebungstemperatur und einer relativen Luftfeuchtigkeit von 10–85% bzw. –95% verwendet werden. Die Teststreifen können bei 2–30 °C für 12–15 Monate gelagert werden. Der CoaguCheck XS kann bis zu einer Höhe von 4300 m benutzt werden.

Risiken des Patienten unter VKA

Die Inzidenz einer **Blutung** ist primär von der Intensität der OAK abhängig [20]. Bei einer Ziel-INR bis 4,5 liegt die jährliche Rate schwerer oder fataler Blutungen bei 1,2–5,6% bzw. 0,24–0,9%. Bei einer Ziel-INR von 2,0–3,0 ist die jährliche Rate schwerer Blutungen mit ca. 0,3% geringer. Das Blutungsrisiko steigt zudem bei höherem Alter, Blutungen in der Vorgeschichte, arteriellem Hypertonus, zerebrovaskulärer Erkrankung, schwerer Herzerkrankung, Niereninsuffizienz, maligner Erkrankung und instabiler Einstellung. Dies gilt auch in den ersten Monaten einer OAK, weshalb in dieser Zeit von einer Auslandsreise abgeraten werden sollte [21].

Bis 2009 hatte sich nur eine schwedische Studie aus den 1980er-Jahren mit der reiseassoziierten Inzidenz von Blutungen oder Thromboembolien beschäftigt [22]. Diese Patienten, bei denen keine Ereignisse auftraten, bereisten überwiegend Länder, die klimatisch und infektiologisch nicht als besonders risikoreich gelten. Vor allem dank des GSM reisen Patienten unter VKA heute generell mehr und verstärkt auch in Länder mit gesundheitlichen Risiken. Nach den ersten Daten einer aktuellen Studie unserer Arbeitsgruppe traten bei 286 von 834 (36,3%) unter OAK reisenden Patienten (ca. 75% mit GSM) während einer Reise Probleme mit der Therapieeinstellung bzw. Komplikationen auf. Bezogen auf alle 834 Patienten waren dies überwiegend INR-Abweichungen (31,8%); 6,5% erlitten leichte bis mittelschwere Blutungen und nur 0,8% Thromboembolien. Während 88,5% dieser Patienten die Probleme selbst beheben konnten, benötigten 10,5% medizinische Hilfe im Reiseland [23]. Als Ursachen für die Probleme auf Reisen wurden v. a. die Umstellung der Ernährung (73,4%) und klimatische Einflüsse (21,7%) genannt. Diese Ergebnisse zeigen, dass insbesondere primär durch die Ernährungsumstellung verursachte Abweichungen des INR auf Reisen relativ häufig auftreten, während Blutungen oder gar Thromboembolien eher selten sind.

Einschätzung der Reisetauglichkeit und Antikoagulation

Spricht die Grunderkrankung des Patienten nicht gegen eine Reise, so ist zur Feststellung der Reisetauglichkeit die Qualität der OAK zu prüfen (Tab. 43.**4**). Patienten, die ein suffizientes GSM mit stabiler Antikoagulation durchführen, können auch in Regionen mit eingeschränkter medizinischer Versorgung und besonderen klimatischen und infektiologischen Verhältnissen reisen. Um die Qualität

VII

Tab. 43.**4** Einschätzung der Reisetauglichkeit.

Antikoagulation	Empfehlung
suffizientes GSM[1]	primär keine Einschränkung
stabiler INR ohne GSM[2]	Ziele mit guter medizinischer Versorgung weltweit[3] – flugreisetauglich
instabiler INR[2]	Ziele primär in Deutschland und europäischen Nachbarländern (cave: einige Länder in Süd- und Osteuropa) – nicht flugreisetauglich

[1] suffizientes GSM: mind. 6 Monate nach guter Schulung und keine erheblichen INR-Abweichungen (z. B. > 1,0 außerhalb INR-Bereich); keine Episoden mit relevanten Blutungen oder Thromboembolien!

[2] bei dringender Reise in kritische Regionen: Umstellung der Antikoagulation auf niedermolekulare Heparine prüfen!

[3] z. B. Australien, Neuseeland, USA, Europa, Japan – cave: Regionen mit minderer Versorgung (z. B. ländl. Regionen S- und Osteuropas, Outback!)

Tab. 43.**5** Mögliche Vorgehensweise bei INR-Erhöhungen auf Reisen (Quelle: [8]).

INR-Wert/Blutungszeichen	Empfehlung (generell häufigere INR-Kontrollen, täglich oder jeden 2. Tag!)
INR nur minimal (bis 0,5) über INR-Zielbereich ohne Blutung	keine Dosisreduktion. Abwarten.
INR < 5,0 ohne Blutung	Dosisreduktion (5 – 20 % orientierend an Wochendosis) oder mind. 1 Tag VKA-Pause
INR < 5,0 und drohende/leichtgradige Blutung	Dosisreduktion (5 – 20 % orientierend an Wochendosis) oder mind. 1 Tag VKA-Pause, zudem 1 – 2,5 mg Vit. K p. o. (alternativ ggf. Vit.-K-haltige Nahrungsmittel, falls verfügbar!), möglichst medizin. Zentrum aufsuchen!
INR 5,0 bis < 9,0 ohne Blutung	mind. 1 Tag VKA-Pause, 1 – 2,5 mg Vit. K p. o. (alternativ ggf. Vit.-K-haltige Nahrungsmittel, falls verfügbar!), möglichst medizin. Zentrum aufsuchen!
INR 5,0 bis < 9,0 und drohende/leichtgradige Blutung	mind. 1 Tag VKA-Pause, zudem 2,5 – 5 mg Vit. K p. o., medizin. Zentrum aufsuchen!
INR > 9,0 ohne Blutung	VKA-Pause für mehrere Tage! 2,5 – 5 mg Vit. K p. o., medizin. Zentrum aufsuchen!
INR > 9,0 und drohende/leichtgradige Blutung	VKA-Pause für mehrere Tage! 5 – 10 mg Vit. K p. o., dringend medizin. Zentrum aufsuchen!
jede schwerwiegende oder gar lebensbedrohliche Blutung (unabhängig von INR)	VKA-Pause für mehrere Tage! 10 mg Vit. K p. o., sehr dringend medizin. Zentrum aufsuchen!

des GSM beurteilen zu können, sollte dies bereits über mindestens 6 Monate durchgeführt worden sein.

Die Reisetauglichkeit von Patienten, die kein GSM durchführen bzw. keine stabile Antikoagulation aufweisen, ist eingeschränkt. Patienten mit instabiler Antikoagulation sollte generell von (Flug-)Reisen außerhalb Europas abgeraten werden, zumal eine stabile Antikoagulation für die Flugreisetauglichkeit vorausgesetzt wird [5]. Auch in einigen Ländern Süd- und Osteuropas, insbesondere in ländlichen Regionen, kann die medizinische Versorgung eingeschränkt sein, sodass diese Ziele bei instabiler Antikoagulation ebenfalls nicht angestrebt werden sollten [24].

Erhöhungen der INR auf Reisen

Da das absolute tägliche Blutungsrisiko auch bei exzessiver INR-Erhöhung niedrig ist, gilt es Ruhe zu bewahren [8]. INR-Kontrollen sollten täglich erfolgen und der Kontrollabstand erst wieder auf größere Abstände ausgedehnt werden, wenn die INR einige Tage stabil im Zielbereich gelegen hat. In Tab. 43.**5** sind Maßnahmen zusammengefasst, die von erfahrenen Patienten unter GSM in Abhängigkeit der INR-Erhöhung und der klinischen Situation durchgeführt werden können. Die Erhöhung der VK-Zufuhr durch den Genuss von Nahrungsmitteln mit hohem VK-Gehalt kann in exotischen Ländern schwierig sein, da der VK-Gehalt der verfügbaren Nahrungsmittel u. U. nicht bekannt ist. Daher ist es bei Reisen in solche Länder sinnvoll, den Patienten ein VK-Präparat mitzugeben. Die VK-Dosis sollte nicht zu hoch und an die Situation angepasst sein, um die INR nicht zu stark abzusenken und ggf. eine nachfolgende Resistenz gegenüber VKA zu induzieren [8].

Tab. 43.**6** Faktoren, die das thromboembolische Risiko erhöhen.

Patienten mit hohem thromboembolischem Risiko[1]
• Träger künstlicher Herzklappenprothesen, besonders Mitralklappe
• tiefe Beinvenenthrombose oder Lungenembolie im zurückliegenden Monat
• arterielle Embolie im zurückliegenden Monat
• Vorhofflimmern mit Z. n. ischämischem Ereignis, schwerer Herzinsuffizienz, Thrombus im linken Vorhof, dichten Spontanechos

[1] ca. 10% und mehr thromboembolische Ereignisse pro Jahr ohne Antikoagulation [25]

Erniedrigung der INR auf Reisen

Insbesondere mit Patienten, bei denen ein sehr hohes Thromboembolierisiko besteht (Tab. 43.**6**), sollte besprochen werden, wie lange eine INR unterhalb des individuellen Bereiches toleriert werden kann, bevor neben der Erhöhung der VKA-Dosis weitere Maßnahmen erfolgen müssen. Generell sollte eine Korrektur innerhalb von 3–6 Tagen angestrebt werden [18]. Wenn eine Dosisanpassung innerhalb von 3 Tagen nicht zum Erfolg führt, so ist die zusätzliche Gabe von niedermolekularem (NMH) oder unfraktioniertem Heparin (UFH) in therapeutischer Dosierung zu empfehlen [26]. NMH sind zum Einsatz auf Reisen aufgrund ihrer besseren Handhabbarkeit, höheren Bioverfügbarkeit, geringeren Komplikationsrate und der i. d. R. nicht notwendigen Therapiekontrolle besser geeignet [27]. Die Dosis des NMH muss schriftlich mitgegeben werden, ebenso ist an eine Bescheinigung (Heparinspritzen!) zur problemlosen Einreise zu denken.

VII

Umsetzung von VKA auf alternative Antikoagulans vor einer Reise/ Neue orale Antikoagulantien

Die Umsetzung auf ein alternatives Antikoagulans kann für Patienten erwogen werden, die nicht in der Lage sind, ein suffizientes GSM durchzuführen bzw. keine stabile OAK mit VKA aufweisen und deren Reise in kritische Regionen nicht vermeidbar oder aufschiebbar ist. Hierzu kommen in erster Linie Heparine (vorzugsweise NMH – s. oben), Fondaparinux oder ggf. auch die bereits erwähnten neuen oralen Antikoagulantien in Betracht. Primär ist zu beachten, dass es sich beim Einsatz dieser Substanzen jedoch zumeist um einen sog. „off-label-use" handelt, d. h. dass eine spezielle Aufklärung erfolgen muss. Unter reisemedizinischen Aspekten betrachtet, ergeben sich hinsichtlich der alternativen Antikoagulantien gegenüber der VKA einige Vorteile. So wird die gerinnungshemmende Wirkung durch die Ernährungsweise nicht beeinflusst. Ebenso bestehen deutlich weniger Interaktionen mit anderen Medikamenten. Laborkontrollen zur Überwachung der antikoagulativen Wirkung sind (cave: Niereninsuffizienz, Schwangerschaft) nicht notwendig. Eine Ausnahme hiervor ist die Kontrolle der Thrombozytenzahl unter der Gabe von NMH, die trotz eines sehr geringen Risikos der Heparin-induzierten Thrombozytopenie Typ II (HIT II) unter NMH mindestens bis Ende der 3. Woche nach Therapiebeginn empfohlen wird [27–29].

Weiterhin von Vorteil ist die kürzere Halbwertszeit der o. g. Antikoagulantien. Im Bedarfsfall (z. B. invasiver Eingriff) ist ein aufwändiges sog. „bridging" darum nicht notwendig. Andererseits stehen für NMH eingeschränkt und für die anderen alternativen Antikoagulantien generell keine Antidote zur Verfügung, die im Notfall die Gerinnungshemmung rasch aufheben können, wie dies bei UFH mit Protamin bzw. VKA mit Prothrombinkomplexpräparate oder ggf. therapeutischem Plasma möglich ist. Die Verfügbarkeit dieser Antidote im jeweiligen Reiseland kann jedoch erheblich eingeschränkt sein.

Während Heparine und Fondaparinux parenteral verabreicht werden müssen, ergibt sich für die neue **oralen** Antikoagulantien ein weiterer und gerade für die Reisemedizin wichtiger Vorteil in der Applikationsweise dieser Substanzen. Die Mitnahme von Spritzen mitsamt den notwendigen Bescheinigungen und dem Beachten der Lagerungsmodalitäten entfällt. Bis vor kurzem spielten die neuen oralen Antikoagulantien aufgrund des begrenzten Zulassungsstatus (postoperative Thromboseprophylaxe in der elektiven Knie- und Hüftendoprothetik) keine wesentliche Rolle in der längerfristigen prophylaktischen oder therapeutischen Antikoagulation. Im August 2011 wurde nun aber der erste Vertreter dieser neuen Antikoagulantiengeneration, der direkte Thrombininhibitor Pradaxa, zur Prävention von Schlaganfall und systemischer Embolie bei nicht valvulärem Vorhofflimmern zugelassen. Im Dezember 2011 erhielt der direkte Faktor-Xa-Inhibitor Xarelto ebenfalls die Zulassung für diese Indikation und darüber hinaus zur Therapie der tiefen Venenthrombose (TVT) sowie zur Rezidivprophylaxe von TVT und Lungenembolien nach TVT. Für 2012 ist zu erwarten, dass auch für Eliquis, einem weiteren direkten Faktor-Xa-Inhibitor, die Erweiterung der Zulassung erfolgen wird. Es ist somit davon auszugehen, dass die Bedeutung dieser modernen Präparate zukünftig stark steigen wird. Sowohl die Beratung von Reisenden unter primärer Antikoagulation mit einem dieser Präparate als auch die Frage der Umsetzung von Patienten unter OAK mit VKA auf eines dieser Präparate für eine bevorstehende Reise dürfte damit reisemedizinisch in Zukunft relevant werden. Wenngleich diese neuen oralen Antikoagulantien, wie dargestellt, reisemedizinisch einige Vorteile haben, so darf bei diesen Präparaten nicht außer Acht gelassen werden, dass deren Einnahme auch mit einem gegenüber dem Gesunden erhöhten Blutungsrisiko vergesellschaftet ist und dies gerade bei Reisen in exotische Länder mit erhöhter Prävalenz von HBV, HCV und HIV (s. oben) zu beachten ist. Ebenfalls darf die einfachere Handhabung der Antikoagulation nicht dazu führen, das dahinter stehende Risiko der Primärerkrankung in der Beurteilung der Reisetauglichkeit außer Acht zu lassen. Auch aufgrund der höheren primären Arzneimittelkosten bleibt abzuwarten, wie schnell diese neuen oralen Antikoagulantien die VKA in der Praxis tatsächlich verdrängen werden.

Tipp für die Praxis

Reisende unter OAK mit VKA

- Für Patienten, die ein suffizientes GSM mit stabiler INR durchführen, besteht vonseiten der OAK keine Einschränkung der Reisetauglichkeit.
- Für Patienten, die ohne GSM bzw. ohne stabile OAK reisen, kann die Umsetzung auf alternative Antikoagulantien infrage kommen.
- Die besonderen reisebedingten Einflüsse auf die Therapie mit VKA und entsprechende Maßnahmen, v. a. durch Änderungen der Ernährungsgewohnheiten, sind mit dem Patienten vor der Reise zu besprechen.

Tipp für die Praxis

Checkliste „Reisemedizinische Beratung bei OAK)" grundsätzliche Fragen:

- Ist die Reise aktuell notwendig?
- Besteht (Flug-)Reisetauglichkeit hinsichtlich der Grunderkrankung?
- Führt der Patient ein GSM durch? Ggf. seit wann?
- Besteht eine stabile Einstellung im angestrebten INR-Bereich?
- Kommt eine Umstellung auf alternative Antikoagulantien infrage? (ggf. Überwachung der Thrombozytenzahl notwendig?)

Wie ist das Reiseziel zu bewerten?

- medizinische Versorgung vor Ort?
- Anlaufstellen im Bedarfs- oder Notfall?
- Infektionsrisiko? Impfschutz? Malariaprophylaxe? (cave: Medikamenteninteraktionen)
- klimatische Bedingung?
- Zeitzonenwechsel?
- geplante „neue" Aktivitäten auf der Reise? Verletzungsgefahr? Alkoholgenuss?

Ist der Patient ausreichend geschult?

- Ernährung auf Reisen?
- Maßnahmen bei Durchfall und/oder Erbrechen; bei anderen Infektionskrankheiten? (cave: Antibiotikagabe – Medikamenteninteraktion)
- Dosisanpassung bei INR-Schwankungen? VK- oder Heparingabe?
- Notfallmaßnahmen bei Blutungen?
- Management von Störungen des INR-Testgeräts?

Welche „Reiseapotheke" wird benötigt?

- INR-Testgerät?
- Teststreifen in ausreichender Menge verordnet?
- Mitnahme von VK bzw. Heparin?
- mehr- oder zumindest englischsprachige Zollerklärungen/Bestätigungen für Testgerät (inkl. Zubehör) und/oder weitere Medikamente?
- Antikoagulantienausweis oder/und Merkblatt zur Endokarditisprophylaxe?
- aktuelle Befunde (z. B. EKG) in Kopie?

generell: Besteht ausreichender Krankenversicherungsschutz?

Patienten unter Therapie mit Thrombozytenfunktionshemmung (TFH)

Die wichtigste Indikation zur Therapie mit TFH ist die sekundäre Prophylaxe arterieller Thromboembolien. Zur Beurteilung der Reisetauglichkeit steht die kardiovaskuläre Erkrankung eindeutig im Vordergrund. Das Blutungsrisiko unter einfacher Therapie mit ASS oder ADP-Antagonisten ist generell niedriger als unter VKA. Ebenso wird die Wirkung dieser TFH nicht so sehr durch exogene und reiseassoziierte Faktoren beeinflusst.

Problematisch sind Patienten unter dualer TFH. Diese wird beispielsweise nach Implantation von sog. „Drug-eluting Stents" bis zu 1 Jahr empfohlen [30]. Sowohl wegen des erhöhten Blutungsrisikos, aber auch und v. a. wegen der Gefahr der Stentthrombose sollte diesen Patienten während dieses Zeitraumes von längeren (Fern-)Reisen abgeraten werden.

OAK und einfache oder duale TFH

Patienten mit einer solch intensiven antithrombotischen Therapie haben i. d. R. eine sehr schwerwiegende kardiovaskuläre Erkrankung, z. B. Kombination von chronischem Vorhofflimmern und koronarer Herzkrankheit (besonders nach Stentimplantation) oder arterieller und venöser Thromboembolien. Diesen Patienten sollte vor Reisen in kritische Länder mit minderer medizinischer Versorgung abgeraten werden. Neben dem deutlich erhöhten Blutungs- und Thromboserisiko ist dies v. a. darin begründet, dass eine suffiziente medizinische Versorgung im Bedarfs- oder Notfall in diesen Ländern nur schwer oder gar nicht möglich sein dürfte.

43.3 Impfungen bei Patienten mit erhöhtem Blutungsrisiko

Blutungsgefährdete Patienten haben ein erhöhtes Risiko für Infektionen, die über Blut, Körpersekrete oder medizinische Gerätschaften übertragen werden können [31]. Für Patienten unter OAK ist zudem durch die erwähnten Einflüsse von Infektionskrankheiten oder deren Therapie auf die INR ein optimaler Impfschutz von besonderer Bedeutung.

Bei der Applikation intramuskulärer (i. m.) Impfungen stellt sich jedoch immer die Abwägung der Gefahr der Hämatombildung gegenüber dem optimalen Impfschutz. Die meisten der heute verfügbaren und primär zur i. m.-Injektion vorgesehenen Impfstoffe können ohne wesentlich erhöhte Rate lokaler Impfreaktionen oder einer deutlich verminderten Immunantwort subkutan (s. c.) verabreicht werden.

Bezüglich des Vorgehens muss zwischen Patienten mit primärer Blutungsneigung und mit sekundärer, medikamentös verursachter Blutungsneigung bei einer primären Thrombophilie unterschieden werden. Bei der ersten

Gruppe kann prinzipiell eine intramuskuläre Impfung nach Gabe von Minirin, unter Substitution mit Thrombozyten oder dem jeweils mangelnden GF relativ problemlos erfolgen. Vor einer beabsichtigten i.m.-Impfung von Patienten mit Hämophilie A oder B unter Substitution mit Gerinnungsfaktorpräparaten sollte jedoch zuvor mit dem jeweiligen Hämophiliebehandler Rücksprache genommen werden, da insbesondere bei Kindern ein erhöhtes Risiko des Auftretens so genannter Hemmkörper gegen den fehlenden Faktor besteht. Bei der zweiten o.g. Gruppe ist das Vorgehen etwas komplizierter, da aufgrund der bestehenden Thrombophilie die Unterbrechung der antithrombotischen Therapie u.U. nicht gefahrlos möglich ist.

Das Risiko der Hämatomentstehung bei i.m.-Applikation von Impfstoffen unter VKA-Therapie scheint jedoch überbewertet worden zu sein. In mehreren Untersuchungen wurde bei i.m.-Gabe des Influenzaimpfstoffes bei einer INR von 2–4,5 keine lokalen Komplikationen festgestellt [32–35]. Entzündliche lokale Reaktionen traten bei einer INR bis zu 4 nach einer kontrollierten Studie bei s.c.-Applikation von Influenzaimpfstoff häufiger auf als nach i.m.-Gabe [36]. Einschränkend ist anzumerken, dass die direkte Übertragung dieser Ergebnisse auf alle anderen Impfstoffe nicht möglich ist.

VII

Tipp für die Praxis

Empfehlung zum Vorgehen bei der Applikation von primären i.m.-Impfstoffen

- Wenn verfügbar, alternative orale oder s.c.-Impfstoffe verwenden!
- bei möglicher abgeschwächter Immunantwort nach s.c.-Applikation: Kontrolle der Immunantwort nach Empfehlung des Impfstoffherstellers!
- bei unumgänglicher i.m.-Applikation:
  - genaue und dokumentierte Aufklärung des Patienten über das erhöhte Hämatomrisiko!
  - Verwendung sehr dünner Injektionsnadeln (< 23 Gauge) und festen Druck auf die Injektionsstelle über mindestens 2 min (15 nach JTM)
  - Durchführung der i.m.-Impfung zu einem Zeitpunkt mit einer INR an der unteren Grenze des therapeutischen Bereiches

Die Angabe eines genauen INR-Grenzwertes unter dem eine i.m.-Impfung ohne erhöhtes Blutungsrisiko durchgeführt werden kann, ist nicht möglich. Jedoch ist anzunehmen, dass INR-Werten < 2,5 das Blutungsrisiko sehr gering ist, da bei diesen INR-Werten auch kleinere Operationen durchgeführt werden können. Vor diesem Hintergrund erscheint der Nutzen der Umsetzung („Bridging") eines Patienten von VKA auf Heparine zur Durchführung einer i.m.-Impfung fragwürdig.

Das Blutungsrisiko steigt weiter an, wenn der Patient zusätzlich mit Thrombozytenfunktionshemmern behandelt wird. I.m.-Impfungen sollten bei diesen Patienten möglichst unterbleiben.

Ob eine Impfung auch umgekehrt die INR beeinflussen kann, wird derzeit kontrovers diskutiert [33,34,37–48]. Eine intensivere Kontrolle des INR nach einer Impfung erscheint nicht unbedingt notwendig [34].

Literatur

[1] Bundesärztekammer. Querschnitts-Leitlinien zur Therapie mit Blutkomponenten und Plasmaderivaten. 4. Aufl. Köln: Deutscher Ärzte-Verlag; 2009

[2] Heidemann E. Hämatologische und onkologische Erkrankungen. In: Kretschmer H, Kusch G, Scherbaum H. Reisemedizin. 2. Aufl. München, Jena: Elsevier, Urban & Fischer Verlag; 2005

[3] www.morbus-werlhof.de/leben_mit_itp.0.html

[4] Godeau B, Provan D, Bussel J. Immune thrombocytopenic purpura in adults. Curr Opin Hematol 2007; 14: 535–556

[5] International Air Transport Association: Medical manual. www.iata.de

[6] Kretschmer H: Reisearten – Transportmittel. In: Kretschmer H, Kusch G, Scherbaum H. Reisemedizin. 2. Aufl. München, Jena: Elsevier, Urban & Fischer Verlag; 2005

[7] Arbeitskreis Gerinnungs- und Herzklappenpatienten: Die Gerinnung 2006; 7 (25). www.coagucheck.com (Kundenzeitschrift)

[8] Ansell J, Hirsh J, Hylek E et al. Pharmacology and management of the vitamin K antagonists: American College of Chest Physicians evidence-based clinical practise guidelines. 8th ed. Chest 2008; 133: 160S–198S

[9] Herxheimer A, Petrie KJ. Melatonin for the prevention and treatment of jet leg. Cochrane Database Syst Rev 2 (2002): CD001520

[10] Penning-van Beest FJ, Koerselman J, Herings RM. Risk of major bleeding during concomitant use of antibiotic drugs and coumarin anticoagulatants. J Thromb Haemost 2008; 6: 284–290

[11] Visser LE, Penning-van Beest FJ, Kasbergen AA et al. Overanticoagulatin associated with combined use of antibacterial drugs and acenocoumarol or phenprocoumon anticoagulants. Thromb Haemost 2002; 88: 705–710

[12] Loefler I. Mefloquine anticoagulant interaction. J Travel Med 2003; 10: 194–195

[13] GlaxoSmithKline. Fachinformation Malarone, Stand Juli 2009

[14] Armstrong G, Beg MF, Scahill S. Warfarin potentiated by proguanil. BMJ 1991; 303: 789

[15] Mannotti C, Quintavalla R, Pattacini C et al. Seasonal variation of oral anticoagulant effect. Thromb Haemost 1994; 71: 802–803

[16] Salobir B, Sabovic M, Peternel P. Intensity of long-term treatment with warfarin is influenced by seasonal variations. Pathophysiol Haemost Thromb 2002; 32: 151–154

[17] van Patot MC, Hill AE, Dingmann C et al. Risk of impaired coagulation in warfarin patients ascending to altitude (> 2400 m). High Alt Med Biol 2006; 7: 39–46

[18] Koertke H, Minami K, Breymann T et al. INR self-management after mechanical heart valve replacement: ESCAT (Early Self-Controlled Anticoagulation Tiral). Z Kardiol 2001; 90 (Suppl 6): 118–124

[19] Watzke HH, Forberg E, Svolba G et al. A prospective controlled trial comparing weekly selftesting and selfdosing with the standard management of patients on stable oral anticoagulation. Thromb Haemost 2000; 83: 661–665

[20] Levine MN, Raskob G, Landefeld S et al. Hemorrhagic complications of anticoagulant treatment. Chest 2001; 119: 108S–121S

[21] Fihn SD, McDonnel M, Martin D et al. Risk factors for complications of chronic anticoagulation: A multi-centre study. Warfarin Optimized Out-patient Follow-up Study Group. Ann Intern Med 1993; 118: 511–520

[22] Thulin LI: International travel amongst patients on chronic anticoagulation therapy. Cor Vasa 1988; 30: 292 – 297
[23] Ringwald J, Niemeyer N, Seifert I et al. Travel and oral anticoagulation – first data of a study in Germany, Switzerland and Austria. Hämostaseologie 2011; 31(1): 1728
[24] von Laer G. Reiseziele – gemäßigte Klimazonen. In: Kretschmer H, Kusch G, Scherbaum H. Reisemedizin. 2. Aufl. München, Jena: Elsevier, Urban & Fischer Verlag; 2005
[25] Bauersachs RM, Schellong S, Haas S et al.: Überbrückung der oralen Antikoagulation bei interventionellen Eingriffen. Dtsch Ärztebl 2007; 104: 1237 – 1244
[26] Bates SM, Greer IA, Hrish J et al. Use of antithrombotic agents during pregnancy: the Seventh ACCP Conference on Antithrombotic and Thrombolytic Therapy. Chest 2004; 126 (3 Suppl): 627S–644S
[27] Hach-Wunderle V, Düx M, Hoffmann A et al. Therapie bei tiefer Bein- und Beckenvenenthrombose. Dtsch Ärztebl 2008; 105: 25 – 34
[28] Greinacher A, Lubenow N, Hinz P et al. Heparininduzierte Thrombozytopenie. Dtsch Ärztebl 2003; 100: 11753 – 11759
[29] Lubenow N, Selleng K, Greinacher A. Heparin-induzierte Thrombozytopenie. In: Bruhn HD, Schambeck CM, Hach-Wunderle V. Hämostaseologie für die Praxis. 1. Aufl. Stuttgart, New York: Schattauer Verlag; 2007
[30] Möllmann H, Nef HM, Hamm CW et al. How to manage patients with need for antiplatelet therapy in the setting of (un-)planned surgery. Clin Res Cardiol 2009; 98: 8 – 15
[31] Kroger AT, Atkinson WL, Marcuse EK et al. Advisory Committee on Immunization Practices (ACIP) Centers for Disease Control and Prevention (CDC). General recommendations on immunization: recommendations of the Advisory Committee on Immunization Practices (ACIP). MMWR Recomm Rep 2006; 55(RR 15): 1 – 48
[32] Iorio AM, Camillone B, Basileao M et al. Influenza vaccination in patients on long-term anticoagulant therapy. Vaccine 2006; 24: 6624 – 6628
[33] Rai G, Jumar R, McKinney P. Safety of intramuscular influenza immunization among patients receiving lon-term warfarin anticoagulation therapy. Arch Intern Med 1995; 155: 1529 – 1531
[34] MacCallum P, Madhani M, Mt-Isa S et al. Lack of effect of influenza immunisation on anticoagulant control in patients on long-term warfarin. Pharmacoepidemiol Drug Saf 2007; 16: 786 – 789
[35] Delafuente JC, Davis JA, Meuleman JR et al. Influenza vaccination and warfarin anticoagulation: a comparison of subcutaneous and intramuscular route of administration in elderly men. Pharmacotherapy 1998; 18: 631 – 636
[36] Casajuana J, Iglesias B, Fabregas M et al. Safety of intramuscular influenza vassine in patients receiving oral anticoagulation therapy: a single blinded multi-centre randomized controlled clinical trial. BMC Blood Disord 2008; 8: 1
[37] Jackson ML, Nelson JC, Chen RT et al. Vaccines and changes in coagulation parameters in adults on chronic warfarin therapy: a cohort study. Pharmacoepidemiol Drug Saf 2007; 16: 790 – 796
[38] Lipsky BA, Pecoraro RE, Roben NJ et al. Influenza vaccination and warfarin anticoagulation. Ann Intern Med 1984: 100: 835 – 837
[39] Souto JC, Oliver A, Montserrat I et al. Lack of effect of influenza vaccine on anticoagulation by acenocoumarol. Ann Pharmacother 1993; 27: 365 – 368
[40] Farrow PR, Nicholson KG. Lack of effect of influenza and pneumococcal vaccines on anticoagulation by warfarin. J Infect 1984; 9: 157 – 160
[41] Arnold WS, Mehta MK, Roberts JS. Influenza vaccine and anticoagulation control in patients receiving warfarin. Br J Clin Pract 1990; 44: 136 – 139
[42] Gomolin IH, Charporn MS, Luhan PA. Lack of effect of influenza vaccine on teophylline levels and warfarin anticoagulation in the elderly. J Am Geriatr Soc 1985; 33: 269 – 272
[43] Palache AM. Influenza vaccines. A reappraisal of their use. Drugs 1997; 54: 841 – 856
[44] Kramer P, Tsuru M, Cook CE et al. Effect of influenza vaccine on warfarin anticoagulation. Clin Pharmacol Ther 1984; 35: 416 – 418
[45] Paliani U, Filippucci E, Gresele P. Significant potentation of anticoagulation by flu-vaccine during the season 2001 – 2002. Haematologica 2003; 88: 599 – 600
[46] Weibert RT, Lorzentz SM, Norcorss WA et al. Effect of influenza vaccine in patients receiving lon-term warfarin therapy. Clin Pharm 1986; 5: 499 – 503
[47] Poli D, Chiarugi L, Capanni M et al. Need of more frequent international normalized ratio monitoring in elderly patients on long-term anticoagulant therapy after influenza vaccination. Blood Coagul Fibrinolysis 2002; 13: 297 – 300
[48] Bussey HI, Saklad JJ. Effect of Influenza vaccine on chronic warfarin therapy. Drug Intern Clin Pharm 1988; 22: 198 – 201

44 Gastroenterologische Erkrankungen

M. Grauer

Editorial

Ein 30-jähriger Reisender mit Colitis ulcerosa erkrankt in Vietnam an Diarrhoe. Reisediarrhoe oder Schub – das ist hier die Frage. Die Colitis war bislang gut behandelt. Jetzt findet sich kein Blut im Stuhl. Nach 3 Tagen klingen die Symptome ab. Glückwunsch, es war „nur" eine Reisediarrhoe.

Das Wichtigste in Kürze

- Krankheitsbilder wie saurer Reflux, Gastritis, Leberzirrhose, chronische Pankreatitis und chronisch entzündliche Darmerkrankungen sind eine therapeutische Herausforderung.
- Gut eingestellt und beraten können fast alle entsprechenden Patienten weltweit reisen, aber die Beratung muss den Reisezielen angepasst werden.
- Eine Auswahl der Reiseziele nach Hygienestandard ist wesentlich.

VII

44.1 Reisediarrhoe

Durchfall ist die häufigste Erkrankung bei Reisen in tropisch oder subtropisch gelegene Länder. Individuell begünstigende Faktoren sind erstmaliges Reisen, „Rucksackreisen", enger Kontakt zur einheimischen Bevölkerung, ein eingeschränkter Immunstatus sowie eine reduzierte Azidität des Magensaftes. Wichtig ist der Verzicht auf nicht abgekochte Milch oder Milchprodukte. Insbesondere bei Ausflügen ist die Mitnahme ausreichender Flüssigkeitsmengen (Softdrinks, Mineralwasser) wesentlich.

Die Reisediarrhoe wird in ca. 80% der Fälle durch E.-coli-Erreger ausgelöst. Sie verläuft in aller Regel harmlos. Körpertemperaturen über 38,5 °C sind nicht zu erwarten; durchschnittlich nach 3–5 Tagen kommt es zu einer Spontanheilung. Warnzeichen sind Blut- oder Schleimbeimengen im Stuhl. Diese lassen auf eine invasive Enteritis schließen. Die Gabe eines Antibiotikums ist bei der Reisediarrhoe nicht angezeigt.

44.2 Refluxösophagitis

Die gastroösophageale Refluxkrankheit bezeichnet eine entzündliche Erkrankung der Speiseröhre [1]. Die erosive Form (ERD) wird von der nicht erosiven Form (NERD) unterschieden. Die Prävalenz liegt bei 10–20%. Ein Barrett-Ösophagus liegt vor, wenn zungenförmige Ausläufer von Zylinderepithel des Magen im unteren Ösophagus vorliegen. Er stellt eine präkanzeröse Kondition dar und erfordert regelmäßige Kontrolluntersuchungen. Gerade im Urlaub wird dem Magen häufig viel zugemutet. Das reichhaltige Angebot vieler Hotels an internationalen Speisen, exotischen Gewürzen und Getränken verleitet geradezu, alles auf einmal probieren zu wollen. Der Genuss von scharfen Gewürzen, Fett, Süßspeisen und auch Alkohol regt die Säureproduktion im Magen an, und so kann v. a. bei überfülltem Magen der stark saure Speisebrei in die Speiseröhre aufsteigen. Dies führt zu einer lokalen Entzündung, deren Symptom das Sodbrennen ist. Basis der Therapie sind Protonenpumpeninhibitoren. Reisende mit Refluxkrankheit sollten über das Risiko einer möglichen Verschlechterung aufgeklärt werden. Eine ausreichende Menge an Medikamenten sollte zur Verfügung stehen. Alkohol und scharfe Speisen sollten sehr maßvoll genossen werden. Eine Aufteilung des Essens auf mehrere kleine Portionen ist sinnvoll.

Tipp für die Praxis

- Anstelle weniger reichhaltiger Mahlzeiten sollte das Essen auf mehrere kleine Portionen verteilt werden.
- Scharfe Gewürze, stark gesüßte Speisen, Fett, Alkohol und Nikotin sollten gemieden werden.
- Nach dem Essen ist eine aufrechte Körperhaltung zu empfehlen.
- Die Kleidung sollte bequem sein und nicht einengen.
- Die abendliche Mahlzeit sollte nicht später als etwa 2 h vor dem Schlafengehen eingenommen werden.
- Beim Schlafen ist zu empfehlen, den Oberkörper hochzulagern.

44.3 Zöliakie

Zöliakie ist eine chronische Erkrankung der Dünndarmschleimhaut, die sich durch morphologische Veränderungen der Dünndarmschleimhaut und deren Rückbildung durch Glutenentzug auszeichnet [2]. Die Unverträglichkeit bleibt lebenslang bestehen, sie ist z. T. genetisch determiniert und kann derzeit nicht ursächlich behandelt werden [3]. Die Prävalenz liegt in Europa bei ca. 200 pro 100 000 Einwohner. Klassische Symptome sind Gewichtsverlust, Erbrechen, Diarrhoen. Therapie der Wahl ist eine lebenslange, strenge glutenfreie Ernährung. Meist tritt 2–4 Wochen nach Glutenkarenz eine signifikante Besserung der Symptome auf [4].

Für die **glutenfreie Ernährung** werden glutenfreie Rohstoffe verwendet. Die Auswahl an diesen ist in den letzten Jahren wesentlich größer geworden. Betroffene müssen nicht auf fertiges Brot, Nudeln, Kuchen, Süßigkeiten usw. verzichten. Es gibt z. B. Vollkorn-, Weiß- und Toastbrot, Zwieback, spezielle Mehlmischungen für verschiedene Brotarten, Kuchen, Kekse und vieles mehr. Erhältlich sind diese Produkte direkt bei den Herstellern oder auch in Reformhäusern und größeren Naturkostläden.

Für Urlaubsreisende nimmt in Europa und hier insbesondere in den nordischen Ländern das Angebot an glutenfreien Produkten erfreulicherweise stetig zu. Glutenfreie Lebensmittel sind in Super- und Drogeriemärkten erhältlich. Zu erkennen sind die diätetischen Lebensmittel entweder an der Aufschrift „glutenfrei" oder (in Deutschland) am eingetragenen Warenzeichen der Deutschen Zöliakie Gesellschaft e. V.

Weblinks

www.dzg-online.de Die Deutsche Zöliakie Gesellschaft e. V. offeriert ein breites Beratungsangebot und listet auf ihrer Internetseite auch die Kontaktadressen zu weiteren Selbsthilfegruppen und Ernährungsfachverbänden auf (Stand 24.02.11).

Tipp für die Praxis

Besonderheiten bei Flugreisen

- Ein ärztliches Attest bei der Einfuhr von glutenfreien Produkten in fremde Länder ist empfehlenswert. Ein Muster gibt es für Mitglieder der Deutschen Zöliakiegesellschaft e. V. auf deren Homepage.
- Die Mitnahme von Mehrgepäck ist bereits bei der Reservierung/Buchung des Fluges zu beantragen.
- Bei vielen Fluggesellschaften ist ein glutenfreies Essen bei Interkontinentalflügen problemlos möglich.

44.4 Stomaträger

Die Gründe für eine Stomaanlage sind meist eine Dick- oder Dünndarmresektion. Häufig betroffen sind Patienten mit gastrointestinalen Tumor- oder chronisch entzündlichen Darmerkrankungen [5, 6]. Sehr häufig liegt dünner oder flüssiger Stuhl vor. Reisen ist durchaus möglich. Erforderlich ist ein internationaler Stomaausweis. Dieser kann z. B. über die Firma Coloplast GmbH, Hamburg bezogen werden.

Die Materialien zur Stomaversorgung gehören in ausreichender Menge ins Handgepäck. Die Menge sollte großzügig bemessen sein, da es durch eine vor Ort erworbene Durchfallerkrankung zu einem erhöhten Bedarf kommen kann. Bei sportlichen Aktivitäten kann eine individuell angepasste Bruch- oder Stomabandage getragen werden. Sie erzeugt bei Belastungen des Abdomens einen Gegendruck und beugt so möglichen Komplikationen vor. Einzelne Hersteller bieten auch Stomabandagen für das Stoma an, sodass z. B. bei Sportarten wie Hand- oder Fußball das Stoma vor Verletzungen geschützt ist.

Ebenso ist ein anlegbarer Wasserschutz (Schutzgürtel) erhältlich, welcher das Baden und Schwimmen ermöglicht. Bei dünnem Stuhl entsteht häufig ein schmerzender, entzündeter Rand um das Stoma, da die umliegende Haut angegriffen wird. Mehrere kommerziell erhältliche Absorptionskapseln setzen stuhlbindende Gelatine frei. Der Stuhl wird zu einem Gel gebunden. Dies verhindert das Risiko von Leckagen und lokalen Hautirritationen. Umfangreiche Informationen gibt die Selbsthilfegruppe (www.ilco.de/start/home, Stand 24.2.11).

Tipp für die Praxis

- Der Reisende sollte die doppelte Menge Versorgungsmaterial für das Stoma mitnehmen; die Tragezeit kann sich auch durch Schwitzen reduzieren.
- Bei Flugreisen gehört das Material ins Handgepäck. Dies erspart Probleme, wenn ein Gepäckstück verlorengeht.
- In Ländern mit niedrigem Hygienestandard sollte Mineralwasser zur Stomapflege verwendet werden.
- Exotische Speisen verändern die Verdauung; daher sollten diese zunächst in kleineren Portionen probiert werden.

44.5 Pankreatitis

Die akute Pankreatitis stellt eine Kontraindikation für Reisen dar. Da der Verlauf zu Beginn der Erkrankung nicht absehbar ist und von leichtem Verlauf bis zum intensivpflichtigen Multiorganversagen reicht, muss von Reisen im Akutstadium dringend abgeraten werden.

Die chronische Pankreatitis (Abb. 44.**1**), deren Leitsymptom der chronische Schmerz ist [6], stellt eine Herausforderung für die Reiseberatung dar. Auslösende und unterhaltende Faktoren einer chronischen Pankreatitis sind chronischer Alkoholmissbrauch, Medikamente wie Glukokortikoide, Thiaziddiuretika sowie die Pankreasgangstenose durch Narbenbildung und ein Pankreas divisum. Daneben gibt es seltene Formen: die genetisch bedingte Pankreatitis und die Autoimmunpankreatitis. Eine exokrine Insuffizienz tritt erst bei Unterschreitung der sekretorischen Leistung unter 10 % ein. Die endokrine Kapazität der Insulinproduktion überschreitet in ähnlichem Maße die üblichen täglichen Anforderungen.

Die Prävalenz der chronischen Pankreatitis liegt bei 10–15 pro 100 000 Einwohner. Häufig ist eine dauerhafte multimodale Schmerztherapie erforderlich, welche z. B. nicht steroidale Antirheumatika (NSAR), Butylscopolamin, Tramadol, Buprenorphin, Pethidin und Antidepressiva umfasst. Hierfür benötigt der Reisende ein spezielles ärztliches Attest. Pankreasenzyme und ggf. Insulin sind in ausreichender Menge mitzuführen. Sollte eine Endoprothesentherapie [7] des Pankreasganges erforderlich gewesen

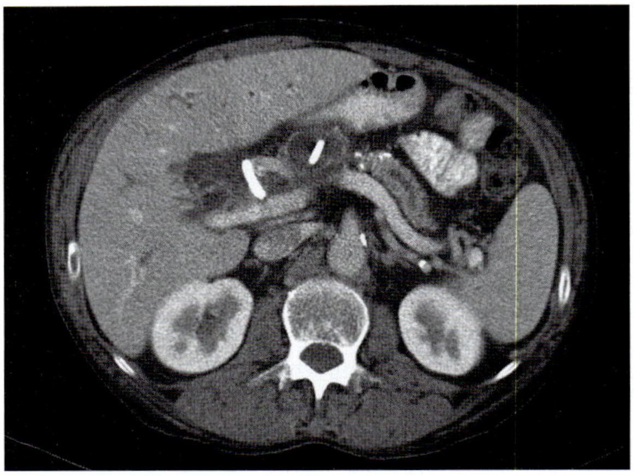

Abb. 44.1 CT Abdomen. Zeichen der chronischen Pankreatitis mit liegenden Stents.

sein, ist es sinnvoll entsprechende Arztbriefe und Befunde mitzuführen. Rucksackreisen sind eher zu meiden, da im ländlichen Raum kaum geeignete Therapiemöglichkeiten bestehen.

VII

44.6 Leberzirrhose

Typische Ursachen der Leberfibrose sind der chronische Alkoholmissbrauch, die nicht alkoholische Steatohepatitis sowie chronische Viurshepatitiden [8]. Eine zunehmende Fibrose führt schließlich zur Leberzirrhose.

Die Prävalenz liegt bei 242 pro 100 000 Einwohner; davon sind ca. 190 alkoholassoziiert. Die Leberzirrhose geht mit einem Verlust der Lebersyntheseleistung einher.

In der Reiseberatung sollten Patienten mit Leberzirrhose besondere Aufmerksamkeit genießen. Die Lebenserwartung von Patienten mit einer fortgeschrittenen Leberzirrhose ist gegenüber Gesunden deutlich verkürzt. So stirbt jeder 2. Patient mit alkoholbedingter Leberzirrhose innerhalb von 5 Jahren bei fortgesetztem Alkoholkonsum. Kommen weitere Komplikationen hinzu, sterben 3 von 4 Patienten innerhalb dieses Zeitraums.

Die Leberzirrhose wird anhand der Child-Pugh-Kriterien in verschiedene Stadien eingeteilt, welche Aussagen über die Prognose erlauben. Im Stadium C beträgt die Lebenserwartung 1 – 3 Jahre. Die Mortalität bei operativen Eingriffen im Bauchraum liegt bei 80%. Der leichte Zugang zu Alkoholika im Rahmen von Fernreisen stellt für Alkoholabhängige ein erhebliches Risiko dar. Die Medikation sollte auf das dringend Erforderliche reduziert werden. Mögliche Komplikationen auf Reisen bestehen in der akuten Ösophagusvarizenblutung, der Zunahme von Aszites und einer spontanen bakteriellen Peritonitis. Patienten im Stadium B und C sollten auf diese erheblichen Risiken bei Fernreisen hingewiesen werden.

Schutzimpfungen bei Leberzirrhose

Hepatitis-A- und Hepatitis-B-Infektionen- können bei Patienten mit chronischer Leberschädigung besonders schwer verlaufen. Durch Impfungen können diese Erkrankungen vermieden werden. Die Hepatitis-B-Impfung ist bei Leberzirrhose leicht eingeschränkt effektiv. Daher sollte der Impferfolg durch eine Antikörperkontrolle überprüft werden. Patienten mit weit fortgeschrittenem Leberleiden oder nach Lebertransplantation sollten keine Impfungen mit Lebendimpfstoff erhalten. Da sowohl die akute Malariainfektion wie auch die medikamentöse Prophylaxe schwer zu kalkulierende Auswirkungen auf die Leberfunktion haben können, sind malariafreie Regionen für den Urlaub zu bevorzugen.

44.7 Chronisch entzündliche Darmerkrankungen (CED)

Patienten mit **Morbus Crohn** oder **Colitis ulcerosa** [9] sollten sich für längere Reisen in Remission befinden. Nach Erstmanifestation oder einem Krankheitsschub sind zunächst Reiseziele mit hohem Hygienestandard zu empfehlen, um eine Magen-Darm-Infektion zu vermeiden [10]. Bei stabiler Situation sind dann auch exotischere Reiseziele sicher zu bereisen. Alle Medikamente sollten für die gesamte Reisedauer im Handgepäck mitgeführt werden. Auch hier gibt es einen kommerziell erhältlichen Patienten-Reisepass. Enthalten ist ein vom Arzt auszufüllendes Attest, eine Zollbescheinigung sowie ein Anschreiben für Flugsicherheit und Flugbegleiter. Bei der Mitnahme von Einmalspritzen oder Pens sollte die Fluggesellschaft über die Mitnahme informiert werden. In aller Regel können diese für die Dauer des Fluges beim Bordpersonal abgegeben werden. CED-Patienten sollten sich vor einem Auslandsaufenthalt über das lokale Essen informieren. Manche Hotels bieten auf Wunsch eine spezielle Kost an. Auch die meisten Fluglinien gehen auf Diätwünsche ein. Bei Busreisen innerhalb Deutschlands, Österreichs und der Schweiz und weiteren europäischen Ländern ist es möglich, einen Generalschlüssel für Behindertentoiletten zu benutzen. Dieser ist beim Club Behinderte und ihre Freunde e.V. (www.cbf-da.de, Stand 22.04.11) zu bestellen.

Bei Menschen mit CED können akute Schübe unerwartet und auch ärztlich nicht voraussehbar auftreten. In einem solchen Fall übernimmt eine Reiserücktrittsversicherung die anfallenden Kosten. Gleiches gilt für eine Reiseabbruchversicherung: Muss die Reise wegen Krankheit oder eines akuten Schubes abgebrochen werden, erstattet die Versicherung den Wert des Resturlaubes.

Falls Patienten mit einem **TNF-alpha-Hemmer** wie Infliximab (Remicade) oder Adalimumab (Humira) behandelt werden, ist Folgendes zu beachten. Humira wird über Pen vom Patienten selbst s.c. appliziert. Die Pens müssen zwischen − 2 °C bis + 8 °C gelagert werden. Daher wird für den Transport eine Kühltasche empfohlen. Remicade wird als Infusion i.v. appliziert. Die Abstände liegen meist zwischen 4 und 8 Wochen. In diesem Zeitraum ist eine Reise möglich. Ist während der Reise eine Infusion erforderlich, sollte diese vorausschauend in einem Krankenhaus oder bei einem Arzt im Reiseland geplant werden.

Ein effektiver **Sonnenschutz** ist wesentlich, da bei CED häufig verwendete Medikamente wie Sulfasalazin, Azathioprin [11] und Methotrexat zu einer erhöhten Lichtempfindlichkeit führen. Unter Humira, Azathioprin, Remicade, Mercaptopurin, Mesalazin, Methotrexat und Sufasalazin sollten keine Lebendimpfungen vorgenommen werden [12]. Totimpfstoffe (Influenza, Meningokokken, Polio, Diphterie, Tetanus sowie Hepatitis A u. B) können problemlos appliziert werden. Eine Impfung mit Pneumokokken- und Influenzaimpfstoff wird ausdrücklich empfohlen.

! Reisen können bei Patienten mit chronischen gastrointestinalen Erkrankungen günstige Effekte auf die Gesundheit haben. Um die gesundheitsfördernden Möglichkeiten zu maximieren, sollten die Reisepläne rechtzeitig mit dem Hausarzt und ergänzend mit einem erfahrenen Reisemediziner besprochen werden.

Literatur

[1] Herbella FA, Patti MG. Gastroesophageal reflux disease: from pathophysiology to treatment. World J Gastroenterol 2010; 16 (30): 3745 – 2749

[2] Schuppan D, Junker Y, Barisani D. Celiac disease: from pathogenesis to novel therapies. Gastroenterology 2009; 137; (6): 1912 – 1933

[3] Marsh MH. Gluten, major histocompatibility complex and the small intestine. A molecular and immunobiologic approach to the spectrum of gluten sensitivity ("celiac sprue"). Gastroenterology 1992; 102(1): 330 – 354

[4] Geboes K, Beboes KP. Diagnosis and treatment of celiac disease. F1000 Med Rep 2009; 1

[5] Dabirian A, Yaghmaei F, Fassouli M et al. Quality of life in ostomy patients: a qualitative study. Patient Prefer Adherence 2010; 5: 1 – 5

[6] Rosemeyer D, Armbrecht U. Rehabilitation bei GE-Erkrankungen. In: Riemann J, Fischbach W, Galle PR, Mössner J. Gastroenterologie. Stuttgart: Georg Thieme Verlag; 2008

[7] Nguyen-Tang T, Dumonceau JM. Endoscopic treatment in chronic pancreatitis, timing, duration and type of intervention. Best Pract Res Clin Gastroenterol 2010; 24 (3): 281 – 298

[8] Schuppan D, Afdhal NH. Liver cirrhosis. Lancet 2008; 371 (9615): 838 – 851

[9] Hoffman JC. Grundprinzipien der CED-Behandlung. In: Hoffmann JC, Kroesen AJ, Klum B, Hrsg. Chronisch entzündliche Darmerkrankungen. Stuttgart: Georg Thieme Verlag; 2009

[10] Engel MA, Neurath MF. New pathophysiological insights and modern treatment of IBD. J Gastroenterol 2010; 45 (6): 571 – 583

[11] Maddox JS, Soltani K. Risk of nonmelanoma skin cancer with azathioprine use. Inflamm Bowel Dis 2008, 14 (10): 1425 – 1431

[12] Kotton CN. Vaccines and inflammatory bowel disease. Dig Dis 2010; 28 (3): 525 – 535

VIII Versorgung während der Reise

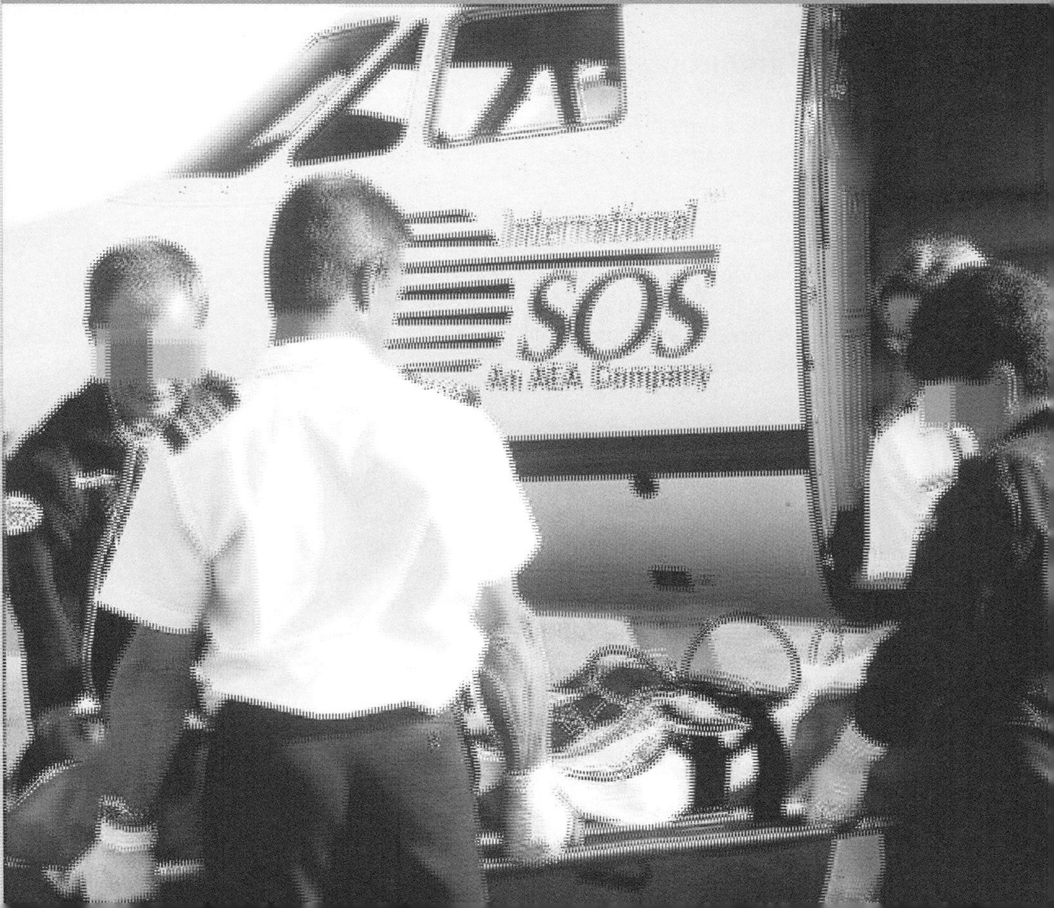

45 Unfälle auf Reisen

J. Schulte-Hillen

Editorial

Ein Unfall im Ausland ist das dramatischste vorstellbare Ereignis für den Reisenden. Der Reisende, der bis dahin passiver Beobachter des fremden Landes war, sieht sich nun hilflos als passiver Teil einem fremden Gesundheitssystem ausgeliefert. Verletzt, allein, unverstanden und mit unabsehbaren Kosten konfrontiert wird ihm klar, dass er ein Fremder ist.

Das Wichtigste in Kürze

hohe Risiken für den Reisenden:

- Verkehrsunfälle wegen schlechten Straßen und chaotischer Verkehrsverhältnisse
- ungewohnte Verkehrszeichen, Verkehrsteilnehmer und eventuell Linksverkehr
- ungenügende bauliche Sicherheitseinrichtungen
- oft miserables Rettungsnetz
- häufig schlechte medizinische Versorgung im Krankenhaus
- oft extrem teure Behandlungskosten

→ Schadensmanagement ohne Assistance/Versicherung praktisch nicht darstellbar

45.1 Einführung

Das häufigste Personenschadensereignis im Ausland stellt ein Unfall, eine Schädigung der Person durch ein äußeres Ereignis, dar.

Kommt ein derartiges Ereignis bereits in der Heimat völlig überraschend, so lässt die psychologische Grundhaltung des Reisenden, die Abenteuerlust, die Erwartungshaltung und die freudige Offenheit Neuem gegenüber die subjektive Wahrnehmung potenzieller reeller Unfallgefahren gen Null tendieren.

Statistik

Laut Statistik sind 26% von 242 gemeldeten Schadensfällen auf Unfälle zurückzuführen (Abb. 45.1), 22% der Todesfälle gehen auf Unfälle zurück [1]. Gemäß einer Studie des CDC [2] zeichnen Unfälle für 47% der Todesfälle von Reisenden im Ausland verantwortlich, wohingegen in der Heimat (hier USA) 38% der Todesfälle durch Unfälle verursacht wurden.

Der Begriff „Unfall“ umfasst hierbei vom Sturz im Badezimmer über den Angriff durch ein Flusspferd bis zum schweren Verkehrsunfall alles, was dem Reisenden an äußerer Gewalt widerfahren kann.

Für den Arzt, der eine Reiseberatung durchführt, ist es schwer auf alle diese potenziellen Gefahren einzugehen, und es sollte von Vornherein klar sein, dass man Menschen nicht pauschal vor allen schädlichen Ereignissen schützen kann; dies gelingt uns bereits in der Heimat nicht.

Trotzdem sollte der Arzt sich mit der Thematik auseinandersetzen, um den Reisenden für subjektive und objektive Risiken zu sensibilisieren.

Subjektive Gefahrenwahrnehmung und reelle Gefahr

Die Gefahrenwahrnehmung des Reisenden ist von Medienberichten geprägt, und so mag ihm in Afrika das tatsächlich zu vernachlässigende Risiko, von einem Löwen angegriffen zu werden, als durchaus real erscheinen, während das sehr reelle Risiko, einen schweren Verkehrsunfall zu erleiden, völlig verdrängt wird.

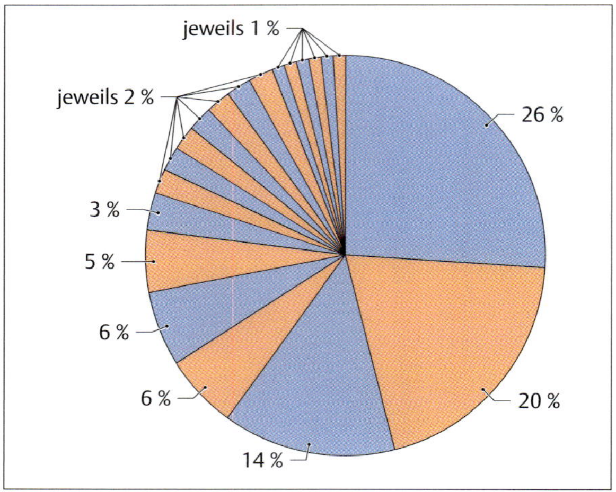

Abb. 45.1 In einem zufällig ausgewählten Beobachtungszeitraum waren 26% von 242 gemeldeten Schadensfällen, die an eine Notrufzentrale gemeldet wurden, auf Unfälle zurückzuführen: Trauma (26%), Infekt (20%), kardiologisches Ereignis (14%).

Die durch Medienberichte geschürte Angst vor einem Haiangriff im offenen Gewässer erscheint dem Einzelnen durchaus berechtigt. Dass die meisten Todesfälle im Meer jedoch tatsächlich durch Ertrinken bedingt sind, ist für den Reisenden meist nicht vorstellbar.

45.2 Besondere tatsächliche Gefahren für Unfälle im Ausland

Verkehrsmittel und Transport

Straßenverkehr

Die besondere Gefahr im Straßenverkehr in fast allen außereuropäischen Ländern – außer Nordamerika, Kanada, Singapur, Japan, Australien und Neuseeland – besteht in einer völlig inhomogenen Zusammensetzung der Verkehrsgefährte, in unzureichender oder defekter technischer Sicherheitsausstattung, fehlender Fahrqualifikation und weitgehend unbeachteten Verkehrszeichen.

Das bedeutet konkret, dass z. B. in den meisten afrikanischen oder asiatischen Ländern

- sich alle Verkehrsteilnehmer – vom Fußgänger über den Eselskarren bis zum Schwerlastwagen – dieselbe Fahrspur teilen,
- die Fahrer auch großer Lastwagen z. T. keinerlei Fahrerprüfung abgelegt haben,
- die Fahrzeuge sich in abenteuerlichem technischem Zustand befinden,
- nachts wegen der Vorstellung, die Batterie werde sonst leer, häufig ohne Licht gefahren wird,
- die Fahrzeuge völlig überladen, die Ladung nicht gesichert ist,
- der Fahrer oft betrunken ist und keinerlei Regulatorien über die maximale Einsatzzeit am Steuer unterliegt.

Verkehrsschilder. Die Bedeutung von Verkehrsschildern wird oft vom Reisenden nicht verstanden und von Einheimischen ignoriert. Es gilt grundsätzlich das Recht des Stärkeren: Das größere Fahrzeug hat i. d. R. Wegerecht. Überlandstraßen in Afrika sind häufig von Lastwagenwracks gesäumt, deren Fahrer sich bis zum Schluss nicht einigen konnten, welches Fahrzeug größer ist und welches ausweichen muss.

Straßenzustand. Straßenbeläge wechseln oft plötzlich von Asphalt zu Schotter, Baustellen (Abb. 45.**2**) und Unfallfahrzeuge werden i. d. R. nicht gesichert, schlafende Tiere auf der Fahrbahn oder immense Schlaglöcher sind in den meisten Ländern zu erwarten.

Linksverkehr. In vielen beliebten Reiseländern herrscht Linksverkehr.

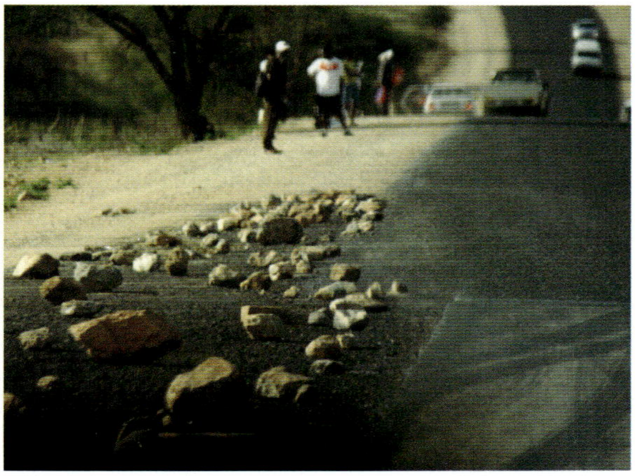

Abb. 45.2 Südafrika: Schutz der neuen Asphaltdecke durch Felsbrocken – kein Warnschild, keine Beleuchtung ...

! Länder mit Linksverkehr
(Stand Januar 2010, Quelle: eigene Recherche)

- Amerikanische Jungferninseln
- Anguilla
- Antigua und Barbuda
- Australien
- Bahamas
- Bangladesch
- Barbados
- Bhutan
- Botswana
- Britische Jungferninseln
- Brunei
- Dominica
- Falklandinseln
- Fidschi
- Grenada
- Großbritannien
- Guernsey
- Guyana
- Hongkong
- Indien
- Indonesien
- Irland
- Jamaika
- Japan
- Jersey
- Kaimaninseln
- Kenia
- Kiribati
- Lesotho
- Macao
- Malawi
- Malaysia
- Malta
- Mauritius
- Montserrat
- Mosambik
- Namibia
- Nauru
- Nepal
- Neuseeland
- Pakistan
- Papua-Neuguinea
- Salomonen
- Sambia
- Samoa (seit Sept. 2009)
- Seychellen
- Simbabwe
- Singapur
- Somalia
- Sri Lanka
- St. Kitts und Nevis
- St. Lucia
- St. Vincent und die Grenadinen
- Südafrika
- Swasiland
- Tansania
- Thailand
- Tonga
- Trinidad und Tobago
- Tuvalu
- Uganda
- Zypern

45

Die eigentliche Umstellung von Rechts- auf Linksverkehr ist zwar relativ einfach und es gibt genügend Warnhinweise an den Grenzen, etwa zwischen China und Pakistan, Laos und Thailand, Angola und Namibia. Das Hauptproblem entsteht nicht beim Grenzübertritt, sondern im Land mit Linksverkehr selbst aufgrund alter „eingefleischter" Gewohnheiten: Eine häufige Unfallursache von Reisenden in Ländern mit Linksverkehr ist das verkehrte Einfahren in den Kreisverkehr, das falsche Abbiegen von Rastplätzen (Schauen nach links und Abbiegen nach rechts direkt in den Gegenverkehr). Fußgänger sind besonders beim Überqueren der Straße gefährdet – die Gefahr kommt von rechts, nicht von links.

Rechtliche Aspekte eines Verkehrsunfalls. Die Verwendung von Kraftfahrzeugen im Straßenverkehr ist außerhalb Europas oft nicht an das Vorliegen einer adäquaten Versicherung gekoppelt. Im Zweifelsfall muss der Reisende davon ausgehen, dass Unfallgegner nicht versichert sind und ein fremd verschuldeter Schaden an seinem Kfz nicht erstattet wird.

Umgekehrt erwartet auch die einheimische Bevölkerung in ländlichen Gegenden vieler Länder (z. B. Saudi-Arabien, Afrika, Türkei) nicht, dass der Reisende versichert ist und aus Pressemeldungen gingen in der Vergangenheit Fälle von Lynchjustiz an Reisenden hervor, die einen Einheimischen überfahren hatten. Im Zweifelsfall muss erwogen werden, zum Selbstschutz nach einem derartigen Unfall in entsprechend abgelegenen Teilen der Welt nicht stehen zu bleiben, sondern weiterzufahren.

Luftverkehr

Mit Zunahme individueller Reisen steigt auch die Frequentierung nationaler und regionaler Fluggesellschaften im Ausland durch den Individualtouristen, der sich innerhalb des Landes mit einem Flugzeug fortbewegt, um entlegene Regionen schneller zu erreichen. Mit der Nutzung vieler – z. B. afrikanischer – Luftlinien ist ein erhebliches Sicherheitsrisiko verbunden. Technischer Zustand des Fluggerätes, Ausbildungsniveau der Piloten, Wartungsintervalle und Sicherheitsvorgaben der regionalen Flughäfen in großen Teilen Asiens und Afrikas entsprechen bei Weitem nicht den europäischen Sicherheitsstandards. Die Liste der Fluglinien, denen von der EU in Abstimmung mit den europäischen Flugsicherheitsbehörden der Betrieb ihrer Flugzeuge in europäischem Luftraum untersagt ist, geht aus dem entsprechenden Amtsblatt der EU [3] hervor.

Verletzung durch Kriegsgerät

In allen Ländern, in denen Krieg geherrscht hat (auch Deutschland), ist grundsätzlich damit zu rechnen auf alte Waffen und Bomben zu stoßen. Die Gefahr einer Verletzung oder Tötung durch Anti-Personen-Minen ist besonders hoch in Ländern des Balkans, Afrikas und Südostasiens.

Überfälle

Mit Raubüberfällen und Entführungen ist v. a. in abgelegenen Gebieten Nordafrikas (Sahara) zu rechnen, wo sich organisierte Banden auf den Überfall auf Wüstenfahrer „spezialisiert" haben. Anvisierte Beute sind die gut ausgestatteten Wüstenfahrzeuge, die dann innerhalb Afrikas – oft unter aktiver Beteiligung der jeweiligen Behörden – weiterverkauft werden.

Raubüberfälle selbst sind in größeren Städten, v. a. in den USA, Südafrika und Lateinamerika (hier besonders in Kolumbien und Brasilien) an der Tagesordnung. Im Internet kann man einen groben Überblick über die Sicherheitseinstufung eines Landes erhalten.

Weblinks

www.reisewarnungen.org tagesaktuelle Einstufung des Sicherheitsstandards von allen Ländern der Welt

Bauliche Gegebenheiten

Die in Deutschland geltenden baulichen Sicherheitsregeln sind natürlich im Ausland nicht zu erwarten. An besonderen Gefahren seien hier unzureichend hohe Balkonbrüstungen, nicht gesicherte Abflussöffnungen in Swimmingpools und nicht rutschhemmende Bodenbeläge auf Treppen, in Badezimmern und im Schwimmbadbereich genannt. Während in Deutschland Bodenbeläge bzgl. der Rutschhemmung nach DIN 51130 [4] gekennzeichnet sind, ist die Verbauung von rutschhemmenden Bodenbelägen in vielen Ländern nicht vorgeschrieben. So kommt es besonders bei älteren Menschen häufig zu folgenreichen Stürzen in den Hotelzimmern oder am Swimmingpool der Hotelanlage.

Eigenes Verhalten

Die Hochstimmung des Reisenden und der Wunsch, Neues zu erleben, lässt die Risikobereitschaft des Einzelnen steigen. In der Folge werden Dinge „getestet", die in der Heimat vermutlich nicht ausprobiert worden wären.

Als typische Beispiele seien genannt: Bungee-Jumping, der obligatorische Kamelritt, Quadfahren in der Wüste, Motorrollerfahren in Badehose und ohne Helm sowie viele weitere Freizeitsportarten (z. B. Jet Ski, Freeclimbing), die in der Hochstimmung des Reisenden mit z. T. zweifelhaften Sicherheitsvorkehrungen vor Ort und ohne genügend Vorbereitung, Training und Fachkenntnis ausprobiert werden „müssen". Schwere Unfälle sind oftmals Folge des Leichtsinns (Abb. 45.**3**).

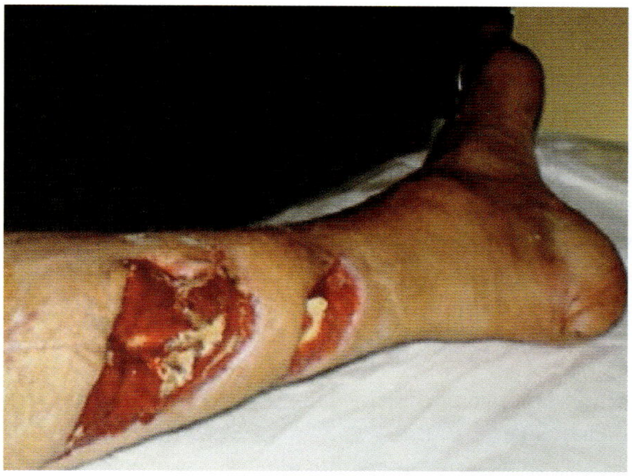

Abb. 45.3 Hawaii: schwere Unterschenkelverletzung durch den Propeller eines Außenbordmotors.

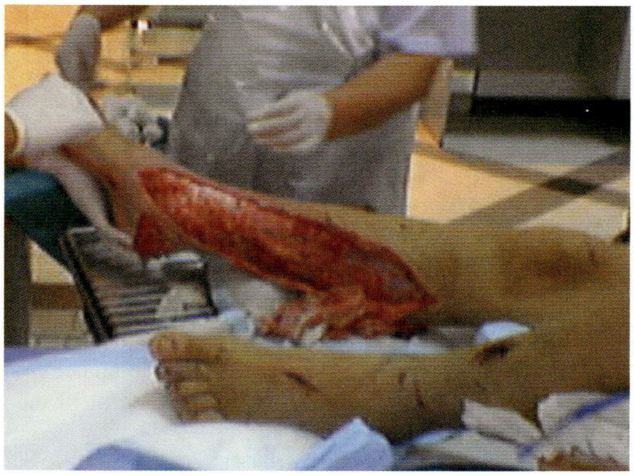

Abb. 45.4 Thailand: schwere Unterschenkelablederung durch Gegenstände im Wasser (Tsunami).

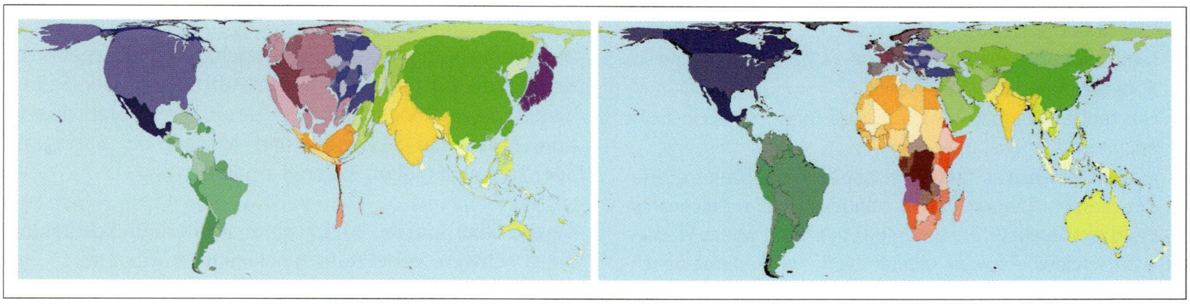

Abb. 45.5 Grafische Darstellung der Arztdichte (links) in den Ländern der Welt im Vergleich zur geografisch korrekten Darstellung (rechts) (Quelle: [5]).

45.3 Aggravierende Faktoren

Wenn es zu einem Unfall kommt, werden in den meisten Situationen weitere aggravierende Faktoren relevant, welche die Prognose entscheidend verschlechtern.

Geografie

Im Gegensatz zu Deutschland mit einer sehr hohen Dichte an exzellenten Kliniken sind die Krankenhäuser in fast allen anderen Ländern sehr viel dünner gesät. Die Rettungswege für eine Primärrettung sind dramatisch länger. Im Falle von Naturkatastrophen, z. B. Tsunamis, werden diese Tatsachen in ihrer ganzen Dramatik deutlich (Abb. 45.**4**).

Eine besondere Stellung nehmen hier die immer beliebter werdenden Kreuzfahrten ein. Kreuzfahrtschiffe weisen i. d. R. nur basale diagnostische und therapeutische Möglichkeiten auf. Bei ernsten Erkrankungen dauert es oft mehrere Tage, bis ein Hafen mit guter medizinischer Infrastruktur erreicht werden kann.

Qualität der medizinischen Versorgung und Arztdichte

In vielen Ländern Asiens, Afrikas und Südamerikas gibt es praktisch kein funktionierendes Rettungssystem. Die wenigen Kliniken (Abb. 45.**5**), sofern erreichbar, weisen z. T. keinen westlich-europäischen Standard auf; ein Krankentransport wird häufig nur durchgeführt, wenn noch am Unfallort ein Bestechungsgeld an die Krankenwagenfahrer entrichtet wird. Die Ausbildung der Krankenwagenfahrer – z. B. in vielen Ländern Afrikas, Südostasiens und Südamerikas – ist z. T. nur sehr rudimentär. Das Rettungsteam muss sich mit denselben baulichen Widrigkeiten der teilweise desolaten Straßenzustände auseinandersetzen wie der verunglückte Tourist. Der technische Zustand der Krankenwägen bzgl. medizinischer Ausrüstung und Verkehrssicherheit ist oft unzureichend.

Kommunikationsschwierigkeiten

Die Unfallsituation wird zumeist durch bestehende Kommunikationsschwierigkeiten erschwert: Rettungskräfte können technisch gesehen nicht erreicht werden, die Landessprache wird nicht beherrscht.

Tipp für die Praxis

Hiermit muss der Reisende rechnen:

- Es besteht ein hohes Risiko für Verkehrsunfälle fast in allen Ländern der Welt.
- Im Straßenverkehr herrscht das Recht des Stärkeren; grundsätzlich ist davon auszugehen, dass man **nicht** die Vorfahrt hat.
- Sehr oft existiert kein Rettungsdienst.
- Die Rettungswege sind oft sehr weit.
- Die medizinische Versorgung ist meist sehr viel schlechter als in Deutschland.
- Heilkosten sind fast immer extrem teuer.
- Fliesen – egal, wo – sind nicht rutschfest.

So sollte der Reisende sich verhalten:

- Kinder im Straßenverkehr an die Hand nehmen und im Pool **nie** ohne Aufsicht lassen.
- Nie etwas (Waghalsiges) tun, was man zu Hause nicht auch täte.
- extrem defensives Verhalten bei allen Tätigkeiten (Straßenverkehr, Tauchen etc.), mindestens die gleichen Sicherheitsregeln (z. B. Sturzhelm) beachten wie zu Hause
- Warnschilder – soweit verständlich – unbedingt beachten!
- sich nirgendwo anlehnen, wo man abstürzen könnte.

VIII

45.4 Beispiele für mögliche Unfälle

Die im Folgenden genannten Unfallszenarien sind ausgewählte, häufige Beispiele aus 14 Jahren Erfahrung des Autors in der Auslandsassistance. Es besteht kein Anspruch auf Vollständigkeit.

Sturz vom Kamel. Diese Tiere sind überraschend hoch und zu ungewöhnlichen und unangekündigten Beschleunigungen fähig. Das klassische Verletzungsmuster besteht in Wirbel- und Beckenbrüchen nach dem Sturz vom Tier.

Quad-Unfall. Im Gegensatz zum Motorrad vermittelt ein Quad ein unerwartet sicheres Fahrgefühl, was zu leichtsinniger Fahrweise animiert. Der typische Unfall ist der Versuch, über eine kleine Düne zu springen; das zu erwartende Unfallmuster besteht in schweren Mittelgesichtsverletzungen durch den Lenker beim plötzlichen harten Aufprall des Fahrzeuges.

Sprung in die Brandung. Die Kraft des Wassers beim Spielen in der Brandung wird regelmäßig unterschätzt, schwere Wirbelsäulenverletzungen sind die Folge.

Schwimmen im Meer. Warnhinweise zu Strömungen werden nicht ernst genommen. Auch gute Schwimmer werden abgetrieben und ertrinken.

Sandfahrten mit dem Jeep. Die Unfälle passieren meist auf der Heimfahrt auf der gut ausgebauten Asphaltstraße: Im Sand wurde Luft aus den Reifen gelassen, um weniger einzusinken. Mit dem zu niedrigen Luftdruck wird auf der Asphaltstraße zu schnell gefahren, die Reifen laufen entweder heiß oder die Kontrolle über das Fahrzeug geht verloren.

Schwimmen in ungesicherten Küstenbereichen. Schwere Weichteilverletzungen.

Jetski-Unfall. Die beliebten „Wassermotorräder" sind relativ einfach zu betätigen. Hauptproblem sind Zusammenstöße zweier solcher Fahrzeuge mit hoher Geschwindigkeit oder das Überfahren(werden) von Schwimmern und Tauchern.

Bungee-Jumping. Häufig unzureichende Sicherheitseinrichtungen, Absturz bereits beim Aufstieg, Bungee-Seil zu hart (Folge: Knöchelbrüche, Carotis-/Vertebralisdissektion, Abriss der Sicherung und Absturz des Springers) oder zu weich (Folge: Aufprall am Boden).

Motorroller fahren. Meist ohne Helm und Schutzkleidung; schwere Verletzungen bei leichten Stürzen.

Ertrinken von Kindern im Pool. Überraschenderweise kommt es relativ häufig zum Ertrinken von Kindern im Alter von 4 – 12 Jahren, die alle angeblich sehr gut schwimmen konnten. Die Ursache ist unklar, allen Fällen gemeinsam ist das unbeaufsichtigte Spielen im Schwimmbad.

Ausrutschen im Schwimmbadbereich/Badezimmer. Nicht rutschhemmende Bodenbeläge sind ungewohnt. Folge: Frakturen, Prellungen aller Art.

Linksverkehr. Falsches Einbiegen in den Kreisverkehr

Überqueren der Straße. Überfahrenwerden bei Linksverkehr

Absturz. Balkongeländer sind zu niedrig oder geben nach.

Ungeeignetes Schuhwerk. Sprunggelenksfrakturen

Ausflugsboote (Wellengang). Schwere Wirbel-Kompressionsfrakturen bei älteren Reisenden

Überfall. Alle möglichen Verletzungsmuster (v. a. Südafrika, Kenia, Brasilien, GUS-Staaten)

! Für ein schadensbegrenzendes Fallmanagement nach einem Unfall ist der Abschluss einer guten Reiseversicherung, wie in Kap. 47 beschrieben, unabdingbar.

Literatur

[1] Schulte-Hillen, J. Eigene Daten, nicht publiziert; 2008

[2] www.cdc.gov/travel/yellowBookCh6-Injuries.aspx

[3] http://ec.europa.eu/transport/air-ban/doc/list_de.pdf (Stand März 2010)

[4] DIN Deutsches Institut für Normung e.V., Hrsg. DIN 51130, Mai 2009. Prüfung von Bodenbelägen – Bestimmung der rutschhemmenden Eigenschaft – Arbeitsräume und Arbeitsbereiche mit Rutschgefahr, Begehungsverfahren – Schiefe Ebene

[5] www.worldmapper.org

46 Giftpflanzen und Gifttiere

D. Mebs

Editorial

Es sollte eigentlich jedem klar sein, dass man bei Reisen in tropische Länder auch einer vielfältigen und andersartigen Flora und Fauna begegnet. Gifttiere wie Spinnen, Skorpione und Schlangen lösen oft genug Ängste aus, doch ist eine Begegnung mit Folgen ein eher seltenes Ereignis. Einen Autounfall zu erleiden ist mit Sicherheit wahrscheinlicher als von einem Skorpion gestochen oder von einer Schlange gebissen zu werden. Trotzdem – man sollte schon wissen, welchen Gefahren man begegnen kann und was im Fall der Fälle zu tun ist.

Das Wichtigste in Kürze

- **Giftpflanzen** muss man i. d. R. essen, um eine Vergiftung zu erleiden. Daher: Finger weg von Pilzen, die schon in Europa eine reiche Vergiftungsquelle darstellen, keine Experimente mit halluzinogenen Pflanzen oder mit neuen „Kochrezepten" ohne den Rat Einheimischer.
- Begegnungen mit **Gifttieren** sind meist zufällig und unerwartet. Umsichtiges Verhalten – keine Panik, den Rückzug antreten, nicht aggressiv vorgehen – hilft in den meisten Fällen, einen folgenschweren Stich oder Biss zu vermeiden. Kommt es trotzdem zu einem derartigen Unfall, ist umgehend ärztliche Hilfe aufzusuchen.

46.1 Einführung

Fauna und Flora zeichnen sich in den Tropen und Subtropen durch eine **enorme Artenvielfalt** aus, was natürlich auch giftige Pflanzen und Tiere einschließt. Während man Giftpflanzen kaum zu fürchten hat – es sei denn, man isst sie, wird von ihnen genesselt oder reagiert auf Zellsäfte allergisch –, muss man mit Gifttieren im Meer wie auf dem Land stets rechnen. Allerdings kommt es bei einem 2- oder 3-wöchigen Urlaub selten zu Unfällen mit Vergiftungsfolgen, wenn man sich umsichtig verhält, sich informiert und den Hinweisen Einheimischer folgt.

Kinder sind jedoch **mehr gefährdet als Erwachsene**. Sie können Gefahren nicht abschätzen, verzehren unbekannte Beeren oder Früchte und reagieren auf den Stich oder Biss eines Gifttieres allein schon wegen ihres geringen Körpergewichts empfindlicher – denn kein Gifttier dosiert sein Gift; das Kind wie der Erwachsene bekommt die gleiche Dosis ab.

Im Rahmen dieses Kapitels werden Giftpflanzen nur kurz behandelt, da sie in der Reisemedizin eine eher untergeordnete Rolle spielen. Eine umfassende Darstellung würde den Rahmen des Kapitels sprengen. Man sollte eher die Empfehlung von Kingsbury [1] beherzigen: „Don't eat anything not commonly recognized as wholesome". Das Schwergewicht dieses Kapitels liegt bei den Gifttieren, die entweder mit einem Stachel (Skorpion, Biene, Wespe), durch Mundwerkzeuge (Spinnen) oder Zähne (Schlangen) ihr Gift aktiv anbringen oder die passiv giftig sind, d. h. Giftstoffe in ihrem Körper enthalten, die beim Verzehr dieser Tiere – so von Meeresfrüchten wie Muscheln oder Fisch – zu oftmals schwerwiegenden Vergiftungen führen.

46.2 Giftpflanzen

Man sieht es einer Pflanze nicht an, ob sie giftig ist. Viele Pflanzen enthalten in ihren Blättern und Früchten Giftstoffe, die – wenn sie enteral aufgenommen werden – oftmals lebensbedrohliche Vergiftungen auslösen, so das Atropin und Scopolamin der **Tollkirsche** (Atropa belladonna), das Digitoxin des **Fingerhutes** (Digitalis purpurea) oder das Coniin des **Schierlings** (Conium maculatum). Einen umfassenden Überblick gibt das Werk von Frohne und Pfänder [2].

Bedarf es schon für die einheimische Flora genauer Kenntnisse, um giftige von ungiftigen Pflanzen zu unterscheiden, so ist dies in den Tropen nur Spezialisten möglich. Standardwerke der lokalen Flora zu diesem Thema sind kaum vorhanden oder nur schwer zugänglich. Will man daher unbedingt seinen Speiseplan mit lokalen Wildpflanzen oder deren Früchten bereichern, soll man sich des fachmännischen Rates Einheimischer bedienen. Dies ist besonders dann zu empfehlen, wenn man Pflanzen als Arzneimittel, als **Phytopharmaka**, verwenden will. Verwechselungen mit giftigen Pflanzen sind hierbei nicht selten.

Meist sind es **Kinder**, die Opfer von Pflanzenvergiftungen werden. Verlockende Beeren, Blüten und Blätter werden gegessen, selbst schlechter Geschmack schreckt nicht ab. Hier ist umgehend zu handeln: Betreffende Pflanzen sind zur Identifizierung sicherzustellen, ärztliche Hilfe ist aufzusuchen.

Tipp für die Praxis

Pflanzenvergiftungen

Erste Hilfe.

Erbrechen provozieren, Aktivkohle verabreichen (Erwachsene mindestens 30 g, Kinder 0,5 – 1 g/kg KG), viel trinken (warmer Tee). Nach Kontakt mit Pflanzensäften Haut mit Seife abwaschen, Schleimhäute (Augen) intensiv spülen, bei allergischen Reaktionen (Kontaktdermatitis) Antihistaminika verabreichen.

Klinik.

Erbrechen mit Ipecacuanha-Sirup provozieren, ggf. Magenspülung, Instillation von Aktivkohle, ansonsten symptomatische Therapie mit Elektrolytsubstitution und Azidoseausgleich.

Bei Kontakt mit **Brennhaaren** zahlreicher Vertreter der Familie Urticaceae (Brennnesseln, Nesselhanf etc.) kommt es zu schmerzhaften **Hautreaktionen** mit Quaddelbildung, die v. a. bei tropischen und subtropischen Arten (Stinging Tree, Laportea-Arten) lang anhaltende Schmerzen nach sich ziehen. Hautreizende Stoffe sind in vielen Pflanzensäften enthalten, wie im Milchsaft der Wolfsmilchgewächse (Euphorbien), und bewirken v. a. bei Kontakt mit Schleimhäuten (Augen) anhaltende **Entzündungen**. Andere Stoffe wie im Riesen-Bärenklau (Heracleum-Arten) führen bei Sonneneinstrahlung (UV-Licht) zu Ödemen und Blasenbildung durch **Fotosensibilisierung**. Der Giftsumach (Rhus-Arten, Poison Ivy) ist v. a. in den USA berüchtigt, da schon eine leichte Berührung mit seinen Blättern sich rasch entwickelnde, über Wochen anhaltende Dermatiden zur Folge hat. **Allergische Kontaktdermatiden** können durch eine Reihe von Pflanzenarten ausgelöst werden, wie etwa die Primel-Dermatitis durch Primulaceen.

Zur missbräuchlichen Verwendung von Pflanzen in der **Drogenszene** sei erwähnt, dass neben der bekannten Hanfpflanze (Cannabis sativa) als Haschisch oder Marihuana die Blüten und auch Blätter des **Stechapfels** (Datura-Arten) und der **Engelstrompete** (Brugmansia-Arten) (Abb. 46.**1**) als Tee-Aufguss geschätzt werden. Wegen des hohen Scopolamingehalts treten über Tage anhaltende **Halluzinationen** auf, die zu unkontrollierten, z. T. tödlich endenden Handlungen führen.

Häufig werden **Pflanzenteile** zu **Schmuck** wie Ketten und Armbänder verarbeitet, wobei sich die Samen der Paternostererbse (Abrus precatorius) und des Wunderbaumes (Ricinus communis) (Abb. 46.**2**) besonderer Beliebtheit erfreuen. Durch Kauen an diesen Samen gelangen die toxischen Inhaltsstoffe Abrin und Ricin in den Verdauungstrakt und führen hier zu schweren **Gastroenteritiden** mit Erosionen der Darmschleimhaut und intestinalen letalen Blutungen.

Ist schon das Sammeln und der Verzehr von **Pilzen** in Europa nicht risikolos, so sollte dies in überseeischen Ländern unterbleiben.

46.3 Gifttiere

Skorpione, Spinnen und Schlangen auf dem Land, Quallen und Fische im Meer: Vergiftungen werden von ihnen durch Biss oder Stich mit Injektion eines Giftes bewirkt (aktiv giftige Tiere). Aber auch der Verzehr von Meeresfrüchten wie Muscheln und Fisch kann zu schwerwiegenden, lebensbedrohlichen Intoxikationen führen. Im Folgenden werden die wichtigsten Gruppen von Gifttieren behandelt, wobei eine Einteilung in Meeres- und Landbewohner erfolgt (weiterführende Literatur s. [3 – 5]).

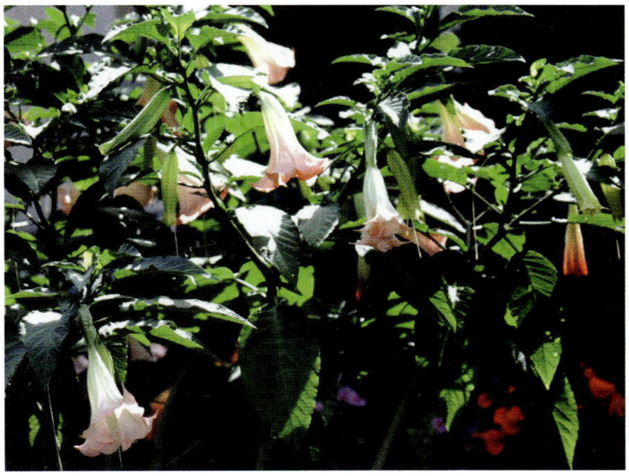

Abb. 46.1 Die Engelstrompete (Brugmansia sanguinea) enthält hohe Konzentrationen an Scopolamin und Atropin. Ihre Blüten und Blätter werden als Tee zubereitet in der Drogenszene geschätzt.

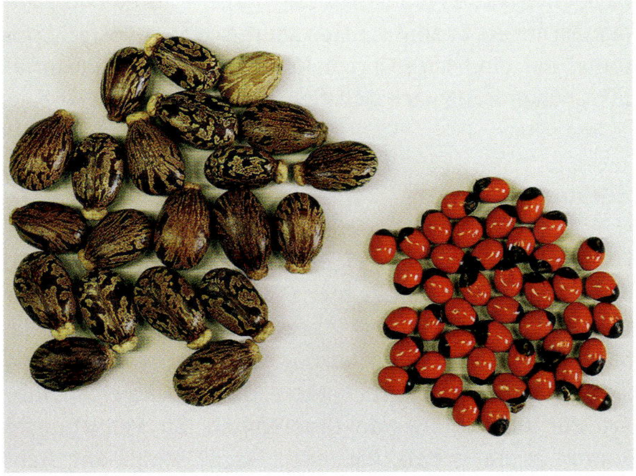

Abb. 46.2 Die Samen des Wunderbaumes (Ricinus communis) und der Paternostererbse (Abrus precatorius) werden häufig zu Schmuck verarbeitet. Sie enthalten die hochgiftigen Proteine Ricin und Abrin.

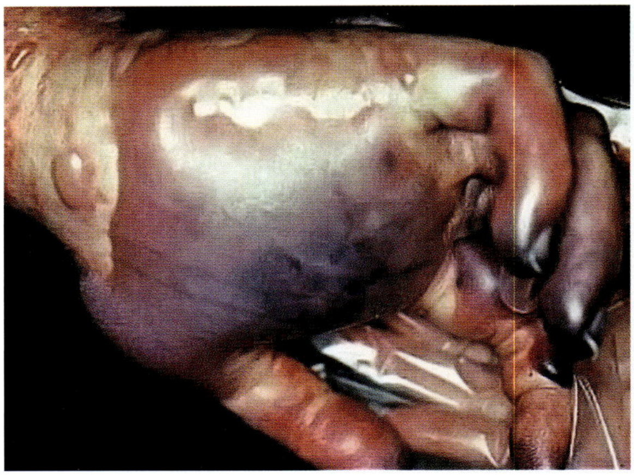

Abb. 46.3 Hand einer jungen Frau, die in Kontakt mit den Tentakeln einer Qualle (Physalia physalis) kam. Massives Ödem mit Durchblutungsstörungen und Blasenbildung.

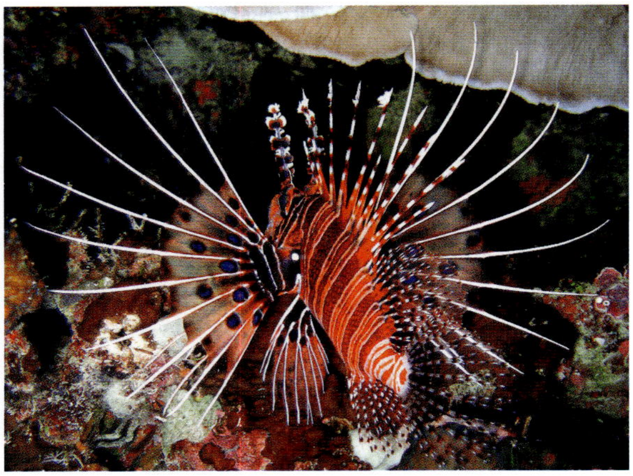

Abb. 46.4 Bei Kontakt mit den strahlenförmigen Flossen des Rotfeuerfisches (Pterois spp.) werden Giftdrüsen entleert und rufen einen starken Schmerz hervor.

Meerestiere

Quallen

Durch Kontakt mit den Tentakeln von Quallen, die praktisch in allen Weltmeeren vorkommen, treten **Nesselverletzungen** auf. Schmerz, Ödem und Nekrosen sind die Folge. Bei großflächigem Kontakt mit den Tentakeln können Herz-Kreislauf-Probleme, auch plötzliches Herzversagen auftreten. Die in diesem Zusammenhang gefährlichsten Quallen sind die Portugiesische Galeere (Physalia physalis, in allen Weltmeeren verbreitet) (Abb. 46.**3**) und die Würfelqualle oder Seewespe (Chironex fleckeri), die im westlichen Pazifik vorkommt.

Als Erste Hilfe sind die auf der Haut klebenden Tentakeln umgehend zu entfernen. Zur Inaktivierung der Nesselzellen wird empfohlen, **Weinessig** aufzugießen, keinesfalls jedoch Süßwasser. Umgehend ist ärztliche Hilfe aufzusuchen. Nicht selten leiden Patienten noch Monate nach einer Nesselverletzung unter Juckreiz und Sensibilitätsstörungen. Es sind vielfach allergisch ausgelöste Symptome, die eine langwierige Kortison- und Antihistaminika-Behandlung nach sich ziehen.

Seeigel

Mit den **Stacheln** von Seeigeln geraten Badende häufig in Kontakt, indem sie in seichtem Wasser auf sie treten oder hineingreifen. Beim Eindringen in die Haut brechen die Stacheln leicht ab und sind nur schwer zu entfernen, da sie leicht zerbröseln. Bruchstücke, die zurückbleiben, führen zur Ausbildung von **Granulomen**. Zu Vergiftungen kommt es nur selten; die mechanische Verletzung steht im Vordergrund. Wenn Stacheln in Gelenkkapseln eingedrungen sind, besteht die Gefahr der Versteifung; sie müssen chirurgisch entfernt werden.

Fische

Stachelrochen sind in allen Ozeanen verbreitet, Süßwasserarten finden sich v. a. in den großen Strömen Südamerikas. Auf ihrem lang ausgezogenen Schwanz tragen sie einen bis mehrere Stacheln mit einem Giftdrüsenepithel. Tritt man auf einen Rochen, schlägt dieser mit dem Schwanz um sich und trifft mit dem Stachel das Bein oder den Fuß, wobei der Stachel tief in die Haut und Muskulatur eindringt. Gift wird frei gesetzt, starke Schmerzen sind die Folge. Das Fangen dieser Tiere birgt die Gefahr, auch in Brust oder Abdomen von dem Stachel getroffen zu werden. Verletzungen des Herzens oder von Arterien sind lebensgefährlich, mitunter tödlich. **Antibiotikatherapie** zur Vermeidung von Sekundärinfektionen, auch chirurgische Maßnahmen zur Entfernung des u. U. abgebrochenen Stachels und nekrotischen Gewebes und in der Folge zur Deckung von Hautdefekten sind angebracht.

Kontakte mit den Stacheln von **Petermännchen** (Echiichthys spp., im Mittelmeer und der Nordsee), den Flossenstrahlen der **Skorpions**- (Scorpaena spp.) oder **Rotfeuerfische** (Pterois spp.) (Abb. 46.**4**) in tropischen Meeren sind zwar sehr schmerzhaft, bleiben i. d. R. aber ohne schwerwiegende Folgen. Tritt man auf einen **Steinfisch** (Synanceja spp.), so entleeren sich seine Giftdrüsen entlang der Rückenstacheln beim Eindringen in die Haut, worauf schon kurz danach ein starker, über 24 h anhaltender **Schmerz** einsetzt, der mit einem massiven Ödem einhergeht. Lebensgefahr besteht aber auch hier nicht, trotz anders lautender Berichte. Die häufig empfohlene Praxis, Fuß oder Hand zur Schmerzlinderung sofort in 60 °C heißes Wasser zu tauchen, bleibt bei derartigen Verletzungen durch Fische meist ohne überzeugenden Erfolg, hat aber nicht selten Verbrühungen zum Ergebnis und sollte unterbleiben. Die Anwendung von Schmerzmitteln ist bei Steinfisch-Verletzungen meist nicht sehr erfolgversprechend. Auf **allergische Reaktionen** bei derartigen Verletzungen sollte geachtet werden.

Vergiftungen durch den Verzehr von Meerestieren

Meeresfrüchte wie Fische, Muscheln oder Krebse sind Nahrungsmittel, bei denen Vergiftungen nach ihrem Verzehr kein seltenes Ereignis darstellen. Sie sind durch das plötzliche Auftreten von **Algenblüten** und dem Akkumulieren ihrer Toxine über die Nahrungskette in Muscheln, Krebsen und Fischen begründet. Diese Stoffe sind bemerkenswert hitzestabil und werden nicht durch Kochen oder Braten zerstört. In diesem Zusammenhang nicht unwichtig ist die Tatsache, dass Meeresfrüchte auch als Auslöser **allergischer Reaktionen** infrage kommen.

Muschelvergiftungen

Nach dem Verzehr von Muscheln treten Vergiftungen in fast allen Teilen der Welt, meist sporadisch, mitunter aber auch regelmäßig auf. Sommer et al. [6] wiesen erstmals auf das Zusammentreffen von massenhaftem Auftreten **giftiger Algen** (Panzergeißler, Dinoflagellaten) als sog. Algenblüte (rote Tide, Red Tide) und Muschelvergiftungen hin. Ohne selbst geschädigt zu werden, speichern die Muscheln die Algentoxine oftmals in hohen Konzentrationen. Man unterscheidet wie folgt:

- **paralytische Form:** Sie gilt als „klassische" Muschelvergiftung, die durch das Toxin Saxitoxin ausgelöst wird. Etwa 30 min nach dem Verzehr belasteter Muscheln tritt ein Prickeln in Lippen und Zunge auf. Es kommt nachfolgend zur **Lähmung** der Mundmuskulatur (Schluckbeschwerden), zur Paralyse der Extremitäten- und Stammmuskulatur. Der Tod ist zumeist Folge einer Lähmung der Atemmuskulatur. Beim Auftreten von Lähmungserscheinungen ist eine sofortige Beatmung des Patienten angezeigt.
- **neurotoxische Form:** Es handelt sich um eine vergleichsweise blande verlaufende Vergiftung, die durch Brevetoxine ausgelöst wird. Durch Einatmen der vom Wind mit der Meeresgischt versprühten Algen kann es zu **asthmaähnlichen Atembeschwerden** kommen (meist in der Karibik). Symptomatische Behandlung.
- **gastrointestinale Form:** Sie wird durch Okadasäure und andere Polyetherverbindungen verursacht. Diarrhoe über 2 Tage, bei starker Dehydration auf Flüssigkeits- und Elektrolytzufuhr achten.
- **Vergiftung mit ZNS-Beteiligung:** Als auslösendes Toxin wurde die Domosäure, identifiziert, die von Kieselalgen (Diatomeen) gebildet wird. Erste Symptome treten 15 min bis 38 h nach Verzehr der Muscheln auf. Neben Diarrhoe und Erbrechen werden schwere **neurologische Ausfallserscheinungen** wie Ataxie, Reflexminderung und Verwirrtheit beobachtet. Bei Patienten, die ins Koma fielen, wurden später irreversible Störungen v. a. des Kurzzeitgedächtnisses als Folge von zerebralen **Degenerationsherden** im Hippokampus und Hypothalamus festgestellt. Der Verlauf der Vergiftung ist meist schwer, bei älteren Patienten sogar tödlich.

Es soll nicht unerwähnt bleiben, dass Muscheln vielfach auch als Überträger bakterieller (Salmonellen, Vibrionen) wie auch viraler Erkrankungen (Hepatitis-, Enteroviren) infrage kommen.

Vergiftungen durch Krebstiere

Krebstiere enthalten nicht selten **Toxine**, wie sie bei der paralytischen Muschelvergiftung vorkommen, aber auch Tetrodotoxin. Sie nehmen diese Toxine wahrscheinlich mit ihrer Nahrung auf. Die Symptomatik ist mit der tetrodotoxischen Fischvergiftung bzw. der Muschelvergiftung identisch.

Fischvergiftungen

Unter dem Begriff „Fischvergiftung" werden Erkrankungen zusammengefasst, die nach dem Verzehr von rohem oder auch zubereitetem Fisch auftreten. Ursächlich in Betracht kommen neben mikrobiellen Abbauprodukten (u. a. als Folge unsachgemäßer Lagerhaltung oder unzureichender Hygienemaßnahmen) v. a. **Toxine**, die vom Fisch aus seiner Umwelt aufgenommen und gespeichert werden. Bei der Therapie von Fischvergiftungen steht i. d. R. die notfallmedizinische Behandlung der Symptome im Vordergrund, da keine Antidote verfügbar sind.

Scombroid-Fischvergiftung

Der vergleichsweise harmlosen Vergiftung liegt **Histamin** zugrunde, das in bakteriell kontaminiertem Fisch entstanden ist. Zwischen 10 min bis 2 h nach der Fischmahlzeit treten Hauterytheme, Flush, Kopfschmerzen, Nausea, Emesis, Darmkoliken, Juckreiz, Urtikaria und Bronchospasmen auf. Die Therapie wird wie bei einer **Allergie** durchgeführt, die Anwendung von Antihistaminika führt rasch zum Abklingen der Vergiftungssymptomatik.

Ciguatera-Fischvergiftung

Die weltweit wahrscheinlich **häufigste Fischvergiftung** wird als Ciguatera bezeichnet. Sie tritt überwiegend im tropischen Pazifik und der Karibik auf, nicht jedoch im Atlantik und im Mittelmeer. Auch hierbei spielen **giftige Algen** eine Rolle. Ihre Toxine werden über die **Nahrungskette** aufgenommen und erfahren hierbei eine Anreicherung mit hohen Konzentrationen in bevorzugten Speisefischen wie Makrelen, Schnappern, Bonitos, Barrakudas oder Zackenbarschen. Den Fischen selbst sieht man es nicht an, dass sie giftig geworden sind. Die Inkubationszeit bis zu Auftreten erster Beschwerden beträgt 1 – 6 h. Initial bestimmen **gastrointestinale Symptome** wie Übelkeit, Erbrechen und wässrige Durchfälle das klinische Bild, die i. d. R. nach 24 h abklingen. Es folgen **neurologische Symp-**

tome, beginnend mit kribbelndem Gefühl im Mund und den Extremitäten, gefolgt von Taubheitsgefühl. Ein Juckreiz v.a. in den Handinnenflächen und Fußsohlen kann über Wochen anhalten, wie auch eine **Umkehr der Heiß-Kalt-Empfindung**: Kaltes Wasser erscheint dem Betroffenen als heiß, warmes empfindet er als kalt. Diese Symptome können mehrere Monate anhalten. Die Prognose ist jedoch i.Allg. gut, die Letalität sehr gering. Ein Antidot ist nicht vorhanden, eine Therapie kann nur symptomatisch erfolgen.

Tetrodotoxin-Vergiftung

In Ostasien, besonders in Japan, sind Kugelfische (Tetraodontidae) als Delikatesse hoch geschätzt. Das Fleisch der Fische wird in hauchdünne Scheiben geschnitten („Fugu") und roh verzehrt. Das im Fisch enthaltene **Tetrodotoxin** ist in den inneren Organen, der Leber und den Ovarien besonders konzentriert enthalten. Zu Vergiftungen kommt es, wenn aus Unkenntnis Kugelfische, die man gefangen hat, gegessen werden.

Das hitzestabile Toxin blockiert die Erregungsleitung im peripheren Nervensystem (Natriumkanal-Blocker). 10 – 20 min, maximal 1 – 2 h nach dem Verzehr von Kugelfischfleisch tritt ein Prickeln in den Lippen, der Zunge und im Rachens auf, gefolgt von **Lähmungen** der Muskulatur, was bei schweren Vergiftungen rasch zur **letalen Atemlähmung** führt. Da es kein spezifisches Antidot gibt, kann nur symptomatisch behandelt werden. Magenspülung und induziertes Erbrechen werden empfohlen, zusätzlich sollte oral Aktivkohle zum Binden des Toxins verabreicht werden. Eine rasche **Beatmung** des Patienten ist lebensrettend. Die neurotoxische Wirkung ist reversibel, Spontanatmung tritt manchmal schon nach Stunden wieder ein [7].

VIII

Landtiere

Vergiftungen nach dem Biss oder Stich eines giftigen Tieres verlaufen stets **akut**. Der Vergiftungsverlauf kann sehr dramatisch, aber auch trivial sein, eine Prognose ist nicht immer einfach. Die meisten Vergiftungen durch Tiere sind jedoch keineswegs tödlich, die Mortalitätsrate auch eines unbehandelten Schlangenbisses liegt selten über 20%. Wie erwähnt sind Kinder mehr gefährdet als Erwachsene.

Skorpione

In v.a. trockenen Gebieten der Erde sind Skorpione allgegenwärtig, sie dringen auch in menschliche Behausungen ein. Mit ihrem am Ende ihres lang gestreckten Körpers befindlichen **Stachel** injizieren sie ihr Gift, das in leichten Fällen einem Bienenstich ähnliche lokale Schmerzen auslöst, aber auch eine **lebensbedrohliche Vergiftung** nach sich ziehen kann, wie das der in Afrika heimischen Androctonus, Buthus, Leiurus-Arten, der in Mexiko und den südlichen USA vorkommenden Centruroides-Arten sowie der Tityus- und Mesobuthus-Arten Südamerikas bzw. des indischen Subkontinents. Hingegen sind die mit großen Scheren ausgerüsteten Arten tropischer Regenwälder wie auch die im Mittelmeergebiet häufigen Skorpione (Euscorpius italicus) harmlos, da Letztere mit ihren Stachel die Haut nicht zu durchdringen vermögen.

Als Folge einer massiven Transmitterfreisetzung und der damit verbundenen Stimulierung des autonomen und somatischen Nervensystems entsteht nach dem Stich eines der erwähnten Skorpione eine **komplexe Vergiftungssymptomatik**, die Kreislaufprobleme, Bluthochdruck, Tachykardie und als Komplikation ein Lungenödem zur Folge hat, wobei Letzteres – wenn nicht sofort adäquat behandelt – todesursächlich ist.

Selten wird ein spezifisches Antiserum verfügbar sein, das zeitnah zum Stich intravenös anzuwenden ist. Andererseits ist eine symptomatische Behandlung unter intensivmedizinischen Bedingungen, wie die Kontrolle und Korrektur der Herz-Kreislauf-Probleme (Alpha-Rezeptoren-Blocker, Vasodilatatoren) durchaus erfolgreich. Oft ist ein Skorpionsstich ein eher triviales Ereignis, doch sind Kinder besonders gefährdet und umgehend in ärztliche Behandlung zu bringen.

Tipp für die Praxis

Prävention von Skorpionsstichen

- Schuhe und Kleidung vor dem Anziehen ausschütteln und inspizieren; menschlicher Schweiß ist für Skorpione äußerst attraktiv.
- nachts den Weg gut ausleuchten (Skorpione sind nachtaktiv)
- nicht barfuß laufen
- Vorsicht beim Sammeln von Feuerholz, auch beim Einrollen des Zeltbodens oder der Isomatte – darunter kann sich ein Skorpion verborgen haben

Spinnen

Weniger gefährlich sind Spinnen, die nur in seltenen Ausnahmefällen tödliche Vergiftungen bewirken können. Sie injizieren ihr Gift durch den **Biss** mit ihren **Mundwerkzeugen**.

Die **Schwarze Witwe** (Latrodectus spp.) (Abb. 46.**5**) ist eine inzwischen weltweit verbreitete Spinne, die mit ihrem meist unbemerkten Biss eine dramatische Vergiftungssymptomatik auslöst. Nicht die Bissstelle, sondern zunächst Lymphknoten, Abdomen und Lendenbereich betreffend setzt 20 – 30 min nach dem Biss ein sich in seiner Intensität steigernder Schmerz ein. Muskelspasmen, Schweißausbruch, Speichel- und Tränenfluss sind Folgen einer vom Gift bewirkten massiven Transmitterfreisetzung (Acetylcholin). Diese Symptomatik kann sich über 24 h erstrecken und hat, wenn man sie nicht mit einem Spinnenbiss in Verbindung bringt, nicht selten zur Diagnose „akutes Abdomen" geführt. Eine Therapie, d.h.

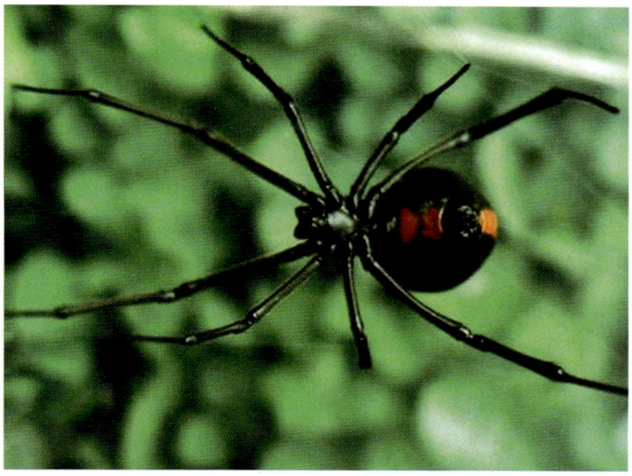

Abb. 46.5 Der Biss der Schwarzen Witwe (Latrodectus hasselti) bewirkt eine sich über den ganzen Körper ausbreitende Schmerzsymptomatik.

Schmerzkontrolle ist kaum befriedigend, die Anwendung eines Antiserums (in Australien verfügbar) ist umstritten. Eher sollte man den stark agitierten Patienten mit Benzodiazepinen beruhigen, denn diese Vergiftung ist zwar äußerst unangenehm, aber keineswegs tödlich.

Speispinnen (Loxosceles spp.) sind nicht nur in den Tropen, sondern auch in den gemäßigten Gebieten der Erde verbreitet. Sie bewirken mit ihrem Biss eine sich über Wochen entwickelnde **Hautnekrose** um die Bissstelle. Kinder sind auch hier Risikopatienten, da auch intravaskuläre Hämolyse mit schwerwiegenden Folgen beobachtet wurde. Eine spezifische Therapie gibt es nicht; die Wunde ist steril zu halten, um Sekundärinfektionen zu vermeiden.

In Australien ist die **Trichternetzspinne** (Atrax robustus) gefürchtet, da auf ihr Konto einige Todesfälle, überwiegend Kinder, gehen. Nach dem Biss dieser aggressiven Spinne steht wiederum auch hier die **Schmerzsymptomatik** im Vordergrund, gefolgt von Übelkeit, Erbrechen, Schwitzen, Speichel- und Tränenfluss. Die Entwicklung eines **Antiserums** und seine rechtzeitige Anwendung haben seither in Australien zu keinen weiteren Todesfällen geführt.

Vogelspinnen sind trotz ihrer eindruckvollen Größe harmlos. Selten beißen sie bei Belästigung zu, streifen eher ihre Körperhaare ab, die zu Reizungen der Schleimhäute, bei häufigem Kontakt auch zu allergischen Reaktionen führen.

Insekten

Hymenopteren wie **Bienen**, **Wespen** und **Hornissen** werden unter den Gifttieren meist unterschätzt. In Europa sterben nach ihrem Stich mehr Menschen als nach dem Biss einer Schlange. Es ist allerdings nicht die Giftwirkung selbst, die letale Folgen hat, sondern die durchaus nicht seltene Hymenopteren-Allergie, wobei schon ein einzelner Stich die Bildung von IgE-Antikörpern auslöst und ein weiterer Stich nach Wochen und Monaten zu schweren **anaphylaktischen Reaktionen** mit Schock und rasch eintretendem Kreislaufversagen führen kann. Entsprechende Notfallmedikamente (Antihistaminika, Kortikosteroide, Adrenalin zur Selbstinjektion) sollten Reisende, die von ihrer Allergie wissen, mit sich führen. Vergiftungen durch viele Stiche (mehr als 100) sind lebensbedrohlich und führen zu massiven Ödemen, Rhabdomyolyse und Hämolyse mit den damit verbundenen Komplikationen wie Nierenversagen und Herz-Kreislauf-Problemen und bedürfen intensivmedizinischer Behandlung.

Giftschlangen

Schlangen sind die Tiere, die die meisten, oft unbegründeten Ängste beim Reisenden auslösen, obwohl er, wenn er sich auf Touristenpfaden bewegt, ihnen nur selten begegnen wird. Die einheimische Bevölkerung, der Waldarbeiter oder Bauer bei der Feldarbeit sind die überwiegenden Opfer von **Schlangenbissen**. Wer trotzdem Bedenken bei Reisen in die Tropen hat, sollte in Länder reisen, in denen es garantiert keine Giftschlangen gibt: Madagaskar, die Kanarischen und Kapverdischen Inseln, die Westindischen Inseln (außer Trinidad, Tobago, St. Lucia und Martinique), Chile und die Galapagos-Inseln, Neuseeland, Hawaii, die Loyalty-Inseln, Mikronesien, Neu-Hebriden, Polynesien (hier trifft der Taucher allerdings häufig auf Seeschlangen), Irland, Island, die Balearen, Korsika, Kreta und Sardinien, die Regionen nördlich des Polarkreises. Der Atlantik und die Karibik sind frei von Seeschlangen.

Tipp für die Praxis

Prävention von Schlangenbissen

- Festes Schuhwerk und lange Hosen sind beim Wandern in unübersichtlichem Gelände schon die wichtigste Vorsichtsmaßnahme.
- Ein umsichtiges Verhalten – wie darauf zu achten, wohin man greift, worauf man sich setzt – hilft Schlangen und andere Gifttiere rechtzeitig zu erkennen.
- Jeden Kontakt mit ihnen vermeiden, stets den Rückzug antreten, nicht versuchen, sie zu fangen oder mit ihnen zu hantieren.
- Antiseren gehören in die Hand des Arztes, jede Selbstanwendung ist lebensgefährlich (Anaphylaxie).
- Im „Fall der Fälle“ alle Möglichkeiten zu nutzen, rasch ärztliche Hilfe zu erreichen.

Schlangengift ist ein komplexes Gemisch von Proteinen mit toxischen und enzymatischen Eigenschaften; es wird beim **Biss** mittels der speziell ausgebildeten hohlen Frontzähne im Oberkiefer injiziert. Entsprechend seiner Aufgabe, die Beute rasch zu töten und deren Verdauung einzuleiten, ruft der Biss einer Giftschlange ein sehr variables, von der Art der Schlange abhängiges Vergiftungsbild beim Menschen hervor, wobei 5 wichtige **Symptomkomplexe** zu unterscheiden sind:

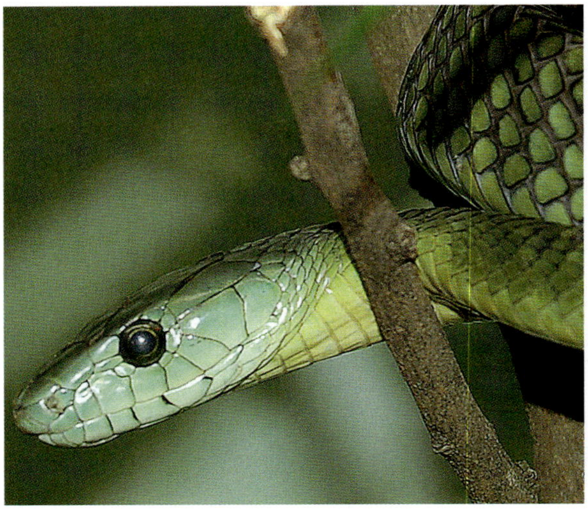

Abb. 46.6 Das Gift der grünen Mamba (Dendroaspis viridis) bewirkt neurotoxische Symptome mit Lähmung der quer gestreiften Muskulatur.

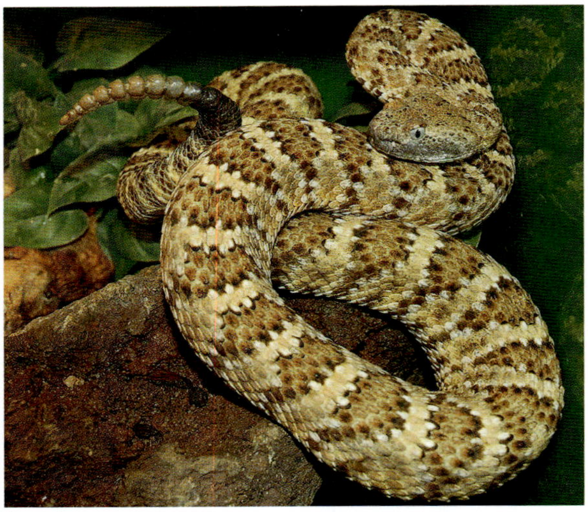

Abb. 46.7 Die Gefleckte Klapperschlange, Crotalus mitchelli stephensi (Nordamerika) besitzt ein Gift, das vorwiegend gewebszerstörend mit Unterblutungen und Nekrosenbildung wirkt.

- **neurotoxische Symptome** mit Lähmungserscheinungen der quer gestreiften Muskulatur, was sich zunächst in Ptosis, **Paralyse** der Gesichts- und Kiefermuskulatur, dann fortschreitend der Atemmuskulatur (Zwerchfell, Interkostalmuskulatur) manifestiert und letztlich den letalen Ausgang bestimmt. Hierfür stehen die Gifte der Kobras (Naja spp.), Kraits (Bungarus spp.), Mambas (Dendroaspis spp.) (Abb. 46.**6**), Seeschlangen (Laticauda spp.) und einiger Klapperschlangen (Crotalus durissus terrificus, Südamerika). Ursache der Lähmung ist die Blockade des **peripheren Nervensystems**, der Erregungsübertragung vom Nerv auf die Muskulatur. Eine zentrale Wirkung gibt es nicht, Schlangengift kann nicht die Blut-Hirn-Schranke überwinden.
- eine myotoxische, die quer gestreifte **Muskulatur schädigende Wirkung** mit Muskelschmerzen und Freisetzung von **Myoglobin** (dunkelbrauner Urin), hohen Kreatinkinase-Werten und als Komplikation Nierenversagen. Diese Symptomatik tritt bei Bissen verschiedener Schlangen wie bei einigen Seeschlangen, Giftnattern, Vipern und Klapperschlangen auf.
- **Blutgerinnungsstörung** und **Verbrauchskoagulopathie** treten häufig nach dem Biss von Vipern, aber auch von sog. Trugnattern auf, die ihre Zähne im hinteren Rachenraum tragen, wie die afrikanischen Baumnattern Dispholidus typus und Thelotornis spp. Der Aktivierung des Gerinnungssystems (Faktor X, V, Prothrombin oder Fibrinogen) durch das Schlangengift folgt eine rasche Lyse des gebildeten Fibrins durch das fibrinolytische System. **Ungerinnbarkeit** des Blutes, **Blutungsneigung** mit Zahnfleisch- und Nasenbluten, Bluten aus verschorften Wunden sind Folge einer Afibrinogenämie.
- Ein z. T. massives **Ödem** um die Bissstelle, das sich rasch auf die gesamte Extremität ausdehnt, ist ein sicheres Zeichen, dass die Schlange Gift injiziert hat (bei sog. trockenen Bissen hat sie kein Gift injiziert, das Ödem bleibt aus). Ausgedehnte Unterblutungen mit Blasenbildung und als Folge **Gewebsnekrosen** um die Bissstelle sind für Vergiftungen durch Vipern und Klapperschlangen (Abb. 46.**7**) charakteristisch.
- Schock und **Kreislaufprobleme** sind bei Schlangenbissen weniger zu befürchten, allergische Reaktionen jedoch nicht selten.

Schlangenbisse sind nicht zu unterschätzen. **Erste-Hilfe-Maßnahmen** sind nur sehr beschränkt durchzuführen, vielmehr sollte der Patient umgehend in ärztliche Obhut gelangen. Wichtig ist eine **gesicherte Diagnose**. Ein Ödem um die Bissstelle, sich andeutende Lähmungserscheinungen (Ptosis) und Blutungsneigung sind Anlass für sofortiges Handeln und Einleiten von Therapiemaßnahmen. Neben der Beruhigung des oftmals panischen Patienten und Stabilisierung des Kreislaufs ist als **Antidot** ein spezifisches **Antiserum** anzuwenden, das aber v. a. in manchen Entwicklungsländern nicht immer und selten in ausreichender Menge zur Verfügung steht. Es sind fast ausschließlich polyvalente Antiseren unterschiedlichster Qualität, die durch Immunisierung von Pferden oder Schafen mit einer Mischung von verschiedenen Schlangengiften einer bestimmten Region gewonnen wurden. Meist liegen sie in flüssiger Form vor und müssen bei 4 °C gelagert werden, selten sind es gefriergetrocknete Präparate. Ein Mitführen auf Reisen verbietet sich schon aus diesen Gründen, außerdem sind sie nur unter klinischen Bedingungen intravenös anzuwenden, da nicht selten die Gefahr allergischer bzw. anaphylaktischer Reaktionen auf Fremdeiweiß besteht, worauf ärztlicherseits sofort zu reagieren ist.

Tipp für die Praxis

Erste Hilfe bei Schlangenbiss

- Panik vermeiden, den Betroffenen beruhigen
- Ruhigstellen der betroffene Extremität, den Arm in Schlinge, das Bein schienen, ggf. Schocklagerung
- wegen Ödembildung Ringe und Armbänder entfernen
- soweit dies gefahrlos möglich ist, Schlange identifizieren
- unverzüglich nächsten Arzt oder Klinik aufsuchen
- Vitalfunktionen kontrollieren, ggf. Beatmung und Herzmassage

Wichtig sind ebenso **Maßnahmen**, die **grundsätzlich zu unterlassen** sind:

- Einschneiden, Ausschneiden, Aussaugen oder Auspressen der Bissstelle ist nutzlos und gefährlich.
- keine Stauung des Blutflusses durch Abbinden der betroffenen Extremität
- keine „alternativen“, von Einheimischen empfohlenen Methoden anwenden; sie sind nutzlos
- die Bissstelle nicht kühlen oder erwärmen

Sind Antiseren nicht verfügbar, so steht die **symptomatische Behandlung** eines Schlangenbisses im Vordergrund. Treten Lähmungserscheinungen auf und deuten sich Atembeschwerden an, so ist der Patient zu intubieren und zu beatmen. Infusionen sind bei ausgedehnten Ödemen angezeigt, um eine Hämokonzentration zu vermeiden. Das oft befürchtete **Kompartmentsyndrom** ist äußerst selten, lässt sich gut diagnostizieren, ein präventives chirurgisches Vorgehen (Fasziotomie) ist daher zu unterlassen. Dies führt meist zu ausgedehntem Gewebsverlust und favorisiert die Nekrosebildung des Giftes. Die Substitution mit Gerinnungsfaktoren (Fibrinogen etc.) im Falle einer **Verbrauchskoagulopathie** ist meist wenig erfolgversprechend, es sollte jegliche Verletzung, v. a. chirurgische Eingriffe, vermieden werden (s. Erste Hilfe). Schlangenbisse sind meist steril, Sekundärinfektionen sind selten. **Hämorrhagische Blutungen und Nekrosenbildung** um die Bissstelle sind zunächst kein chirurgisches Problem und sind durch eine Antiserumtherapie kaum zu beeinflussen. Nekrotisches Gewebe sollte erst nach Tagen abgetragen werden und ist in der Folge ggf. durch Hauttransplantate zu decken. Nach einem überstandenen Schlangenbiss sind i. d. R. außer Gewebsverlusten, u. U. auch durch Amputationen (meist Folge unsachgemäßer Behandlung) keine chronischen Folgen zu befürchten.

Tipp für die Praxis

Antiserumbehandlung

Die Anwendung von Antiseren sollte nur einem Arzt vorbehalten bleiben, der auf alle Komplikationen wie einen anaphylaktischen Schock vorbereitet sein muss (aufgezogene Spritze mit Adrenalin etc.). Sie ist möglichst zeitnah zum Unfall und stets intravenös, verdünnt in 500 ml NaCl in Form eines schnell laufenden Tropfs anzuwenden, der bei Auftreten von Komplikationen gestoppt werden kann. Je nach Schwere der Symptomatik, aber auch abhängig von der kaum abschätzbaren Qualität des Antiserums sind mehrere Ampullen (à 10 ml) zu verabreichen. Je länger der Zeitraum zwischen Vergiftung und Therapie, desto mehr Antiserum ist nötig, auch ist der Erfolg der Therapie geringer (Ausnahme: bei Gerinnungsproblemen; hier ist jederzeit ein spezifisches Antiserum wirksam). Der Erfolg der Antiserumtherapie lässt sich am Verschwinden neurotoxischer Symptome, an sich normalisierenden Gerinnungswerten und ganz allgemein an der Besserung des Allgemeinzustandes erkennen. Eine sog. **„Serumkrankheit“**, das Auftreten **allergischer Spätreaktionen**, ist nicht selten und kann entsprechend behandelt werden (Antihistaminika, Kortikosteroide).

Literatur

[1] Kingsbury HM. The problem of poisonous plants. In: Kingshorn JM. Toxic Plants. New York: Columbia Univ. Press; 1979

[2] Frohne D, Pfänder HJ. Giftpflanzen. 5. Aufl. Stuttgart: Wissenschaftliche Verlagsgesellschaft; 2005

[3] Mebs D. Gifttiere. 3. Aufl. Stuttgart: Wissenschaftliche Verlagsgesellschaft; 2010

[4] Meier J, White J, eds. Handbook of Clinical Toxicology of Animal Venoms and Poisons. Boca Raton: CRC Press; 1995

[5] Junghans T, Bodio M. Notfall-Handbuch Gifttiere. Stuttgart: Georg Thieme Verlag; 1996

[6] Sommer H, Whedon WF, Kofoid CA et al. Relation of paralytic shellfish poison to certain plankton organisms of the genus Gonyaulax. Arch Pathol 1937; 24: 537 – 559

[7] Ababou A, Mosadik A, Squali J et al. Puffer fish poisoning. Ann Fr Anesth Reanim 2000; 19: 188 – 190

47 Medizinische Versorgung im Ausland

J. Schulte-Hillen

Editorial

Deutschland ist das Land der sehr guten und überall erhältlichen Medizin zum „Nulltarif". Ein Krankenhausaufenthalt in fast allen anderen Ländern dieser Welt ist für den touristischen Patienten in aller Regel ein traumatisches Erlebnis. Der Reiz des Fremden und Unerwarteten erstreckt sich nicht auf die staatlichen Gesundheitseinrichtungen der allermeisten Länder!

Das Wichtigste in Kürze

- Die medizinische Qualität ist oft sehr schlecht.
- In ländlichen Gebieten sind die Rettungswege oftmals dramatisch lang.
- Ein Rettungswesen ist oft nur rudimentär vorhanden.
- Man spricht kein Deutsch!
- Ohne Reiseversicherung droht der finanzielle Ruin.

VIII

47.1 Allgemeine Überlegungen

Der Reisende beschäftigt sich üblicherweise vor der Reise nie mit der Frage, wie mit etwaigen Erkrankungen im Ausland umzugehen ist.

Krankheit und Urlaub gelten offenbar als derart unterschiedliche Bereiche des Lebens, dass es für die meisten Reisenden unvorstellbar ist, während einer Reise zu erkranken. Das zeigt sich v.a. an der regelmäßig geäußerten Verblüffung des im Ausland hospitalisierten Reisenden darüber, dass im Krankenhaus nicht deutsch gesprochen wird.

Falls eine Beschäftigung mit dem Gesundheitssystem des Reiselandes stattfindet, so wird i.d.R. vom Reisenden angenommen, dass dieses mit dem deutschen Gesundheitssystem vergleichbar ist oder dass zumindest „irgendwo" in der Nähe eine Klinik ist, in der die Qualität der medizinischen Versorgung westeuropäischen Standard aufweist.

Gesundheitswesen in Deutschland. Bei diesem Thema nimmt Deutschland eine einzigartige Stellung ein. Praktisch nirgendwo sonst auf der Welt steht exzellente medizinische Qualität jedem in kurzer Entfernung zu einem derart geringen Preis zur Verfügung. Die Verpflichtung des medizinischen Personales, Hilfe zu leisten und die umfassende Versorgung des Kranken in den Heilstätten mit Medikamenten, Essen und Bettwäsche gelten als selbstverständlich. All dies wird durch ein gesetzliches Gesundheitssystem, welches aus Pflichtbeiträgen jedes erwerbstätigen Bürgers finanziert wird, ermöglicht. Das Vertragsverhältnis zwischen Leistungserbringer und Leistungsempfänger ist entkoppelt.

Gesundheitswesen im Ausland. In fast allen anderen Ländern ist es jedoch so, dass medizinische Dienstleistungen in einem direkten Vertragsverhältnis zwischen dem Leistungserbringer und dem Leistungsempfänger erbracht werden. Ohne Nachweis eines Kostenträgers oder Vorabzahlung findet i.d.R. keine Leistung statt.

So sind z.B. Kliniken in den USA zwar per Gesetz zur Basisleistung verpflichtet, ohne Bezahlung werden Patienten jedoch de facto bestenfalls nach lebensrettenden Maßnahmen ohne Abwarten des Heilungs- und Stabilisierungsprozesses wieder entlassen oder es wird auch lebensbedrohlich Erkrankten der Zutritt zum Krankenhaus verwehrt.

Bereits im südlichen Italien erbringen die staatlichen Kliniken i.d.R. ausschließlich medizinische Leistungen; es gilt als selbstverständlich, dass die Familie des Patienten sich um Essen und Bettwäsche sowie Toilettenhilfe des bettlägerigen Patienten kümmert. Für den italienischen Patienten, der üblicherweise in seine Großfamilie sozial eingebunden ist, stellt dies kein Problem dar – der allein reisende deutsche Motorradtourist in Sizilien mit dem gebrochenen Bein trifft hier hingegen auf unlösbare logistische Probleme und kann sich glücklich schätzen, in einem der üblichen 8-Bettzimmer zu landen, wo er durch die Angehörigen seiner Zimmergenossen mitversorgt wird.

Im außereuropäischen Ausland sind die Bedingungen der medizinischen Versorgung noch weitaus bedenklicher (Abb. 47.**1**).

Grob vereinfacht stellt sich die medizinische Versorgungssituation im Schadensfall jedoch für den Erkrankten wie folgt dar:

- Ohne Geld erfolgt keine Leistung
- Ärzte und Pflegepersonal werden sprachlich nicht verstanden.
- Die Namen der Medikamente sind unbekannt.
- In den meisten staatlichen Kliniken der meisten Länder wird nur medizinische Leistung erbracht. Bettwäsche wechseln, Essen besorgen, Waschen und Rasieren wird von den Angehörigen erwartet.
- Die europäische Krankenversicherungskarte wird außerhalb Europas nicht akzeptiert.

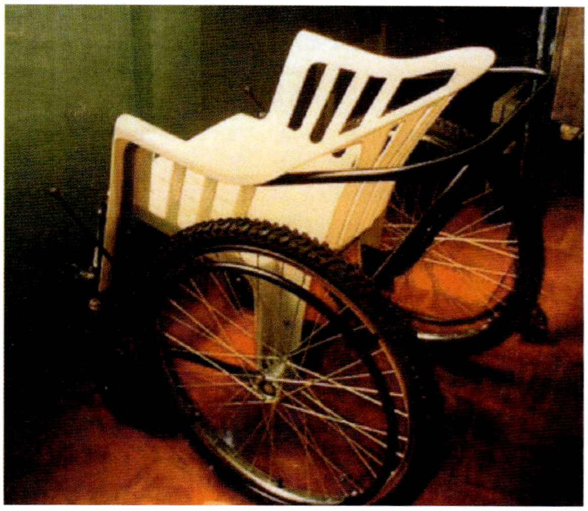

Abb. 47.1 Nepal: Rollstuhl-„Eigenbau" unter Verwendung eines Bistro-Stuhls.

- Exzellente medizinische Versorgung kostet sehr viel Geld. Tagessätze auf Intensivstationen in den USA von 20 000 US-Dollar sind keine Seltenheit.

Dazu kommen in sehr vielen Ländern ein nicht gut funktionierendes Rettungswesen und sehr lange Wege bis ins Krankenhaus.

Die **Sprachschwierigkeiten** stellen ein größeres Problem als zunächst angenommen dar:

Der Arzt kann keine korrekte Anamnese erheben, Patienten können dem Pflegepersonal ihre Beschwerden nicht schildern und Aufklärungsbögen für invasive Eingriffe (z. B. Magenspiegelung) werden von Patienten nicht verstanden, deren Unterschriften aus diesem Grund vom Arzt nicht als gültig anerkannt.

Zusammenfassend stellt sich der Erkrankungsfall im Ausland für den Betroffenen i. d. R. als ein praktisch allein nicht lösbares Problem dar.

Reisende sind gut beraten, eine entsprechende **Versicherung** abzuschließen, die folgende Leistungen erbringen sollte:

- direkte Kostenübernahme mit dem Krankenhaus (nicht nachträgliche Erstattung!)
- Rücktransport in die Heimat zu den Bedingungen „medizinisch sinnvoll". „Medizinisch sinnvoll" bedeutet, dass ein Rücktransport durchgeführt wird, wenn medizinisch möglich und vom Patienten erwünscht, „medizinisch notwendig" bedeutet, dass ein Rücktransport nur dann gezahlt wird, wenn vor Ort eine Unterversorgung besteht.
- 24 h-Notrufzentrale mit mehrsprachigen Ärzten zur Überprüfung der medizinischen Qualität im Einzelfall in direktem Arzt-Arzt-Gespräch
- keine Einrede eines Versicherungsausschlusses bei Vorerkrankung

Tipp für die Praxis

Wichtig für den Patienten:

- Liste der Diagnosen zumindest in Englisch, besser in Landessprache mitgeben
- Liste der Generika-Dauermedikation mitgeben
- auf die in fast allen ländlichen Gebieten aller Länder dürftige medizinische Versorgung hinweisen
- auf die Notwendigkeit einer guten Reiseversicherung hinweisen!

Checkliste Reiseversicherung:

- direkte Abrechnung mit Krankenhaus
- Rücktransport zu den Bedingungen „medizinisch sinnvoll" (**nicht** „notwendig")
- 24 h-Notrufzentrale
- kein Ausschluss von Vorerkrankungen

47.2 Medizinische Versorgung in einzelnen Ländern

Die folgende landesbezogene Darstellung kann nur einen Überblick geben, es bestehen teilweise auch große Unterschiede innerhalb eines Landes.

Ägypten

Außerhalb von Kairo, Alexandria und den bekannten Touristenorten ist die medizinische Versorgung unzureichend und fehlt in ländlichen Gebieten praktisch ganz. Aber auch das notfallmäßige Aufsuchen eines Krankenhauses in Kairo ist allein schon aufgrund der Verkehrsverhältnisse völlig unmöglich. Entsprechend kann man auch nicht damit rechnen, dass der Rettungsdienst einen Notfallpatienten in sinnvoller Zeit erreichen kann. In den Touristenzentren Hurghada (El Gouna), Sharm El Sheikh, Luxor, Assuan und Kairo gibt es moderne Privatkliniken, die teilweise auch für die Behandlung ernsterer Erkrankungen geeignet sind. Die Behandlungskosten beruhen auf freier Vereinbarung! Apotheken (gekennzeichnet durch „Pharmacy") sind in fast allen (größeren) Orten vorhanden, die wichtigsten Medikamente sind problemlos zu bekommen. In der Nähe von Tauchzentren gibt es immer wieder „Clinics", die eine westlich qualifizierte Behandlung anbieten, sich beim Besuch als 1-Zimmer-Appartment herausstellen, natürlich in keiner Weise vom ägyptischen Gesundheitsministerium akkreditiert sind und in regelmäßigen Abständen geschlossen werden. Es sollte versucht werden, bei medizinischen Beschwerden jedweder Art unbedingt in ein „Hospital", nicht in eine „Clinic" zu kommen!

Australien

Die medizinische Infrastruktur ist auf europäischem Niveau, allerdings im Landesinneren extrem dünn. Die Rettungswege sind sehr weit, Verlegungen werden oft mit kleineren Flugzeugen (Flying Doctors) durchgeführt.

Botswana

Die medizinische Qualität entspricht nicht dem europäischen Standard. Es gibt 3 Referenzkliniken, 12 District Hospitals (von denen 6 staatlich sind, 3 von Minengesellschaften und 3 von Missionen betrieben werden) sowie 17 Krankenhäuser einfachen Standards. Die medizinische Infrastruktur ist für afrikanische Verhältnisse recht gut, wenn auch die größeren Krankenhäuser, die hinsichtlich der Ausstattung mit europäischen Kreiskrankenhäusern vergleichbar sind, von den touristisch interessanten Regionen recht weit entfernt sind. Aber auch in den kleineren Regionalkliniken gehören sterile Einmalmaterialien zur Standardausrüstung; u.a. deshalb sind diese Einrichtungen im akuten Notfall durchaus akzeptabel. Für schwerere Fälle sind die nächsten Krankenhäuser mit europäischem Niveau in Johannesburg oder Pretoria (Republik Südafrika) zu erreichen. Aufgrund der Entfernungen und Straßenverhältnisse ist von erheblichen Rettungszeiten auszugehen.

VIII

Brasilien

Die medizinische Infrastruktur variiert extrem in Abhängigkeit vom Aufenthaltsort. Innerhalb und in der Umgebung großer Städte ist die Infrastruktur gut, oft auch exzellent. In ländlichen Gebieten ist die medizinische Versorgung dagegen sehr lückenhaft oder gar kaum vorhanden. Außerhalb der Ballungszentren sind freie Vereinbarung der Therapiekosten, Abrechnungsbetrug und Diebstahl von Patienteneigentum häufig. Korruptionszahlungen in bar sind meist erforderlich, um überhaupt eine Therapie zu bekommen. Die besten Kliniken des Landes befinden sich in Sao Paulo und Rio de Janeiro; es handelt sich um exzellent ausgestattete Kliniken mit Hotelcharakter und absurd hohen Therapiekosten.

Bulgarien

Bulgarien hat erst 1999 begonnen, das völlig veraltete Gesundheitssystem zu überarbeiten. Das Ziel, eine Dezentralisierung des Gesundheitssystems parallel mit einer deutlichen Verbesserung der medizinischen Versorgung zu erreichen, wurde noch nicht erreicht. Mittlerweile gibt es eine Pflichtmitgliedschaft der Bürger in einem staatlichen Gesundheitssystem. Die seit 1990 bestehenden Bestrebungen, private medizinische Dienstleistungen anzubieten spielen eine völlig untergeordnete Rolle. Es gibt 5 medizinische Fakultäten mit z.T. zumindest personell gut ausgestatteten Lehrkliniken. Privatkliniken mit teilweise akzeptabler Qualität finden sich in Burgas und Varna. In den Touristenzentren werden medizinische Dienstleistungen ambulant gegen Barzahlung angeboten. Die staatlichen Krankenhäuser sind zwar seit dem 01.01.2007 verpflichtet, bei europäischen Staatsbürgern medizinische Notfallbehandlungen direkt über die jeweilige gesetzliche Krankenversicherung abzurechnen, verzichten aber häufig zugunsten einer Privatliquidation darauf. Insgesamt ist die medizinische Versorgungslage – besonders bei schweren Erkrankungsfällen – vollkommen unzureichend und es wird dringend empfohlen, vor der Reise eine private Reisekrankenversicherung abzuschließen, die auch einen Rücktransport abdeckt. Ein zuverlässiges Rettungswesen ist nur rudimentär vorhanden. Regelmäßig eingenommene Medikamente müssen in ausreichender Menge mitgeführt werden, da man keinesfalls davon ausgehen kann, dass diese vor Ort erhältlich sind.

China

In den größeren Städten und Ballungszentren im Osten gibt es eine zunehmende Zahl an meist privaten Krankenhäusern mit internationalem Standard. Viele dieser Institutionen haben sogar speziell für ausländische Patienten zugeschnittene „Foreign Wards". Da die Anschaffung von technischen Untersuchungsgeräten (z.B. CT) staatlich gefördert wird, besteht häufig eine große Diskrepanz zwischen vorhandenem technischem Standard und erfahrenem Personal, welches diese Geräte bedienen kann. Außerhalb dieser Bereiche im Osten ist die medizinische Infrastruktur ähnlich wie die Verkehrsinfrastruktur: in weiten Landesteilen unzureichend (auch hinsichtlich des Hygieneniveaus!) bis schlicht nicht existent. Im Wesentlichen wird es in den westlichen ⅔ des Landes nötig sein, Patienten mit gravierenden Problemen so schnell wie möglich auf dem Luftweg zu evakuieren. Achtung: Abgesehen von den „Foreign Wards" ist es in fast allen Krankenhäusern in China üblich, dass Angehörige sich um die Versorgung des Patienten kümmern. Das schließt von der Essensbeschaffung über die Bettwäsche bis häufig zum Verbandswechsel sämtliche nicht ärztlichen Tätigkeiten mit ein. Patienten müssen davon ausgehen, dass auf Privatsphäre keinerlei Rücksicht genommen wird. In China werden Medikamente den Patienten häufig ohne jegliche Angabe zur Einnahme und Dosierung übergeben! Betroffene Reisende sollten unbedingt nachfragen, damit sie die Therapie überhaupt durchführen können (Dolmetscher!), dies v.a. vor dem Hintergrund, dass auch in den großen Kliniken oft keine „westlichen" Medikamente erhältlich sind und der Patient in einem Tütchen Pillen bekommt, die der Krankenhausapotheker hergestellt hat. Impfstoffe europäischen Standards sind in China schwierig zu bekommen, insbesondere vor einem Langzeitaufenthalt sollten alle anstehenden Impfungen komplettiert sein. Die Apothekendichte verhält sich ähnlich: In den östlichen

Ballungszentren ist es kein Problem, ein beliebiges Medikament in guter Qualität zu bekommen. Die westlichen Landesteile sind teilweise nur im Expeditionsstil zu bereisen, d.h. man muss auch hinsichtlich der medizinischen Ausrüstung völlig autark sein.

Costa Rica

Costa Rica hat sich vor vielen Jahren gegen den Aufbau einer Militärstruktur entschieden. Die öffentlichen Gelder fließen seit Jahren in die Schulbildung, Umweltschutzprojekte und Gesundheitssysteme. Die medizinische Betreuung (der einheimischen Bevölkerung) gilt im Vergleich zu anderen mittelamerikanischen Ländern als vorbildlich. Es gibt in allen größeren Städten kleine Centros de Salud. Costa Rica unterhält seit Jahren ein Qualitätsmanagementprogramm, welches die z.T. grotesken Wartezeiten von mehreren Tagen in den Centros de Salud reduzieren soll. Apotheken sind gut ausgestattet. Bei ernsten Erkrankungen empfiehlt es sich, nach San José zu reisen und sich in die Behandlung der Clinica Biblica oder der CIMA zu begeben – 2 Kliniken, die exzellent ausgestattet sind. Die Straßen sind gut ausgebaut, die Rettungswege wegen des nicht flächendeckenden Krankenwagennetzes jedoch lang.

Dominikanische Republik

Das öffentliche Gesundheitswesen ist lückenhaft und entspricht nicht europäischen Standards. Insbesondere bestehen hinsichtlich des Versorgungsniveaus massive Unterschiede mit z.T. drastischem Stadt-Land-Gefälle! Eine gute medizinische Infrastruktur haben Puerto Plata, Santiago, Punta Cana und Santo Domingo. Einige Privatkliniken sind zwar recht leistungsfähig und auf europäischem Hygieneniveau, jedoch auf US-amerikanischem Preisniveau! **Achtung:** besondere Vorsicht beim Tauchen! Die Einrichtungen des Landes sind nicht auf die Behandlung schwerer Tauchunfälle eingerichtet, die nächste zuverlässig funktionierende Dekompressionskammer ist in Miami/USA.

Ecuador

Die medizinische Infrastruktur ist außerordentlich lückenhaft und – zumindest mit europäischen Maßstäben gemessen – auf die Städte beschränkt. Da sich Ecuador abseits der Hauptpfade des Tourismus befindet, hat sich noch keine flächendeckende Kultur der Privatkliniken entwickelt, sodass man auch als Privatpatient i.d.R. auf das staatliche Gesundheitssystem angewiesen ist. In Quito und Cuenca gibt es durchaus gute Universitätskliniken. Außerhalb der großen Städte sind die Kliniken dünn gesät und von uneinheitlicher Qualität. Primärprävention (v.a. Vorsicht im Straßenverkehr und bei Aufenthalten in großen Höhen/auf Bergtouren), eine gute Reiseapotheke und solide Erste-Hilfe-Kenntnisse sind für den Individualreisenden zwingend erforderlich! Außerhalb der Städte existiert kein Rettungsdienst und auch innerhalb der Städte ist dessen Struktur allenfalls rudimentär. Apotheken gibt es in allen größeren Orten. **Achtung:** Auch wenn man seine Arzneimittel in der Apotheke kauft, sollte man auf das Verfalldatum achten! Sie sind sehr häufig erheblich überlagert.

Frankreich

Die Qualität von medizinischer Versorgung und Rettungswesen entspricht deutschem Niveau, das Krankenhausnetz ist jedoch nicht so dicht wie in Deutschland; es resultieren z.T. lange Rettungswege. EU-Bürger und Schweizer können sich zwar mit der europäischen Krankenversicherungskarte (oder einer provisorischen Ersatzbescheinigung) behandeln lassen. (Die Behandlung muss zunächst selbst bezahlt werden, die französische Krankenkasse Caisse Primaire d'Assurance Maladie zahlt dann einen Teil der Behandlungskosten zurück.) Doch angesichts der relativ hohen Eigenbeteiligung empfiehlt sich der Abschluss einer Auslandskrankenversicherung, die alle Kosten erstattet.

Griechenland

Zweigeteilte Infrastruktur mit privatem und staatlichem Sektor. Der staatliche Sektor besteht aus ca. 330 Krankenhäusern und zugehörigen „Gesundheitszentren", welche kleinere Ambulanzzentren für jeweils einen Bereich von etwa 10000 Einwohnern abdecken. Schwierige Fälle werden an das zuständige Bezirkskrankenhaus weitergeleitet. In staatlichen Krankenhäusern überwiegend 4-Bett-Zimmer.Aufgrund der besonderen geografischen Begebenheiten stellt sich die medizinische Versorgungssituation in Griechenland als außerordentlich schwierig dar. In den großen Städten (Athen, Thessaloniki und auf Kreta) existieren große staatliche Kliniken, die eine akzeptable medizinische Qualität bieten, sowie teilweise private Krankenhäuser, die z.T. exzellent sind. In den beliebtesten touristischen Zielen jedoch (Inseln wie Kos, Lesbos, Naxos, Paros, Rhodos, Korfu etc.) ist die medizinische Versorgung deutlich schlechter. Das bedeutet, dass – wenn eine ernste Erkrankung oder eine Verletzung nach Autounfall vorliegt – i.d.R. eine sofortige Verlegung per Ambulanzflug nach z.B. Athen durchgeführt werden muss. Die gesetzlichen Krankenkassen übernehmen keinesfalls diese Verlegungskosten! Hinzu kommt, dass viele Ärzte parallel in staatlichen und privaten Kliniken arbeiten und die Aufnahme ausländischer Patienten in die staatlichen Kliniken ablehnen, um diese lukrativer in den privaten Einrichtungen betreuen zu können. Gelegentlich wird in staatlichen Kliniken der Auslandskrankenschein ignoriert und von dem Patienten stattdessen oder zusätzlich eine Barzahlung verlangt. In staatlichen Kliniken ist es absolut üblich, dass Angehörige sich um die Versorgung des Patienten kümmern.

Das schließt von der Essensbeschaffung über die Bettwäsche bis häufig zum Verbandswechsel sämtliche nicht ärztlichen Tätigkeiten mit ein.

Indien

Die medizinische und pflegerische Versorgung in den privaten und sehr teuren Klinikkomplexen (z. B. Apollo-Kette) der großen Städte ist für Privatpatienten exzellent, die Universitätszentren sind gut ausgestattet. In ländlichen Gebieten gibt es neben den staatlichen Versorgungseinrichtungen westlicher Medizin eine unüberschaubare Anzahl von Heilstätten östlich orientierter Heilkunst. Letztere werden oft von unheilbar kranken westlichen Patienten bewusst als Therapieort ausgewählt und liegen häufig in unmittelbarer Nähe eines größeren staatlichen Krankenhauses, um den Patienten im Falle einer (zu erwartenden Verschlechterung) vielleicht doch noch einer lebensrettenden Maßnahme zuführen zu können. Tollwutimpfstoff ist in diesem Land, welches jährlich über 30000 Tollwut-Todesfälle verzeichnet, nur in den Großstädten zu erhalten. Das Rettungswesen ist völlig uneinheitlich und bestenfalls in Großstädten in ausreichender Qualität vorhanden.

Indonesien

Die medizinische Versorgung ist aus europäischer Sicht auf Java lediglich in Jakarta und auf Sumatra in Medan zufriedenstellend und auf Bali in Denpasar bestenfalls akzeptabel, in den meisten anderen Landesteilen jedoch ungenügend bis nicht vorhanden! Für Aufenthalte außerhalb der bekannten Touristenzentren oder des Großraums Jakarta sollte der Reisende unbedingt über gute Erste-Hilfe-Kenntnisse sowie entsprechende Ausrüstung verfügen und zuvor auf jeden Fall Rat von einem reiseerfahrenen Arzt eingeholt haben. Ein Rettungswesen mit gut ausgebildetem Personal existiert nur rudimentär, darüber hinaus bestehen aufgrund der teilweise schlechten Straßenverhältnisse sehr lange Fahrtzeiten zu einer Klinik. Auch auf größeren Inseln besteht die medizinische Versorgung oft nur in einem kleinen Haus mit 2–3 Betten, einem Medikamentenschrank und einer (gut!) ausgebildeten Krankenschwester.

Israel

Die medizinische Infrastruktur ist im israelischen Kernland auf hohem, international anerkanntem Versorgungsniveau. Abstriche sind bei Reisen auf die West Bank erforderlich, erhebliche Abstriche im Gazastreifen. Medizinische Fakultäten in Jerusalem, Nazareth, Tel-Aviv, Haifa, Nablus und Beer-Sheva gewährleisten gleichermaßen gute Ausbildung der Ärzte als auch Versorgung der Patienten. Ärzte und Personal sprechen fast alle englisch und z. T. auch deutsch. Die Kliniken liquidieren privat oder leisten die Behandlung unentgeltlich. Trotz des bestehenden Sozialversicherungsabkommens werden die europäischen Krankenkassenkarten i. d. R. nicht akzeptiert.

Italien

Die medizinische Infrastruktur in Italien ist uneinheitlich. Neben exzellenten privaten Kliniken in den Großstädten existieren ländliche Krankenhäuser, bei denen die Therapie weit unter europäischem Standard liegt. Weiterhin besteht in der medizinischen Qualität ein ausgeprägtes Nord-Süd-Gefälle. Hinzu kommt, dass es auch in wirklich guten Kliniken zu den üblichen Konsultationszeiten für sichtbar schwer erkrankte Urlauber extrem schwierig ist, überhaupt aufgenommen zu werden. Resignierte Touristen, die in ihrer Not nach einer erfolglosen Odyssee in ihrer Verzweiflung die Heimreise antreten, sind keine Seltenheit. Die medizinische Versorgung auf den Inseln (Ischia, Liparische Inseln) ist schlecht, auf Sizilien gibt es einige besser ausgestattete Kliniken. Spätestens südlich von Neapel obliegt jegliche pflegerische Tätigkeit inkl. Essensbeschaffung, Bettwäsche, Patienten waschen etc. der Familie.

Japan

Die medizinische Infrastruktur ist in Japan gut und in allen Landesteilen auf hohem Niveau gewährleistet. Bei Aufenthalten auf sehr kleinen, abgelegenen Inseln müssen Einschränkungen in Kauf genommen werden, zumeist muss hier erst auf eine der größeren Inseln übergesetzt werden. Es ist kein Problem, alle benötigten Medikamente im Land zu bekommen. Diese erfüllen europäische Qualitätsmaßstäbe. Das Hygieneniveau in den Gesundheitseinrichtungen ist hoch. Die medizinische Betreuung ist extrem teuer.

Kanada

Die medizinische Versorgung weist in den Großstädten westeuropäisches Niveau auf, ländliche Kliniken sind z. T. technisch und personell sehr dürftig ausgestattet; wegen der immensen Entfernungen sind ländliche Kliniken i. d. R. über einen telemedizinischen Service mit den Ärzten großer Zentren verbunden. Die Therapiekosten betragen nur einen Bruchteil der Kosten von amerikanischen Kliniken.

Kapverdische Inseln

Die Insel Sal wurde 2007 ins Programm eines großen deutschen Reiseunternehmens aufgenommen, welches die Reise dezidiert als Familienurlaub anbietet. Auf Sal gibt es ein kleines Krankenhaus mit einer „Intensivstation", welches in keiner Weise westlichen Standards genügt.

Die medizinische Versorgung auf den peripheren Inseln ist sehr rudimentär. Da eine Verlegung innerhalb der Kapverden mangels adäquater Zielkrankenhäuser keinen Sinn macht, müssen schwer erkrankte Patienten umgehend ausgeflogen werden. Reisende müssen praktisch autark sein und sollten dringend darauf achten, dass kein schwerer Notfall eintritt.

Kenia

Die medizinische Infrastruktur ist sehr lückenhaft und nicht mit der in Europa zu vergleichen. Größere, leistungsfähigere Krankenhäuser befinden sich lediglich in Mombasa und Nairobi. Alle komplexeren Erkrankungen müssen langfristig nach Deutschland repatriiert werden, Notfälle – sofern möglich – nach Johannesburg verlegt werden. Lediglich das (private) Nairobi Hospital (Abb. 47.**2**) bietet einen westeuropäischen Standard, eine exzellente Krankenpflege und Einzelzimmer.

Von Privatkliniken abgesehen ist es absolut üblich, dass Angehörige sich um die nicht medizinischen Belange wie Bettwäsche und Nahrung kümmern. Patienten müssen davon ausgehen, dass auf Privatsphäre keinerlei Rücksicht genommen wird. In vielen Krankenhäusern, auch in der Kenyatta Universitätsklinik Nairobi, können Probleme in der Patientenversorgung wegen Streiks des Personals oder Stromausfällen auftreten. Die Zahl und Ausstattung von Apotheken zeigt ein extremes Stadt-Land-Gefälle. Wenn ein dringend benötigtes Medikament in Apotheken nicht zu bekommen ist, muss ggf. auf den örtlichen Markt zurückgegriffen werden. Hier können zwar die vom Hersteller empfohlenen Lagerungsbedingungen nicht gewährleistet werden, was bei robusteren Substanzen (z. B. Paracetamol, ASS) aber eine nachrangige Rolle spielt. Medikamentenfälschungen sind allerdings häufig. In Afrika sind bis zu 60% der Medikamente Fälschungen.

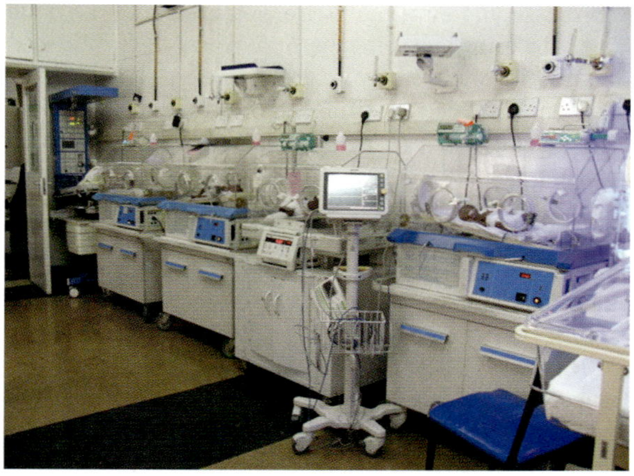

Abb. 47.2 Kenia: Neugeborenenstation im Nairobi Hospital.

Kroatien

Die medizinische Infrastruktur hat sich – was den technischen Standard angeht – in den letzten Jahren massiv verbessert. Krankenhäuser, medizinische Versorgungszentren/Polikliniken und niedergelassene Ärzte sind zumindest auf dem Festland fast überall zu erreichen. Allerdings bestehen hinsichtlich der ärztlichen und pflegerischen Standards sowohl der Krankenhäuser als auch der Rettungsdienste auch in touristischen Hochburgen wie Rijeka im Vergleich zu den „alten" EU-Ländern erhebliche Defizite, die sich häufig hinter technisch gut ausgestatteten und sauberen Kliniken verbergen. Außerhalb größerer Orte ist die medizinische Versorgung nach wie vor spärlich und man muss mit längeren Zeiten rechnen, bis im Notfall adäquate Hilfe erreicht werden kann. Apotheken gibt es in allen größeren Orten und es ist kein Problem, Standardmedikamente zu bekommen. Patienten, die auf seltener verschriebene Medikamente angewiesen sind, sollten diese sicherheitshalber in ausreichender Menge mitbringen.

Kuba

Die medizinische Infrastruktur muss differenziert betrachtet werden: Im mittel-/südamerikanischen Vergleich ist sie flächendeckend und gut; die einzige Klinik, die vielleicht europäischen Standard erreicht, steht in Havanna (Cira Garcia). Immer wieder kommt es zu Versorgungsengpässen mit Medikamenten, auch fehlen Geräte und hygienische Defizite sind häufig. Diese Unwägbarkeiten sollten insbesondere bei der Beratung von Gesundheitstouristen (Augen-/Zahnoperationen) beachtet werden, bei denen der Eingriff selber oft sehr gut durchgeführt wird, es aber keinerlei Ressourcen zur Behandlung etwaiger Komplikationen gibt! Rettungsdienste sind in Havanna dürftig, außerhalb allenfalls rudimentär ausgestattet. Reisende, die auf Medikamente angewiesen sind, sollten diese unbedingt in ausreichender Menge (Bescheinigung vom Arzt in Spanisch!) mitbringen. Im Falle gravierender und dringender medizinischer Probleme sollte eine Verlegung nach USA angestrebt werden. Besonderer Hinweis für Taucher: Nach eigenen Recherchen gibt es in Kuba 5 Druckkammern (2 auf Isla de Juventud, je 1 in Santiago da Cuba, Matanzas, Nueva Gerona). Über den technischen Zustand, die Einsatzfähigkeit wie auch die Qualifikation des Personals liegen keine Informationen vor.

Malawi

Die medizinische Infrastruktur ist sehr dürftig. Reisende können an keiner Stelle des Landes ein Krankenhaus erwarten, das europäischen Maßstäben gerecht wird. Das gilt derzeit auch noch für die (wenigen) Privatkrankenhäuser des Landes und die der Universität untergliederten Kliniken in Llongwe und Blantyre! Fundierte Erste-Hilfe-

Kenntnisse und eine gute Reiseapotheke sind Pflicht. Im Land gibt es zwar zahlreiche Apotheken, deren Ausstattung mit Medikamenten ist jedoch weder standardisiert noch aktuell. Wenn ein dringend benötigtes Medikament in Apotheken nicht zu bekommen ist, muss ggf. auf den örtlichen Markt zurückgegriffen werden. Hier können die vom Hersteller empfohlenen Lagerungsbedingungen nicht gewährleistet werden. Medikamentenfälschungen sind allerdings nicht auszuschließen, man rechnet mit bis zu 60% Fälschungen. Bereits bei mittelschweren Erkrankungen, bei denen mit einer Verschlechterung zu rechnen ist, muss der Patient unbedingt in ein leistungsfähiges Krankenhaus der Nachbarländer, in erster Linie Südafrika, verlegt werden – sofern eine Transportfähigkeit besteht.

Malaysia

Malaysia hat große Mühe, die medizinische Infrastruktur dem rasant steigenden Wirtschaftswachstum anzupassen. Derzeit besteht eine erhebliche Diskrepanz zwischen z.T. exzellenten Kliniken in den Ballungszentren und völlig fehlender medizinischer Versorgung in dünn besiedelten ländlichen Gebieten. Die Regierung hat seit 2007 mit der Gründung von mehreren 100 neuen Versorgungszentren reagiert. Weiterhin wurde die Anzahl der medizinischen Fakultäten im Land deutlich angehoben und ein telemedizinisches Versorgungssystem implementiert. Die Ärzte sind meist im Ausland ausgebildet und genießen einen sehr guten Ruf. Auch in kleineren Städten sind die Kliniken überraschend gut ausgestattet, das Personal ist freundlich und kompetent, der Hygienestandard hoch. Die Rettungswege sind lang, die geografische Besonderheit der Trennung beider Landesteile durch das Südchinesische Meer stellt teilweise große logistische Anforderungen an eine Patientenverlegung. Medikamentenfälschungen sind häufig. Malaysia ist auf dem Weg, sich auf dem Gesundheitssektor zu einem ernsthaften Konkurrenten von Thailand für Wahleingriffe und Wellness-Medizin zu etablieren (Abb. 47.**3**).

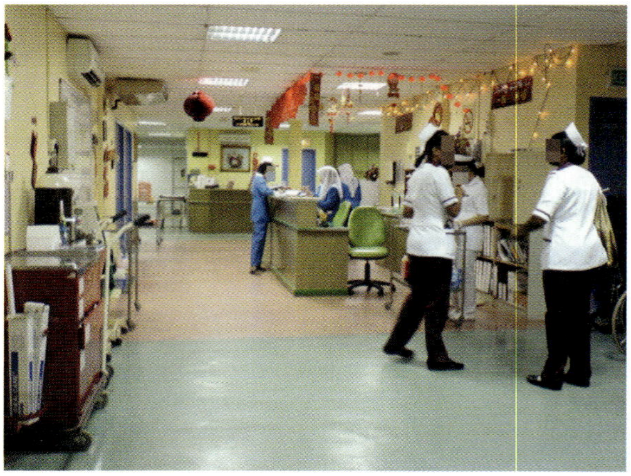

Abb. 47.3 Malaysia: staatliches Krankenhaus in Kuantan, Trauma-Station.

Malediven

Durch den Tsunami Weihnachten 2004 wurden 60% der 1200 Inseln des Archipels und damit die (gesamte medizinische) Infrastruktur zerstört. Diese Schäden wurden in den Tourismusregionen inzwischen praktisch vollständig repariert. Der Wiederaufbau abgelegener Inseln ist dagegen noch nicht abgeschlossen. Auf allen Urlaubsinseln gibt es Erste-Hilfe-Stationen. Krankenhäuser befinden sich nur auf Malé. Die Rettung akuter Notfälle muss normalerweise auf dem Luftweg (Hubschrauber), Verlegungen nicht lebensbedrohlich Erkrankter mit dem Schnellboot erfolgen. Neurochirurgische Interventionen oder Durchführung von Herzkatheter sind auf den Malediven nicht möglich. Nächtliche Notfälle sind auf den meisten Inseln von medizinischer Versorgung, abgesehen von den Erste-Hilfe-Stationen, mindestens bis zum nächsten Morgen abgeschnitten! Es gibt an mehreren Orten Druckkammern für Tauchunfälle.

Marokko

Die medizinische Infrastruktur ist in weiten Teilen des Hinterlandes nicht mit Europa zu vergleichen (schlechtere apparative und personelle Ausstattung, Hygieneprobleme). Lediglich an der Küste gibt es einige gute Krankenhäuser und Arztpraxen. Insbesondere in den Touristenzentren (Agadir, Marrakesch, Fes, Casablanca) ist die medizinische Infrastruktur qualitativ gut. Die ständig und zügig fortschreitende Entwicklung des Landes lässt jedoch in naher Zukunft eine Verbesserung der Situation erwarten. Das Rettungswesen ist von westeuropäischem Standard bzgl. Qualifikation der Hilfskräfte und technischer Ausstattung weit entfernt. Eine Behandlung in den Privatkliniken erfolgt nur gegen Barzahlung oder über eine Kostenübernahme einer privaten Reisekrankenversicherung.

Mauritius

Die medizinische Infrastruktur in den Städten gilt als gut, die Arztdichte ist hoch und praktisch alle Fachrichtungen sind auf der Insel vertreten. Konkrete Adressen können auf der Webseite der Pharmaceutical Association of Mauritius (http://pages.intnet.mu/webpam/doctor/doctors.htm) jeweils aktuell recherchiert werden. Für eine etwaige stationäre Behandlung ist der Unterschied zwischen „Clinic" und „Hopital" entscheidend, Letzteres ist ein Krankenhaus im eigentlichen Sinne, Ersteres ein kleines medizinisches Versorgungszentrum für akute Notfälle. Es gibt 13 staatliche Kliniken mit zusammen über 3500 Betten sowie eine große Zahl von privaten Krankenhäusern, die sich auf bestimmte Krankheitsbilder in hoher Qualität spezialisiert haben. Das Sir Seewoosagur Ramgoolam National Hospital in Pamplemousse ist die größte Klinik der Insel und hat einen eigenen Helikopterlandeplatz. Die Versorgungsmöglichkeit von schweren Tauchnotfällen wird insbesondere im Internet widersprüchlich publiziert! Besonders „defensives“ Tauchen ist wegen langer Rettungszeiten (Distanz Tauchplätze – Druckkammer) dringend zu empfehlen!

Mexiko

Die medizinische Infrastruktur gilt als gut mit zahlreichen staatlichen und privaten Krankenhäusern. Diese pauschalisierende Aussage muss für Reisende jedoch dahingehend relativiert werden, dass sie sehr heterogen ist und etliche Touristenziele in Bereichen spärlicher Versorgung bzw. großen Entfernungen zum nächsten Krankenhaus liegen. Dort, wo private Kliniken im Fahrwasser des Tourismus entstanden sind (z. B. Cozumel) ist mit amerikanischen Preisen bei schlechter medizinischer Qualität zu rechnen. Im Falle von Tauchunfällen stehen nur in den Haupttauchgebieten Druckkammern zur Verfügung! An abgelegenen Tauchplätzen ist wegen der enormen Entfernungen nicht mit adäquater medizinischer Hilfe zu rechnen. Besonders „defensiv“ tauchen! Die Apothekendichte ist hoch, alle wichtigen Medikamente sind problemlos zu bekommen, meist auch ohne Rezept. Patienten, die auf selten benötigte Medikamente angewiesen sind, sollten einen ausreichenden Vorrat mitführen.

Namibia

Medizinische Hilfe ist nur in den größeren Orten zu bekommen. Dort sind fast immer kleinere State Hospitals mit begrenzter technischer Ausstattung vorhanden, in sehr abgelegenen Gebieten (Nordwesten, und Grenzgebiet zu Angola) allerdings nicht immer mit ärztlichem Personal (oder mit ausschließlich spanisch sprechenden kubanischen Ärzten, die nur über eine elementare medizinische Ausbildung verfügen). Aufgrund der Entfernungen ist trotz guter Verkehrsverbindungen mit längeren Zeiträumen zu rechnen, bis Hilfe erreicht werden kann. Das Hygieneniveau ist hoch. Bei gravierenden Notfällen sollte unbedingt versucht werden, den Patienten nach Windhoek oder Südafrika zu transportieren. Die Ausstattung der Apotheken ist praktisch überall sehr gut.

Nepal

Abgesehen von Kathmandu (und auch hier trotz der vorhandenen medizinischen Fakultät mit mehreren akademischen Lehrkrankenhäusern nur mit Einschränkungen!) fehlt im Land – gemessen an westlichen Maßstäben – jegliche medizinische Infrastruktur. Es gibt eine große Anzahl von kleineren Kliniken, die zur Behandlung leichterer Leiden geeignet sind, sowie diverse z. T. mit westlicher Hilfe spezialisierte Kliniken (z. B. für plastische Chirurgie). Der Reisende muss praktisch autark sein und sollte dringend darauf achten, dass kein schwerer Notfall eintritt! In Periche und in Manang, neuerdings während der Vor- und Nachmonsunzeit auch am Everest Basecamp, befinden sich Ambulanzen bzw. sehr einfach ausgestattete Hospitäler der Himalayan Rescue Association. Im Notfall kann man sich im Hinterland auch an größere Expeditionen wenden. Zu diesen gehört oft ein Arzt mit mehr oder weniger guter Ausstattung. Organisierte Rettungsdienste gibt es praktisch nicht. Trotz hoher Tollwutinzidenz sind im Land moderne Tollwutimpfstoffe praktisch nicht zu bekommen (großzügige Indikationsstellung der Tollwutimpfung für alle Trekkingreisenden!). Nach einem tollwutverdächtigen Biss kann die sofortige Heimreise oder ein Flug nach Delhi zur postexpositionellen Impfung indiziert sein.

Neuseeland

Die medizinische Versorgung ist auf europäischem Niveau. Allerdings sollten die geringere Krankenhausdichte und die dadurch längeren Transport- und Rettungswege nicht unterschätzt werden.

Peru

Die medizinische Infrastruktur ist auf dem Land spärlich. In abgelegenen Gegenden ist der Reisende völlig auf sich allein gestellt. Für Aufenthalte außerhalb der bekannten Touristenzentren sollte man unbedingt über gute Erste-Hilfe-Kenntnisse sowie entsprechende Ausrüstung verfügen und vor der Reise unbedingt Rat von einem reiseerfahrenen Arzt eingeholt haben. In größeren Städten, insbesondere in Lima, besteht eine dichtere medizinische Infrastruktur, wobei die Krankenhäuser zwar in vielen Fällen eine recht gute Hygiene, nicht jedoch eine mit europäischen Krankenhäusern vergleichbare Ausstattung (Geräte, Personal) aufweisen. Es gibt 9 medizinische Universitäten, 3 davon in Lima. Einige Kliniken, insbesondere in der Hauptstadt, sind mit europäischen Krankenhäusern ähnlicher Größe hinsichtlich des medizinischen Niveaus durchaus vergleichbar. Bei Notfällen im Lande sollte man dringend versuchen, diese zu erreichen.

Philippinen

Ausgesprochen heterogene Versorgungsqualität mit einigen guten Kliniken in Quezon City, Manila und Angeles und einer großen Anzahl von Kliniken verschiedenster Qualität in ländlichen Gebieten. Erschwerend kommt die logistisch schwierige Situation eines Inselstaates hinzu; in vielen Fällen wird man zunächst einen Patienten mit dem Flugzeug in eine adäquate Versorgungsstruktur transportieren müssen.

Portugal

In Portugal existiert das Gesundheitssystem unabhängig vom Sozialversicherungssystem, das Recht auf Gesundheitsleistungen ist verfassungsrechtlich festgeschrieben und gilt für alle Portugiesen sowie alle Bürger aus den EU-Mitgliedstaaten und sonstige, in Portugal ansässige Ausländer sowie Staatenlose. Die primäre gesundheitliche Grundversorgung erfolgt in Gesundheitszentren, in denen z. B. über eine stationäre Aufnahme entschieden wird. Unfälle werden direkt stationär aufgenommen.

Festland: In den Großstädten ausgezeichnete Kliniken mit allen technischen Möglichkeiten, rascher Abfall des technischen Ausstattungsniveaus in kleinen Städten.

Azoren: In den Städten und touristischen Gebieten der größeren Inseln ist die medizinische Versorgung einwandfrei, schwerere Erkrankungsfälle werden von den medizinischen Einrichtungen der kleineren Inseln z. B. nach Ponta Delgada auf die Insel São Miguel verlegt.

Madeira: gute private und sehr gut ausgestattete staatliche Klinik

Rumänien

Gewinnt als Reiseland zunehmend an Bedeutung; es werden viele Pauschalreisen in die beliebtesten Regionen (Sibiu, Karpaten, Siebenbürgen, Donau-Durchbruch, Bukarest) angeboten. Die medizinische Versorgung des Landes ist katastrophal. Selbst in den Kliniken der 11 Universitäten kommt es immer wieder zu dramatischen Versorgungsengpässen. Die Ausbildung der Ärzte ist häufig gut; von Angehörigen wird erwartet, jegliche pflegerische Leistung inkl. Essensbeschaffung, Wäsche und Verbandswechsel selber vorzunehmen. Eine Behandlung außerhalb der Universitätskliniken ist nicht zu empfehlen. Die wenigen privaten Kliniken – sofern vorhanden – entziehen sich einer qualitativen Beurteilung. Korruption ist in allen Einrichtungen an der Tagesordnung. Ein organisiertes Rettungswesen gibt es nicht. Reisende mit Erkrankungen sollten das Land umgehend verlassen.

Russland

Innerhalb der Ballungszentren wie Moskau, St. Petersburg und Kaliningrad (Königsberg) haben sich die staatlichen Kliniken i. d. R. darauf spezialisiert, ein Stockwerk als Privatstation zu deklarieren und dort Touristen zu behandeln. In diesen Kliniken ist die Qualität von Personal und Ausrüstung meist im Bereich westlicher Kreiskrankenhäuser. Außerhalb dieser Städte ist mit einer sehr beschränkten medizinischen Infrastruktur zu rechnen. Oft fehlen einfache Materialien, die Hygiene weist Lücken auf. In Krankenhäusern kleinerer Städte kann es vorkommen, dass nur operiert werden kann, wenn der Patient Narkosemittel etc. mitbringt. Krankenwageneinsätze sind häufig nur möglich, wenn jemand das Benzin für die Fahrt spendet. Korruption stellt nach wie vor das nachhaltigste Mittel dar, um die vor Ort jeweils verfügbaren medizinischen Ressourcen optimal auszuschöpfen. Reisen östlich des Urals sind aus medizinischer Sicht eher mit expeditionsähnlichen Bedingungen zu vergleichen. Grundsätzlich ist zumindest außerhalb der oben genannten Städte eine gute Reiseapotheke und fundierte Kenntnisse in Erster Hilfe ein „Muss". Chronisch Kranke sollten unbedingt für den gesamten Aufenthalt ausreichend Medikamente mitführen (großzügig kalkulieren, mehrsprachige ärztliche Bescheinigung mitnehmen) und sich – zumindest östlich des Urals – in einem absolut stabilen Krankheitsstadium befinden.

Sambia

Die medizinische Infrastruktur ist sehr dürftig. Reisende können an keiner Stelle des Landes ein Krankenhaus erwarten, das mit europäischen Verhältnissen vergleichbar ist. Das gilt derzeit auch noch für die besten Privatkrankenhäuser des Landes! Von Angehörigen des Rettungsdienstpersonals (sowieso nur in den großen Städten vorhanden) darf man bestenfalls elementare Erste-Hilfe-Kenntnisse erwarten (zumeist sind es reine Taxifahrer für Patienten). Für Besucher des berühmtesten Safari-Ziels, des sehr abgelegenen Luangwa Valleys, wurde auf Privatinitiative eine ärztliche Basisversorgung eingerichtet. Im Land gibt es zwar zahlreiche Apotheken, deren Ausstattung mit Medikamenten ist jedoch nicht vorherzusehen. Wenn ein dringend benötigtes Medikament in Apotheken nicht zu bekommen ist, muss ggf. auf den örtlichen Markt zurückgegriffen werden. Hier können die vom Hersteller empfohlenen Lagerungsbedingungen nicht gewährleistet werden. Medikamentenfälschungen sind allerdings nicht auszuschließen. Eine gut ausgestattete Reiseapotheke ist daher anzuraten. Bei einem schwereren Notfall empfiehlt sich unbedingt der Transport des Patienten in ein leistungsfähiges Krankenhaus der Nachbarländer (siehe Südafrika, Namibia, evtl. auch Tansania, Kenia) oder direkt zurück nach Europa. Die Krankenhäuser in Harare (Simbabwe), die früher das Standardziel von Patienten (Touristen wie Expatriates) aus Sambia waren, sind wegen der in Simbabwe derzeit herrschenden Verhältnisse mit erheblichen Versorgungslücken selbst elementarer Dinge keine Alternative mehr.

Senegal

Als Anlaufstellen für medizinische Notfälle bieten sich praktisch nur die Privatkliniken in Dakar an. Sie entsprechen bzgl. des Standards etwa kleineren europäischen Krankenhäusern. Ansonsten ist bis auf die Clinique de la Madeleine in Dakar nirgendwo im Lande mit einer medizinischen Infrastruktur zu rechnen, die einigermaßen mit europäischem Niveau vergleichbar wäre. Gleiches gilt für die staatlichen Rettungsdienste, deren Angehörige über eine allenfalls elementare medizinische Ausbildung verfügen. Es gibt allerdings private Ambulanzflugunternehmen, mit denen Patienten notfalls z. B. bis auf die Kanaren verlegt werden können (SOS Medicins Senegal). Bei schwereren gesundheitlichen Problemen sollte der Patient möglichst rasch evakuiert werden. Apotheken sind unterschiedlich ausgestattet: in der Hauptstadt meist recht gut, alle wesentlichen Medikamente sind dort problemlos zu bekommen. Auf dem Land wird die Ausstattung um so spärlicher, je abgelegener von den gängigen Touristenzielen man sich befindet. Wenn ein dringend benötigtes Medikament in Apotheken nicht zu bekommen ist, muss ggf. auf den örtlichen Markt zurückgegriffen werden. Medikamentenfälschungen sind allerdings häufig.

Seychellen

Die medizinische Versorgung ist die eines Schwellenlandes. Die beste Versorgung bietet noch das öffentliche Zentralkrankenhaus in Victoria auf Mahé, mit dem die peripheren kleinen Krankenhäuser auf Mahé, Praslin und La Digue eng kooperieren. Schwierige neurochirurgische Interventionen und Bypass-Operationen müssen nach Indien oder Singapur verlegt werden. In den genannten Orten gibt es auch Apotheken, die mit allen Standardmedikamenten ausgestattet sind. Kleinere Inseln haben keine regulären medizinischen Einrichtungen, aber teilweise einen an Hotels angeschlossenen medizinischen Notdienst (nicht immer mit Arzt). Die Preise für medizinische Leistungen sind sehr hoch.

Skandinavien

Das Gesundheitssystem in Dänemark, Finnland, Norwegen und Schweden genießt einen sehr guten Ruf. Die technische Ausstattung zumindest in den größeren Städten ist sehr gut, es herrscht jedoch ein teilweise erheblicher Ärztemangel. Aufgrund der dünnen Besiedelung ist die Zeit, die man bis zum Erreichen einer guten medizinischen Behandlungseinrichtung benötigt, häufig sehr lang. Eine besondere Problematik stellen die vielen kleinen Inseln ohne medizinische Versorgungsmöglichkeit dar, von denen man im Ernstfall ohne Fähre oder Helikopter nicht fortkommt.

Spanien

Der staatliche Gesundheitsdienst in Spanien genießt einen hervorragenden Ruf, was die fachliche Qualität der ärztlichen Behandlung angeht. Das Recht auf Gesundheitsschutz ist in der Verfassung festgeschrieben. Spanier haben im europäischen Vergleich eine weit überdurchschnittliche Lebenserwartung (77 Jahre für Männer und 83 Jahre für Frauen). Als Alternative zum deutschen Hausarztsystem führt der Weg zum Facharzt oder in die Klinik über eines der fast 3000 Gesundheitszentren, wo über die weitere Behandlung entschieden wird. Für Arme (Einkommen unter ca. 5700 Euro/Jahr) ist die Behandlung kostenfrei. Das gilt auch für EU-Bürger unabhängig davon, ob sie in ihrem Heimatland versichert sind. Zahnbehandlungen sind nicht abgedeckt, 40 % der Arzneimittelkosten müssen selber bestritten werden. (Infolgedessen sind die Arzneimittel zu einem Bruchteil des in Deutschland üblichen Preises erhältlich.) Viele Spanier haben eine private Zusatzversicherung. In Spanien herrscht chronischer Ärztemangel; daher betragen die Wartezeiten auf z. B. Operationen mehrere Monate, was von den Spaniern durch Vorstellung in einer Notaufnahme umgangen wird. Hinter den in den touristischen Ballungsräumen (Küste, Kanaren, Balearen) häufig anzutreffenden Einrichtungen mit der Bezeichnung „Clinica alemana" oder „Clinica Dr. ..." verbirgt sich üblicherweise eine einfache deutsche Hausarztpraxis, die i. d. R. keine Kassenzulassung besitzt und somit die europäische Krankenversicherungskarte nicht akzeptiert, sondern privat und oft überteuert liquidiert. Des Weiteren gibt es in den touristischen Gebieten eine Armada von privaten spanischen Kliniken unterschiedlicher medizinischer Qualität. Altersresidenten auf den Kanaren oder Balearen wird empfohlen, sich möglichst bald nach ihrer Ankunft in Spanien sozial zu integrieren und v. a. die Sprache zu erlernen. Denn aufgrund der Lokalität (Insel) können vielleicht nicht alle bei Krankheit oder Pflegebedürftigkeit nach Deutschland zurückkehren. Diese Menschen sollten die immer besser werdenden staatlichen spanischen Gesundheitsangebote, für die ihre deutsche Krankenkasse ohnedies zahlen muss, nutzen. Wie in vielen südlichen Ländern mit intaktem Familiengefüge obliegt in den staatlichen Kliniken die Krankenpflege und Essensbeschaffung den Familienangehörigen.

Mittelmeerküste Festland: exzellente Universitätskliniken (z. B. Barcelona, Valencia), viele sehr gute staatliche und einige private Kliniken

Balearen:

- **Mallorca**: exzellente staatliche und exzellente private Kliniken. Schwere Erkrankungsfälle (Bypass-OP, Polytrauma, neurochirurgische Interventionen) werden häufig von den anderen Inseln der Balearen nach Mallorca verlegt.
- **Menorca:** staatliche und eine private Klinik
- **Formentera:** ein kleines staatliches Krankenhaus
- **Ibiza:** mehrere kleine Krankenhäuser

Kanaren:

- **Gran Canaria und Teneriffa:** Universitätskliniken, gute staatliche und gute private Kliniken. Die peripheren Krankenhäuser der anderen kanarischen Inseln verlegen ernste Erkrankungsfälle (Bypass, Herzkatheter, neurochirurgische Interventionen) nach Gran Canaria oder Teneriffa in die Universitätskliniken.
- **Lanzarote:** staatliche und akzeptable private Klinik
- **Formentera:** staatliche Klinik
- **La Palma:** gute staatliche Klinik
- **La Gomera:** kleines staatliches Inselkrankenhaus
- **El Hierro:** kleines staatliches Inselkrankenhaus

Sri Lanka

Die Therapie in den staatlichen Krankenhäusern ist oft kostenlos, allerdings meist nicht auf europäischem Standard. Viele Privatkrankenhäuser bieten eine sehr gute Versorgung des Reisenden auf europäischem Standard zu hohen Preisen an. Trotzdem ist die pflegerische Versorgung oft sehr schlecht. Die Privatkliniken befinden sich allerdings fast ausschließlich im Großraum Colombo bzw. an der touristisch erschlossenen Westküste. Bei einem medizinischen Problem, bei dem es sich nicht sicher um eine Bagatelle handelt, sollte versucht werden, eines der Privatkrankenhäuser in Colombo zu erreichen.

Südafrika

Die medizinische Infrastruktur der besseren Privatkrankenhäuser und der Universitätskliniken der großen Zentren ist hinsichtlich pflegerischen Standards auf, hinsichtlich medizinischen Standards teilweise über europäischem Niveau. Die kleineren General Hospitals in Vororten sollten gemieden werden, weil sie spätestens seit der AIDS-Epidemie mit materieller wie personeller Minderausstattung kämpfen. In den kleineren Orten befinden sich meist kleinere Kliniken, oft mit gutem Hygieneniveau, jedoch immer wieder nur mit minimaler Ausstattung. In abgelegenen Gegenden besteht praktisch keine medizinische Infrastruktur. Hier benötigt der Reisende sehr gute Erste-Hilfe-Kenntnisse und eine gut ausgestattete Reiseapotheke. Die Apotheken des Landes sind sehr gut ausgestattet, alle wichtigen Medikamente sind problemlos zu bekommen. Das Rettungswesen ist gut organisiert und das Personal gut ausgebildet. Nichtsdestotrotz sind bis zum Erreichen einer sehr guten Klinik oft enorme Entfernungen zurückzulegen.

Tansania

Die medizinische Infrastruktur ist (eingeschlossen Pemba und Sansibar) dünn gesät und – abgesehen vom Aga Khan Hospital in Dar es Salaam – von dürftiger Qualität. Alle potenziell gefährlicheren, unklaren oder komplexeren Fälle sollten umgehend z. B. nach Nairobi verlegt werden. Kleinere Eingriffe oder Behandlungen sind in Arusha und Dar es Salaam, Mbeya, Mwanza und Dodoma möglich. Auf Hygiene (Hep B/HIV!) von Geräten sollte unbedingt geachtet werden. In ländlichen Gebieten sind einzelne Missionskrankenhäuser ein gewisser Garant für einfache Versorgung unter adäquaten Bedingungen und zu fairem Preis. In praktisch allen Krankenhäusern obliegt die Pflege des Patienten den Angehörigen. Wegen der großen Entfernungen und schlechten Straßen sind die Rettungswege/-zeiten extrem lang. Unbedingt nur mit eigener, gut ausgestatteter Reiseapotheke und soliden Erste-Hilfe-Kenntnissen reisen! Apotheken sind in vielen Orten nicht vorhanden (oder schlecht bestückt). Medikamentenfälschungen sind häufig.

Thailand

In den Großstädten befinden sich hinsichtlich Personal und technischer Ausstattung exzellent ausgerüstete und gut funktionierende öffentliche und private Kliniken. Auf dem Land ist die medizinische Infrastruktur sehr lückenhaft und nicht mit der europäischen Versorgung zu vergleichen. In allen touristisch relevanten Orten gibt es jedoch Dependencen von Privatklinikgruppen, die in vielen Fällen telemedizinisch mit einer Referenzklinik in Bangkok in Verbindung stehen (z. B. Bangkok Hospital Group) und ein hohes medizinisches Niveau und gute Hygiene zu hohen Preisen gewährleisten. Das Rettungswesen ist gut organisiert, die Fachkräfte sind gut ausgebildet, aber die Rettungswege bis zu einer Behandlungseinrichtung westlicher Qualität oft sehr weit.

Türkei

In den Städten und größeren Touristenorten dichte bis zu hohe Infrastruktur auf qualitativ hohem Niveau mit der damit verbundenen Gefahr der Übertherapie. Insbesondere entlang der West- und Südküste liegen zahlreiche leistungsfähige Kliniken, die überwiegend in privater Führung sind. Die medizinische Versorgung der Nordküste ist bis auf Trabzon sehr dürftig. Auch bei Notfällen im Zentrum des Landes sollte unbedingt eine Verlegung nach Istanbul, Izmir oder zumindest in eine gute Privatklinik an der Südküste angestrebt werden. Die meisten der Privatkliniken an der Südküste haben Übersetzer für die deutsche Sprache.

Tunesien

Die medizinische Infrastruktur ist insgesamt recht gut und erreicht v. a. in Tunis und entlang der Küste in vielen Fällen europäisches Kreiskrankenhausniveau, insbesondere auch im Hinblick auf die Hygiene. Die Kapazitäten im Hinterland (Sahara/Gebirge) sind deutlich geringer und die Rettungszeiten trotz recht gut ausgebauter Straßen lang. Die Behandlungsmöglichkeiten schwerster Mehrfachverletzungen sind in Tunesien nur eingeschränkt gegeben. In diesem Falle empfiehlt sich die rasche Repatriierung nach Europa.

USA

Eine Aussage über die Qualität der Kliniken in den Vereinigten Staaten ist pauschalisierend nicht möglich. Wie zu erwarten, finden sich in den Ballungsgebieten exzellente Kliniken, die Krankenhäuser in ländlichen Gebieten sind oft qualitativ dürftig. Überraschenderweise gibt es auch in den Ballungsgebieten Behandlungseinrichtungen, die in hygienischer, pflegerischer und medizinischer Qualität bei Weitem keinen westeuropäischen Standard erreichen. Völlig überarbeitetes Personal, überfüllte Notaufnahmen und extrem hohe Therapiekosten kennzeichnen sehr viele „General Hospitals“. Die Kliniken in den USA unterliegen einer Mischkalkulation, sie sind per Gesetz zur Durchführung lebensrettender Maßnahmen verpflichtet, egal, ob es einen Kostenträger gibt oder nicht. Im Gegenzug entstehen im Fall einer Behandlung bei jemandem, der eine Versicherung hat, außergewöhnlich hohe Therapiekosten. In den exzellenten Schwerpunktkliniken beläuft sich der Tagessatz für beispielsweise einen Aufenthalt auf einer Intensivstation teilweise auf weit über 20 000 US-Dollar, die Arzthonorare sind hierbei noch nicht eingerechnet.

Venezuela

In den größeren Städten gilt die medizinische Versorgung als gut. Jedoch ist die Ausstattung mit Medikamenten zumeist mangelhaft. Eine gut ausgestattete Reiseapotheke sollte daher unbedingt mitgeführt werden. Eine Vorauszahlung der Behandlungskosten oder Sicherheitsleistung (Kreditkarte oder Kostenübernahme einer reisemedizinischen Assistance) wird zwingend verlangt, sonst verweigern selbst Notaufnahmen von großen Krankenhäusern völlig unabhängig von der Art des Notfalles die Behandlung. Reisende sollten die als „Hospital“ und „Ambulatorio“ bezeichneten Einrichtungen strikt meiden (überfüllt, schlechte Ausstattung, mangelnde Hygiene); im Prinzip gilt das auch für die staatlichen Krankenhäuser („Segurio Social“). Die privaten „Clinicas“ sind dagegen auf hohem – oft höchstem – Niveau an Ausstattung und Hygiene (und Preis…) und sollten für Touristen im Notfall das primäre Ziel sein. Abseits der größeren Städte ist die medizinische Infrastruktur sehr lückenhaft und im Hinterland praktisch nicht vorhanden. Hier (z.B. bei Trekkings zu den Tepuis) muss man auch bei den zumeist kleineren Notfällen völlig autark sein.

Vereinigte Arabische Emirate

Die Vereinigten Arabischen Emirate haben seit 1996 sehr viel Geld in ein funktionierendes Gesundheitssystem gesteckt. Seit 2006 gibt es eine gesetzliche Krankenversicherung. Sowohl in Abu Dhabi als in Dubai existieren Bemühungen, eine medizinische „Freihandelszone“ zu schaffen. Das Land, welches vor 20 Jahren den medizinischen Standard eines Entwicklungslandes hatte, hat als erklärtes Ziel die flächendeckende Bereitstellung von Spitzenleistungen auf dem Gebiet der Medizin. Bis dahin ist es noch ein weiter Weg, und so besteht ein sehr starkes Gefälle zwischen z.T. exzellenten Kliniken in den großen Städten und keinerlei medizinischer Versorgung in entlegeneren Gebieten. Der teilweise exzellenten technischen Ausstattung dieser Kliniken steht ein eklatanter Facharztmangel gegenüber. Sowohl vermögende Einheimische als auch Reisende mit einer guten Reiseversicherung ziehen es vor, sich im Ernstfall sofort nach Europa ausfliegen zu lassen. Das Rettungswesen ist unzureichend.

Vietnam

Es gibt zwar in den größeren Städten Krankenhäuser und in den meisten Orten Gesundheitszentren, die medizinische Infrastruktur ist aber aus europäischer Sicht – bis auf das Franco-Vietnamese Hospital in Hoh-Chi-Minh-City sowie das French Hospital Hanoi – als für schwere Erkrankungen unzulänglich zu bezeichnen. Das liegt weniger an der Ausbildung der Ärzte, sondern vielmehr am Mangel auch einfacher medizinischer Ausrüstung und Medikamente. Der Hygienestandard ist oft schlecht. Bei gravierenden Problemen sollte man das Land umgehend verlassen und, falls Europa nicht erreicht werden kann, zumindest versuchen, ein Krankenhaus in Singapur, Bangkok oder Hongkong aufzusuchen. Aufgrund der genannten Mängel sollte unbedingt eine gut ausgestattete Reiseapotheke mitgeführt werden. Chronisch Kranke sollten für den gesamten Aufenthalt ausreichend Medikation mitbringen und sich in einem absolut stabilen Krankheitsstadium befinden.

Zypern

Im griechischen Teil von Zypern befindet sich die Mehrheit der qualitativ heterogenen privaten und staatlichen Kliniken. Im türkischen Teil der Insel finden sich in Famagusta und im türkischen Teil von Nikosia medizinische Versorgungsstrukturen. Die Versorgung schwerster gesundheitlicher Beeinträchtigungen ist nicht möglich. Medizinisch notwendige Verlegungen müssen mit dem Ambulanzflugzeug durchgeführt werden, Notfallverlegungen müssen ggf. aufgrund der geografischen Begebenheiten auf das türkische Festland erfolgen. Die gesetzlichen Krankenkassen übernehmen keinesfalls diese Verlegungskosten. Hinzu kommt, dass viele Ärzte parallel in staatlichen und privaten Kliniken arbeiten und die Aufnahme ausländischer Patienten in die staatlichen Kliniken oft ablehnen, um diese lukrativer in den privaten Einrichtungen betreuen zu können. Gelegentlich wird in staatlichen Kliniken der Auslandskrankenschein ignoriert und von dem Patienten stattdessen oder zusätzlich eine Barzahlung verlangt. In staatlichen Kliniken ist es absolut üblich, dass Angehörige sich um die Versorgung des Patienten kümmern. Das schließt von der Essensbeschaffung über die Bettwäsche bis häufig zum Verbandswechsel sämtliche nicht ärztlichen Tätigkeiten mit ein.

Weblinks

gute Klinikverzeichnisse:
www.crm.de/kliniken/index.htm
www.allianzworldwidecare.com
interessante Links für Ärzte, die im Ausland arbeiten wollen:
www.medicstravel.com
„Gebrauchsanweisungen für fremde Länder“:
www.justlanded.com
www.lonelyplanet.de

48 Assistancemedizin

S. Eßer

Editorial

Assistancemedizin ist immer noch ein relativ neues, aber sehr weites Gebiet der modernen Medizin und umfasst eine große Reihe verschiedener Aufgaben und Tätigkeiten. Eine blutende Wunde eines Entwicklungshelfers im Dschungel von Zentralafrika managen, für eine schwangere Langzeitreisende in Sakhalin im Osten Sibiriens einen Termin zur Vorsorgeuntersuchung organisieren, einen Patienten mit Verdacht auf Herzinfarkt mitten im Verkehrschaos von Rio de Janeiro telefonisch betreuen und beraten, einen Tollwutbiss im Hochland von Südindien bewerten, ein intensivpflichtiges Kind mit zerebraler Malaria von Kamerun nach Deutschland fliegen, einem Manager mit schmerzhafter Unterarmfraktur einen Rücktransport von Sydney nach Frankfurt mit Zwischenbetreuung in einem qualifizierten Krankenhaus in Singapur vermitteln – all das fällt unter den Begriff der Assistancemedizin. Aber auch die Kostengarantie für ein ausländisches Krankenhaus ausstellen und die Kostenübernahme mit der zuständigen Auslandskrankenversicherung regeln ist Teil der Aufgaben.

Das Wichtigste in Kürze

Aufgaben- und Tätigkeitsfelder der modernen Assistancemedizin

- Fallmanagement für Patienten im Ausland
- Auswahl geeigneter Krankenhäuser oder Arztpraxen im Ausland
- Arzt-Patient-Gespräch mit Patienten im Ausland
- Arzt-Arzt-Gespräch zwischen Ärzten in Deutschland und Ärzten im Ausland zur Falldiskussion
- Verlegung von Patienten in geeignete medizinische Einrichtungen vor Ort sowie Kostengarantien
- Beurteilung der Transportfähigkeit
- Evakuierung von Patienten in geeignete Einrichtungen
- Repatriierung von Patienten
- Beschaffung von lebenswichtigen Medikamenten
- Beschaffung von akut benötigten Blutkonserven
- Kostenklärung mit Reisekrankenversicherungen

Die Assistancemedizin ermöglicht es v. a. mithilfe moderner Telekommunikationsmöglichkeiten Patienten in aller Welt und fernab von ihrem Heimatland medizinisch zu betreuen und zu managen, auch wenn keine direkte körperliche, klinische, ärztliche Behandlung stattfindet. Zur Durchführung professioneller Assistancemedizin ist ein gut abgestimmtes Zusammenspiel von ärztlichen und nicht ärztlichen Berufsgruppen unentbehrlich.

48.1 Begriffsbestimmung und Historie

So wie schon die Reisemedizin selbst in ihrer Gesamtheit stellt auch die Assistancemedizin im besonderen ein spannendes Querschnittsfach dar, für das umfassende Kenntnisse aus vielen medizinischen Spezialgebieten notwendig sind. Natürlich sind fundierte Kenntnisse aus der Inneren Medizin und der Chirurgie unverzichtbar, aber genauso können Pädiatrie, Flugmedizin und Dermatologie im Vordergrund stehen. Interessanterweise ist die reine Notfallmedizin oft gar nicht gefragt; akut lebensrettende Maßnahmen sind meist schon gelaufen (oder aber nicht mehr notwendig), wenn die Assistance- oder Alarmzentralen eingeschaltet werden.

Die Assistancemedizin ist der Teil der Reisemedizin, der aktuell und notwendig wird, sobald die Reisenden privat oder v. a. auch beruflich ihr Heimatland verlassen und sich außerhalb ihres gewohnten medizinischen Versorgungssystems begeben haben. Dabei kann der amerikanische oder japanische Reisende in Deutschland oder Frankreich genauso Assistancemedizin benötigen wie der deutsche oder englische Reisende als Patient in Nigeria, Kambodscha oder Neuseeland. Natürlich stehen aus vielen offensichtlichen Gründen bei assistancemedizinischen Leistungen diese v. a. in den Ländern im Vordergrund, in denen das öffentliche Gesundheitssystem ohnehin nicht unseren Standards entspricht, und ein privates Gesundheitssystem die Lücken nicht schließen kann; oder Länder, in denen sprachliche Schwierigkeiten bestehen, da dort auch englisch als internationale Verständigungssprache wenig verbreitet ist. Zu Letzteren zählen v. a. auch China und die Gebiete der früheren Sowjetunion sowie auch Russland selbst. Während vor der Reise reisemedizinische Beratung und Impfungen im Vordergrund stehen und nach der Reise tropenmedizinische Aspekte bei der Rückkehrermedizin oft wichtige Therapieentscheidungen beeinflussen, betreuen assistancemedizinische Einrichtungen wie Alarmzentralen Reisende und Expats – also Menschen, die in einem für sie fremden Land für längere Zeit leben, gerade während ihrer Reise im Ausland (Abb. 48.**1**).

Die Wurzeln der Assistancemedizin liegen in Frankreich, daher auch der aus dem Französischen stammende Name. „Assistance" bedeutet schlichtweg Hilfe, Hilfeleistung, Unterstützung, Beistand oder Assistenz. Während

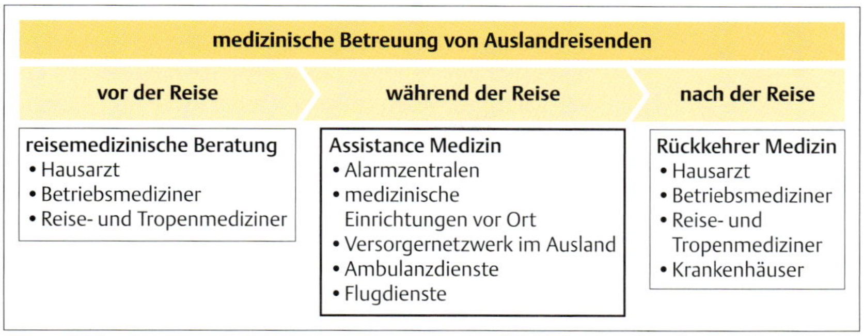

Abb. 48.1 Die verschiedenen zeitlichen Phasen in der Betreuung Auslandsreisender.

der Begriff anfänglich wahrscheinlich für Autoreisende benutzt wurde, die bei Pannen eine Zentrale anrufen und Hilfe erhalten konnten, wurde in den 1970er-Jahren zunehmend auch medizinischer Service damit verbunden. „Assistance" wird in Deutschland daher heute noch meist nach französischer Intonation ausgesprochen, obwohl sich international auch der englische Tonfall durchsetzt. Im Rahmen zunehmender Reisetätigkeit einerseits und zunehmender telekommunikativer Möglichkeiten andererseits wurde die Assistance schon in den späten 1970er-Jahren auf medizinische Hilfe ausgeweitet und assistancemedizinische Dienstleister fanden schnell neue Möglichkeiten der Arbeit. Hinzu kam die Tatsache, dass Auslandskrankenversicherer Ansprechpartner für ihre Versicherten während der Reise suchten. Auslandskrankenversicherungen nutzten daher frühzeitig assistancemedizinische Dienste, um ihren Versicherten im Ausland bei medizinischen Problemen Hilfe angedeihen zu lassen oder um medizinische Leistungen, die im Ausland erbracht werden sollten, medizinisch fachlich aber auch finanziell zu überwachen. Bis heute befinden sich daher viele Assistanceanbieter sogar direkt im Besitz von Krankenversicherern.

In Deutschland ansässige Assistanceanbieter von Krankenversicherungen sind z. B. die Axa-Assistance, die Europ-Assistance, die Mondial oder die Almeda. Auch der ADAC als Deutschlands größter Automobilclub verfügt über eine eigene medizinische Assistancezentrale, die überwiegend Luftrettung durchführt und Heimholungen aus Urlaubsländern organisiert. Ein Schwerpunkt der Krankenversicherungen und Automobilclubs liegt in der Betreuung von Reisenden in Touristenregionen. International SOS unterhält als versicherungsunabhängiges, selbstständiges Assistanceunternehmen in Deutschland eine seiner 27 weltweiten, internationalen Alarmzentralen und betreut überwiegend die Mitarbeiter von Firmen, v. a. auch weit abseits touristischer Zielregionen.

48.2 Assistancemedizin als ärztliches Spezialgebiet und Gegenstand wissenschaftlicher Forschung

Assistancemedizin ist in Deutschland kein von den Ärztekammern anerkanntes Fachgebiet und auch keine offizielle Zusatzbezeichnung. Von daher gibt es auch bis dato keine curriculäre Fort- oder Weiterbildung in der Assistancemedizin und wird es voraussichtlich auch vorerst nicht geben. Dennoch haben sich einige Fachgebiete und bestimmte Kenntnisse herauskristallisiert, die bei Ärzten in der Assistancemedizin wichtig erscheinen. Dies ist insbesondere eine fundierte allgemeinmedizinische Kenntnis, am besten verbunden mit Kenntnissen und Erfahrungen aus der Reisemedizin, der Unfallchirurgie, der Inneren Medizin, der Infektiologie und Flugmedizin. Wissenschaftliche Forschungsergebnisse und publizierte Daten sind in der Assistancemedizin noch rar. Publikationen beschränken sich zurzeit fast ausschließlich auf Falldarstellungen, evidenzbasierte Daten im Wesentlichen auf Expertenmeinung.

48.3 Einbindung der Assistancemedizin in reisemedizinische Aufgaben

Die immer noch zunehmende Reisetätigkeit – privat oder v. a. beruflich, gerade auch zunehmend von Urlaubern oder Geschäftsreisenden in höherem Alter – stellt immer mehr Herausforderungen an die medizinische Versorgung während der Reisen.

Reisemedizinische Betreuung von Reisenden gliedert sich in 3 wesentliche zeitliche Abschnitte – die Betreuung **vor** der Reise, **während** des Aufenthaltes im Ausland und die medizinische Versorgung und ggf. Begutachtung bei **Rückkehr**. Die Beratung und Betreuung vor der Reise ist inzwischen durch zahlreiche reisemedizinische Beratungsstellen in den letzten 10 Jahren deutlich besser geworden. Für kranke Reiserückkehrer steht das gesamte Gesundheitssystem mit Arztpraxen, Krankenhäusern und Tropenkliniken in Deutschland zur Verfügung. Während der Reise aber bedarf es besonderer organisatorischer Voraussetzungen, damit Patienten schnell und effizient weitergeholfen werden kann. Hier setzt die Arbeit der Assistancemedizin ein (Abb. 48.**1**).

48.4 Umfang und Möglichkeiten der Assistance

Assistancemedizin ist Fallmanagement und bedeutet ärztliche Tätigkeit, allerdings nicht direkt im persönlichen Kontakt mit dem Patienten, sondern aus der Distanz – am Telefon, per E-Mail oder Fax. Die Assistancemedizin ermöglicht es unter Zugriff auf evaluierte Netzwerke von medizinischen Leistungserbringern im Ausland, wie Krankenhäusern, Arztpraxen, sog. Clinics, Laboren und Ambulanzanbietern, Patienten während der Reise im Ausland fachgerecht und gemäß internationalen Standards zu versorgen. Assistancemedizinische Dienstleistungen werden meistens aus sog. Alarmzentralen (Abb. 48.**2**) heraus erbracht, die direkten Zugang zu solchen Netzwerken haben. Die Möglichkeit, auf solche Netze zurückgreifen zu können, ist eine der wesentlichen strukturellen Voraussetzungen für eine moderne Assistancezentrale. Neben der ärztlichen Qualität spielt sicher das Netzwerk der Dienstleister, sein Umfang und seine Aktualität eine wichtige Rolle für die Qualität einer assistancemedizinischen Alarmzentrale. Darüber hinaus ist es für diese Alarmzentralen wichtig, international vernetzt zu sein, um so v. a. in Asien, Südamerika und Afrika in der Landessprache mit dortigen medizinischen Dienstleistern zuverlässig sprechen und entsprechende ärztliche Therapieempfehlungen daraus ableiten zu können. Die modernen Möglichkeiten der Telekommunikation können und müssen dabei natürlich voll ausgeschöpft werden.

Professionelle Assistance-Dienstleister unterhalten im besten Falle sogar ein weltumspannendes Netz von Alarmzentralen (Abb. 48.**2**), aus denen heraus die Patienten rund um den Globus betreut werden können. Neben Ärzten arbeiten in assistancemedizinischen Alarmzentralen eine ganze Reihe anderer Mitarbeiter aus verschiedenen Berufen. Dabei werden Krankenschwestern und Rettungssanitäter benötigt, aber auch Spezialisten aus dem Versicherungswesen, aus der Reisebranche und Experten aus der Luftfahrt. Die reibungslose Zusammenarbeit dieser verschieden Professionen stellt eine Stärke dar und ist zugleich eine Herausforderung an den Betrieb einer Alarmzentrale. Die medizinische Unabhängigkeit von rein wirtschaftlichen Belangen ist ein Qualitätsmerkmal moderner medizinischer Assistanceanbieter.

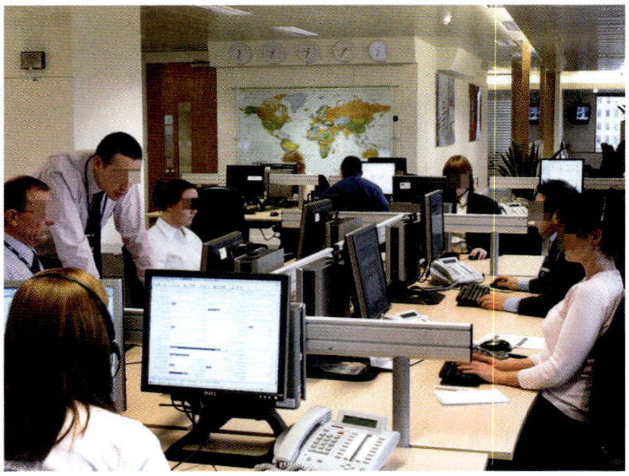

Abb. 48.2 Moderne Alarmzentralen bestehen aus multiprofessionellen Teams.

Im Normallfall wird ein **Medical Case** zunächst von einem (nicht ärztlichen) Sachbearbeiter, einem **Customer Service Executive**, entgegengenommen, der die Personalien und Kontaktdaten aufnimmt und dokumentiert. Hierbei ist v. a. wichtig sofort aufzunehmen, wie der Patient wieder kontaktiert werden kann, falls die Verbindung unterbrochen wird. Sobald diese Details erfasst sind und ein neuer Behandlungsfall, ein **New Case**, angelegt worden ist, wird der Anrufer an den **Coordinating Doctor**, also an den diensthabenden Arzt, weitergeleitet, der dann eine erste medizinische Beurteilung tätigen kann. Falls eine weitere Behandlung vor Ort notwendig erscheint, wird dem Patienten ein geeignet erscheinendes Krankenhaus oder eine Arztpraxis empfohlen und auf Wunsch ein Termin dort vereinbart. Dem folgen weitere Gespräche mit dem behandelnden, einheimischen Arzt vor Ort und die Einholung der entsprechenden Arztbriefe und Befunde. Soweit von Patient und (Firmen-)Kunde gewünscht, wird die Auslandskrankenversicherung informiert und ggf. durch die Assistancezentrale eine Kostenübernahmezusicherung eingeholt. Dem behandelnden medizinischen Dienstleister vor Ort wird eine Kostenübernahmegarantie ausgestellt, sodass der Patient sich darum nicht kümmern muss und sich auf seine Behandlung konzentrieren kann. Falls eine Verlegung in eine andere Stadt, in ein sog. **Center of medical Excellence**, also einen Ort mit anerkannter medizinischer Infrastruktur nach internationalem Standard, erforderlich ist, wird dies veranlasst und die notwendigen Transporte gebucht. Dies reicht vom Bodentransport mit Taxis oder Ambulanzfahrzeugen bis zum Lufttransport mit Hubschrauber, Linienflugzeug oder Ambulanzflugzeug.

Rückholungen, also sog. **Evacuations** oder **Repatriations** mit dem Ambulanzflugzeug (**Air Ambulance**) oder dem Linienflugzeug (**Commercial Carrier**) sind aber die Ausnahme und machen in großen, internationalen Assistancezentralen ca. 2 – 3 % der gesamten Fälle aus.

In vielen Fällen ist Assistancemedizin medizinische Betreuung am Telefon und primärärztliche Betreuung aus der Distanz. Relevant ist dabei immer, die folgenden Aspekte im Zentrum der Beurteilung der Situation zu halten:

- die medizinische Situation des Patienten zum Zeitpunkt des Anrufes
- der momentane Aufenthaltsort des Patienten
- die medizinische Infrastruktur am Aufenthaltsort des Patienten
- die Evakuierungsmöglichkeiten und der zeitliche Rahmen für eine mögliche Evakuierung

- die mögliche medizinische Situation des Patienten innerhalb des zeitlichen Rahmens für eine Evakuierung und die dann notwendigen medizinischen Maßnahmen

Diese relativ einfache Abfolge gibt dem Assistancemediziner die Vorgaben für seine empfohlenen Maßnahmen. Für eine moderne und fachgerechte Assistancemedizin ist daher eine Reihe von notwendigen Voraussetzungen zu erfüllen.

Tipp für die Praxis

Voraussetzungen für eine erfolgreiche Assistancemedizin

- Erreichbarkeit rund um die Uhr an 365 Tagen
- weltweit im Verbund arbeitende Alarmzentralen
- lokale und internationale Präsenz
- ärztliche Leitung und eigenes medizinisches Personal
- qualifizierte Koordinatoren
- Zugang zu einem Netzwerk evaluierter medizinischer Dienstleister
- jederzeit verfügbare Ambulanzflugzeuge und Zugang zu Flugbuchungssystemen
- internationales, multikulturelles Team
- Abdeckung der verschiedenen internationalen und lokalen Sprachen, die in den Projekten vor Ort relevant sind, über die Alarmzentralen
- eigenes Qualitätssicherungssystem und Sicherstellung der Prozessqualität

48.5 Fallbeispiel

Am 16. März des Jahres meldet sich gegen 17:00 Uhr ein 57-jähriger deutscher Geschäftsreisender in der Alarmzentrale in Frankfurt aus einer kleinen privaten Klinik in Ulan Bator, der Hauptstadt der Mongolei. Er ist dort wegen starker, linksthorakaler Schmerzen in einer kleinen privaten Klinik mit internationalen Ärzten aufgenommen worden. Die dort behandelnde Ärztin vermutet einen Myokardinfarkt und leitet die vor Ort mögliche Diagnostik, ein 12-Kanal-EKG und Enzymdiagnostik ein. Die Diagnostik bestätigt die Diagnose eines massiven Myokardinfarkts im ventralen Anteil. In der privaten Klinik wird Sauerstoff und eine Basisschmerzmedikation, mangels Verfügbarkeit ohne Opiate, eingeleitet. Zur Nachlastsenkung wird Nitro gegeben. Einzige verfügbare kausale Therapie vor Ort ist eine Thrombolyse mit Streptokinase, die gegen 18:00 Uhr begonnen wird. Der Patient behält Schmerzen, die EKG-Symptome verbessern sich nicht. Weitere kardiologische Möglichkeiten stehen in Ulan Bator zu diesem Zeitpunkt nicht zuverlässig zur Verfügung.

Die private Klinik, der Patient selbst und auch der Arbeitgeber des Patienten fragen in der Alarmzentrale nach einer Evakuierung. Nächste medizinische Zentren mit internationalem Standard, sog. **Centres of medical Excellence**, sind rein geografisch Hongkong (ca. 3000 km Entfernung) in China und Seoul (ca. 2000 km Entfernung) in Südkorea. Da davon auszugehen ist, dass sich die kardiologische Situation des Patienten verschlechtert, werden die kooperierenden Alarmzentralen in Hongkong und Seoul informiert und gebeten, die Verfügbarkeit von kardiologischen Therapieplätzen mit ggf. intensivmedizinischer Versorgung zu überprüfen. In beiden Städten können Behandlungsplätze gefunden werden.

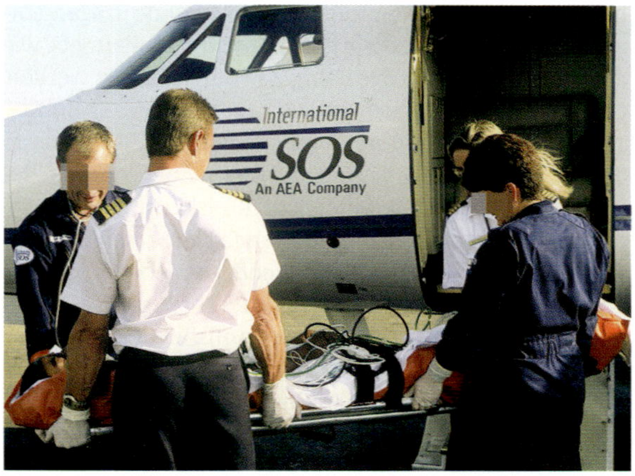

Abb. 48.3 Evakuierungen mit Ambulanzflügen sind nur die Spitze der Assistancemedizin.

Die zuständige Flugkoordinerungsstelle wird informiert mit der Bitte, verfügbare Ambulanzflugzeuge abzufragen (Abb. 48.**3**). Ein Linienflug wäre erst nach 16 h verfügbar, was im Falle einer medizinischen Verschlechterung des Patienten eine zu lange Verzögerung bedeuten würde. Um 18:30 Uhr bespricht der koordinierende Arzt in der Alarmzentrale in Frankfurt die Situation mit dem Kollegen in Ulan Bator und lässt sich EKG-Befunde per E-Mail zusenden. Die Notwendigkeit den Patienten zu verlegen, wird bestätigt und in Deutschland auch gegen 8:00 Uhr am nächsten Morgen mit der Auslandskrankenversicherung abgesprochen, welche die Kostenübernahme zusichert. Ein Ambulanzflugzeug steht von Beijing, China, aus zur Verfügung. Eine Landegenehmigung dafür ist in Hongkong ca. 6 – 8 Stunden schneller zu erhalten als in Seoul; daher fällt die Entscheidung nach Hongkong zu verlegen, trotz der längeren Strecke. Um 11:00 Uhr, also keine 24 h nach Vorstellung in der kleinen privaten Klinik in Ulan Bator, wird der Patient zur Reperfusionstherapie mit PTCA und Stentimplantation in eine moderne, private Herzklinik mit internationalem Standard in Hongkong eingeliefert. Nach Erholung und Stabilisierung der klinischen Situation sowie nach Rückgang der akuten EKG-Veränderungen kann der Patient zur Rehabilitationsbehandlung nach Deutschland per normalem Linienflug mit ärztlicher Begleitung (**Medical Escort**) verlegt werden.

Die Entscheidung zwischen Ambulanzflugzeug und Linienflug hängt meist von der Verfügbarkeit, vom Zustand des Patienten, von der Destination und von der notwendigen Begleitung für den Patienten ab. Prinzipiell ist auch ein Liegendtransport in einem Linienflugzeug möglich;

hierzu werden Sitze aus- und entsprechende Tragen eingebaut. Auf Langstreckenflügen, die mit großen Jets wie dem Airbus 340 oder der Boing 747 durchgeführt werden, bietet die Lufthansa auch auf solchen Linienflügen ein spezielles **Patient Transport Compartment** (PTC) an, das in den Jet eingebaut wird und eine intensivmedizinische Betreuung des Patienten ermöglicht. Kreislaufstabile Patienten ohne Verletzungen der unteren Extremitäten oder der Wirbelsäule können oft auch sitzend, wenn möglich in der geräumigeren Business Class, evakuiert werden. Die Mitnahme von medizinischem Sauerstoff für den Transport ist in begrenztem Umfang bei den meisten Fluggesellschaften möglich, muss allerdings gesondert bestellt bzw. genehmigt werden.

Bei Ambulanzflügen ist fast jeder Patient bei entsprechender intensivmedizinischer Ausrüstung und Ausbildung des medizinischen Begleitpersonals transportierbar; hierin liegt ein großer Vorteil der ansonsten meist teureren Ambulanzflugzeuge. Bei Patiententransport in Linienflugzeugen muss die Fluggesellschaft durch ihren medizinischen Dienst den Transport anhand der **Medical Information Form** (MEDIF) vorab beurteilen und genehmigen. Die Einholung einer solchen Genehmigung, der Clearance, ist ebenfalls Aufgabe der Assistancemedizin.

48.6 Ausblick

Die modernen assistancemedizinischen Dienstleister versorgen heutzutage mit ihren Alarmzentralen rund um die Uhr Patienten an verschiedenen Orten der Welt, nicht nur auf Reisen, in Hotels und Büros sondern auch auf Baustellen, in Linienflugzeugen (**In-flight Assistance**), auf Schiffen und sogar auf Bohrinseln. Moderne Telekommunikation hat der Assistance in den letzten Jahren viele neue Möglichkeiten geschaffen, und die Entwicklung dieser spannenden Querschnittdisziplin der Medizin scheint noch lange nicht ausgeschöpft.

IX Versorgung nach der Reise

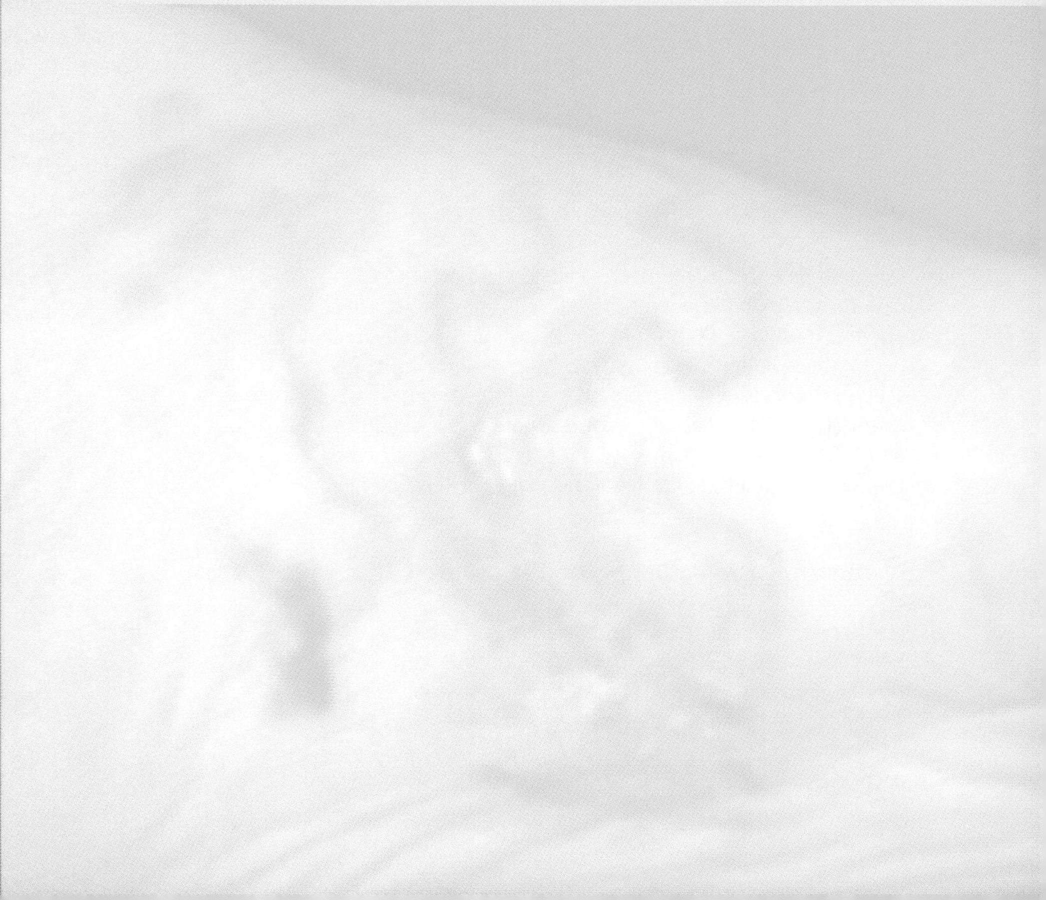

49 Differenzialdiagnostik beim kranken Rückkehrer

T. Jelinek

Editorial

Bei Erkrankungen von Reiserückkehrern handelt es sich meist um Infektionskrankheiten mit ubiquitärer Verbreitung, die zwar in Tropen und Subtropen wesentlich häufiger vorkommen (tropentypische Erkrankungen), jedoch keine eigentlichen Tropenkrankheiten sind. Die wichtigste tropenspezifische Erkrankung ist die Malaria, insbesondere bei Aufenthalten in Hochendemiegebieten und bei unzureichender Prophylaxe. Andere tropenspezifische Erkrankungen sind mit Ausnahme von Dengue-Fieber und einigen anderen Arbovirusinfektionen bei Reisenden relativ selten oder mit speziellen Expositionsrisiken verbunden.

Das Wichtigste in Kürze

- Eine detaillierte Reiseanamnese ist bei der Einschätzung von Beschwerden nach der Rückkehr entscheidend.
- Migranten stellen eine besondere Risikogruppe dar. Hier sind Häufigkeit und Schweregrad von Erkrankungen meist höher als in anderen Gruppen.
- Die Kenntnis von Inkubations- und Präpatenzzeiten leitet bei der Wahl sinnvoller diagnostischer Maßnahmen.
- Die Stufendiagnostik richtet sich v. a. nach Aktualität und Schweregrad der Erkrankung sowie Lebensalter und eventuellen Grunderkrankungen des Patienten.

49.1 Häufigkeit und Spektrum

Die häufigsten Erkrankungen nach der Reise sind gastrointestinale Infektionen, gefolgt von Infektionen der oberen Atemwege (Tab. 49.**1**). Bei Reisen unter einfachen Bedingungen oder längerfristigen Aufenthalten in tropischen Entwicklungsländern sind auch intestinale Parasitosen (Giardiasis, Amöbiasis, intestinale Wurminfektionen) nicht selten. Hepatitis A ist die häufigste durch eine Impfung vermeidbare Importerkrankung bei Reisenden.

Ausländische Patienten und Migranten

Häufigkeit und Spektrum importierter Infektionskrankheiten bei ausländischen Patienten und Immigranten unterscheiden sich in vieler Hinsicht von denen deutscher Reisender und sind im Wesentlichen abhängig von Herkunftsland und Einreisegründen. Nicht nur typische Tropenkrankheiten, sondern auch zahlreiche ubiquitär verbreitete Infektionskrankheiten können bei diesen Populationen hohe Prävalenz- und Inzidenzraten aufweisen.

Eine der wichtigsten Erkrankungen ist die **Tuberkulose**. Insgesamt lag die Inzidenz in den letzten Jahren bei Immigranten 4-mal höher als bei Deutschen.

Eine erhöhte Prävalenz von **HIV-Infektionen** ist v. a. bei Einreisenden aus Hochendemiegebieten zu erwarten. Hohe Promiskuität (z. B. Prostitution) und vertikale Übertragung sind neben den auch in Deutschland vorrangigen Risikofaktoren (Homosexualität, i. v.-Drogenabusus) von besonderer Bedeutung.

In vielen Entwicklungsländern besteht eine hohe Prävalenz chronischer Infektionen mit dem **Hepatitis-B-Virus** (bis über 20%) sowie regional auch mit dem Hepatitis-C-Virus (bis 5%). Unter den typischen Tropenkrankheiten kommt auch bei den ausländischen Patienten der Malaria aufgrund ihrer Gefährlichkeit eine besondere Bedeutung zu.

Parasitosen sind v. a. bei Patienten, die aus ländlichen Gebieten tropischer Entwicklungsländer einreisen, sehr verbreitet und können Prävalenzen von über 50% errei-

Tab. 49.**1** Neue oder verstärkt aufgetretene Gesundheitsstörungen bei 10 507 europäischen Charterflugtouristen (Quelle: Steffen et al. 1978).

Art der Gesundheitsstörung	Häufigkeit (%)	
	Tropen	Nordamerika
Diarrhoe	33,9	5,8
Obstipation	14,0	19,8
Erkältung	11,9	8,2
Insomnie	10,6	7,0
Kopfschmerzen	7,8	7,6
Dermatosen	5,7	3,4
Fieber	3,8	1,2
Kinetosen	2,1	1,3
andere	11,0	4,4
insgesamt	74,9	46,6

chen. Die häufigsten Infektionen sind intestinale Parasitosen wie Giardiasis, Amöbiasis, Askariasis, Trichuriasis und Hakenwurminfektion. In einigen Regionen Südostasiens gehören auch intestinale und hepatische Trematodeninfektionen dazu. Aktuelle Krankheitserscheinungen, die auf diese Infektionen zurückzuführen sind, bestehen allerdings nur bei einem Teil der Infizierten. Schistosomiasis und Filariosen sind ebenfalls häufig bei Patienten und Immigranten aus Hochendemiegebieten. Schließlich muss bei ausländischen Patienten aus bestimmten Regionen auch mit Erkrankungen gerechnet werden, die bei deutschen Reisenden sehr selten sind (z. B. Lepra, Schlafkrankheit, Melioidose, Fleckfieber).

Weblinks

www.cdc.gov umfangreiche Informationen (englisch) der amerikanischen Centers of Disease Control and Prevention zu Krankheiten und Differenzialdiagnosen

www.rki.de Informationen des Robert Koch-Instituts, insbesondere zu meldepflichtigen Krankheiten

www.crm.de Zusammenfassung der wichtigsten reisemedizinisch relevanten Erkrankungen, Referenzlabors, Konsilstellen etc.

49.2 Anamnestische Hinweise

Die Anamnese ist richtungweisend für den initialen Krankheitsverdacht und auch für Differenzialdiagnostik und weiteres Vorgehen. Zusätzlich zu den sonst üblichen anamnestischen Angaben müssen detaillierte Angaben und Daten zu folgenden Fragen erhoben werden:

- Reiseanamnese bzw. Herkunftsland
- spezielle Expositionen und Risiken
- ggf. durchgeführte Vorbeugemaßnahmen

Reiseanamnese und Herkunftsland

Die Reiseanamnese soll vollständigen Aufschluss über alle Auslandsaufenthalte geben, einschließlich exakter Angaben zu Reiseroute und -dauer. Dabei sind auch länger zurückliegende Aufenthalte zu berücksichtigen, um Spätmanifestationen von Erkrankungen mit extrem langen oder sehr variablen Inkubationszeiten (z. B. Malaria quartana und tertiana, Amöbiasis, Leishmaniasis, Helminthose) nicht zu übersehen. Auch Auslandsaufenthalte außerhalb der Tropen oder Subtropen können als Herkunft importierter Infektionen bedeutsam sein (Tab. 49.**2**).

Bei ausländischen Patienten ist zu beachten, dass innerhalb des Herkunftslandes oft erhebliche regionale Unterschiede hinsichtlich der Verbreitung von Infektionskrankheiten bestehen. Heimaturlaube und Reisen in Drittländer müssen mitberücksichtigt werden. Voraussetzung für die Beurteilung möglicher Importerkrankungen, die aufgrund der Reiseanamnese bzw. der Herkunft ausländischer Patienten infrage kommen, sind detaillierte geoepidemiologische Kenntnisse und Informationen.

Exposition und Prophylaxe

Von besonderer Bedeutung für die Abklärung bei Verdacht auf importierte Infektionskrankheiten ist das gezielte Erfragen spezieller Expositionsrisiken (Tab. 49.**3**), wie etwa

- unsichere hygienische Bedingungen beim Essen und Trinken,
- Verzehr bestimmter Risikonahrungsmittel,
- ungeschützte Sexualkontakte,
- Insektenstiche oder -bisse (Tab. 49.**4**),
- Süßwasserkontakt,
- Barfußlaufen,
- Tierkontakt (Tab. 49.**5**).

Bei vielen Erkrankungen können sich hieraus bereits entscheidende Hinweise ergeben. Andererseits lassen sich bestimmte Infektionen bei fehlender Exposition mit hoher

Tab. 49.**2** Importierte Infektionskrankheiten aus nicht tropischen Ländern und Regionen.

Land/Region	Infektionskrankheiten
Mittelmeerländer	Hepatitis A, Typhus abdominalis, Brucellose, Zeckenbissfieber-Rickettsiose (Boutonneuse-Fieber), viszerale Leishmaniasis, Pappataci-Fieber
USA	Rocky Mountains Spotted Fever, St.-Louis-Enzephalitis, westamerikanische/ostamerikanische und venezuelanische Pferde-Enzephalitis, California-Enzephalitis, Colorado-Zeckenfieber, Hantavirus-pulmonales Syndrom, Histoplasmose, Kokzidioidomykose, Blastomykose, Babesiose, Ehrlichiose, Pest
Russland	Diphtherie, Typhus abdominalis, FSME, HFRS[1], hämorrhagisches Krim-Kongo-Fieber, Opisthorchiasis, Milzbrand, Cholera, Pest
Japan	Anisakiasis, Japanisches Zeckenbissfieber, HFRS1, Tsutsugamushi-Fieber, Japanische Enzephalitis, Sennetsu-Ehrlichiose, Rattenbissfieber
Australien	Dengue-Fieber, Ross-River-Fieber, Murray-Tal-Enzephalitis, Barmah-Forest-Fieber

[1] hämorrhagisches Fieber mit renalem Syndrom (Hantaan-Virusinfektion)

Tab. 49.**3** Expositionsrisiken und importierte Infektionen.

Expositionsrisiko	Infektionskrankheiten
unsichere Nahrungsmittel (roh, ungenügend erhitzt oder nicht frisch verzehrt)	infektiöse Enteritis, Giardiasis, Amöbiasis, Typhus abdominalis, Hepatitis A, Hepatitis E, Poliomyelitis, Askariasis, Trichuriasis, Toxokariasis, Zystizerkose, Echinokokkose u. a.
spezielle Nahrungsmittel	
• Fleisch	Taeniasis, Trichinose, Toxoplasmose
• Fisch	Anisakiasis, Opisthorchiasis, Diphyllobathriasis, Capillariasis, Gnathostomiasis
• Krebse und Krabben	Paragonimiasis, Angiostrongyliasis, intestinale Trematodeninfektionen
• Milch, Milchprodukte	Brucellose, Tuberkulose, Kryptosporidiose
• Wasserpflanzen	Fasziolose (z. B. Brunnenkresse), Fasziolopsiasis (z. B. Wassernüsse)
unsicheres Trinkwasser	siehe Nahrungsmittel, Ankylostomiasis, Dracunculiasis
Insektenstiche/-bisse	
• meist ohne Reaktion an der Stich-/Bissstelle	Malaria, Arbovirosen, Leishmaniasisn, Filariosen, Fleckfieber-Rickettsiose, Rückfallfieber-Borreliose, Pest
• häufig mit Reaktion an der Stich-/Bissstelle	Lyme-Borreliose, Zeckenbissfieber-Rickettsiose, Tsutsugamushi-Fieber, Trypanosomiasen (Chagas-Krankheit, Schlafkrankheit)
Sexualkontakte	Gonorrhoe, Chlamydieninfektion, Lues, HIV-Infektion, Hepatitis B (A, C, D), Herpes genitalis, Ulcus molle, Donovanosis, Trichomoniasis, Skabies, Phthyriasis
Barfußlaufen	Hakenwurminfektion, kutane Larva migrans, Strongyloidiasis, Tungiasis
Süßwasserkontakt	Schistosomiasis, Leptospirose
Tierkontakte	Zoonosen

Tab. 49.**4** Durch Insekten übertragene, importierte Infektionskrankheiten.

Insekten	Erkrankung
Stechmücken	Malaria, Arbovirosen (Gelbfieber, Dengue-Fieber, Japanische Enzephalitis u. a.), lymphatische Filariosen
Sandmücken, Gnitzen	Leishmaniasisn, Pappataci-Fieber, Oroya-Fieber (Bartonellose)
Kriebelmücken	Mansonellosen, Oropouche-Fieber
Stechfliegen	Onchozerkose, Schlafkrankheit (Tsetsefliege), Loiasis (Tabaniden), Tularämie
Zecken	Lyme-Borreliose, Zeckenbissfieber-Rickettsiosen, Arbovirosen (FSME, Krim-Kongo-hämorrhagisches Fieber, Colorado-Zeckenfieber u. a.), Zecken-Rückfallfieber (Borreliose), Ehrlichiosen, Babesiosen, Tularämie
Milben, Flöhe	Tsutsugamushi-Fieber, Rickettsienpocken
Läuse	Pest, endemisches (murines) Fleckfieber, epidemisches Fleckfieber, Läuse-Rückfallfieber, Wolhynisches Fieber
Wanzen	Chagas-Krankheit (Raubwanzen), Hepatitis B (Bettwanzen)

Wahrscheinlichkeit ausschließen (z. B. Schistosomiasis bei fehlendem Süßwasserkontakt).

Ebenso wichtig ist die genaue Erfassung durchgeführter prophylaktischer Maßnahmen zur Vermeidung bzw. Reduktion von Risiken, insbesondere

- Art und Konsequenz einer Malariaprophylaxe,
- Umfang und Aktualität durchgeführter Impfungen.

Dabei ist zu berücksichtigen, dass derzeit keine absolut sichere Malariaprophylaxe zur Verfügung steht und dass nicht alle Impfungen einen zuverlässigen Schutz bieten (z. B. Cholera-, Typhus-, Hepatitis-B-Impfung, passive Immunisierung durch Immunglobulingabe).

Tab. 49.**5** Tierkontakte und importierte Infektionskrankheiten.

Erkrankung	Hund	Katze	Nager	Kaninchen	Wiederkäuer	Schwein	Affen	Vögel	Fledermäuse	Fische	Reptilien
Affenpocken			K				K				
Argentinisches/ Bolivianisches HF[1]			AKI								
Balantidiasis						I					
Brucellose	KI				KIT	KI					
Campylobacter-jejuni-Infektion	I	I	I	I	I	I		I			I
Ebolafieber							KB				
Erysipeloid						K				K	
Hantavirus-Infektion			A								
Histoplasmose								A	A		
Katzenkratzkrankheit		KB									
Krim-Kongo-HF[1]					KV						
Kryptokokkose								A			
Kryptosporidiose					IT						
Kuhpocken		K			K						
Lassafieber			AKI								
Leishmaniasis	V		V								
Leptospirose	AKI		AKI		AKI	AKI					
Listeriose					T						
Lyme-Borreliose	V		V		V						
lymphozytäre Choriomeningitis			AI								
Marburgfieber							KB				
Milzbrand					AKT						
Ornithose								I			
Pasteurellose	B	B	B	B							
Pest		IB	V								
Q-Fieber		AK			ATV						
Rattenbissfieber			B								
Rift-Valley-Fieber					KV						
Rückfallfieber			V								
Salmonellosen	I	I	I	I	I		I	I		I	I
Tollwut	B	B			B		B		B		
Toxokariasis	I	I									
Toxoplasmose		I			T						
Tuberkulose					T		I				
Tularämie			AKV	AKV							
Yersiniose	I	I	I	I	I	I					I

[1] HF: hämorrhagisches Fieber; A: Inhalation von Aerosolen aus Tierexkreten/-sekreten; K: Kontakt (direkt/indirekt); I: Ingestion von Nahrungsmitteln oder Trinkwasser, die mit Tierausscheidungen kontaminiert sind; T: Ingestion von Milch/Fleisch infizierter Tiere; B: Biss, Belecken von Schleimhäuten; V: Übertragung durch Vektoren (Insekten)

Inkubation und Präpatenz

Bei Kenntnis der **Inkubationszeit**, d.h. der Zeit zwischen Infektion und Auftreten erster Symptome, kann unter Berücksichtigung von Reiseanamnese, Krankheitsbeginn und Untersuchungszeitpunkt in vielen Fälle bereits die Möglichkeit bzw. Wahrscheinlichkeit verschiedener importierter Infektionskrankheiten eingegrenzt bzw. ausgeschlossen werden (Tab. 49.**6**).

Importierte Virusinfektionen haben meist eine klar begrenzte Inkubationszeit von 1 – 3 Wochen; so manifestieren sich Arbovirusinfektionen wie z.B. Dengue-Fieber nicht später als 2 Wochen nach Rückkehr. Ausnahmen sind Virushepatitiden, HIV-Infektion und Tollwut.

Die meisten bakteriellen Infektionen haben ebenfalls eine kurze Inkubationszeit, die bei bakteriellen Darminfektionen zwischen wenigen Stunden und maximal 10 Tagen liegt. Die Erkrankung beginnt beim Typhus abdominalis i.d.R. innerhalb von 3 Wochen, bei Rickettsiosen innerhalb von 2 Wochen. Variable Inkubationszeiten mit z.T. monate- bis jahrelangem Intervall bis zum Beginn von Krankheitserscheinungen sind möglich bei Lues, Lyme-Borreliose und Mykobakteriosen (Tuberkulose, Lepra).

Bei parasitären Infektionen ist die Inkubationszeit meist sehr variabel und kann Monate bis Jahre betragen (z.B. bei Amöbenleberabszess, viszeraler Leishmaniasis, Trypanosomiasen, Schistosomiasis, Filariosen), sodass der Zusammenhang mit einem länger zurückliegenden Aus-

Tab. 49.**6** Inkubationszeiten wichtiger importierter Infektionskrankheiten.

Inkubationszeiten			
kurz	**mittel**	**lang**	**variabel**
< 10 Tage	**1 – 4 Wochen**	**> 4 Wochen**	**Wochen bis Jahre**
Campylobacter-Enteritis	Amöbiasis	Brucellosen	AIDS
Chikungunya-Fieber	Bartonellose	Dracunculose	Amöbiasis
Cholera	Brucellosen	Hautleishmaniasen	Chagas-Krankheit (chronisches Stadium)
Dengue-Fieber	Chagas-Krankheit (Akutstadium)	Hepatitis A, B, C, E	Echinokokkose
Felsengebirgsfleckfieber	Ehrlichiosen	Malaria quartana	mukokutane Leishmaniasis
Gelbfieber	Fleckfieber	Schlafkrankheit (Spätstadium bei T. b. rhodesiense)	Lepra
Histoplasmose	Giardiasis		Lues
Influenza	Hepatitis A, C, E		Loiasis
kutane Larva migrans	Hantavirus-Infektionen		Lyme-Borreliose
Legionellose	Japanische Enzephalitis		lymphatische Filariosen
Marburg/Ebolafieber	Katayama-Syndrom		Malaria quartana
Milzbrand	Kokzidioidomykose		Malaria tertiana (Rezidive)
Myiasis	Lassafieber		Melioidose
Ornithose/Psittakose	Leptospirosen		Onchozerkose
Pappataci-Fieber	Lyme-Borreliose		Schistosomiasis
Pest	Malaria tertiana		Schlafkrankheit (Spätstadium bei T. b. gambiense)
Rattenbissfieber	Malaria tropica		Tollwut
Reisediarrhoe	Poliomyelitis		Tuberkulose
Rift-Valley-Fieber	Q-Fieber		viszerale Leishmaniasis
Rückfallfieber	Schlafkrankheit (Frühstadium)		Zystizerkose
Salmonellen-Enteritis	südamerikanisches HF[1]		
Skabies	Trichinose		
Shigellosen	Tsutsugamushi-Fieber		
Tularämie	Typhus abdominalis		
Tungiasis	Zeckenenzephalitis		
Yersiniosen			
Zeckenbissfieber			

[1] HF: hämorrhagisches Fieber

Tab. 49.7 Präpatenzzeit der wichtigsten Helminthosen.

Helminthose	Präpatenzzeit
Nematodeninfektionen	
Enterobiasis	1 – 4 Wochen
Ascariasis	2 – 3 Monate
Trichuriasis	2 – 3 Monate
Hakenwurminfektionen	3 – 8 Wochen (z. T. mehrere Monate)
Strongyloidiasis	2 – 4 Wochen
Trichostrongyliasis	3 – 4 Wochen
Capillariasis	2 – 3 Wochen
Trichinose	1 Woche (Larven im Blut)
Wuchereriasis	7 – 24 Monate
Brugiasis	3 – 12 Monate
Onchozerkose	7 – 34 Monate
Loiasis	5 Monate bis mehrere Jahre
Dracunculiasis	8 Monate bis 2 Jahre
Trematodeninfektionen	
Schistosomiasis	5 – 10 Wochen (z. T. länger)
Paragonimiasis	8 – 10 Wochen
Fasziolose	2 – 4 Monate
Opisthorchiasis	3 – 6 Wochen
Fasziolopsiasis	2 – 3 Monate
intestinale Trematoden	1 – 2 Wochen
Zestodeninfektionen	
Taeniasis	2 – 4 Monate
Hymenolepiasis	2 – 4 Wochen
Diphyllobothriasis	3 – 5 Wochen
Diphylidiasis	2 – 3 Wochen

landsaufenthalt nicht mehr offensichtlich ist. Eine klinisch manifeste Malaria tritt frühestens 5 Tage nach Infektion auf, meist nach 1 – 3 Wochen, gelegentlich jedoch erst nach Monaten; bei Malaria quartana und tertiana z.T. erst nach Jahren.

Bei den meisten Helminthosen ist zudem die **Präpatenzzeit** (Tab. 49.7) bedeutsam. Dies ist die Zeit zwischen Infektion und Patenz, d.h. dem Beginn der Bildung bzw. Ausscheidung nachweisbarer Parasitenstadien oder Geschlechtsprodukte (Eier, Larven). Vor Ablauf der Präpatenzzeit ist ein direkter Parasitennachweis meist nicht möglich und die Diagnostik auf indirekte Verfahren (z.B. Immundiagnostik) und/oder das klinische Bild angewiesen. Die Präpatenzzeit kann erheblich von der Inkubationszeit differieren. Bei intestinalen wie gewebsinvasiven Wurminfektionen kann es im Rahmen initialer Invasions- bzw. Wanderungsphasen von Larven oder Präadulten bereits nach wenigen Tagen bis Wochen (lange vor der Patenz) zu Krankheitserscheinungen kommen; klinisch manifeste Folgen der etablierten Infektion treten bei den meisten Wurminfektionen jedoch erst nach Monaten bis Jahren auf.

49.3 Diagnostik

Der Verdacht hinsichtlich einer importierten Infektionskrankheit kann sich aus sehr unterschiedlichen Situationen ergeben:

- Naheliegend ist der Verdacht bei akuten Erkrankungen, die im engen zeitlichen Zusammenhang mit einem Auslandsaufenthalt auftreten.
- Es ist jedoch auch möglich, dass akute oder chronische bzw. chronisch rezidivierende Krankheitserscheinungen durch eine importierte Infektionskrankheit verursacht werden, bei der die Infektion während eines bereits länger zurückliegenden Auslandsaufenhaltes erfolgte; gelegentlich sogar erst nach jahrelangem Intervall. Hier zeigt sich die besondere Bedeutung des „Daran Denkens“ und der grundsätzlich bei jedem Patienten zu erhebenden Reiseanamnese.
- Schließlich kann es sinnvoll und wünschenswert sein, Untersuchungen zum Ausschluss bzw. zur Bestätigung des Vorliegens einer importierten Infektion bei gesunden Personen durchzuführen, wenn aufgrund von Herkunft oder Ort und Art eines Auslandsaufenthaltes, Lebensumständen und Expositionsrisiken eine signifikant erhöhte Infektionswahrscheinlichkeit anzunehmen ist.

49

Screeninguntersuchungen

Bei **Screeninguntersuchungen von Gesunden** steht der Nachweis bzw. Ausschluss solcher Infektionen im Vordergrund, die unerkannt bzw. unbehandelt ein Gesundheitsrisiko für den Betroffenen und/oder eine potenzielle Gefährdung anderer darstellen. Eine generelle Untersuchung zum Ausschluss importierter Infektionen bei allen beschwerdefreien Reisenden nach Rückkehr von Aufenthalten in Gebieten mit erhöhter Gesundheitsgefährdung ist nicht sinnvoll und weder nutzen- noch kosteneffektiv. Nachuntersuchungen bei Gesunden sind indiziert

- nach längerfristigen Aufenthalten,
- bei besonderen Expositionen und Risiken,
- bei wesentlichen Erkrankungen während Reise bzw. Aufenthalt, insbesondere bei Erkrankungen unklarer Ätiologie,
- nach beruflichen Aufenthalten.

Screeninguntersuchungen bei Immigranten sind indiziert bei erhöhter Gesundheitsgefährdung im Herkunftsland (alle Immigranten aus tropischen Entwicklungsländern) oder aufgrund der Lebensbedingungen vor Ausreise

Tab. 49.8 Untersuchungsprogramm bei Verdacht auf importierte Infektionskrankheit.

Basis-Untersuchungsprogramm	ergänzende Untersuchungen
vollständige klinische Untersuchung	bakteriologische Stuhluntersuchung
Urinstatus (Mehrfach-Teststreifen, Sediment)	Anti-HIV-Test (mit Einverständnis)[1]
BSG und/oder CRP	Anti-HBc-Test (oder HBsAg), Anti-HAV
vollständiges Blutbild inkl. Differenzierung	Lues-Serologie (mit Einverständnis)[1]
Leberenzyme, Blutzucker, Kreatinin	gynäkologische Untersuchung
parasitologische Stuhluntersuchung	EKG
abdominelle Sonografie	Röntgenaufnahme des Thorax
Hämoccult-Test[2]	
Tuberkulintest oder γ-Interferon-basierter TBC-Test	
Dicker Tropfen, Blutausstrich, Malaria-Antigen-Schnelltest	
LDH, CK	
IgE, Elektrophorese	
Immundiagnostik hinsichtlich Tropenkrankheiten (siehe Text)	
weitere mikrobiologische und immundiagnostische Untersuchungen	

[1] bei möglicher Exposition; [2] bei Alter über 45 Jahre obligat

(Kriegsflüchtlinge, Katastrophenopfer, Unterbringung in Massen- oder Notquartieren vor Ausreise).

Bereits ein begrenztes Untersuchungsprogramm ergibt wesentliche Hinweise für oder gegen das Vorliegen importierter Infektionen (Tab. 49.8). Je nach Anamnese, Exposition und Untersuchungsbefund ist es durch weitere Untersuchungen zu ergänzen.

Stufendiagnostik

Eine nutzen- und kosteneffektive Abklärung bei Verdacht auf importierte Infektionskrankheit erfolgt schrittweise. Sie beginnt mit einer **Basisuntersuchung**. Diese wird ggf. erweitert durch ergänzende Untersuchungen entsprechend dem vorliegenden Krankheitsbild und schließlich durch die gezielte Diagnostik hinsichtlich des zu erwartenden Krankheitsspektrums. Die Indikation zu diesen **Zusatzuntersuchungen** wird aufgrund von Anamnese (inkl. Reisanamnese bzw. Herkunftsland und Expositionsrisiken), Symptomatik und Untersuchungsbefunden gestellt. Bestimmte importierte Infektionskrankheiten können allein schon aufgrund von Reiseanamnese bzw. Herkunftsland und möglicher Inkubationszeit ausgeschlossen werden. Bei anderen ergeben sich entscheidende Hinweise durch Erfragen spezifischer Expositionsrisiken.

Abstufung und Dringlichkeit des Vorgehens richten sich v. a. nach Aktualität und Schweregrad der Erkrankung sowie Lebensalter und eventuellen Grunderkrankungen des Patienten. Bei der Mehrzahl der Patienten lassen sich die Symptome einem oder mehreren Leitsymptomen zuordnen (Tab. 49.9).

Bei allen wesentlichen nach Auslandsaufenthalt oder bei Immigranten auftretenden Erkrankungen, die Probleme bei der Diagnostik oder Behandlung bereiten, empfiehlt sich die frühzeitige konsiliarische Beratung mit dem klinischen Infektiologen, Mikrobiologen und Tropenmediziner, sowie ggf. die Mit- oder Weiterbehandlung durch eine Einrichtung mit spezieller tropenmedizinischer Ausrichtung.

Nicht infektiöse Krankheitsursachen sind bei den differenzialdiagnostischen Überlegungen und der weiteren Abklärung selbstverständlich ebenso zu berücksichtigen. Es darf weder die Möglichkeit einer importierten Infektionskrankheit unbeachtet bleiben oder voreilig ausgeschlossen werden, noch darf eine einseitige Fixierung in dieser Richtung erfolgen.

Basisuntersuchung

Die Basisuntersuchung umfasst Anamnese, klinische Untersuchung, orientierende Laboruntersuchungen und einfache technische Untersuchungen (Tab. 49.8).

Die klinische Untersuchung darf sich nicht nur auf vorliegende Leitsymptome und Leitbefunde beschränken, sondern ist stets als **vollständige körperliche Untersuchung** aller Organsysteme einschließlich einer genauen Inspektion des gesamten Integuments durchzuführen. Besonders zu achten ist auf Hautveränderungen, Aussehen von Schleimhäuten und Konjunktiven, Lymphknoten-

Tab. 49.**9** Wichtige Leitsymptome und Leitbefunde bei importierten Infektionskrankheiten.

Organinfektion	Leitsymptome und Leitbefunde
Gastrointestinaltrakt	Diarrhoe, Obstipation, Übelkeit, Erbrechen, Meteorismus
intraabdominale Organe	abdominelle Schmerzen, Umfangsvermehrung, Splenomegalie, Hepatopathie
Haut	Exanthem, Infiltration, Ulkus, Ödeme
Atemwege	Erkältung Husten, Auswurf, Dyspnoe, Haemoptoe, Rhinitis, Pharyngitis, Laryngitis, patholog. Auskultations- oder Perkussionsbefund, Infiltrat, Erguss
Herz-Kreislauf-System	Kollaps, Synkope, Hypotonie, Schock
Niere und Harnwege	Dysurie, Nierenschmerzen, Hämaturie, Chylurie, Anurie/Oligurie
Genitalorgane	Ausfluss, Schmerzen, Ulzera
ZNS	Cephalgien, Schwindel, Benommenheit, Meningismus, Bewusstseinsstörungen, Koma, Krämpfe, psychotische Symptome
Augen	Sehstörungen, Blutungen
Bewegungsapparat	Muskelschmerzen, Arthralgien

schwellungen, Resistenzen und Druckschmerzhaftigkeit im Abdomen, Größe und Konsistenz von Leber und Milz, pathologische Auskultations- und Perkussionsbefunde der Lungen, Herzgeräusche und Meningismus.

Zum **Blutbild** gehören vollständige Differenzierung der Leukozyten, Thrombozytenzählung und mikroskopische Betrachtung eines einwandfrei gefärbten Blutausstrichs (Erythrozytenmorphologie, Reizformen, unreife Formen etc.). Besonders zu achten ist auf eine Eosinophilie. Eine parasitologische Blutuntersuchung mittels Dickem Tropfen ist bei Screeninguntersuchungen von beschwerdefreien Reiserückkehrern nicht routinemäßig erforderlich. Sie muss allerdings immer durchgeführt werden bei Fieber und bei allen unklaren Krankheitsbildern nach Rückkehr aus einem Malariagebiet. Bei ausländischen Patienten und Immigranten, die aus Malaria-Endemiegebieten stammen, ist auch ein „routinemäßiger" **Dicker Tropfen** sinnvoll, da asymptomatische Parasitämien bei Teilimmunität nicht selten sind und eine frühzeitige Diagnose und Behandlung spätere Erkrankungen und Komplikationen verhindern kann.

Die **parasitologische Stuhluntersuchung** sollte mit effizienten Anreicherungsmethoden wie der MIF-Methode (MIF: Merthiolat-Jod-Formalin) und geeigneten Färbemethoden durchgeführt werden. Die Sensitivität kann durch wiederholte Untersuchungen deutlich gesteigert werden. Bei entsprechendem Verdacht sind daher mindestens 3 Stuhlproben von verschiedenen Tagen zu untersuchen. Dabei ist eine eventuell noch vorliegende Präpatenz zu berücksichtigen, sodass ggf. wiederholte Untersuchungen nach 2 – 3 Monaten bzw. nach Ablauf der Präpatenz vermuteter Infektionen angezeigt sind.

Die **abdominelle Sonografie** gehört zu den Basisuntersuchungen bei Erkrankungen nach Auslandsaufenthalt und kann rasch wichtige Informationen liefern (Milz- und Lebergröße, Organabszesse u. a.). Bei Screeninguntersuchungen von asymptomatischen Rückkehrern ist sie eine Zusatzuntersuchung, die gezielt bei entsprechenden anamnestischen und klinischen Verdachtsmomenten eingesetzt wird. Die Indikation zu weiterer bildgebender Diagnostik (CT, NMR, Röntgenuntersuchungen) erfordert gezielte Fragestellungen aufgrund von Krankheitsbild und Untersuchungsbefunden.

Zusatzuntersuchungen

Notwendigkeit und Indikation zu weitergehenden Untersuchungen beruhen auf den bei der Basisuntersuchung festgestellten Leitsymptomen und -befunden (Tab. 49.**9**). Die rationelle Diagnostik sollte sich dabei zunächst auf die nach Anamnese und Befunden wahrscheinlichsten und dringlichsten Verdachtsdiagnosen konzentrieren und nicht ungezielt auf sämtliche geoepidemiologisch infrage kommenden Infektionskrankheiten ausgedehnt werden. Gerade in der Tropenmedizin kann die Differenzialdiagnose sehr umfangreich sein, wenn alle denkbaren Möglichkeiten berücksichtigt werden.

Bei Verdacht auf Vorliegen einer importierten Infektionskrankheit sollte außer bei geringfügigen Erkrankungen und/oder klinisch eindeutiger Diagnose stets versucht werden, die Diagnose durch den Nachweis des/der verantwortlichen Erreger zu sichern. Dazu ist es notwendig vor Einleitung einer Chemotherapie alle erforderlichen Untersuchungsmaterialien zu gewinnen. Bei allen schwerwiegenden und diagnostisch unklaren Erkankungen ist es zudem empfehlenswert, Serumproben vom Zeitpunkt der Erstuntersuchung sowie Aliquots von Untersuchungsmaterialien, die nicht beliebig erneut zu gewinnen sind (z. B. Liquor, Punktate, Biopsien), einzufrieren. Dies ermöglicht es, Untersuchungen v. a. immundiagnostischer und molekularbiologischer Art auch zu einem späteren Zeitpunkt nachzuholen bzw. im Verlauf zu verfolgen (z. B. Antikörperspiegel-Verläufe).

Kultureller und mikroskopischer Erregernachweis

Bei zahlreichen Infektionen ist es möglich die Erreger direkt oder kulturell nachzuweisen bzw. zu isolieren. Dies ist meist auch Voraussetzung für Resistenzbestimmung und weitere Typisierung (Pathotypisierung, Toxinnachweis, epidemiologische Analyse). Erfolg und Aussagewert der Erregerisolierung hängen wesentlich von Gewinnung, Transport und Verarbeitung des Untersuchungsmaterials ab. Bei Verdacht auf Infektionen mit hochkontagiösen Erregern sind die Vorschriften und Infektionsschutzmaßnahmen bei Gewinnung, Verpackung, Transport und Verarbeitung der Untersuchungsmaterialien zu beachten.

Gerade bei importierten Infektionen sind für den Nachweis zahlreicher Erreger spezielle mikrobiologische Untersuchungsverfahren erforderlich. Dabei sind neben den routinemäßigen Untersuchungsprogrammen bakteriologischer Kulturmethoden auch schwierig oder nur mit besonderen Verfahren anzüchtbare Keime (z. B. Aktinomyzeten, Nokardien, Anaerobier, Bartonellen, Borrelien, Brucellen, Leptospiren, Yersinien, Mykobakterien) sowie parasitäre Erreger und Pilze (ggf. einschließlich der Erreger exotischer subkutaner und systemischer Mykosen) zu berücksichtigen. Entscheidend ist hier die gezielte Information des Mikrobiologen durch den Kliniker über Anamnese, Symptomatik, Befunde, Verdachtsdiagnosen und zu untersuchendes Erregerspektrum. Am besten ist eine Rücksprache bereits vor der Materialgewinnung.

Bei Viren ist eine kulturelle Isolierung meist aufwendig und die Indikation hierzu ist i. d. R. auf schwerwiegende Erkrankungen oder begründete Verdachtsfälle seuchenhygienisch relevanter Infektionen (Gelbfieber, virale hämorrhagische Fieber, Meningoenzephalitis, Poliomyelitis, Tollwut), bestimmte klinische Situationen (schwere Erkrankungen bei Immunsupprimierten und bei Neugeborenen, kongenitale Infektionen) und Verdacht auf Resistenz gegen Virustatika (HSV, CMV, HIV) beschränkt.

IX

Immundiagnostik und molekularbiologische Diagnostik

Vor allem bei Erregern, deren direkter oder kultureller Nachweis schwierig oder nicht möglich ist, spielt die Immundiagnostik eine besondere Rolle. Bei zahlreichen Viruserkrankungen und einigen Erkrankungen durch schwer nachweisbare Bakterien (z. B. Bartonellen, Borrelien, Brucellen, Leptospiren, Rickettsien, Treponemen, Yersinien) oder Parasiten (z. B. Toxoplasmose, Chagas-Krankheit im chronischen Stadium, Echinokokkose, Zystizerkose) ist sie diagnostisch oft ausschlaggebend.

Die Immundiagnostik sollte bei Verdacht auf importierte Infektionskrankheit gezielt eingesetzt werden. Lediglich Lues-Antikörper-, HBsAg- und Anti-HIV-Bestimmung gehören bei entsprechendem epidemiologischen bzw. anamnestischen Hintergrund zur Basisuntersuchung (ggf. zusätzlich Anti-HBs- und Anti-HAV-IgG-Testung zur Bestimmung natürlicher bzw. postvakzinaler Immunität). Die Schistosomiasis-Immundiagnostik ist im Rahmen von Screeninguntersuchungen angezeigt bei Immigranten aus einem Endemiegebiet und bei allen Reisenden mit eindeutiger Exposition (Süßwasserkontakt im Endemiegebiet). Eine generelle Chagas-Immundiagnostik bei Immigranten und Reiserückkehrern aus Lateinamerika ist nicht sinnvoll und sollte auf Personen mit besonderem Risiko beschränkt werden (Herkunft bzw. Aufenthalt in Endemiegebieten unter sehr einfachen Bedingungen, Infektionen in der direkten Umgebung) sowie auf zukünftige Blutspender, die aus Endemiegebieten stammen. Ansonsten richtet sich die Indikation immundiagnostischer Untersuchungen nach vorliegendem Krankheitsbild und zugehöriger Differenzialdiagnose.

Tipp für die Praxis

Beim kranken Reiserückkehrer ist ein differenzierter Ansatz wichtig. Aus der Fülle an möglichen Krankheitsursachen muss die mit einem vertretbaren Aufwand sinnvolle Differenzialdiagnostik gefunden werden. Kenntnis von Endemiegebieten und Inkubationszeiten, aber auch eine detaillierte Reiseanamnese sind entscheidend.

Weiterführende Literatur

Leggat PA. Risk assessment in travel medicine. Travel Med Infect Dis 2006; 4: 127 – 134

MacLean JD, Libman M. Screening returning travelers. Infect Dis Clin North Am 1998; 12: 431 – 443

Steffen R, van der Linde F, Meyer HE: Erkrankungsrisiken bei 10500 Tropen- und 1300 Nordamerika-Touristen. Schweiz Med Wschr 1978; 108: 1485 – 1495

50 Differenzialdiagnostik des Fiebers nach der Reiserückkehr

T. Jelinek

Editorial

Fieber ist eine häufige, während und nach Tropenreisen auftretende Krankheitserscheinung, deren Erstmanifestation bei knapp 40% der Patienten bereits im Ausland auftritt. Ursächlich sind meist Infektionen des Magen-Darm-Trakts oder der Atemwege sowie Systeminfektionen.

Tropenspezifische Ursachen stellen mit Ausnahme von Malaria und Arbovirusinfektionen nur einen kleinen Anteil. Selbst beim vorselektierten Krankengut einer tropenmedizinischen Einrichtung konnten nur bei ca. 14% der Patienten mit dem Leitsymptom Fieber tropentypische Ursachen diagnostiziert werden. Dabei war die Malaria die bei Weitem häufigste tropenspezifische Einzelerkrankung. In prospektiven Studien erwies sich Dengue-Fieber bei Rückkehrern aus Asien als noch häufigere Fieberursache; schwere Verläufe sind bei Reisenden jedoch selten. Weitere tropenspezifische Ursachen für Fieber sind Hepatitis A, Rickettsiose, Typhus abdominalis und Amöbenleberabszess.

50.1 Reiseanamnese

Eine exakte Reiseanamnese inkl. Reiseroute und Reisedauer sollte den Anfang jeder Diagnostik nach Tropenaufenthalt bilden. Es ist dabei zu beachten, dass sich innerhalb des Reiselandes oft erhebliche regionale und saisonale Unterschiede hinsichtlich der Verbreitung von Infektionskrankheiten ergeben. Durch Kenntnis der geografischen Verbreitung von Tropenkrankheiten kann die Möglichkeiten der Differenzialdiagnosen entsprechend eingeschränkt werden. Hilfreich können dabei auch aktuelle Malariakarten sein, wie sie z. B. im Internet (www.crm.de) oder in reisemedizinischen Handbüchern abgebildet sind.

Das Wichtigste in Kürze

- Fieber ist die zweithäufigste Krankheitserscheinung nach Tropenrückkehr und tritt bei ca. 3% aller Reisenden auf.
- Neben den tropenspezifischen Erkrankungen ist dabei auch an zahlreiche, ubiquitär verbreitete Infektionskrankheiten zu denken, denn die Mehrzahl der importierten fieberhaften Erkrankungen zeigt einen akuten selbstlimitierenden Verlauf.
- Durch die gezielte Anamnese von Reiseziel, Reisedaten und Expositionsrisiken ergibt sich oft schon ein initialer Krankheitsverdacht, der richtungsweisend für die weitere Differenzialdiagnostik ist.
- Die Basisdiagnostik in der Praxis umfasst Anamnese, vollständige körperliche Untersuchung und orientierende Laboruntersuchungen (Differenzialblutbild, Blutausstrich, Blutkultur, Leberenzyme und Urinanalyse).
- Notwendigkeit und Indikation zu weitergehenden Untersuchungen beruhen auf den bei den Basisuntersuchungen festgestellten Leitsymptomen und Leitbefunden. So steht bei jeder fieberhaften Erkrankung nach Aufenthalt in Endemiegebieten die Abklärung einer Malaria im Vordergrund.
- Bei Malariaverdacht hat die Diagnostik mittels „dickem Tropfen“ und Blutausstrich unverzüglich und in jedem Fall am selben Tag zu erfolgen. Die Malaria tropica stellt immer eine dringliche Indikation zur stationären Aufnahme dar.
- Bei Auftreten von Fieber in Kombination mit zusätzlichen Warnsymptomen, wie z. B. Hämorrhagien, ZNS-Beteiligung, Atemnot oder hämodynamischer Instabilität, ist ebenfalls immer eine umgehende stationäre Aufnahme zu veranlassen.

Weblinks

www.fevertravel.ch „Practice Guidelines for Evaluation of Fever in returning Travelers or Migrants“ – interaktive Webseite der Universität Lausanne

www.rki.de Informationen des Robert Koch-Instituts, insbesondere zu meldepflichtigen Krankheiten

www.crm.de Zusammenfassung der wichtigsten reisemedizinisch relevanten Erkrankungen, Referenzlabors, Konsilstellen etc.

50.2 Inkubationszeit

Durch Kenntnis von Inkubationszeiten kann man oft bereits einige Differenzialdiagnosen ausschließen. Dengue-Fieber hat z.B. typischerweise eine Inkubationszeit von 2–8 Tagen. Daher lässt sich Fieber, das mehr als 3 Wochen nach Rückkehr aus Südostasien aufgetreten ist, kaum auf eine Dengue-Infektion zurückführen. Wichtig sind auch Fragen über frühere Tropenreisen, da einige Infektionskrankheiten Inkubationszeiten von Monaten bis Jahren haben können (Tab. 50.**1**). Jedoch haben ernste, lebensbedrohliche Infektionen meist Inkubationszeiten von weniger als 3 Monaten. Wichtige Infektionskrankheiten, die später als 3 Monate nach Tropenaufenthalt auftreten können, sind Malaria, Amöbenleberabszess und viszerale Leishmaniasis. Bei fast 30% der Patienten mit Malaria tertiana in den USA traten die Symptome mehr als 6 Monate nach Tropenrückkehr auf, bei 2–4% sogar erst nach 1 Jahr.

Tab. 50.**1** Inkubationszeiten von Tropenerkrankungen.

Inkubationszeit	Erkrankung
kurz (< 14 Tage)	Dengue, Lassa, Ebola
	infektiöse Enteritiden
	Malaria
	Typhus abdominalis
	Leptospirose
	akute HIV-Infektion
mittel (2–6 Wochen)	Malaria
	Hepatitis A/E
	Leptospirose
	Typhus abdominalis
	Amöbenleberabszess
lang (> 6 Wochen)	Malaria
	Hepatitis B/E
	intestinale Wurmerkrankungen
	Tuberkulose
	Leishmaniasis
	Filariose
	Bilharziose
	Amöbenleberabszess

50.3 Spezielle Expositionen und Risiken

Von besonderer Bedeutung für die Abklärung bei Verdacht auf importierte Infektionskrankheiten ist das gezielte Erfragen spezieller Expositionsrisiken (Tab. 50.**2**) und die Art der durchgeführten Reise. So ist eine mehrmonatige Rucksackreise unter einfachen hygienischen Bedingungen mit einem höheren Risiko verbunden als eine 2-wöchige All-inclusive-Pauschalreise. Auch haben Kurzzeitreisende ein geringeres Risiko sich mit bestimmten Infektionskrankheiten zu infizieren als Personen, die sich beruflich langfristig im Ausland aufhalten oder gar Migranten. Zu diesen speziellen Expositionsrisiken gehören u.a. besondere Nahrungsmittel (Fleisch, Fisch, Meeresfrüchte), unsicheres Trinkwasser, Insektenstiche, Süßwasserkontakt, Tierkontakte, Barfußlaufen und Sexualkontakte. In einer aktuellen Studie gaben 15% der Reisenden an, sexuelle Kontakte mit einem neuen Partner oder potenziellen Kontakt mit Blut oder Körperflüssigkeiten (Injektionen, Zahnarzt, Tätowierungen etc.) gehabt zu haben. In vielen Fällen sind Reisende sich über eine Exposition gar nicht bewusst, weil sie sie entweder nicht bemerkt haben (Insektenstiche, Zeckenbisse) oder weil sie überhaupt nichts von einem Risiko wussten (Süßwasserkontakt, Barfußlaufen).

Frage nach durchgeführten Vorbeugemaßnahmen. Ebenso wichtig ist die genaue Erfassung durchgeführter prophylaktischer Maßnahmen zur Vermeidung bzw. Reduktion von Risiken, insbesondere
- Art und Konsequenz einer Malariaprophylaxe,
- Umfang und Aktualität durchgeführter Impfungen.

Diese Prophylaxemaßnahmen haben unterschiedlich hohe Effektivität. Gelbfieber- und Hepatitis-A-Impfungen

Tab. 50.**2** Expositionsrisiken und importierte Infektionen.

Expositionsrisiko	Erkrankung
unsicheres Trinkwasser: unsicheres/Nahrungsmittel (roh, ungenügend erhitzt oder nicht frisch)	infektiöse Enteritis, Giardiasis, Amöbiasis, Typhus abdominalis, Hepatitis A, Trichuriasis, Askariasis
Insektenstich	Malaria, Dengue, Leishmaniasis, Filariose
Süßwasserkontakt	Schistosomiasis, Leptospirose
Tierkontakt	Zoonosen
Barfußlaufen	Hakenwurm, kutane Larva migrans, Strongyloidiasis
Sexualkontakt	HIV, Hepatitis B, Lues, Gonorrhoe

IX

etwa sind sehr wirksam und machen eine Infektion eher unwahrscheinlich. Im Gegensatz dazu besitzt die Typhusimpfung nur eine Schutzrate von ca. 60%. Ebenso steht derzeit keine absolut sichere Malariaprophylaxe zur Verfügung; ihre Wirksamkeit ist außerdem von Region zu Region unterschiedlich und ändert sich auch mit der Zeit. Die Einnahme von Malariaprophylaxe kann auch zu einem verspäteten Auftreten von Malaria führen und die Ursache für einen milderen Verlauf sein.

50.4 Basisdiagnostik

Die Basisdiagnostik in der Praxis umfasst Anamnese, klinische Untersuchung, orientierende Labor- und einfache technische Untersuchungen. Hierbei darf sich diese nicht nur auf vorliegende Leitsymptome und -befunde beschränken, sondern ist stets als vollständige körperliche Untersuchung aller Organsysteme einschließlich einer genauen Inspektion des gesamten Integuments durchzuführen. Besonders zu achten ist auf Hautveränderungen, Aussehen von Schleimhäuten und Konjunktiven, Lymphknotenschwellungen, Resistenzen und Druckschmerzhaftigkeit im Abdomen, Größe und Konsistenz von Leber und Milz, pathologische Auskultations- und Perkussionsbefunde der Lungen, Herzgeräusche und Meningismus.

50.5 Labordiagnostik

Zum Blutbild (Tab. 50.**3**) gehören eine vollständige Differenzierung der Leukozyten, Thrombozytenzählung und mikroskopische Betrachtung eines einwandfrei gefärbten Blutausstrichs (Erythrozytenmorphologie, lymphatische Reizformen, unreife Formen etc.). Besonders ist auf eine Eosinophilie zu achten, da eine ganze Reihe von parasitären Erkrankungen mit einer Erhöhung der Eosinophilenzahl einhergeht (Tab. 50.**4**). Eine parasitologische Bluntuntersuchung mittels Ausstrich und Dickem Tropfen muss allerdings immer durchgeführt werden bei Fieber und bei allen unklaren Krankheitsbildern nach Rückkehr aus einem Malariagebiet.

Tab. 50.**3** Labordiagnostik.

Initiale Labordiagnostik	weiterführende Diagnostik
Routine (abhängig von körperlicher Untersuchung und Anamnese)	
• Differenzialblutbild	• parasitologische Stuhluntersuchung
• Blutausstrich (sofort!)	• Stuhlkultur
• Blutkultur	• Serologie
• Leberenzyme	• Abstrich
• Urinanalyse	• Sono-Abdomen
	• Röntgen-Thorax
	• Hautbiopsie
	• Liquorpunktion

Notwendigkeit und Indikation zu weitergehenden Untersuchungen beruhen auf den bei den Basisuntersuchungen festgestellten Leitsymptomen und -befunden. Die rationelle Diagnostik sollte sich dabei zunächst auf die nach Anamnese und Befunden wahrscheinlichsten und dringlichsten Verdachtsdiagnosen konzentrieren und nicht ungezielt auf sämtliche geoepidemiologisch infrage kommenden Infektionskrankheiten ausgedehnt werden. Gerade in der Tropenmedizin kann die Differenzialdiagnostik sehr umfangreich sein, wenn alle denkbaren Möglichkeiten berücksichtigt werden.

50.6 Tropenspezifische Ursachen für Fieber

Malaria

Bei jeder fieberhaften Erkrankung nach Aufenthalt in Malaria-Endemiegebieten steht die Abklärung einer Malaria wegen ihrer Häufigkeit, Dringlichkeit und potenziellen Gefährlichkeit im Vordergrund. Verhängnisvolle Fehldiag-

Tab. 50.**4** Differenzialdiagnose mithilfe von Laborwerten.

Erkrankung	Leukozyten	Eosinophile	Thrombozyten	Transaminasen
Dengue	sehr niedrig	normal	sehr niedrig	leicht erhöht
Virushepatitis	normal/niedrig	normal	normal/niedrig	stark erhöht
Typhus	normal/niedrig	sehr niedrig	normal	leicht erhöht
Rickettsiose	normal/niedrig	normal	normal	leicht erhöht
Leptospirose	normal/hoch	normal	normal	leicht/stark erhöht
Malaria	normal/niedrig	normal	niedrig	leicht erhöht
Amöbenleberabszess	normal/hoch	normal	normal	leicht/stark erhöht
Katayama-Fieber	normal/hoch	stark erhöht	normal	leicht erhöht

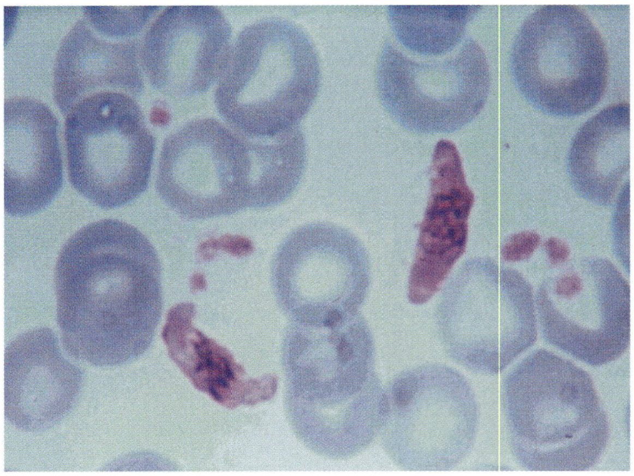

Abb. 50.1 Positiver Malaria-Ausstrich, Gametozyten (Plasmodium falciparum).

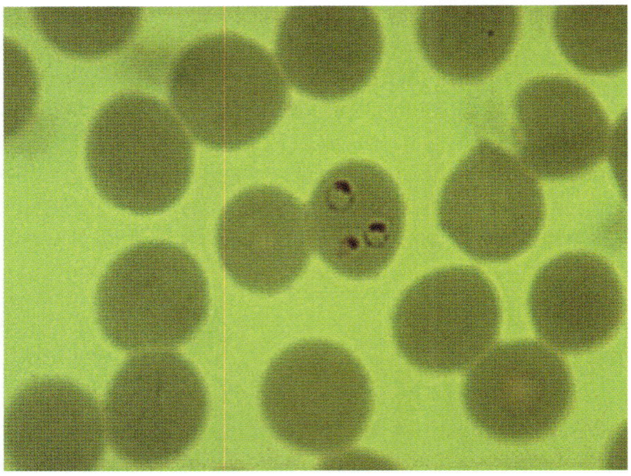

Abb. 50.2 Positiver Malaria-Ausstrich, Ringformen (Plasmodium falciparum).

nosen können darauf beruhen, dass „typische“ Fieberanfälle mit Schüttelfrost und Schweißausbruch erwartet werden und bei anderen Fieberverläufen (z. B. Kontinua oder unregelmäßiges Fieber) und Leitsymptomen wie Durchfällen oder katarrhalischen Symptomen eine Malaria für unwahrscheinlich gehalten wird. Der Fieberverlauf ist jedoch gerade bei der gefährlichen Malaria tropica völlig variabel.

Durchfälle oder trockener Husten können durchaus Symptome einer Malaria tropica sein ebenso wie zahlreiche weitere Symptome und Befunde (z. B. Ikterus, abdominelle Schmerzen, Bewusstseinsstörungen, Kreislaufkollaps, Hämorrhagien). Schließlich ist es auch möglich, dass gleichzeitig eine Darm- oder Atemwegsinfektion und eine Malaria vorliegen. Die frühzeitige Diagnose ist entscheidend zur Vermeidung von Komplikationen und Todesfällen. Die Malaria tropica stellt immer eine dringliche Indikation zur stationären Aufnahme dar. Bei Malariaverdacht hat die Diagnostik mittels „dickem Tropfen“ und Blutausstrich unverzüglich und in jedem Fall am selben Tag zu erfolgen (Abb. 50.**1**, 50.**2**). Verzögerungen (z. B. Postversand des Untersuchungsmaterials) können einen Kunstfehler darstellen. Neue Schnelltests zum immunologischen Nachweis von zirkulierendem Plasmodienantigen (Parasight-F, ICT-Malaquick, Optimal) können in bestimmten Situationen (keine sofortige Verfügbarkeit der mikroskopischen Diagnostik) oder bei sehr niedriger Parasitämie (z. B. bei Teilimmunen) zusätzliche Informationen liefern; sie können die Diagnostik mittels „dickem Tropfen“ und Blutausstrich jedoch keinesfalls ersetzen und dürfen diese auch nicht verzögern. Mit der Malariadiagnostik soll nicht auf einen Fieberschub gewartet werden. Die Parasitämie ist dann zwar oft besonders ausgeprägt, Parasiten sind jedoch häufig auch in fieberfreien Intervallen nachweisbar. Bei negativem Befund und weiter bestehendem Verdacht ist eine Wiederholung in kurzfristigen Abständen über mehrere Tage erforderlich.

Dengue-Fieber

Dengue, ein durch Moskitos übertragenes Flavivirus, ist das weltweit häufigste Arbovirus und existiert in 4 Serotypen. In den vergangenen Jahrzehnten kam es zu einer starken Zunahme sowohl der Dengue-Aktivität in den einzelnen endemischen Länder, als auch zu einer Ausdehnung des endemischen Gebietes auf über 100 Länder in allen tropischen Regionen, darunter auch viele beliebte Reiseziele. Am stärksten betroffen sind Länder in Südostasien und Lateinamerika. Durch die zeitgleich stete Zunahme an internationalen Flugreisen stieg in den vergangenen Jahren ebenfalls die Zahl der Reisenden, die an einer Dengue-Infektion erkrankten. Das Dengue-Virus wird v. a. durch Aedes aegypti übertragen – eine Mückenart, die sehr häufig auch in Großstädten vorkommt und anspruchslos bzgl. ihrer Brutplätze ist (z. B. Regenpfützen, Wasserreservoirs in Zivilisationsmüll wie Autoreifen, Dosen ...).

Symptome des Dengue-Fiebers beginnen typischerweise 2–8 Tage nach Infektion und beinhalten Fieber, Kopfschmerzen und Myalgien. Bei etwa 50% der Patienten kommt es zu Hauteffloreszenzen wie z. B. zu einem makulopapulären Exanthem oder Petechien. Ein positiver Tourniquet-Test (Abb. 50.**3**) ist ein einfacher klinischer Test, um den Verdacht auf Dengue-Fieber zu erhärten. Bei der Labordiagnostik fallen eine teilweise ausgeprägte Thrombozytopenie, eine Leukopenie und leicht erhöhte Transaminasenwerte auf. Die Diagnose Dengue wird in den meisten Fällen initial klinisch gestellt, da eine Dengue-Serologie in der ersten Krankheitswoche oft noch negativ reagiert. Auch muss man beachten, dass es nicht selten zu Kreuzreaktionen bei Erkrankungen mit, bzw. Impfungen gegen andere Flaviviren kommt, wie z. B. Gelbfieber, Japanische Enzephalitis, FSME. Beweisend für eine Dengue-Virus-Infektion ist nur ein deutlicher Titeranstieg im Verlauf. Schwere Verlaufsformen, wie das Dengue-hämorrhagische Fieber (Abb. 50.**4**) oder das Dengue-Schock-Syndrom

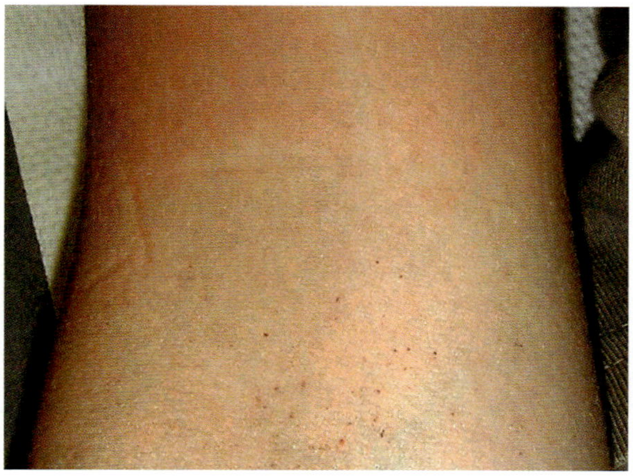

Abb. 50.3 Positiver Tourniquet-Test bei Dengue-Fieber (petechiale Blutungen nach Stauung mit RR-Manschette).

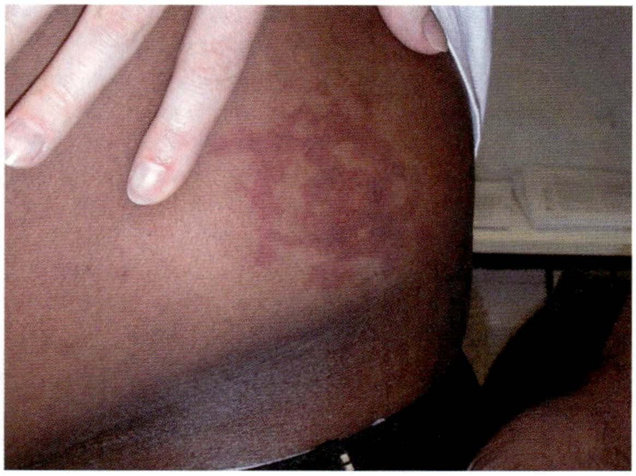

Abb. 50.4 Ekchymose bei Dengue-Infektion.

treten v. a. bei Personen mit einer Zweitinfektion auf und sind daher bei Reisenden sehr selten.

Typhus

Typhus (bzw. Paratyphus) wird durch eine Infektion mit fäkal-oral übertragenen, gramnegativen Stäbchen (Salmonella typhi bzw. S. paratyphi) verursacht. Nach einer Inkubationszeit von 1 – 3 Wochen sind die ersten Symptome meist langsam, treppenförmig ansteigendes Fieber, heftige Kopfschmerzen, Abgeschlagenheit bis zur Benommenheit, relative Bradykardie und Obstipation. Nur in seltenen Fällen treten die in der Literatur beschriebenen Bauchhaut-Roseolen auf. Die Leukozytenzahl ist meist normal oder leicht erniedrigt, besonders typisch ist eine im Differenzialblutbild bestehende Aneosinophilie. In der 1. Krankheitswoche sind Blutkulturen das diagnostische Mittel der Wahl (Sensitivität: 50 – 70 %). Erst später nach Einsetzen der Durchfallsymptomatik gelingt der Nachweis mittels Stuhlkulturen. Serologische Tests besitzen nur eine mangelhafte Sensitivität und Spezifität. In den letzten Jahren wurde eine zunehmende Resistenz der Salmonella-typhi-/S. paratyphi-Erreger gegen Antibiotika festgestellt, auch vermehrt gegen Ciprofloxacin, das Mittel der 1. Wahl. Aus diesem Grund sollte auch immer eine Resistenzprüfung durchgeführt werden.

Rickettsiose

Bei Rickettsien handelt es sich um gramnegative, intrazelluläre Bakterien, die von Zecken, Milben, Flöhen oder Läusen übertragen werden. Die auf allen Kontinenten vorkommende Rickettsiose wird in verschiedene Gruppen unterteilt, sie gehen jedoch alle mit Fieber und Exanthem (außer Q-Fieber) einher. Häufige Infektionen bei Reisenden werden durch R. africae (südafrikanisches Zeckenbiss-

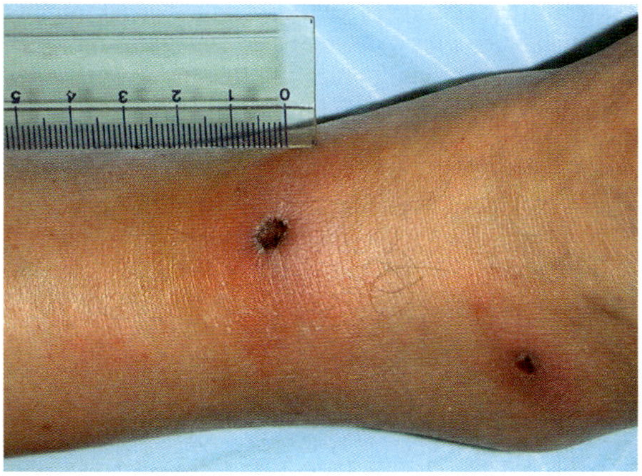

Abb. 50.5 Eschar bei Rickettsiose.

fieber) und durch R. conorii (mediterranes Fleckfieber) verursacht. Die Erkrankung beginnt meist akut mit Fieber, Kopf-, Muskel- und Gliederschmerzen. An der Stelle des Zeckenbisses bildet sich häufig eine reizlose, schwärzliche Verfärbung der Haut. Dieser sog. Eschar (Abb. 50.**5**) ist pathognomonisch für die Erkrankung und entsteht durch eine lokale Nekrose. Im weiteren Verlauf entwickelt sich oftmals ein makulöses, feinfleckiges Exanthem. Die Diagnose kann bei Auftreten eines Eschar bereits klinisch gestellt werden und wird mittels Serologie bestätigt.

Leptospirose

Die Leptospirose ist eine weltweit vorkommende Zoonose. Das Hauptreservoir bilden Ratten und Mäuse, die den Erreger mit dem Urin ausscheiden. Die Infektion des Menschen erfolgt über Hautkontakt mit kontaminiertem Wasser oder Erdreich. Reisende haben v.a. ein Risiko durch Freizeitaktivitäten, wie z.B. Dschungeltouren, Rafting oder Schwimmen. Die überwiegende Zahl der Erkrankungen verläuft milde, jedoch kommt es mitunter zu lebensbedrohlichen Verläufen. Häufige Symptome sind Fieber, Myalgien und Kopfschmerzen. Im weiteren Verlauf können Ikterus, Leber- und Nierenversagen, Meningitis und Hämorrhagien auftreten. Der direkte Erregernachweis ist schwierig und gelingt nur auf Spezialnährmedien aus Blut und Urin, daher wird die Diagnose oft aufgrund der Klinik und einer positiven Serologie gestellt.

Schistosomiasis (Katayama-Fieber)

Zum Katayama-Fieber, einer akuten Manifestation der Schistosomiasis, kann es ca. 3–8 Wochen nach Kontakt mit zerkarienhaltigem Süßwasser kommen. Die Zerkarien penetrieren die intakte Haut und entwickeln sich im Körper zu adulten Schistosomen, die nach Paarung Eier produzieren. Das gleichzeitige Heranreifen vieler Adulter und die Ablage einer großen Anzahl von Eiern können zu einer verstärkten Immunreaktion führen. Hierbei treten mehr oder weniger heftige Allgemeinreaktionen auf, wie Fieber, Abgeschlagenheit, Kopf- und Gliederschmerzen, trockener Husten, Oberbauchschmerzen, Übelkeit und Diarrhoe. Es findet sich eine Leukozytose mit ausgeprägter Eosinophilie. Der Einachweis gelingt erst nach Ablauf der Präpatenzzeit, und auch die Serologie ist erst nach mehreren Wochen positiv.

Amöbenleberabszess

Ein Amöbenleberabszess kann sich noch Monate bis Jahre nach einer Infektion mit Entamoeba histolytica entwickeln, auch ohne vorherige Amöbenruhr. Klinisch stehen Fieber, Schüttelfrost und rechtsseitige Oberbauchschmerzen im Vordergrund. Bei Ausbreitung der Infektion kann es zu Husten und Pleuraschmerz mit Ausstrahlung in die rechte Schulter kommen. Der Abszess ist meist im Ultraschall (Abb. 50.**6**) darstellbar, und eine Serologie gegen E. histolytica bestätigt den Verdacht.

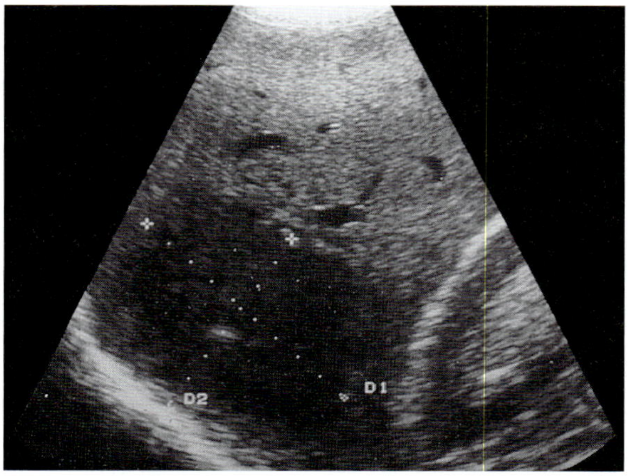

Abb. 50.6 Amöbenleberabszess.

50.7 Warnsymptome für schwerwiegenden Verlauf

In einigen Fällen tritt Fieber in Kombination mit schwerwiegenden Symptomen auf, die dringend einer weiteren Abklärung bedürfen und ggf. eine sofortige stationäre Aufnahme erfordern.

Hämorrhagisches Fieber

Eine Vielzahl von viralen Erkrankungen kann zu Hämorrhagien führen, u.a. Dengue-Fieber, Gelbfieber, Ebola, Marburg, Lassa, Hanta, aber auch bakterielle Erkrankungen, wie z.B. Meningokokken oder Leptospiren können hierfür verantwortlich sein. Insgesamt sind diese Erkrankungen bei Reisenden extrem selten, jedoch müssen bei Verdacht eine sofortige Isolation und der Transport in dafür ausgerüstete Spezialkliniken erfolgen.

Fieber mit ZNS-Veränderungen

Für den Fall, dass in Kombination mit Fieber neurologische Auffälligkeiten, wie z.B. Nackensteifigkeit, Krampfanfälle, Lethargie, Bewusstseinsstörungen oder fokal-neurologische Symptome auftreten, muss ebenfalls schnell gehandelt werden. Ursächlich hierfür können sowohl ubiquitär vorkommende Infektionen mit Bakterien (Meningo-, Pneumokokken, Listerien etc.) oder Viren (FSME, Herpes etc.), als auch exotische Infektionen mit Japanischer Enzephalitis, West-Nile-Fieber, zerebraler Malaria, Schlafkrankheit oder Tollwut sein. Eine stationäre Aufnahme sollte auch hier schnellstmöglich angestrebt werden, auch um weiterführende Diagnostik (Liquorpunktion, CT) durchzuführen.

Tipp für die Praxis

Der niedergelassene Arzt wird mit zunehmender Häufigkeit vor die Frage gestellt, ob eine importierte Infektionskrankheit vorliegt. Es besteht oft diagnostische Unsicherheit bzgl. der Relevanz einer solchen Erkrankung, die jedoch durch Reiseanamnese und Kenntnis der wesentlichen Risiken eingegrenzt werden kann. Bei Konzentration auf die nach Anamnese und Befunden wichtigsten Verdachtsdiagnosen ist auch in der Tropenmedizin eine rationelle Diagnostik (Abb. 50.**7**) und Therapie möglich.

Weiterführende Literatur

Austad GT, Battafarano DF. A returning traveler with fever. Mil Med 2010; 175: 362 – 366

Chen LH, Wilson ME. Dengue and chikungunya infections in travelers. Curr Opin Infect Dis 2010; 23: 438 – 444

d'Acremont V, Ambresin AE, Burnand B et al. Practice guidelines for evaluation of fever in returning travellers and migrants. J Travel Med 2003; 10: S25 – 52

House HR, Ehlers JP. Travel-related infections. Emerg Med Clin North Am 2008; 26: 499 – 516

Meltzer E, Schwartz E. Enteric fever: a travel medicine oriented view. Curr Opin Infect Dis 2010; 23: 432 – 437

Speil C, Mushtaq A, Adamski A et al. Fever of unknown origin in the returning traveler. Infect Dis Clin North Am 2007; 21: 1091 – 1113

Wichmann O, Jelinek T. Dengue in travelers – a review. J Travel Med 2004; 11: 161 – 170

Williams J, Bellamy R. Fever of unknown origin. Clin Med 2008; 8: 526 – 530

Wilson ME, Freedman DO. Etiology of travel-related fever. Curr Opin Infect Dis 2007; 20: 449 – 453

51 Differenzialdiagnostik und Prävention des reiseassoziierten Durchfalls

T. Jelinek

Editorial

Akute Diarrhoe und andere gastrointestinale Beschwerden sind die häufigsten Gesundheitsstörungen während Tropenaufenthalten. Diarrhoe ist auch das häufigste Leitsymptom importierter Infektionskrankheiten bei Tropenrückkehrern. Hierbei handelt es sich meist um sog. Reisediarrhoen mit unkompliziertem und selbstlimitierendem Verlauf, die im Mittel nach 3–4 Tagen ohne Komplikationen wieder abheilen. Meistens beginnt die Symptomatik wenige Tage nach der Einreise in das Zielgebiet und wird durch das unterschiedliche gastrointestinale Keimspektrum verursacht. Während der akuten Krankheitsphase kommt es bei 40% der Reisenden zu teilweise erheblichen Beeinträchtigungen der geplanten und häufig genug teuer bezahlten Aktivitäten. So müssen Studienreisen unterbrochen, Tauchgänge abgesagt oder Safaris verlegt werden. Dies kann bei dem sehr knappen Zeitkonto der meisten Reisenden das Urlaubserleben deutlich negativ beeinflussen. Insofern ist der beratende Arzt häufig gefordert, dem Reisenden Konzepte zum Akutmanagement und zur Vermeidung der Reisediarrhoe mitzugeben.

IX

Das Wichtigste in Kürze

- Bei der Versorgung von Patienten nach Auslandsaufenthalt ist akute Diarrhoe das häufigste Symptom.
- Weltweit stehen bakterielle Infektionen als Ursache akuter Durchfälle an erster Stelle, weit überwiegend durch enterotoxigene Escherichia coli (ETEC).
- Da die akute Reisediarrhoe im Verlauf häufig selbstlimitierend ist, können diagnostische und therapeutische Maßnahmen in der Mehrzahl der Fälle auf ein vernünftiges Mindestmaß beschränkt werden.
- Diagnostik und Management sollten sich v.a. am klinischen Erscheinungsbild orientieren.
- In der Prophylaxe stehen heute mehrere Maßnahmen mit nachgewiesener, jedoch z.T. deutlich begrenzter Effektivität zur Verfügung, die auch ergänzend nebeneinander eingesetzt werden können.

51.1 Epidemiologie

Fasst man die Daten aus den publizierten Studien zusammen, kann die Welt grob in 3 Risikozonen eingeteilt werden [1] (Abb. 51.**1**). Hierbei ist das Auftreten von Durchfällen von einer Vielzahl Faktoren abhängig. Wesentlich sind die hygienischen Standards des Ziellandes bei der Nahrungsmittelzubereitung. Diese können erheblichen Veränderungen unterworfen sein. So hat z.B. die Inzidenz der Reisediarrhoe bei Brasilientouristen in den letzten 2 Jahrzehnten deutlich abgenommen, was am ehesten auf verbesserte Hygienestandards in der Tourismusindustrie zurückzuführen ist. Reisende aus Industrienationen weisen eine weit höhere Rate an Durchfallepisoden auf als solche aus Entwicklungsländern [2]. Ein interessantes Detail bleibt die Beobachtung, dass Reisende aus Großbritannien weltweit signifikant mehr Durchfallepisoden entwickeln als andere Europäer oder Nordamerikaner [3]. Die Gründe hierfür sind unklar. Der Verdacht, dass Abenteuer- und Rucksackreisende einem höheren Durchfallrisiko ausgesetzt sind, drängt sich intuitiv auf. Allein die ständig wechselnden, oft hygienisch nicht einwandfreien Nahrungsmittelquellen scheinen einen weit höheren Erregerkontakt zu garantieren. Jedoch fehlen hier vergleichende Studien. Studien an Destinationen von Pauschaltouristen haben an denselben Standorten eine sehr hohe Variabilität der Durchfallinzidenz demonstriert, die durch die erheblichen Unterschiede in den Hygienestandards einzelner Hotels bedingt war [3]. Hier können Kontrollmaßnahmen der Tourismusindustrie potenziell schnelle Abhilfe schaffen. Das Essen außerhalb des Hotels scheint bei Pauschalurlaubern keinen wesentlichen Einfluss auf die Durchfallhäufigkeit zu haben [3]. Eine besondere Rolle spielen Ausbrüche von Durchfallerkrankungen auf Kreuzfahrtschiffen, die erheblichen Umfang annehmen können. Vor allem bei Beteiligung von Noro- oder Rotaviren als verursachende Pathogene kann es hier aufgrund der besonderen Platzverhältnisse auch zur aerogenen Übertragung kommen. Neben Reiseart und -ziel spielt auch die Reisesaison bei tropischen Destinationen eine erhebliche Rolle. In vielen Ländern treten während der Monsunzeit zusätzliche Hygieneprobleme durch überlastete Abwassersysteme auf. In Bezug auf Wirtsfaktoren wurde wiederholt demonstriert, dass alle Faktoren, die zur Erniedrigung des Magen-pH führen, wie z.B. Gastrektomie, lang dauernde Säureblockade mit Protonenpumpenhemmern (PPI) oder gastrointestinale Motilitätsstörungen, eine Erhöhung der Durchfallinzidenz zur Folge haben. Die Inzidenz der Reisediarrhoe nimmt mit höherem Lebensalter ab [1,3]. Dies mag mit einer erworbenen Immunität oder mit risikobehafteteren Essgewohnheiten bei jungen Reisenden zusammenhängen.

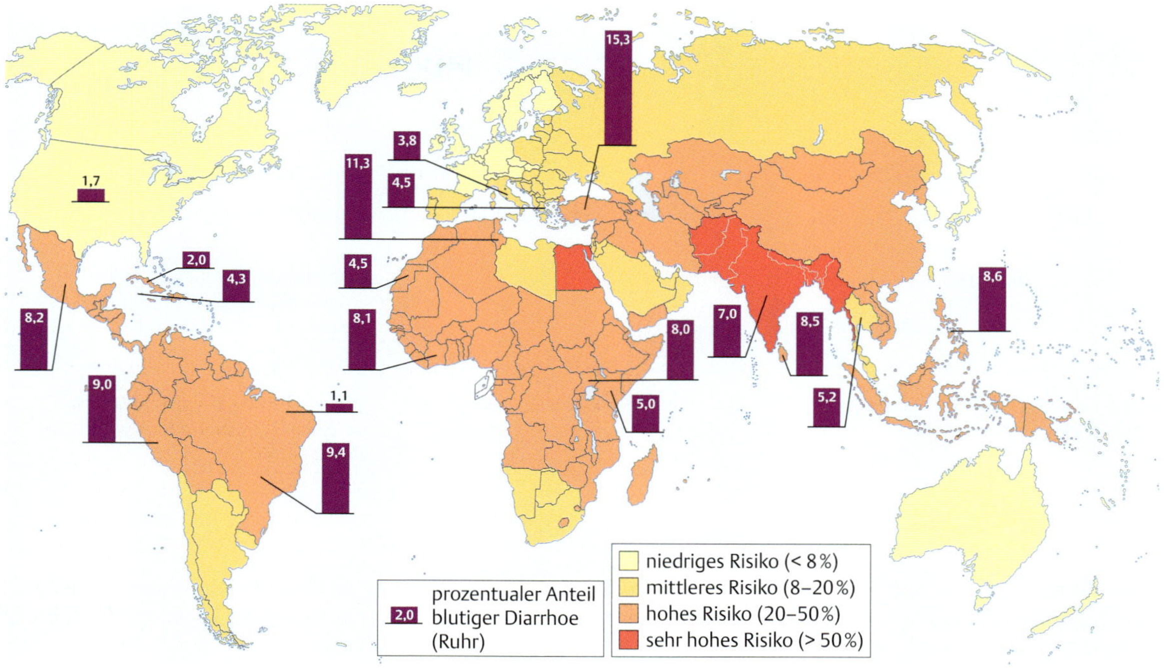

Abb. 51.1 Häufigkeit der Diarrhoe bei Reisenden aus Industrienationen – Inzidenzraten bei 2-wöchigem Aufenthalt (modifiziert nach: [1]).

51.2 Ätiologie

Ursächlich liegt am häufigsten eine Infektion mit enterotoxinbildenden Eschericha coli (ETEC) zugrunde (Tab. 51.**1**). Genaue Zahlen sind jedoch nur schwer zu erhalten, da die meisten Studien zur Erregerinzidenz bei Reisediarrhoe daran kranken, dass bei einem erheblichen Teil der Proben kein Pathogen nachgewiesen werden kann (Tab. 51.**1**). Dies ist im Wesentlichen methodisch bedingt und liegt an den logistischen Schwierigkeiten, unter denen diese Art von Studien in Endemiegebieten durchgeführt werden. Bei zuverlässiger Abgabe der ersten ungeformten Stuhlprobe und direkter Verarbeitung im Labor liegt die Nachweisgenauigkeit erfahrungsgemäß deutlich höher. Hier zeigt sich regelmäßig, dass der Anteil an ETEC als Verursacher der akuten Reisediarrhoe deutlich höher liegt, als Studien unter eingeschränkten technischen Bedingungen vermuten lassen. Daneben kommt jedoch eine Vielzahl anderer Erreger infrage.

Schwerere Verläufe mit behandlungsbedürftigen Flüssigkeits- und Elektrolytverlusten und/oder Ruhr wurden in verschiedenen Studien in 3 – 15% beobachtet [4]. Bei Erkrankungsbeginn bereits während des Auslandsaufenthalts oder innerhalb weniger Tage nach Rückkehr liegt in der Mehrzahl der Fälle eine bakterielle Ätiologie vor. Viral bedingte Enteritiden haben ebenfalls eine kurze Inkubationszeit. Bei Erkrankungen, die sich später als 8 – 10 Tage nach Rückkehr manifestieren, sowie bei anhaltenden oder rezidivierenden Durchfällen ist v. a. an parasitäre Infektio-

Tab. 51.**1** Häufigkeit von Enteropathogenen bei Reisedurchfall in verschiedenen Destinationen [3]. Beachtenswert ist der hohe Anteil an Proben mit fehlendem Erregernachweis.

Pathogen	**Goa** (n = 293)	**Kenia** (n = 379)	**Jamaika** (n = 322)
ETEC	24,3	33,3	11,9
Shigella	9,6	9,2	0,3
Salmonella	10,2	2,6	7,8
Campylobacter jejuni	2,7	4,5	5,0
Aeromonas sp.	3,4	2,4	–
Plesiomonas sp.	6,8	1,8	–
Vibrio sp.	5,5	4,0	–
Giardia lamblia	4,4	–	0,6
Entamoeba histolytica	2,0	–	0,6
Cryptosporidia	1,7	–	0,3
Cyclospora cayetanensis	0,7	–	–
Rotavirus	5,1	5,6	9,2
Enteric Adenovirus	1,7	3,4	3,5
Norwalk Virus	1,7	–	1,3
andere	1,7	0,3	–
kein Erregernachweis	44,2	49,7	68,3

Tab. 51.**2** Klinische Symptomatik und spezifische enteropathogene Keime.

Symptomatik	Fieber	Inkubationszeit	Entheropathogene
Nausea, Erbrechen	–	5 – 15 min	Schwermetalle
Nausea, Erbrechen, wässrige Diarrhoe	–	1 – 18 h	ETEC, Staph. aureus, Bacillus cereus
wässrige Diarrhoe, atonisches Erbrechen	–	5 h bis 3 Tage	Vibrio cholerae, ETEC
Nausea, Erbrechen, Diarrhoe, Myalgien, Zephalgien	+	12 h bis 3 Tage	Rotavirus, Adeno-Virus, Norwalk Virus
Diarrhoe (z. T. blutig) und abdominelle Krämpfe	+	1 – 3 Tage	Campylobacter jejuni, Shigella spp. , Entamoeba histolytica, Salmonella spp. , Yersinia sp. , Clostridium difficile
gastrointestinale Blutung	±	1 – 3 Tage	EHEC, CMV
malabsorptive Diarrhoe, Meteorismus, Völlegefühl	–	1 – 2 Wochen	Giardia lamblia, Cryptosporidium parvum, Mikrosporidien, Cyclospora cayetanensis

nen zu denken, die sich auch erst nach längerem Intervall klinisch bemerkbar machen können. Durchfallfrequenz, Stuhlbeschaffenheit sowie zusätzliche Symptome und Befunde geben wichtige Hinweise auf die Ätiologie, erlauben jedoch keine spezifische Diagnose (Tab. 51.**2**). Stets muss daran gedacht werden, dass Durchfälle und andere gastrointestinale Beschwerden auch im Rahmen systemischer Infektionen auftreten können. So berichten bis zu 20% der Patienten mit Malaria tropica über Durchfälle und andere gastrointestinale Symptome wie Erbrechen und abdominelle Schmerzen [5]. Bei Fieber und Durchfällen nach Aufenthalt in Malariagebieten ist daher immer eine Malaria durch Blutuntersuchungen auszuschließen.

Vor allem bei Durchfällen mit chronischem oder chronisch rezidivierendem Verlauf kommt differenzialdiagnostisch zusätzlich eine große Zahl nicht infektiöser Erkrankungen infrage, einschließlich chronisch entzündlicher Darmerkrankungen. Hier ist zu berücksichtigen, dass Durchfallerkrankungen während oder nach einer Auslandsreise nicht immer in einem kausalen Zusammenhang zu dieser stehen müssen. Als pathogene Erreger kommen bei chronischen Durchfällen insbesondere auch Parasiten infrage. Hier sind insbesondere Giardia lamblia und Entamoeba histolytica zu nennen, seltener sind auch Infektionen durch Cyclospora cayetanensis oder Kryptosporidien nachweisbar [6].

51.3 Diagnostik und Therapie

Diagnostik und Therapie richten sich nach Schweregrad der Erkrankung, Lebensalter des Patienten, vorliegenden Grunderkrankungen und ggf. isolierten Erregern. Bei der unkomplizierten Reisediarrhoe des Erwachsenen ohne Grunderkrankungen ist eine unspezifische symptomatische Therapie ohne gezielte Diagnostik ausreichend. Das Erzwingen einer ätiologischen Abklärung ist hier weder nutzen- noch kosteneffektiv. Untersuchungen sollten nur angefordert werden, wenn ihr Ergebnis wesentlich das klinische Management beeinflussen kann, wie etwa bei immunsupprimierten Patienten.

Diagnostik

Die Suche nach Leukozyten bzw. Laktoferrin im Stuhl ist eine nützliche Untersuchung, da ein Positivbefund auf eine entzündliche Diarrhoe hinweist. Bei Patienten mit positivem Leukozytennachweis im Stuhl sind die häufigsten Erreger Salmonella, Shigella, Camplylobacter, Clostridium difficile, Yersinia, enterohämorrhagische und enteroinvasive E. coli (EHEC und EIEC). Ist der Test negativ, mag eine Stuhlkultur nicht unbedingt notwendig sein: In wenigstens 2 Studien wurde demonstriert, dass der Anteil der Positivbefunde aus Stuhlkulturen bei Patienten mit akuter, unkomplizierter Diarrhoe in der Routinediagnostik lediglich um 2% liegt. **Warnhinweise**, die auf einen komplizierten Verlauf hinweisen, sind

- profuse Diarrhoe und/oder massives Erbrechen,
- Blutbeimengungen im Stuhl oder blutig-schleimige Durchfälle (Ruhr),
- hohes und/oder anhaltendes Fieber,
- ausgeprägte Allgemeinsymptome.

Hier ist eine gezielte Diagnostik und ggf. auch eine initiale Chemotherapie erforderlich. Weitere Indikationen zur gezielten Diagnostik sind chronische bzw. chronisch rezidivierende Durchfälle und Durchfälle bei Immunsupprimierten. In diesen Fällen sollte eine gründliche mikrobiologische Aufarbeitung des Stuhles inkl. einer umfangreichen parasitologischen Untersuchung erfolgen.

Therapie

Symptomatische Therapie

Die wichtigsten therapeutischen Maßnahmen beim unkomplizierten Reisedurchfall sind symptomatisch. Hier stehen v.a. Symptomlinderung sowie Flüssigkeits- und Elektrolytersatz im Vordergrund. Oft erfolgt dies durch orale Rehydrationslösungen, die Glukose und Elektrolyte enthalten. Bei ansonsten gesunden Patienten ohne wesentliche Zeichen einer Dehydrierung kann eine adäquate Flüssigkeits- und Elektrolytbalance ohne Weiteres mit Limonaden, Suppe und Salzstangen erreicht werden. Bei Patienten mit drohender Dehydrierung bzw. zugrunde liegenden Begleiterkrankungen sind jedoch aggressivere Methoden notwendig. In solchen Fällen ist eine gezielte intravenöse oder orale Rehydrierung indiziert. Hierbei ist die **orale Therapie mit Rehydrationslösungen** (**ORS**) bei wesentlich geringerem Aufwand und Preis häufig ebenso effektiv wie intravenöse Maßnahmen. ORS fördert die Resorption von Natrium und Wasser im Dünndarm über die Aktivierung des Glukose-Natrium-Kotransporters, dessen Funktion auf der gleichzeitigen Anwesenheit von Natrium und Glukose im Darm beruht. Dieser Mechanismus wird in aller Regel nicht durch Entzündungen oder Toxine außer Kraft gesetzt. Auf dem Markt sind neben der WHO-Formulierung zahlreiche weitere ORS-Lösungen erhältlich, hierunter sind auch speziell für pädiatrische Patienten konzipierte Produkte.

Diätetische Maßnahmen sind ein weiterer Aspekt beim Management der akuten Diarrhoe. Milchprodukte sollten weitgehend vermieden werden, da v.a. virale und bakterielle Infektionen einen passageren Laktasemangel hervorrufen, der über die unverdaute Laktose zu weiteren Durchfällen, Blähungen und voluminösen, schaumigen Stühlen führen kann. Ebenso sollten Koffein und Alkohol vermieden werden, die beide Frequenz und Volumen des Stuhlgangs erhöhen. Nulldiät ist unnötig und sollte vermieden werden. Stattdessen sollten die Patienten zur Aufnahme kurzkettiger Kohlenhydrate ermuntert werden, wie etwa Kartoffeln, Nudeln, Reis, Bananen oder Suppen.

Sehr schnell symptomatisch wirksam sind **Peristaltikhemmer**. Hier ist Loperamid der bekannteste Wirkstoff. Dieses Medikament sollte jedoch von Laien nicht kritiklos und v.a. nicht zu lange eingesetzt werden, da es sonst zu Komplikationen bis hin zum toxischen Megakolon kommen kann. Bei Infektionen durch invasive Erreger mit Blutabgang oder Fieber ist die Substanz kontraindiziert, da die Lähmung der Darmmotilität zu einer längeren Verweildauer der Erreger im Intestinaltrakt führt.

In der Gruppe der **Adsorbenzien** liegen für Wismut-Subsalizylat die meisten Daten vor. In vielen Studien konnte eine relativ rasche Reduktion der Diarrhoefrequenz gezeigt werden. Die Substanz ist jedoch in den meisten europäischen Ländern nicht zugelassen. Zudem führt die Einnahme zur reversiblen Schwarzfärbung von Stuhlgang und Zunge. Für andere Adsorbenzien wie Kaolin, Pektin oder medizinische Kohle liegen keine überzeugenden klinischen Studien vor.

Eine interessante Alternative bei der symptomatischen Therapie der Reisediarhoe bietet die **Kombination Tanninalbuminat und Ethacridinlaktat**. Hierbei weist Tanninalbuminat adstringierende, schleimhautschützende und sekretionshemmende Eigenschaften auf, während Ethacridinlaktat durch anticholinerge und spasmolytische Eigenschaften die Darmpassage verlangsamt und die Rückresorption von Wasser fördert. Neben dem gewünschten Effekt der deutlichen Reduktion der Stuhlfrequenz wird die Darmschleimhaut geschützt und gleichzeitig die Vermehrung von potenziell pathogenen Keimen verhindert (siehe auch 51.4).

Antibiotische Therapie

Bei der akuten, unkomplizierten Diarrhoe zeigt die antibiotische Therapie nur bei weniger als 10% der Patienten einen nachweisbaren Vorteil [7]. Insbesondere bei einer Infektion mit EHEC sollte von einer Antibiose abgesehen werden. Studien bei Patienten mit einer Infektion durch E. coli O157:H7 haben gezeigt, dass Antibiotika zu einer erhöhten Toxinfreisetzung durch geschädigte Bakterien führen, was das Risiko eines hämolytisch-urämischen Syndroms oder einer thrombotischen thrombozytopenischen Purpura deutlich erhöht. Offensichtlich gibt es aber Indikationen zur antibiotischen Therapie (Tab. 51.**3**). Hierbei sind auch lokale Resistenzmuster zu berücksichtigen. So sind z.B. in Indien erworbene Shigellen häufig resistent gegen Aminopenicilline und Cotrimoxazol, seit wenigen Jahren auch zunehmend gegen Ciprofloxacin.

Aktuelle Studien zeigen eine hohe Effektivität von **Rifaximin**, eines nicht resorbierbaren Antibiotikums, in der Prophylaxe der Reisediarrhoe [10]. Im Vergleich zu dem zuvor zur Chemoprophylaxe empfohlenen Ciprofloxacin scheint eine etwas geringere Effektivität gegen invasive Enterobakterien zu bestehen, jedoch ist bedingt durch die fehlende Resorption auch das Nebenwirkungsspektrum deutlich geringer. Insbesondere entfallen hier die potenziellen zentralnervösen Nebenwirkungen von Ciprofloxacin.

Speziell auch bei der Reisediarrhoe gibt es Patienten, die eindeutig von einer antibiotischen Therapie profitieren. Hier ist bei der probatorischen Therapie eine Behandlung mit Azithromycin über 3 Tage anzuraten. Gegen das früher meist empfohlene Ciprofloxacin liegen mittlerweile in vielen Reiseländern erhebliche Resistenzen vor. Im Falle einer Infektion mit Clostridium difficile sind Metronidazol oder Vancomycin die Mittel der Wahl. Bei rezidivierenden Infektionen liegen sehr ermutigende Ergebnisse mit Probiotika vor, insbesondere mit Saccharomyces und Lactobacillus, die im Anschluss an eine antibiotische Therapie gegeben werden. Dies scheint die Wiederansiedlung der intestinalen Mikroflora zu fördern und somit eine erneute Ausbreitung von C. difficile zu verhindern.

Tab. 51.**3** Antibiotische Therapie bei Reisedurchfall.

Erreger	Antibiotikum	Alternative	Kommentar
Campylobacter	Azithromycin 1 × 500 mg für 3 Tage	Doxycyclin 1 × 200 mg für 7 Tage	möglichst frühzeitig
Clostridium difficile	Metronidazol 4 × 250 – 500 mg für 7 – 14 Tage	Vancomycin 4 × 250 mg oral für 7 – 14 Tage	bei Toxinnachweis und V. a. pseudomembranöse Kolitis
Entamoeba histolytica	Tinidazol 2 × 1 g für 3 Tage; anschließend Paromycin 3 × 500 mg für 7 Tage	Metronidazol 3 × 500 – 750 mg für 10 Tage; anschließend Paromycin 3 × 500 mg für 7 Tage	bei symptomatischer Infektion
Enteritis-Salmonellen	Ciprofloxacin 2 × 500 mg für 7 Tage	Azithromycin 1 × 500 mg für 3 Tage	bei Immunsuppression (Malignome, AIDS, Leberzirrhose etc.) und im Alter > 65 Jahre und < 1 Jahr
Giardia lamblia	Tinidazol 2 × 1 g für 3 Tage	Metronidazol 2 g/Tag für 3 Tage oder 3 × 250 mg für 10 Tage	bei symptomatischer Infektion
Shigellen	Ciprofloxacin 2 × 500 mg für 7 Tage	Azithromycin 1 × 500 mg für 3 Tage	möglichst frühzeitig
Vibrio cholerae	Doxycyclin 1 × 200 mg für 4 – 5 Tage	Cotrimoxazol 2 × 960 mg für 4 Tage	möglichst frühzeitig
Yersinien	Ciprofloxacin 2 × 500 mg für 7 Tage	Doxycyclin 1 × 200 mg für 7 Tage	möglichst frühzeitig

Weblinks

www.rki.de Informationen des Robert Koch-Instituts, insbesondere zu meldepflichtigen Krankheiten

www.crm.de Zusammenfassung der wichtigsten reisemedizinisch relevanten Erkrankungen, Referenzlabors, Konsilstellen etc.

51.4 Prophylaxe

„Koche es, schäle es oder vergiss es" – dies ist das Mantra jeder reisemedizinischen Beratung zur Prophylaxe der Reisediarrhoe. Auch wenn sich der prinzipielle Sinn dieser Maßnahme unbestritten ist, zeigen sich in der Praxis sehr schnell erhebliche Einschränkungen in ihrer effektiven Umsetzung. Zum einen zählt das Erleben der lokalen Küche für viele Reisende zum kulturellen Genuss einer Reise dazu. Zum anderen sind strikte Diätmaßnahmen oft nicht durchzuhalten. Dies führt zu erheblichen Complianceproblemen bei dieser Empfehlung. Weiterhin ist in mehreren Studien gezeigt worden, dass zumindest bei Pauschaltouristen das Essverhalten keinen wesentlichen Einfluss auf die Inzidenz der Diarrhoe hat [1, 3, 8, 9]. Somit sind ggf. weitere prophylaktische Maßnahmen zu erwägen. Hier werden verschiedene Konzepte empfohlen, die durchaus auch ergänzend eingesetzt werden können.

Probiotika werden seit langem in der Prophylaxe der Reisediarrhoe diskutiert. Sie sollen das Darmmilieu im Sinne eines Infektionsschutzes verändern und die Ansiedlung pathogener Keime erschweren. Studien mit Saccharomyces zeigen eine Effektivität von 11% bei der Reduktion der Reisediarrhoe [11]. Wird die regelmäßige Einnahme vom Reisenden akzeptiert, kann hier immerhin ein messbarer Schutz erreicht werden.

Einen besonderen Stellenwert hat der in Deutschland zugelassene, aktive **Totimpfstoff gegen Cholera**, da hiermit gleichzeitig ein Schutz gegen das hitzelabile Toxin von ETEC erreicht werden kann. Bei weitestgehendem Fehlen von Nebenwirkungen liegt der Schutz gegen Cholera bei 85%, der gegen ETEC-Diarrhoe bei ca. 70% [12]. Da der Impfstoff schon seit 1992 in Skandinavien zugelassen ist, liegen ausreichende Erfahrungen zur Reaktogenität und protektiven Effektivität vor. Aufgrund der hohen Erregervariabilität beim Syndrom Reisedurchfall waren die Erwartungshaltungen zur Effektivität der Impfung eingeschränkt, sie wurden initial auf ca. 20% geschätzt. Dies hat sich in der Praxis jedoch nicht bestätigt. Neuere Daten weisen auf eine weit höhere protektive Effektivität der Impfung gegen Reisedurchfall hin, in einzelnen Studien erreicht diese bis 57% [13, 14].

Die regelmäßige Einnahme der **Kombination Tanninalbuminat und Ethacridinlaktat** scheint einen vergleichsweise hohen Schutz gegen Reisediarrhoe zu bieten, der in vergleichenden Untersuchungen bis 38% betrug. Der durch die Kombination ausgeübte, schützende Effekt auf die Darmschleimhaut scheint auch gegen invasive Erreger zu wirken. Wesentliche Nebenwirkungen sind nicht beschrieben. Somit ist die prophylaktische Einnahme von Tanninalbuminat und Ethacridinlaktat derzeit die Maßnahme mit dem größten messbaren Effekt gegen Reisediarrhoe. Sie kann ohne wesentliche Einschränkungen empfohlen werden.

Prophylaktische Maßnahmen gegen Reisedurchfall sind v.a. notwendig bei besonders Exponierten (Beschäftigte im Gesundheitswesen, in der Katastrophenhilfe, in Flüchtlingscamps, bei Projekten von Hilfsorganisationen), bei Reisenden, für deren Tätigkeit Diarrhoe inakzeptabel ist (Geschäftsleute, Militär, Politiker etc.) und bei Personen, die durch Diarrhoe besonders gefährdet sind (chronisch Kranke, kleine Kinder, ältere Reisende etc.). Für jede dieser Gruppen stehen Prophylaxemaßnahmen zur Verfügung, die eine messbare Effektivität aufweisen. Diese können bei entsprechendem Bedarf auch kombiniert angewendet werden (z.B. Impfung gegen Cholera und Einnahme von Tanninalbuminat/Ethacridinlaktat). Ein allgemeingültiges Patentrezept zur Prophylaxe der Reisediarrhoe existiert jedoch nicht.

Tipp für die Praxis

Ein besonderes Risiko an Diarrhoe zu erkranken besteht bei Reisen ins tropische Ausland. Je nach Reiseland sind bis zu 80% der Touristen vom Reisedurchfall betroffen. Die Erkrankung wird meist durch Mikroorganismen wie Bakterien, Viren und Parasiten oder deren Toxine verursacht, das Erregerspektrum ist hierbei vielfältig. Durchfallerkrankungen verlaufen meist benigne als selbstlimitierende Erkrankung. Insbesondere bei Risikogruppen gibt es jedoch auch schwerwiegende Verläufe. In den meisten Fällen ist eine symptomatische Therapie ausreichend; unterschiedliche Präparate zur Selbstmedikation sind hierfür erhältlich.

Literatur

[1] Steffen R. Epidemiology of traveler's diarrhea. Clin Infect Dis 2005; 41: S536 – 540

[2] duPont HL, Olarte J Evans DG et al. Comparative susceptibility of Latin American and United States students to enteric pathogens. N Engl J Med 1976; 295: 1520 – 1521

[3] von Sonnenburg F, Tornieporth N, Waiyaki P et al. Risk and aetiology of diarrhoea at various tourist destinations. Lancet 2000; 356: 133 – 134

[4] Steffen R, Lobel HO. Epidemiologic basis for the practice of travel medicine. J Wildern Med 1994; 5: 56 – 66

[5] Jelinek T, Schulte C, Behrens R et al., for TropNetEurop. Clinical and epidemiological characteristics of falciparum malaria among travellers and immigrants with imported falciparum malaria in Europe: sentinel surveillance data from TropNetEurop. Clin Infect Dis 2002; 34: 572 – 576

[6] Jelinek T, Lotze M, Eichenlaub S et al. Prevalence of infection with Cryptosporidium parvum and Cyclospora cayetanensis among international travelers. Gut 1997; 41: 801 – 804

[7] Wolf DC, Giannella RA. Antibiotic therapy for bacterial enterocolitis: A compehensive review. Am J Gastroenterol 1993; 88: 1667 – 1671

[8] Jiang ZD, Lowe B, Verenkar MP et al. Prevalence of enteric pathogens among international travelers with diarrhea acquired in Kenya (Mombasa), India (Goa), or Jamaica (Montego Bay). J Infect Dis 2002; 185: 497 – 502

[9] Ericsson CD. Travelers' diarrhea: Epidemiology, prevention, and self-treatment. Infect Dis Clin North Am 1998; 12: 285 – 289

[10] Taylor DN, Bourgeois AL, Ericsson CD et al. A randomised, double-blind, multicenter study of rifaximin compared with placebo and with ciprofloxacin in the treatment of traveler's diarrhea. Am J Trop Med Hyg 2006; 74: 1060 – 1066

[11] Kollaritsch H, Holst H, Grobara P et al. Prevention of traveler's diarrhea with Saccharomyces boulardii. Results of a placebo controlled double-blind study. Fortschr Med 1993; 111: 152 – 156

[12] Peltola H, Siitonen A, Kyronseppa H et al. Prevention of travellers' diarrhoea by oral B-subunit/whole-cell cholera vaccine. Lancet 1991; 338: 1285 – 1289

[13] Lopez-Gigosos R, Garcia-Fortea P, Reina-Doña E et al. Effectiveness in prevention of travellers' diarrhoea by an oral cholera vaccine WC/rBS. Travel Med Infect Dis 2007; 5: 380 – 384

[14] Ramon Torrell JM, Masuet Aumatell C, Morchon Ramos S et al. Prevention of travellers' diarrhoea among high risk travellers by dukoral oral vaccination. Proc. 10th Conference of the International Society of Travel Medicine. Vancouver 2007; Vol 1: 98

52 Differenzialdiagnose von Hautbeschwerden

S. W. Wassilew

Editorial

Reisen bildet, macht Spaß, befriedigt die Abenteuerlust und dient der Erholung. Souvenirs halten angenehme Reiseerinnerungen für lange Zeit fest. Es gibt aber auch unangenehme Mitbringsel, wie etwa lästige Hautbeschwerden, die man mit ärztlicher Hilfe schnell wieder loswerden möchte.

Das Wichtigste in Kürze

- Am häufigsten wird über lästigen bis quälenden, generalisierten oder lokalisierten Juckreiz geklagt, seltener über Schmerzen. Ursache und klinisches Bild der mit Juckreiz einhergehenden Hauterkrankungen sind sehr variabel. (Auf Juckreiz bei internistischen Erkrankungen wird in diesem Kapitel nicht eingegangen.)
- Eine symptomatische Behandlung ist, wenn überhaupt, nur kurzzeitig wirksam. Eine erfolgreiche Therapie erfordert die diagnostische Abklärung der Ursache. Unzulängliche Behandlungsversuche während der Reise oder nach der Rückkehr, können die Diagnose erheblich erschweren.
- Diagnostische Hinweise geben Reiseziel, -zeit, und persönliche Aktivitäten wie Arbeit, Sport oder Erholung.

52.1 Einführung

Die Haut von Menschen, die in gemäßigten Klimazonen leben, wird immer häufiger in tropischen und subtropischen Regionen mit ungewohnten Umwelteinflüssen konfrontiert. Hierzu gehören Klimafaktoren, ein ungewohntes Erregerspektrum und eine erheblich größere Erregerdichte. Eine Hautgefährdung kann dabei durch persönliche Aktivitäten verstärkt werden.

Hautbeschwerden sind häufig. Je nach Statistik suchen ca. 10% der Reisenden mit Gesundheitsproblemen deswegen einen Arzt auf. Dies gilt gleichermaßen für Reisende aus den USA [13,16], Europa [2,12,19,20] und anderen Regionen [21].

Bestehende Hautkrankheiten können ebenfalls durch Reisen – insbesondere in subtropische und tropische Regionen – beeinflusst werden, sind aber nicht Thema dieses Kapitels. Hierzu gehören die Provokation einer Psoriasis durch Antimalariamitteln und die Exazerbation einer atopischen Dermatitis durch starkes Schwitzen.

52.2 Generalisierter Juckreiz

Austrocknungsdermatitis

Klinik. Der Juckreiz beginnt schon am Ende der Reise. Sichtbare Befunde fehlen manchmal. Bei genauem Hinsehen oder mit einer Lupe erkennt man eine feine Schuppung, bei älteren Patienten kann eine schollige Austrocknung bis hin zur Entzündung (Austrocknungsdermatitis) sichtbar sein.

Ätiologie. Sonne, Schweiß und häufiger Wasserkontakt durch Baden oder Duschen können die Haut austrocknen.

Diagnose. Bei typischer Klinik (Abb. 6.**2**) ist die Diagnose einfach. Auch wenn klinisch nicht sichtbar, ist histologisch ein entzündliches Infiltrat nachweisbar.

Differenzialdiagnose. Alle generalisierten Dermatitiden. Durch Sonnenlicht provozierte fototoxische Dermatitiden treten häufig nach Einnahme bestimmter Medikamentengruppen auf, z. B. Diuretika, nicht steroidale Antiphlogistika (NSAID) und Tetracycline.

Therapie. Bei ausgeprägter Dermatitis kann eine milde Kortisoncreme oder -salbe aufgetragen werden. In der Regel ist die Hautpflege mit lipidhaltigen Lotionen ausreichend, die zunächst zweimal, später einmal täglich, nach dem Waschen appliziert werden soll. Die Häufigkeit des Duschens und die Temperatur muss reduziert werden. Seifen dürfen nur sehr sparsam verwendet werden (siehe Kap. 6).

Prophylaxe. Hautreinigung und Hautpflege, wie unter „Therapie" beschrieben. Sonnenschutzmaßnahmen (siehe Kap. 6).

Akneiforme polymorphe Lichtdermatose

Synonyme. Mallorca-Akne, Acne aestivalis. Der häufig benutzte Name „Mallorca-Akne" ist irreführend. Die Hautbeschwerden treten nicht nur bei Mallorca-Reisenden auf. Es handelt sich um keine Akne, sondern um eine polymorphe Lichtdermatose.

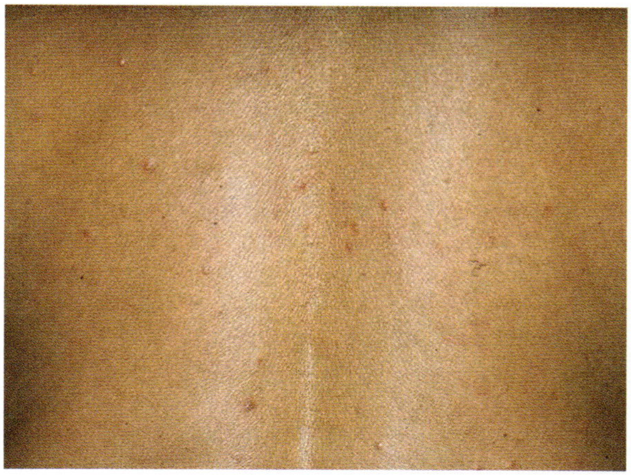

Abb. 52.1 Akneiforme polymorphe Lichtdermatose, sog. Mallorca-Akne.

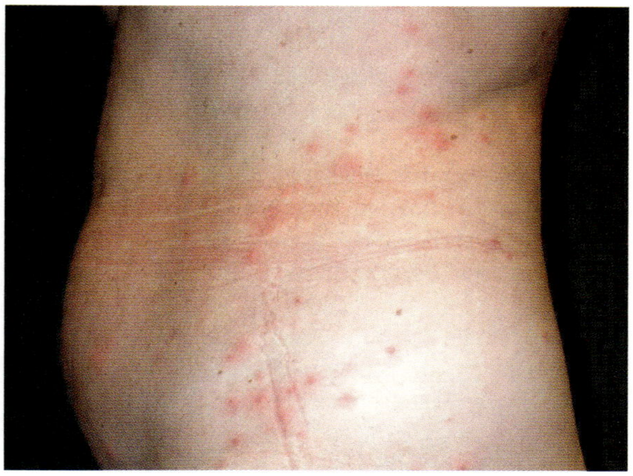

Abb. 52.2 Schwimmbad-Dermatitis, auch Whirlpool-Dermatitis genannt.

Klinik. Die Beschwerden beginnen schon während der Reise. Im Bereich der UV-exponierten und talgdrüsenfollikelreichen Hautareale treten disseminierte, polymorphe, leicht gerötete Papeln auf, die unterschiedlich stark jucken. Komedonen fehlen (Abb. 52.**1**).

Ätiologie. Die UV-Strahlung bei der ersten starken Sonnenexposition in einem Urlaub in Regionen mit starker Sonneneinwirkung löst die follikulären, akneiformen Hautveränderungen aus. Zusammenhänge mit Lichtschutzmitteln und Kosmetika werden erörtert, sind aber unwahrscheinlich.

Diagnose. Reiseanamnese mit Hinweisen auf eine erste starke UV-Exposition.

Differenzialdiagnose. Schwimmbad-Dermatitis, die aber oft andere Lokalisationen betrifft (Abb. 52.**2**).

Therapie. Die Papeln heilen von allein ab. Gegen den Juckreiz helfen z. B. Schüttelmixturen. Bei starker Ausprägung ist eine Schälbehandlung mit lokalen Retinoiden hilfreich.

Prophylaxe. Vorsichtige Gewöhnung der Haut an UV-Strahlung. Lichtschutzmittel sind nicht ausreichend wirksam.

Schwimmbad-Dermatitis

Synonym. Whirlpool-Dermatitis.

Klinik. Während oder nach der Reise treten stammbetonte follikuläre Papeln, Pusteln und Bläschen auf. Unterschiedlich starker generalisierter Juckreiz führt die Betroffenen zum Arzt (Abb. 52.**2**). Selten bestehen Allgemeinerscheinungen mit Fieber, Übelkeit und Erbrechen.

Ätiologie. Follikuläre Infektionen mit schwach pathogenen Pseudomonas-aeruginosa-Stämmen, die sich in ungenügend chloriertem Wasser vermehren können. Hitze und Hautmazeration begünstigen die Infektion.

Diagnose. Badeanamnese. Bei ausgeprägten Befunden bakteriologische Untersuchungen von Follikelabstrichen.

Differenzialdiagnose. Polymorphe Lichtdermatosen.

Therapie. Austrocknende Schüttelmixturen sind i. d. R. ausreichend.

Prophylaxe. Falls möglich, auf ausreichenden Chlorgehalt im Poolwasser und die Einstellung des pH-Wertes auf 7,2 – 7,8 achten.

Urtikaria

Synonym. Nesselfieber.

Klinik. Eine Urtikaria tritt meist schon während der Reise auf und heilt mit oder ohne Behandlung während der Reise ab. Sie kann aber persistieren und einen chronisch rezidivierenden Verlauf nehmen. Disseminierte, kleinfleckige oder großflächige, plötzlich auftretende Quaddeln, die stark jucken, während oder nach der Reise. Sie bestehen typischerweise 12 – 24 h, bilden sich zurück und treten an anderer Stelle neu auf.

Ätiologie. Inhalierte, injizierte oder als Nahrung zugeführte Allergene lösen die Erkrankung aus. Kontakturtikaria ist sehr selten. Die häufigsten Ursachen einer akuten Urtikaria sind Medikamente und internistische Erkrankungen des Magen-Darm-Trakts. Der Verlauf ist selbstlimitierend über 4 – 6 Wochen. Eine chronische oder chronisch rezidivierende Urtikaria dauert länger an. Sie bedarf einer gründlichen Untersuchung; eine Ursache wird allerdings oft nicht gefunden.

Diagnose. Das klinische Bild ist meist typisch.

Differenzialdiagnose. Urtikarielle Vaskulitis. Bei untypischen Befunden müssen andere Erkrankungen, die mit Exanthemen einhergehen können (z.B. Dengue-Fieber u.v.a.) ausgeschlossen werden.

Therapie. Orale Einnahme von Antihistaminika in der vom Hersteller angegebenen Dosierung, die bei Bedarf aufs Mehrfache gesteigert werden kann.

Prophylaxe. Nicht möglich.

Generalisierte persistierende Stichreaktionen

Synonyme. Prurigo simplex acuta oder subacuta, Urticaria papulosa chronica, subakute oder chronische Prurigo.

Arthropoden sind nicht nur Überträger von Erregern wichtiger Reisekrankheiten, ihre Stiche können auch zu quälend juckenden, akuten und persistierenden Lokalreaktionen führen. Reaktionen auf Arthropodenstiche gehören seit langem zu den häufigsten Tourismusdermatosen [1,16].

Klinik. Sie präsentieren sich nach der Reise als lokale oder disseminierte stark juckende stecknadel- bis fingernagelgroße, derbe, erythematöse und gelbliche Seropapeln und Papeln. Reiben und Kratzen führt bei persistierenden Knoten zu einer temporären Linderung des Juckreizes mit anschließender Exazerbation (Abb. 52.**3**). Kratzdefekte können zu Infektionen (Abb. 52.**4**) mit Schmerzen und konsekutiver Narbenbildung führen.

Ätiologie. Es handelt sich um eine immunologische Entzündungsreaktion auf Proteine im Arthropodenspeichel oder -gift. Ein Rückschluss auf die auslösenden Insekten (Moskitos, Flöhe, Läuse) und andere ist nicht möglich.

Diagnose. Sie ergibt sich aus Anamnese und Befund. Die Histologie, falls notwendig, ist typisch.

Differenzialdiagnose. Postskabiöse Papeln. Es müssen Infektionskrankheiten, wie etwa eine Lues latenz oder eine HIV-Infektion, mit juckendem papulösem Ausschlag ausgeschlossen werden, was i.d.R. durch eine sorgfältige Anamnese gelingt, mit – bei entsprechenden Hinweisen – einer serologischen Untersuchung.

Therapie. Bei Seropapeln sind kurzfristig angewandte lokale Glukokortikoide nützlich. Bei persistierenden Papeln ist die Lokaltherapie nicht ausreichend, Antihistaminika sind ebenfalls wenig hilfreich. Gut wirksam ist die lokale intrafokale Applikation von Kortikoid-Kristallsuspension, z.B. 10 mg Trimcinolonacetonid (1 ml) in 4 ml eines Lokalanästhetikums gelöst, oder die orale Gabe von Prednison 1 mg/kg KG/d oder einer äquivalenten Dosis über 5–10 Tage.

Rezidivpapeln nach ca. 3 Wochen sind möglich und können gleichermaßen behandelt werden.

Prophylaxe. Insektenschutz, wo möglich.

Larvendermatitis

Synonyme. Nesseltierlarven-Dermatitis, Seabather's Eruption, Zerkariendermatitis, Swimmer's Itch.

Klinik. Disseminierte Seropapeln und Papeln mit starkem Juckreiz, die typischerweise 4–12 h nach Baden im Meer (Karibik, Küsten Floridas) oder in Binnenseen auftreten und klinisch einer subakuten, seltener einer chronischen Prurigo entsprechen (Abb. 52.**5**). Der Verlauf ist i.d.R. selbstlimitierend, Persistenz der Papeln und des quälenden Juckreizes sind aber über Wochen möglich.

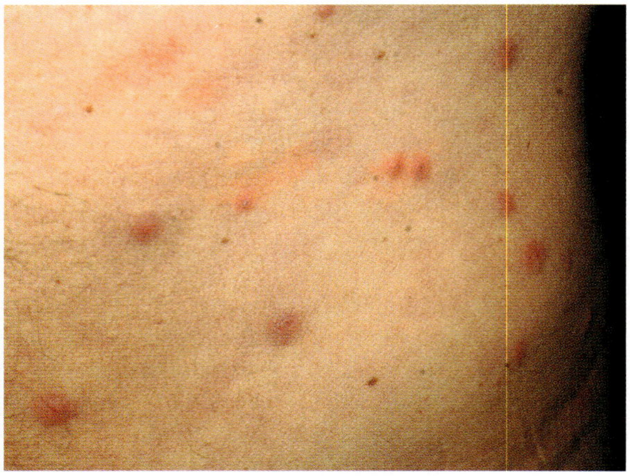

Abb. 52.3 Generalisierte persistierende Stichreaktionen.

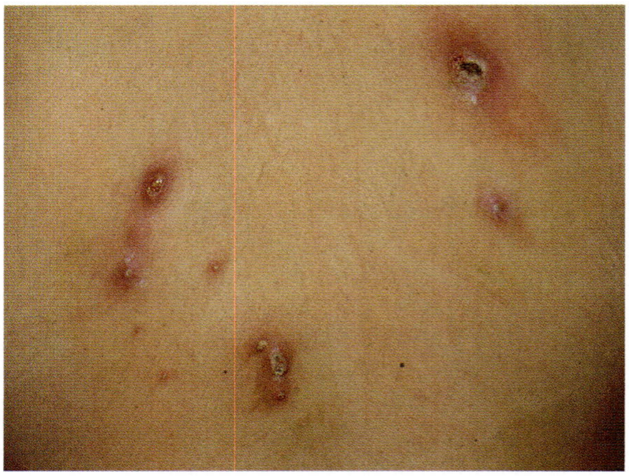

Abb. 52.4 Sekundär infizierte Stichreaktionen.

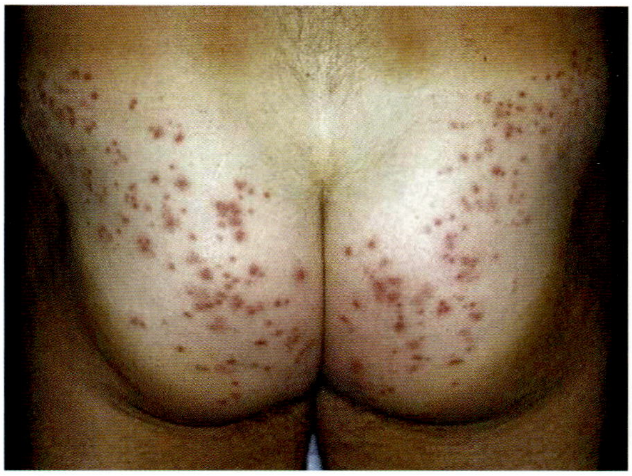

Abb. 52.5 Larvendermatitis, auch „Seabather's Eruption" genannt.

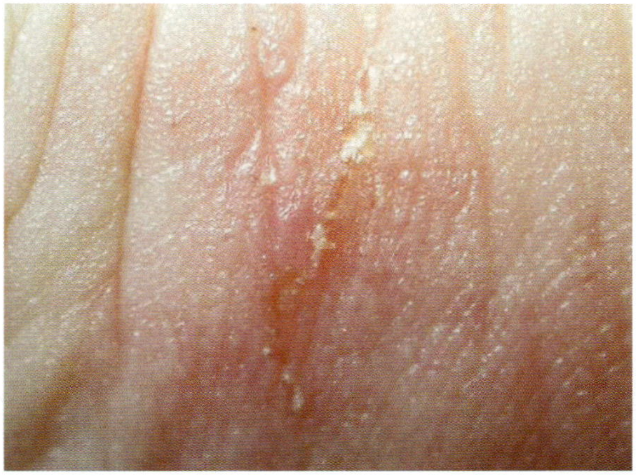

Abb. 52.6 Typische Milbengänge bei Skabies.

Ätiologie. Bei Reisenden in tropische und subtropische Regionen handelt es sich meist um eine immunologische Entzündungsreaktion auf Nesseltierlarven-Toxine (Kontakt mit Larven u.a. von Seeanemonenspezies oder Fingerhutquallen). Die Hautveränderungen finden sich typischerweise an durch Badekleidung bedeckten Regionen [14].

Die Zerkariendermatitis kann weltweit auftreten, nicht nur nach Baden im Meer, sondern auch nach Baden in Binnenseen. Die im Wasser frei lebenden Schwanzlarven (Zerkarien) von verschiedenen (meist) Vogelschistosomen entwickeln sich in Wasserschnecken, die als Zwischenwirte fungieren. Sie penetrieren in die menschliche Haut, wo sie zu einer Entzündungsreaktion führen. Die Hautveränderungen finden sich im Gegensatz zur Nesseltierlarven-Dermatitis im Bereich des gesamten Integuments ohne bevorzugte Lokalisation. Die Betroffenen erkranken nicht an einer Bilharziose.

Diagnose. Sie ergibt sich aus der Anamnese. Serologische Untersuchungen sind möglich, aber i.d.R. überflüssig.

Differenzialdiagnose. Wie bei Insektenstichreaktionen (52.2.5).

Therapie. In der Regel erfolgt die Abheilung spontan noch während der Reise. Bei Persistenz der juckenden Papeln kann wie bei persistierenden Insektenstichreaktionen (52.2.5) behandelt werden.

Prophylaxe. Nicht möglich. Eine in den USA angebotene schützende Lotion (Jellyfish Sting Protective Lotion) ist nicht wirksam [4].

Skabies

Synonym. Krätze.

Klinik. Starker generalisierter, seltener lokalisierter Juckreiz, der sich in Bettwärme verstärkt. Typische Hauterscheinungen sind unregelmäßige, wenige Millimeter lange Milbengänge (Abb. 52.**6**). Bevorzugte Lokalisationen sind interdigitale Falten, die Handinnenflächen, bei Frauen die Areolae mammae, bei Männern der Penisschaft. Bei Kindern und Säuglingen finden sich typische Veränderungen auch an den Fußsohlen. Mitreisende Kinder sind besonders häufig betroffen. Bei mangelnder Behandlung oder Fehlbehandlung entwickelt sich der Aspekt eines ausgedehnten, manchmal generalisierten Ekzems (Abb. 52.**7**). Trotz erfolgreicher Behandlung mit Elimination der Milben können stark juckende Knoten zurückbleiben, die postskabiöse Prurigo (Abb. 52.**8**).

Ätiologie. Bei engem körperlichem Kontakt können befruchtete Weibchen von Mensch zu Mensch übertragen werden. Dies erfolgt bei Kindern beim Spielen und beim Sport, bei Erwachsenen häufig beim Geschlechtsverkehr. Die Übertragung durch Körper- oder Bettwäsche ist möglich, aber selten.

Die Krätzemilben kommen weltweit vor. Die Erkrankung und damit die Kontaktmöglichkeiten sind in Tropen und Subtropen sehr viel häufiger als in Mitteleuropa.

Diagnose. Die typischen Milbengänge weisen auf die Erkrankung hin. Der mikroskopische oder dermatoskopische Nachweis der Milben, der typischen Eier, Eihüllen oder Kotballen sind für die Diagnose beweisend.

Differenzialdiagnose. Alle juckenden Dermatitiden und disseminierten Prurigoerkrankungen. Auch unter einer Impetigo kann sich eine sekundär infizierte Skabies befinden.

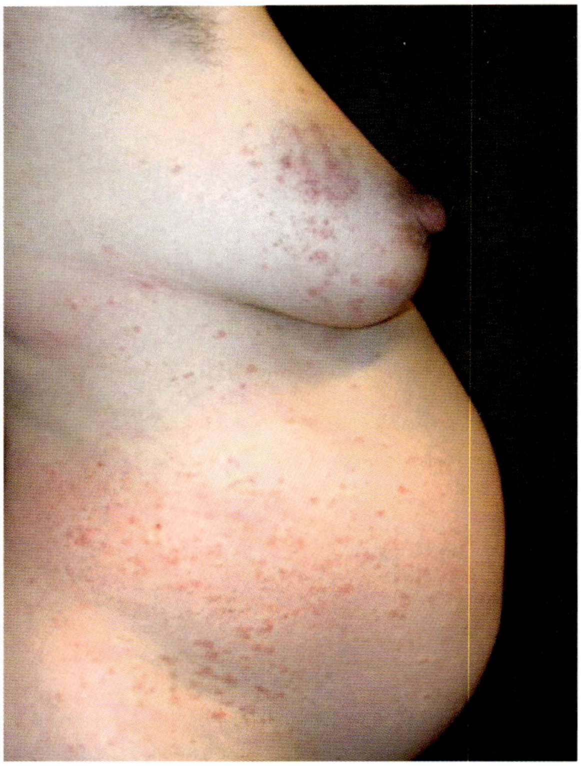

Abb. 52.7 Generalisierte Dermatitis bei Skabies.

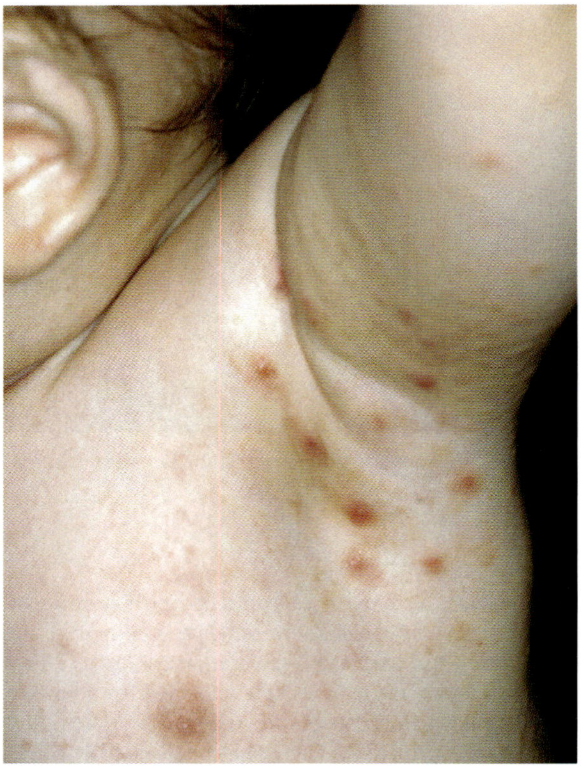

Abb. 52.8 Postskabiöse Papeln an typischer Lokalisation.

Therapie. Lokaltherapie der Wahl bei Erwachsenen: 5%ige Permethrincreme oder -salbe, 2-mal täglich über 3 Tage appliziert. Bei Säuglingen und Kleinkindern: 2,5–5%ige Permethrincreme einmalig für 8–12 h. Auch bei Schwangeren und Neugeborenen ist die Permethrintherapie vertretbar. Der Therapieerfolg muss durch klinische Untersuchungen kontrolliert und die Therapie eventuell über einen längeren Zeitraum fortgesetzt werden. Die häufigsten Therapieversager beruhen auf einer mangelnden Behandlung der Handinnenflächen (häufiges Händewaschen!) und der Fußsohlen. Auch Reinfektionen kommen vor.

Ivermectin 200 µg/kg KG als Einmaldosis ermöglicht eine systemische Therapie der Skabies, ist aber in Deutschland im Gegensatz zu Frankreich hierfür nicht zugelassen. Es lässt sich unter dem Handelsnamen Stromectol über Apotheken beziehen. Die Behandlung ist hochwirksam. Eine Off-Label-Indikation besteht bei therapieresistenten Fällen, bei immunsupprimierten Patienten und bei krustöser Skabies. Auch bei Patienten mit stark ekzematöser oder erosiver Haut kann es angewendet werden. Bei Kindern unter 15 kg KG und Schwangeren ist Ivermectin kontraindiziert. Da es nicht ovozid ist, sollte die orale Gabe nach 10–14 Tagen wiederholt werden [22].

Nach einer erfolgreichen antiskabiösen Behandlung können juckende erythematöse Papeln persistieren. Diese postskabiösen Papeln sind als Prurigo subacuta oder chronica zu deuten und entsprechend zu behandeln. Eine wiederholte antiskabiöse Therapie ist bei fehlenden Milbengängen unwirksam.

Prophylaxe. Zu enge Hautkontakte, falls möglich, zu Patienten mit Dermatitis und Juckreiz meiden oder durch Tragen zum Beispiel von Handschuhen reduzieren. Bei engen Wohnverhältnissen können Behandlungen von Kontaktpersonen diskutiert werden.

Lokalisierter Juckreiz

Akute und persistierende Stichreaktionen, im Sinne einzelner Prurigopapeln, u. a. durch Stechmücken und Flöhe, sind auch eine häufige Ursache für lokalisierten Juckreiz. Ätiologie, Diagnosen, Therapie und Prophylaxe entsprechen den disseminierten Stichreaktionen (Kap. 52.2, Generalisierte persistierende Stichreaktion, S. 436).

Larva migrans cutanea

Synonyme. Hautmaulwurf, Creeping Eruption.

Klinik. Die häufigste Wurminfestation der Haut bei Tropenreisenden nach Afrika, Mittel- und Südamerika ist typischerweise an den Füßen oder am Gesäß lokalisiert. Die Ektoparasitose kommt dort vor, wo streunende Hunde

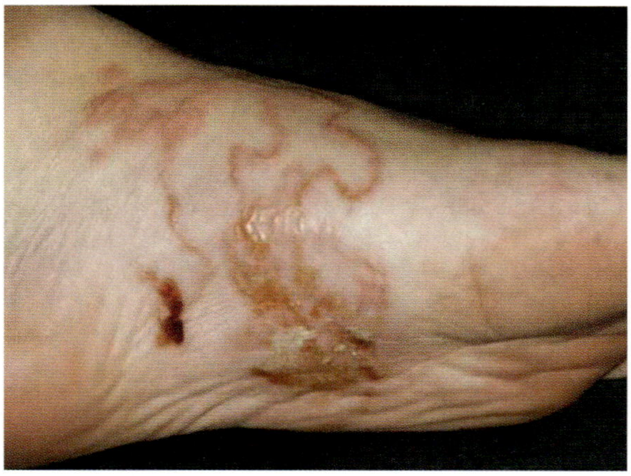

Abb. 52.9 Larva migrans cutanea.

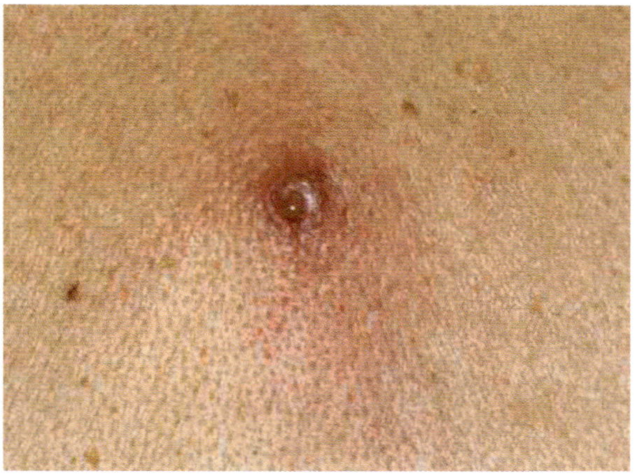

Abb. 52.10 Furunkulöse Myiasis.

und Katzen den Boden mit Kot, der Wurmlarven enthält, kontaminieren. Andere Lokalisationen sind möglich, wenn andere Hautregionen mit verunreinigtem Sand in Berührung kommen. Leitsymptome sind die gewundenen erythematösen Larvengänge (Abb. 52.**9**), mit starkem lokalisiertem Juckreiz.

Ätiologie. Die Infestation erfolgt bei direktem Kontakt der Haut mit kontaminiertem Sand. Die Larven von animalen Hakenwürmern, z. B. Ancylostoma braziliense, penetrieren dann innerhalb weniger Minuten in die Epidermis, wo sie eine Entzündung hervorrufen.

Diagnose. Reiseanamnese und Befund sind diagnostisch.

Differenzialdiagnose. Larva currens bei Strongyloidiasis, einer Wurminfektion, die nicht auf die Haut beschränkt ist, aber mit Hautsymptomen – ähnlich wie bei der Larva migrans cutanea – einhergehen kann. Die häufigste Lokalisation ist perianal.

Therapie. Die Erkrankung ist selbstlimitierend, kann aber erheblichen Leidensdruck bewirken. Therapie der Wahl ist Ivermectin als Einmaldosis von 200 µg/kg KG. Albendazol 400 mg/d oral für 3 Tage ist ebenfalls wirksam. Alternativ kann Thiabendazol 10 – 15 %ig in einem Salbenverband 3-mal täglich angewendet werden.

Prophylaxe. Kontaktvermeidung durch Tragen von Badeschuhen an möglicherweise kontaminierten Stränden. Sandalen sind nicht ausreichend. Möglichst nicht direkt auf kontaminiertem Boden sitzen. Textilien (z. B. Badekleidung oder Handtücher) nicht auf dem Boden trocknen. Sand, der mit Meerwasser durchfeuchtet ist, stellt kein Risiko dar [9].

Furunkulöse Myiasis

Die Myiasis des Menschen kommt dort vor, wo die Parasitose auch als Zoonose vorkommt. Verschiedene Organe können befallen sein. Im Folgenden wird nur die Myiasis der unverletzten Haut abgehandelt.

Klinik. In der Haut treten – während oder nach Aufenthalt in Endemiegebieten (Afrika, tropisches Amerika und Asien) – einzelne (Abb. 52.**10**) oder multiple juckende Knoten auf, die – insbesondere bei Berührung – stechende Missempfindungen auslösen können. Charakteristisch ist eine zentrale Öffnung, aus der sich Sekret entleeren kann. Viele Patienten geraten in Panik, weil sie spüren, dass sich in ihrer Haut etwas bewegt und suchen daher die Notfallambulanz auf [10]. Juckreiz kommt vor. Afrikareisende zeigen oft mehrere Knoten, Reisende aus Südamerika einzelne Knoten.

Ätiologie. Die Eier verschiedener Fliegenspezies gelangen auf unterschiedliche Weise auf die menschliche Haut, z. B. mit verschmutzter kontaminierter Wäsche. Innerhalb kurzer Zeit schlüpfen Larven (Abb. 52.**11**) aus den Eiern und bohren sich in die Haut ein.

Bizarrer ist der Vorgang bei **Dermatobia hominis** in Südamerika: Die befruchtete weibliche Fliege klebt ihre Eier auf das Abdomen von Stechmücken. Diese dienen als Träger, um die Eier auf den endgültigen Wirt zu transportieren. Während die Stechmücken Blut saugen, schlüpft die Larve und bohrt sich aktiv in die Haut des Wirts ein [10, 17, 18]. Die entzündliche Reaktion auf die intraepidermalen Larven ist gering. Nach 5 – 10 Wochen verlässt die ausgewachsene Larve die Haut.

Diagnose. Die Angaben des Patienten (Bewegung in der Haut) und die Reiseanamnese erlauben eine schnelle Diagnose.

Differenzialdiagnose. Tungiasis, Pyodermie.

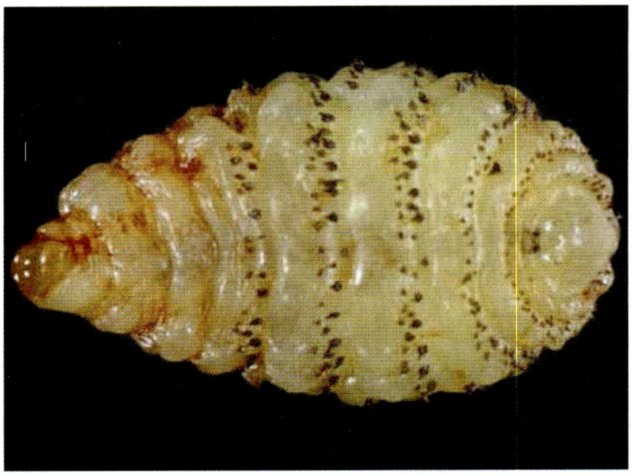

Abb. 52.11 Fliegenlarve, Erreger der furunkulösen Myiasis.

Therapie. Verschiedene Methoden basieren auf dem Prinzip einer zumindest partiellen Asphyxie der Larve durch Verschluss der Atemöffnung mit z.B. Öl oder Wachs. Die Larve soll dann den Wirt verlassen. Eine schnellere Therapie gelingt durch eine sorgfältige chirurgische Extraktion der Larve oder Exzision des Knotens, der die Larve enthält. Sollte Letzteres nicht möglich sein, soll eine systemische Therapie mit Ivermectin wirksam sein [18].

Prophylaxe. Nur begrenzt durch Mückenschutz möglich.

Tungiasis

Klinik. Insbesondere an den Füßen lokalisiert, treten stark juckende, später schmerzhafte, einzelne oder multiple Knoten auf. Zehenzwischenräume und Nagelbetten sind besonders betroffen. Sekundäre bakterielle Infektionen sind die Regel.

Ätiologie. Der Erreger Tunga penetrans ist der kleinste bekannte Floh mit 1 mm Länge. Er kommt im tropischen Afrika und Amerika vor. Seine Larven entwickeln sich in trockenem Sand zu adulten Flöhen. Befruchtete weibliche Flöhe penetrieren die Haut zwischen den Zehen oder unter den Nägeln. Sie produzieren große Mengen Eier und führen zu einer heftigen Entzündung [20].

Diagnose. Bei typischer Lokalisation klinisch. Untypische Erkrankungen können histologisch gesichert werden.

Differenzialdiagnose. Myiasis, Pyodermie (s.u.), Fremdkörperverletzung.

Therapie. Die Flöhe müssen komplett chirurgisch entfernt werden, z.B. durch Kürettage oder Exzision.

Prophylaxe. Tragen geschlossener Schuhe.

Zeckenstiche

Klinik. Juckende, manchmal schmerzhafte, erythematöse Hautveränderungen mit zentraler Nekrose. Abheilung nach einigen Wochen mit postinformatorischer Pigmentierung. Bei Borrelien Übertragung, blasses zentrifugal fortschreitendes Erythem.

Ätiologie. Stiche verschiedener Zeckenspezies. Zecken sind wichtige Überträger von Infektionen, wie z.B. Rickettsiose, Borreliose und Frühsommer-Meningoenzephalitis (FSME).

Diagnose. Identifizierung der Zecke.

Differenzialdiagnose. Andere Arthropodenstiche.

Therapie. Mechanische Entfernung der Zecke.

Prophylaxe. Schutzkleidung, wenn intensiver Kontakt mit Zecken – z.B. bei Aufenthalt in Endemiegebieten – zu befürchten ist.

Flohstiche

Klinik. Gruppiert stehende, stark juckende Seropapeln und Papeln.

Ätiologie. Es handelt sich um eine entzündliche Reaktion auf den Speichel verschiedener Flohspezies.

Diagnose. Bei Identifizierung der Flöhe möglich.

Differenzialdiagnose. Stiche anderer Arthropoden.

Prophylaxe. Nicht möglich.

Pedikulosis, Phtiriasis

Klinik. Starker Juckreiz an den Orten der Parasiteninfestation, meist behaarter Kopf (Pedikulosis) oder Genitalbereich (Phtiriasis). Andere Lokalisationen sind möglich. Bei zu später Behandlung entstehen Dermatitiden.

Ätiologie. Besiedlung behaarter Körperareale mit den Läusearten Pediculus humanus oder Phtirus pubis. Die Übertragung erfolgt durch direkten Kontakt mit infestierten Personen, bei Phtiriasis meist durch Geschlechtsverkehr.

Diagnose. Nachweis der Parasiten oder der an den Haaren befestigten Nissen.

Differenzialdiagnose. Bei fortgeschrittener Infestation mit Entzündungsreaktionen entspricht das klinische Bild sekundär infizierten Dermatitiden. Verwechslungen mit Mykosen des behaarten Kopfes sind möglich.

Therapie. Applikation von Insektiziden wie Permethrin in Lotionen und Shampoos i. d. R. 2-mal im Abstand von 8 Tagen. Auskämmen der infektiösen Nissen mit einem Nissenkamm. Bei Resistenz gegen Pedikulozide Applikation von Dimeticonlösung. Eine Kontrolle des Therapieerfolges ist notwendig.

Prophylaxe. Meidung zu enger Kontakte mit möglicherweise infestierten Personen.

Oberflächliche Mykosen

Synonym. Tinea.

Klinik. Abhängig von der Virulenz der Erreger entstehen diskret gerötete oder auffällig erythematöse Hautveränderungen (Abb. 52.**12**) mit Seropapeln, Papeln und häufig randständiger Schuppung. Die einzelnen Effloreszenzen sind scharf begrenzt, oft finden sich Satelliteneffloreszenzen im Sinne einer Streuung.

Ätiologie. In den Subtropen und Tropen erfolgt die Übertragung i. d. R. von infizierten Tieren (Katzen, Hunden) auf den Menschen, aber auch – bei v. a. in den Tropen vorkommenden Erregern – von Mensch zu Mensch. Verbreitung, Kontagiosität und Virulenz von in den Tropen vorkommenden Erregern führen zu häufigen und für die Betroffenen besonders lästigen Hautmykosen. Häufige Erreger sind Trichophyton violaceum und Mikrosporum canis. Tourismus-Mykosen durch Erreger, die nur in den Tropen verbreitet sind, wie die Tinea imbricata durch Trichophyton concentricum, sind extrem selten.

Diagnose. Umschriebene, stark juckende, scharf begrenzte Hautveränderungen, die wie eine Dermatitis aussehen, können auf eine Mykose hinweisen, sind aber nicht beweisend. Im Bereich des behaarten Kopfes und des Bartes kann ein diffuser oder scharf begrenzter Haarausfall, mit oder ohne Erythem der Kopfhaut, auf eine Mykose hinweisen. Erst der mikroskopische Nachweis von Pilzmyzel oder der kulturelle Nachweis des Erregers erlaubt eine spezifische Therapie.

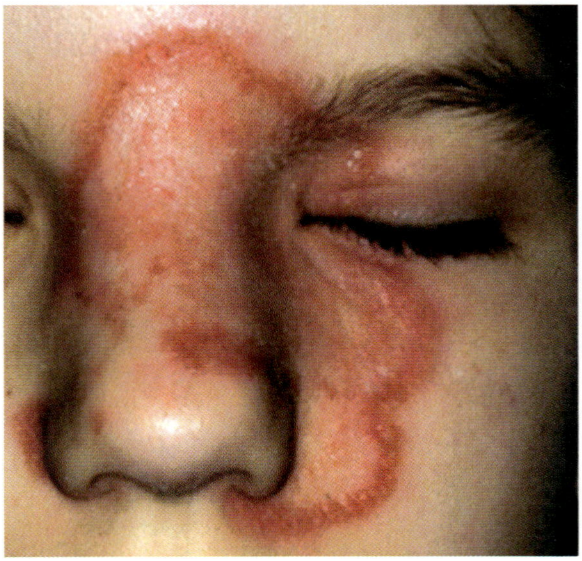

Abb. 52.12 Tinea faciei durch Trichophyton violaceum.

Differenzialdiagnose. Alle lokalisierten Dermatitiden.

Therapie. Eine Lokalbehandlung mit antimyzetischen Cremes ist i. d. R. nicht ausreichend und sollte nur unterstützend durchgeführt werden. Lediglich bei Mykosen der Zehenzwischenräume kann eine Lokalbehandlung zur Abheilung führen. Da häufig follikuläre Strukturen infiziert sind, ist die orale Gabe eines Antimykotikums die Behandlung der Wahl, z. B. mit Griseofulvin 10 mg/kg KG/d, Itraconazol 200 mg/d oder Terbinafin 250 mg/d bis zur vollständigen Abheilung, die durch Kulturuntersuchungen gesichert werden kann [6].

Prophylaxe. Da einige Erreger auf andere Menschen übertragen werden können, sollten Kontaktpersonen ebenfalls untersucht werden.

Oberflächliche Pyodermie

Synonym. Impetigo.

Primäre oberflächliche Pyodermie und sekundär infizierte Insektenstiche gehören zu den häufigsten Reisemitbringseln [12, 19, 20].

Klinik. Man unterscheidet eine krustöse von einer bullösen Impetigo. Die Krusten oder Blasen entstehen auf erythematösem Grund. Die Klinik der Tourismus-Pyodermien entspricht eher derjenigen der oberflächlichen Pyodermien Mitteleuropas. Der Juckreiz ist unterschiedlich intensiv. Die Erkrankung tritt häufig bei Kindern auf. Bei fehlender oder unzureichender Behandlung kommt es durch Schmierinfektion innerhalb von Stunden zu einer disseminierten Impetigo (Abb. 52.**13**).

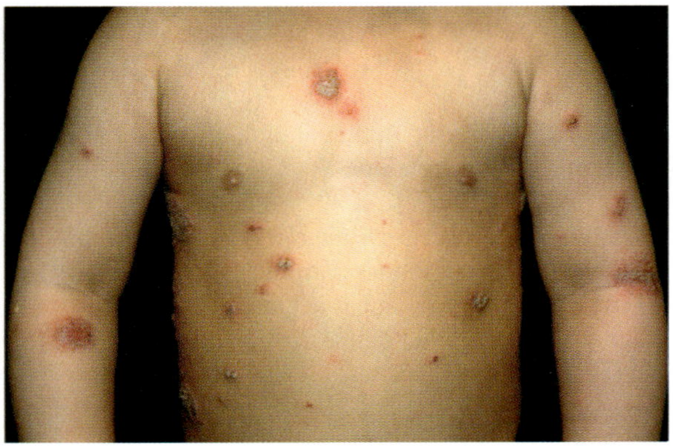

Abb. 52.13 Disseminierte Impetigo.

Ätiologie. Erreger sind vor allem Staphylokokken oder Streptokokken, entsprechend dem Erregerspektrum in gemäßigten Klimazonen. Die Erkrankung tritt häufig bei Kindern auf. Die Erreger werden durch direkten Kontakt oder durch fliegende Insekten übertragen.

Diagnose. Klinisches Bild und kultureller Erregernachweis.

Differenzialdiagnose. Oberflächliche Mykosen. Umschriebene Dermatitiden.

Therapie. Abtragen von Krusten oder Blasendecken und Applikation von Antiseptika oder ausschließlich lokal wirksamen Antibiotika in Lösungen, Lotionen oder Cremes. Manchmal ist eine orale Antibiose mit z. B. Erythromycin sinnvoll [7].

Prophylaxe. Persönliche Körperhygiene. Schonende Hautreinigung und -pflege.

Quallendermatitis

Synonyme. Quallenekzem, Kontaktdermatitis, Kontaktekzem.

Klinik. Stark juckende Seropapeln und Papeln, oft auf einem scharf begrenzten Erythem und bizarrer Konfiguration. Die Hautveränderungen und Beschwerden können lange bestehen bleiben. Bei starker Gifteinwirkung entstehen peitschenförmige Erosionen.

Ätiologie. Nach Quallenkontakt kommt es zu unterschiedlich heftigen Rötungen, Schwellungen, Quaddeln und Beschwerden (siehe Kap. 46). Nach Abheilung der Hautveränderungen kommt es 2 – 10 Tage später an gleicher Lokalisation zum Juckreiz und den oben beschriebenen klinischen Symptome, die als Ausdruck einer allergischen Spätreaktion auf Gift aus den Tentakeln gedeutet werden.

Diagnose. Die typische Anamnese ist diagnostisch im o. g. zeitlichen Zusammenhang zwischen Quallenkontakt, akuten Beschwerden, deren Abheilung und dem Auftreten der Dermatitis zu sehen. Der typische Zeitverlauf fehlt bei erosiven Läsionen.

Differenzialdiagnose. Andere Kontaktdermatitiden, z. B. durch pflanzliche Proteine.

Prophylaxe. In Gewässern, die mit Quallen verseucht sein können – entsprechende Warnungen müssen beachtet werden –, sollte die Haut mit einem Neoprenanzug geschützt werden. Die in den USA angebotene Schutzlotion [15] ist unwirksam [4].

52.3 Schmerzhafte Hauterkrankungen

Sekundär infizierte Arthropodenstiche, Myiasis und Tungiasis können neben Juckreiz auch Schmerzen bereiten (Kap. 52.2). Stark schmerzhafte Ulzerationen treten auch nach Verletzungen auf. Diese Erkrankungen werden an anderer Stelle abgehandelt.

Abszesse

Klinik, Ätiologie und Diagnostik von Abszessen im Subtropen und Tropen unterscheiden sich nicht von Abszessen in Regionen mit gemäßigtem Klima. Erythematöse, pralle, sehr schmerzhafte überwärmte Schwellung.

Diagnose. Kultureller Nachweis der Erreger (Bakterien, Pilze).

Differenzialdiagnose. Abakterielle Abszesse. Abszedierende Mykosen (Synonyme: Tinea capitis profunda, Kerion celsi).

Therapie. Bei bakteriellen Abszessen Antibiotikagabe gemäß Antibiogramm, i. d. R. kombiniert mit chirurgischen Inzisionen. Bei abszedierenden Mykosen (Abb. 52.**14**) ist die orale Gabe von Antimykotika bis zur kulturell überprüften Abheilung notwendig [8]. Inzisionen sind unnötig.

Prophylaxe der Tinea profunda. Meiden von Tierkontakten, Behandlung infizierter Tiere.

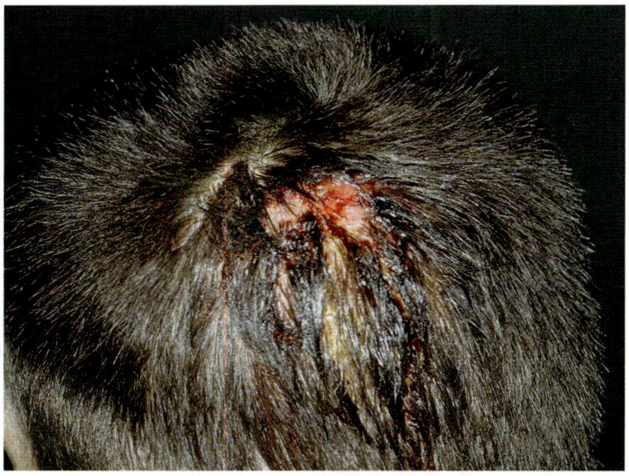

Abb. 52.14 Abszedierende Mykose durch Trichophyton violaceum.

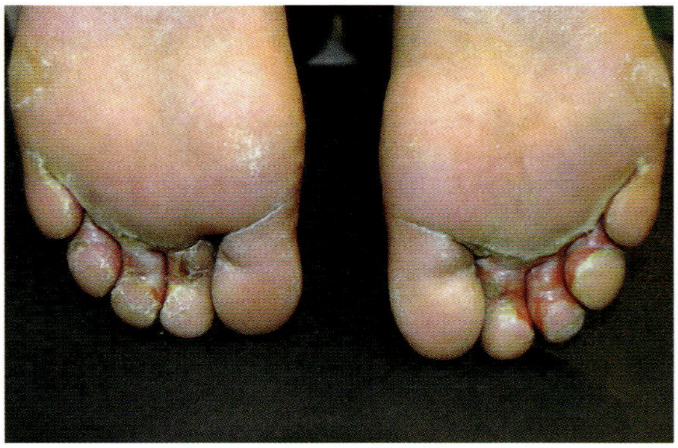

Abb. 52.15 Fußinfektion mit gramnegativen Keimen.

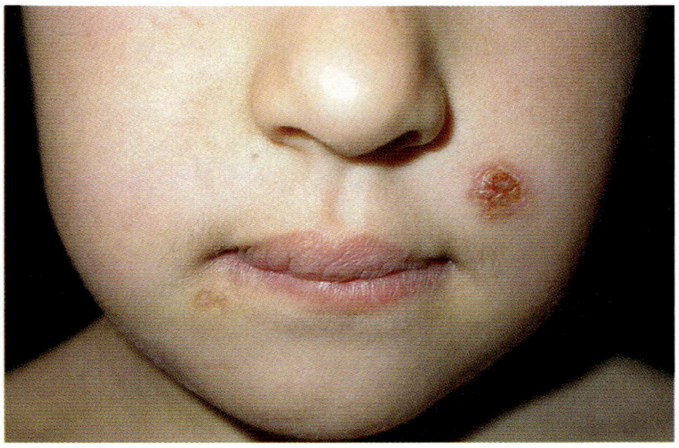

Abb. 52.16 Kutane Leishmaniasis mit einem mit Krusten belegten Ulkus.

Fußinfektionen mit gramnegativen Keimen

Synonym. Gramnegativer Fußinfekt.

Klinik. Ausgeprägte Mazeration der Zehenzwischenräume, ausgeprägte Exsudation (Abb. 52.**15**), oft mit Vorfußschwellung, immer mit starken Schmerzen.

Ätiologie. Okklusion durch Schuhe während langer Auto- oder Flugreisen führt zu einer massiven Vermehrung gramnegativer Keime im Bereich der Zehenzwischenräume mit konsekutiver Entzündung. Gleiches gilt für langzeitiges Tragen von okklusiv wirkenden Sport- oder Arbeitsschuhen.

Diagnose. Das typische klinische Bild mit entsprechender Anamnese ist hinweisend. Kulturell können verschiedene gramnegative Bakterien nachgewiesen werden.

Differenzialdiagnose. Fußmykose.

Therapie. Als austrocknende Lokalmaßnahmen eignen sich 1–2%ige Silbernitratlösungen. Gegen die massive Entzündung sind kurzzeitig Steroide, z. B. 0,5 mg Prednisolon/kg KG/d hilfreich. Eine Antibiotikagabe soll nach Resistogramm erfolgen.

Prophylaxe. Meidung einer Okklusion durch Auswahl geeigneter Schuhe.

52.4 Ulzerationen

Kutane Leishmaniasis der Alten Welt

Synonyme. Alte-Welt-Leishmaniasis, Orientbeule etc.

Vorkommen. Mittelmeerraum, Naher und Mittlerer Osten, Mittelasien, indischer Subkontinent, Pakistan, Nordwest-China, Sudan, Äthiopien und andere Regionen.

Klinik. Zwei Wochen bis Monate nach Aufenthalt in einem Endemiegebiet treten wenig schmerzhafte Papeln auf. Sie ulzerieren spontan. Typisch sind Krustenbeläge und oft ein Randwall (Abb. 52.**16**). „Komplexe Läsionen“ sind mehr als 3 Läsionen, solche mit einem Durchmesser > 4 cm und Läsionen an Schleimhäuten, therapierefraktäre Läsionen oder eine Lymphadenitis mit Satellitenläsionen.

Ätiologie. Die Erreger sind Protozoen des Genus Leishmania. Sie verursachen ganz unterschiedliche kutane, mukokutane und viszerale Erkrankungen [11]. Vektoren sind 2–4 mm kleine Schmetterlingsmücken (Sand Flies), in der Alten Welt Phlebotomus-Spezies. Im Folgenden wird nur auf die kutane Leishmaniasis eingegangen [3,11]. Die wichtigsten Erreger der kutanen Leishmaniasis der Alten Welt sind Leishmania major, L. tropica und L. aethiopica.

Diagnose. Nachweis von Leishmanien im Gewebe, Abstrich, Histologie, durch Färbung, PCR und in der Kultur [5].

Differenzialdiagnose. Schlecht heilende Ulzera anderer Genese, z. B. nach Insektenstichen, Traumata und Infektionen.

Therapie. Nicht jede Läsion der kutanen Leishmaniasis der Alten Welt muss therapiert werden, da die Erkrankung spontan abheilen kann. Sorgfältige Kryotherapie mit flüssigem Stickstoff kann die Abheilung beschleunigen. Lokaltherapie mit Paromomycin 15% in Kombination mit Methylbenzethoniumchlorid 12% in z. B. weißer Vaseline ist möglich. Bei Therapieversagen und „Komplexen Läsionen“ Antimon-Präparate oder Miltefosin.

Prophylaxe. Spezieller Mückenschutz.

Tipp für die Praxis

- Juckende Hautentzündungen in der Reisemedizin sind meist durch Parasiten, Pilze und Bakterien bedingt. Sie bedürfen einer spezifischen Therapie.
- Die Exazerbation einer seborrhoischen oder atopischen Dermatitis ist seltener.
- Nach Elimination der ursächlichen Erreger können Entzündungsreaktionen, z. B. persistierende Prurigopapeln, weiter bestehen, die einer energischen antientzündlichen Therapie mit intrafokal oder oral angewandten Kortikosteroiden bedürfen.
- Schmerzhafte Abszesse sollen chirurgisch und antibiotisch behandelt werden.
- Bei abszedierenden Mykosen sind chirurgische Interventionen i. d. R. nicht indiziert. Orale Antimykotika sind ausreichend.
- Schlecht heilende Ulzera sind oft klinischer Ausdruck einer Leishmaniasis.

Literatur

[1] Ansart S, Perez L, Jaureguiberry S et al.Spectrum of dermatoses in 165 travelers returning from the tropics with skin diseases. Am J Trop Med Hyg 2007; 76: 184 – 186

[2] Bahmer FA. Urlaubsdermatosen. Risikogebiete, Therapie, Prophylaxe. Pharm Ztg 2000; 145: 39 – 45

[3] Boecken G, Weitzel T, Sunderkötter C et al. S1-Leitlinie. Diagnostik und Therapie der kutanen und mukokutanen Leishmaniasis in Deutschland. JDDG 2009; Suppl 7; 7: S1 – S38

[4] Burnett JW. Lack of efficacy of a combination sunblock and jellyfish sting inhibitor topical preparation against Physalia sting. Dermatitis 2005; 16: 151

[5] Butsch F, v.Stebut E. Infektiologie und Tropendermatologie, Teil 20: Leishmanien – wie nachweisen und differenzieren? Prakt Dermatol 2010; 16: 6–14

[6] Deutsche Dermatologische Gesellschaft und Deutschsprachige Mykologische Gesellschaft. Leitlinie Tinea der freien Haut. AWMF-Leitlinien-Register Nr. 013/002. Online 2008; 1 – 9

[7] Deutsche Dermatologische Gesellschaft und Arbeitsgemeinschaft für dermatologische Infektiologie. Leitlinie Staphylokokkeninfektionen der Haut. AWMF-Leitlinien-Register Nr. 013/038. Online 2004; 1 – 10

[8] Deutschsprachige Mykologische Gesellschaft, Deutsche Dermatologische Gesellschaft, Deutsche Gesellschaft für Krankenhaushygiene. Leitlinie Tinea capitis. AWMF-Leitlinien-Register Nr 13/033. Online 2006; 1 – 10

[9] Feldmaier H. Häufigste Dermatose nach Tropenreisen – cutane Larva migrans. Flug- und Reisemedizin 2006; 13: 15 – 16

[10] Feldmaier H. Die Myiasis – eine facettenreicher Zoonose. Flug- und Reisemedizin 2006; 13(4): 19 – 21

[11] Harms-Zwingenberger G, Bienzle U. Nach Deutschland importierte Leishmaniosen. Dtsch Ärztebl 2007; 104: B2732 – B2737

[12] Hochedez P, Canastri A, Lecso M et al. Skin and soft tissue infections in returning travellers. Am J Trop Med Hyg 2009; 80: 431 – 434

[13] Joyce M P. Skin diseases of travellers. Prim Care Clin Office Pract 2002; 29: 971 – 981

[14] Kasten R. Nesseltierlarvendermatitis. Akt Dermatol 2002; 28: 207 – 210

[15] Kimball AB,Arambula KZ,Staufer AR et al. Efficacy of a jellyfish sting inhibitor in preventing jellyfish stings in normal volonteers. Wilderness and environmental medicine 2004; 15: 102 – 108

[16] Lederman ER, Weld LH, Iqbal RF et al. Dermatologic conditions of the ill returned traveler: an analysis from the GeoSentinel. Int J Infect Dis 2008; 12: 593 – 602

[17] Mahal JJ, Jeremy D, Sperling JD. Furuncular myiasis from Dermatobia hominus: a case of human botfly infestation. J Emerg Med 2010 in press

[18] Meier H, Hönigsmann H. Furuncular myiasis caused by Dermatobia hominis, the human botfly. JAAD 2004; 50: 26 – 30

[19] Monsel G, Caumes E. Recent developments in dermatological syndromes in returning travellers. Curr Opinion in infectious Diseases 2008; 21: 495 – 499

[20] Naafs B.Tropical holiday memories. Eur J Dermatol 1999; 9: 500 – 506

[21] O'Brien BM. A practical approach to common skin problems in returning travellers.Travel Medicine and Infectious Disease 2009; 7: 125 – 146

[22] Sunderkötter C,Mayer P, Fölster-Holst R et al. Leitlinie Skabies. JDDG 2007; 5: 424 – 431

53 Umgang mit psychischen Belastungen, die traumatische Ereignisse mit sich bringen

H. Müller-Ortstein

Editorial

Posttraumatische Belastungsstörungen können auf wirklich außergewöhnliche Bedrohungssituationen oder Veränderungen katastrophalen Ausmaßes folgen. Es handelt sich dabei um Ereignisse, die bei (fast) jedem Menschen eine tiefe Verstörung hervorrufen würden. Beispiele dafür sind schwere Naturkatastrophen, Kampfhandlungen, schwere Unfälle oder die Tatsache, Zeuge des gewaltsamen Todes anderer oder selbst Opfer von Terrorismus, Vergewaltigung oder sonstiger schwerer Verbrechen zu sein. Die Störung folgt dem Trauma mit einer Latenz von Wochen bis Monaten, selten auch nach mehr als 6 Monaten [9]. Reisemedizinisch tätige Ärzte sollten im Praxisalltag auf traumatische Erfahrungen Reisender oder Rückkehrer von Auslandsaufenthalten und traumatisierte Migranten, v. a. aber auch auf Mitglieder bestimmter Berufsgruppen, wie etwa Soldaten, Entwicklungshelfer oder Journalisten, vorbereitet sein.

Das Wichtigste in Kürze

Der reisemedizinisch tätige Arzt sollte

- dem Betroffenen situationsgerecht begegnen:
  - empathisches Zuhören, kein Misstrauen
  - behutsame Exploration
  - keine zu frühe Traumakonfrontation
  - Psychoedukation
  - psychosoziale Stützung
- Distanzierung zum Geschehen herstellen
- weitere notwendige Maßnahmen einleiten, um Auswirkungen eines belastenden Ereignisses auf den Betroffenen zu reduzieren oder aufzulösen
- evtl. zu einem späteren Zeitpunkt Psychotherapie einleiten

53.1 Einführung

Heute ist es bei der Vielzahl der Reisenden und der Häufigkeit der Reisebewegungen möglich auch Pauschaltouristen zu begegnen, die traumatische Erfahrungen hinter sich haben. Ärzte sollten generell in der Lage sein, Folgestörungen von seelischen und/oder körperlichen Traumata als solche zu erkennen und damit umgehen können. Es ist außerordentlich wichtig überhaupt daran zu denken, dass die eine oder andere psychische, aber auch manche somatische Erkrankung traumareaktiv sein kann. Auch ein Arzt, der Reisemedizin verantwortungsvoll ausübt, sollte die möglicherweise auftretenden klinischen Bilder mit den dazugehörigen Symptomen einordnen und bewerten können und ausgehend von einer vertrauensvollen Atmosphäre eventuell notwendig werdende Maßnahmen im Sinne der Betroffenen einleiten können.

Alle Bemühungen folgen primär dem Anspruch, eine Selbstberuhigung zu erreichen, das Vertrauen zu sich und der Umwelt wiederherzustellen, zumindest zu fördern, damit es auch wieder zu einem Zugehörigkeitsgefühl kommen kann. Dadurch wird ein Sicherheitsgefühl vermittelt und es werden so die Voraussetzungen für die Schöpfung weiterer, eventuell zugeschütteter Ressourcen geschaffen. Somit kann mit der Zeit auch das Selbstwertgefühl wieder wachsen. Anschließend sollte im Rahmen einer eventuell notwendig werdenden, traumaadaptierten Psychotherapie der Versuch der Integration der traumatischen Erfahrungen in den biografischen Kontext bei einer entsprechend guten Vorarbeit umso besser gelingen. Damit können Betroffene wieder zu einer Sinngebung kommen, das Geschehene verliert allmählich seine Bedrohlichkeit und die Symptome verringern sich oder verschwinden ganz.

53.2 Trauma

Definition

Ein Trauma lässt sich ganz allgemein definieren. Eine Definition stammt von Christof Meier und Gisela Perren-Klingler:

! Ein Trauma ist eine Erfahrung, bei der die „Unversehrtheit" einer oder mehrerer Personen infrage gestellt wird. Ausgelöst durch das Erleben eines gewaltsamen Ereignisses außerhalb des „Bekannten" bezeichnet das Trauma die Gefährdung der körperlichen und/oder psychischen Integrität der Betroffenen [7].

Kategorisierung

Die Zeugenschaft eines schweren Unfalls oder eines Verbrechens während einer Reise oder Auslandsaufenthaltes darf genauso wenig unterschätzt werden wie die Auswirkungen der direkten Berührung mit Krisengebieten oder Kriegserlebnissen und damit zwangsläufig Kontakt mit Gewalt, Kriminalität, Katastrophen, Zerstörung, Armut, Hunger, Not, Leid und Sterben. **Intendierte/interpersonale Traumata** kommen häufig vor und lösen die größte Betroffenheit bei Menschen aus. Zu den **apersonalen bzw. akzidentellen** (zufälligen) **Traumatisierungen**, wie Naturkatastrophen, Unfälle oder Schicksalsschläge, gehören auch schwere Erkrankungen, wie ein Krebsleiden oder AIDS. Bei den Auswirkungen lassen sich große Unterschiede zwischen körperlicher Gewalt oder Folter und nicht von Menschenhand verursachten traumatischen Erlebnissen, wie z. B. Naturkatastrophen feststellen. Erlebt werden im Zusammenhang mit den Traumata immer Situationen, die mit Entsetzen, Hilflosigkeit oder starker Furcht verbunden sind und deren Bewältigung die eigenen Fähigkeiten übersteigt. Erkennbar werden Gefühle der Ohnmacht. Das Gefühl der Ohnmacht kann eine Erschütterung des Selbst- und Weltverständnisses verursachen und negative Zukunftserwartungen auslösen.

! Trauma-Kategorisierung

- Typ I (kurz dauernd und einmalig):
  - interpersonale oder „Man-made" Traumata (Vergewaltigung, kriminelle Gewalttat)
  - akzidentelle Traumata (Verkehrs-/Arbeitsunfälle)
- Typ II (länger dauernd und wiederholend):
  - „Man-made" Traumata (Inzest und häusliche Gewalt, Geiselhaft, Kriegserlebnisse, politische Haft und Folter)
  - akzidentelle Traumata, wie z. B. Naturkatastrophen (Erdbeben, Überschwemmungen etc.)

53.3 Akute Belastungsreaktion

Psychisch reaktive Traumafolge kann zunächst eine akute Belastungsreaktion (Krisenreaktion, „Nervenschock") als Folge akuter Ereignisse sein, die innerhalb weniger Minuten nach der extremen Belastung auftritt, z. B. bei Autounfällen, die im Ausland anlässlich touristischer oder beruflicher Reisen keine Seltenheit sind. Betroffene fühlen sich zunächst wie „betäubt". Die Aufmerksamkeit ist zunächst oft eingeschränkt, und es besteht Orientierungslosigkeit. Manche Menschen irren deshalb nach solchen Ereignissen im ersten Augenblick ziellos umher. Es kann oft eine Überaktivität (als Fluchtreaktion) oder ein innerer Rückzug (Erstarrung) beobachtet werden. Nicht selten sind in diesem Zusammenhang Angst, Ärger, Wut und Verzweifelung zu beobachten. Diese Vielfalt von Symptomen klingt nach einigen Stunden, spätestens aber nach wenigen Tagen, wieder ab.

53.4 Posttraumatische Belastungsstörung (PTBS)

Bei der posttraumatischen Belastungsstörung hält die Reaktion an oder tritt verzögert ein. Die Störung folgt dem Trauma mit einer Latenz von Wochen bis Monaten.

Dabei bedeutet

- akut: Symptome > 1 Monat < 3 Monate,
- chronisch: Symptome > 3 Monate,
- verzögert: Symptome > 6 Monate).

Siehe dazu ICD 10 (International Classification of Diseases) und DSM-IV (Diagnostic and statistical Manual of mental Disorders) [1,2].

Es geht um ein traumatisches Ereignis mit einer subjektiven Reaktion und 3 Symptomkomplexen wie

- Wiedererleben (Intrusionen),
- Vermeidungsverhalten und emotionales Betäubtsein (Vermeidung = Avoidance und Numbing),
- Übererregbarkeit (Hyperarousal).

Der Traumabegriff definiert Trauma als individuelle Reaktion auf das schädigende Ereignis, sofern ein Mindestausmaß der Symptomatik vorliegt. Unterhalb des Schwellenwertes existieren aber auch schon klinisch relevante Bilder, die als subsyndromale PTBS oder partielle PTBS eingeordnet werden können [3].

Symptomatik

Typisch für die PTBS ist, dass Betroffene das Ereignis im Alltag in seinen katastrophalen Auswirkungen immer wieder in der Erinnerung erleben. Es kann zu immer wiederkehrenden Alpträumen, Flashbacks bzw. Nachhall-Erinnerungen kommen. Bei Konfrontation mit Hinweisreizen können heftige körperliche Reaktionen entstehen, sodass alle Situationen und Gegenstände, z. B. Bücher, Fotos u. a., die Erinnerungen wachrufen, gemieden werden. Sehr gefürchtet und gemieden werden ebenfalls traumarelevante Gedanken, Gefühle oder Gespräche. Es werden auch bestimmte Aktivitäten, Orte oder Menschen gemieden. Es kann insgesamt zu einem Verlust der Lebensfreude kommen. Oft geht das Interesse an der Umgebung verloren und Betroffene ziehen sich emotional immer mehr zurück. Die Folge ist oft sozialer Rückzug. Hinzu kommen eine gewisse vegetative Übererregbarkeit mit Schlaflosigkeit, übermäßiger Wachsamkeit und übergroßer Schreckhaftigkeit, Reizbarkeit, Aufmerksamkeits- und Konzentrationsstörungen.

Komplexe PTBS

Zu einer komplexen PTBS nach Hermann mit einer andauernden Persönlichkeitsänderung kann es nach Extrembelastungen kommen [5]. Das kann z. B. bei einem langen, schweren Verlauf (Monate/Jahre) einer Krankheit oder einer länger dauernden Gefangennahme nach einer Entführung, vergleichbar mit Konzentrationslagerhaft, der Fall sein. Bei einem solchen Zustand zeigen Betroffene u.a. eine feindliche und misstrauische Haltung der Welt gegenüber, sozialen Rückzug, Gefühle der Leere oder Hoffnungslosigkeit, ein chronisches Gefühl von Nervosität und ständiges Bedrohtsein sowie Entfremdung (vgl. dazu auch ICD 10 F 62.0) Als Traumafolgestörungen können Betroffene nicht nur eine akute Belastungsreaktion, eine umschriebene akute, chronische, verzögerte (protrahierte) oder komplexe PTBS-Symptomatik entwickeln, sondern durchaus mit einer entsprechenden Symptomatik daneben noch andere Störungsbilder aufweisen.

Komorbidität

Substanzmittelmissbrauch, Angsterkrankungen, Depressionen und somatoforme Störungen können Folge einer PTBS sein. Neben Suchtproblemen, Angststörungen und depressiven Störungen können auftreten: Zwangsstörungen, auch Somatisierungsstörungen bzw. Konversionsstörungen, insbesondere somatoforme Schmerzstörungen und dissoziative Störungen (Wahrnehmung: Verlust der Erinnerung/psychogene Amnesie; Bewegung: tranceähnliche Zustände, Verlust der Willkürbewegungen, dissoziativer Stupor, verdrängte Konflikte und Affekte, die symbolisch verschlüsselt in körperliche Störungen umgewandelt werden).

Nach traumatischen Erfahrungen in Kindheit und Jugend können sich Persönlichkeitsstörungen entwickeln, insbesondere die **Borderline**-Persönlichkeitsstörung (Hauptmerkmal: Durchgangsmuster von Instabilität hinsichtlich des Selbstbildes, der zwischenmenschlichen Beziehungen und der Stimmungen sowie starke Impulsivität, u.a. bezogen auf selbstschädigende Verhaltensweisen, wiederholte Suiziddrohungen, Suizidversuche – als Signale der Verzweiflung einerseits und andererseits als Reaktionen auf reales oder eingebildetes Zurückgewiesenwerden, was als bedrohlich erlebt wird) – und Essstörungen, insbesondere Bulimia nervosa, beeinflussen ganz entscheidend den Ausgang der Entwicklung.

53.5 Objektive, subjektive und individuelle Risiko- und Schutzfaktoren

Entscheidend für den Ausgang der Entwicklung eines Traumas in Richtung psychischer Störung bzw. Krankheit oder persönlicher Reifung sind

- unerwartetes Eintreten des traumatischen Ereignisses,
- geringer Grad der eigenen Kontrolle über das Geschehen,
- ständiges Erinnertwerden an das Geschehen,
- Ausmaß der physischen Verletzung,
- Irreversibilität der erlittenen Verluste,
- Höhe der materiellen Schädigung,
- Vorerkrankungen,
- familiäre Vorbelastung mit traumatischen Erfahrungen,
- Traumaschwere (Art, Intensität und Dauer des traumatischen Erlebens, wiederholtes Ausgesetztsein),
- initiale Reaktionen durch gewisse Vorerfahrungen,
- Bearbeitung und Bedeutung des Traumas und dessen Folgen,
- bestimmtes Bewältigungsverhalten (Copingstrategien).

Eine gewisse materielle Entschädigung kann dabei durchaus helfen eine positive Gesamtentwicklung zu erreichen.

Als besonders risikoreich, mit hoher Vulnerabilität, müssen jugendliches oder hohes Alter angesehen werden.

53.6 Kumulatives Trauma

Von einem kumulativen Trauma spricht man, wenn ein Mensch immer wieder einer Reihe von belastenden Faktoren ausgesetzt ist. Solche Belastungsfaktoren können bei Reisen und Auslandsaufenthalten vielfältig sein und werden meistens in ihrer Auswirkung unterschätzt:

- Kulturunterschiede
- Alltagsbelastungen durch widrige Lebensumstände in Drittländern
- schlechte Ambiguitätstoleranz
- ständige Trennung von der Familie u.a.

In vielen Fällen reicht dann oft schon ein „harmloser" Auslöser für die Traumatisierung aus.

53.7 Retrograde Traumatisierung

Bei einem schon vorhandenen Trauma spricht man von einer „retrograden Traumatisierung" oder einem „sequenziellen Trauma", wenn eine unangemessene Reaktion der unmittelbaren Umgebung von Betroffenen als zweite Traumatisierung erlebt wird oder die materiellen und sozialen Bedingungen nach der traumatischen Erfahrung den traumatischen Prozess vertiefen. Falsche Reaktionen, z.B. von Vorgesetzten oder Kollegen innerhalb der eigenen Organisation oder auch von außerhalb, wirken als verstärkende Faktoren der Traumatisierung.

53.8 Häufigkeit von traumatischen Erfahrungen

Weltweit kann durch die Forschung belegt werden, dass ca. 50–90% der Bevölkerung im Lauf ihres Lebens mindestens eine traumatische Erfahrung machen und das hiervon je nach Trauma 7–50% eine Traumafolge-Erkrankung entwickeln. Die Lebenszeitprävalenz für PTBS in der Allgemeinbevölkerung beträgt 2–7%. Die Prävalenz subsyndromaler Störungsbilder ist wesentlich höher. Nach 10 Jahren sollen noch fast bei ⅓ der Betroffenen Symptome bestehen, die auf eine mögliche PTBS hinweisen [11].

53.9 Behandlungsmethoden

Bestätigt sich eine PTBS oder kann sie durch präventive Maßnahmen nicht abgewendet werden, ist die Überweisung zu einem Spezialisten, der eine traumaadaptierte Psychotherapie anbietet, notwendig.

Mögliche Behandlungsmethoden können kognitiv-behaviorale, imaginative oder psychodynamische Therapien sein. Erfolgreich werden auch Therapiemethoden eingesetzt, die kreativer Natur sind. Kunst- und Musiktherapie sind dabei genauso bewährte Zusatzbehandlungen wie Physiotherapie und Körpertherapien, wie z. B. konzentrative Bewegungstherapie. Auch die Pharmakotherapie spielt eine Rolle. Ausschließlich auf eine pharmakologische Behandlung zu setzen, ist in jeder Phase des Therapieprozesses obsolet. Erfolgreiche Anwendung finden auch hypnotherapeutische Techniken und EMDR (Eye Movement Desensitization and Reprocessing) [6, 12, 13]. Auch bei Anwendung traumaadaptierter psychotherapeutischer Verfahren darf nie vergessen werden, dass psychotraumatologische Störungen primär ereignisreaktive Störungen sind und keine Störungen, die primär aus persönlichen Konflikten herrühren. Das traumatische Ereignis und sein „Impact" für den Betroffenen sollen bei der Betrachtung im Vordergrund stehen und nicht die spezifischen individuellen (Be-)Deutungen, die sich aus der speziellen Vorgeschichte des Betroffenen ergeben könnten [4].

53.10 Critical Incident Stress Debriefing (CISD)/Powerfull Event Group Support

Es lassen sich viele Fragen zu den Übergangsbedingungen einer „normalen" akuten Belastungsreaktion (als normale Reaktion auf ein unnormales Ereignis) in eine PTBS stellen:

- Was schützt davor oder was verhütet z. B. eine Chronifizierung?
- Welche vorbeugenden Maßnahmen können helfen?
- Welche Möglichkeiten der Unterstützung sollen überhaupt angewendet werden?

Da die Fähigkeit nicht vermeidend, sondern vorsichtig aktiv konfrontierend Belastungen entgegenzutreten und sich mitzuteilen, für die Traumabewältigung eine wichtige Hilfe zu sein scheint, ist hier ein gewisses Mindestmaß der Unterstützung notwendig [10]. Dahinter steht immer der Gedanke, sich über das Erlebte durch das Wort mitzuteilen und gleichzeitig umgekehrt durch Informationsübermittlung und Psychoedukation Entlastung und Schutz zu bekommen.

Eine Möglichkeit ist das CISD als CISM-Nachbesprechung. Sie ist die differenzierteste aller Interventionen im Rahmen der Stressbearbeitung nach sehr belastenden Ereignissen und kann einer klaren Struktur folgend als Gruppen- oder Einzelmaßnahme durchgeführt werden. Ziel ist es, die psychische Belastung nach einem traumatischen Ereignis möglichst gut aufzulösen oder zu reduzieren. Mit der CISM-Nachbesprechung lassen sich auch Menschen identifizieren, die weitere Hilfsangebote oder die Vermittlung in eine Psychotherapie benötigen [8].

Obwohl gerade die Betreuung von Katastrophenopfern mit gleichartiger Traumatisierung ein solches Vorgehen günstig erscheinen lassen mag, zeigen die Erfahrungen jedoch, dass dies hinsichtlich traumatischer Erfahrungen wohl nicht generell zu verallgemeinern ist. Abhängig vom Ausmaß der Traumatisierung scheint in manchen Fällen ein persönlicher Reizschutz eher sinnvoll. Oft ist ein streng individualisiertes Vorgehen in der Erstbetreuung notwendig. Das Prinzip der persönlichen Ressourcenaktivierung bzw. ihre therapeutische Mobilisierung entspricht salutogenetischem Denken und kann als wirksamer Schutz im Traumatisierungsprozess verstanden werden [3].

53.11 Beziehungsaufnahme

Traumatisierte sind zurückhaltend und verhalten sich oft eher abwartend mit ihren Äußerungen, weil sie in ihrer unmittelbaren Umgebung die Erfahrung gemacht haben, dass man auf ihre Berichte ungläubig und sehr oft mit Verständnislosigkeit reagiert. Betroffene neigen erfahrungsgemäß dazu sich nicht zu öffnen und vertrauen sich niemandem an. Umso mehr sind sie auf einen Menschen angewiesen, der sie anhört und ihnen das Unglaubliche, nicht Fassbare, abnimmt, ihnen v. a. glaubt. Erspürt ein Arzt, dass sich hinter einer scheinbar alltäglichen Störung eine existenzielle Traumatisierung verbirgt, und zeigt er genug Einfühlungsvermögen, kann er so als „Vertrauter" von einem traumatisierten Menschen viel Schaden abwenden.

Bei der Beziehungsaufnahme ist jeder sehr gut beraten, wenn man dem Gegenüber mit möglichst wenig Misstrauen begegnet, die von ihm geschilderten Beschwerden ernst nimmt, und vielleicht seine therapeutische Haltung bewusst etwas modifiziert, ohne eine zu große Konfluenz aufkommen zu lassen oder sich mit Betroffenen zu sehr zu identifizieren.

53.12 Basismaßnahmen als erste therapeutische Schritte

Der Arzt fühlt sich in den Betroffenen ein und versucht ihn zu verstehen, indem er ihm zunächst gut zuhört [14]. Er bringt ihm Wertschätzung entgegen und akzeptiert ihn. Durch die Möglichkeit, sich über das Erlebte mitzuteilen, kann persönliche Entlastung erfolgen und Schutz vermittelt werden. Zunächst sollte das Ziel sein, Betroffene ausreichend zu beruhigen und dadurch zu stabilisieren. Es sollte bei allen Anstrengungen nicht der Hinweis fehlen, dass nicht der Betroffene „verrückt" ist, sondern die Realität es ist. Damit signalisiert ein Arzt, dass es auf die Beherrschbarkeit der Symptome ankommt – und nicht auf das Beherrschtwerden durch die Symptome. Damit lässt sich u. a. Sicherheit und Autonomie herstellen.

Ein Arzt, der auf einen Traumatisierten aufmerksam wird, sollte zunächst immer stützend arbeiten und versuchen primär einen guten Umgang zu pflegen. Die Grundhaltung des Arztes gegenüber Betroffenen sollte durch Empathie geprägt sein.

53.13 Symptomspezifische Hindernisse bei der Exploration

Die symptomspezifischen Hindernisse bei der Exploration sollte jeder Arzt bei einer erlittenen Traumatisierung kennen. Da lässt sich Misstrauen als ein herausragendes Merkmal finden, das typisch für Betroffene sein kann, genauso wie Rückzug oder die Tendenz zur Isolation, Entfremdungsgefühle und in der Vorstellungswelt fast nicht kommunizierbare, extrem traumatische Erfahrungen. Traumatische Erfahrungen werden vor anderen oft im Verborgenen gehalten. Scham- und Schuldgefühle sind da und die Erwartungshaltung, bei entsprechenden Äußerungen sowieso nur auf Unverständnis bzw. Ablehnung zu stoßen. Angst ist ebenfalls oft vorhanden. Im nachhaltigen Schweigen sehen Betroffene oft den vermeintlich besten Schutz.

Zu einer guten therapeutischen Allianz gehört die Möglichkeit, sich über das Erlebte mitzuteilen (Offenlegung, „Disclosure"). Die gesundheitsfördernde Wirkung dieses Bewältigungsstils liegt darin, dass er mit persönlicher Offenheit und Offenlegung der traumatischen Erinnerungen einhergeht, auch wenn es anfänglich sehr schwer fällt. Eine Exploration sollte immer sehr behutsam und vorsichtig erfolgen. Es handelt sich oftmals um die erste Zusammenschau und das Mitteilen fragmentarischer Erinnerungen.

53.14 Möglichkeiten zur Beruhigung

Nicht nur die Gelegenheit, Betroffene sich über das Erlebte mitteilen zu lassen, führt zur längerfristigen Beruhigung, sondern auch eine gute Psychoedukation mit einer guten Informationsvermittlung zu Themen wie Stress (psychische und körperliche Stressreaktionen), Selbstberuhigung, Selbstwirksamkeit (Selbstwahrnehmung von Verstehbarkeit, Kontrollierbarkeit und Sinnhaftigkeit im Sinne der Kohärenz) und Erklärungen zur PTBS selbst wie zu den biologischen, insbesondere den neurobiologischen Prozessen, die sich im Körper abspielen.

Weblinks

info@Stiftung-Mayday.de oder www.Stiftung-Mayday.de Critical Incident Stress Management (CISM)

www.catania-online.org Hilfsnetzwerk Catania: Vermittlung von Therapiemöglichkeiten in Deutschland

53.15 Critical Incident Stress Management

Mit einer solchen Vorgehensweise, die schonend und vorsichtig sein sollte, lassen sich in vielen Fällen posttraumatisch auftretende Symptome abschwächen oder verhindern. Das Critical Incident Stress Management (CISM) ist ein gutes Beispiel für ein gelungenes Krisenmanagement, um der Entstehung einer PTBS entgegenzusteuern.

Die Stiftung Mayday bringt diese Methode z. B. im Rahmen des Linienflugbetriebes hauptsächlich bei Besatzungsmitgliedern zur Anwendung und hat bisher mit CISM sowohl in Einzelgesprächen mit sog. „One-on-Ones" als auch in der Gruppe sehr gute Erfahrungen in der Praxis gemacht.

Andere Einrichtungen und Organisationen wie die Arbeitsgemeinschaft für Entwicklungshilfe (AGEH), Dienste in Übersee (DÜ), Deutscher Entwicklungsdienst (DED), der Malteser-Hilfsdienst (MHD) und der Gesundheitsdienst des Auswärtigen Amtes bieten als Präventionsmaßnahme bereits im Vorfeld von Reisen und Auslandsaufenthalten und – bevor eine Krise überhaupt eingetreten ist – Vorsorgeprogramme an (u. a. Seminare für den Umgang mit Bedrohungs- und Gewaltsituationen oder Vorbereitungskurse für Mitarbeiter zum richtigen Umgang mit Gewalt und Konflikten). Auch ein Training des Verhaltens in Gewaltsituationen und Sicherheitstrainings sind Inhalte solcher Seminare genauso wie Hinweise zur ärztlichen Betreuung im Ausland und Patientenrückführung (Repatriierung).

Viele Institutionen werden inzwischen schon sehr früh präventiv tätig, weil sie den besonderen Stellenwert solcher Maßnahmen erkannt haben. Große Konzerne, aber auch mittelständische Unternehmen genauso wie Entsendeorganisationen haben ein großes Interesse daran ihre Mitarbeiter sowohl vor körperlichen als auch seelischen Schäden zu schützen.

Trotzdem sei daran erinnert, dass das Reisen und das Leben im Ausland – unabhängig, an welcher Stelle und an welchem Ort man eine Funktion ausübt – immer risikobehaftet ist. Dazu hat Michael Winter im Reiseteil der Süddeutschen Zeitung vom 25. 01. 2005 geschrieben, dass Reisen und Leben im Ausland und Gefahr seit jeher zusammen gehören. Schon den Berufsreisenden von der Antike bis ins 19. Jahrhundert sei bewusst gewesen, welche Risiken sie eingingen. Man konnte in einem Sturm umkommen, von Piraten ermordet oder entführt werden. Schiffbrüche, Flutkatastrophen, Erdbeben, Terroranschläge, Entführungen – all das gab es schon immer. Im Hinblick auf den Massentourismus vertritt er die Ansicht, dass vielen Reisenden der Gegenwart oder den im Ausland

Tätigen die Grundregel aller Reisender früherer Zeiten abhanden gekommen ist – Respekt und Misstrauen gegenüber der Natur, durch die man reist, Respekt und gesundes Misstrauen gegenüber den Menschen, denen man begegnet [15].

Tipp für die Praxis

Präventive Maßnahmen

Für jeden Einzelnen ist vor oder während einer Reise oder eines Auslandseinsatzes Folgendes wichtig:

- Reflektieren der eigenen Motivation und des eigenen Verhaltens
- Respekt im Umgang mit anderen Menschen und Kulturen
- Erkennen von Grenzen und v. a. auch Selbstschutz durch genauere Analysen jeder einzelnen Situation und die Vermeidung von Risiken
- Abbau von Hemmungen, bei Bedarf Hilfe zu suchen
- Wissen um die Erreichbarkeit von Hilfsmöglichkeiten, eventuell sogar in akuten Situationen auch über das Internet

Literatur

[1] American Psychiatric Association. Diagnostisches und statistisches Manual psychischer Störungen DSM-IV. Göttingen: Hogrefe; 1996

[2] Dilling H, Freyberger HJ, Hrsg. ICD-10, Internationale Klassifikation psychischer Störungen. 3. korr. Aufl. Bern: Verlag Hans Huber; 2004

[3] Flatten G, Gast U, Hofmann A et al. Posttraumatische Belastungsstörung. Leitlinie und Quellentext. 2. Aufl. Stuttgart: Schattauer Verlag; 2004

[4] Haenel F. bzfo Berlin, Expertenhilfe für traumatisierte Opfer. Berlin: Catania; 2009

[5] Hermann JL. Complex PSTD: a syndrome of survivors of prolonged and repeated trauma, J Trauma Stress 1992; 5: 377–391

[6] Hofmann A. EMDR in der Therapie posttraumatischer Belastungssyndrome. Stuttgart: Georg Thieme Verlag; 2005

[7] Meier C, Perren-Klingler G. Ressourcenarbeit. Ein Handbuch. Visp: Institut Psychotrauma Schweiz IPTS; 2002

[8] Mitchell JT, Everly GS. Critical Incident Stress Management. Handbuch Einsatznachsorge. Psychosoziale Unterstützung nach der Mitchell-Methode. 2. Aufl. Wien: Stumpf + Kossendey Verlag; 2005

[9] Möller H-J, Laux G, Deister A. Psychiatrie und Psychotherapie. 4. Aufl. Stuttgart: Georg Thieme Verlag; 2009

[10] Perren-Klingler G. Trauma – Vom Schrecken des Einzelnen zu den Ressourcen der Gruppe. Debriefing – Eine Hilfe durch das Wort. Visp: Institut Psychotrauma Schweiz IPTS; 2002

[11] Reddemann L. Psychotraumata. Köln: Deutscher Ärzte Verlag; 2006

[12] Shapiro F. EMDR als integrativer psychotherapeutischer Ansatz. Paderborn: Junfermann; 2003

[13] Shapiro F. EMDR (Eye Movement Desensitization and Reprocessing). Grundlagen und Praxis. Handbuch zur Behandlung traumatisierter Menschen. Paderborn: Junfermann; 1998

[14] Tournier P. Zuhören können. Freiburg/Brsg.: Herder Verlag; 1986

[15] Winter M. Süddeutsche Zeitung Nr. 19, S. V2/3-Reise; München; 2005

54 Labordiagnostik

T. Jelinek

Editorial

Beim Management des erkrankten Tropenrückkehrers steht meist die klinische Einschätzung im Vordergrund. Häufig können mit einer genauen Anamnese, klinischer Untersuchung und einigen einfachen Laboruntersuchungen bereits die Weichen für das weitere Vorgehen gestellt werden. Beim kranken Reiserückkehrer soll häufig eine klinische Verdachtsdiagnose bestätigt werden, nach der bereits therapiert wird. Weiterhin sollen Informationen über das Erkrankungsstadium und epidemiologische Daten gewonnen werden. Im Prinzip wird die Diagnose bzw. der Ausschluss einer Infektion entweder durch den direkten Nachweis des verursachenden Organismus (Erregernachweis) oder durch den Nachweis einer spezifischen Immunantwort, die gegen den verursachenden Erreger gerichtet ist (Serodiagnostik), geführt. In weitaus größerem Maße als in anderen Zweigen der Labormedizin hängt der Erfolg der mikrobiologischen Diagnostik von präanalytischen Faktoren ab:

- *korrekte Indikationsstellung zur Diagnostik*
- *adäquates Untersuchungsmaterial und korrekte Einsendebedingungen*

Daher ist eine möglichst enge Kooperation von Laborarzt und Kliniker erforderlich.

Das Wichtigste in Kürze

- Zunächst stehen klinische Einschätzung und Anamnese im Vordergrund. Ziel der nachfolgenden Labordiagnostik ist die Ätiologie eines Krankheitsbildes zu beweisen bzw. diese auszuschließen.
- Eine sinnvolle Interpretation mikrobiologischer Laborbefunde ist nur unter Einbeziehung patientenbezogener klinischer und epidemiologischer Daten möglich.
- Direkte Erregernachweise sind beweisend für das Vorliegen einer Infektion. Neben Mikroskopie und Kulturverfahren haben sich hier v. a. Antigennachweise und PCR etabliert.
- Serologische Verfahren bieten den indirekten Hinweis auf eine Infektion durch Nachweis einer spezifischen Immunreaktion.
- Insbesondere beim Erregernachweis sind die korrekte Gewinnung sowie der adäquate und zügige Transport von Untersuchungsmaterial entscheidend für den Erfolg mikrobiologischer Untersuchungen.

54.1 Mögliche Kennzeichen importierter Infektionskrankheiten

Bei erkrankten Reiserückkehrern aus den Tropen können anhand bestimmter Befunde (Verdachts-)Diagnosen gestellt werden (Tab. 54.**1**, 54.**2**, Tab. 54.**3**).

Tab. 54.**1** Anämie und Hämolyse bei importierten Infektionskrankheiten.

Anämie	Hämolyse
Malaria	Malaria (bes. Schwarzwasserfieber)
Hakenwurminfektion	Bartonellose (Oroya-Fieber)
Trichuriasis	
viszerale Leishmaniasis	
Schistosomiasis	
Diphyllobothriasis (Vit.-B_{12}-Mangel)	
afrikanische Trypanosomiasis	
Bartonellose (Oroya-Fieber)	
ubiquitäre Infektionen	
Sepsis, Endokarditis, HIV-Infektion, Tuberkulose, Lues, chronische Infektionen (z. B. chron. Osteomyelitis)	Sepsis, hämolytisch-urämisches Syndrom (HUS), Parvovirusinfektion

Tab. 54.2 Leukozytenzahl bei importierten Infektionskrankheiten.

meist erhöhte Leukozytenzahl	meist normale oder gering erniedrigte Leukozytenzahl
pyogene Infektionen	Malaria[1]
enteroinvasive bakterielle Enteritis (Shigellosen, Salmonellosen, Campylobacter-Enteritis)	virale Infektionen[1]
Amöbenleberabszess	Typhus abdominalis[1]
Rückfallfieber	Brucellose[1]
akute Trichinose	viszerale Leishmaniasis
Trypanosomiasis	
Ehrlichiose	

[1] gelegentlich auch erhöhte Leukozytenzahl

Tab. 54.3 Importierte Infektionskrankheiten mit Eosinophilie und/oder IgE-Vermehrung.

Helminthosen	Protozoonosen[3]	sonstige Infektionen[3]	nicht infektiöse Erkrankungen[3]
meist ausgeprägte Eosinophilie:			
Angiostrongyliasis costaricensis, Askariasis[1], Clonorchiasis[1], Fasziolose[1], Filariosen, Gnathostomiasis, Hakenwurminfektion[1], Opisthorchiasis[1], Schistosomiasis[1], Strongyloidiasis, Toxokariasis, Trichinose[1]	Isosporiasis, Dientamoebiasis, Toxoplasmose	Kokzidioidomykose, bronchopulmonale Aspergillose; seltener bei Tuberkulose, Brucellose, HIV-Infektion, Pilzinfektionen, Myiasis, Skabies und anderen Ektoparasitosen, in der Rekonvalenszenzphase verschiedener Infektionen („eosinophile Morgenröte“)	allergische Erkrankungen (z. B. Pollinosis, Urtikaria, Neurodermitis, Asthma bronchiale u. a.), Churg-Strauss-Syndrom, Hypersensitivitätsvaskulitis, eosinophile Pneumonien, Hypereosinophiliesyndrom, Periarteriitis nodosa, Lymphome, Leukämien, Morbus Addison, Arthropodenstiche/-bisse, Arzneimittelreaktionen, Intoxikationen
meist weniger ausgeprägt bzw. nur bei einem Teil der Fälle:			
intestinale Helminthosen, Angiostrongyliasis cantonensis, Anisakiasis, Capillariasis, Coenurose, Dirofilariose, Dracunculose, Echinokokkose, kutane Larva migrans, Leberegelinfektionen[2], Paragonimiasis, Schistosomiasis[2], Sparganose, Zystizerkose			

[1] während der initialen Larvenwanderung (im akuten Stadium); [2] im chronischen Stadium;
[3] Eosinophilie bzw. IgE-Vermehrung nur bei einem Teil der Erkrankten bzw. Infizierten vorhanden

54.2 Erregernachweis

Die Anzucht des Erregers erfolgt mittels (Zell-)Kulturverfahren oder Nachweis von Erregerpartikeln (Antigennachweis) bzw. Genomabschnitten. Lichtmikroskopische Verfahren können eine orientierende (Bakteriologie) oder beweisende Bedeutung (Mykologie, Parasitologie) haben. Der diagnostische Tierversuch ist nur noch in Ausnahmefällen indiziert.

Kulturelle Verfahren

- Vorteile:
  - höchste Spezifität (der Erregernachweis gilt üblicherweise als der mikrobiologische „Goldstandard“)
  - i. d. R. hohe Sensitivität
  - Durchführung eines Antibiogramms und epidemiologische Typisierung sind möglich
- Nachteile:
  - hoher methodischer Aufwand
  - hoher Zeitaufwand (i. d. R. mind. 18 h)
  - eine Reihe von Erregern ist nicht kultivierbar

Antigennachweis

- Vorteile:
  - hohe Sensitivität
  - geringer Zeitaufwand
- Nachteile:
  - Der Antigennachweis erfolgt meist durch immunserologische Verfahren, daher u. U. Spezifitätsverlust durch unspezifische Kreuzreaktionen.

Nachweis von Genomabschnitten des Erregers

- Vorteile:
  - hohe Spezifität
  - höchste Sensitivität
- Nachteile:
  - große Kontaminationsgefahr des Materials im Labor, daher u. U. Spezifitätsverlust
  - Eine Beurteilung der klinischen Relevanz eines positiven Genomnachweises kann schwierig sein.

Serodiagnostik

Bei der Serodiagnostik erfolgt der Nachweis von im Patientenserum vorhandenen Antikörpern gegen einen Erreger unter Verwendung eines diagnostischen Antigens, das einem immunogenen Bestandteil des Erregers entspricht.

Eine Indikation zum Einsatz serologischer Methoden besteht dann, wenn

- der Erregernachweis methodisch und/oder zeitlich aufwendig (oder unmöglich) ist (z. B. bei Virushepatitiden),
- die Materialgewinnung unverhältnismäßig aufwendig ist (z. B. bei Organmanifestationen im ZNS),
- der Zeitpunkt für einen Erregernachweis verpasst wurde (bei länger zurückliegender Infektion),
- der alleinige Erregernachweis keine ausreichende pathogenetische Beweiskraft besitzt (z. B. bei Enterovirusinfektionen).

Weblinks

www.rki.de Informationen des Robert-Koch-Instituts; Übersicht zur Diagnostik importierter Infektionen, Liste der Referenzlabore in Deutschland

54.3 Materialentnahme für mikrobiologische Untersuchungen

Die korrekte Gewinnung sowie der adäquate und zügige Transport von Untersuchungsmaterial tragen entscheidend zur Erfolgsrate mikrobiologischer Untersuchungen bei. Daher sollte auf eine entsprechend sorgfältige Vorbereitung der Untersuchung Wert gelegt werden. Ebenso muss das Untersuchungsmaterial von ausreichenden klinischen und anamnestischen Informationen begleitet sein – gerade in der Tropen- und Reisemedizin kann die Angabe des Reise- bzw. Herkunftslandes des Patienten wesentliche differenzialdiagnostische Hinweise geben.

Blutkulturen

Die Entnahme sollte möglichst in einem frühen Stadium des Fieberanstiegs vor Antibiotikatherapie erfolgen. Mehrmalige Entnahmen erhöhen die diagnostische Sicherheit. Pro Blutentnahme sollten mindestens 2 Blutkulturflaschen (aerob/anaerob) beimpft werden. Die Temperatur der Flaschen sollte zwischen 20 °C und 36 °C liegen. Bei V. a. Endokarditis, Meningitis oder Pneumonie ist Inkubation bei 36 °C bis zur weiteren Aufbereitung ratsam.

Urin

Urinentnahme frühestens 3 h nach der letzten Miktion (z. B. erster Morgenurin) und vor Beginn der Antibiotikatherapie, um ausreichend hohe Keimzahlen zu erreichen. Entnahme als Mittelstrahl-, Katheter- oder Blasenpunktionsurin. Versand in vorgefertigten Agarträgern. Ausnahmen: Blasenpunktionsurin, Tbc-Diagnostik und Urin zur mikroskopischen Diagnostik (z. B. Schistosomiasis): nativ in sterilem Gefäß versenden.

Bewertung:

- **Mittelstrahl- und Katheterurin**: Da aufgrund des ähnlichen Spektrums von Erreger und Kontaminanten aus dem Genitalbereich häufig keine Unterscheidung anhand der Keimart möglich ist, wird wie folgt eingeteilt:
  - signifikante Bakteriurie: > 105 Keime/ml
  - Grenzbereich: 104 – 105 Keime/ml
  - wahrscheinliche Kontamination: < 104 Keime/ml
- **Blasenpunktionsurin**: Bei fachgerechter Durchführung sind nachgewiesene Keime stets als pathogene Erreger anzusehen.

Stuhl

Die Untersuchung von Stuhlproben ist die Methode mit der höchsten „Trefferquote" und damit der höchsten Kosten-Nutzen-Effektivität bei Tropenrückkehrern! Beim Versuch des Nachweises von pathogenen Erregern im Stuhl sollten nach Möglichkeit mindestens 3 Proben untersucht werden. Die Untersuchung einer einzigen Stuhlprobe verfügt nicht über ausreichende Sensitivität, um eine zuverlässige Beurteilung zu gewährleisten.

Durchführung:

- Mit dem Löffelchen des Probengefäßes sollten möglichst die schleimigen, eitrigen oder blutigen Stuhlbestandteile aufgenommen werden. Bei flüssigen Stühlen sind 3 – 5 ml zu entnehmen.
- Rektalabstrich: Wenn kein Stuhl gewonnen werden kann, Stieltupfer bis hinter den Analschließmuskel einführen und dort mehrmals drehen, dann sofort in Transportmedium einbringen.

Ein zügiger Transport der möglichst körperwarmen Probe ins Labor ist für die Untersuchung des Nativstuhls essenziell.

Rektales Abklatschpräparat

Methode der Wahl v.a. bei Verdacht auf Oxyuren-Befall (Enterobius vermicularis).

Durchführung:

- Morgens vor dem Aufstehen einen durchsichtigen Klebestreifen auf den Anus kleben und direkt im Anschluss auf einen Objektträger befestigen.

Das Material sollte am selben Vormittag zur mikroskopischen Beurteilung gegeben werden.

Sputum, Tracheal- und Bronchialsekret

Tracheal- und Bronchialsekret sind physiologischerweise weitgehend steril. Die Kontamination des zu untersuchenden Materials mit der Flora des Mund-Nasen-Rachen-Raumes sollte möglichst minimiert werden, um eine hohe diagnostische Spezifität zu gewährleisten.

Entnahmemethoden:

- **Sputum:** Abhusten von Bronchialsekret (kein Speichel!) in ein steriles Gefäß. Vorher Zähne putzen und Mund mit frischem Wasser ausspülen. Bei ungenügender Expektoration vorher Salzlösung inhalieren („induziertes Sputum")
- **Tracheal- und Bronchialsekret:**
  - gezielte bronchoskopische Entnahme, eventuell Spülung im Rahmen einer bronchoalveolären Lavage
  - Aspiration von Sekret über einen sterilen Absaugkatheter beim intubierten oder tracheotomierten Patienten.

Bei V.a. Tbc sollte Sputum an 3 aufeinander folgenden Tagen abgenommen und nativ eingesandt werden.

Magensaft

Bei V.a. Tbc: Abnahme an 3 aufeinander folgenden Tagen. Die Untersuchung von Magensaft wird zunehmend von Material aus Bronchiallavagen verdrängt, das eine höhere Sensitivität für den Erregernachweis aufweist.

Durchführung:

- Magensonde legen beim nüchternen Patienten, Sekret mit Spritze aspirieren, eventuell vorher mit physiologischer Kochsalzlösung spülen

Der Versand sollte in speziellen Transportröhrchen mit Phosphatpuffer erfolgen.

Abstrich

Entnahme:

- **Tonsillenabstrich**: Mit dem Abstrichtupfer wird Material von entzündeten oder eitrigen Bereichen entnommen, wobei eine Kontamination mit anderen Schleimhautbezirken oder Speichel vermieden werden sollte.
- **Wundabstrich**: Sekret sollte sowohl vom Wundgrund, als auch von den Randbezirken gewonnen werden.
- **Urethralabstrich**: Die Abnahme erfolgt morgens vor der ersten Miktion ohne vorhergehende Desinfektion der Urethralöffnung. Die Harnröhre wird manuell von proximal nach distal ausgestrichen (bei Frauen von vaginal) und austretendes Sekret wird mit dem Abstrichtupfer aufgenommen. Bei Gonorrhoe- und Trichomonadendiagnostik sollten zusätzlich 2 luftgetrocknete Objektträgerausstriche angefertigt werden.

Mit Sekret benetzte Abstrichtupfer sollten unverzüglich in Transportmedium eingebracht werden.

Punktat

Die Materialgewinnung erfolgt durch perkutane Punktion, z.B. bei Gelenks- oder Aszitespunktion. Das Punktat sollte sowohl in eine Blutkulturflasche injiziert, als auch ohne weitere Zusätze in einem sterilem Gefäß versandt werden.

Biopsat

Die Materialgewinnung erfolgt durch perkutane oder kutane Entnahme von Biopsiematerial zur weiteren mikrobiologischen Aufarbeitung (z.B. bei V.a. Tbc, Leishmaniase, Schistosomiasis etc.).

Das Biopsat sollte in steriler physiologischer Kochsalzlösung versandt werden. Wird eine histologische Begutachtung gewünscht, muss ein Teil des Materials fixiert werden (i.d.R. in Formaldehydlösung.).

54.4 Labordiagnostische Methoden zum Erregernachweis

Mikroskopie

Verfahren

- Lichtmikroskopie
- Dunkelfeldmikroskopie
- Fluoreszenzmikroskopie
- Phasenkontrastmikroskopie
- Elektronenmikroskopie

IX

Prinzip

- Licht- oder elektronenoptischer Direktnachweis von Mikroorganismen durch optische Vergrößerung im Hellfeld (Lichtmikroskopie)
- Beleuchtung des Objektes von der Seite über einen Dunkelfeldkondensor (Dunkelfeldmikroskopie, Fluoreszenzmikroskopie)
- Verschärfung von Kontrasten
  - durch Phasenverzögerung des Lichts (Phasenkontrastmikroskopie)
  - nach Kontrastierung durch Bedampfen mit Wolframsalzen (Elektronenmikroskopie)

Wichtige Indikationen

- **Lichtmikroskopie**
  - Nativpräparat: Nachweis von Protozoen und Würmern (z.B. Amöben und Wurmeier im Stuhl, Quetschpräparat von Rektumbiopsien bei Schistosomiasis)
  - Giemsa-Färbung: Nachweis von Protozoen (z.B. Plasmodien im „dicken Tropfen")
  - Ziehl-Neelsen-Färbung: Nachweis säurefester Stäbchen und Protozoen (z.B. Mykobakterien im Sputum, Kryptosporidien im Stuhl)
  - Silberfärbung (Grocott): Nachweis von Protozoen und Pilzen (z.B. Pneumocystis carinii in Bronchiallavage-Flüssigkeit)
  - Gramfärbung: Nachweis von Bakterien und Pilzen (z.B. Liquordiagnostik bei Verdacht auf bakterielle Meningitis, Gasbrand-Schnelldiagnostik, orientierende Beurteilung von Stuhlproben)
  - Acridinorange-Färbung: orientierende Beurteilung zum Nachweis von Bakterien und Pilzen (um eine Zehnerpotenz empfindlicher als Gramfärbung!)
  - Karbolfuchsin-Färbung: z.B. Nachweis von Treponemen im Rachenabstrich
  - Neisser-Färbung: z.B. Nachweis von Corynebakterien (Diphtherie)
  - Tuscheverfahren: z.B. Pilznachweis im Liquor
- **Dunkelfeldmikroskopie**
  - Nachweis von schwer oder nicht anfärbbaren Organismen (z.B. Treponemen)
- **Fluoreszenzmikroskopie**
  - Einsatz v.a. in der Immunfluoreszenztechnik, aber auch zum Nachweis von säurefesten Stäbchen
- **Phasenkontrastmikroskopie**
  - kontrastreiche Darstellung von Mikroorganismen in lebendem Zustand (v.a. Untersuchung von Protozoen)
- **Elektronenmikroskopie**
  - i.d.R. keine Routinemethode
  - Einsatz z.B. bei Enteritis zum direkten Nachweis von Rotaviren aus Säuglingsstuhl

Fehlermöglichkeiten

- verunreinigte oder überalterte Farblösungen
- fehlerhaftes Auftragen des Untersuchungsmaterials (zu dick!)

Interpretation

Reproduzierbarer Direktnachweis von Mikroorganismen möglich, jedoch ist oft große Erfahrung des Untersuchers notwendig.

Anreicherungsverfahren

Verfahren

- Buffy-Coat-Analyse
- fraktionierte Zentrifugation
- Kopro-Kultur
- Dicker Tropfen

Prinzip

Anreicherung des gesuchten Erregers im zu untersuchenden Material, um hierdurch den mikroskopischen Nachweis zu erleichtern.

- Bei der **Buffy-Coat-Analyse** erfolgt eine einmalige Zentrifugation der Blutprobe in einem Hämatokritröhrchen und anschließend die mikroskopische Inspektion des Areals zwischen Leukozyten und Erythrozyten („buffy coat")
- Die **fraktionierte Zentrifugation** besteht in der mehrfachen Zentrifugation immer kleinerer Bestandteile einer Blutprobe, die aus dem Überstand inkl. Leukozytenschicht abpipettiert werden.
- Bei der **Kopro-Kultur** wird eine Stuhlprobe auf ein Gel aufgebracht, inkubiert und schließlich lupenmikrokopisch auf Kriechgänge von Wurmlarven untersucht.
- Der **Dicke Tropfen** führt zur mikroskopischen Untersuchung einer größeren Blutmenge, als dies beim Blutausstrich der Fall ist.

Indikationen

- **Buffy-Coat-Analyse**: Nachweis von parasitologischen Infektionen im Blut, die mit einer geringen Erregerdichte pro ml einhergehen (z.B. Mansonella perstans, Plasmodien)
- **fraktionierte Zentrifugation**: aufwendiger als die Buffy-Coat-Analyse, dient ebenfalls dem Nachweis von Parasiten im Blut (z.B. afrikanische Trypanosomiasis)
- **Kopro-Kultur**: Nachweis von intestinalen Wurminfektionen in Stuhlproben (z.B. Strongyloides-Larven)

- **Dicker Tropfen**: gehört zu den Standarduntersuchungen bei V.a. parasitäre Infektionen des Blutes (z.B. Malariadiagnostik)

Kapselquellungsreaktionen

Prinzip

Die Reaktion von Kapselpolysaccharid von Bakterien mit spezifischem Antiserum führt zu verstärkter Lichtbrechung der Kapsel. Diese wird hierdurch mikroskopisch besser sichtbar und erscheint aufgequollen.

Indikationen

Identifizierung bzw. Serotypisierung verschiedener Bakterien (z.B. Pneumokokken, Klebsiellen).

Charakteristika

Erregerhaltiges Untersuchungsmaterial oder frische Kulturen sind zur Untersuchung geeignet, bei wiederholten Passagen in Kultur gehen die Kapseln oft verloren. Zum Vergleich müssen negative und positive Kontrollen aus frischem Kulturmaterial beim Test mitgeführt werden.

Interpretation

Es handelt sich um ein Testverfahren, das sehr wenig Zeitaufwand erfordert. Allerdings ist ein erfahrener Untersucher bei der mikroskopischen Beurteilung notwendig.

Kulturmethoden

Prinzip

Züchtung von Mikroorganismen in chemisch definierten Nährmedien.

Indikationen

Vor allem bakterielle Infektionskrankheiten. Der Nachweis erfolgt aus Material, das
- an der Eintrittspforte (z.B. Wunde),
- am lokalen Infektionsherd (z.B. Lymphknoten, Mittelohr),
- in der Generalisationsphase (z.B. Blutkultur),
- am Ort der Organmanifestation (z.B. Liquor, Gelenkpunktat),
- in Ausscheidungen (z.B. Urin, Stuhl)

gewonnen wurde.

Durchführung

- **Untersuchungsmaterial:**
  - sollte vor Beginn einer Antibiotikatherapie entnommen und schnellstmöglich ins Labor transportiert werden
- **Materialmenge:**
  - Venenblut zur Blutkultur: optimal sind 20 ml, die meisten handelsüblichen Systeme erlauben jedoch nur die Zugabe von 5 – 10 ml (bei Kindern die Hälfte)
  - Eiter: Mengen in der Größenordnung um 1 ml sind ausreichend
  - Liquor: ca. 10 ml sind optimal, weniger meist ausreichend
  - Exsudate und Punktate: 5 – 10 ml
  - Sputum: 5 – 10 ml
  - Urin: per Nährbodenträger oder 5 – 10 ml (bei V.a. Mykobakterien 50 ml)
  - Stuhl: bohnengroße Probe festen Stuhles oder 3 – 5 ml flüssiges Material
  - Abstriche: Transportmedien benutzen! Abstriche sind „direkten" Materialien oft in der Sensitivität des Erregernachweises unterlegen. Wundabstriche sollten immer am Übergang zum gesunden Gewebe entnommen werden!
- **Nährmedien**:
  - Konservierungs- und Transportmedien sind obligat für alle umweltempfindlichen Erreger (z.B. Chlamydien, Anaerobier). Diese Medien enthalten Puffersysteme, Schutzkolloide (Glyzerin), Detoxifikanzien (Aktivkohle), Reduktionsmittel (Cystein, Thioglykolat).
  - Optimalmedien tragen den Nährstoffansprüchen möglichst vieler Bakterienarten Rechnung. Sie enthalten komplexe Ausgangsmaterialien wie Peptone, Fleisch- und Hefeextrakt, Blut bzw. Serum.
  - Selektivmedien werden zur Züchtung ganz bestimmter Spezies aus einem Gemisch verschiedener Bakterienarten verwendet, wobei die unerwünschte Flora durch den Zusatz bestimmter Substanzen unterdrückt wird.
  - Indikatormedien erleichtern die Erkennung bestimmter Bakterien, indem sie charakteristische Stoffwechselleistungen anzeigen. Oft werden diese Medien in Kombination mit einem Selektivmedium zur Unterdrückung von Begleitflora verwendet.
  - Identifizierungsmedien dienen dem Nachweis spezifischer enzymatischer Leistungen (z.B. Säurebildung aus Kohlenhydraten). Hierzu muss der zu prüfende Bakterienstamm in Reinkultur vorliegen.

Fehlermöglichkeiten

- auf dem Weg ins Labor: falsches Untersuchungsmaterial, falsche Lagerung, Überlagerung, falscher Transport, Fehlbeschriftung

- im Labor: Einsatz ungeeigneter Nährmedien, nicht optimale Inkubationsbedingungen, zu kurze Inkubation der Kulturen

Interpretation

Die Interpretation mikrobiologischer Befunde sollte nach Möglichkeit immer in Kenntnis des klinischen Bildes erfolgen. Die Anzucht eines Erregers aus normalerweise sterilen Körperflüssigkeiten (z. B. Liquor, Venenblut) ist i. d. R. beweisend für die mikrobielle Ätiologie einer Infektion. Die Interpretation eines Erregernachweises aus mischinfiziertem Material bzw. normalerweise besiedelten Körperregionen erfordert Erfahrung und Rücksprache mit dem Kliniker.

Empfindlichkeitsprüfung (Antibiogramm/Resistenzbestimmung)

Das Maß für die Wirksamkeit eines Antibiotikums gegenüber einem bestimmten Mikroorganismus ist die sog. **minimale Hemmkonzentration** (**MHK**), d. h. die Mindestkonzentration einer Substanz, die ihn gerade noch in seiner Entwicklung zu hemmen vermag. Nach dem therapeutischen Resistenzverhalten wird zwischen primärer (natürlicher, wildtypischer) und sekundäre (erworbener) Resistenz unterschieden:

- **primäre Resistenz**: Sie ist in der natürlichen Eigenschaft einer Spezies begründet, die insgesamt gegen ein Chemotherapeutikum unempfindlich ist. Eine derartige Spezies liegt somit nicht innerhalb des therapeutischen Spektrums der betreffenden Substanz (z. B. Ineffektivität von Penicillin G in therapeutisch erreichbaren Dosen gegenüber Enterobakterien).
- **sekundäre Resistenz**: Auftreten von Varianten einer natürlicherweise sensitiven Spezies, deren Empfindlichkeit gegen ein Antibiotikum durch den Erwerb eines neuen Gens gegenüber anderen Isolaten dieser Spezies deutlich vermindert ist. Solche Isolate können, müssen aber nicht, therapeutisch resistent sein. Letzteres wird von der am Infektionsort erreichbaren Konzentration des Antibiotikums bestimmt, die über den Behandlungserfolg entscheidet. Sekundäre Resistenz kommt zustande durch
  - Veränderung eines natürlichen chromosomalen Gens durch spontane Mutation (Häufigkeit ca. 10^{-7}–10^{-11}) oder
  - Erwerb von Resistenzgenen (Aufnahme fremder DNA): Plasmide, Transposons, durch Transformation/Rekombination, Transduktion (via Phagen).

Biochemische Grundlagen der Resistenz

- Veränderung des bakteriellen Rezeptors für ein Chemotherapeutikum (z. B. entsteht Oxacillin-Resistenz bei Staphylococcus aureus durch PBP- (Penicillin binding Protein)2a-Bildung)
- enzymatische Inaktivierung eines Chemotherapeutikums (z. B. Spaltung des β-Laktam-Rings von Penicillinen und Cephalosporinen durch bakterielle β-Laktamasen)
- Einschränkung der Penetrationsfähigkeit durch Membranveränderung

Anwendungsbereiche

- Die Erregerresistenz-Bestimmung ist die Grundlage der gezielten Chemotherapie.
- Sie trägt zur Aktualisierung der kalkulierten Chemotherapie bei, da sie die Auswahl des richtigen Chemotherapeutikums in Kenntnis der aktuellen/örtlichen Resistenzlage bestimmter Erreger zur initialen Therapie vor Fertigstellung eines Antibiogramms ermöglicht.
- Eine Empfindlichkeitsprüfung ist angezeigt für die Erreger, denen im gegebenen Fall mit hoher Wahrscheinlichkeit eine pathogenetische Bedeutung zukommt. Antibiogramme für normale Standortflora sind kaum sinnvoll!

Fehlermöglichkeiten

- ungeeignete Nährmedien
- zu großes oder zu kleines bakterielles Inokulum
- falsche Inkubation

Interpretation

Kategorien der Empfindlichkeit von Mikroorganismen gegen Antibiotika werden folgendermaßen definiert:

- **„sensibel“:** Die MHK für das entsprechende Chemotherapeutikum ist so gering, dass bei Therapie mit der Regeldosis ein Therapieerfolg zu erwarten ist (die Orientierung erfolgt am erreichbaren Serumspiegel).
- **„intermediär“:** Die MHK liegt in einem Bereich, in dem ohne weitere Beurteilungskriterien (z. B. Ort der Infektion, Pharmakokinetik) ein Therapieerfolg nicht prognostiziert werden kann.
- **„resistent“:** Die MHK liegt so hoch, dass auch bei empfohlener Maximaldosierung ein Therapieerfolg nicht zu erwarten ist.

Typisierung

Eine Typisierung von mikrobiellen Erregern kann angezeigt sein zur
- Bestimmung der klinischen Bedeutung eines Isolates einer Spezies, von der nur bestimmte Subtypen pathogen sind bzw. von der bestimmte Subtypen als besonders virulent einzustufen sind (z. B. Bestimmung von Escherichia-coli-Serotypen bei Darminfektionen),
- Bestimmung der Identität wiederholter Isolate beim gleichen Patienten zur Klärung der Differenzialdiagnose Erregerpersistenz vs. Reinfektion,
- Bestimmung der Identität verschiedener Isolate einer Spezies von verschiedenen Patienten,
- Aufklärung epidemiologischer Fragestellungen (z. B. Nachweis von Infektionsketten bei Krankenhausinfektionen),
- Identifikation besonders virulenter Klone (z. B. Nachweis einer klonalen Selektion bei Ausbrüchen von Malaria tropica).

Vor der Anforderung einer Erregertypisierung sollte eine gewissenhafte Abwägung der Indikation erfolgen, da viele der derzeit gängigen Methoden zwar durchführbar sind, aufgrund des hohen Aufwandes i. d. R. jedoch nicht im Routinelabor eingesetzt werden.

Methoden

- **Antibiogramm**: dient dem Vergleich phänotypischer Resistenz mehrerer Stämme (z. B. penicillinresistente Pneumokokken); geringe Diskriminierungsfähigkeit
- **Serotypisierung**: Nachweis von Oberflächenantigenen mit spezifischen polyklonalen oder monoklonalen Seren (z. B. Enteroviren); mittelmäßige Diskriminierungsfähigkeit
- **Biochemotypisierung**: Nachweis von bakteriellen Stoffwechselvarianten; mittelmäßige Diskriminierungsfähigkeit
- **Bakteriozinotypisierung**: Nachweis der Bildung bzw. der Empfindlichkeit gegenüber Bakteriozinen (z. B. Salmonellen); hohe Diskriminierungsfähigkeit
- **Phagentypisierung**: Nachweis der Empfindlichkeit gegenüber Testphagen (z. B. Staphylokokken); hohe Diskriminierungsfähigkeit
- **Analyse von Proteinmustern**: Auftrennung von Proteinen des zu untersuchenden Mikroorganismus im Polyacrylamidgel (z. B. experimentelle Pathogenitätsbestimmung bei Entamoeba histolytica); hohe Diskriminierungsfähigkeit
- **Plasmid-Fingerprinting**: Nachweis von Plasmiden bei Bakterien (z. B. Yersinia enterocolitica); sehr hohe Diskriminierungsfähigkeit
- **Restriction Fragment Length Polymorphism (RFLP)**: Vergleich von DNA-Fragmenten im Agarosegel, die durch die Spaltung von definierten Sequenzen im Erregergenom durch Restriktionsenzyme entstehen (z. B. Genotypisierung von Plasmodien); sehr hohe Diskriminierungsfähigkeit
- **Ribotypisierung**: Vergleich der Lokalisierung von Genabschnitten, die ribosomale 16 sRNA kodieren, durch Restriktionsverdau und Hybridisierung mit spezifischen oder konservierten RNA-Sonden (z. B. E. coli); sehr hohe Diskriminierungsfähigkeit

Zellkultur

Mittels Zellkultur erfolgt der Nachweis von Erregern, die als obligate oder fakultative Zellparasiten außerhalb lebender Zellen nicht zur Vermehrung/Replikation fähig sind. Der Einsatz erfolgt v. a. in der Virologie und Parasitologie. Verschiedene Zellen können in vitro als Monolayer kurzzeitig oder permanent kultiviert und mit erregerhaltigem Untersuchungsmaterial inokuliert werden. Die Replikation der gesuchten Erreger in der Zellkultur wird bewiesen durch
- mikroskopischen Erregernachweis,
- Entstehen eines zytopathischen Effektes,
- immunserologischen Nachweis von Virusantigen in der Zellkultur,
- Verhinderung eines zytopathogenen Effektes mittels spezifischer Antiseren,
- Prüfung auf Interferenz.

Unterschieden werden
- **Primärzellkulturen**: Züchtung von Zellen aus Organen und Geweben. Vorteil: hohe Empfänglichkeit; Nachteil: begrenzte Lebensdauer/Passagezahl.
- **diploide Zellkulturen**: Züchtung von embryonalen Zellen (Fibroblasten). Hohe Empfänglichkeit bei hoher Passagezahl.
- **permanente Zellen (Zelllinien):** von menschlichen Tumoren oder Primaten herrührende Zellen. Vorteil: unkomplizierte Zucht, unbegrenzte Passagenzahl; Nachteil: begrenztes Erregerspektrum.

Fehlermöglichkeiten

- Kontamination der Zellkulturen durch Bakterien, Viren, Pilze
- zu stark bakteriell verunreinigtes Untersuchungsmaterial
- toxische Beimengungen im Untersuchungsmaterial

Interpretation

Der Direktnachweis replikationsfähiger Mikroorganismen aus relevantem Untersuchungsmaterial mittels Zellkultur verfügt über eine hohe Aussagekraft. Eine zurückhaltende Interpretation ist geboten, wenn klinisch eine asymptomatische Erregerausscheidung vorkommen kann (z. B. Nachweis von Enteroviren im Stuhl).

Antigennachweise

Prinzip

Nachweis von mikrobiellen Antigenen mithilfe von spezifischen Antikörpern. Die Detektion der entstehenden Antigen-Antikörper-Komplexe erfolgt mittels üblicher immunserologischer Techniken.

Methoden

- **Präzipitationstechnik**: Nachweis löslicher Antigene im Agarosegel durch einfache Röhrchenpräzipitation, radiale Immundiffusion, gerichtete Immundiffusion oder radiokativ markierte Reaktanden
- **Partikelagglutination**: Mit spezifischen Antiseren beladene Trägerpartikel agglutinieren bei Hinzutreten des im Untersuchungsmaterial vorhandenen mikrobiellen Antigens. Als Trägerpartikel dienen Latexpartikel (Latextests, Latexagglutination).
- **Antigennachweis mithilfe markierter Antiseren** (Tab. 54.**4**):
  - mikroskopische Verfahren zum Antigennachweis, z. B. direkte Immunfluoreszenztechnik (IFT): Das nachzuweisende Antigen liegt auf dem Objektträger und wird mithilfe eines markierten Antikörpers sichtbar gemacht.
  - Liganden-Immunoassays: Durch einen an eine feste Phase (z. B. Polystyrolkugeln, Kavitäten von Mikrotiterplatten) gebundenen Antikörper wird das gesuchte Antigen aus einer flüssigen Phase (Serum, Stuhlsuspension) gebunden. Mithilfe eines zweiten, radioaktiv (RIA) oder enzymmarkierten (EIA, ELISA) Antikörpers wird der gebundene Antigen-Antikörper-Komplex nachgewiesen. Hierzu gehören auch die sog. „Dipstick"-Verfahren, bei denen der Nachweis einer Infektion mittels eines Teststreifens erfolgt.

Fehlermöglichkeiten

- unspezifisch positive Kreuzreaktionen
- falsch-negative Resultate durch Immunkomplexbildung

Interpretation

Da der direkte Nachweis des Mikroorgansimus nicht erfolgt, müssen das klinische Bild und aktuelle Validitätsparameter (Spezifität, Sensitivität) des durchgeführten Tests bei der Befundung mit berücksichtigt werden. Ein Antigennachweis ist nicht gleichzusetzen mit dem Nachweis des Erregers – so können mikrobielle Polysaccharide häufig noch Tage (bis Wochen) nach Ablauf einer akuten Infektion nachgewiesen werden (z. B. Nachweis von Plasmodium-falciparum-spezifischem HRP-2-Protein im Blut von Malariapatienten bis zu 6 Tage nach Ausheilung der Infektion).

Nukleinsäurehybridisierung

Prinzip

Die Technik basiert auf dem Phänomen der komplementären Basenpaarung zweier DNA-Stränge. Die Ziel-DNA des zu untersuchenden Organismus hybridisiert mit komplementären Basen einer DNA-Sonde. Der Nachweis des Hybridisierungsproduktes dient als Bestätigung des Vorhandenseins des gesuchten Erregers.

Anwendung

Nachweis von nicht oder nur schlecht anzüchtbaren Erregern (z. B. DNA von Hepatitis-B-Virus in Serum). Eine spezielle Anwendung betrifft die sog. In-situ-Hybridisierung, bei der die Erreger-DNA innerhalb von infizierten Zellen nachgewiesen wird (z. B. Nachweis von Papillomaviren in Zervixzellen).

Tab. 54.**4** Übersicht praktisch wichtiger Antigennachweise.

Methode	Erkrankung	Nachweis von
Latexpartikel-Agglutination	bakterielle Meningitis	Pneumokokken, Meningokokken
	Gastroenterokolitis	Rotaviren, Adenoviren, Clostridium difficile
direkte IFT	akute Atemwegsinfektion	RSV, Adenoviren, Influenza-, Parainfluenzavirus
	Diarrhoe	Giardia lamblia, Kryptosporidien
ELISA	Urethritis	Chlamydia trachomatis
	Zervizitis	Gonokokken
	Diarrhoe	Giardia lamblia, Kryptosporidien, Entamoeba histolytica
	Malaria tropica	Plasmodium falciparum
ELISA/RIA	Hepatitis B	HBs-/HBe-Antigene

Durchführung

- **Untersuchungsmaterial:**
  - Verwendet werden v.a. Serum und Gewebsproben.
- **Arbeitsschritte:**
  - Isolierung der Ziel-DNA des gesuchten Mikroorganismus unter Desintegration der Zelle (durch Laugen-, Säuren- und/oder Detergenzienbehandlung)
  - Denaturierung der Ziel-DNA, Transfer und Bindung an eine geeignete Matrix (z.B. Nitrozellulose-Membran)
  - Hybridisierung einer markierten DNA-Sonde mit der Ziel-DNA
  - Auswaschen nicht gebundener Sonden-DNA
  - Identifizierung der spezifischen Hybridisierung entsprechend der eingesetzten Markierung der Sonde (z.B. Autoradiografie oder Enzymimmunoassay)
- **In-situ-Hybridisierung**: Hier wird die DNA-Sonde direkt auf einen Dünnschnitt der verdächtigen Zellen aufgebracht (Sondermethode: Fluoreszenz-in-situ-Hybridisierung, FISH, z.B. zum Nachweis von Mykobakterien).

Fehlermöglichkeiten

- unzureichende DNA-Präparation
- nicht optimale Hybridisierungsbedingungen
- unzureichende Waschschritte

Interpretation

Die Methode verfügt bei korrekter Durchführung und optimalen Reaktionspartnern über eine nahezu 100%ige Spezifität. Zu berücksichtigen ist, dass die Sensitivität des Verfahrens oft geringer als die kultureller Anzuchtverfahren ist. Weiterhin ist zu beachten, dass der Nachweis von Erreger-DNA nicht unbedingt gleichgesetzt werden kann mit dem Auftreten vermehrungsfähiger, virulenter Mikroorganismen im Untersuchungsmaterial.

Polymerase Chain Reaction (Polymerase-Kettenreaktion, PCR)

Prinzip

Es erfolgt eine außerordentliche Erhöhung der Sensitivität durch die Vermehrung (Amplifizierung) ausgewählter Abschnitte von Erreger-DNA (oder RNA) in einer zyklischen Folge von In-vitro-Synthesen. Vorgefertigte Sonden (Oligonukleotide) spüren in der aus dem Untersuchungsmaterial isolierten Gesamt-DNA geringste Mengen des gesuchten Erregergenoms auf. Nach Bindung der Sonden an die jeweiligen komplementären Abschnitte des Erregergenoms folgt eine enzymatische Synthese des von den Sonden begrenzten Genabschnitts durch eine thermostabile DNA-Polymerase („Taq"-Polymerase wegen ihrer Herkunft aus Thermus aquaticus). Durch mehrfache Wiederholung dieser Schritte erfolgt eine Vermehrung des Genomabschnitts um Zehnerpotenzen.

Der Nachweis des Amplifikationsproduktes erfolgt durch

- Nachweis des Amplifikatonsprodukts im Agarosegel,
- Nukleinsäurehybridisierung.

Theoretisch übertrifft die PCR v.a. hinsichtlich Sensitivität, aber auch Spezifität, alle bisher verfügbaren Verfahren zum Erregernachweis.

Indikationen

Potenziell ergibt sich eine Vielzahl von Einsatzmöglichkeiten. Grundsätzlich ist die PCR prädestiniert zur/zum

- Diagnose von Infektionen durch nicht oder nur sehr schwer anzüchtbare Erreger (z.B. Hepatitis-C-Virus, Leishmanien),
- Genotypisierung von Erregern,
- Nachweis von genetisch determinierten Pathogenitäts- und Resistenzmerkmalen.

Durchführung

- **Untersuchungsmaterial:**
  - Mittlerweile stehen Protokolle zu nahezu jedem denkbaren Untersuchungsmaterial (inkl. mumifiziertem Gewebe) zur Verfügung.
- **Arbeitsschritte:**
  - Isolierung der Ziel-DNA des gesuchten Mikroorganismus unter Desintegration der Zelle (durch Laugen-, Säuren- und/oder Detergenzienbehandlung)
  - Herstellen eines Reaktionsgemisches, das aus Ziel-DNA, DNA-Sonden („Primern"), Nukleotiden und Taq-Polymerase in einem geeigneten Puffersystem besteht
  - Durchführen der eigentlichen PCR mit dem sich wiederholendem Zyklus aus
    a. Denaturierung,
    b. Hybridisierung und
    c. DNA-Synthese
    in einem Temperatur-Cycler
  - Nachweis des gesuchten Amplifikats mittels Gelelektrophorese oder DNA-Hybridisierung

Fehlermöglichkeiten

- Bedingt durch die extrem hohe Sensitivität der Methode sind außerordentlich gründliche Vorkehrungen zum Schutz vor Kontamination mit unerwünschter Fremd-DNA notwendig.
- Besondere Kontaminationsgefahr besteht beim Umgang mit amplifizierter DNA im Anschluss an die PCR, die in hohen Konzentrationen im Reaktionsgefäß vorliegt.

Interpretation

Das Anwendungsspektrum der PCR erweitert sich ständig. Ungelöst bleibt das Dilemma bei der Interpretation, eine Entscheidung darüber zu fällen, welche klinische Bedeutung dem Nachweis minimalster Mengen von Erreger-DNA zukommt. Während für einige Krankheitsbilder (z.B. Hepatitis C, AIDS) bereits gesicherte Erkenntnisse zur klinischen Bedeutung eines positiven PCR-Resultats vorliegen, liegen entsprechende Erfahrungen für andere Fragestellungen noch nicht vor.

54.5 Serologische Verfahren zum Erregernachweis

Antigen-Antikörper-Reaktionen

Jedes serologische Nachweisverfahren basiert auf dem Nachweis einer Antigen-Antikörper-Reaktion (Ag-Ak-Reaktion). Hierbei reagiert der im Patientenserum gesuchte Antikörper mit dem im Test eingesetzten diagnostischen Antigen. Entsprechend den Abläufen jeder Ag-Ak-Reaktion werden serologische Verfahren grundsätzlich in primäre und sekundäre Tests unterteilt.

Primäre serologische Tests

Ag-Ak-Reaktionen sind durch die primäre Bindung von Antigen und Antikörper charakterisiert. Die Ablaufgeschwindigkeit und Intensität dieser Bindung sind auf molekularer Ebene determiniert und definieren die Affinität einer solchen Bindung. Prototypen von primären serologischen Tests sind sog. „Binding Assays" wie **Radioimmunoassay** (**RIA**) und **Enzymimmunoassay** (**EIA, ELISA**). Hierbei korreliert die gebundene Aktivität eines markierten Reaktionsteilnehmers (z.B. chemisch markiertes Antigen) direkt mit der Menge des gebundenen Antikörpers im Patientenserum. Die Ergebnisse dieser Tests werden in Einheiten (Units) ausgedrückt, die nach Möglichkeit an Standards kalibriert sind. Während primäre serologische Tests über eine außerordentlich hohe Sensitivität verfügen, sind falsch-positive Reaktionen eher möglich. Die Spezifität hängt wesentlich von der Qualität (Reinheit) und Auswahl der diagnostischen Antigene ab. Die ELISA-Technik wird überwiegend als primärer Gesamtantikörpertest eingesetzt, bei dem die Menge des an das diagnostische Antigen gebundenen Patientenantikörpers über einen markierten Zweitantikörper (Anti-Human-IgG, -IgM, -IgA) bestimmt wird. Der Zeitaufwand beträgt i.d.R. ca. 4–6 h.

Sekundäre serologische Tests

Diese Testverfahren erfassen Merkmale der Ag-Ak-Reaktion, die über die primäre Bindung hinausgehen und abhängen von der Multivalenz des Antigens (Nachweis durch Präzipitationsreaktionen, z.B. radiale Immundiffusion, Gegenstromelektrophorese) und biologischen Eigenschaften der Antikörper (z.B. agglutinierende oder neutralisierende Antikörper). Bedingt durch die eingesetzten Markierungsverfahren (z.B. **Radio-Immunopräzipitation**) oder Indikatorsysteme (z.B. Beladung von Indikatorpartikeln mit Antigen: **passive/indirekte Hämagglutination**) verfügen sekundäre serologische Tests über eine höhere Sensitivität. Nachteilig können sich längere Inkubationszeiten und das Prinzip der Testauswertung auswirken, das mit dem bloßen Auge nach dem „Alles-oder-Nichts-Prinzip" erfolgt: Über einen positiven bzw. negativen Befund aufgrund der Reaktion wird bei einer bestimmten Serumverdünnung entschieden. Diese Serumverdünnung (Titer) dient als halbquantitativer Ausdruck für die im Serum vorhandene Antikörpermenge gegen ein bestimmtes Antigen.

Indirekte Immunfluoreszenztechnik (IFT)

Eine Mittelposition zwischen primären und sekundären Testverfahren nimmt die breit einsetzbare IFT ein. Hierbei wird die Ag-Ak-Reaktion als primäre Reaktion erfasst, indem die Antikörperbindung mithilfe von fluoreszenzmarkierten Zweitantikörpern sichtbar gemacht wird. Die Auswertung erfolgt jedoch wie bei den sekundären Tests durch visuelle Beurteilung mit einer Angabe in Titerstufen.

! Als klinisch wichtige Schlussfolgerungen für Indikation und Interpretation beim Einsatz serologischer Verfahren (Tab. 54.**5**) sind zu bedenken, dass die serologische Diagnostik häufig die Durchführung mehrerer unterschiedlicher Testverfahren erfordert und der Einsatz unterschiedlicher Testverfahren beim selben Patientenserum zu abweichenden Resultaten führen kann, sodass nur die Kenntnis der klinischen Situation eine korrekte Interpretation ermöglicht.

Tab. 54.**5** Immundiagnostik bei importierten Infektionskrankheiten.

Krankheit	**Aussagekraft der Immundiagnostik**	
	hoch	**eingeschränkt**
virale Infektionen	Arbovirosen (Ak)	akute HIV-Infektion (Ak)
	virale hämorrhagische Fieber (Ak, Ag)	Poliomyelitis (Ak)
	HIV-Infektion (Ak/Ag)	Tollwut (Ak)
	Hepatitis A – E (Ak/Ag)	
	Influenza (Ak, Ag)	
	Rotavirus (Ag)	
	Tollwut (Ag)	
bakterielle Infektionen	Bartonellosen (Ak)	Aktinomykose (Ak, Ag)
	Borreliosen (Ak, Ag)	Campylobacter-Infektion (Ak)
	Brucellosen (Ak)	Cholera (Ak, Ag)
	Chlamydieninfektionen (Ak, Ag)	EHEC-Infektionen (Ak)
	Ehrlichiosen (Ak, Ag)	Gonorrhoe (Ak, Ag)
	Legionellosen (Ak, Ag)	Lepra (Ak, Hauttest)
	Leptospirosen (Ak)	Listeriose (Ak)
	Lues (Ak)	Melioidose (Ak, Ag)
	Meningokokken A, C, Y, W135 (Ag)	Milzbrand (Ak)
	Mykoplasmeninfektionen (Ak)	Pest (Ak)
	Q-Fieber (Ak)	Salmonellosen (Ak)
	Rickettsiosen (Ak, Ag)	Shigellosen (Ak)
	Tularämie (Ak)	Typhus abdominalis (Ak)
	Yersiniosen (Ak)	Tuberkulose (Ak, Hauttest)
parasitäre Infektionen	intestinale Amöbiasis (Kopro-Ag)	intestinale Amöbiasis (Ak)
	invasive Amöbiasis (Ak)	Angiostrongylosen (Ak)
	Chagas-Krankheit (Ak, Ag)	Anisakiasis (Ak)
	Echinokokkose (Ak)	Babesiosen (Ak)
	Fasziolose (Ak)	Giardiasis (Ak)
	Filariosen (Ak, Ag)	Gnathostomiasis (Ak)
	Giardiasis (Kopro-Ag)	Kryptosporidiose (Ak)
	Kryptosporidiose (Kopro-Ag)	kutane Leishmaniasis (Ak, Hauttest)
	viszerale Leishmaniasis (Ak)	Malaria (Ak)
	Malaria (Ag)	Mikrosporidiosen (Ak)
	Paragonimiasis (Ak)	Opisthorchiasis (Ak)
	Schistosomiasis (Ak, Ag)	intestinale Wurminfektionen (Ak)
	Schlafkrankheit (Ak, Ag)	
	Toxoplasmose (Ak, Ag)	
	Trichinose (Ak)	
	Zystizerkose (Ak)	

Fortsetzung nächste Seite

IX

Tab. 54.5 Immundiagnostik bei importierten Infektionskrankheiten. *(Fortsetzung)*

Krankheit	Aussagekraft der Immundiagnostik	
	hoch	**eingeschränkt**
Pilzinfektionen	Histoplasmose (Ag)	Aspergillose (Ak, Ag)
	Kryptokokkose (Ag)	Blastomykose (Ak, Hauttest)
	Pneumocystis carinii (Ag)	Candida (Ak, Ag)
	Histoplasmose (Ak, Hauttest)	
	Kokzidioidomykose (Ak, Hauttest)	
	Kryptokokkose (Ak)	
	Parakokzidioidomykose (Ak)	
	Sporotrichose (Ak)	

Ak: Antikörpernachweis (im Serum, ggf. im Liquor u. a. Untersuchungsmaterialien); Ag: Antigennachweis (im Serum, Blut u. a. Untersuchungsmaterialien)

Agglutinationsreaktionen

Prinzip

Agglutination ist die Verklumpung von Partikeln als Folge einer Ag-Ak-Bindung. Hierbei entstehen große, körnige Agglomerate, die i. d. R. schon makroskopisch zu erkennen sind.

Varianten und Indikationen

- **direkte Agglutination**: Hierbei sind die beteiligten Antigene natürlicher Bestandteil der Partikeloberfläche (z. B. von Bakterien oder Erythrozyten). Beispiele:
  - Bakterienagglutination mit Nachweis von gegen 0- bzw. H-Antigene von Salmonella typhi gerichtete Serumantikörper (Widal-Test)
  - direkte Hämagglutination zum Nachweis von Bakterien- und Virusarten, die über Hämagglutinine verfügen (z. B. Yersinia)
  - Heterohämagglutination zum Nachweis der infektiösen Mononukleose
  - Hämadsorption und Hämadsoprtionshemmung zum Nachweis des Haftens von Erythrozyten an virusinfizierten Monolayer-Kulturen (z. B. Röteln- und Masernviren)
- **indirekte Agglutination:** Bei dieser Reaktion werden Trägerpartikel (z. B. Erythrozyten oder Kunststoffkugeln), auf deren Oberfläche künstlich Antigene fixiert wurden, durch homologe Antiköper verklumpt. Beispiele:
  - **indirekte Hämagglutination** (**IHA**): hierbei wird das Antigen an Erythrozytenoberflächen gebunden. Die Methode findet breite Verwendung in der Infektiologie, z. B. in der Syphilisdiagnostik als Treponema-pallidum-Hemagglutination-Assay (TPHA).
  - **Latex-Agglutinationstests** mit künstlicher Antigenbindung an Latexpartikel. Diese Tests sind technisch einfach durchzuführen und wenig kostenaufwendig, sie geben schnelle und zuverlässige Ergebnisse und sind daher weit verbreitet zum serologischen Antikörpernachweis.
  - **Koagglutination** und **Coombs-Test**: Hierbei kommt es nur zur Agglutination der Ag-Ak-Komplexe an Partikeloberflächen (i. d. R. Erythrozyten), wenn ein weiterer, gegen humanes IgG gerichteter Antikörper hinzugegeben wird, der eine Brückenfunktion zwischen den sog. inkompletten Antikörpern übernimmt und zur Verklumpung des Reaktionsgemisches führt (z. B. Rötelndiagnostik).
- **Agglutinationshemmreaktion**: Die Agglutination von Partikeln (z. B. Erythrozyten) wird durch erregerspezifische Antikörper blockiert. Bekanntestes Beispiel:
  - **Hämagglutinationshemmungstest** (**HHT**): Hier wird die Fähigkeit verschiedener Virusarten, eine Hämagglutination hervorzurufen, durch spezifische Antikörper blockiert (Einsatz z. B. zum Nachweis von Rötelnviren).

Interpretation

Bei der Agglutinationsreaktion handelt es sich um ein Verfahren mit relativ geringer Störanfälligkeit; das Ergebnis liegt z. T. bereits nach 1 h vor. Die Nachweisgrenze für Antikörper im Serum liegt um 3 Zehnerpotenzen niedriger als bei ELISA und RIA, jedoch ist die Spezifität relativ stark durch häufige, unspezifische Kreuzreaktionen wegen der Verwendung korpuskulärer Gesamtzellantigene beeinträchtigt. Meist geben hohe Einzeltiter Hinweise auf das Vorliegen einer Infektion; i. d. R. ist jedoch der Nachweis eines Titeranstiegs um mindestens 2 Stufen innerhalb von 7 – 14 Tagen notwendig, um eine sichere Diagnose stellen zu können.

Präzipitations- und Flockungsreaktionen

Prinzip

Bei der **Präzipitation** kommt es zu einer makroskopisch sichtbaren Aggregation von Antigen mit homologen Antikörpern, falls diese im richtigen Konzentrationsverhältnis vorliegen. **Flockungsreaktionen** folgen einem ähnlichem Prinzip: Hier kommt es zur Flockung, wenn Antikörper gegen bestimmte Eiweiße (z. B. Cardiolipin) mit diesen in Lösung gebracht werden.

Die gebildeten Komplexe (Präzipitate) werden sichtbar

- in flüssigen Milieu (**Röhrchenpräzipitation**),
- im Agarosegel als zweidimensionale **Agargelpräzipitation** (Ouchterlony-Technik), **radiale Immundiffusion** (Mancini-Technik), **Gegenstromelektrophorese** (Conterimmuno-Electrophoresis), **Immunelektrophorese** (Grabar-Technik),
- bei der **Cardiolipin-Flockungsreaktion** (Veneral Diseases Research Laboratory-Test, VDRL-Test). Dieser Test hat Bedeutung für den Nachweis antilipoidaler Antikörper bei der Syphilis und dient als Suchtest mit hoher Sensitivität in späten Infektionsphasen. Hierbei tritt eine Flockung des als Antigen benutzten Cardiolipins in Gegenwart von gegen Lipoidantigen gerichteten Serumantikörpern auf.

Indikationen

Bei ausgewählten Fragestellungen (z. B. Syphilisdiagnostik, Nachweis von Aspergillus-Antikörpern).

Interpretation

Die Testverfahren weisen zwar eine hohe Spezifität, oft jedoch nur eine geringe Sensitivität auf. Sie sind i. d. R. in Kombination mit anderen serologischen Methoden einzusetzen. Bei den gängigen Fragestellungen ist meist ein qualitativer Nachweis ausreichend, eine Titerbestimmung erfolgt nicht.

Lysis-Reaktionen

Prinzip

Es erfolgt die Messung der antikörperabhängigen Auflösung korpuskulärer Antigene unter Teilnahme von Kofaktoren, meist Komplement oder Lysozym.

Indikationen

Eine wichtige Untersuchung nach dem Prinzip von Lysis-Reaktionen ist der Treponema-pallidum-Immobilisationstest (TPI-Test): Patientenserum von Syphilispatienten enthält Antikörper, die in Gegenwart von Komplement und Lysozym lebende (aus Kaninchenhoden zu gewinnende) Treponemen zunächst immobilisieren und anschließend lysieren.

Charakteristika/Interpretation

Häufig handelt sich um relativ aufwendige Bestätigungstests, die nicht mehr in der Routinediagnostik eingesetzt werden und i. d. R. Speziallaboratorien vorbehalten sind.

Neutralisationsreaktionen

Prinzip

Im Patientenserum vorhandene Antikörper verhindern den im antikörperfreien Milieu eintretenden zytopathischen Effekt eines Virus in der Zellkultur (Virusneutralisation), die biologische Wirkung eines bakteriellen Toxins (z. B. Hämolyse) oder andere erregertypische Effekte (z. B. Sabin-Feldmann-Farbtest, der auf der durch spezifische Antikörper verhinderbaren Anfärbbarkeit von lebenden Toxoplasmosen basiert).

Charakteristika/Interpretation

Neutralisationstests sind in der Routineanwendung aufgrund des notwendigen hohen methodischen Aufwands zurückgedrängt worden, sie werden überwiegend als Bestätigungstests eingesetzt. Sie gelten wegen ihrer hohen Spezifität und biologischen Aussage als Goldstandard für die Serodiagnostik zahlreicher Viren, jedoch ist ihre diagnostische Sensitivität begrenzt. Im Gegensatz hierzu sind Toxin-Neutralisationstests spezifisch, sensitiv und mechanisierbar.

Komplementbindungsreaktion (KBR)

Prinzip

Die KBR erlangte bereits Anfang des 20. Jahrhunderts als sog. „Wassermann-Reaktion" bei der Syphilisdiagnostik weltweite Bedeutung. Der Test basiert auf dem Prinzip des indirekten Antikörpernachweises: Beim Ag-Ak-Kontakt in vitro kommt es zu einer Veränderung der Fc-Anteile von Antikörpern, durch die in Gegenwart von Ca^{2+}- und Mg^{2+}-Ionen eine Aktivierung der Komplementkaskade erfolgt. Durch Zugabe eines Indikatorsystems (i. d. R. ein stabiler Ag-Ak-Komplex aus Schafzellantikörper und Schaferythrozyten, der in Gegenwart von freiem Komplement lysiert wird), das durch den zuvor stattgefundenen Komplementverbrauch nicht mehr reagiert, wird der Komplementverbrauch in der ersten Reaktionsphase dokumentiert.

Indikationen/Interpretation

Heute wird die KBR meist ergänzend bei ausgewählten Indikationen durchgeführt (z.B. CMV, Mykoplasmeninfektionen, Toxoplasmose). Bei gut standardisierbaren Testbedingungen und hoher Spezifität ist die Sensitivität der Methode jedoch gering. Eine Differenzierung zwischen IgG und IgM ist nicht möglich. Hohe KBR-Titer werden oft als beweisend für eine floride Infektion angesehen, i.d.R. ist aber der Nachweis einer Serokonversion bzw. eines deutlichen Titeranstieges im Verlauf zu fordern. Zur Frühdiagnostik ist die KBR nicht, für Durchseuchungsstudien nur bedingt geeignet.

Indirekter Fluoreszenz-Antikörpertest (IFAT)

Prinzip

Antigen wird auf Objektträgern fixiert und mit Patientenmaterial inkubiert. Homologe, unmarkierte Antikörper des Patienten lagern sich an und es bilden sich zunächst unsichtbare Ag-Ak-Komplexe auf dem Objektträger. Der Nachweis der Immunreaktion erfolgt in einer zweiten Phase, in der konjugierte, fluorochrommarkierte Anti-Antikörper hinzugegeben werden, die sich gegen das spezifische Immunglobulin der Probe richten. Die hieraus entstehenden Komplexe können fluoreszenzmikroskopisch visualisiert werden.

Indikationen

Der IFAT gehört zu den in der Routinediagnostik am weitesten verbreiteten Tests. Zu häufigen Indikationen gehören u.a. Toxoplasmosediagnostik, Nachweis von Antikörpern gegen Plasmodium falciparum, Luesdiagnostik (als Fluoreszenz-Treponema-Antikörper-Absorptionstest [FTA-ABS-Test], bei dem zunächst eine Absorption der Patientenseren mit apathogenen Treponemen zur Entfernung kreuzreagierender Antigene erfolgt).

Charakteristika/Interpretation

Der IFAT ist schnell durchführbar (Dauer des Untersuchungsganges ca. 1 – 2 h), weist jedoch eine nur mäßiggradige Reproduzierbarkeit auf, die durch die Art der Testauswertung (subjektive Beurteilung der Fluroreszenz durch den Mikroskopisten) und gelegentlich auftretende unspezifische Fluoreszenz bedingt ist. Zusätzlich besteht die Gefahr einer Rheumafaktor-Interferenz bei IgM-Tests; daher ist eine vorhergehende Absorption bei IgM-Tests notwendig. Die Angabe der Ergebnisse erfolgt in Titern, wobei hohe Einzeltiter für floride Infektion beweisend sein können; i.d.R. ist jedoch eine Serokonversion bzw. ein deutlicher Titeranstieg im Verlauf zu fordern.

Enzyme-linked Immunosorbent Assay (ELISA /EIA)

Der ELISA, auch als Enzymimmunoassay (EIA) bekannt, hat weite Verbreitung in der diagnostischen Serologie gefunden. Bei gleicher Sensitivität und Spezifität wie der RIA ist er einfacher durchzuführen und weist einen ökonomischeren Umgang mit Reagenzien auf. Zudem unterliegt er nicht der für die Durchführung des RIA notwendigen Genehmigungspflicht für den Umgang mit radioaktiven Substanzen.

Prinzip

Ähnlich wie IFT ist der ELISA ein Testsystem, das auf dem Prinzip der Festphasenbindung zum Nachweis von Ag-Ak-Komplexen basiert:

- Antigen wird an eine Kunststoffoberfläche (Festphase) adsorbiert.
- Nach einer Inkubation mit Patientenserum wird an die gebildeten Immunkomplexe ein enzymmarkierter Anti-Antikörper (Konjugat) angelagert, der gegen Proteine auf dem Patientenantikörper gerichtet ist.
- Die Bindung des Konjugats an den Ag-Ak-Komplex wird über eine Farbreaktion nachgewiesen, indem ein Entwicklungsreagenz (Chromogen) zugesetzt wird.

Die **Capture-Technik** als Variante des ELISA dient der Ausschaltung des beim indirekten Verfahren zum Nachweis spezifischer IgM-Antikörper interferierenden Rheumafaktors. Hierbei wird Anti-Human-IgM an die Festphase gebunden und nachfolgend mit Patientenserum inkubiert, aus dem jetzt die Antikörper der IgM-Klasse „herausgefangen" werden („Capturing"). Der erregerspezifische Antikörperanteil wird über ein enzymmarkiertes Antigen oder – bei Verwendung unmarkierten Antigens – über ein markiertes, antigenspezifisches Serum (meist monoklonale Antikörper) wie im indirekten Test nachgewiesen.

Indikationen

Eine Anwendung des ELISA-Prinzips ist bei nahezu allen Infektionskrankheiten möglich, sie wird lediglich von der Verfügbarkeit geeigneter Antigene limitiert.

Charakteristika/Interpretation

Der ELISA weist sehr hohe Sensitivität und Spezifität auf und ist aufgrund des hohen Automatisierungsgrades sehr gut standardisierbar. Die Dauer der Durchführung beträgt i.d.R. 4 – 6 h, wobei gut eingestellte Tests mit einer Serumverdünnung auskommen. Eine stufenlose Messung ist möglich, die Angabe der Resultate erfolgt daher in „ELISA-Einheiten" (International ELISA Units, IEU) oder – falls internationale Standardseren vorhanden sind – in

Internationalen Einheiten (IE). Hochpositive Messwerte sind hinweisend auf eine floride Infektion, dennoch ist bei der Messung von IgG der Nachweis einer Serokonversion bzw. ein deutlicher Titeranstieg im Verlauf zu fordern. Der Nachweis von spezifischen Serum-IgA wird oft als beweisend für eine akute Infektion gewertet (z. B. Campylobacter, Salmonella, Shigella, Toxoplasma), ebenso der Nachweis spezifischer IgM-Antikörper.

Immunoblot (Western Blot)

Prinzip

Dem Immunoblot – im englischen Sprachgebrauch als Western Blot bezeichnet – liegt der Nachweis von erregerspezifischen Serumantikörpern durch Bindung an membrangebundene Erregerantigene und deren nachfolgende Visualisierung mittels enzymmarkierter Anti-Antikörper zugrunde. Die Auswertung erfolgt durch visuelle Bewertung einzelner oder mehrerer sichtbarer Banden.

Charakteristika/Interpretation

Immunoblot-Verfahren finden zunehmend Anwendung in der Serodiagnostik, meist als Bestätigungstests vorhergehender Suchtests (ELISA), z. B. in der HIV-, HCV-Serologie. Die Besonderheit jedes Immunoblots liegt in der Art und Menge der an die Membran gebundenen Antigene: Typischerweise werden Erregerproteine in einer Polyacrylamid-Gelektrophorese nach ihrem Molekulargewicht aufgetrennt und anschließend im Elektroblot-Verfahren auf Nitrozellulose-Membranen übertragen. Als „Dot Blot" werden Tests bezeichnet, bei denen diese Auftrennung nicht erfolgt ist. Immunoblots weisen eine hohe Spezifität auf, da Antikörper gegen Einzelproteine erkannt werden können. Die Dauer der Durchführung liegt bei 2 – 4 h. Der Nachweis erregerspezifischer Banden hat i. d. R. beweisenden Charakter.

Tipp für die Praxis

Gezielte Indikation und korrekte Probenentnahme sind entscheidend für einen sinnvollen Einsatz der Labordiagnostik bei kranken Tropenrückkehrern. Entscheidende Hinweise gibt die Anamnese zu Expositionsrisiken während der Reise. Eine breite labordiagnostische Abklärung ohne genaue Zielvorstellungen ist meist nicht sinnvoll.

Weiterführende Literatur

Ansart S, Perez L, Thellier M et al. Predictive factors of imported malaria in 272 febrile returning travelers seen as outpatients. J Travel Med 2010; 17: 124 – 129

Askling HH, Lesko B, Vene S et al. Serologic analysis of returned travelers with fever, Sweden. Emerg Infect Dis 2009; 15: 1805 – 1808

Checkley AM, Chiodini PL, Dockrell DH et al.; British Infection Society and Hospital for Tropical Diseases. Eosinophilia in returning travellers and migrants from the tropics: UK recommendations for investigation and initial management. J Infect 2010; 60: 1 – 20

Cuadros J, Martín-Rabadán P, Merino FJ et al. Malaria diagnosis by NOW ICT and expert microscopy in comparison with multiplex polymerase chain reaction in febrile returned travellers. Eur J Clin Microbiol Infect Dis 2007; 26: 671 – 673

Goodgame R. A Bayesian approach to acute infectious diarrhea in adults. Gastroenterol Clin North Am 2006; 35: 249 – 273

Speil C, Mushtaq A, Adamski A et al. Fever of unknown origin in the returning traveler. Infect Dis Clin North Am 2007; 21: 1091 – 1113

Wahnschaffe U, Ignatius R, Loddenkemper C et al. Diagnostic value of endoscopy for the diagnosis of giardiasis and other intestinal diseases in patients with persistent diarrhea from tropical or subtropical areas. Scand J Gastroenterol 2007; 42: 391 – 396

Weitzel T, Dittrich S, Möhl I et al. Evaluation of seven commercial antigen detection tests for Giardia and Cryptosporidium in stool samples. Clin Microbiol Infect 2006; 12: 656 – 659

Wichmann O, Gascon J, Schunk M et al.; European Network on Surveillance of imported infectious Diseases. Severe dengue virus infection in travelers: risk factors and laboratory indicators. J Infect Dis 2007; 195: 1089 – 1096

Wichmann O, Stark K, Shu PY et al. Clinical features and pitfalls in the laboratory diagnosis of dengue in travellers. BMC Infect Dis 2006; 6: 120

X

Reisemedizin in der Praxis

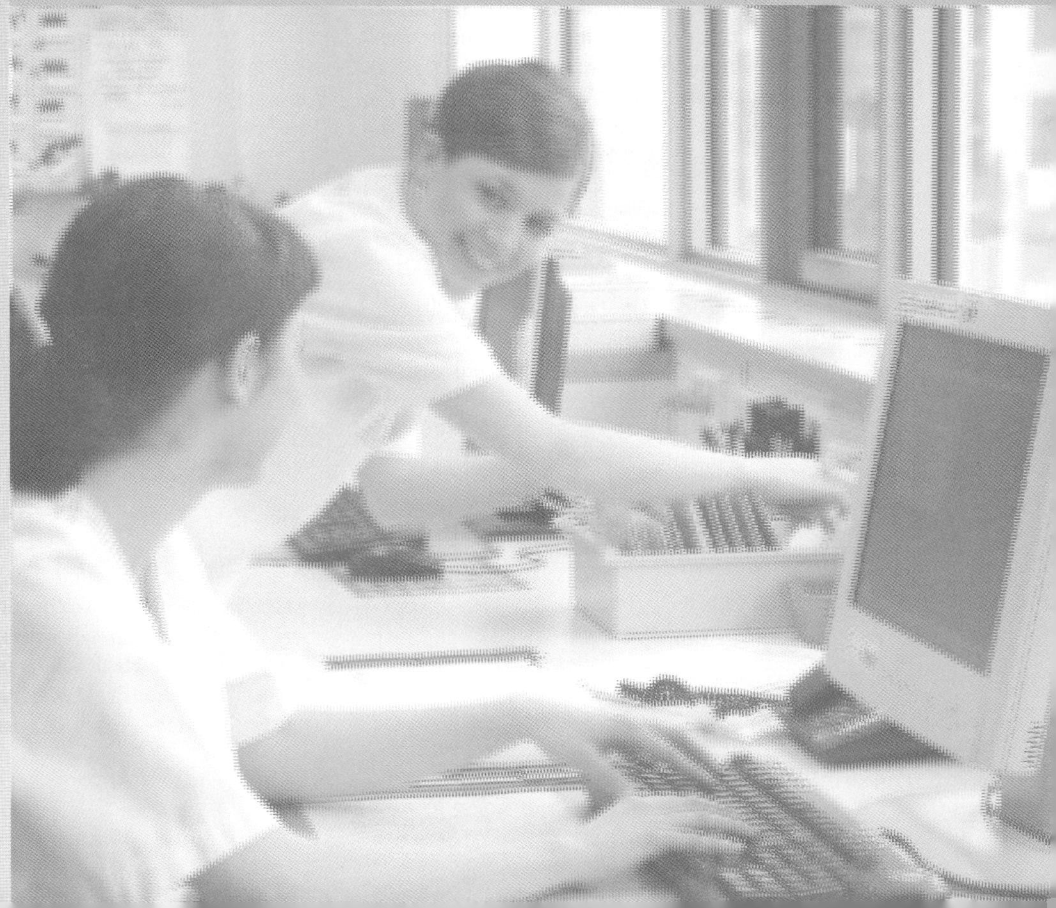

55 Organisation der reisemedizinischen Praxis

U. Kahmann

Editorial

„Reisen mit meinen Patienten, an deren Horizont auch ich wachsen und teilhaben kann" – so oder ähnlich könnte die Motivation aussehen, sich reisemedizinisch zu betätigen. Die Etablierung einer reisemedizinischen Servicesparte in der ärztlichen Praxis bringt für das gesamte Praxisteam zusätzliche interessante Aspekte und Bereicherungen des Arbeitsalltages mit sich. Jeder Beratungstermin kann als Urlaub im Kleinen empfunden werden.

Freiwilligkeit und der Wunsch, sich vorbereitend mit der Gesundheit auf Reisen zu beschäftigen und nicht nur im Reiseführer zu blättern, zeichnen diese Arzt-Patient-Beziehung besonders aus. Gerade in der spezialisierten Sprechstunde – mit Patienten, die nicht regelmäßig die Praxis aufsuchen – scheint auch die Erfassung des inhaltlich motivierenden Ziels des Reisenden wesentlich. Wenn das „Warum" klar ist (Sonne tanken, Familie besuchen, Tauchen, Wake Boarding, Motorradfahren, Hilfsprojekte etc.), dann kann durch den Arzt die Gewichtung der einzelnen Gesundheits- und Verhaltensrisiken optimal in das Gespräch mit dem Reisenden eingebracht werden.

Konsequente, strukturierte Beratung erfordert aktualisiertes Wissen, optimal organisierte Zeit und gut funktionierende Infrastruktur. Hinweise zu Zeit, Organisation und Infrastruktur werden im Folgenden gegeben.

X

Das Wichtigste in Kürze

Bereiten Sie Ihre Praxis auf den neuen Schwerpunkt Reisemedizin vor:
- Ambiente „Reisemedizin" schaffen

Bereiten Sie Ihre Mitarbeiter auf den neuen Schwerpunkt Reisemedizin vor:
- Impfassistentin
- Kommunikationstraining
- Assistentin Reisemedizin

Bereiten Sie Ihre Patienten auf den neuen Schwerpunkt Reisemedizin vor:
- von der STIKO-Praxis zur Reisepraxis

55.1 Vorbereitung/Ausstattung der reisemedizinischen Praxis

In einer reisemedizinischen Praxis darf das Thema „Reise" nicht zu kurz kommen. Poster und Bilder aus fremden Ländern, Souvenirs und Fundstücke vom Strand oder Markt helfen, dieses Thema in der Praxis positiv darzustellen. Es spricht nichts dagegen das eigene Lieblingsreisethema in den Mittelpunkt einer Praxisumgestaltung zu stellen, um so Authentizität darzustellen und Identifikation zu schaffen.

Warnungen vor den neuesten Infektionsrisiken sind im Wartezimmer nicht immer glücklich. Es soll ja schließlich Vorfreude auf neue Erfahrungen und Entdeckungen gefördert und nicht Angst vor Erkrankungen in fernen Ländern geschürt werden. Reisemedizinische Informationen am schwarzen Brett müssen aktuell sein. Es schadet dem Kompetenzeindruck sicher, wenn überalterte Informationen den Blick auf das Wesentliche verstellen.

In einer reisemedizinisch ausgestatteten Praxis ist ein moderner (Dokumentation der Temperatur!), gut gefüllter Impfstoffkühlschrank erforderlich. Der Servicevorteil, alle Impfungen auch sofort durchführen zu können, überwiegt die Mühe der Lagerhaltung bei Weitem. Gerade auch bei den regelmäßigen Last-Minute-Reisenden ist das von entscheidender Bedeutung.

Tipp für die Praxis

Eine unterbrechungsfreie Stromversorgung des Impfstoffkühlschranks ist ratsam. Die Steckdose sollte eher unzugänglich sein, damit im Alltagsbetrieb nicht versehentlich der Stecker gezogen wird (Reinigungspersonal!?).

55.2 Vorbereitung des Beratungsgesprächs durch das Praxisteam

Reisemedizin startet i.d.R. mit den eigenen Patienten. Diese können im Verlauf ihrer Bindung an die Praxis mit wenig Aufwand an die Reisemedizin herangeführt werden. Wenn Sie sich als Praxis so erst einmal als kompetentes Präventivteam gegenüber dem Patienten etabliert haben, mündet die Frage nach dem nächsten Urlaub wie von selbst in der Option durch Vorbeugung das Urlaubserlebnis zu sichern. Der Patient hat durchaus ein großes Interesse, die knappe, teure Zeit des Urlaubs intensiv zu erleben und mit Eindrücken der besonderen Art zurückzukehren. Der Aufenthalt in einer Klinik bzw. die Nachbehandlung einer durch Information und Impfung vermeidbaren Erkrankung oder gesundheitlichen Beeinträchtigung gehört sicher nicht dazu. Schließlich wollen Reisende nach dem Urlaub ihre gewohnten Tätigkeiten (Beruf, Haushalt, Sport etc.) unverzüglich wieder aufnehmen. Kompetente Reisevorbereitung ermöglicht dies und wird durch das Praxisteam angeboten – eine wichtige Voraussetzung für eine gut organisierte Reisepraxis. Das Vertrauen, das der Patient schon bei der Erstkommunikation mit den Angestellten gewinnt, braucht der Arzt später nicht mehr zu „erarbeiten". Von großer Bedeutung ist, dass die Informationen für den Reisenden in der Praxis keine inhaltlichen und organisatorischen Widersprüche aufweisen. Schulungen durch den Praxisinhaber oder der gemeinsame Besuch externer Veranstalter schaffen hier das erforderliche homogene Wissen.

Die reisemedizinische Vorsorge ist eine typische Selbstzahlerleistung. Hier steht für den Reisenden der Sicherheitsgedanke im Vordergrund und für das Praxisteam der Servicegedanke. Als hilfreich hat es sich erwiesen, diesen Anspruch durch gezieltes Training der Mitarbeiter zu fördern. Die Kommunikation mit dem Reisenden ist i. d. R. nicht – wie beim Patienten in der „Normalsprechstunde" – durch Unsicherheit bzgl. seines Gesundheitszustandes oder den eventuell geübten Umgang mit seinem chronischen Leiden geprägt, sondern vielmehr durch Vorfreude auf eine entspannende, ereignisreiche Zeit, die sich in aller Regel wesentlich von den Lebensumständen zu Hause unterscheidet. Diese Erwartungshaltung des Reisenden gilt es im Praxisteam aufzunehmen und in leichte, gut strukturierte Kommunikation umzusetzen.

Terminvereinbarung

Bereits bei der Terminvergabe fragt die Assistentin den Grund des Besuchs ab; die Frage, ob jemand zur „normalen" oder zur Reise- oder Tauchsprechstunde kommt, kann auch als erweiterte Marketingmaßnahme eingesetzt werden. Bereits bei dem ersten Telefonkontakt weisen die Helferinnen den Reisenden auf die Mitnahme des Impfbuches und aller, v. a. auch alter und ältester, Impfdokumente hin. Häufig herrscht die Meinung vor, alte Impfungen würden nicht mehr zählen. (Dass dies eine falsche Ansicht ist, bedarf hier eigentlich keiner Erwähnung.)

Auch die Frage nach den Begleitpersonen auf der geplanten Reise und deren Vorbereitung kann durch das Personal der Praxis mit einem Terminangebot ergänzt werden. Es hat sich bewährt, dies in zurückhaltender Form als offenes Angebot zu gestalten, oder sich auf Spezialangebote wie Gelbfieberimpfung zu beschränken. Die Kollegen werden solcherlei Zurückhaltung schätzen.

Erfassung des Impfstatus

Alte Dokumente lassen sich – wenn die Zeit es erlaubt – zumindest in den neuen Bundesländern oft aus den Gesundheitsämtern der Gemeinden besorgen, die in aller Regel die Dokumente der Polikliniken übernommen und verwahrt haben. Allerdings kann man in der Regel davon ausgehen, dass die allermeisten Bürger der ehemaligen DDR (und anderer „Ostblockländer") vollständig geimpft sind, also nur wenige Lücken in der Impfhistorie bestehen. Es sollte allerdings nach Impfverweigerern gefragt werden, denn daran erinnern sich Patienten i. d. R. besser als an die Zahl der durchgeführten Polioimpfungen in ihrem Leben.

Ausnahmen bestehen erfahrungsgemäß bei Impfungen gegen Masern, Mumps und Röteln – hier findet sich v. a. bei jüngeren Patienten häufig keine zweite Impfserie, oder es wurde bei den männlichen Patienten lediglich die Masernimpfung durchgeführt.

Der Impfstatus des Reisenden wird durch geschultes Personal mittels EDV dokumentiert.

Tipp für die Praxis

Für die Erfassung der Impfanamnese und die Dokumentation des Reiseverlaufs hat sich die Software **Impfdoc** sehr bewährt, die in viele Praxisverwaltungssysteme (PVS) integrierbar ist. Nach der Erfassung der Impfanamnese und dem Beginn der Immunisierung lässt sich mit der Software, auch unabhängig von einer Reise, überschaubar ein Impfplan erstellen, Impf-, Risiko- und Länderinformationen ausdrucken und ein effektives Recallsystem etablieren. Dies unterstützt die Praxis und den Reisenden auch in der Zeit nach der aktuellen Reise dabei, die Immunisierung auf dem neuesten Stand zu halten.

Impfrelevante Diagnosen (Indikation, Kontraindikation) werden aus dem PVS übernommen, ICD-10-Diagnose und die Kosten für die Abrechnung werden je nach Implementierung an das PVS zurückgegeben. So entfällt eine Menge sonst doppelt zu verrichtender Arbeit und der Patient kann mit der maximal verfügbaren Zeit beraten werden.

Erfassung von Reiseverlauf, -art, Vorerkrankungen (Fragebogen)

Zur Vorbereitung des Beratungstermins füllt der Reisende einen reisemedizinischen Vorsorgebogen aus. Dieser soll neben den Personalien des Reisenden im Wesentlichen Reiseverlauf, Reisezeit und geplante Art der Reise (Rucksackreise, Familie, Sport) beinhalten. Ebenso können Sportarten oder besondere Aktivitäten eingetragen werden. Tauchen, Fallschirmspringen, Höhentrekking oder Langzeitaufenthalte verändern das Beratungsangebot und den Schwerpunkt der Information. Untersuchungen zur Tauglichkeit für die verschiedenen Sportarten (insbesondere das Tauchen) schließen sich in einem gesonderten Termin an.

Ebenfalls auf diesem Fragebogen sollen wesentliche Vorerkrankungen, insbesondere Immundefekte oder immunmodulierende Therapien, angegeben werden. Schwangerschaft, Kortisontherapie, HIV-Infektion und Allergien, v.a. gegen Hühnereiweiß, beeinflussen die Beratung ganz erheblich.

Die Belehrung zur **Selbstzahlerleistung** (Kostenabschätzung) und die **Unterschrift des Reisenden** unter die Information und damit auch den **Behandlungsvertrag** sind integraler Bestandteil des Fragebogens.

Abrechnung

Die Abrechnung erfolgt i.d.R. über das PVS. Dies kann in gewohnter Form per Rechnung und Überweisung geschehen, durch Barkasse oder den Einsatz von EC- oder Kreditkarten-Terminals. Wichtig in der Kassenpraxis ist die Unterschrift des Patienten unter einen Behandlungsvertrag mit Belehrung über die Leistungsfreiheit der Krankenkassen und die Pflicht zur Eigenleistung. Dies gilt auch, wenn die Kassen im Rahmen ihrer Satzungsleistungen dem Patienten die Erstattung anbieten.

Hilfreich für die Reisenden ist oft die Erstellung eines Handouts durch den Arzt. Dieses dient dazu, die vielen Informationen zu sammeln, nochmals durchlesen zu können und Unklarheiten zu beseitigen. Bei nachfolgenden Impfserien kann diese Information dann noch einmal von den Praxisangestellten erwähnt und Zeit zur Nachfrage angeboten werden.

Abschließend sollte jeder Kontakt genutzt werden, um das Positive der Reise herauszustellen, den Erlebniswert der Zeit zu betonen und die Sicherheit zu vermitteln, dass das Team und der Reisende optimal für dieses Ziel zusammengearbeitet haben.

X

55.3 Beratungsgespräch Arzt – Patient (Reisender)

Reiseanalyse

Durch den Arzt (und das Personal) erfolgt eine Reiseanalyse in Bezug auf die zu erwartenden Risiken in den bereisten Ländern entlang der zu erwartenden Route.

Risikoanalyse – allgemeiner Prophylaxebedarf

Der Arzt erläutert die hinsichtlich der Reiseroute zu erwartenden medizinischen und infektiologischen Risiken, gewichtet nach deren Wahrscheinlichkeit. Insbesondere in dieser Phase ist eine intensive Kosten-Nutzen-Relation herzustellen, um den Reisenden entsprechend seiner finanziellen Möglichkeiten und seines Interesses mit allem Wichtigen zu versorgen, ihn aber nicht in beiden Belangen zu überfordern.

Der allgemeine Prophylaxebedarf, den jeder Reisende benötigt, wird daraus abgeleitet.

Individueller Gesundheitsstatus

Der individuelle Gesundheitsstatus wird vom Arzt erfasst und bildet mit den Impfdaten die Grundlage für den **individuellen Prophylaxebedarf**. Dieser Abschnitt der Gesundheitsberatung vor einer Reise ist explizit Aufgabe des Arztes. Hier stellt sich die Herausforderung, mit angepasstem Informationsfluss an den Patienten das an den Bedürfnissen und Möglichkeiten des Patienten angepasste optimale Beratungsergebnis zu erzielen.

Prophylaxeplan

Nach Information und Gespräch mit dem Patienten wird dieser Prophylaxebedarf nach Zustimmung durch den Patienten in einen Prophylaxeplan umgesetzt. Dieser umfasst Termine zu notwendigen Impfungen einschließlich eines Recallsystems für akute und später durchzuführende Impfungen, Ausstellung von Rezepten für die Reiseapotheke und einen Nachsorgetermin nach dem Urlaub.

55.4 Reisenachbereitung

In der Sprechstunde zum letzten Impftermin kann vom Arzt oder Assistenzpersonal ein Nachsorgetermin angeboten werden. Mit dem Hinweis: „Erzählen Sie mir dann, wie es war" kann der Arzt Interesse signalisieren, im Anschluss unscheinbare Symptome erfragen, wesentliche Rückmeldungen über seine Maßnahmen erhalten und vom Patienten eventuell neueste Informationen über die Situation vor Ort bekommen.

Tipp für die Praxis

Organisation des Beratungsgesprächs

- Terminvereinbarung, Hinweis auf Impfunterlagen
- Erfassen
  - des Impfstatus
  - des Reiseverlaufs
  - der Reiseart
  - der Vorerkrankungen
- Hinweis auf Selbstzahlerleistung
- Beratungs- und Behandlungsauftrag mit Unterschrift und Kostenabschätzung
- Reiseanalyse
- Risikoanalyse
- allgemeiner Prophylaxebedarf
- individueller
  - Gesundheitsstatus
  - Prophylaxebedarf
  - Prophylaxeplan
- Nachsorge

56 Netzwerke in der Reisemedizin

T. Jelinek

Editorial

Die Reisemedizin ist in den vergangenen Jahren von einem unbekannten Terminus zu einem festen Begriff im Medizingeschehen geworden. Ursprünglich hervorgegangen aus der Tropenmedizin, der Arbeitsmedizin und dem öffentlichen Gesundheitswesen, für die die medizinischen Implikationen internationaler Reisen aus verschiedener Sichtweise von Bedeutung waren, stellt sie heute eine medizinische Querschnittsdisziplin dar.

Das Wichtigste in Kürze

Reisemedizin ist ein stark interdisziplinäres Fach. Für eine umfassende Übersicht aller Teilbereiche lohnt sich der Blick auf eine ganze Reihe von Fachgesellschaften und deren Aktivitäten. In Deutschland repräsentiert die Deutsche Fachgesellschaft für Reisemedizin die zentralen Belange des Faches, international nimmt die International Society of Travel Medicine eine führende Rolle ein.

56.1 Einführung

Die Reisemedizin ist die Medizin zum Massentrend der internationalen Mobilität. Damit hat sie Inhalte vieler Disziplinen unter dem Aspekt der Versorgungsbedingungen unterwegs zu bewerten und die spezifischen gesundheitlichen Risiken bestimmter Regionen und Aktivitäten zu benennen. Sie kann nicht von den Spezialisten einer medizinischen Fachrichtung allein geleistet werden, wenn man diesem Anspruch gerecht werden will. Daher bedarf sie der Kooperation in besonderem Maße.

Gerade gegenüber der Tropenmedizin hat dies immer wieder zu unterschiedlichen Aussagen geführt. Als Medizin der mobilen Gesellschaft definiert, kann die Reisemedizin viele Fragestellungen mit der Tropenmedizin teilen. Dennoch gibt es Spezifika der einen wie der anderen Richtung: Die Versorgung eines Moskau-Reisenden, der unterwegs einen Herzinfarkt erlitten hat, ist ein reisemedizinisches Thema, nicht aber ein tropenmedizinisches. Und die Bekämpfung einer Meningokokken-Epidemie in Nigeria ist ein wichtiges tropenmedizinisches Aufgabengebiet, nicht aber ein primär reisemedizinisches. So kann denn das Themenfeld nur durch zahlreiche Verbände und Gesellschaften beschrieben werden.

Für den praktizierenden Reisemediziner bietet sich ein breites Feld an Möglichkeiten der Mitgliedschaften in Fachgesellschaften und Netzwerken.

Weblinks

Fachgesellschaften – Netzwerke

www.fachverband-reisemedizin.de DFR – Deutsche Fachgesellschaft Reisemedizin

www.istm.org ISTM – Internationale Gesellschaft für Reisemedizin

www.dtg.org DTG – Deutsche Gesellschaft für Tropenmedizin und Internationale Gesundheit

www.p-e-g.org PEG – Paul-Ehrlich-Gesellschaft für Chemotherapie

www.bexmed.de BExMed – Deutsche Gesellschaft für Berg- und Expeditionsmedizin

www.gtuem.de GTÜM – Gesellschaft für Tauch- und Überdruckmedizin

www.dglrm.de/xp/start.html DGLRM – Deutsche Gesellschaft für Luft- und Raumfahrtmedizin

www.wms.org Wilderness Medical Society

http://travelnet.crm.de travel.NET

www.tropnet.eu TropNetEurop – European Network on imported infectious Disease Surveillance

www.istm.org/geosentinel/main.html Geosentinel

www.istm.org/eurotravnet/main.html EuroTravNet

56.2 Fachgesellschaften

DFR – Deutsche Fachgesellschaft Reisemedizin

Die Deutsche Fachgesellschaft Reisemedizin besteht seit nun rund 10 Jahren. Sie führt die in der praktischen Beratungstätigkeit stehenden Ärzte aus Krankenhäusern, Gesundheitsämtern, arbeitsmedizinischen Diensten und Praxen zusammen. Die Gesellschaft veranstaltet ein Jahrestreffen und reisemedizinische Exkursionen für ihre rund 850 Mitglieder.

ISTM – Internationale Gesellschaft für Reisemedizin

Die Internationale Gesellschaft für Reisemedizin verbindet 1800 v.a. (nord-)amerikanische und europäische Experten. Die ISTM hat die reisemedizinische Forschung sehr stark stimuliert. Neben einem Kongress, der alle 2 Jahre stattfindet und zwischen USA und Europa wechselt, gibt die Gesellschaft das Journal of Travel Medicine heraus, in dem zahlreiche interessante Studien erschienen sind.

DTG – Deutsche Gesellschaft für Tropenmedizin und Internationale Gesundheit

Die Deutsche Gesellschaft für Tropenmedizin und Internationale Gesundheit mit ihren rund 750 Mitgliedern aus der Human-, aber auch Veterinärmedizin befasst sich mit den Aspekten der ärztlichen Versorgung in tropischen und subtropischen Regionen. Dazu gehören auch Diagnostik und Therapie von importierten Tropenkrankheiten. Die DTG veröffentlicht jährlich aktualisierte Empfehlungen zur Malariatherapie und -prophylaxe sowie zu Reiseimpfungen.

PEG – Paul-Ehrlich-Gesellschaft für Chemotherapie

Die Paul-Ehrlich-Gesellschaft für Chemotherapie befasst sich mit allen Aspekten der antimikrobiellen Behandlung. Die Sektion Parasitologie weist neben zahlreichen anderen Aktivitäten auch die Arbeitsgemeinschaft Malaria auf, die das jährlich stattfindende „Malariatreffen" in Deutschland organisiert.

X

BExMed – Deutsche Gesellschaft für Berg- und Expeditionsmedizin

Das Ziel der Gesellschaft ist die wissenschaftliche und praxisnahe Förderung der Bergmedizin. Dies umfasst die Expeditions-, Höhen- und Trekkingmedizin ebenso wie die Outdoor- und Wildernessmedizin. Zu den Aufgaben der Gesellschaft gehören auch die Vermittlung von Kenntnissen und Fähigkeiten in der Bergrettungsmedizin, die sportmedizinische Betreuung sowie die Vermeidung und Beherrschung von Notfallsituationen unter extremen Umweltbedingungen.

GTÜM – Gesellschaft für Tauch- und Überdruckmedizin

Seit das Tauchen zum Breitensport geworden ist, nehmen tauch- und überdruckmedizinische Themen auch in der Praxis einen breiteren Raum ein. Die Gesellschaft für Tauch- und Überdruckmedizin bietet Kurse an und arbeitet Richtlinien für die Tauchsporttauglichkeit aus, die mit den anderen deutschsprachigen Organisationen abgestimmt sind. Sie hilft in Notfällen ebenso bei der Vermittlung an geeignete Behandlungszentren, etwa Druckkammern.

DGLRM – Deutsche Gesellschaft für Luft- und Raumfahrtmedizin

Hinsichtlich der medizinischen Implikationen des Fliegens (und der Raumfahrt) ist in Deutschland die Deutsche Gesellschaft für Luft- und Raumfahrtmedizin mit ihren rund 700 Mitgliedern führend.

Wilderness Medical Society

Die Wilderness Medical Society ist eine US-basierte Fachgesellschaft, die sich mit der Förderung der Wilderness Medicine befasst. Sie organisiert zahlreiche Tagungen und Kongresse mit Schwerpunkt in den USA.

56.3 Netzwerke

travel.NET

travel.NET (früher: Travelmed) ist eine Initiative des CRM (Centrum für Reisemedizin in Düsseldorf). Die Idee hinter dem Netzwerk ist die Zusammenführung reisemedizinisch aktiver Ärzte und Apotheken in einem Netzwerk, das v.a. auf lokaler Ebene durch Zuweisung der Reisenden funktionieren soll. Ergänzt wird dies durch die Mitgliedschaft von Reisebüros, die über die entsprechenden Beratungsstellen in Arztpraxen und Apotheken informiert sind. Die Mitgliedschaft ist kostenpflichtig.

TropNetEurop – European Network on imported infectious Disease Surveillance

Der Mangel an Informationen zu Quantität und Qualität importierter Infektionen in Europa führte 1999 zur Gründung des klinischen Sentinel-Netzwerkes „European Network on imported infectious Disease Surveillance" (TropNetEurop), das sich auf die Surveillance bei Reisenden jeder Art konzentriert. Das Netzwerk dient der effizienten Entdeckung importierter Infektionskrankheiten von potenzieller nationaler oder regionaler Bedeutung im Moment ihres Auftretens in der einheimischen Bevölkerung. Die Surveillance-Funktion wird in den ausgewählten Sentinels mittels eines standardisierten und computerisierten Fragebogens durchgeführt. Zügige Weitergabe der anonymisierten Patienten- und Labordaten sichert ihre schnelle Verarbeitung und kommt den Mitgliedern direkt zugute, die in regelmäßigen Berichten über den Datenbestand informiert werden. Die Mitgliedschaft im Netzwerk ist freiwillig und wird durch ein selbst gewähltes Komitee gesteuert.

Auch wenn der Aufbau des Netzwerkes keine repräsentative Datensammlung für Europa garantiert, sind die meisten Schwerpunktzentren des Kontinents vertreten. Innerhalb kurzer Zeit wuchs das Netzwerk auf 54 Mitgliedszentren in 17 Ländern an, die gemeinsam eine Zahl von ca. 57 000 Patienten pro Jahr sehen. Diese Zahl macht TropNetEurop zum weltweit größten Netzwerk seiner Art. Das Netzwerk war in den letzten Jahren ausgesprochen erfolgreich bei der Entdeckung von Krankheitsausbrüchen und hat somit seinen Wert als zusätzliches Surveillance-Modell demonstriert.

SIMPID – Surveillance importierter Infektionen in Deutschland

Basierend auf dem Erfolg von TropNetEurop wurde 2001 das deutsche Netzwerk „Surveillance importierter Infektionen in Deutschland" (SIMPID) mit Unterstützung des Robert-Koch-Instituts gegründet. Das Projekt zielt auf einen Zusammenschluss möglichst aller führenden Zentren Deutschlands, die sich im Rahmen der klinischen Versorgung mit importierten Infektionen befassen. Hierbei wurde ein elektronisches Netzwerk zum Aufbau eines Systems zur „Sentinel Surveillance" importierter Infektionen in Deutschland aufgebaut.

In den letzten Jahren hat sich der Charakter von SIMPID verändert: Durch die Angliederung an die Deutsche Fachgesellschaft für Reisemedizin entwickelt sich SIMPID zu einer „Community" der reisemedizinisch aktiven Ärzte in Deutschland. In den Vordergrund tritt zunehmend der Austausch von Informationen unter den Mitgliedern. Die Teilnahme ist kostenfrei und ohne Verpflichtung (Mail an simpid@yahoogroups.de).

Geosentinel

Geosentinel ist eine Initiative der International Society of Travel Medicine und hat sich der globalen Erfassung importierter Infektionen verschrieben. Mitglied sind „Travel Clinics" mit Schwerpunkt in den USA. In den letzten Jahren sind zahlreiche Publikationen aus der umfangreichen Datenbank erschienen, die an den Centers of Disease Control and Prevention in Atlanta verwaltet wird.

EuroTravNet

Das Netzwerk EuroTravNet ist der europäische Ableger von Geosentinel und wurde mit Förderung der European Centers of Disease Control and Prevention gegründet. Mitglied sind ausgewählte Zentren mit Schwerpunkt in der Reisemedizin.

Tipp für die Praxis

Für den reisemedizinisch aktiven Arzt lohnt sich die Mitgliedschaft in einer Fachgesellschaft und die Mitarbeit in Netzwerken. Neben beschleunigtem Zugang zu aktuellen wissenschaftlichen Materialien fördert der Austausch mit anderen Netzwerkmitgliedern die Qualität der eigenen Beratung.

57 Informationssysteme in der Reisemedizin

U. Knappik

Editorial

Die Reisemedizin ist ein sich dynamisch entwickelnder Fachbereich der Medizin. Für den Reisemediziner ist es essenziell auf aktuelle Informationen zurückgreifen zu können – und das für mehr als 220 Länder dieser Erde. Epidemiologische Trends, neue Impfstoffe und zunehmend auch evidenzbasierte Studiendaten führen dazu, dass die Empfehlungen regelmäßig und in kurzen Abständen aktualisiert werden. Daher ist es für den in der Reisemedizin tätigen Arzt wichtig sich kontinuierlich fortzubilden. Hinzu kommt, dass sich Reisende zunehmend im Internet vorab über aktuelle Empfehlungen informieren; um hier als beratender Arzt mithalten zu können, bedarf es des Einsatzes moderner Informationsmedien. Lehrbücher können diese aktuellen Entwicklungen nur bedingt zeitnah abbilden; daher sind die in kürzeren Intervallen erscheinenden Handbücher und elektronische Medien sinnvolle Ergänzungen für den beratenden Arzt.

Das Wichtigste in Kürze

So bleibt man als reisemedizinisch tätiger Arzt „auf dem Laufenden":

- Besuch von Fortbildungen im In- und Ausland
- Handbücher
- Nutzen von Beratungssoftware
- reisemedizinische Zeitschriften
- Informationen aus dem Internet

X

57.1 Fortbildungen

Basis-/Grundkurs

Die Basisseminare vermitteln dem Arzt Grundlagen für eine qualifizierte, individuelle reisemedizinische Beratung. Bei erfolgreichem Abschluss erlangt der Teilnehmer das Basiszertifikat „Reisemedizinische Gesundheitsberatung" des Deutschen Fachverband Reisemedizin e. V. (DFR) bzw. das „DTG-Zertifikat Reisemedizin" der Deutschen Gesellschaft für Tropenmedizin und Internationale Gesundheit (DTG). Das Zertifikat hat eine Gültigkeit von 3 Jahren und verlängert sich, wenn der Zertifikatsinhaber zum Stichtag die Teilnahme an einer anerkannten Refresher-Veranstaltung nachweisen kann.

- Basisseminare (Zertifikat Reisemedizin)
  - 4-tägig
  - entsprechend dem 32-stündigen Curriculum „Reisemedizinische Gesundheitsberatung" der Bundesärztekammer
- Refresher-Seminare (alle 3 Jahre)
  - eintäges Auffrischseminar zur Aufrechterhaltung des Zertifikates Reisemedizin
- Anbieter von Basis-/Grundkursen:
  - Centrum für Reisemedizin (CRM): www.crm.de
  - Deutsche Gesellschaft für Reise- und Touristikmedizin e. V.: www.drtm-online.de
  - Deutsche Akademie für Flug- und Reisemedizin: www.flugmed.org
  - Institut für Tropenhygiene und Öffentliches Gesundheitswesen Uni Heidelberg: www.tropenmedizin-heidelberg.de
  - Institut für Tropenmedizin Berlin: http://tropeninstitut.charite.de
  - Kölner Institut für Reisemedizin: www.ifrm-koeln.de
  - Tropenmedicus Akademie: www.akademie35.de
  - Zentrum für Reise- und Betriebsmedizin: www.tropendoktor.de
  - Abteilung für Infektions- und Tropenmedizin der Universität München

Aufbaukurs

Die Reisemedizin hat in den letzten Jahren erheblich an Facettenreichtum gewonnen. Ausgehend von der Prävention reisebedingter Infektionen vor internationalen Reisen versteht sie sich heute als fachgebietsübergreifende Disziplin. Während die umfangreichen Inhalte im 32-stündigen Basisseminar nur ansatzweise dargestellt werden können, beschäftigen sich die Aufbauseminare in zusätzlichen 88 Unterrichtsstunden mit Spezialgebieten der Reisemedizin. Teilnehmer, die ein Basisseminar sowie alle 6 Aufbauseminare erfolgreich absolviert haben, können bei der Deutschen Fachgesellschaft für Reisemedizin e. V. (DFR) das „Fachzertifikat Reisemedizin" beantragen.

- Aufbauseminare
  - 6 Seminare, insgesamt 88 Unterrichtsstunden
  - anerkannt für das „Fachzertifikat Reisemedizin"

Weitere Fortbildungsangebote

- **Online-Fortbildung**: Von Vorteil ist, dass man durch den Einsatz moderner Medien unabhängig von Ort und Zeit an aktuellen Fortbildungen teilnehmen kann.
  - internetbasiertes Online-Teaching (einstündig): www.crm.de
    - Update Weltseuchenlage (monatlich)
    - spezielle Themen der Reisemedizin (monatlich)
- **Auslandskurse**: Teilnehmer können die theoretischen Lerninhalte der Reise- und Tropenmedizin mit klinischen Patientenvisiten direkt vor Ort in verschiedenen Ländern verbinden.
  - Centrum für Reisemedizin
  - Deutsche Fachgesellschaft für Reisemedizin e.V.: www.fachverband-reisemedizin.de

57.2 Handbücher

Handbücher stellen die bewährte Basis für die reisemedizinische Beratung dar. Sie beinhalten Länderinformationen von A–Z, Malaria- und Impfempfehlungen, Verbreitungskarten und weitere Informationen, wie z. B. Infektionserkrankungen, Sporttauchen, Höhenmedizin, Reiseapotheke etc.

- Centrum für Reisemedizin (CRM)
  - CRM-Handbuch Reisemedizin (erscheint jährlich)
  - CRM-Handbuch Reisen mit Vorerkrankungen (erscheint jährlich)
    - Hinweise zu ca. 50 Erkrankungen
    - medizinische Infrastruktur für ca. 40 Länder
  - CRM-Infodienst (erscheint 14-tägig)
    - neueste Daten zu aktuellen Krankheitsausbrüchen
    - Reisemedizin Spezial
- Tropenmedicus
  - Handbuch (erscheint jährlich)

57.3 Beratungssoftware

Diverse reisemedizinische Beratungsprogramme sind auf dem Markt erhältlich. Sie ersetzen natürlich nicht das individuelle Beratungsgespräch, unterstützen jedoch den Arzt bei der Information des Reisenden. So können am PC z. B. individuelle Impfpläne erstellt werden, die sowohl den aktuellen Impfstatus als auch die Risiken der jeweiligen Reiseländer berücksichtigen. Von Vorteil ist bei diesen Programmen auch, dass man als Service für den Patienten reisemedizinisch relevante Information ausdrucken und dem Patient mit auf den Weg geben kann. Durch regelmäßige Updates über das Internet werden auch aktuelle Entwicklungen, wie z. B. Ausbruchsmeldungen, berücksichtigt.

- reisemedizinisches Beratungssystem CRM travel.DOC (www.crm.de)
- Tropenmedicus Fachinformationssystem (www.tropenmedicus.com)
- Mosquito Beratungssoftware (www.mosquito-update.de)
- Tropimed Datenbank (www.tropimed.com)

57.4 Reisemedizinische Zeitschriften

- Flugmedizin, Tropenmedizin, Reisemedizin (Thieme Verlag)
  - 4 Ausgaben/Jahr
  - www.thieme.de/flugundreise
- Travel Medicine and Infectious Disease (Elsevier)
  - englisch
  - 6 Ausgaben/Jahr
- Journal of Travel Medicine (Wiley Blackwell)
  - englisch
  - 6 Ausgaben/Jahr

57.5 Informationsquellen im Internet

Ein Internetzugang ist für Ärzte, die kompetent reisemedizinisch beraten wollen, kaum verzichtbar. Aktuelle Ausbrüche werden täglich von Ärzten weltweit auf Internetseiten, wie z. B. ProMED-Mail, veröffentlicht. Jedoch kann das Sichten dieser Primärdaten sehr zeitaufwendig sein. Hier ist es häufig einfacher auf die Meldungen von reisemedizinischen Informationsdienstleistern zurückzugreifen, welche die relevanten Daten herausfiltern und analysieren (Tab. 57.**1**, 57.**2**).

Tab. 57.1 Internetseiten Deutschland (in alphabetischer Reihenfolge).

Institution	Internet-Adresse	Bemerkung
Auswärtiges Amt	www.auswaertiges-amt.de	Informationen zur aktuellen Sicherheitslage, kurz gefasste reisemedizinische Informationen
Centrum für Reisemedizin	www.crm.de	umfassende reisemedizinische Information für Laien und Profis, Fortbildungsangebote, Verzeichnis von Ärzten/Gelbfieberimpfstellen
Deutsche Gesellschaft für Berg- und Expeditionsmedizin e. V.	www.bexmed.de	Informationen zur Berg- und Expeditionsmedizin
Deutsche Gesellschaft für Tropenmedizin und Internationale Gesundheit	www.dtg.org	aktuelle Malariaempfehlungen, Reiseimpfungen, Leitlinien, Kongresskalender
Fit for Travel	www.fit-for-travel.de	reisemedizinischer Infoservice des Impfstoffherstellers GSK für Reisende, Länderinformationen, Verzeichnis von Reisemedizinern/Gelbfieberimpfstellen
Forum Impfen	www.forum-impfen.de	Information zum Thema Impfen für Apotheker und Mediziner
Forum Reisen und Medizin	www.frm-web.de	Liste reisemedizinisch fortgebildeter Ärzte, Gelbfieberimpfstellen, Veranstaltungskalender
Gesellschaft für Tauch- und Überdruckmedizin	www.gtuem.de	Informationen zur Tauchmedizin
Impfkontrolle	www.impfkontrolle.de	Information zum Thema Impfen für Laien
Reisemedizinisches Zentrum (Tropeninstitut Hamburg)	www.gesundes-reisen.de	Informationsseite Reisemedizin (z. T. kostenpflichtig)
Rober-Koch-Institut	www.rki.de	offizielle Empfehlungen, STIKO-Richtlinien, Epidemiologisches Bulletin, Publikationen
Tropenmedicus	www.tropenmedicus.de	reisemedizinischer Infoservice für Reisende, Länderinformationen, Verzeichnis von Reisemedizinern/Gelbfieberimpfstellen

Tab. 57.2 Internetseiten International (in alphabetischer Reihenfolge).

Institution	Internet-Adresse	Bemerkung
Center for Disease Control and Prevention	www.cdc.gov/travel	umfassende Information zu reisemedizinischen Themen
Eurosurveillance	www.eurosurveillance.org	epidemiologische Publikationen
European Center for Disease Prevention and Control	www.ecdc.europa.eu	epidemiologischer Infoservice
HealthMap	www.healthmap.org	aktuelle Ausbruchsmeldungen
International Society of Travel Medicine	www.istm.org	Fortbildungen, Publikationen
Mapping Malaria Risk in Africa	www.mara.org.za	detaillierte Malariakarten für Afrika
ProMED-Mail	www.promedmail.org	aktuelle Ausbruchsmeldungen
WHO	www.who.int/ith	Informationen zu Erkrankungen
World Tourism Organization	www.unwto.org	Informationen über Reiseaktivitäten

58 Abrechnung reisemedizinischer Leistungen

T. Jelinek

Editorial

Reisemedizinische Leistungen sind privatärztlicher Natur und daher nicht im Leistungskatalog der gesetzlichen Krankenkassen enthalten. Grundlage für die Abrechnung ist die Gebührenordnung für Ärzte (GOÄ). Diese sieht jedoch keine speziellen Abrechnungsziffern für „reisemedizinische Beratung" vor, sodass der Arzt auf die vorgegebenen Leistungsziffern oder auf analoge Bewertungen von GOÄ-Ziffern zurückgreifen muss.

Das Wichtigste in Kürze

- Die Abrechnung reisemedizinischer Leistungen kann mittels Analogziffern nach Art der erbrachten Leistung erfolgen.
- Beratungsleistungen können sich auf eine Vielzahl von Themen erstrecken, wie z. B. Impfungen, Malariaprophylaxe, Reiseapotheke, Gesundheitsvorsorge bei besonderen Umwelt- und Umfeldverhältnissen.
- Untersuchungsleistungen sind ggf. abzurechnen, wenn diese z. B. vor Durchführung von Impfungen erbracht wurden.
- Reiseimpfungen werden von zahlreichen Krankenkassen ganz oder anteilig als freiwillige Leistung erstattet.
- Untersuchungen zur Feststellung von Antikörpern sind nach den Empfehlungen der Ständigen Impfkommission (STIKO) zur Überprüfung des Impfschutzes nur in Ausnahmefällen angezeigt.
- Ärztliche Atteste im Zusammenhang mit Reisen können bei entsprechenden Anfragen oder zur Bewältigung bürokratischer Hürden bei der Einreise notwendig werden.

58.1 Einführung

Inhalte und Zeitaufwand einer reisemedizinischen Beratung ergeben sich aus

- dem Gesundheitszustand des Reisenden,
- den gesundheitlichen Risiken während der Reise im Reiseland,
- der Art und Dauer der Reise,
- den Aktivitäten während der Reise.

Besonders die Abrechnung reisemedizinischer Beratungsleistungen bereitet immer wieder Probleme. Die bestehenden Beratungsziffern der GOÄ werden bei umfassenden Beratungen trotz der Möglichkeit, unterschiedliche Steigerungsfaktoren einzusetzen, dem tatsächlichen Beratungsaufwand oftmals nicht gerecht. Der niedergelassene Arzt ist jedoch rechtlich gezwungen, sein Beratungshonorar auf der Basis der GOÄ festzulegen, wobei ihm neben der Möglichkeit analoger Bewertungen lediglich ein Spielraum vom 1- bis 3,5-fachen Gebührensatz zur Verfügung steht. Ein Überschreiten des 2,3-Fachen des Gebührensatzes ist nur zulässig, wenn die einzelne Leistung als besonders schwierig einzustufen ist oder einen besonderen Zeitaufwand erfordert. Bei Überschreitung des 3,5-fachen Gebührensatzes ist eine vorherige schriftliche Vereinbarung mit dem Patienten zu treffen (siehe hierzu GOÄ § 2 Abs. 2 und § 5 Abs. 1 u. 2).

In der nachfolgenden Übersicht sind die wichtigsten und häufigsten Ziffern der GOÄ aufgeführt, die bei einer reisemedizinischen Beratung oder anderen reisemedizinisch relevanten Leistungen zugrunde gelegt werden können (Tab. 58.**1**).

Weblinks

www.crm.de/krankenkassen aktuelle Liste der Erstattungen von Impfungen und anderen reisemedizinischen Leistungen durch Krankenkassen

58.2 Reisemedizinische Beratungsleistungen

Die reisemedizinische Beratung kann sich auf sehr verschiedene Inhalte erstrecken. Dazu gehören z. B. Impfungen, Malariaprophylaxe, Reiseapotheke, Gesundheitsvorsorge bei besonderen Umwelt- und Umfeldverhältnissen, etwa bei Langstreckenflug, Höhenaufenthalt und Tauchsport. Es müssen jedoch auch spezielle Vorsorgemaßnahmen, wie Sonnen- und Insektenschutz, Hygieneverhalten u. a. m. besprochen werden. Die Beratung ist dabei als Gesamtleistung mit der entsprechenden GOÄ-Ziffer zu bewerten.

Tab. 58.**1** Wichtigste und häufigste Ziffern der GOÄ für reisemedizinische Beratung.

GOÄ Ziffer	Kurzbeschreibung	Faktor 1,0 €	Faktor 2,3 €	Faktor 3,5 €
1	Beratung, auch telefonisch	4,66	10,73	16,32
3[1]	eingehende Beratung (mind. 10 min)	8,74	20,11	30,60
4[2]	Unterweisung Bezugsperson (z. B. bei mitreisenden Kindern)	12,82	29,49	44,88
20	Beratungsgespräch in Gruppen von 4 – 12 Teilnehmern (mind. 50 min), je Teilnehmer, je Sitzung	7,00	16,09	24,48
30[3]	Erhebung der Erstanamnese mit einer Mindestdauer von 1 h nach biografischen und individuellen Gesichtspunkten	52,46	120,66	183,61
31[4]	Folgeanamnese mit einer Mindestdauer von 30 min	26,23	60,33	91,80
34[5]	Erörterung der möglichen Auswirkungen der Reise auf eine chronische Krankheit (mind. 20 min)	17,49	40,22	61,20
76	Mitgabe von Informationsmaterial zur Reise, individuell für den einzelnen Patienten ausgestellt	4,08	9,38	14,28

[1] Nur berechnungsfähig als einzige Leistung oder im Zusammenhang mit einer Untersuchung nach den Ziffern 5, 6, 7, 8, 800 oder 801
[2] Neben den Leistungen nach den Ziffern 30, 34, 801, 806, 807, 816, 817 und/oder 835 nicht berechnungsfähig
[3] Innerhalb von 1 Jahr nur einmal berechnungsfähig. Neben der Leistung nach Ziffer 30 sind die Leistungen nach den Ziffern 1, 3 und/oder 34 nicht berechnungsfähig.
[4] Innerhalb von 6 Monaten nur 3-mal berechnungsfähig. Neben der Leistung nach Ziffer 31 sind die Leistungen nach den Ziffern 1, 3, 4, 30 und/oder 34 nicht berechnungsfähig.
[5] Innerhalb von 6 Monaten höchstens 2-mal berechnungsfähig. Neben der Ziffer 34 sind die Ziffern 1, 3, 4, 15 und/oder 30 nicht berechnungsfähig.

Tab. 58.**2** Wichtige Ziffern der GOÄ für reisemedizinische Untersuchung.

GOÄ Ziffer	Kurzbeschreibung	Faktor 1,0 €	Faktor 2,3 €	Faktor 3,5 €
5[1]	symptombezogene Untersuchung	4,66	10,73	16,32
6[2]	vollst. körperl. Untersuchung mind. eines Organsystems (Augen, HNO, stomatognates System, Nieren u. Harnwege, Gefäßstatus)	5,83	13,41	20,40
7[3]	vollst. körperl. Untersuchung mind. eines Organsystems (Haut, Stütz- u. Bewegungsapparat, Brust-, Bauchorgane, weibl. Genitaltrakt)	9,33	21,45	32,64
8[4]	Untersuchung zur Erhebung eines Ganzkörperstatus	15,16	34,86	53,04

[1] Neben den Leistungen nach Ziffer 6 bis 8 nicht berechnungsfähig
[2] Neben 5, 7 und/oder 8 nicht berechnungsfähig
[3] Neben den Leistungen nach Ziffer 5, 6 und/oder 8 nicht berechnungsfähig
[4] Neben den Leistungen nach den Ziffern 5, 6, 7 und/oder 800 nicht berechnungsfähig

58.3 Untersuchungsleistungen

In Tab. 58.**2** sind die Ziffern der GOÄ aufgeführt, die bei einer reisemedizinischen Untersuchung infrage kommen.

58.4 Reiseimpfungen

Reiseimpfungen im Zusammenhang mit privaten Auslandsaufenthalten sind generell privat zu bezahlen (s. SGBV § 23 Abs. 9; Abrechnung siehe Tab. 58.**3**). Bei beruflich bedingten Reisen bezahlt i. d. R. der Arbeitgeber die notwendigen Impfungen. Jedoch erstatten zahlreiche Krankenkassen Reiseimpfungen ganz oder anteilig als freiwillige Leistung. Diese Leistungen und auch deren Konditionen sind ständigen Veränderungen unterworfen. Aktuelle Informationen zu Leistungen, die von den jeweiligen Kassen schriftlich bestätigt wurden, sind zu finden unter www.crm.de/krankenkassen.

X

Tab. 58.**3** Reiseimpfungen: Abrechnung nach GOÄ.

GOÄ Ziffer	Kurzbeschreibung	Faktor 1,0 €	Faktor 2,3 €	Faktor 3,5 €
375	Schutzimpfung inkl. Eintragung in Impfpass[1]: Tetanus, Diphtherie, Polio, Td (Tetanus – Diphtherie), TdIPV (Tetanus – Diphtherie – Polio), Hepatitis A, Hepatitis A+B, Typhus, Hepatitis A + Typhus, Meningitis, Grippe, Pneumokokken, Tollwut, FSME, Japanische Enzephalitis, Cholera, Gelbfieber[2], ggf. weitere Impfungen	4,66	10,73	16,32
376[3]	Schutzimpfung (oral) inkl. beratendem Gespräch Typhus, Cholera	4,66	10,73	16,32
375[3]	Zusatzinjektion bei Parallelimpfung	2,91	6,70	10,20

[1] Bei Kombinationsimpfungen ist ein höherer Steigerungssatz möglich, da ein erhöhter Beratungsaufwand besteht.
[2] Die Gelbfieberimpfung kann nur in staatlich zugelassenen Gelbfieberimpfstellen durchgeführt werden (Hinweise: vgl. www.crm.de).
[3] Neben den Ziffern 376–378 sind die Leistungen nach Ziffer 1 u. 2 nicht berechnungsfähig.

Tab. 58.**4** Ziffern der GOÄ für serologische Untersuchungen.

GOÄ Ziffer	Kurzbeschreibung	Faktor 1,0 €	Faktor 2,3 €	Faktor 3,5 €
250	Blutentnahme	2,33	4,20	5,83
4291	Diphtherie-Toxoid-Antikörper (EIA)	20,40		
4363	Tetanus-IgG-Antikörper (EIA)	29,73		
4382	Hepatitis-A-Suchtest	13,99		
4389	Hepatitis-B-Impfschutz (anti-HBs)	13,99		
4322/3	HIV 1 + 2 Antikörper, je	16,90		

Impfleistungen der gesetzlichen Krankenkassen (keine Reiseimpfungen)

Impfungen sind keine Pflichtleistungen der Krankenkassen, sondern Satzungsleistungen, deren Vergütung in regionalen Impfvereinbarungen mit den jeweiligen Kassenärztlichen Vereinigungen (KV) geregelt ist. Die aktuell gültigen Impfvereinbarungen können bei den zuständigen KV abgerufen werden. Die Grundlage dieser Vereinbarungen bildet die Empfehlung der Ständigen Impfkommission (STIKO) am Robert-Koch-Institut, Berlin, wobei i. d. R. diejenigen Impfungen erstattet werden, welche in die Kategorien S (Standard) und I (Indikation) eingeteilt sind.

58.5 Untersuchungen zur Feststellung von Antikörpern

Nach den Empfehlungen der Ständigen Impfkommission (STIKO) sind serologische Kontrollen zur Überprüfung des Impfschutzes nur in Ausnahmefällen angezeigt (z. B. anti-HBs bei Risikopersonen, Röteln-Antikörper bei Frauen mit Kinderwunsch); zum Nachweis vorausgegangener Impfungen, z. B. unter dem Aspekt „unklarer Impfstatus“, sind sie ungeeignet. Falls dennoch in Einzelfällen eine Bestimmung angezeigt ist, gelten die folgenden Ziffern (Tab. 58.**4**).

58.6 Ärztliche Atteste im Zusammenhang mit Reisen

Bei der Beantragung eines Visums oder bei Einreise in ein Land können ärztliche Bescheinigungen verlangt werden, z. B. Gesundheitszeugnisse, Atteste für die Einfuhr von persönlichen Bedarfsgegenständen oder von Medikamenten. Reiseveranstalter können zur Bestätigung der Reisefähigkeit bei Erkrankungen oder bei chronischen Leiden ärztliche Bescheinigungen fordern. Im Falle eines Rücktritts von einer Reise aus Krankheitsgründen verlangt die Reiserücktrittsversicherung ggf. die Vorlage eines ärztlichen Attestes. Die Bestimmungen zur jeweiligen Abrechnung sind in Tab. 58.**5** zusammengestellt.

Tab. 58.**5** Ziffern der GOÄ für ärztliche Bescheinigungen.

GOÄ	Kurzbeschreibung	Faktor 1,0	Faktor 2,3	Faktor 3,5
Ziffer		**€**	**€**	**€**
70	**Impfbefreiungszeugnis** (bei Gelbfieber- u. Choleraimpfung)*	2,33	5,36	8,16
70	**Attest zur Vorlage bei Einreisebehörden** über mitgeführte medizinische Ausrüstung	2,33	5,36	8,16
	Ausstellung eines Gesundheitszeugnisses[1]			
8	• Ganzkörper-Untersuchung	15,16	34,86	53,04
70	• kurze Bescheinigung, z. B. für die Erlangung eines Visums; zur Vorlage bei der Einreisebehörde; Gesundheitsbescheinigungen für eine Reise mit Aktivitäten, die mit besonderen gesundheitlichen Anforderungen verbunden sind[2] (z. B. Höhenaufenthalt, Extrem- oder Leistungssport, extreme klimatische Belastungen, Tauchsport, berufliche Auslandseinsätze)	2,33	5,36	5,36
Ziffer 80	**schriftliche gutachterliche Äußerung**, z. B. bei Stornierung einer Reise/Reiserücktritt[1]	17,49	40,22	61,20

[1] Soweit zusätzliche ärztliche oder technische Untersuchungsleistungen (Röntgen, EKG, Labor u. a. m.) erforderlich sind, sind diese zusätzlich nach GOÄ zu berechnen. Handelt es sich um Untersuchungen, die der Tauglichkeitsfeststellung oder gutachterlichen Zwecken dienen, ist ab einer Freigrenze die Umsatzsteuerpflicht zu beachten.

[2] Empfehlungen bzw. Richtlinien von Fachgesellschaften u. a. beachten (z. B. Tauchsport-Tauglichkeitsuntersuchung der Gesellschaft für Tauch- und Überdruckmedizin, GTÜM) oder Vorschriften zu Gesundheitsvorsorgeuntersuchungen bei beruflichen Auslandseinsätzen nach ArbMedVV (Verordnung zur arbeitsmedizinischen Vorsorge)

Tipp für die Praxis

Wie alle anderen ärztlichen Leistungen auch müssen reisemedizinische Leistungen nach GOÄ abgerechnet werden. Da es hierfür keine speziellen Ziffern gibt, müssen Analogziffern eingesetzt werden. Diese hängen stark von Art und Umfang der Leistungen ab, jedoch ist eine ganze Reihe an Möglichkeiten vorhanden.

XI Anhang

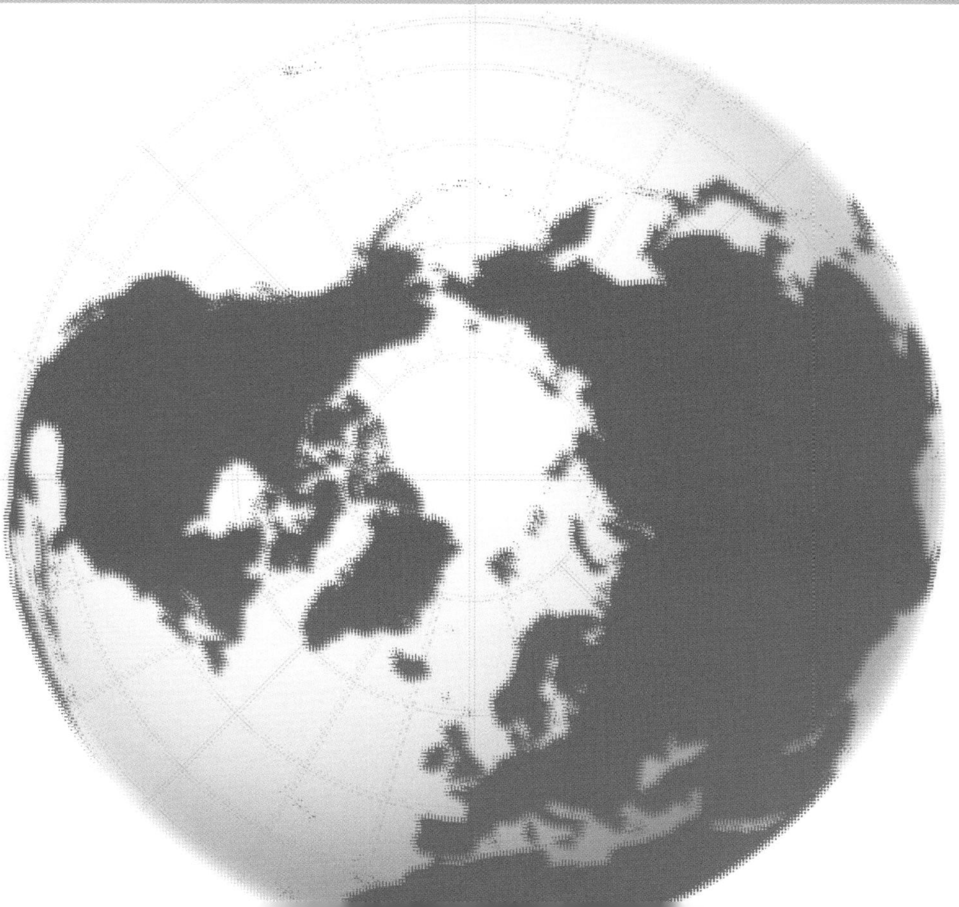

59 Geografisch-medizinisches Länderverzeichnis

M. Knappik, T. Jelinek

Das geografisch-medizinische Länderverzeichnis (Stand 2011) soll als Hilfe bei der Beratung vor Auslandsreisen dienen. Aufgeführt sind außereuropäische Länder in alphabetischer Reihenfolge. Abgehandelt werden die reisemedizinisch besonders relevanten Themen ***Malaria, Gelbfieber*** *und* ***weitere Impfungen****.*

59.1 Reisemedizinisch bedeutsame Themen

Malaria

Aufgenommen wurden Angaben zur Malariasituation, wie z. B. länderspezifisches Risiko und Epidemiologie unter Berücksichtigung von Region, Höhe, Klima, Saisonalität und Parasitenart. Es erfolgt eine orientierende **Risiko-Einschätzung** (**hoch, mittel, gering, minimal**). Die Empfehlungen zur medikamentösen Prophylaxe und Notfalltherapie orientieren sich an den Empfehlungen der DTG (Deutsche Gesellschaft für Tropenmedizin und Internationale Gesundheit; Stand April 2011, mit Ergänzungen). Die Empfehlungen beziehen sich auf den typischen Touristikurlaub – bei besonderen Expositionen oder Risikoreisenden (z. B. Schwangere und Kinder) können im Einzelfall andere Empfehlungen sinnvoll sind. Bei Reisen in ausschließlich malariafreie Gebiete (z. B. Städte oder bestimmte Regionen) wird keine Chemoprophylaxe/Notfalltherapie empfohlen, selbst wenn für das übrige Land andere Empfehlungen gelten.

Chemoprophylaxe (**P** steht für **Prophylaxe**)

- **P:** Prophylaxe mit
  - Mefloquin (Lariam),
  - Atovaquon/Proguanil (Malarone) oder
  - Doxycyclin (Monohydrat-Präparate)
    in Hochrisikogebieten (Doxycyclin ist in Deutschland offiziell zur Malariaprophylaxe nicht zugelassen).

Notfallbehandlung (**T** steht für **Stand-by-Therapie**)

- **CT:** Notfalltherapie mit Chloroquin (Resochin u. a.) in Gebieten, wo keine chloroquinresistenten P.-falciparum-Stämme vorkommen.
- **T:** Notfalltherapie mit
  - Dihydroartemisin/Piperaquin (Eurartesim),
  - Atovaquon/Proguanil (Malarone) oder
  - Artemether/Lumefantrin (Riamet)
    in Gebieten mit mittlerem oder geringem Malariarisiko.

Gelbfieber

Angegeben werden hier sowohl Impfempfehlungen als auch Impfvorschriften.

Impfempfehlung:

Bei Reisen in Regionen, in denen das Gelbfiebervirus endemisch vorkommt, besteht – soweit keine Kontraindikationen vorliegen – eine medizinische Indikation für die Gelbfieberimpfung. Diese Länder sind mit „→ **Impfung empfohlen**" gekennzeichnet.

Impfvorschrift:

Hier wird unterschieden zwischen

- Impfpflicht für alle Reisenden (meist mit Ausnahme von Kindern unter 1 Jahr),
- Pflicht zur Vorlage einer Impfbescheinigung bei Reisenden, die sich innerhalb von 6 Tagen vor Einreise in einem Gelbfieber-Risikogebiet aufgehalten haben (auch, wenn nur Transit).

Weitere Impfungen

Neben den Standardimpfungen der STIKO (Ständige Impfkommission am Robert Koch-Institut), die anlässlich einer Reise bei allen Personen überprüft und ggf. durchgeführt oder aufgefrischt werden sollten, sind hier Impfungen aufgeführt die aufgrund der epidemiologischen Situation den Reisenden anzuraten sind. Einige Impfungen sind bei „besonderen Risiken", wie z. B. speziellen Expositionen durch Beruf, Freizeit, Hilfseinsätze, Langzeitaufenthalte, Hygienemängel, Tierkontakt etc. empfehlenswert. Dabei handelt es sich um Indikationsimpfungen, die bei entsprechender Gefährdung des Reisenden eine individuelle Nutzen-Risiko-Abwägung voraussetzen.

59.2 Länderverzeichnis

Afghanistan

Malaria
- Risiko: lokal > 10% P. falciparum, nach S zunehmend; von Mai–November in Gebieten unter 2000 m, auch in Kabul
- Malaria-Empfehlung: T

Gelbfieber
- Impfbescheinigung vorgeschrieben für Reisende aus Gelbfiebergebieten.

Weitere Impfungen
- Hepatitis A
- bei besonderen Risiken: Cholera, Hepatitis B, Tollwut, Typhus

Ägypten

Malaria
- Risiko: seit 1998 keine autochthonen Fälle gemeldet
- Malaria-Empfehlung: keine Chemoprophylaxe/Notfalltherapie

Gelbfieber
- Impfbescheinigung vorgeschrieben für Reisende aus Gelbfiebergebieten (sowie Belize und Costa Rica)

Weitere Impfungen
- Hepatitis A
- bei besonderen Risiken: Hepatitis B, Meningokokken, Tollwut, Typhus

Algerien

Malaria
- Risiko minimal (P. vivax) von März–Oktober im Süden und Südosten
- Malaria-Empfehlung: keine Chemoprophylaxe/Notfalltherapie

Gelbfieber
- Impfbescheinigung vorgeschrieben für Reisende aus Gelbfiebergebieten

Weitere Impfungen
- Hepatitis A
- bei besonderen Risiken: Hepatitis B, Tollwut, Typhus

Angola

Malaria
- Risiko hoch (vorwiegend durch P. falciparum), ganzjährig im ganzen Land, auch in den Städten
- Malaria-Empfehlung: P

Gelbfieber
- Impfbescheinigung vorgeschrieben für Reisende aus Gelbfiebergebieten (Kinder erst ab dem 1. Lebensjahr). Abweichend von offiziellen Bestimmungen kann eine Gelbfieberimpfbescheinigung auch gelegentlich von anderen Reisenden verlangt werden.

→ Impfung empfohlen

Weitere Impfungen
- Hepatitis A, Polio
- bei besonderen Risiken: Cholera, Hepatitis B, Meningokokken, Tollwut, Typhus

Besonderheiten

Laut bestätigten Berichten verlangt die Botschaft von Angola in Deutschland bereits für die Erteilung des Visums den Nachweis von Impfungen gegen Gelbfieber, Hepatitis A und B.

Antillen

u. a. Anguilla, Antigua und Barbuda, Barbados, Dominica, Grenada, Guadeloupe, Jungferninseln, Kaimaninseln, Montserrat, Niederl. Antillen, St. Kitts und Nevis, St. Lucia, St. Vincent, Turks und Caicos

Gelbfieber
- Impfbescheinigung vorgeschrieben für Reisende aus Gelbfiebergebieten (Kinder erst ab dem 1. Lebensjahr)

Weitere Impfungen
- Hepatitis A
- bei besonderen Risiken: Hepatitis B, Typhus

Äquatorial-Guinea

Malaria
- Risiko hoch (vorwiegend durch P. falciparum), ganzjährig im ganzen Land
- Malaria-Empfehlung: P

Gelbfieber
- Impfbescheinigung vorgeschrieben für Reisende aus Infektionsgebieten

→ Impfung empfohlen

Weitere Impfungen
- Hepatitis A, Polio
- bei besonderen Risiken: Cholera, Hepatitis B, Meningokokken, Tollwut, Typhus

Besonderheiten

Ein gültiger Impfnachweis gegen Gelbfieber und Cholera kann – abweichend von den offiziellen Bestimmungen – gelegentlich von allen Reisenden verlangt werden.

Argentinien

Malaria
- Risiko minimal (ausschließlich durch P. vivax), nur in ländlichen Gegenden im Grenzland zu Bolivien (tiefer liegende Gebiete der Provinzen Jujuy und Salta) und Paraguay (tiefer liegende Gebiete der Provinzen Corrientes und Misiones)
- Malaria-Empfehlung: keine Chemoprophylaxe/Notfalltherapie

Gelbfieber
- keine Impfvorschrift

→ **Impfung empfohlen** für die Provinzen Corrientes und Misiones inkl. Iguaçu-Nationalpark im NO

Weitere Impfungen
- Hepatitis A
- bei besonderen Risiken: Hepatitis B, Tollwut, Typhus

Armenien

Malaria
- Risiko minimal (ausschließlich durch P. vivax), von Juni–Oktober südlich von Eriwan (Yerevan) (Ararat-Tal, bes. im Distrikt Masis); seit 2006 keine autochthonen Fälle
- kein Risiko in den übrigen Landesteilen
- Malaria-Empfehlung: keine Chemoprophylaxe/Notfalltherapie

Weitere Impfungen
- Hepatitis A
- bei besonderen Risiken: Hepatitis B, Tollwut, Typhus

Aserbaidschan

Malaria
- Risiko minimal (ausschließlich durch P. vivax), von Juni–Oktober im Grenzgebiet zum Iran und im nordwestlichen Grenzgebiet zu Georgien, in der Xaçmaz-Region im Nordosten sowie in der Umgebung von Baku (nicht im Stadtgebiet)
- Malaria-Empfehlung: keine Chemoprophylaxe/Notfalltherapie

Weitere Impfungen
- Hepatitis A
- bei besonderen Risiken: Hepatitis B, Tollwut, Typhus

Äthiopien

Malaria
- Risiko (vorwiegend durch P. falciparum)
  - hoch, im ganzen Land in Höhen unter 2200 m (außer Wüstengebiete)
  - kein bzw. geringes Risiko: in Addis Abeba und Hochlagen im Norden
- Malaria-Empfehlung: P (Gebiete < 2200 m)

Gelbfieber
- Impfbescheinigung vorgeschrieben für Reisende aus Gelbfiebergebieten (Kinder erst ab dem 1. Lebensjahr)

→ **Impfung empfohlen**

Weitere Impfungen
- Hepatitis A, Polio
- bei besonderen Risiken: Cholera, Hepatitis B, Meningokokken, Tollwut, Typhus

Australien

Gelbfieber
- Impfbescheinigung vorgeschrieben für Reisende aus Gelbfiebergebieten (Kinder erst ab dem 1. Lebensjahr)

Weitere Impfungen
- bei besonderen Risiken: Hepatitis A, Hepatitis B, Meningokokken (Schüler/Studenten vor Langzeitaufenthalten)

Bahamas

Malaria
- Risiko minimal auf Great Exuma (P. falciparum), seit 2008 kein autochthoner Fall
- Malaria-Empfehlung: keine Chemoprophylaxe

Gelbfieber
- Impfbescheinigung vorgeschrieben für Reisende aus Gelbfiebergebieten (Kinder erst ab dem 1. Lebensjahr)

Weitere Impfungen
- Hepatitis A
- bei besonderen Risiken: Hepatitis B

Bahrain

Gelbfieber
- Impfbescheinigung vorgeschrieben für Reisende aus Gelbfiebergebieten (Kinder erst ab dem 1. Lebensjahr)

Weitere Impfungen
- Hepatitis A
- bei besonderen Risiken: Hepatitis B

Bangladesch

Malaria
- Risiko (P. falciparum insgesamt > 70%, nach O zunehmend)
  - mittel: in der Region Chittagong, in den östlichen Grenzgebieten zu Myanmar und Indien sowie den nordöstlichen Grenzgebieten zu Indien (Meghalaya)
  - gering: in den übrigen Landesteilen; Dhaka gilt als malariafrei.
  - erhöht: während und nach der Regenzeit (April–Oktober)
- Malaria-Empfehlung: T

Gelbfieber
- Impfbescheinigung vorgeschrieben für alle Reisenden (Kinder erst ab dem 1. Lebensjahr) aus Gelbfiebergebieten

Weitere Impfungen
- Hepatitis A
- bei besonderen Risiken: Cholera, Hepatitis B, Japanische Enzephalitis, Polio, Tollwut, Typhus

Belize

Malaria
- Risiko (fast ausschließlich P. vivax; < 5% P. falciparum)
  - mittel: in ländlichen Distrikten, v. a. Cayo (SW), Stan Creek (SO) und Toledo (NO)
  - gering: in den mittleren Landesteilen und Belize City
- Malaria-Empfehlung: CT

Gelbfieber
- Impfbescheinigung vorgeschrieben für alle Reisenden (Kinder erst ab dem 1. Lebensjahr) aus Gelbfiebergebieten

Weitere Impfungen
- Hepatitis A
- bei besonderen Risiken: Hepatitis B, Tollwut, Typhus

Benin

Malaria
- Risiko hoch (vorwiegend durch P. falciparum), ganzjährig im ganzen Land
- Malaria-Empfehlung: P

Gelbfieber
- Impfpflicht, für Kinder erst ab dem 1. Lebensjahr

→ **Impfung empfohlen**

Weitere Impfungen
- Hepatitis A, Polio
- bei besonderen Risiken: Cholera, Hepatitis B, Meningokokken, Tollwut, Typhus

Bhutan

Malaria
- Risiko gering bis mittel (> 50% P. falciparum), ganzjährig in den südlichen Landesteilen (Grenzgebiete zu Indien) unter 2000 m
- Malaria-Empfehlung: T

Gelbfieber
- Impfbescheinigung vorgeschrieben für alle Reisenden aus Gelbfiebergebieten

Weitere Impfungen
- Hepatitis A, Polio
- bei besonderen Risiken: Hepatitis B, Japanische Enzephalitis, Tollwut, Typhus

Burma

siehe Myanmar

Bolivien

Malaria
- Risiko (vorwiegend durch P. vivax; P. falciparum ca. 10%, im N höher)
  - mittel: ganzjährig in ländlichen Gebieten unter 2500 m, nach NO zunehmend (bes. im N der Departments Beni und Pando, im NO des Departments Santa Cruz)
  - kein Risiko in den Städten sowie den höher gelegenen westlichen Landesteilen
- Malaria-Empfehlung: T

Gelbfieber
- Impfbescheinigung vorgeschrieben für alle Reisenden (Kinder erst ab dem 1. Lebensjahr) aus Gelbfiebergebieten. Nach Angaben des Auswärtigen Amtes müssen alle Reisenden, die älter als 12 Monate sind und vorhaben in gelbfiebergefährdete Gebiete Boliviens zu reisen, auf Verlangen bei Einreise eine Gelbfieberimpfung vorweisen.

→ **Impfung empfohlen** für Reisende, die Risikogebiete besuchen: Departments Beni, Chuquisaca, Cochabamba, Pando, Santa Cruz und Tarija sowie den subtropischen Teil des Departments La Paz

Weitere Impfungen
- Hepatitis A
- bei besonderen Risiken: Hepatitis B, Tollwut, Typhus

Botswana

Malaria
- Risiko (vorwiegend durch P. falciparum)
  - hoch: in der Regenzeit (November–Juni) im nördlichen Landesteil in den Distrikten/Unterdistrikten von Boteti, Chobe, Kasane, Ngamiland, Okavango und Tutume
  - mittel: in der Trockenzeit (Juli–Oktober) im nördlichen Landesteil (s. o.)
  - gering: Grenzgebiet zu Zimbabwe (O)
  - kein Risiko im südlichen Landesteil
- Malaria-Empfehlung:
  - nördliche Landesteile (Nov.–Juni): P
  - nördliche Landesteile (Juli–Okt.): T
  - östliche Grenzgebiete (ganzjährig): T

Gelbfieber
- Impfbescheinigung vorgeschrieben für Reisende aus Gelbfiebergebieten (Kinder erst ab dem 1. Lebensjahr)

Weitere Impfungen
- Hepatitis A
- bei besonderen Risiken: Hepatitis B, Meningokokken, Polio, Tollwut, Typhus

Brasilien

Malaria
- Risiko (P. falciparum insgesamt ca. 20%, in Hochrisikogebieten bis zu 50%)
  - hoch: in den Provinzen Acre, Rondônia, Roraima
  - gering: in den übrigen Gebieten des Amazonasbeckens
  - kein Risiko an der Ostküste inkl. Fortaleza, Iguaçu und in Städten außerhalb des Amazonasbeckens
- Malaria-Empfehlung:
  - Acre, Rondônia, Roraima: P
  - übriges Amazonasbecken: T

Gelbfieber
- Keine Impfvorschrift

→ **Impfung empfohlen** für Reisen in Endemiegebiete Brasiliens: Bundesstaaten Acre, Amapá, Amazonas, Goiás, Maranhño, Mato Grosso, Mato Grosso do Sul, Minas Gerais, Para, Rondônia, Roraima, Tocantins und Distrito Federal sowie für Bundesstaaten, in denen Gelbfieber regional endemisch ist, wie Bahía, Paraná (mit dem Iguazu NP), Piaui, Rio Grande do Sul, São Paulo und Santa Catarina

Weitere Impfungen
- Hepatitis A
- bei besonderen Risiken: Hepatitis B, Tollwut, Typhus

Brunei Darussalam

Malaria
- geringes Risiko im Hinterland
- Malaria-Empfehlung: keine Chemoprophylaxe/Notfalltherapie

Gelbfieber
- Impfbescheinigung vorgeschrieben für Reisende aus Gelbfiebergebieten (Kinder erst ab dem 1. Lebensjahr)

Weitere Impfungen
- Hepatitis A
- bei besonderen Risiken: Hepatitis B, Typhus

Burkina Faso

Malaria
- Risiko hoch (vorwiegend durch P. falciparum), ganzjährig im ganzen Land, auch in den Städten
- Malaria-Empfehlung: P

Gelbfieber
- Impfpflicht, für Kinder erst ab dem 1. Lebensjahr

→ **Impfung empfohlen**

Weitere Impfungen
- Hepatitis A, Polio
- bei besonderen Risiken: Cholera, Hepatitis B, Meningokokken, Tollwut, Typhus

Burundi

Malaria
- Risiko hoch (vorwiegend durch P. falciparum), ganzjährig im ganzen Land, auch in den Städten
- Malaria-Empfehlung: P

Gelbfieber
- Impfbescheinigung vorgeschrieben für Reisende aus Gelbfiebergebieten (Kinder erst ab dem 1. Lebensjahr)

→ **Impfung empfohlen**

Weitere Impfungen
- Hepatitis A, Polio
- bei besonderen Risiken: Cholera, Hepatitis B, Meningokokken, Tollwut, Typhus

Chile

Gelbfieber
- Keine Impfvorschrift

Weitere Impfungen
- Hepatitis A
- bei besonderen Risiken: Hepatitis B, Tollwut, Typhus

China

Malaria
- Risiko minimal (fast ausschließlich P. vivax; nur in Hainan und Yunnan P. falciparum < 10%), in ländlichen Gebieten unter 1500 m in den Provinzen Hainan, Yunnan, Anhui, Henan, Hubei, Ghuizhou und Jiangsu
- Malaria-Empfehlung: keine Chemoprophylaxe/Notfalltherapie

Gelbfieber
- Impfbescheinigung vorgeschrieben für alle Reisenden aus Gelbfiebergebieten

Weitere Impfungen
- Hepatitis A
- bei besonderen Risiken: Cholera, FSME (nördliche Grenzgebiete), Hepatitis B, Japanische Enzephalitis, Tollwut, Typhus

Costa Rica

Malaria
- Risiko (fast ausschließlich durch P. vivax; P. falciparum < 10%)
  - gering: ganzjährig an der Karibikküste der Provinz Limón
  - sehr gering: in den ländlichen Gebieten der übrigen Landesteile
  - malariafrei: San José und das zentrale Hochland
- Malaria-Empfehlung: CT

Weitere Impfungen
- Hepatitis A
- bei besonderen Risiken: Hepatitis B, Tollwut, Typhus

Côte d'Ivoire (Elfenbeinküste)

Malaria
- Risiko hoch (vorwiegend durch P. falciparum), ganzjährig im ganzen Land, auch in den Städten
- Malaria-Empfehlung: P

Gelbfieber
- Impfpflicht, für Kinder erst ab dem 1. Lebensjahr

→ **Impfung empfohlen**

Weitere Impfungen
- Hepatitis A, Polio
- bei besonderen Risiken: Cholera, Hepatitis B, Meningokokken, Tollwut, Typhus

Dominikanische Republik

Malaria
- Risiko gering (ausschließlich durch P. falciparum), ganzjährig im ganzen Land, v.a. in ländlichen Gegenden der westlichen Provinzen (Azua, Bahoruca und Dajabón) sowie in den Feuchtbiotopen im Hinterland der Provinz La Altagracia (Punta Cana) im Osten
- Malaria-Empfehlung: CT

Gelbfieber
- keine Impfvorschrift

Weitere Impfungen
- Hepatitis A
- bei besonderen Risiken: Hepatitis B, Tollwut, Typhus

Dschibuti

Malaria
- Risiko hoch (vorwiegend durch P. falciparum), ganzjährig im ganzen Land, auch in den Städten
- Malaria-Empfehlung:
  - Oktober–Mai: P
  - Juni–September: T

Gelbfieber
- Impfbescheinigung vorgeschrieben für Reisende aus Gelbfiebergebieten (Kinder erst ab dem 1. Lebensjahr)

Weitere Impfungen
- Hepatitis A
- bei besonderen Risiken: Cholera, Hepatitis B, Meningokokken, Polio, Tollwut, Typhus

Ecuador

Malaria
- Risiko (25 % P. falciparum)
  - gering: ganzjährig in allen Landesteilen unter 1500 m
  - kein Risiko im Hochland, in Guayaquil, Quito und auf den Galapagos-Inseln
- Malaria-Empfehlung: T

Gelbfieber
- Impfbescheinigung vorgeschrieben für Reisende aus Gelbfiebergebieten (Kinder erst ab dem 1. Lebensjahr)

→ **Impfung empfohlen** bei Reisen in die östlich der Anden gelegenen Amazonas-Provinzen Morona, Napa, Orellana, Pastaza, Sucumbios, Zamora

Weitere Impfungen
- Hepatitis A
- bei besonderen Risiken: Hepatitis B, Tollwut, Typhus

Elfenbeinküste

Siehe Côte d'Ivoire

El Salvador

Malaria
- Risiko gering (fast ausschließlich durch P. vivax), ganzjährig in ländlichen Gebieten der Provinz Santa Ana an der Grenze zu Guatemala
- Malaria-Empfehlung: CT

Gelbfieber
- Impfbescheinigung vorgeschrieben für Reisende (Kinder erst ab dem 1. Lebensjahr) aus Gelbfiebergebieten

Weitere Impfungen
- Hepatitis A
- bei besonderen Risiken: Hepatitis B, Tollwut, Typhus

Eritrea

Malaria
- Risiko (vorwiegend durch P. falciparum)
  - hoch: ganzjährig im ganzen Land in Höhen unter 2200 m
  - kein Risiko in Asmara
- Malaria-Empfehlung: P

Gelbfieber
- Impfbescheinigung vorgeschrieben für alle Reisenden aus Gelbfiebergebieten

Weitere Impfungen
- Hepatitis A
- bei besonderen Risiken: Hepatitis B, Meningokokken, Polio, Tollwut, Typhus

Fidschi

Gelbfieber
- Impfbescheinigung vorgeschrieben für alle Reisenden aus Gelbfiebergebieten (Kinder erst ab dem 1. Lebensjahr)

Weitere Impfungen
- Hepatitis A
- bei besonderen Risiken: Hepatitis B, Typhus

Französisch Guyana

Malaria
- Risiko (> 50% P. falciparum)
  - hoch: ganzjährig in der Südhälfte, im Osten und Westen, insbesondere im Grenzgebiet zu Brasilien (Tal des Oiapoque) und zu Surinam (Tal des Maroni).
  - gering: Küstenstreifen, Cayenne und Kourou
- Malaria-Empfehlung:
  - hohes Risiko: P
  - geringes Risiko: T

Gelbfieber
- Impfpflicht, für Kinder erst ab dem 1. Lebensjahr

→ **Impfung empfohlen**

Weitere Impfungen
- Hepatitis A
- bei besonderen Risiken: Hepatitis B, Tollwut, Typhus

Französisch Polynesien

Gelbfieber
- Keine Impfvorschrift

Weitere Impfungen
- Hepatitis A
- bei besonderen Risiken: Hepatitis B

Gabun

Malaria
- Risiko hoch (vorwiegend durch P. falciparum), ganzjährig im ganzen Land, auch in den Städten
- Malaria-Empfehlung: P

Gelbfieber
- Impfpflicht, für Kinder erst ab dem 1. Lebensjahr

→ **Impfung empfohlen**

Weitere Impfungen
- Hepatitis A, Polio
- bei besonderen Risiken: Cholera, Hepatitis B, Meningokokken, Tollwut, Typhus

Gambia

Malaria
- Risiko hoch (vorwiegend durch P. falciparum), ganzjährig im ganzen Land, auch in den Städten
- Malaria-Empfehlung: P

Gelbfieber
- Impfbescheinigung vorgeschrieben für Reisende aus Infektions- oder Gelbfiebergebieten (Kinder erst ab dem 1. Lebensjahr)

→ **Impfung empfohlen**

Weitere Impfungen
- Hepatitis A
- bei besonderen Risiken: Cholera, Hepatitis B, Meningokokken, Polio, Tollwut, Typhus

Georgien

Malaria
- Risiko minimal (ausschließlich durch P. vivax), von Juli–Oktober im südöstlichen Landesteil
- Malaria-Empfehlung: keine Chemoprophylaxe/Notfalltherapie

Gelbfieber
- keine Impfvorschrift

Weitere Impfungen
- Hepatitis A
- bei besonderen Risiken: Hepatitis B, Tollwut, Typhus

Ghana

Malaria
- Risiko hoch (vorwiegend durch P. falciparum), ganzjährig im ganzen Land, auch in den Städten
- Malaria-Empfehlung: P

Gelbfieber
- Impfpflicht, für Kinder erst ab dem 9. Lebensmonat

→ **Impfung empfohlen**, s. Impfpflicht

Weitere Impfungen
- Hepatitis A, Polio
- bei besonderen Risiken: Cholera, Hepatitis B, Meningokokken, Tollwut, Typhus

Guatemala

Malaria
- Risiko (vorwiegend durch P. vivax; P. falciparum 3%)
  - gering: ganzjährig im ganzen Land in Höhen unter 1500 m, inkl. Petèn und Ixcan
  - malariafrei: Guatemala City und Lake Atitlan
- Malaria-Empfehlung: CT

Gelbfieber
- Impfbescheinigung vorgeschrieben für alle Reisenden (Kinder erst ab dem 1. Lebensjahr) aus Gelbfiebergebieten

Weitere Impfungen
- Hepatitis A
- bei besonderen Risiken: Hepatitis B, Tollwut, Typhus

Guinea

Malaria
- Risiko hoch (vorwiegend durch P. falciparum), ganzjährig im ganzen Land, auch in den Städten
- Malaria-Empfehlung: P

Gelbfieber
- Impfbescheinigung vorgeschrieben für Reisende aus Gelbfiebergebieten (Kinder erst ab dem 1. Lebensjahr); Abweichung: Gelbfieberimpfung wird i.d.R. von allen Einreisenden verlangt!

→ **Impfung empfohlen**

Weitere Impfungen
- Hepatitis A, Polio
- bei besonderen Risiken: Cholera, Hepatitis B, Meningokokken, Tollwut, Typhus

Guinea-Bissau

Malaria
- Risiko hoch (vorwiegend durch P. falciparum), ganzjährig im ganzen Land, auch in den Städten
- Malaria-Empfehlung: P

Gelbfieber
- Impfbescheinigung vorgeschrieben für Reisende aus Gelbfiebergebieten (Kinder erst ab dem 1. Lebensjahr)

→ Impfung empfohlen

Weitere Impfungen
- Hepatitis A
- bei besonderen Risiken: Cholera, Hepatitis B, Meningokokken, Polio, Tollwut, Typhus

Guyana

Malaria
- Risiko (45 % P. falciparum)
  - hoch: ganzjährig in allen Landesteilen, abgesehen von der Küste
  - gering: im dicht besiedelten Küstenstreifen
  - malariafrei: Georgetown, New Amsterdam
- Malaria-Empfehlung:
  - hohes Risiko: P
  - geringes Risiko: T

Gelbfieber
- Impfbescheinigung vorgeschrieben für Reisende aus Gelbfiebergebieten (Kinder erst ab dem 1. Lebensjahr)
- Als Infektionsgebiet zählt zusätzlich zu den üblichen: Belize

→ Impfung empfohlen

Weitere Impfungen
- Hepatitis A
- bei besonderen Risiken: Hepatitis B, Tollwut, Typhus

Haiti

Malaria
- Risiko gering (ausschließlich durch P. falciparum) ganzjährig im ganzen Land in Höhen unter 600 m, auch in den Städten; malariafrei (bzw. minimales Risiko): Port-au-Prince
- Malaria-Empfehlung: CT

Gelbfieber
- Impfbescheinigung vorgeschrieben für alle Reisenden aus Gelbfiebergebieten

Weitere Impfungen
- Hepatitis A
- bei besonderen Risiken: Cholera, Hepatitis B, Tollwut, Typhus

Honduras

Malaria
- Risiko (hauptsächlich durch P. vivax; P. falciparum 15 – 20 %) ganzjährig im ganzen Land < 1500 m (inkl. Islas de la Bahia, Colón, Gracias a Dios); malariafrei: Tegucigalpa
- Malaria-Empfehlung: CT

Gelbfieber
- Impfbescheinigung vorgeschrieben für alle Reisenden aus Gelbfiebergebieten (ausgenommen Einreise aus Panama; Kinder erst ab dem 1. Lebensjahr)

Weitere Impfungen
- Hepatitis A
- bei besonderen Risiken: Hepatitis B, Tollwut, Typhus

Indien

Malaria
- Risiko (50 – 60 % P. falciparum)
  - mittel: insbesondere Juli–November in den östlichen Bundesstaaten Chattisgarh, Orissa, Jarkhand, Westbengalen und in den Bundesstaaten und Regionen östlich davon (Assam, Brahamaputra u. a.)
  - gering: ganzjährig im ganzen Land in Höhen unter 2000 m, inkl. Andamanen und Nicobaren
  - malariafrei sind die über 2000 m gelegenen Gebiete von Himachal Pradesh, Jammu, Kashmir, Sikkim, Arunchal Pradesh und die Lakkadiven
- Malaria-Empfehlung: T

Gelbfieber
- Impfbescheinigung vorgeschrieben für alle Reisenden aus Gelbfiebergebieten (Kinder erst ab dem 6. Lebensmonat)

Weitere Impfungen
- Hepatitis A, Polio
- bei besonderen Risiken: Cholera, Hepatitis B, Japanische Enzephalitis, Meningokokken, Tollwut, Typhus

Indonesien

Malaria
- Risiko (> 65 % P. falciparum)
  - hoch: ganzjährig in Irian Jaya sowie auf allen Inseln östlich von Bali, inkl. Lombok (mit Gili Islands), Sumba, Sumbawa, Timor, Flores und Molukken
  - gering: ganzjährig in den übrigen Landesteilen
  - malariafrei: große Städte und die Touristenzentren von Java und Bali

- Malaria-Empfehlung:
  - hohes Risiko: P
  - geringes Risiko: T

Gelbfieber
- Impfbescheinigung vorgeschrieben für alle Reisenden aus Gelbfiebergebieten (Kinder erst ab dem 9. Lebensmonat)

Weitere Impfungen
- Hepatitis A
- bei besonderen Risiken: Cholera, Hepatitis B, Japanische Enzephalitis, Tollwut, Typhus

Irak

Malaria
- Risiko gering (fast ausschließlich durch P. vivax), von Mai–November in nördlichen Gebieten in Höhen unter 1500 m (Provinzen Duhok, Erbil, Sulaimaniya)
- Malaria-Empfehlung: CT

Gelbfieber
- Impfbescheinigung vorgeschrieben für alle Reisenden aus Gelbfiebergebieten

Weitere Impfungen
- Hepatitis A
- bei besonderen Risiken: Cholera, Hepatitis B, Tollwut, Typhus

Iran

Malaria
- Risiko gering (fast ausschließlich durch P. vivax), von März–November in den Provinzen Sistan-Baluchestan, Hormozgan und in Kerman (Süden)
- Malaria-Empfehlung: T

Gelbfieber
- Impfbescheinigung vorgeschrieben für alle Reisenden aus Gelbfiebergebieten

Weitere Impfungen
- Hepatitis A
- bei besonderen Risiken: Cholera, Hepatitis B, Tollwut, Typhus

Israel

Gelbfieber
- keine Impfvorschrift

Weitere Impfungen
- Hepatitis A
- bei besonderen Risiken: Hepatitis B, Tollwut, Typhus

Jamaika

Malaria
- Risiko minimal (ausschließlich P. falciparum), in der Region Kingston (kein autochthoner Fall seit Frühjahr 2009)
- Malaria-Empfehlung: keine Chemoprophylaxe/Notfalltherapie

Gelbfieber
- Impfbescheinigung vorgeschrieben für Reisende aus Gelbfiebergebieten (Kinder erst ab dem 1. Lebensjahr)

Weitere Impfungen
- Hepatitis A
- bei besonderen Risiken: Hepatitis B, Typhus

Japan

Gelbfieber
- keine Impfvorschrift

Weitere Impfungen
- bei besonderen Risiken: Hepatitis B, Japanische Enzephalitis

Jemen

Malaria
- Risiko (hauptsächlich durch P. falciparum)
  - gering: ganzjährig im ganzen Land in Höhen unter 2000 m
  - mittel: auf der Insel Sokotra
  - malariafrei: Sana'a
- Malaria-Empfehlung: T

Gelbfieber
- Impfbescheinigung vorgeschrieben für Reisende aus Gelbfiebergebieten (Kinder erst ab dem 1. Lebensjahr)

Weitere Impfungen
- Hepatitis A
- bei entsprechender Gefährdung auch Hepatitis B, Polio, Tollwut, Typhus

Jordanien

Gelbfieber
- Impfbescheinigung vorgeschrieben für Reisende aus Gelbfiebergebieten (Kinder erst ab dem 1. Lebensjahr)

Weitere Impfungen
- Hepatitis A
- bei besonderen Risiken: Hepatitis B, Tollwut, Typhus

Kambodscha

Malaria
- Risiko (vorwiegend durch P. falciparum)
  - mittel: ganzjährig im Grenzgebiet zu Thailand und zu Laos
  - gering: in der Umgebung von Phnom Penh sowie unmittelbar um den Tonle Sap
  - kein Risiko in Phnom Penh und Angkor Watt
- Malaria-Empfehlung: T

Gelbfieber
- Impfbescheinigung vorgeschrieben für alle Reisenden aus Gelbfiebergebieten

Weitere Impfungen
- Hepatitis A
- bei besonderen Risiken: Cholera, Hepatitis B, Japanische Enzephalitis, Tollwut, Typhus

Kamerun

Malaria
- Risiko hoch (vorwiegend durch P. falciparum), ganzjährig im ganzen Land, auch in den Städten
- Malaria-Empfehlung: P

Gelbfieber
- Impfpflicht, für Kinder erst ab dem 1. Lebensjahr

→ Impfung empfohlen

Weitere Impfungen
- Hepatitis A, Polio
- bei besonderen Risiken: Cholera, Hepatitis B, Meningokokken, Tollwut, Typhus.

Besonderheiten

Ein gültiger Impfnachweis gegen Cholera kann – abweichend von den offiziellen Bestimmungen – gelegentlich von allen Reisenden verlangt werden, insbesondere bei Einreise außerhalb des internationalen Flughafens der Hauptstadt.

Kap Verde

Malaria
- Risiko minimal, von August–November auf der Insel São Tiago
- Malaria-Empfehlung: keine Chemoprophylaxe/Notfalltherapie

Gelbfieber
- Impfbescheinigung vorgeschrieben für alle Reisenden aus Gelbfiebergebieten (Kinder erst ab dem 1. Lebensjahr)

Weitere Impfungen
- Hepatitis A
- bei besonderen Risiken: Hepatitis B, Typhus

Kasachstan

Malaria
- Risiko minimal (ausschließlich P. vivax) im Süden; keine autochthonen Fälle seit 2002
- Malaria-Empfehlung: keine Chemoprophylaxe/Notfalltherapie

Gelbfieber
- Impfbescheinigung vorgeschrieben für alle Reisenden aus Gelbfiebergebieten

Weitere Impfungen
- Hepatitis A
- bei besonderen Risiken: FSME (April–Oktober), Hepatitis B, Tollwut, Typhus

Katar

Gelbfieber
- keine Impfvorschrift

Weitere Impfungen
- Hepatitis A
- bei besonderen Risiken: Hepatitis B

Kenia

Malaria
- Risiko hoch (vorwiegend durch P. falciparum), ganzjährig im ganzen Land < 2500 m, malariafrei: Nairobi und in Höhenlagen > 2500 m
- Malaria-Empfehlung: P

Gelbfieber
- Impfbescheinigung vorgeschrieben für Reisende aus Gelbfiebergebieten (Kinder erst ab dem 1. Lebensjahr)

→ Impfung empfohlen

Weitere Impfungen
- Hepatitis A, Polio
- bei besonderen Risiken: Cholera, Hepatitis B, Meningokokken, Tollwut, Typhus

Kirgisistan

Malaria
- Risiko gering (ausschließlich durch P. vivax), von Juni–Oktober in der Region Bishkek und in den südlichen und westlichen Landesteilen, hauptsächlich in Grenzgebieten zu Tadschikistan und Usbekistan
- Malaria-Empfehlung: CT

Gelbfieber
- keine Impfvorschrift

Weitere Impfungen
- Hepatitis A
- bei besonderen Risiken: FSME (April–Oktober), Hepatitis B, Tollwut, Typhus

Kiribati

Gelbfieber
- Impfbescheinigung vorgeschrieben für Reisende aus Gelbfiebergebieten (Kinder erst ab dem 1. Lebensjahr)

Weitere Impfungen
- Hepatitis A
- bei besonderen Risiken: Hepatitis B

Kolumbien

Malaria
- Risiko gering (27 % P. falciparum) im ganzen Land unter 1600 m, bes. in den Departments Amazonas, Guainia und Vichada
  - sehr gering: in ländlichen Gebieten des Nordens
  - malariafrei: große Städte und die Inseln San Andres und Providencia
- Malaria-Empfehlung: T

Gelbfieber
- keine Impfvorschrift

→ **Impfung empfohlen** für Reisende, die folgende Gebiete (Gelbfieberendemiegebiete) besuchen: Das mittlere Tal des Magdalena, östliche und westliche Ausläufer der östlichen Kordilleren in ganzer Länge, Urabà, Ausläufer der Sierra Nevada, östliches Flachland (östlich der westlichen Kordilleren, die Regionen Orinoquia im Norden und Amazonia im Süden).

Weitere Impfungen
- Hepatitis A
- bei besonderen Risiken: Hepatitis B, Tollwut, Typhus

Komoren

Malaria
- Risiko hoch (vorwiegend durch P. falciparum), ganzjährig im ganzen Land, auch in den Städten
- Malaria-Empfehlung: P

Gelbfieber
- keine Impfvorschrift

Weitere Impfungen
- Hepatitis A
- bei besonderen Risiken: Cholera, Hepatitis B, Tollwut, Typhus

Kongo (Demokratische Republik), früher: Zaire)

Malaria
- Risiko hoch (vorwiegend durch P. falciparum), ganzjährig im ganzen Land, auch in den Städten
- Malaria-Empfehlung: P

Gelbfieber
- Impfpflicht, für Kinder erst ab dem 1. Lebensjahr

→ **Impfung empfohlen**

Weitere Impfungen
- Hepatitis A, Polio
- bei besonderen Risiken: Cholera, Hepatitis B, Meningokokken, Tollwut, Typhus

Kongo (Republik)

Malaria
- Risiko hoch (vorwiegend durch P. falciparum), ganzjährig im ganzen Land, auch in den Städten
- Malaria-Empfehlung: P

Gelbfieber
- Impfpflicht, für Kinder erst ab dem 1. Lebensjahr

→ **Impfung empfohlen**

Weitere Impfungen
- Hepatitis A, Polio
- bei besonderen Risiken: Cholera, Hepatitis B, Meningokokken, Tollwut, Typhus

Besonderheiten

Ein gültiger Impfnachweis gegen Cholera kann – abweichend von den offiziellen Bestimmungen – gelegentlich von allen Reisenden verlangt werden, insbesondere bei Einreise außerhalb des internationalen Flughafens der Hauptstadt.

Korea, Demokratische Volksrepublik (Nordkorea)

Malaria
- Risiko minimal (ausschließlich durch P. vivax), von Juni–September im Grenzgebiet zu Südkorea (Republik Korea)
- Malaria-Empfehlung: keine Chemoprophylaxe/Notfalltherapie

Gelbfieber
- Impfbescheinigung vorgeschrieben für Reisende aus Gelbfiebergebieten (Kinder erst ab dem 1. Lebensjahr)

Weitere Impfungen
- Hepatitis A
- bei besonderen Risiken: Hepatitis B, Japanische Enzephalitis, Tollwut, Typhus

Korea, Republik (Südkorea)

Malaria
- Risiko minimal (ausschließlich durch P. vivax), von Juni–September im Grenzgebiet zu Nordkorea (Demokratische Volksrepublik Korea)
- Malaria-Empfehlung: keine Chemoprophylaxe/Notfalltherapie

Gelbfieber
- keine Impfvorschrift

Weitere Impfungen
- Hepatitis A
- bei besonderen Risiken: Hepatitis B, Japanische Enzephalitis, Tollwut, Typhus

Kuba

Gelbfieber
- keine Impfvorschrift

Weitere Impfungen
- Hepatitis A
- bei besonderen Risiken: Hepatitis B, Tollwut, Typhus

Kuwait

Gelbfieber
- keine Impfvorschrift

Weitere Impfungen
- Hepatitis A
- bei besonderen Risiken: Hepatitis B, Typhus

Laos

Malaria
- Risiko (fast ausschließlich durch P. falciparum)
  - gering bis mittel: landesweit, höher während der Regenzeit, bes. im Grenzgebiet zu Kambodscha und China
  - kein Risiko in Vientiane
- Malaria-Empfehlung: T

Gelbfieber
- Impfbescheinigung vorgeschrieben für Reisende aus Gelbfiebergebieten

Weitere Impfungen
- Hepatitis A
- bei besonderen Risiken: Cholera, Hepatitis B, Japanische Enzephalitis, Tollwut, Typhus

Lesotho

Gelbfieber
- Impfbescheinigung vorgeschrieben für Reisende aus Gelbfiebergebieten

Weitere Impfungen
- Hepatitis A
- bei besonderen Risiken: Hepatitis B, Tollwut, Typhus

Libanon

Gelbfieber
- Impfbescheinigung vorgeschrieben für Reisende aus Gelbfiebergebieten

Weitere Impfungen
- Hepatitis A
- bei besonderen Risiken: Hepatitis B, Tollwut, Typhus

Liberia

Malaria
- Risiko hoch (vorwiegend durch P. falciparum), ganzjährig im ganzen Land, auch in den Städten
- Malaria-Empfehlung: P

Gelbfieber
- Impfpflicht, für Kinder erst ab dem 1. Lebensjahr

→ Impfung empfohlen

Weitere Impfungen
- Hepatitis A, Polio
- bei besonderen Risiken: Cholera, Hepatitis B, Meningokokken, Tollwut, Typhus

Besonderheiten

Ein gültiger Impfnachweis gegen Cholera kann – abweichend von den offiziellen Bestimmungen – gelegentlich von allen Reisenden verlangt werden.

Libyen

Gelbfieber
- Impfbescheinigung vorgeschrieben für Reisende aus Gelbfiebergebieten (Kinder erst ab dem 1. Lebensjahr)

Weitere Impfungen
- Hepatitis A
- bei besonderen Risiken: Hepatitis B, Tollwut, Typhus

Madagaskar

Malaria
- Risiko hoch (vorwiegend durch P. falciparum), ganzjährig im ganzen Land, auch in den Städten
- Malaria-Empfehlung: P

Gelbfieber
- Impfbescheinigung vorgeschrieben für Reisende aus Gelbfiebergebieten (Kinder erst ab dem 1. Lebensjahr)

Weitere Impfungen
- Hepatitis A
- bei besonderen Risiken: Cholera, Hepatitis B, Polio, Tollwut, Typhus

Malawi

Malaria
- Risiko hoch (vorwiegend durch P. falciparum), ganzjährig im ganzen Land, auch in den Städten
- Malaria-Empfehlung: P

Gelbfieber
- Impfbescheinigung vorgeschrieben für Reisende aus Gelbfiebergebieten (Kinder erst ab dem 1. Lebensjahr)

Weitere Impfungen
- Hepatitis A
- bei besonderen Risiken: Cholera, Hepatitis B, Meningokokken, Polio, Tollwut, Typhus

Malaysia

Malaria
- Risiko (40% P. falciparum)
  - mittel: nur auf Borneo: In Sabah ist das Risiko nur im Landesinneren, in Sarawak im südlichen Grenzgebiet zu Indonesien erhöht.
  - Vorkommen humaner Infektionen durch P. knowlesi
  - minimal: im Landesinneren von West-Malaysia
- Malaria-Empfehlung:
  - Ost-Malaysia (Sabah und Sarawak): T
  - West-Malaysia: keine Chemoprophylaxe/Notfalltherapie

Gelbfieber
- Impfbescheinigung vorgeschrieben für Reisende aus Gelbfiebergebieten (Kinder erst ab dem 1. Lebensjahr)

Weitere Impfungen
- Hepatitis A
- bei besonderen Risiken: Hepatitis B, Japanische Enzephalitis, Tollwut, Typhus

Malediven

Gelbfieber
- Impfbescheinigung vorgeschrieben für Reisende aus Gelbfiebergebieten

Weitere Impfungen
- Hepatitis A
- bei besonderen Risiken: Hepatitis B, Typhus

Mali

Malaria
- Risiko hoch (vorwiegend durch P. falciparum), ganzjährig im ganzen Land, auch in den Städten
- Malaria-Empfehlung: P

Gelbfieber
- Impfpflicht, für Kinder erst ab dem 1. Lebensjahr

→ **Impfung empfohlen**

Weitere Impfungen
- Hepatitis A
- bei besonderen Risiken: Cholera, Hepatitis B, Meningokokken, Tollwut, Typhus

Marokko

Malaria
- Risiko minimal (ausschließlich durch P. vivax), von Mai–Oktober (seit Mai 2010 offiziell malariafrei, danach jedoch Wiederauftreten autochthoner Fälle durch P. falciparum in Casablanca)
- Malaria-Empfehlung: keine Chemoprophylaxe/Notfalltherapie

Gelbfieber
- keine Impfvorschrift

Weitere Impfungen
- Hepatitis A
- bei besonderen Risiken: Hepatitis B, Tollwut, Typhus

Mauretanien

Malaria
- Risiko (vorwiegend durch P. falciparum)
  - hoch: ganzjährig im ganzen Land, außer in den nördlichen Gebieten Dakhlet-Nouadhibou und Tiris-Zemour (nördlich 20° N malariafrei)
  - hoch: in Adrar und Inchiri während der Regenzeit (Juli–Okt.)
- Malaria-Empfehlung:
  - Süden ganzjährig: P
  - Adrar und Inchiri (Juli–Okt.): P
  - Norden/Adrar und Inchiri (Nov.–Juni): keine Chemoprophylaxe/Notfalltherapie

Gelbfieber
- Impfbescheinigung vorgeschrieben für Reisende aus Gelbfiebergebieten (Kinder erst ab dem 1. Lebensjahr)

→ **Impfung empfohlen** für Reisende in südliche Landesteile

Weitere Impfungen
- Hepatitis A, Polio
- bei besonderen Risiken: Cholera, Hepatitis B, Meningokokken, Tollwut, Typhus

Mauritius

Malaria
- Risiko minimal (ausschließlich durch P. vivax), in einzelnen ländlichen Gegenden; keine autochthonen Fälle seit 1999
- Malaria-Empfehlung: keine Chemoprophylaxe/Notfalltherapie

Gelbfieber
- Impfbescheinigung vorgeschrieben für Reisende aus Gelbfiebergebieten (Kinder erst ab dem 1. Lebensjahr)

XI

Weitere Impfungen
- Hepatitis A
- bei besonderen Risiken: Hepatitis B, Typhus

Mayotte

Malaria
- Risiko hoch (P. falciparum 40–50%), ganzjährig im ganzen Land, auch in den Städten
- Malaria-Empfehlung: P

Gelbfieber
- keine Impfvorschrift

Weitere Impfungen
- Hepatitis A
- bei besonderen Risiken: Hepatitis B, Typhus

Mexiko

Malaria
- Risiko (fast ausschließlich durch P. vivax; P. falciparum < 1%)
  - gering: ganzjährig, nur in ländlichen Gebieten unter 1000 m Höhe in den südlichen Grenzregionen
  - minimal: in anderen Landesteilen
  - kein Risiko in den großen Städten, Yucatan, an wichtigen archäologischen Stätten
- Malaria-Empfehlung:
  - südliche Grenzregionen: CT
  - übrige Landesteile: keine Chemoprophylaxe/Notfalltherapie

Gelbfieber
- keine Impfvorschrift

Weitere Impfungen
- Hepatitis A
- bei besonderen Risiken: Hepatitis B, Tollwut, Typhus

Mikronesien

u. a. Guam, Marianen, Marshallinseln, Mikronesien, Nauru, Palau

Gelbfieber
- Nauru und Palau: Impfbescheinigung vorgeschrieben für Reisende aus Gelbfiebergebieten (Kinder erst ab dem 1. Lebensjahr)

Weitere Impfungen
- Hepatitis A
- bei besonderen Risiken: Hepatitis B, Typhus

Mongolei

Gelbfieber
- keine Impfvorschrift

Weitere Impfungen
- Hepatitis A
- bei besonderen Risiken: FSME, Hepatitis B, Tollwut, Typhus

Mosambik

Malaria
- Risiko hoch (vorwiegend durch P. falciparum), ganzjährig im ganzen Land, auch in den Städten
- Malaria-Empfehlung: P

Gelbfieber
- Impfbescheinigung vorgeschrieben für Reisende aus Gelbfiebergebieten (Kinder erst ab dem 1. Lebensjahr)

Weitere Impfungen
- Hepatitis A
- bei besonderen Risiken: Cholera, Hepatitis B, Meningokokken, Polio, Tollwut, Typhus

Myanmar (früher: Burma)

Malaria
- Risiko (vorwiegend durch P. falciparum)
  - mittel bis gering: in den ländlichen Gebieten unter 1000 m Höhe, ganzjährig (höher in der Regenzeit), v. a. im Osten (Grenzgebiet zu Thailand) sowie im Westen (Grenzgebiete zu Indien/Bangladesch)
  - kein Malariarisiko in Rangoon (Yangon) und in der zentralen Region nördlich bis Mandalay City.
- Malaria-Empfehlung: T

Gelbfieber
- Impfbescheinigung vorgeschrieben für Reisende aus Gelbfiebergebieten

Weitere Impfungen
- Hepatitis A, Polio
- bei besonderen Risiken: Hepatitis B, Japanische Enzephalitis, Tollwut, Typhus

Namibia

Malaria
- Risiko (vorwiegend durch P. falciparum)
  - hoch: ganzjährig im Cubango-Tal, Kunene-Tal sowie im Caprivi-Streifen
  - hoch: von November–Juni in den übrigen nördlichen Regionen (Oshana, Oshikoto, Omusati, Omaheke, Ohangwena, Otjozondjupa) und auch in der Etosha-Pfanne
  - mittel: von Juli–Oktober in der Etosha-Pfanne
  - kein Malariarisiko in den Städten, an der Küste und in Süd-Namibia

- Malaria-Empfehlung:
  - Cubango-Tal, Kunene-Tal, Caprivi-Streifen: P
  - übrige nördliche Regionen (Nov.–Juni): P
  - übrige nördliche Regionen (Juli–Okt.): T

Gelbfieber
- Impfbescheinigung vorgeschrieben für Reisende aus Gelbfiebergebieten (Kinder erst ab dem 1. Lebensjahr)

Weitere Impfungen
- Hepatitis A
- bei besonderen Risiken: Cholera, Hepatitis B, Meningokokken, Polio, Tollwut, Typhus

Nepal

Malaria
- Risiko (30% P. falciparum)
  - gering: ganzjährig (bes. in der Regenzeit) in ländlichen Gegenden der 20 Bezirke des Terai (nepalesischer Teil der Ganges-Tiefebene) an der Grenze zu Indien
  - kein Risiko in Kathmandu und Nord-Nepal
- Malaria-Empfehlung: T

Gelbfieber
- Impfbescheinigung vorgeschrieben für Reisende aus Gelbfiebergebieten

Weitere Impfungen
- Hepatitis A, Polio
- bei besonderen Risiken: Cholera, Hepatitis B, Japanische Enzephalitis, Tollwut, Typhus

Neukaledonien

Gelbfieber
- Impfbescheinigung vorgeschrieben für Reisende aus Gelbfiebergebieten (Kinder erst ab dem 1. Lebensjahr)

Weitere Impfungen
- Hepatitis A
- bei besonderen Risiken: Hepatitis B

Neuseeland

Gelbfieber
- keine Impfvorschrift

Weitere Impfungen
- bei besonderen Risiken: Hepatitis A, Hepatitis B, Meningokokken (Schüler/Studenten vor Langzeitaufenthalten)

Nicaragua

Malaria
- Risiko (15% P. falciparum)
  - mittel: ganzjährig im ganzen Land, bes. in den östlichen Regionen Atlantico Sur und Atlantico Norte
  - gering: in den zentralen Regionen und im Westen
  - kein Risiko in Managua und in größeren Städten
- Malaria-Empfehlung: CT

Gelbfieber
- Impfbescheinigung vorgeschrieben für Reisende aus Gelbfiebergebieten (Kinder erst ab dem 1. Lebensjahr)

Weitere Impfungen
- Hepatitis A
- bei besonderen Risiken: Hepatitis B, Tollwut, Typhus

Niger

Malaria
- Risiko hoch (vorwiegend durch P. falciparum), ganzjährig im ganzen Land, auch in den Städten
- Malaria-Empfehlung: P

Gelbfieber
- Impfpflicht, für Kinder erst ab dem 1. Lebensjahr

→ Impfung empfohlen

Weitere Impfungen
- Hepatitis A, Polio
- bei besonderen Risiken: Cholera, Hepatitis B, Meningokokken, Tollwut, Typhus

Nigeria

Malaria
- Risiko hoch (vorwiegend durch P. falciparum), ganzjährig im ganzen Land, auch in den Städten
- Malaria-Empfehlung: P

Gelbfieber
- Impfpflicht, für Kinder erst ab dem 1. Lebensjahr

→ Impfung empfohlen

Weitere Impfungen
- Hepatitis A, Polio
- bei besonderen Risiken: Cholera, Hepatitis B, Meningokokken, Tollwut, Typhus.

Besonderheiten

Ein gültiger Impfnachweis gegen Cholera, Meningokokken und Polio kann – abweichend von den offiziellen Bestimmungen – gelegentlich von allen Reisenden verlangt werden.

Oman

Malaria
- Risiko minimal (ausschließlich P. falciparum) in abgelegenen Gegenden der Provinz Musandam; seit 2008 keine autochthonen Fälle
- Malaria-Empfehlung: keine Chemoprophylaxe

Gelbfieber
- Impfbescheinigung vorgeschrieben für Reisende aus Gelbfiebergebieten (Kinder erst ab dem 1. Lebensjahr)

Weitere Impfungen
- Hepatitis A
- bei besonderen Risiken: Hepatitis B, Tollwut

Ost-Timor

siehe Timor-Leste

Pakistan

Malaria
- Risiko (insgesamt ca. 30% P. falciparum, am höchsten im SO) ganzjährig im ganzen Land in Höhen unter 2000 m
- Malaria-Empfehlung: T

Gelbfieber
- Impfbescheinigung vorgeschrieben für Reisende aus Ländern mit Gelbfiebergebieten (für Kinder erst ab dem 6. Lebensmonat, sofern die Mutter vor der Geburt geimpft war)

Weitere Impfungen
- Hepatitis A, Polio
- bei besonderen Risiken: Hepatitis B, Japanische Enzephalitis, Tollwut, Typhus

Panama

Malaria
- Risiko (< 5% P. falciparum)
  - gering: ganzjährig in den Provinzen der Atlantikküste (v. a. Bocas del Toro) sowie im Grenzgebiet zu Kolumbien (Darién)
  - vernachlässigbar: in anderen Provinzen
  - kein Risiko in Stadtgebieten und in der Panamakanal-Zone
- Malaria-Empfehlung: T

Gelbfieber
- Impfbescheinigung vorgeschrieben für Reisende aus Gelbfiebergebieten

→ **Impfung empfohlen** für die Provinzen Darién, San Blas und den Osten der Provinz Panama

Weitere Impfungen
- Hepatitis A
- bei besonderen Risiken: Hepatitis B, Tollwut, Typhus

Papua Neuguinea

Malaria
- Risiko (vorwiegend durch P. falciparum)
  - hoch: ganzjährig im ganzen Land in Höhen unter 1800 m
  - kein Risiko im Zentrum von Port Moresby
- Malaria-Empfehlung: P

Gelbfieber
- Impfbescheinigung vorgeschrieben für Reisende aus Gelbfiebergebieten (Kinder erst ab dem 1. Lebensjahr)

Weitere Impfungen
- Hepatitis A
- bei besonderen Risiken: Cholera, Hepatitis B, Japanische Enzephalitis, Typhus

Paraguay

Malaria
- Risiko (fast ausschließlich durch P. vivax)
  - gering: von Oktober–Mai in den Grenzprovinzen Alto Paraná, Caaguazú und Canendiyú
  - kein Risiko im Rest des Landes, in Städten
- Malaria-Empfehlung: T

Gelbfieber
- Impfbescheinigung vorgeschrieben für Reisende aus Gelbfiebergebieten

→ **Impfung empfohlen** für Reisende ins Dreiländereck Paraguay – Brasilien – Argentinien (Iguaçu-Nationalpark/ Iguaçu-Fälle)

Weitere Impfungen
- Hepatitis A
- bei besonderen Risiken: Hepatitis B, Tollwut, Typhus

Peru

Malaria
- Risiko (10% P. falciparum)
  - gering: ganzjährig im ganzen Land unter 2000 m Höhe
  - erhöht: in den Grenzregionen zu Ecuador, Kolumbien, Brasilien und Bolivien, v. a. Dept. Loreto und Ucayali
  - kein Risiko in Lima, Cuzco, Machu Picchu und im Hochland der Anden
- Malaria-Empfehlung: T

Gelbfieber
- Keine Impfvorschrift. Abweichend wird bei Reisen in das Amazonasgebiet die Gelbfieberimpfung von allen Reisenden verlangt

→ **Impfung empfohlen** für Reisende, die Urwaldgebiete östlich der Anden in Höhen unter 2300 m besuchen

Weitere Impfungen
- Hepatitis A
- bei besonderen Risiken: Hepatitis B, Tollwut, Typhus

Philippinen

Malaria

- Risiko (75% P. falciparum)
  - mittel: ganzjährig in Höhen unter 600 m im O von Luzon, Teile von Mindanao, Palawan, Sulu-Archipelago, Mindoro Occidental
  - kein Risiko in Manila, anderen Großstädten sowie auf Aklan, Bilaran, Bohol, Camiguin, Capiz, Catanduanes, Cebu, Guimaras, Iloilo, Leyte, Masbate, nördl. Samar, Sequijor
- Malaria-Empfehlung: T

Gelbfieber

- Impfbescheinigung vorgeschrieben für Reisende aus Gelbfiebergebieten (Kinder erst ab dem 1. Lebensjahr)

Weitere Impfungen

- Hepatitis A
- bei besonderen Risiken: Cholera, Hepatitis B, Japanische Enzephalitis, Tollwut, Typhus

Puerto Rico

Gelbfieber

- keine Impfvorschrift

Weitere Impfungen

- Hepatitis A
- bei besonderen Risiken: Hepatitis B, Tollwut, Typhus

Réunion

Gelbfieber

- Impfbescheinigung vorgeschrieben für Reisende aus Gelbfiebergebieten (Kinder erst ab dem 1. Lebensjahr)

Weitere Impfungen

- Hepatitis A
- bei besonderen Risiken: Hepatitis B, Typhus

XI

Ruanda

Malaria

- Risiko hoch (vorwiegend durch P. falciparum), ganzjährig im ganzen Land, auch in den Städten
- Malaria-Empfehlung: P

Gelbfieber

- Impfpflicht, für Kinder erst ab dem 1. Lebensjahr

→ **Impfung empfohlen**

Weitere Impfungen

- Hepatitis A
- bei besonderen Risiken: Cholera, Hepatitis B, Meningokokken, Polio, Tollwut, Typhus

Russland

Malaria

- Risiko (vorwiegend P. vivax, vereinzelt aber auch P. falciparum)
  - minimal
  - Obwohl Russland nicht zu den endemischen Malariagebieten gehört, kam es in den Sommermonaten der letzten Jahre zu autochthonen Erkrankungen, v. a. im Süden, aber auch im Umland von Moskau.
- Malaria-Empfehlung: keine Chemoprophylaxe/Notfalltherapie

Gelbfieber

- keine Impfvorschrift

Weitere Impfungen

- Hepatitis A
- bei besonderen Risiken: FSME, Hepatitis B, Japanische Enzephalitis, Polio, Tollwut, Typhus

Salomonen

Malaria

- Risiko hoch (90% P. falciparum), ganzjährig, außer auf einigen östlichen und südlichen, weiter draußen liegenden Inseln
- Malaria-Empfehlung: P

Gelbfieber

- Impfbescheinigung vorgeschrieben für Reisende aus Gelbfiebergebieten

Weitere Impfungen

- Hepatitis A
- bei besonderen Risiken: Hepatitis B, Typhus

Sambia

Malaria

- Risiko hoch (vorwiegend durch P. falciparum), ganzjährig im ganzen Land, auch in den Städten, bes. im Süden (Sambesi-Tal, Kariba-See, Viktoria-Fälle)
- Malaria-Empfehlung: P

Gelbfieber

- Impfbescheinigung vorgeschrieben für Reisende aus Gelbfiebergebieten

→ **Impfung empfohlen** bei Reisen in westliche Landesteile

Weitere Impfungen

- Hepatitis A
- bei besonderen Risiken: Cholera, Hepatitis B, Meningokokken, Polio, Tollwut, Typhus

Besonderheiten

Ein gültiger Impfnachweis gegen Cholera und Gelbfieber kann – abweichend von den offiziellen Bestimmungen – gelegentlich von allen Reisenden verlangt werden.

Samoa

Gelbfieber
- Impfbescheinigung vorgeschrieben für Reisende aus Gelbfiebergebieten (Kinder erst ab dem 1. Lebensjahr)

Weitere Impfungen
- Hepatitis A
- bei besonderen Risiken: Hepatitis B, Typhus

Sao Tome und Principe

Malaria
- Risiko hoch (vorwiegend durch P. falciparum), ganzjährig im ganzen Land, auch in den Städten
- Malaria-Empfehlung: P

Gelbfieber
- Impfpflicht, für Kinder erst ab dem 1. Lebensjahr

→ Impfung empfohlen

Weitere Impfungen
- Hepatitis A
- bei besonderen Risiken: Cholera, Hepatitis B, Typhus

Saudi-Arabien

Malaria
- Risiko (vorwiegend durch P. falciparum)
  - gering: ganzjährig, in ländlichen Gebieten der Südwest-Provinz (außer Asir-Gebirge)
  - kein Risiko in Jeddah, Mekka, Medina und Taïf
- Malaria-Empfehlung: T

Gelbfieber
- Impfbescheinigung vorgeschrieben für Reisende aus Gelbfiebergebieten (Kinder erst ab dem 1. Lebensjahr)

Weitere Impfungen
- Hepatitis A
- bei besonderen Risiken: Hepatitis B, Meningokokken, Tollwut

Besonderheiten
- Für Hajj-Pilger ist eine tetravalente Meningitis-Impfung vorgeschrieben, für Besucher der Pilgerstätten auch außerhalb der Hajj empfohlen.
- Alle Personen unter 15 Jahren, die aus Ländern einreisen, in denen Polio-Wildviren gemeldet sind, müssen eine Polio-Impfung vorweisen.

Senegal

Malaria
- Risiko hoch (vorwiegend durch P. falciparum), ganzjährig im ganzen Land, auch in den Städten
- Malaria-Empfehlung: P

Gelbfieber
- Impfbescheinigung vorgeschrieben für Reisende aus Gelbfiebergebieten

→ Impfung empfohlen

Weitere Impfungen
- Hepatitis A, Polio
- bei besonderen Risiken: Cholera, Hepatitis B, Meningokokken, Tollwut, Typhus

Seychellen

Gelbfieber
- Impfbescheinigung vorgeschrieben für Reisende aus Gelbfiebergebieten (Kinder erst ab dem 1. Lebensjahr)

Weitere Impfungen
- Hepatitis A
- bei besonderen Risiken: Hepatitis B, Typhus

Sierra Leone

Malaria
- Risiko hoch (vorwiegend durch P. falciparum), ganzjährig im ganzen Land, auch in den Städten
- Malaria-Empfehlung: P

Gelbfieber
- Impfpflicht

→ Impfung empfohlen

Weitere Impfungen
- Hepatitis A, Polio
- bei besonderen Risiken: Cholera, Hepatitis B, Meningokokken, Tollwut, Typhus

Simbabwe

Malaria
- Risiko (vorwiegend durch P. falciparum)
  - hoch: ganzjährig im Norden (Viktoria-Fälle, Sambesi-Tal)
  - hoch: von November–Juni im ganzen Land in Höhenlagen unter 1200 m
  - mittel: von Juli–Oktober im ganzen Land in Höhenlagen unter 1200 m
  - minimal: in Harare und Bulawayo
- Malaria-Empfehlung:
  - Gebiete mit hohem Risiko: P
  - Gebiete mit mittlerem Risiko: T

Gelbfieber
- Impfbescheinigung vorgeschrieben für Reisende aus Gelbfiebergebieten

Weitere Impfungen
- Hepatitis A
- bei besonderen Risiken: Cholera, Hepatitis B, Polio, Tollwut, Typhus

Singapur

Gelbfieber
- Impfbescheinigung vorgeschrieben für Reisende aus Gelbfiebergebieten (Kinder erst ab dem 1. Lebensjahr)

Weitere Impfungen
- Hepatitis A
- bei besonderen Risiken: Hepatitis B

Somalia

Malaria
- Risiko hoch (vorwiegend durch P. falciparum), ganzjährig im ganzen Land, auch in den Städten
- Malaria-Empfehlung: P

Gelbfieber
- Impfbescheinigung vorgeschrieben für Reisende aus Gelbfiebergebieten

→ **Impfung empfohlen**

Weitere Impfungen
- Hepatitis A
- bei besonderen Risiken: Cholera, Hepatitis B, Polio, Tollwut, Typhus

Besonderheiten

Ein gültiger Impfnachweis gegen Cholera und Gelbfieber kann – abweichend von den offiziellen Bestimmungen – gelegentlich von allen Reisenden verlangt werden, insbesondere bei Einreise außerhalb des internationalen Flughafens der Hauptstadt.

Somaliland

Malaria
- Risiko hoch (vorwiegend durch P. falciparum), ganzjährig im ganzen Land, auch in den Städten
- Malaria-Empfehlung: P

Gelbfieber
- Impfbescheinigung vorgeschrieben für Reisende aus Gelbfiebergebieten

Weitere Impfungen
- Hepatitis A
- bei besonderen Risiken: Cholera, Hepatitis B, Polio, Tollwut, Typhus

Sri Lanka

Malaria
- Risiko (12 % P. falciparum)
  - gering: ganzjährig im Großteil des Land, etwas höheres Risiko im Nordwesten
  - kein Risiko in Colombo, Galle, Gampaha, Kalutara, Matara und Nuwara Eliya
- Malaria-Empfehlung: T

Gelbfieber
- Impfbescheinigung vorgeschrieben für Reisende aus Gelbfiebergebieten (Kinder erst ab dem 1. Lebensjahr)

Weitere Impfungen
- Hepatitis A
- bei besonderen Risiken: Hepatitis B, Japanische Enzephalitis, Tollwut, Typhus

Südafrika

Malaria
- Risiko (vorwiegend durch P. falciparum)
  - hoch: von Oktober–Mai im Osten der Mpumalanga-Provinz (inkl. Krüger- und benachbarte Parks), im Norden und Nordosten der Limpopo-Provinz und im Nordosten von KwaZulu-Natal (inkl. Tembe- und Ndumu-Wildreservat)
  - mittel: in den o. g. Provinzen von Juni–September
  - minimal: ganzjährig im restlichen Tiefland Kwa-Zulu-Natal bis zum Tugela-Fluss und im Süden bis Swartwater
  - kein Risiko in den übrigen Gebieten
- Malaria-Empfehlung:
  - Regionen mit hohem Risiko (Okt.–Mai): P
  - Regionen mit mittlerem Risiko (Juni–Sep.): T

Gelbfieber
- Impfbescheinigung vorgeschrieben für Reisende aus Gelbfiebergebieten (Kinder erst ab dem 1. Lebensjahr)

Weitere Impfungen
- Hepatitis A
- bei besonderen Risiken: Cholera, Hepatitis B, Tollwut

Sudan

Malaria
- Risiko (vorwiegend durch P. falciparum)
  - hoch: ganzjährig in im Niltal südlich von Lake Nasser
  - mittel: in den südlichen Landesteilen, nach Norden abnehmend
  - gering: im nördlichen Drittel des Landes und an der Küste des Roten Meeres nördlich von Port Sudan
  - kein Risiko in Khartoum und Port Sudan
- Malaria-Empfehlung:
  - Südhälfte des Landes: P
  - Nordhälfte des Landes: T

Gelbfieber
- Impfbescheinigung vorgeschrieben für Reisende aus Gelbfiebergebieten (Kinder erst ab dem 9. Lebensmonat)
- Eine Impfbescheinigung kann möglicherweise auch bei Ausreise verlangt werden.

→ **Impfung empfohlen** für Reisen südlich des 15. Breitengrades

Weitere Impfungen
- Hepatitis A, Polio
- bei besonderen Risiken: Cholera, Hepatitis B, Meningokokken, Tollwut, Typhus

Südsudan

Malaria
- Risiko hoch ganzjährig im ganzen Land
- Malaria-Empfehlung: P

Gelbfieber
- Impfbescheinigung vorgeschrieben für Reisende aus Gelbfiebergebieten (Kinder erst ab dem 9. Lebensmonat)
- Eine Impfbescheinigung kann möglicherweise auch bei Ausreise verlangt werden.

→ **Impfung empfohlen**

Weitere Impfungen
- Hepatitis A, Polio
- bei besonderen Risiken: Cholera, Hepatitis B, Meningokokken, Tollwut, Typhus

Surinam

Malaria
- Risiko (P. falciparum 22%)
  - hoch: ganzjährig im ganzen Land, außer an der Küste
  - gering: in der Küstenregion
  - kein bzw. minimales Risiko in Paramaribo
- Malaria-Empfehlung:
  - im Landesinneren: P
  - in der Küstenregion: T

Gelbfieber
- Impfbescheinigung vorgeschrieben für Reisende aus Gelbfiebergebieten (Kinder erst ab dem 1. Lebensjahr)

→ **Impfung empfohlen**

Weitere Impfungen
- Hepatitis A
- bei besonderen Risiken: Hepatitis B, Tollwut, Typhus

Swasiland

Malaria
- Risiko (fast ausschließlich durch P. falciparum)
  - hoch: von September–Juni im Tiefland im Osten (Low Veld; bes. Big Bend, Mhlume, Simunye und Tshaneni)
  - mittel: von Juli–August (Trockenzeit)
- Malaria-Empfehlung:
  - Regionen mit hohem Risiko (Sept.–Juni): P
  - Regionen mit mittlerem Risiko (Juli–Aug.): T

Gelbfieber
- Impfbescheinigung vorgeschrieben für Reisende aus Gelbfiebergebieten

Weitere Impfungen
- Hepatitis A
- bei besonderen Risiken: Cholera, Hepatitis B, Tollwut, Typhus

Syrien

Malaria
- Risiko minimal (ausschließlich durch P. vivax), von Mai–Oktober im nördlichen Grenzgebiet, bes. in ländlichen Gebieten des Regierungsbezirks El Hasaka; keine autochthonen Fälle seit 2005
- Malaria-Empfehlung: keine Chemoprophylaxe/Notfalltherapie

Gelbfieber
- Impfbescheinigung vorgeschrieben für Reisende aus Gelbfiebergebieten

Weitere Impfungen
- Hepatitis A
- bei besonderen Risiken: Hepatitis B, Tollwut, Typhus

Tadschikistan

Malaria
- Risiko gering (hauptsächlich durch P. vivax; P. falciparum 10%), von Juni–Oktober, bes. im südlichen Grenzgebiet (Region Khatlon) und in einigen zentralen (Dushanbe), westlichen (Gorno-Badakhshan) und nördlichen (Region Leninabad) Gebieten
- Malaria-Empfehlung: CT

Gelbfieber
- keine Impfvorschrift

Weitere Impfungen
- Hepatitis A, Polio
- bei besonderen Risiken: Hepatitis B, Tollwut, Typhus

Taiwan

Gelbfieber
- keine Impfvorschrift

Weitere Impfungen
- Hepatitis A
- bei besonderen Risiken: Hepatitis B, Japanische Enzephalitis, Typhus

Tansania

Malaria
- Risiko (vorwiegend durch P. falciparum)
  - hoch: ganzjährig im ganzen Land unter 1800 m Höhe, inkl. der Städte
  - gering: in Gebieten von 1800 bis 2500 m Höhe, in der Stadt Dar es Salaam und auf der Insel Sansibar
- Malaria-Empfehlung:
  - Hohes Risiko: P
  - Geringes Risiko: T

Gelbfieber
- Impfbescheinigung vorgeschrieben für Reisende aus Gelbfiebergebieten (Kinder erst ab dem 1. Lebensjahr)

→ **Impfung empfohlen**

Weitere Impfungen
- Hepatitis A
- bei besonderen Risiken: Cholera, Hepatitis B, Meningokokken, Polio, Tollwut, Typhus

Thailand

Malaria
- Risiko (40–50% P. falciparum)
  - gering: ganzjährig in den Grenzgebieten der Nordhälfte, inkl. der üblichen Touristenregionen im Goldenen Dreieck sowie der Südhälfte des Landes (inkl. Küsten), im Khao-Sok-Nationalpark und auf den meisten Inseln, z.B. Ko Chang, Ko Mak, Ko Phangan, Ko Phi Phi und Ko Thao
  - kein Risiko in den zentralen Gebieten der Nordhälfte, Bangkok, Chanthaburi, Chiang Mai, Chiang Rai, Pattaya, Phuket und Ko Samui
- Malaria-Empfehlung: Regionen mit Malariarisiko: T

Gelbfieber
- Impfbescheinigung vorgeschrieben für Reisende aus Gelbfiebergebieten (Kinder erst ab dem 9. Lebensmonat)

Weitere Impfungen
- Hepatitis A
- bei besonderen Risiken: Cholera, Hepatitis B, Japanische Enzephalitis, Tollwut, Typhus

Timor-Leste (Ost-Timor)

Malaria
- Risiko (vorwiegend durch P. falciparum) ganzjährig im ganzen Land
- Malaria-Empfehlung: P

Gelbfieber
- Impfbescheinigung vorgeschrieben für Reisende aus Gelbfiebergebieten (Kinder erst ab dem 12. Lebensmonat)

Weitere Impfungen
- Hepatitis A
- bei besonderen Risiken: Hepatitis B, Japanische Enzephalitis, Tollwut, Typhus

Togo

Malaria
- Risiko hoch (vorwiegend durch P. falciparum), ganzjährig im ganzen Land, auch in den Städten
- Malaria-Empfehlung: P

Gelbfieber
- Impfpflicht, für Kinder erst ab dem 1. Lebensjahr

→ **Impfung empfohlen**

Weitere Impfungen
- Hepatitis A, Polio
- bei besonderen Risiken: Cholera, Hepatitis B, Meningokokken, Tollwut, Typhus

Tonga

Gelbfieber
- Keine Impfvorschrift

Weitere Impfungen
- Hepatitis A
- bei besonderen Risiken: Hepatitis B, Typhus

Trinidad und Tobago

Gelbfieber
- Impfbescheinigung vorgeschrieben für Reisende aus Gelbfiebergebieten (Kinder erst ab dem 1. Lebensjahr)

→ **Impfung empfohlen** für Trinidad

Weitere Impfungen
- Hepatitis A
- bei besonderen Risiken: Hepatitis B, Tollwut, Typhus

Tschad

Malaria
- Risiko hoch (vorwiegend durch P. falciparum), ganzjährig im ganzen Land, auch in den Städten
- Malaria-Empfehlung: P

Gelbfieber
- Impfbescheinigung vorgeschrieben für Reisende aus Gelbfiebergebieten

→ **Impfung empfohlen** für Aufenthalte südlich des 15. Breitengrades

Weitere Impfungen
- Hepatitis A, Polio
- bei besonderen Risiken: Cholera, Hepatitis B, Meningokokken, Tollwut, Typhus

Tunesien

Gelbfieber
- Impfbescheinigung vorgeschrieben für Reisende aus Gelbfiebergebieten (Kinder erst ab dem 1. Lebensjahr)

Weitere Impfungen
- Hepatitis A
- bei besonderen Risiken: Hepatitis B, Tollwut, Typhus

Türkei

Malaria

- Risiko (ausschließlich durch P. vivax)
  - minimal: von Mai–Oktober v.a. im südöstlichen Landesteil (Anatolien und die Tiefebenen von Amikova und Çukurova)
  - kein Risiko in den Haupttouristenregionen im Westen und Südwesten
- Malaria-Empfehlung: keine Chemoprophylaxe/Notfalltherapie

Weitere Impfungen

- Hepatitis A
- bei besonderen Risiken: Hepatitis B, Tollwut, Typhus

Turkmenistan

Malaria

- Risiko minimal (ausschließlich durch P. vivax) an der Grenze zu Afghanistan und Usbekistan. Letzter autochthoner Fall 2004. Offiziell von der WHO 2010 malariafrei erklärt
- Malaria-Empfehlung: keine Chemoprophylaxe/Notfalltherapie

Gelbfieber

- Impfbescheinigung vorgeschrieben für Reisende aus Gelbfiebergebieten

Weitere Impfungen

- Hepatitis A, Polio
- bei besonderen Risiken: Hepatitis B, Tollwut, Typhus

Uganda

Malaria

- Risiko hoch (vorwiegend durch P. falciparum), ganzjährig im ganzen Land, auch in den Städten
- Malaria-Empfehlung: P

Gelbfieber

- Impfbescheinigung vorgeschrieben für Reisende aus Gelbfiebergebieten (Kinder erst ab dem 1. Lebensjahr)

→ Impfung empfohlen

Weitere Impfungen

- Hepatitis A, Polio
- bei besonderen Risiken: Cholera, Hepatitis B, Meningokokken, Tollwut, Typhus

Uruguay

Gelbfieber

- Impfbescheinigung vorgeschrieben für Reisende aus Gelbfiebergebieten

Weitere Impfungen

- Hepatitis A
- bei besonderen Risiken: Hepatitis B, Tollwut, Typhus

USA

Gelbfieber

- keine Impfvorschrift

Weitere Impfungen

- bei besonderen Risiken: Hepatitis B, Meningokokken (Schüler/Studenten vor Langzeitaufenthalten), Tollwut

Usbekistan

Malaria

- Risiko minimal, sporadische Fälle von M. tertiana (P. vivax) von Juni–Oktober in den Grenzgebieten zu Kirgisistan, Afghanistan, Tadschikistan und Turkmenistan
- Malaria-Empfehlung: keine Chemoprophylaxe/Notfalltherapie

Gelbfieber

- keine Impfvorschrift

Weitere Impfungen

- Hepatitis A
- bei besonderen Risiken: FSME, Hepatitis B, Polio, Tollwut, Typhus

Vanuatu

Malaria

- Risiko (60% P. falciparum)
  - mittel: ganzjährig auf den meisten Inseln
  - kein Risiko in Port Vila und den Inseln Futuna, Aneityum, Aniwa und Tongoa
- Malaria-Empfehlung: T

Gelbfieber

- keine Impfvorschrift

Weitere Impfungen

- Hepatitis A
- bei besonderen Risiken: Hepatitis B, Typhus

Venezuela

Malaria

- Risiko (20% P. falciparum)
  - mittel: ganzjährig in südlichen und östlichen Provinzen, bes. in den Dschungelgebieten von Amazonas, Bolívar und Delta Amacuro
  - gering: Apure, Monagas, Sucre, Zulia
  - kein Risiko in den Städten, an der Zentral- und Westküste, im Bereich des nördlichen Küstenstreifens sowie auf Isla Margarita
- Malaria-Empfehlung: T

Gelbfieber

- keine Impfvorschrift

→ Impfung empfohlen

Weitere Impfungen

- Hepatitis A
- bei besonderen Risiken: Hepatitis B, Tollwut, Typhus

Vereinigte Arabische Emirate

Gelbfieber
- keine Impfvorschrift

Weitere Impfungen
- Hepatitis A
- bei besonderen Risiken: Hepatitis B

Vietnam

Malaria
- Risiko (hauptsächlich durch P. falciparum)
  - gering: ganzjährig in Höhen unter 1500 m, hauptsächlich in einigen zentralen und südlichen Provinzen (Gia Lai, Kon Tum, Binh Phuoc, Dak Nong), den westlichen Provinzen (Khanh Hoah, Quang Tri, Ninh Thuan) und im Nordwesten (Lai Chau)
  - minimal: im Nordosten, in der Umgebung von Ho-Chi-Minh-Stadt, in der Küstenregion nördlich von Nha Trang inkl. des Red River Deltas mit des Großraumes Hanoi
  - kein Malariarisiko in den Städten
- Malaria-Empfehlung: T

Gelbfieber
- Impfbescheinigung vorgeschrieben für Reisende aus Gelbfiebergebieten (Kinder erst ab dem 1. Lebensjahr)

Weitere Impfungen
- Hepatitis A
- bei besonderen Risiken: Cholera, Hepatitis B, Japanische Enzephalitis, Tollwut, Typhus

Zentralafrikanische Republik

Malaria
- Risiko hoch (vorwiegend durch P. falciparum), ganzjährig im ganzen Land, auch in den Städten
- Malaria-Empfehlung: P

Gelbfieber
- Impfpflicht, für Kinder erst ab dem 1. Lebensjahr

→ Impfung empfohlen

Weitere Impfungen
- Hepatitis A, Polio
- bei besonderen Risiken: Cholera, Hepatitis B, Meningokokken, Tollwut, Typhus
- bei besonderen Risiken: Cholera, Hepatitis B, Meningokokken, Tollwut, Typhus

XI

Sachverzeichnis

A

C

D

E

F

J

K

L

M

N

O

P

S

T